肿瘤免疫营养

Cancer Immunonutrition

主　编　石汉平　崔久嵬
副主编　黄　岚　赵　明　蒋敬庭　宋　鑫

人民卫生出版社

图书在版编目（CIP）数据

肿瘤免疫营养/石汉平，崔久嵬主编.—北京：人民卫生出版社，2018

ISBN 978-7-117-26134-0

Ⅰ.①肿… Ⅱ.①石…②崔… Ⅲ.①肿瘤免疫学-营养学 Ⅳ.①R730.3

中国版本图书馆 CIP 数据核字（2018）第 040353 号

人卫智网	**www.ipmph.com**	**医学教育、学术、考试、健康，购书智慧智能综合服务平台**
人卫官网	**www.pmph.com**	**人卫官方资讯发布平台**

肿瘤免疫营养

主　　编：石汉平　崔久嵬
出版发行：人民卫生出版社（中继线 010-59780011）
地　　址：北京市朝阳区潘家园南里 19 号
邮　　编：100021
E - mail：pmph @ pmph.com
购书热线：010-59787592　010-59787584　010-65264830
印　　刷：北京盛通印刷股份有限公司
经　　销：新华书店
开　　本：787×1092　1/16　**印张：**28
字　　数：681 千字
版　　次：2018 年 3 月第 1 版　2018 年 3 月第 1 版第 1 次印刷
标准书号：ISBN 978-7-117-26134-0/R·26135
定　　价：158.00 元
打击盗版举报电话：010-59787491　E-mail：WQ @ pmph.com
（凡属印装质量问题请与本社市场营销中心联系退换）

编　者

（以姓氏笔画为序）

王　畅（吉林大学白求恩第一医院）
王　琳（海南省人民医院）
王　震（广西医科大学第一附属医院）
王轶卓（吉林大学白求恩第一医院）
石汉平（首都医科大学附属北京世纪坛医院）
叶韵斌（福建医科大学附属肿瘤医院，福建省肿瘤医院）
田慧敏（吉林大学白求恩第一医院）
吕　铮（吉林大学白求恩第一医院）
刘　芳（吉林大学白求恩第一医院）
刘　勇（徐州市中心医院/东南大学医学院附属徐州医院）
刘玉迪（吉林大学白求恩第一医院）
刘会兰（安徽省立医院）
刘国庆（青海省人民医院）
刘春玲（新疆维吾尔自治区肿瘤医院）
刘秋燕（中国人民解放军海军军医大学）
江　波（首都医科大学附属北京世纪坛医院）
许　川（电子科技大学附属医院・四川省人民医院）
孙国瑞（山东大学齐鲁医院）
孙学军（西安交通大学第一附属医院）
李　岩（吉林大学白求恩第一医院）
李　勇（南昌大学第一附属医院）
李　薇（吉林大学白求恩第一医院）
李贵新（潍坊医学院附属医院）
李素云（首都医科大学附属北京世纪坛医院）
李莉娟（兰州大学第二医院）
杨朝阳（哈尔滨医科大学附属肿瘤医院）
吴　瑜（天津市南开医院）
何　华（吉林大学白求恩第一医院）
应杰儿（浙江省肿瘤医院）
宋　鑫（昆明医科大学第三附属医院）
张　艳（首都医科大学附属北京世纪坛医院）
张安平（中国人民解放军陆军军医大学大坪医院）
张志伟（昆明医科大学第三附属医院）
张新伟（天津医科大学肿瘤医院）
陈　晓（吉林大学白求恩第一医院）
陈　峰（首都医科大学附属北京世纪坛医院）
陈　萍（宁夏医科大学总医院肿瘤医院）
陈玉英（中山大学附属第一医院）
陈春霞（首都医科大学附属北京世纪坛医院）
陈俊强（广西医科大学第一附属医院）
卓文磊（中国人民解放军陆军军医大学新桥医院）
周智锋（福建医科大学附属肿瘤医院，福建省肿瘤医院）
周福祥（武汉大学中南医院）
孟　莹（吉林大学白求恩第一医院）
孟祥坤（吉林大学白求恩第一医院）
赵　明（中南大学湘雅医学院附属肿瘤医院）
赵宇光（吉林大学白求恩第一医院）
钟　宁（中南大学湘雅医学院附属肿瘤医院）

编　者

姚云峰（北京大学肿瘤医院）
秦　鹏（河南省肿瘤医院）
贾云鹤（哈尔滨医科大学附属肿瘤医院）
钱　磊（吉林大学白求恩第一医院）
高全立（河南省肿瘤医院）
郭晓玲（河北医科大学第二医院）
郭增清（福建医科大学附属肿瘤医院/福建省肿瘤医院）
黄　岚（郑州大学第一附属医院）
崔久嵬（吉林大学白求恩第一医院）
梁婷婷（吉林大学白求恩第一医院）
葛婷雯（吉林大学白求恩第一医院）
董倩倩（首都医科大学附属北京世纪坛医院）
蒋敬庭（苏州大学附属第三医院）
韩振国（山西医学科学院山西大医院）
韩福军（吉林大学白求恩第一医院）
谭业辉（吉林大学白求恩第一医院）
缪明永（中国人民解放军海军军医大学）
魏光兵（西安交通大学第一附属医院）

前　言

研究报告，40%～80%肿瘤患者伴有营养不良，约20%肿瘤患者直接死于营养不良。如何改善肿瘤患者的营养状况，提高其免疫功能，是目前肿瘤治疗面临的主要问题之一。研究发现，一些特定的营养物质，不但能改善患者的营养状况，还能发挥调节机体的免疫及炎性反应的作用，因此肿瘤免疫营养学应运而生。肿瘤免疫营养学是肿瘤学、营养学、免疫学高速发展的自然结果，是肿瘤营养治疗不断进展的一枚硕果，水到渠成，花开果落。这一江春水虽为源头活水，对肿瘤营养治疗意义非凡，但尚水浅流短，有着很大的提升空间，使我们面临着严峻的考验和重大的挑战。

肿瘤免疫营养治疗作为一种临床干预措施，其应用意义早已超越了简单的“营养支持”界限，可将其视为一种“治疗手段”，具有很大的临床应用价值和发展潜力。本领域的基础研究成为当前研究热点，从新的角度诠释肿瘤发生与发展机制，为肿瘤治疗提出新的解决途径和思路，临床研究快速开展，应用范围不断拓宽，证据级别不断提升。但目前很多医务工作者对肿瘤免疫营养治疗的认识尚浅，临床应用缺乏规范性，相关指南也缺少对其具体应用方法的推荐，更没有一本书籍系统地描绘该领域的研究现状与进展。

因此，中国抗癌协会肿瘤与营养支持治疗专业委员会、中国营养保健食品协会特殊医学用途配方食品应用专业委员会、吴阶平医学基金会营养学部、《肿瘤代谢与营养电子杂志》编辑部及 *Journal of Nutritional Oncology* 编辑部组织了相关专家学者编写了本书。作为一部关于肿瘤免疫营养的学术著作，旨在尽可能客观、全面地向医务人员展现本领域的内容及研究进展，介绍其发展现状及面临的挑战，加深医务人员对本领域的认识，促进肿瘤免疫营养学在国内的发展，使肿瘤患者获益更多。

本书从基础到临床，在理论层面客观地为读者讲述肿瘤细胞的营养代谢特点、炎症与肿瘤、营养与肿瘤免疫的最新研究进展，清晰描画出肿瘤免疫营养学的理论根基，构建出其理论框架，使阅读理解及临床应用更有导向性、针对性。再走进临床，以临床指南、高质量临床研究为推荐依据，从肿瘤预防、营养诊断、免疫功能评估、各种治疗手段的各个环节、营养实施、护理到恶液质及家居康复期患者的应用逐层地展开介绍，全面细致地将肿瘤免疫营养治疗落到实处，让读者能有的放矢地进行临床应用；从食物到具体的免疫营养素，先从日常生活出发，概观各种膳食结构及食物与肿瘤发生、发展的关系，重点在于客观陈述其研究现状及具体机制，给出预防建议。再从精准治疗的角度微观各种免疫营养素，阐明目前的研究现状、矛盾分歧及所遇到的挑战。

本书是首都医科大学附属北京世纪坛医院、吉林大学白求恩第一医院、郑州大学第一附属医院、中南大学湘雅医学院附属肿瘤医院、苏州大学附属第三医院、昆明医科大学第三附属医院、安徽省立医院、北京大学肿瘤医院、东南大学医学院附属徐州医院/徐州市中心医院、福建医科大学附属肿瘤医院/福建省肿瘤医院、广西医科大学第一附属医院、哈尔滨医科大学附属肿瘤医院、海南省人民医院、河北医科大学第二医院、河南省肿瘤医院、兰州大学第二医院、南昌大学第一附属医院、宁夏医科大学总医院肿瘤医院、青海省人民医院、山东大学齐鲁医院、山西医学科学院山西大医院、首都医科大学附属北京世纪坛医院、天津市南开医院、天津医科大学肿瘤医院、潍坊医学院附属医院、武汉大学中南医院、西安交通大学第一附属医院、新疆维吾尔自治区肿瘤医院、浙江省肿瘤医院、电子科技大学附属医院·四川省人民医院、中国人民解放军海军军医大学、中国人民解放军陆军军医大学大坪医院、中国人民解放军陆军军医大学新桥医院、中山大学附属第一医院等单位共同努力的结果，是集体智慧的结晶。在书籍编写过程中，编者们严格把握本书“精、深、新”的特点，力求在机制阐述、进展描述、参考文献遴选方面做到精益求精，在编纂、修订过程中倾注了大量的心血。感谢编者们尽职尽责、不辞辛劳，高质量地完成了本书的编写。由于时间仓促、编者水平有限以及一些争议的存在，本书缺点、不足或错误在所难免，敬请读者批评指正。愿本书能打开肿瘤免疫营养这江春水东流入海的闸门，飞流千里，奔腾千里。

本书中涉及的图片、表格尽可能地征得了版权所有者的同意，但仍有一些图片、表格不知版权所有者为谁，请相关版权人看到后联系我们，我们将给予相应的补偿。

石汉平　崔久嵬

2017 年 2 月 28 日

目　录

网络增值服务

扫描二维码，
免费下载

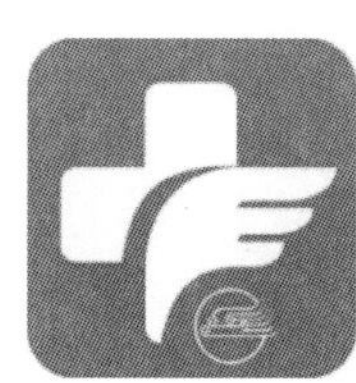

人卫临床助手

中国临床决策辅助系统

Chinese Clinical Decision Assistant System

▶第一章

概　　述

世界卫生组织下属的国际癌症研究机构公布了全球184个国家和地区、28种癌症的流行病统计数据，数据显示：2012年全球新增约1410万例肿瘤病例，肿瘤死亡人数达820万，与之相比，2008年的数据分别为1270万和760万。该机构根据现有数据趋势预计，到2025年，全球每年新增肿瘤病例数将高达1930万例。全球肿瘤负担严重，我国前景也不容乐观。2010年全国肿瘤登记中心收集了入选年报的145个登记处（城市63个，农村82个）的恶性肿瘤登记资料，共覆盖人群1亿5840余万人，全国估计新发恶性肿瘤病例约309万，死亡病例196万。以上这些数据警示我国急需在预防肿瘤、减少肿瘤发生的同时，全方位地提高肿瘤患者的综合治疗水平。恶性肿瘤患者是营养不良的高危人群，患病率高达40%~80%。营养不良严重影响肿瘤患者的预后及治疗耐受性，降低肿瘤患者的生活质量。因此，营养支持治疗作为肿瘤综合治疗的重要组成部分正发挥着越来越重要的作用，逐渐受到临床广泛重视。研究中发现，一些特定的营养物质，不但能改善患者的营养状况，还能发挥调节机体的免疫及炎性反应的作用，即形成了肿瘤营养学的一个重要分支——肿瘤免疫营养学（cancer immunonutrition）。肿瘤免疫营养学是肿瘤学、营养学、免疫学发展的自然结果。

第一节　肿瘤免疫营养学发展

一、我国古代免疫营养学发展历史

中国的传统医学——中医，对健康、疾病预防和治疗及饮食的认识深刻，历史悠久。早在3000多年前的西周，就设有专门负责膳食营养管理的“食医”，为“四医”之首。《黄帝内经》中写道：“空腹食之为食物，患者食之为药物”。唐代医家孙思邈曾提出“食疗”和“药食同源”的观点，认为饮食“太过”和“不足”都对身体有危害，体现了均衡饮食的思想。可见中国的营养学历史源远流长，“药食同源、寓医于食”是其精髓所在。中医“免疫”一词始见于19世纪的《免疫类方》一书。《说文解字》中提到，“疫疠之鬼，民皆疾也”，是对“疫”一词的注解。《黄帝内经》写道：“正气存内，邪不可干”，“邪”即邪气，泛指一切致病因素，“正”即正气，指人体的生理功能、防御疾病以及康复的能力，认为疾病就是在一定条件下邪正斗争的反映，中医重视正气，提出了扶正祛邪的治疗方法，这是中医药免疫学的核心理论，指导了几千年的中医实践。

二、现代免疫营养学的发展历史

免疫营养学是在对免疫学与营养学研究的不断进展中，发展出的另一门独立学科，始于1810年对营养不良导致胸腺组织萎缩这一现象的发现。与其他新兴学科一样，始于零星的发现，继以大量的实验及临床研究，进而不断完善。免疫营养学的发展随着社会进步和变迁，历经了以下5个阶段[1]：①维生素时期：维生素在20世纪初被发现，并在20世纪20、30年代兴起研究高潮，人们对于维生素及营养支持重要性的不断认识，使维生素在那个没有抗生素的年代成为疾病治疗的重要手段；②战时萧条期：在二战的背景下，免疫营养学研究一度萧条，但这一时期却留下了大量对于无其他感染或损伤、仅因恶液质及营养不良而死亡的患者的相关记录；③抗生素时期：1929年弗莱明发现了青霉素，开启了抗生素时代的大门，这一伟大突破使营养支持及免疫营养学的发展，在20世纪40、50年代跌入低谷；④再兴期：20世纪六七十年代，人们再次燃起了对免疫营养的研究热情，基础和临床试验不断涌现；⑤对数发展期：20世纪70年代后，免疫营养的研究数量呈现对数型增长，随着免疫营养制剂的商品化发展，逐渐被应用到重症医学如烧伤治疗、炎症性肠病及肿瘤治疗等多个领域。

三、营养支持的观念转变

在过去的二十余年中，人们逐渐认识到，患者的健康状态不仅取决于营养支持能提供的热量多少，更取决于其成分为何。同上所述，营养与免疫息息相关，住院患者的营养摄入不足往往会改变其免疫状态，进而导致感染及炎性并发症的发生，这一结果又会进一步加重营养不良，不断恶性循环。人们迫切需要找到一些有针对性的营养物质，期待其大量应用不仅能提供营养，还能改善患者的免疫状态，来打破这种恶性循环。因此，免疫营养进入了人们的视野，不仅使其突破“理论”层面，从一个概念，进展到临床的“实践”层面，研究者们还希望通过大量的临床试验，利用其药理作用，将免疫营养从临床“支持”过渡到临床“治疗”的层面，即免疫营养治疗。

四、从肿瘤营养学到肿瘤免疫营养学

肿瘤的发生率呈逐年上升趋势，肿瘤患者常常伴随着营养不良与恶液质状态，加之手术、放疗、化疗等治疗措施往往会加重上述问题，肿瘤患者的营养问题不容忽视。近年来，人们发现营养在肿瘤的发生发展、预防、治疗，乃至肿瘤患者的预后及生活质量中都发挥重要作用，因此，“肿瘤营养学”这一新兴学科正在形成并兴起。随着基础研究的进展，一些特定的营养物质，不但能改善患者的营养状况，还能发挥调节机体的免疫及炎性反应的作用，于是肿瘤营养学的一个分支学科——肿瘤免疫营养学应运而生。

无论是从免疫营养、营养支持观念的转变，抑或是肿瘤营养学的角度来理解肿瘤免疫营养学这一新兴学科的发展，我们都能看见其必然性及必要性，是历史的选择和医学发展的巨轮在推动着这一学科的形成。

肿瘤免疫营养的基础研究在不断突破，对免疫营养素的认识，以及对肿瘤、免疫、营养三者之间关系的认识不断加深，体外实验、动物实验的开展为其提供了充分的理论基础。研究者们对单一免疫营养素，如谷氨酸、精氨酸、硒等与肿瘤发生、发展及治疗的关系的研究逐渐深入，但对各营养素之间形成的交互作用网络知之甚少。在强调精准医学的今天，具有“特异性”的营养治疗无疑是发展趋势，这就要求研究者及临床工作者对免疫营养素之间的相互作用做更深入的研究，以便形成更“精确”的肿瘤免疫营养配方[2]。

肿瘤免疫营养的临床应用也在逐年增加。主要体现在肿瘤免疫营养对患者免疫功能和炎症影响的研究以及对患者临床结局影响的研究两方面。相比于对临床结局影响的研究，前者数量明显较少，且大多集中在对接受放化疗患者的相关免疫、炎症指标的检测，所应用检测指标并不统一（如细胞因子、C 反应蛋白、$CD4^+$与$CD8^+$淋巴细胞比值等），所得结果也并不一致，且大多数注重“量”的研究，如免疫细胞的计数，而非对免疫细胞功能的评价[3,4]。临床结局方面的研究始于 1992 年 Daly 等[5]对上消化道肿瘤患者术后应用含精氨酸、n-3 脂肪酸及核苷酸的免疫营养配方对临床结局的影响的研究，发现与应用标准肠内营养的患者相比，应用免疫营养治疗的患者，其损伤及炎性并发症发生更少，淋巴细胞有丝分裂恢复更快。在此之后关于肿瘤患者应用免疫营养治疗的研究不断涌现，涉及多种肿瘤患者的手术、放化疗及造血干细胞移植等多个方面，尤其是在消化道肿瘤患者围术期应用免疫营养的研究数量更为突出，在其后的荟萃分析[6]中我们看到了肿瘤免疫营养在降低胃肠道肿瘤患者围术期感染及非感染并发症，缩短其住院时间方面优势明显，因此在多个指南[7]中被列为 A 级推荐。大量的临床研究为其临床应用提供了强有力的证据支持。

但同时我们也看到，体外实验及动物实验显示了一些免疫营养素促进肿瘤和抑制肿瘤生长的双重性，且基础实验多针对单一免疫营养素的治疗，而临床试验多应用混合免疫营养制剂。同时，尽管很多临床试验显示出了肿瘤免疫营养治疗的积极作用，但一些试验显示了阴性结果甚至是相反的结果。且对于败血症、血流动力学障碍的患者，各指南的推荐意见不一致，如欧洲肠外肠内营养学会（European Society for Clinical Nutrition and Metabolism，ESPEN）指南[8]及重症监护医学协会（Society of Critical Care Medicine，SCCM）和美国肠外肠内营养学会（American Society for Parenteral and Enteral Nutrition，ASPEN）指南[9]支持在轻到中度败血症患者中应用精氨酸，不推荐在重度败血症患者中应用，而加拿大临床实践指南（Canadian Clinical Practice Guidelines，CCPG）[10]则认为精氨酸不能应用于败血症患者。

期待有更多的基础突破性研究明确单一免疫营养素或复合免疫营养制剂的作用机制，使其实现“精准”治疗；期待更多的设计良好的、更注重免疫细胞功能而非其数量的大型临床试验从数据方面对肿瘤免疫营养的临床应用提供证据。显然，要使肿瘤免疫营养治疗成为广泛接受的常规治疗手段，无论在基础实验还是临床研究方面，我们任重而道远。

（崔久嵬 刘玉迪）

参考文献

1. Beisel WR. History of Nutritional Immunology：Introduction and Overview. J Nutr，1992，122（3 Suppl）：591-596.

2. Dupertuis YM，Meguid MM，Pichard C. Advancing from immunonutrition to a pharmaconutrition：a gigantic challenge. Curr Opin Clin Nutr Metab Care，2009，12（4）：398-403.

3. Machon C，Thezenas S，Dupuy AM，et al. Immunonutrition before and during radiochemotherapy：improvement of inflammatory parameters in head and neck cancer patients. Support Care Cancer，2012，20

(12): 3129e35.

4. Sunpaweravong S, Puttawibul P, Ruangsin S, et al. Randomized study of antiinflammatory and immune-modulatory effects of enteral immunonutritionduring concurrent chemoradiotherapy for esophageal cancer. Nutr Cancer, 2014, 66 (1): 1e5.
5. Daly JM, Lieberman MD, Goldfine J, et al. Enteral nutrition withsupplemental arginine, RNA, and omega-3 fatty acids in patientsafter operation: immunologic, metabolic, and clinical outcome. Surgery. 1992, 112 (1): 56-67.
6. Song GM, Tian X, Zhang L, et al. Immunonutrition Support for Patients Undergoing Surgery for Gastrointestinal Malignancy: Preoperative, Postoperative, or Perioperative? A Bayesian Network Meta-Analysis of Randomized Controlled Trials. Medicine (Baltimore), 2015, 94 (29): e1225.
7. August DA, Huhmann MB, American Society for Parenteral and Enteral Nutrition (ASPEN) Board of Directors. ASPEN clinical guidelines: nutrition support therapy during adult anticancer treatment and in hematopoietic cell transplantation. JPEN J Parenter Enteral Nutr, 2009, 33 (5): 472-500.
8. Nygren J, Thacker J, Carli F, et al. Guidelines for perioperative care in elective rectal/pelvic surgery: Enhanced Recovery After Surgery (ERAS®) Society recommendations. ClinNutr, 2012, 31 (6): 801-816.
9. McClave SA, Martindale RG, Vanek VW, et al. Guidelines for the Provision and Assessment of Nutrition Support Therapy in the Adult Critically Ill Patient: Society of Critical Care Medicine (SCCM) and American Society for Parenteral and Enteral Nutrition (ASPEN). JPEN J Parenter Enteral Nutr, 2009, 33 (3): 277-316.
10. Heyland DK, Dhaliwal R, Drover JW, et al. Canadian clinical practice guidelines for nutrition support in mechanically ventilated, critically ill adult patients. JPEN J Parenter Enteral Nutr, 2003, 27 (5): 355-373.

第二节 免疫营养素的作用及分类

20世纪90年代初免疫营养素因其具有调节免疫和炎症反应的作用开始应用于肿瘤患者，当时人们认识到的“免疫营养素”种类较少，用于临床实践的一般仅限于谷氨酰胺、精氨酸和鱼油，对其作用的认识也十分有限，主要涉及调节免疫和炎症反应方面，由于当时已有的随机临床试验设计存在缺陷、样本量小、异质性大，且对于免疫营养素作用的认识仅限于单一免疫营养素，无法确定其合用后对免疫状态的影响，故免疫营养应用于肿瘤患者存有疑虑。随着对肿瘤发生发展机制、肿瘤预防和治疗探索的深入，免疫营养素对肿瘤患者作用的研究扩展到对代谢的调节作用及直接的抗肿瘤作用，其种类也不断丰富。循着免疫营养素的发展轨迹，不难发现，其之所以可以应用于肿瘤患者，正是因为在肿瘤的发生、发展、预防和治疗的过程中伴随着营养、免疫和代谢的改变，而针对这些改变，免疫营养素发挥了改善营养状态，调节免疫、炎症反应和代谢以及直接抗肿瘤等作用。

一、免疫营养素的作用

肿瘤患者的炎症、代谢、免疫、营养等状态错综复杂，相互影响（图1-2-1），免疫营养治疗不是一种单纯给予营养物质的技术，而是调节免疫、代谢和炎症过程的针对性营养治疗，它是一种“药物”的干预，可能为肿瘤治疗开启新的大门。此节将就目前的研究进展从肿瘤与免疫营养素的角度分别总结介绍。

(一) 肿瘤与炎症、免疫、代谢和营养

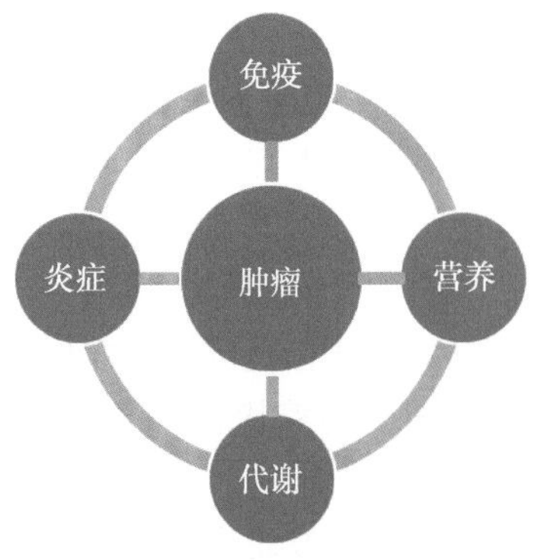

图 1-2-1 肿瘤、炎症、免疫、营养与代谢之间的关系

1. 肿瘤与炎症　炎症与肿瘤并非新的话题，早在1863年Virchow就提出了二者之间联系的假设，2009年Colotta等[1]更将其补充为肿瘤的第7大特征。炎症贯穿肿瘤发生发展的始终：感染、自身免疫性疾病、环境致癌物等导致了炎症的发生，尤其是慢性炎症，炎性细胞能产生活性氧簇（reactive oxygen species，ROS）和活性氮中间产物（reactive nitrogen intermediates，RNI），二者会导致DNA损伤并减弱细胞的错配修复作用，进而导致肿瘤的发生，而DNA的损伤又会导致炎症的发生[2]；肿瘤形成后，会营造适合其生存的慢性炎性微环境[3]，其中的浸润细胞（如巨噬细胞等）、趋化因子、细胞因子等能促进肿瘤生长、血管生成及上皮间质转化等，且此慢性炎性微环境中的肿瘤相关巨噬细胞和调节性T细胞等也参与了免疫抑制和肿瘤逃逸等环节。另外，肿瘤患者存在系统性炎症反应，影响着胰腺癌、膀胱癌等肿瘤的临床结局[4]；放、化疗等传统治疗手段在杀伤肿瘤的同时所造成的坏死物质也会引起炎症的发生，另外，手术治疗后肿瘤患者也处于局部与全身炎症、氧化应激的状态。

2. 肿瘤与免疫　肿瘤发生发展过程是与免疫系统周旋的过程。免疫编辑学说描述了肿瘤细胞如何逃过免疫系统的“追捕”进而发生发展的过程。人体的免疫系统负责防御、监视、清除病原体和衰老、损伤的细胞等，包括清除肿瘤细胞。依靠天然免疫和获得性免疫，将其有效清除，便是免疫编辑的第一阶段——免疫防御过程。第二阶段即免疫平衡阶段，在此阶段肿瘤细胞在免疫系统的“围攻”下通过进一步的基因突变和代谢改变等来抑制、逃避免疫系统，进而逐渐进展到第三阶段——免疫逃逸，肿瘤细胞突破免疫系统的束缚，不断生长、侵袭、转移。由此，针对免疫系统与肿瘤发生发展的关键环节来进行干预是肿瘤治疗的策略之一。除了抗肿瘤抗体、过继性T细胞疗法、肿瘤疫苗、免疫检查点阻滞等免疫治疗，传统的放疗不但能引起细胞的DNA断裂，还通过使肿瘤细胞凋亡、坏死等激活免疫系统，利用机体免疫功能将其清除。而手术、麻醉等也会损害肿瘤患者的免疫系统，使其免疫力降低[5]。

3. 肿瘤与代谢肿瘤　细胞代谢重编程在过去十年里引起了高度的关注，研究热度逐渐提升。肿瘤细胞通过能量与营养物质（糖类、脂肪、蛋白质）的重编程来满足其快速生长和增殖对能量与生物合成的需求，即使在营养物质匮乏的情况下，依然能营造出适合其生长的环境，被列为肿瘤的新特征之一。例如人们熟知的Warburg效应就是其一，即使周围环境中氧供充足，肿瘤细胞的糖酵解与有氧糖酵解作用较正常细胞增强。脂肪酸、氨基酸的合成与分解代谢同样异于正常细胞，尤其是谷氨酰胺、丝氨酸和甘氨酸，能通过代谢途径调节肿瘤细胞的生长。另外，各种物质的代谢改变间相互关联，代谢的改变还影响着肿瘤细胞的信号传递。除肿瘤细胞外，肿瘤患者体内的肿瘤相关免疫细胞也发生了代谢改变[6]，这种代谢重编程影响着免疫细胞的功能，使微环境更利于肿瘤细胞生长。

4. 肿瘤与营养　肿瘤患者经常发生营养不良、恶液质及体重下降[7]。炎症、免疫抑制、代谢改变伴随着肿瘤的发生发展，三者你中有我，不可分割，相互促进，形成恶性循环，影响患者的营养状态。另外，手术、放疗、化疗等治疗方法可进一步损害肿瘤患者的

免疫系统，加重营养不良，增加其复发及死亡的风险。

（二）免疫营养素的作用

针对上述内容，免疫营养素不仅能为机体提供能量和营养底物、维持机体氮平衡和组织器官结构与功能、参与机体正常代谢，还能调控炎性介质的产生和释放过程以及抗氧化作用，刺激免疫细胞、增强免疫应答能力、维持肠道屏障功能，调控应激状态下的机体代谢过程，并具有直接抗肿瘤作用，从而改善患者的临床结局（图 1-2-2）。

1. 改善营养状态　免疫营养能够增加机体内氮潴留，减少肿瘤蛋白质的合成，增加机体蛋白质的合成，并通过减少胰岛素抵抗改善糖代谢，通过调节酸碱平衡、抗氧化应激、降低体内肿瘤相关细胞因子水平等机制来维持机体的稳态，维持细胞、组织与器官的代谢。同时能够增加肝脏血液灌注，减轻内毒素对门静脉系统的破坏，维持并改善肝脏的代谢功能，提高肝脏杀菌能力。

2. 调节局部及全身炎症反应　免疫营养素如不饱和脂肪酸与炎症的研究不断进展。核因子 KB（nuclear factor kappa B，NF-KB）、环氧化酶（cyclooxygenase，COX）以及脂氧合酶（lipoxygenase，LOX）3 条蛋白通路是慢性炎症无限循环发展的重要环节，也影响着肿瘤的发生发展。n-3 多不饱和脂肪酸（n-3 polyunsaturated fatty acids，n-3 PUFAs）与 n-6PUFAs是 COX 和 LOX 的重要底物，n-3PUFAs 经催化产生的物质如血栓烷 A3 等具有抗炎作用，而 n-6PUFAs 产生的物质则具有促炎作用。另外 n-3PUFAs 能抑制 NF-KB 通路，进而抑制炎症因子、趋化因子等炎症介质的释放而抑制炎症的发生[8]。

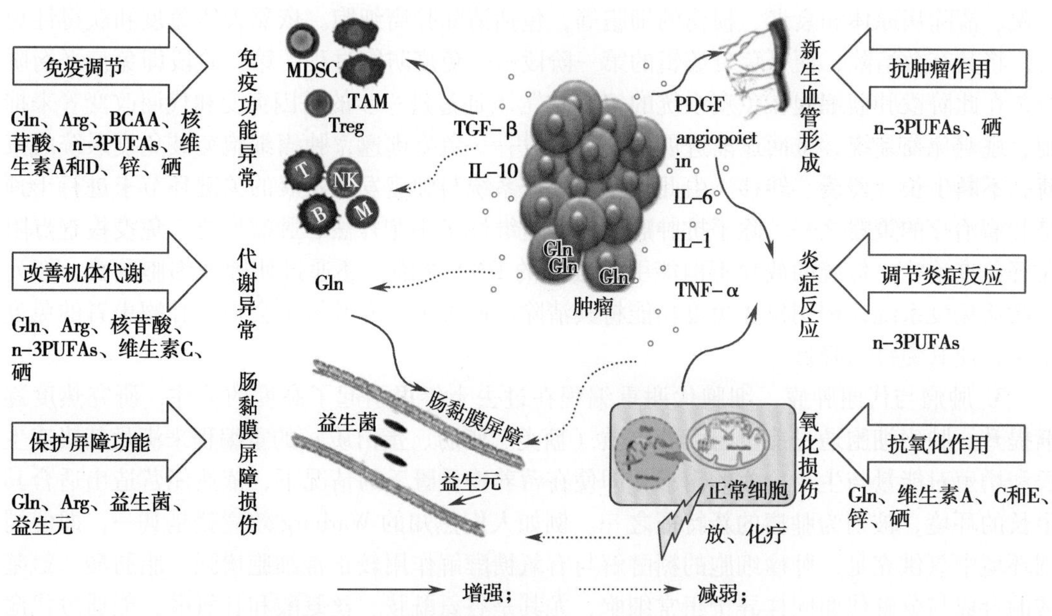

图 1-2-2　免疫营养素在肿瘤治疗中的作用机制

注：Gln，glutamine，谷氨酰胺；Arg，arginine，精氨酸；BCAA，branched-chain amino acids，支链氨基酸；n-3PUFAs，n-3 polyunsaturated fatty acids，n-3 不饱和脂肪酸；IL-1，interleukin-1，白细胞介素 1，IL-6，interleukin-6，白细胞介素 6；TNF-a，tumor necrosis factor-α，肿瘤坏死因子；MDSC，myeloid-derived suppressor cell，髓系抑制性细胞；PDGF，platelet-derived growth factor，血小板衍生生长因子；TAM，tumor-associated macrophage，肿瘤相关巨噬细胞；TGF-β，transforming growth factor-β，转化生长因子 β；Treg，T regulatory，调节性 T 细胞

氧化应激是炎症过程中的重要一环，谷氨酰胺（glutamine，Gln）能促进谷胱甘肽的合成；维生素 C、维生素 E 及维生素 B 家族主要通过抗氧化作用起非特异性免疫调节作用；微量元素如硒、锌、铜等，通过参与机体抗氧化应激酶及蛋白质的合成，调节机体免疫功能。

3. 免疫调节作用 许多免疫营养素是免疫细胞生长、活化过程中不可或缺的关键原料，如谷氨酰胺是巨噬细胞、淋巴细胞的原料，精氨酸缺乏会影响免疫细胞的功能，尤其是淋巴细胞的功能[9]。

免疫营养可以参与机体免疫反应的各个环节，调节炎症细胞及炎症因子的功能，并加速组织修复，增强机体免疫力。精氨酸通过氧化氮合酶（nitrfic oxides synthase，NOS）催化生成一氧化氮（NO），参与组织血管扩张，维持血液通畅，改善微循环；还可以与谷氨酰胺共同作用，使胸腺增大，淋巴细胞增多，自然杀伤细胞（NK）的数量和活性增强，并加强吞噬细胞和中性粒细胞的杀菌能力；两者还可以调节多种生长因子和细胞免疫因子的产生，如增强脾脏单核细胞白介素-2（IL-2）的分泌及活性，控制体内 IL-1、IL-2、IL-6、肿瘤坏死因子 α（TNF-α）等多种促炎因子的浓度，提高以 T 淋巴细胞间接反应为中介的免疫防御与免疫调节作用，抑制淋巴细胞和单核细胞黏附，降低抗原刺激的淋巴细胞反应，从而达到增强机体免疫能力的作用。免疫营养还可以参与尿素和多胺等物质代谢，在 DNA 复制、细胞周期调控等方面发挥重要作用。同时通过促进垂体生长激素和催乳激素的分泌，促进胰腺分泌胰岛素、生长抑素、胰多肽等，从而发挥间接的免疫调节作用。

4. 保护肠黏膜屏障功能 免疫营养成分具有保护肠黏膜屏障结构与其机械、生物屏障、免疫功能，调节肠道微生态的作用。Gln 作为肠上皮细胞的主要能量来源，可修复肠上皮，维持肠道机械屏障功能，防止肠道细菌和毒素易位，减少肠源性感染；益生菌及益生元能调节细胞免疫和体液免疫，具有抗炎作用。如益生菌能调节肠道微生态，维持肠道正常菌群，避免细菌移位进入肠上皮，减少肠源性感染的发生，加强肠黏膜的生物屏障功能。益生元能增加肠道相关淋巴组织（gut-associated lymphoid tissue，GALT）及外周血中淋巴细胞和（或）白细胞的数量，进而会促进肠道相关淋巴组织对分泌型免疫球蛋白 A（secretory immunoglobulin A，sIgA）的分泌，加强肠道的免疫屏障作用，sIgA 又能增强腹膜内的巨噬细胞对细菌等的吞噬能力[10]。

5. 直接抗肿瘤作用 免疫营养素能通过多种途径阻碍肿瘤的生长、侵袭、血管生成和转移。硒的抗肿瘤作用自 20 世纪 80 年代起就被广泛研究，尽管流行病学的结果不一致，但大多表现出其具有抗肿瘤作用。体外试验和动物实验发现，无机、有机形式的硒以及硒蛋白在许多类型的肿瘤中均有作用，如对于乳腺癌细胞，硒使上皮细胞间连接更加紧密，进而阻碍肿瘤细胞突破细胞连接发生转移，还能抑制血管内皮生长因子（vascular endothelial growth factor，VEGR）的产生，阻碍肿瘤细胞的血管生成；在作用突出的黑色素瘤细胞中，硒能降低 IL-18 的表达进而减少低氧诱导因子-1α（hypoxia inducible factor-1α，HIF-1α）的表达，后者的减少又会导致 VEGF 的表达减少，进而阻碍肿瘤细胞的血管生成[11]。补充外源性谷氨酰胺可提高机体正常组织谷胱甘肽水平，降低肿瘤细胞谷胱甘肽水平，上调促凋亡基因 *BAX* 和凋亡蛋白酶 caspase-3 表达，下调凋亡抑制基因 *BCL2*，促进肿瘤细胞凋亡，抑制其增殖。同时，增多的谷胱甘肽能够清除氧自由基，抑制脂质过氧化反应及肿瘤细胞的生长信号转导，阻抑自由基对癌细胞增殖的介导。谷胱甘肽也可以通过激活 NOS 途径或抑制肿瘤细胞存活的 PI3K/AKT 凋亡信号通路，抑制肿瘤细胞生长，损伤肿瘤细胞，最终导致细胞凋亡。

免疫营养素除了对肿瘤的直接作用外，还能增强放疗、化疗的疗效，减少其副作用，如不饱和脂肪酸能增强放疗、化疗的细胞杀伤作用，与抗氧化剂一起应用时效果更佳。硒也具有化疗增敏作用，同时还能保护正常细胞，其具体机制仍不清楚[12]。

对肿瘤的研究在不断发展，因此免疫营养素的作用也并非一成不变，目前认识到的免疫营养素的作用在不久的将来回顾时，也许仍是片面、粗浅的，相信随着对肿瘤发生发展与治疗的各个环节机制的探索，会发现更多免疫营养素作用环节，帮助我们更好地理解与应用免疫营养素。部分免疫营养素在体外实验和动物实验中表现出促进肿瘤生长和抗肿瘤的双重作用，如 Gln 的“氮陷阱”，尽管上述内容已提及了其抗肿瘤作用及具体机制，但许多早期体外实验表明肿瘤组织消耗大量 Gln，同时影响机体 Gln 代谢，致机体 Gln 含量逐渐减低甚至枯竭[13]。同样的，其他免疫营养素如精氨酸也存在类似现象。故目前关于减少精氨酸或谷氨酰胺摄入来控制肿瘤进展的研究也成为热点。因此免疫营养素可能是一把双刃剑，具体作用如何，还需要大量的基础与临床试验来探索。

二、免疫营养素的分类

根据不同的分类依据将物质分门别类，有利于对其结构、性质、作用等的进一步探索，研究其本质属性和内在联系。免疫营养素并不是新发现的物质，均为常见的营养素，因其有改善患者营养状态，调节机体免疫、代谢和炎症反应的作用而将其专门提出，故目前主要应用的是根据营养素的物质分类，分为氨基酸、脂肪酸、维生素、矿物质、合生元、核苷酸等几大类（表 1-2-1）。

表 1-2-1 免疫营养素的分类

类别	免疫营养素
氨基酸	支链氨基酸（缬氨酸、亮氨酸、异亮氨酸）、谷氨酰胺、精氨酸、牛磺酸
脂肪酸	n-3 多不饱和脂肪酸、n-6 多不饱和脂肪酸、n-9 多不饱和脂肪酸、支链脂肪酸
维生素	维生素 A、维生素 B、维生素 C、维生素 D、维生素 E
矿物质	硒、锌、铁
合生元	益生菌、益生元
其他	核苷酸

（一）氨基酸

氨基酸中研究较多的是 Gln、精氨酸（arginine，Arg）、牛磺酸（taurine）及支链氨基酸（branched-chain amino acids，BCAA），后者包括缬氨酸、亮氨酸和异亮氨酸。谷氨酰胺、精氨酸是免疫细胞的原料，谷氨酰胺也是肠道上皮细胞的主要能量来源。不同比例的支链氨基酸合用时效果也不同。

（二）脂肪酸

脂肪酸中有 n-3（ω-3）多不饱和脂肪酸（PUFAs）、n-6（ω-6）多不饱和脂肪酸、n-9（ω-9）多不饱和脂肪酸以及支链脂肪酸，其中研究较多的是 n-3 PUFAs，包括 α 亚麻酸、二十碳五烯酸和二十二碳六烯酸。n-3 PUFAs 是主要的抗炎物质，而 n-6 PUFAs 的促炎作用明显，二者比例不同时对肿瘤患者的作用不尽相同。

（三）维生素

维生素类中主要包括维生素 A、维生素 B、维生素 C、维生素 D 和维生素 E。维生素 A、维生素 B 家族、维生素 C 和维生素 E 主要具有抗氧化作用进而能发挥抗炎、抗肿瘤作用。

（四）矿物质

矿物质主要有硒、锌、铁等。硒具有抗氧化、直接抗肿瘤作用，铁具有调节免疫的作用，锌与肿瘤的发生发展相关，具有抗肿瘤作用。

（五）合生元

Bengmark S 等[14]于 1998 年首先总结了生态免疫营养的概念，即在免疫营养的基础上，增加以合生元（synbiotics）为主的制剂以改善肠道菌群环境，作用是减少病原菌生长和提高支持营养效果。合生元包括益生元（prebiotics）和益生菌（probiotics）。益生菌是有益宿主健康的活体微生物，应用最广泛的主要是乳酸菌和双歧杆菌。益生元是益生菌繁殖所需的不能消化的食物成分，可以使少数有益于机体健康的细菌成为肠道优势菌。

（六）核苷酸

核苷酸是维持机体正常免疫功能的必需营养成分，能帮助机体抵抗细菌和真菌等感染，促进抗体的产生，增强细胞免疫功能。

三、小结与展望

肿瘤的发生、发展、治疗伴随着炎症、免疫、代谢、营养的改变，四者相互影响，彼此不能截然分开，形成恶性循环；免疫营养素的作用十分复杂，比如不同比例的支链氨基酸合用或不同比例的不饱和脂肪酸合用时效果不同；而同一免疫营养素可能表现出抗肿瘤与促进肿瘤发展的双重作用；不同免疫营养素又具有相同的作用。而免疫营养素混合应用时其整体作用及各免疫营养素的相互作用更是未知。免疫营养素的具体作用机制还在不断发展当中，随着肿瘤、免疫、营养、代谢等方面研究的向前迈进，免疫营养素的作用机制会更加清晰透彻地展现出来，也将会扩展到更多的未发现的领域；免疫营养素的种类也会不断地丰富。食物是免疫营养素的“天然混合配方”，近年来人们对食物与肿瘤关系的研究热度不减，流行病学研究以及食物中主要成分的研究均在逐年增加，以期从肿瘤预防的角度为人们做出指导。目前大多数基础研究仍针对单一免疫营养素，仅有少数研究针对两种或以上免疫营养素的协同作用。临床研究的设计较前完善，质量明显提升，但异质性仍较大，且样本量不足，应用较多的也为混合免疫营养制剂，其具体作用怎样、机制为何，仍是需要攻克的难题，如何根据每种免疫营养素的特性及不同种间的交互作用做到免疫营养素的“精准治疗”也是今后的一大探索方向[15]；目前临床应用于肿瘤的手术、放疗、化疗、造血干细胞移植等多个领域的免疫营养素仍以商品化的混合制剂为主，现有指南对免疫营养的推荐比较受限，其具体的应用剂量、配方组成、应用人群、应用时机、应用持续时间等，需更多的设计良好的临床试验来作为高质量的证据进行相关推荐。

（崔久嵬 刘玉迪）

参考文献

1. Colotta F, Allavena P, Sica A, et al. Cancer-related inflammation, the seventh hallmark of cancer: links to genetic instability. Carcinogenesis, 2009, 30 (7): 1073-1081.
2. Waris G, Ahsan H. Reactive oxygen species: role in the development of cancer and various chronic conditions. J Carcinog, 2006, 5: 14.
3. Hanahan D, Weinberg RA. Hallmarks of cancer: the next generation. Cell, 2011, 144 (5): 646-674.
4. Imrie CW. Host systemic inflammatory response influences outcome in pancreatic cancer. Pancreatology, 2015, 15 (4): 327-330.
5. Xu Y, Sun Y, Chen H, et al. Effects of two different anesthetic methods on cellular immunity of patients after liver cancer resection. J BiolRegulHomeost Agents, 2016, 30 (4): 1099-1106.
6. Biswas SK. Metabolic Reprogramming of Immune Cells in Cancer Progression. Immunity, 2015, 43 (3): 435-449.
7. Skipworth RJ, Fearon KC. The scientific rationale for optimizing nutritional support in cancer. Eur J GastroenterolHepatol, 2007, 19 (5): 371-377.
8. Patterson WL 3rd, Georgel PT. Breaking the cycle: the role of omega-3 polyunsaturated fatty acids in inflammation-driven cancers. Biochem Cell Biol, 2014, 92 (5): 321-328.
9. GerlachAT, Murphy C. An update on nutrition support in the critically ill. J Pharm Pract, 2011, 24 (1): 70e7.
10. Pandey KR, Naik SR, Vakil BV. Probiotics, prebiotics and synbiotics- a review. J Food Sci Technol, 2015, 52 (12): 7577-7587.
11. Chen YC1, Prabhu KS, Mastro AM. Is selenium a potential treatment for cancer metastasis? Nutrients, 2013, 5 (4): 1149-1168.
12. Bhattacharjee A, Basu A, Biswas J, et al. Chemoprotective and chemosensitizing properties of selenium nanoparticle (Nano-Se) during adjuvant therapy with cyclophosphamide in tumor-bearing mice. Mol Cell Biochem, 2017, 424 (1-2): 13-33.
13. Meng M, Chen S, Lao T, et al. Nitrogen anabolism underlies the importance of glutaminolysis in proliferating cells. Cell Cycle, 2010, 9 (19): 3921-3932.
14. Bengmark S. Ecoimmunonutrition: a challenge for the third millennium. Nutrition, 1998, 14 (7-8): 563-572.
15. Dupertuis YM, Meguid MM, Pichard C. Advancing from immunonutrition to a pharmaconutrition: a gigantic challenge. CurrOpinClinNutrMetab Care, 2009, 12 (4): 398-403.

第三节 肿瘤营养预防与建议

肿瘤的发生是由环境、饮食、微生物感染、遗传等诸多因素综合作用的结果[1]，其中约 1/3 的肿瘤发生与膳食不当有关。众多研究证实：肿瘤是可防可治的慢性疾病，30%～40%的肿瘤可以通过健康生活方式和合理饮食加以预防[2]。科学饮食（scientific diet）是对抗肿瘤的强有力“武器”之一，特别是在肿瘤预防（cancer prevention）中发挥重要作用[3]。同时，科学饮食可以在多个环节阻断肿瘤的发生和发展，食物抗癌活性成分（anti-cancer active component）能够提高机体抗癌免疫力，改善免疫微环境，预防细胞基因突变或者修复损伤基因，甚至直接诱导肿瘤细胞的凋亡。

参考世界癌症研究基金会等组织编写的《食物、营养、身体活动和癌症预防》[4]和中国抗癌协会肿瘤营养与支持治疗专业委员会等组织编写的《肿瘤营养学》[5]，我们总结了有益于肿瘤预防和治疗的科学饮食方式，见表1-3-1。

表1-3-1 科学饮食方式建议表

编号	科学饮食方式
1	建立以植物性食物为中心的膳食结构，饮食种类多样化。
2	多吃蔬菜、水果，每日摄入量保证在400~800g。
3	肉类每日控制在80g以下，减少或者限制红肉和加工肉制品进食量，适度增加鱼肉等新鲜白肉进食量。
4	选择新鲜食品为主，避免食用或者减少食用腌制、油炸、烧烤、熏制、发霉、过热或过冷食物等。
5	控制酒精饮料摄入量，建议长期适量饮茶。 饮酒量：男性每日控制在2杯以下，女性为1杯以下（1杯标准量：啤酒=250ml或者葡萄酒=100ml或者白酒=25ml）

下面我们将对谷类、豆类、蔬菜、水果、肉类、调料饮品六类食物进行其抗癌价值的研究与分析，并提出合理的建议。

一、谷类食物

（一）常见谷类食物概述及其抗癌成分举例

谷类食物作为主食，富含膳食纤维（dietary fiber，DF），能够促进肠道蠕动，加速食物来源致癌物等毒素排放，对于结直肠癌、乳腺癌、胰腺癌等肿瘤均具有预防作用[6]，此外，谷类食物还含有一定的抗癌成分（表1-3-2）。研究发现，从玉米须提取的玉米可凝性球蛋白（maysin），属于类黄酮类化合物，具有显著的抑制前列腺癌增殖作用；从薏苡仁中提取的薏苡仁油，是一种作用明确的抗癌活性成分，不仅具有免疫增强作用，而且还可以抑制多种肿瘤细胞的增殖功能，具有较好的临床应用前景。因此，谷类食物是有益健康的主食，其富含的抗癌成分对于预防肿瘤发生具有重要作用。

（二）谷类食物的肿瘤营养预防价值

大量研究发现：谷类食物（包括玉米、荞麦、小米等），特别是粗加工品，具有一定的降低肿瘤发病风险（the risk of cancer）作用。在一项大型前瞻性队列研究[7]中发现，总膳食纤维摄入量与结直肠癌的发病风险无关，但是全谷食物摄入量具有降低结直肠癌的发病风险作用，全谷食物摄入量与结直肠癌发病风险呈显著负相关（RR=0.79；95% CI：0.70~0.89，P<0.001）。但是，Bakken等[8]却发现全谷面包食用量与结直肠癌发病风险无关，提示全谷食品加工方式与结直肠癌预防作用密切相关。在乳腺癌研究中，一项荟萃分析发现，膳食纤维摄入量与乳腺癌发病风险呈负相关，并且膳食纤维摄入量越大，乳腺癌发病风险越低。新近研究中，Mourouti等[9]报道每周食用7次以上的全谷食物可以降低0.49倍（OR=0.49；95% CI：0.29~0.82）的乳腺癌发病风险。此外，研究还发现，长

期食用全谷食物可以降低所有肿瘤 9 % 整体死亡率（SRR＝0. 91；95% CI：0. 84～0. 98）。综上所述，全谷食物是一种有益健康的食物，不仅具有预防肿瘤发生作用，还可以改善肿瘤患者远期预后。

表 1-3-2 谷类食物

谷类食物	主要抗癌成分	食用建议
玉米	赖氨酸、叶黄素、谷胱甘肽、硒、膳食纤维	①玉米与豆类搭配食用，可以提高膳食蛋白生物利用度；②玉米不可作为唯一主食；③不食霉变玉米
荞麦	膳食纤维、胰蛋白酶抑制剂	①荞麦一次不可食用太多，否则易引起消化不良；②因荞麦性偏寒，故脾胃虚寒者慎食
小麦	麦麸膳食纤维	因小麦主要抗癌成分为粗产品，建议日常饮食减少精加工的面粉食用量，增加小麦粗制品食用量
大米	米糠膳食纤维	大米食用以粗米为主，推荐粗米与其他食物共同煮粥效果更佳
薏苡仁	薏苡仁油	薏苡仁与大米或者糯米等煮粥食用，可起到提高机体免疫力、预防肿瘤发生作用

二、豆类食物

（一）常见豆类食物概述及其抗癌成分举例

豆类食物营养丰富，被称为“营养宝库”，常见的有益健康的豆制品见表 1-3-3。其中大豆，通称“黄豆”，优质蛋白质丰富，被誉为“植物肉”；同时大豆含有大豆异黄酮、大豆皂苷等多种抗癌成分，具有一定的抗癌作用[10]。大豆异黄酮（soy isoflavones）是大豆的一类次级代谢产物，属于黄酮类化合物，又称为“植物雌激素”，不仅可以降低女性患乳腺癌的风险，而且还可辅助治疗乳腺癌；大豆皂苷活性广泛，能够同时抑制癌细胞的增殖和侵袭活性。总之，豆类食物是一种极佳的健康食物，可与谷类食物搭配食用，增强其营养和肿瘤预防价值。

表 1-3-3 豆类食物

豆类食物	主要抗癌成分	食用建议
大豆（黄豆）	硒、钼、大豆异黄酮、大豆皂苷	①大豆营养丰富，富含赖氨酸，与赖氨酸较缺乏的谷类混合食用，具有蛋白质互补作用，是科学的膳食方法；②大豆制品如豆腐、豆浆、豆皮、腐竹等，均有较高的营养价值和抗癌作用
黑豆	维生素 E、B 族维生素、膳食纤维、异黄酮、花青素	①黑豆生用、煎煮偏寒，炒食性温，过食不易消化；②黑豆不宜与牛奶、菠菜、四环素、蓖麻子、厚朴、龙胆等同食
绿豆	维生素 E、胰蛋白酶抑制剂	①四肢发凉、体质虚弱的人不宜多食绿豆；②服药期间不可食用绿豆

（二）豆类食物的肿瘤营养预防价值

豆类食物及其加工品，一方面可以补充机体基本营养成分，另一方面，它们可以增强机体免疫力，并且其有效成分具有一定的抗肿瘤作用，尤其是豆类食物的肿瘤预防价值近年来备受关注。

豆类食物对于乳腺癌是一种明确的保护因素（protective factors），不仅可以预防乳腺癌发生，而且还可以抑制乳腺癌的发展。流行病学研究[11]表明，高比例豆类饮食能够使女性乳腺癌发病风险降低25%至60%，并且从儿童期和青春期开始增加豆类食物比例效果更明显，随年龄增高，这种关联性越低，因此，建议女性从小提高豆类食物食用量。更为重要的是，研究发现，乳腺癌诊断后给予豆类食物，可以降低乳腺癌的死亡率（HR=0.85；95% CI：0.77~0.93）和复发风险（HR=0.79；95% CI：0.72~0.87）[12]，豆类食物是一类能够改善乳腺癌患者预后的健康食品。

另一方面，豆类食物对于前列腺癌也具有较好的预防价值。亚洲人群的病例对照研究发现，高剂量大豆食物摄入可以降低约50%前列腺癌的发病风险。进一步研究发现大豆异黄酮可以降低前列腺癌患者的PSA水平，但是仍无法降低前列腺癌的复发和进展。

新近研究发现，豆类食物可以降低非吸烟的女性的肺癌发病风险，高剂量豆类摄入人群与低剂量豆类摄入人群相比，相对发病风险是0.59（95% CI：0.49~0.71）[13]。此外，豆制品及其主要成分（异黄酮、大豆皂苷等）对于结直肠癌、肝癌、子宫内膜癌等肿瘤均有一定的抑制作用，具有极大的潜在研究价值。

三、蔬 菜

（一）蔬菜概述及其抗癌成分举例

蔬菜中含有大量的维生素和膳食纤维，具有预防肿瘤发生作用。令人关注的是，许多蔬菜还含有抗癌活性成分（表1-3-4），长期食用可以有效预防肺癌、乳腺癌、胃癌、结直肠癌等肿瘤发生[14]。其中，大蒜素（garlicin）天然存在于大蒜的鳞茎中，具有较强的抗炎抗肿瘤作用，抑癌效果：大蒜油提物二烯丙基二硫（diallyl disulfide，DADS）>大蒜粉>大蒜水提物。大蒜素对于胃癌、结直肠癌、乳腺癌、宫颈癌、前列腺癌等肿瘤均有预防和辅助治疗作用。龙葵碱（α-solanine）广泛存在于茄科植物中，过食易引起中毒，实验研究发现，其可以抑制肺癌、前列腺癌和胰腺癌等的增殖和转移。番茄红素（lycopene）主要存在于茄科植物西红柿的成熟果实中，具有较强的抗炎抗氧化作用，同时对结肠癌、乳腺癌、前列腺癌和宫颈癌等均有抑制增殖作用，它是一种来源丰富、作用靶点广泛、抗癌作用明确的食物成分。吲哚-3-甲醇（indole-3-carbinol，I3C）是白菜、青菜等十字花科蔬菜的主要抗癌成分，不仅能抑制致癌物-DNA加合物形成，降低肿瘤发病率，而且还可通过诱导肿瘤细胞凋亡、抗微血管生成、抑制肿瘤细胞转移和侵袭等方式，对肺癌、乳腺癌、黑色素瘤等肿瘤均有治疗作用。香菇多糖（lentinan）是从香菇子实体中提取的有效活性成分，主要通过增强免疫效应，进而发挥抗病毒、抗肿瘤作用，临床上，香菇多糖可以改善肿瘤患者的生活质量，增强化疗药的疗效，特别是与紫杉醇联合应用具有联合增效作用。总之，蔬菜富含抗癌成分，在食物预防肿瘤发生发展中发挥重要作用。

表 1-3-4 蔬菜

蔬菜	主要抗癌成分	食用建议
大蒜	大蒜素、硒、组氨酸、赖氨酸	①大蒜不同食用方法的作用效果依次是：鲜蒜>煮蒜>脱水蒜>醋蒜；②由于大蒜的有效成分遇热易分解，建议生吃为佳
红薯	红薯提取蛋白、天然维生素 C、钙、镁、铁、锌、膳食纤维	①红薯富含氧化酶，在胃肠道会产生大量的 CO_2，过食易致腹胀和胃部不适；②红薯不生食，最好蒸食或烤食，但烤红薯不宜连皮吃
茄子	龙葵碱、维生素	①茄子生食、凉拌、熟烹、干制、盐渍均可；②茄子经高温加热后，抑癌率仍能保持在 80%以上
西红柿	番茄红素、胡萝卜素、维生素 C	番茄生熟食皆可，属于食疗佳品
芦笋	芦笋素、天冬酰胺、天冬氨酸、叶酸、核酸、维生素 A、维生素 C、硒、钼	芦笋食用以新鲜为佳，避免高油高温加热过久
花椰菜	类黄酮、维生素 C、硒、莱菔子素	①花椰菜吃前应先放盐水中浸泡 5 分钟，以去除残留农药和菜虫；②花椰菜在肠胃中分解易引起胀气；③花椰菜不耐烧煮，宜急火快炒
白菜	维生素 A、维生素 C、钼、硒、吲哚衍生物（吲哚-3-甲醇等）	①隔夜的熟白菜和未腌透的大白菜不宜食用；②焯烫时间不宜长
香菇	香菇多糖	香菇以煮汤为佳，但不宜与鹌鹑肉同食，否则易致血管痉挛

（二）蔬菜的肿瘤营养预防价值

蔬菜食用以新鲜为佳，高比例的蔬菜饮食能够降低大部分肿瘤的发病风险。研究发现，以植物性食物为主的饮食方式和地中海式饮食方式均强调加大新鲜蔬菜摄入量，是预防肿瘤发生的健康饮食方式（healthy diet）。大量食用蔬菜人群与较少食用蔬菜人群的肿瘤发病相对风险比值比（odds ratio，OR）范围在 0.2（喉癌、口腔癌和咽癌）至 0.9（前列腺癌），并且生食与烹饪效果相当[14]。流行病学研究证实，大量食用蔬菜是降低胃癌发病率的有效方式之一[15]，蔬菜也可以降低肺癌的发病风险（RR = 0.74；95% CI：0.67 ~ 0.82），特别是在女性中具有显著差异[16]。进一步研究证实，大量食用蔬菜可以为机体提供足量的营养素，并且具有维持机体的氧化还原平衡和免疫活性作用，特别是蔬菜中含有丰富的抗癌成分，包括大蒜素、龙葵碱、番茄红素、吲哚-3-甲醇、香菇多糖等，不仅在肿瘤预防中发挥作用，还可以抑制肿瘤的侵袭和转移，是临床肿瘤患者的主要推荐食物之一。综上所述，新鲜蔬菜在肿瘤营养预防中占据重要地位，在多种肿瘤中起保护作用。

四、水 果

（一）常见水果概述及其抗癌成分举例

水果主要以生吃为主，含有丰富的维生素（维生素 C、维生素 E 等）、矿物质、微量元素等，具有清除氧自由基、抗氧化损伤、提高免疫力、减少 DNA 损伤、增强机体抗癌能力等作用[17]。此外，水果中也含有作用确切的抗癌成分，在预防肿瘤发生发展中具有重要作用（表 1-3-5）。例如，诺米林（nomilin）是存在于橘子、橙子等柑橘类水果中的一种天然抗癌物质，不仅可以抑制结直肠癌等的增殖能力，还可以通过抑制促炎因子分泌、降低基质金属蛋白酶-2（matrix metalloproteinase-2，MMP-2）和 MMP-9 活性，抑制黑色素瘤的转移。苦杏仁苷（amygdalin），又名“维生素 B_{17}”，是两种糖分子苯甲醛（benzaldehyde）和氰化物（cyanide）的化合物，它对正常组织细胞影响很小，仅侵犯和破坏癌细胞，对于乳腺癌等肿瘤抑制效果明显，是一种有效的抗癌成分。白藜芦醇（resveratrol）是非黄酮类多酚化合物，主要来源于葡萄皮、红葡萄酒等，它是一种天然抗氧化物，具有明确的抗炎、抗氧化和抗血小板聚集作用，同时也可作为胃癌、结直肠癌等肿瘤的化学预防剂，是一种多靶点的抗癌食物成分。进一步研究发现，白藜芦醇也是一种植物雌激素，可以降低乳腺癌的发病，并且能干预雌激素介导的信号转导，抑制乳腺癌细胞生长。因此，水果是一类被大力推荐的肿瘤营养预防食物，它常常与蔬菜一起作为主要的肿瘤营养预防方案。

表 1-3-5 水果

水果	主要抗癌成分	食用建议
苹果	多酚、多糖、黄酮类物质、膳食纤维、果胶	苹果是老幼皆宜的水果，不宜与水产品同食，会导致便秘
柑橘	诺米林、类黄酮、玉米黄质、柑橘柠檬苦素、维生素 C	柑橘糖分高，每天食用量以 3 个以内为佳
猕猴桃	矿物质和多种维生素、谷胱甘肽、叶黄素	①猕猴桃性寒，不宜多食，脾胃虚寒及腹泻者应慎食；②猕猴桃不可与奶制品同食，易凝结成块
杏仁	胡萝卜素、B 族维生素、维生素 C、苦杏仁苷（维生素 B_{17}）	杏仁抗癌以苦杏仁为佳，但不可生食、过食，必须要熟食，且每天不宜超过 10 粒且不能长期食用
葡萄	白藜芦醇、维生素 C、葡萄糖、果糖、多种维生素、儿茶素	①葡萄糖分较高，不宜多食；②不宜与牛奶、海鲜同食；③吃葡萄后不可立刻喝水
红枣	维生素 C、核黄素、维生素 B_1、胡萝卜素	①红枣含糖量高，不宜多食；②不宜高温煎煮；③腹胀、食欲缺乏者不宜食用；④不宜和黄瓜或萝卜同食

（二）水果的肿瘤营养预防价值

水果不仅是机体基本营养素的重要补充食物，同样也具有极强的肿瘤营养预防价值。一项队列研究的综合分析发现，柑橘类水果可以降低 13% 胃癌的发病风险，特别是对于贲门癌效果更佳[18]。柑橘类水果还可以降低胰腺癌、乳腺癌等约 10% 的发病风险，但是对于前列腺癌效果不佳。另一项研究表明，苹果汁和北美沙果、越桔等浆果汁均对结直肠癌具有化学预防作用，同时其提取物还可以抑制结直肠癌细胞系的增殖，特别是浆果汁提取物仅抑制结直肠癌细胞生长，不干预正常结肠细胞的生长[19]。进一步研究发现，苹果、苹果汁和苹果提取物均具有较好的肿瘤预防作用，苹果产品可以抑制皮肤癌、乳腺癌和结肠癌的癌变过程，每天定期食用一个或多个苹果能够降低肺癌和结肠癌的发病风险。

在流行病学研究中，常常将蔬菜与水果一起作为干预因素（intervention factor），研究其对于肿瘤的预防作用。Vieira 等[20]报道，蔬菜与水果是肺癌的保护性因素，可以作为肺癌预防措施之一。在结直肠癌的研究中发现，蔬菜与水果和结肠癌发病总风险无关联，但可以降低远端结肠癌发病风险。在乳腺癌的研究中，蔬菜与水果与乳腺癌发病呈负相关，高摄入亚组具有较低的发病风险。此外，蔬菜与水果还可以降低膀胱癌等肿瘤的发病风险。由于蔬菜与水果较好的营养价值和疾病预防及治疗作用，他们被称为“新一代治疗方法”[21]，成为当前肿瘤营养预防中的研究热点。

五、肉类食物

（一）常见肉类食物概述及其抗癌成分举例

肉类食物营养素丰富，特别是蛋白质属于优质蛋白质（high-quality protein），具有较高的营养价值。新近研究发现，动物性食物，尤其是红肉（肌纤维偏红色的肉，主要包括猪肉、牛肉、羊肉等）和肉类加工食物会增加结直肠癌等肿瘤的发病率[22]，而白肉，特别是鱼肉含有丰富的抗癌成分，对于肿瘤防治具有重要作用（肉食常见抗癌成分见表1-3-6）。6-硫代鸟嘌呤是存在于带鱼的鱼鳞中的重要抗癌成分，对白血病等具有重要的辅助治疗作用。海参糖胺聚糖（holothurian glycosaminoglycan，hGAG）是从海参中提取的一种高分子量岩藻糖硫酸软骨素，初期研究发现海参糖胺聚糖具有抗血栓形成作用，新近研究发现，它具有显著的抑制肿瘤转移作用。由上可见，肉类应当控制食用比例，减少红肉及其加工食物的食用量，增加有益健康的白肉等食用量，以更好地发挥肉类食物的肿瘤营养预防作用。

表1-3-6 肉类食物

肉类食物	主要抗癌成分	食用建议
乌骨鸡	优质蛋白质、烟酸、维生素A、维生素E、乌骨鸡黑色素	乌骨鸡连骨熬汤滋补效果更佳，不可一次食用过多，但感冒发热、口腔糜烂、大便秘结、高血脂者不宜食用
黄鱼	优质蛋白质、硒、维生素B_1、维生素B_2	黄鱼补益效果佳，但哮喘患者和过敏体质的人应慎食
带鱼	维生素A、不饱和脂肪酸、碘、钙、6-硫代鸟嘌呤	带鱼腥气较重，以红烧或糖醋为佳，但皮肤过敏或痈疖者忌食
海参	海参毒素、海参糖胺聚糖	①干海参需用水泡发，泡制过程中不可接触油、盐；②不宜与甘草、醋、葡萄、柿子、山楂、橄榄等同食

（二）肉类的肿瘤营养预防价值

众多研究表明，尽管肉类食物为机体提供了重要营养素，但是肉食，特别是红肉及其加工食物会增加结直肠癌、肺癌、食管癌和胃癌等肿瘤的发病风险，然而白肉不增加患癌风险，可以作为主要肉食。研究发现，每日食用100g的未加工的红肉会增加肿瘤发病风险（11%乳腺癌，17%结直肠癌和19%前列腺癌），每日食用50g加工肉食也会增加肿瘤风险（8%肿瘤死亡率，4%前列腺癌，9%乳腺癌，18%结直肠癌和19%胰腺癌）[23]。以鱼肉为代表的白肉对于肿瘤发生是一种保护因素。一项荟萃分析证实，高剂量鱼肉食用与低剂量鱼肉食用对于脑癌的总体相对发病风险是0.83（95%CI：0.70~0.99），食用鱼肉可以降低脑癌发病风险[24]。在一项肝癌的荟萃分析也证实，食用鱼肉可以降低肝癌发病风险，每周增加一条鱼食用量可以降低 6% 的肝病发病风险（RR = 0.94；95% CI：0.91 ~ 0.98）[25]。此外，食用鱼肉还可以降低食管癌、胃癌、肝癌等的发病风险。因此，我们应当减少或限制红肉及其加工食物食用量，适当增加鱼肉等白肉食用量，以更好地发挥肉类食物的肿瘤营养预防价值。

六、调料、饮品

（一）常见调料、饮品概述及其抗癌成分举例

调料为日常调味品或者食物辅助用品，常用的调料如酱油、醋、姜等，均含有有益健康的抗癌成分（表 1-3-7），但是调料不能作为主要食物大量食用，可以少量长期食用，以辅助预防肿瘤发生。例如姜黄素（curcumin），具有抗氧化、抗炎、抗肿瘤等多重作用，不仅能抑制肿瘤细胞的增殖，还能抑制肿瘤转移。饮品中，茶叶被认为是有益于健康的上等饮品，推荐长期服用；咖啡含有一定的抗癌成分，对于肿瘤预防也具有重要作用；奶及奶制品含有丰富的营养素，其中钙、维生素 D、亚油酸等成分具有明确的肿瘤预防作用。饮品中的抗癌成分研究表明，茶多酚（tea polyphenols）是茶叶多酚类物质的总称，其中以绿茶多酚中的没食子儿茶素-3-没食子酸酯（epigallocatechin-3-gallate，EGCG）活性最强。茶多酚具有抗氧化、清除自由基作用，特别是对于慢性炎症具有较好的治疗作用，新近研究发现，茶多酚还可以诱发癌细胞 DNA 损伤，促进癌细胞凋亡，抑制肿瘤增殖[26]。咖啡因可以刺激肠道蠕动，降低结直肠癌的发病风险；咖啡醇和咖啡豆醇是咖啡的主要活性成分，具有抗氧化抗炎等作用，间接发挥肿瘤预防作用；咖啡多酚和绿原酸具有抗癌作用，在肿瘤防治中具有重要开发价值[27]。由上可见，含有抗癌成分的调料和饮品，适合长期食用，是肿瘤营养预防的推荐食物之一。

表 1-3-7 调料、饮品

调料、饮品	主要抗癌成分	食用建议
酱油	卵磷脂、异黄酮、天然抗氧化成分	①酱油易变质，故应食用优质酱油，少食散装酱油；②吃酱油尽量熟吃，不生吃
醋	铜、锌、钼、醋酸	每天食用醋量不可过多，胃溃疡、胃酸过多及骨质疏松者不宜吃醋
姜	姜黄素、姜酮醇、姜烯酚	姜生吃、烹饪或者泡水效果均佳
茶	茶多酚、生物碱、糖类、色素、维生素、矿物质	饮茶以现泡现饮为好，忌饮隔夜茶、忌空腹饮茶、忌饭前饭后大量饮茶、忌睡前饮茶、忌饮头道茶
咖啡	咖啡因、咖啡醇、咖啡豆醇、咖啡多酚和绿原酸	餐前最好不要喝咖啡，同时不宜与牛奶同时饮用
奶及奶制品	钙、维生素 D 和亚油酸	不要空腹喝牛奶，不要与酸性物质同时食用，建议与馒头，面包等易消化食物配搭食用

（二）调料、饮品的肿瘤营养预防价值

调料、饮品在日常饮食中占据不可或缺的地位，富含抗癌成分的调料、饮品是饮食的重要组分。生姜含有姜黄素、姜酮醇、姜烯酚等多种抗癌成分，具有提高免疫力和肿瘤化

学预防作用，进一步研究发现，生姜食用量与肝癌发病风险成反比。流行病学研究表明，茶饮用量可以降低肿瘤（头颈癌、食管癌、胃癌、肺癌、乳腺癌、前列腺癌等）总体发病风险（RR=0.95，95% CI：0.94~0.96，1+杯/日 vs <1 杯/日），但是咖啡饮用量与肿瘤总体发病风险无相关性，仅与子宫内膜癌发病风险负性相关[28]。新近研究发现，含咖啡因的咖啡可以降低黑色素瘤发病风险；咖啡可以降低非黑色素瘤皮肤癌发病风险，并且呈剂量依赖性。另一项大型荟萃分析发现，咖啡会降低口腔癌、咽癌、肝癌、结肠癌、前列腺癌、子宫内膜癌和黑色素瘤的发病风险，但会增加肺癌发病风险[29]。因此，调料、饮品作为每日必需品之一，具有显著的肿瘤营养预防作用。

综上所述，每一类食物中均包含具有降低肿瘤发病风险作用的食物。我们建议，根据每个人的饮食习惯，参考肿瘤营养预防原则和流行病学资料，总结一套适合自身的抗癌饮食方案，减少有害食物的食用量，增加健康食物的食用量，对于降低肿瘤发病率、提高我国总体健康水平具有重要的划时代意义。

（宋 鑫 张志伟）

参考文献

1. Simonds NI, Ghazarian AA, Pimentel CB, et al. Review of the Gene-Environment Interaction Literature in Cancer: What Do We Know? Genet Epidemiol, 2016, 40 (5): 356-365.
2. Divisi D, Di Tommaso S, Salvemini S, et al. Diet and cancer. Acta Biomed, 2006, 77 (2): 118-123.
3. Mayne ST, Playdon MC, Rock CL. Diet, nutrition, and cancer: past, present and future. Nat Rev Clin Oncol, 2016, 13 (8): 504-515.
4. World cancer research fund/American institute for cancer research. Food, Nutrition, Physical Activity, and the Prevention of Cancer: A Global Perspective. Washington DC: AICR, 2007.
5. 石汉平，凌文华，李薇. 肿瘤营养学. 北京：人民卫生出版社，2012.
6. La Vecchia C, Chatenoud L, Negri E, et al. Session: whole cereal grains, fibre and human cancer wholegrain cereals and cancer in Italy. Proc Nutr Soc, 2003, 62 (1): 45-49.
7. Schatzkin A, Mouw T, Park Y, et al. Dietary fiber and whole-grain consumption in relation to colorectal cancer in the NIH-AARP Diet and Health Study. Am J Clin Nutr, 2007, 85 (5): 1353-1360.
8. Bakken T, Braaten T, Olsen A, et al. Consumption of Whole-Grain Bread and Risk of Colorectal Cancer among Norwegian Women (the NOWAC Study). Nutrients, 2016, 8 (1): 1-13.
9. Mourouti N, Kontogianni MD, Papavagelis C, et al. Whole Grain Consumption and Breast Cancer: A Case-Control Study in Women. J Am Coll Nutr, 2016, 35 (2): 143-149.
10. Kerwin SM. Soy saponins and the anticancer effects of soybeans and soy-based foods. Curr Med Chem Anticancer Agents, 2004, 4 (3): 263-272.
11. Messina M. Impact of Soy Foods on the Development of Breast Cancer and the Prognosis of Breast Cancer Patients. Forsch Komplementmed, 2016, 23 (2): 75-80.
12. Chi F, Wu R, Zeng YC, et al. Post-diagnosis soy food intake and breast cancer survival: a meta-analysis of cohort studies. Asian Pac J Cancer Prev, 2013, 14 (4): 2407-2412.
13. Yang G, Shu XO, Chow WH, et al. Soy food intake and risk of lung cancer: evidence from the Shanghai Women's Health Study and a meta-analysis. Am J Epidemiol, 2012, 176 (10): 846-55.
14. Turati F, Rossi M, Pelucchi C, et al. Fruit and vegetables and cancer risk: a review of southern European studies. Br J Nutr, 2015, 113 Suppl2: S102-10.

15. Peleteiro B, Padrão P, Castro C, et al. Worldwide burden of gastric cancer in 2012 that could have been prevented by increasing fruit and vegetable intake and predictions for 2025. Br J Nutr, 2016, 115 (5): 851-859.
16. Esfahani A, Wong JM, Truan J, et al. Health effects of mixed fruit and vegetable concentrates: a systematic review of the clinical interventions. J Am Coll Nutr, 2011, 30 (5): 285-294.
17. Kunzmann AT, Coleman HG, Huang WY, et al. Fruit and vegetable intakes and risk of colorectal cancer and incident and recurrent adenomas in the PLCO cancer screening trial. Int J Cancer, 2016, 138 (8): 1851-1861.
18. Bae JM, Kim EH. Dietary intakes of citrus fruit and risk of gastric cancer incidence: an adaptive meta-analysis of cohort studies. Epidemiol Health, 2016, 38: e2016034.
19. Jaganathan SK, Vellayappan MV, Narasimhan G, et al. Chemopreventive effect of apple and berry fruits against colon cancer. World J Gastroenterol, 2014, 20 (45): 17029-17036.
20. Vieira AR, Abar L, Vingeliene S, et al. Fruits, vegetables and lung cancer risk: a systematic review and meta-analysis. Ann Oncol, 2016, 27 (1): 81-96.
21. Parmar HS, Dixit Y, Kar A. Fruit and vegetable peels: Paving the way towards the development of new generation therapeutics. Drug Discov Ther, 2010, 4 (5): 314-325.
22. Hammerling U, Bergman Laurila J, et al. Consumption of Red/Processed Meat and Colorectal Carcinoma: Possible Mechanisms Underlying the Significant Association. Crit Rev Food Sci Nutr, 2016, 56 (4): 614-634.
23. Wolk A. Potential health hazards of eating red meat. J Intern Med, 2017, 281 (2): 106-122.
24. Lian W, Wang R, Xing B, et al. Fish intake and the risk of brain tumor: a meta-analysis with systematic review. Nutr J, 2017, 16 (1): 1.
25. Huang RX, Duan YY, Hu JA. Fish intake and risk of liver cancer: a meta-analysis. PLoS One, 2015, 10 (1): e0096102.
26. Prasad R, Katiyar SK. Polyphenols from green tea inhibit the growth of melanoma cells through inhibition of class I histone deacetylases and induction of DNA damage. Genes Cancer, 2015, 6 (1-2): 49-61.
27. Ludwig IA, Clifford MN, Lean ME, et al. Coffee: biochemistry and potential impact on health. Food Funct, 2014, 5 (8): 1695-1717.
28. Hashibe M, Galeone C, Buys SS, et al. Coffee, tea, caffeine intake, and the risk of cancer in the PLCO cohort. Br J Cancer, 2015, 113 (5): 809-816.
29. Wang A, Wang S, Zhu C, et al. Coffee and cancer risk: A meta-analysis of prospective observational studies. Sci Rep, 2016, 6: 33711.

第四节 肿瘤免疫营养疗法

肿瘤营养疗法（Cancer nutrition therapy，CNT）是遵循肿瘤学原理，运用营养学方法，治疗肿瘤及其并发症或身体状况，从而改善患者预后的过程，包括营养诊断、营养干预、疗效评价三个阶段，营养干预包括营养教育和人工营养（肠内营养、肠外营养）。肿瘤营养疗法是与手术、化疗、放疗、靶向治疗、免疫治疗等肿瘤基本治疗方法并重的另外一种治疗方法，它应该贯穿于肿瘤治疗的全过程，融汇于其他治疗方法之中。营养疗法是在营养支持（nutrition support）的基础上发展起来的，当营养支持不仅仅是补充营养素不足，而是被赋予治疗营养不良、调节代谢、调理免疫等使命时，营养支持则升华为营养治疗。

作为一种治疗手段，肿瘤营养疗法的兴起得益于肿瘤营养学（nutritional oncology）的发展，后者是应用营养学的理论与方法，进行肿瘤预防及治疗的一门新兴交叉学科。它以肿瘤为研究对象，以代谢和营养为研究内容，以肿瘤的营养预防、营养治疗为切入点，以降低肿瘤发病率、延长生存时间、提高生活质量为目的[1]。

肿瘤免疫营养（cancer immunonutrition）是肿瘤营养学的一个重要分支，肿瘤免疫营养疗法（cancer immunonutrition therapy，CINT）是在肿瘤免疫营养、肿瘤营养疗法基础上发展起来的，是肿瘤营养疗法的一个重要组成部分[2]。肿瘤免疫营养疗法遵循肿瘤营养疗法的一般规律与原则，但是有所侧重，更加重视免疫营养素的使用，更加强调营养素的免疫调节作用。

一、营养诊断

一个完整的肿瘤患者的入院诊断应该常规包括肿瘤诊断及营养诊断两个方面。所有肿瘤患者入院后应该常规进行营养诊断，以了解患者的营养状况，从而确立营养不良的诊断。肿瘤患者的营养诊断要求遵循三级诊断原则[3]：一级诊断，营养筛查（nutritional screening）；二级诊断，营养评估（nutritional assessment）；三级诊断，综合评定（comprehensive investigation）。三级诊断的详细内容参照本书第七章肿瘤患者的营养诊断。肿瘤免疫营养疗法的三级诊断特别强调免疫功能评价，免疫功能评价的内容和方法参照本书第八章肿瘤患者免疫功能评估。

二、营养干预

（一）内容与方式

营养干预的内容包括营养教育、人工营养（EN、PN）两部分，见图1-4-1。

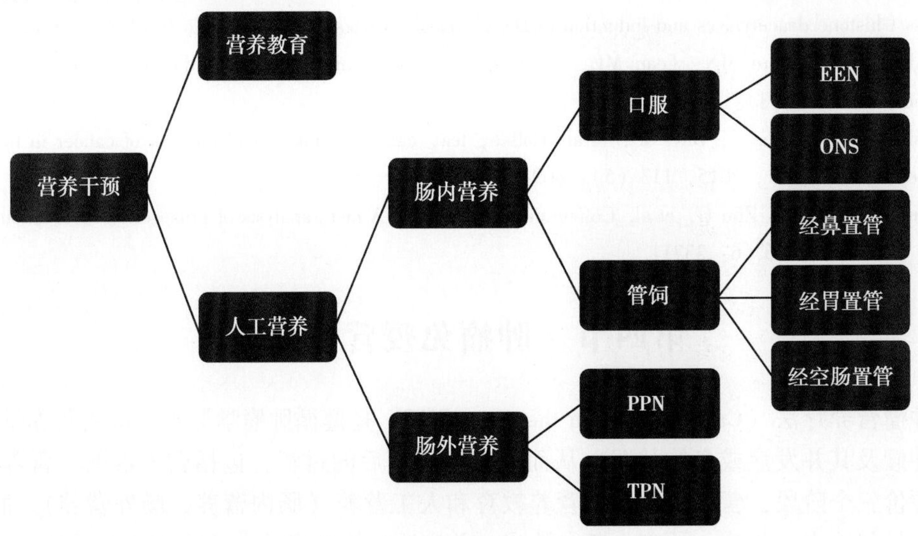

图1-4-1 营养干预的基本内容

EEN，exclusive enteral nutrition，完全肠内营养；ONS，oral nutritional supplements，口服营养补充；PPN，partial parenteral nutrition，部分肠外营养；TPN，total parenteral nutrition，完全肠外营养

1. 营养教育 肿瘤患者的营养教育包括一系列内容，按顺时针方向从0点开始依次为：①回答患者及其亲属的问题，②告知营养诊断的目的，③完成QOL和PG-SGA等，④查看实验室及器械检查结果，⑤传授营养知识/提出营养建议，⑥宣教肿瘤病理生理知识，⑦讨论个体化营养干预目标，⑧告知营养干预可能遇到的问题及其对策，⑨预测营养干预效果，⑩告知营养随访时间及注意事项（图1-4-2）。

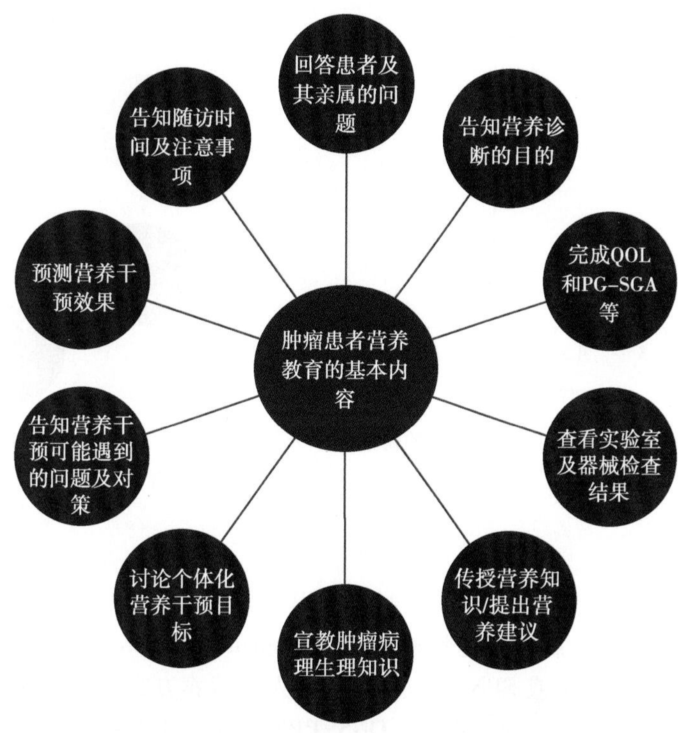

图1-4-2 肿瘤患者营养教育的基本内容

QOL，quality of life，生活质量；PG-SGA，patient-generated subjective global assessment，患者主观整体评估

营养教育是营养干预的基本措施，是营养干预的首先选择，是一种廉价高效的营养干预措施。营养教育不仅提高了患者的营养素摄入，降低了并发症，而且可以显著延长患者的生存时间，提高患者的生活质量。Ravasco P等[4]将111例结直肠癌放疗患者均分为3组：第1组患者接受有关常规食物的个体化营养咨询和教育，第2组患者接受饮食补充并摄食常规食物，第3组摄食常规食物，随访发现，第1组患者能量摄入及蛋白质摄入显著增加，不良事件发生率显著减少，生存时间显著延长，与第2、3组比较，差异显著（图1-4-3）。

2. 人工营养 人工营养包括肠内营养与肠外营养，在肠内营养中，口服营养补充（oral nutritional supplements，ONS）是最常用的人工营养方式，尤其对家居患者更为实用。2006 ESPEN对ONS进行了明确定义[5]：Supplementary oral intake of dietary food for special medical purposes in addition to the normal food，除了正常食物以外，补充性经口摄入特殊医学用途（配方）食品。口服营养补充是以特殊医学用途（配方）食品（food for special medical purposes，FSMP）经口服途径摄入，补充日常饮食的不足。ONS的基本要求是每天补充的热量不低于400kcal，中国抗癌协会肿瘤营养与支持治疗专业委员会推荐3+3的方式实施ONS，即3顿正餐+3顿ONS（图1-4-4）。

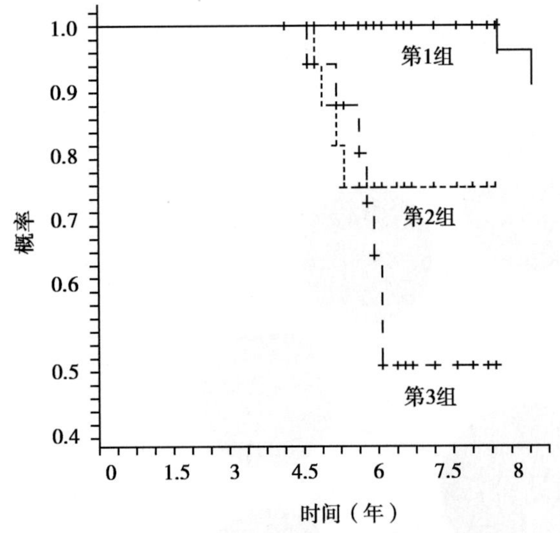

图1-4-3 营养教育对肿瘤患者生存概率的影响

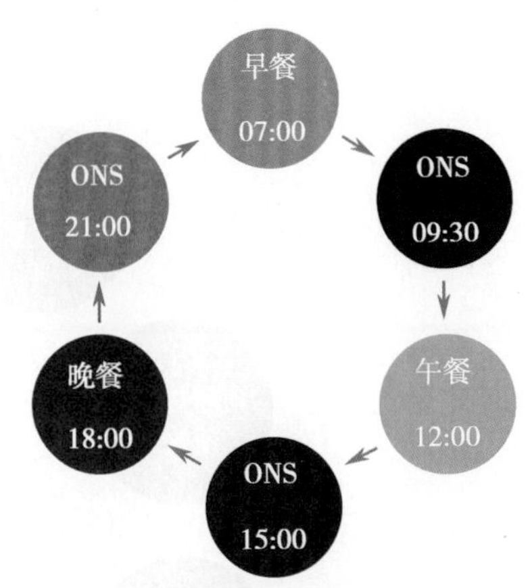

图1-4-4 肿瘤患者的ONS计划

ONS，oral nutritional supplements，口服营养补充

临床肠外营养实践上，完全肠外营养的使用机会越来越少，部分肠外营养（partial parenteral nutrition，PPN）或补充性肠外营养（supplemental parenteral nutrition，SPN）却越来越多。研究发现，PPN或SPN是一种有效的人工营养方式。家居患者中，ONS是最常用的人工营养方式；临床实际工作中，ONS+PPN有相当重要的地位，可能是更实用的人工营养方式。

（二）原则

1. 分类治疗 根据营养诊断的结果将患者分为无营养不良、可疑营养不良、中度营养不良及重度营养不良四类，实施分类指导治疗[6]。无营养不良者，不需要营养干预，直接进行抗肿瘤治疗；可疑营养不良者，在营养教育的同时，实施抗肿瘤治疗；中度营养不良者，在营养治疗的同时，实施抗肿瘤治疗；重度营养不良者，应该先进行营养治疗1~2周，然后在继续营养治疗的同时，进行抗肿瘤治疗。无论有无营养不良，所有患者在完成一个疗程的抗肿瘤治疗后，应该重新进行营养筛查/评估（图1-4-5）。

2. 五阶梯模式 营养干预的实施方法应该遵循五阶梯原则[7]，首先选择营养教育，再选ONS，次选管饲，最后选PN。当下一阶梯不能满足目标需要量60%能量需求3~5天时，应该选择上一阶梯（图1-4-6）。

（三）目的与适应证

肿瘤免疫营养疗法并非仅仅提供能量及营养素、治疗营养不良，其更加重要的目标在于调节免疫、调节代谢、控制肿瘤。

1. 基本要求 是满足90%液体目标需求、≥70%（70%~90%）能量目标需求、100%蛋白质目标需求及100%微量营养素目标需求，即要求四达标。

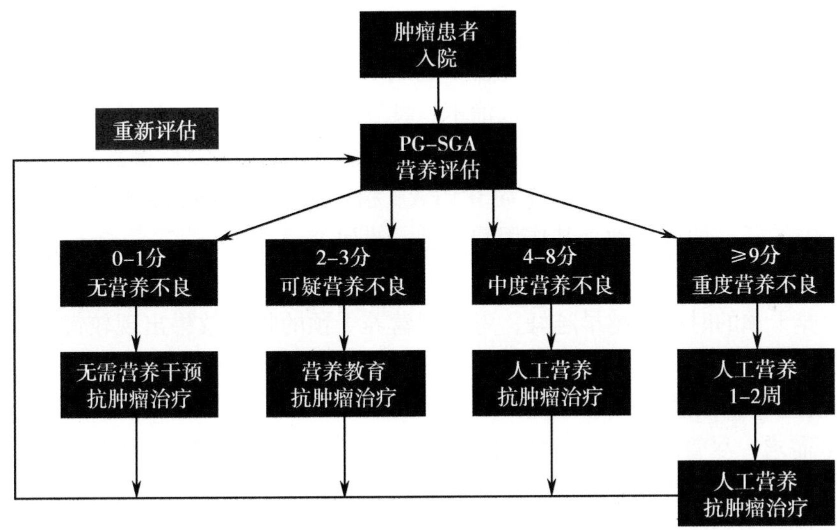

图 1-4-5 肿瘤患者分类营养干预临床路径

注：PG-SGA，patient-generated subjective global assessment，患者主观整体评估；抗肿瘤治疗泛指手术、化疗、放疗、免疫治疗等，人工营养指 EN（含 ONS 及管饲）及 PN，营养教育包括饮食指导、饮食调整与饮食咨询

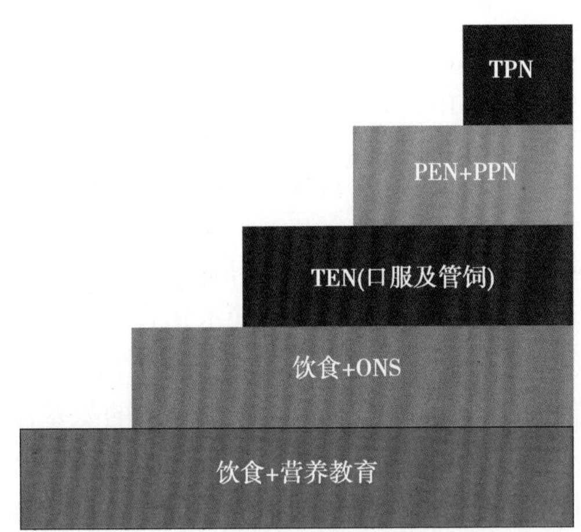

图 1-4-6 营养干预的五阶梯原则

注：TPN，total parenteral nutrition，全肠外营养；TEN，total enteral nutrition，全肠内营养；PPN，partial parenteral nutrition，部分肠外营养；PEN，partial enteral nutrition，部分肠内营养；ONS，oral nutritional supplements，口服营养补充；营养教育包括饮食调整、饮食咨询与饮食指导

2. 最高目标 是调节异常代谢、改善免疫功能、控制疾病（如肿瘤）、提高生活质量、延长生存时间。

3. 适应证 其适应证为：①荷瘤肿瘤患者，②营养不良的患者。肿瘤患者围术期营养治疗的适应证可参照非肿瘤患者围术期的营养治疗。营养治疗不是接受外科大手术的肿瘤患者的常规措施。中度营养不良计划实施大手术的患者或重度营养不良患者建议在手术前接受营养治疗 1~2 周，即使手术延迟也是值得的。预期术后 7 天以上仍然无法通过正常饮食满足营养需求的患者，以及经口进食不能满足 60%需要量一周以上的患者，应给予术后营养治疗。开腹大手术患者如胃癌根治术、食管癌根治术等，无论其营养状况如何，均推荐手术前使用免疫营养 5~7 天，并持续到手术后 7 天或患者经口摄食>60%需要量时为止。免疫增强型肠内营养应同时包含 ω-3PUFA、精氨酸和核苷酸三类底物。单独添加上述三类营养物中的任一种或两种，其作用需要进一步研究[8]。

（四）时机与疗程

实施营养干预的时机是越早越好，考虑到营养干预的临床效果出现较慢，建议以 4 周为一个疗程。

（五）能量与营养素

1. 能量需求　尽管肿瘤患者的代谢情况差异较大，但是整体上肿瘤患者处于高代谢状态，所以肿瘤患者的能量需求高于正常人群。能量需求的计算方法推荐使用 1990 年的 The Mifflin-St Jeor 公式[9,10]代替 Harris-Benedict 方程式（表 1-4-1）。临床上，更为简便的是拇指法则计算法。建议采用 20~25kcal/(kg·d) 计算非蛋白质能量（肠外营养），25~30kcal/(kg·d) 计算总能量（肠内营养）。拇指法则应该考虑患者年龄、体态、性别、应激系数及活动系数。

表 1-4-1　The Mifflin-St Jeor 公式

男：REE（kcal/d）= 9.99W+6.25H−4.92A+5
女：REE（kcal/d）= 9.99W+6.25H−4.92A−161

REE，resting energy expenditure，静息能量消耗；W，weight，体重（kg）；H，height，身高（m）；A，age，年龄（年）

2. 三大营养素　非荷瘤状态下三大营养素的供能比例为：碳水化合物 50%~55%、脂肪 25%~30%、蛋白质 15%；荷瘤患者应该减少碳水化合物在总能量中的供能比例，提高蛋白质、脂肪的供能比例，按 1.5~2.0g/(kg·d) 计算蛋白质需要量（表 1-4-2）。优先选择中/长链脂肪酸、n-3 脂肪酸、n-9 脂肪酸、富含 BCAA 的氨基酸制剂及水解蛋白等短肽制剂。肿瘤患者的营养干预应该明确区分无肿瘤病灶患者与荷瘤患者，前者按良性疾病处理，后者的营养干预具有明显的特异性，特别强调添加免疫营养素，强调免疫营养治疗。

表 1-4-2　三大营养素供能比例

	荷瘤	无瘤
EN	C：F：P=（30~45）：（40~25）：（25~30）	C：F：P=（50~55）：（25~30）：15
PN	C：F=（40~60）：（60~40）	C：F=70：30

说明：EN，enteral nutrition，肠内营养；PN，parenteral nutrition，肠外营养；C，carbohydrate，碳水化合物；F，fat，脂肪；P，protein，蛋白质

3. 微量营养素　按照需要量 100%补充矿物质及维生素，根据实际情况可调整其中部分微量营养素的用量。

（六）指南推荐

2016 年 12 月，中国抗癌协会肿瘤营养与支持治疗专业委员会发布了《肿瘤免疫营养

治疗指南》[11]，推荐意见如下：

1. 胃肠道肿瘤患者 无论术前营养状况如何，推荐术前应用免疫营养治疗 5~7 天（证据级别：中；推荐级别：强）。

2. 术前营养不良的胃肠道肿瘤患者，术后若无并发症应继续应用免疫营养治疗 5~7 天，若伴有并发症则应持续应用至经口进食恢复且能提供 60% 的能量所需时（证据级别：中；推荐级别：强）。

3. 非手术胃肠道肿瘤患者 可以应用免疫营养治疗（证据级别：低；推荐级别：弱）。

4. 推荐保留肠道功能的胃肠道肿瘤患者首选肠内途径应用免疫营养（证据级别：中；推荐级别：强）。

5. 虽然指南对部分单一免疫营养素如精氨酸、谷氨酰胺进行推荐，但其作用机制尚不完全清楚、基础研究结果不一，且缺乏临床研究证据，有待于进一步证实（证据级别：低；推荐级别：弱）。

6. 建议使用复合免疫营养配方，暂不推荐应用单一免疫营养素（证据级别：低；推荐级别：强）。

7. 头颈部肿瘤手术患者可推荐围术期应用免疫营养治疗（证据级别：低；推荐级别：弱）。

8. 肝癌、胰腺癌、膀胱癌、妇科肿瘤、造血干细胞移植患者，可以酌情应用免疫营养治疗，建议进行相关临床试验明确具体作用（证据级别：低；推荐级别：弱）。

9. 对于败血症、血流动力学障碍的患者，不推荐应用精氨酸（证据级别：低；推荐级别：强）。

三、疗效评价与随访

（一）疗效评价

肿瘤免疫营养治疗是一个整体疗法，所以其疗法评价也应该是整体的，特别要强调免疫功能的评价，包括如下 10 个方面：①摄食情况，②实验室（生物化学）检查，包括免疫功能检查，③能耗水平（代谢率），④人体学测量，⑤人体成分分析，⑥体能评价，⑦心理评价，⑧生活质量评价，⑨病灶（体积及代谢活性）评价，⑩生存时间。

不同参数对治疗发生反应的时间不一致，因此，不同参数复查的间隔时间也各不相同。根据时间长短分为 3 类：①快速反应参数：如体重，摄食量，代谢率，血常规，电解质，肝功能、肾功能、炎症参数（IL-1、IL-6、TNF、CRP）、免疫功能、营养套餐（白蛋白、前白蛋白、转铁蛋白、视黄醇结合蛋白、游离脂肪酸等），每周检测 1~2 次。②中速反应参数：如人体学测量、人体成分分析、影像学检查、肿瘤病灶体积、器官代谢活性、生活质量、体能及心理变化，每 4~12 周复查一次。③慢速反应参数：生存时间，每年评估一次。

（二）随访

所有肿瘤患者出院后均应该定期（至少每 3 个月一次）到医院营养门诊或接受电话营养随访。

（三）实施人员

参与实施肿瘤免疫营养疗法的所有医务人员均必须接受肿瘤营养专业培训，经考试合格持证上岗，每年应该接受肿瘤营养继续教育至少 10 个学时。中国抗癌协会肿瘤营养与支持治疗专业委员会在全国推广的《全国规范化肿瘤营养培训项目——肿瘤营养疗法，cancer nutrition therapy，CNT》是目前国际、国内唯一的肿瘤营养专业培训课程。

营养诊断、疗效评价与随访由肿瘤营养培训资质的临床医生、护士和营养师实施，营养干预由肿瘤营养培训资质的营养师和临床医生实施。

（石汉平）

参考文献

1. 石汉平，凌文华，李薇. 肿瘤营养学. 北京，人民卫生出版社，2012.
2. 刘玉迪，崔久嵬. 肿瘤免疫营养治疗. 肿瘤代谢与营养电子杂志，2015，2（4）：19-23
3. 石汉平，赵青川，王昆华，等. 营养不良的三级诊断. 肿瘤代谢与营养电子杂志，2015，2（2）：31-36.
4. Ravasco P，Monteiro-Grillo I，Camilo M. Individualized nutrition intervention is of major benefit to colorectal cancer patients：long-term follow-up of a randomized controlled trial of nutritional therapy. Am J Clin Nutr，2012，96（6）：1346-1353.
5. Lochs H，Allison SP，Meier R，et al. Introductory to the ESPEN guidelines on enteral nutrition：terminology，definitions and general topics. Clin Nutr，2006，25（2）：180-186.
6. 石汉平. 肿瘤营养疗法. 中国肿瘤临床，2014，41（18）：1141-1145.
7. 石汉平，许红霞，李苏宜，等. 中国抗癌协会肿瘤营养与支持治疗专业委员会. 营养不良的五阶梯治疗. 肿瘤代谢与营养电子杂志，2015，2（1）：29-33.
8. 中国抗癌协会，中国抗癌协会肿瘤营养与支持治疗专业委员会，中国抗癌协会肿瘤康复与姑息治疗专业委员会，等. 中国肿瘤营养治疗指南. 北京：人民卫生出版社，2015.
9. 石汉平，许红霞，李薇. 临床能量需求的估算. 肿瘤代谢与营养电子杂志，2015，2（1）：1-4.
10. Mifflin MD，St Jeor ST，Hill LA，et al. A new predictive equation for resting energy expenditure in healthy individuals. Am J Clin Nutr，1990，51（2）：241-247.
11. 崔久嵬，卓文磊，黄岚，等. 肿瘤免疫营养治疗指南. 肿瘤代谢与营养电子杂志，2016，3（4）：224-228.

第二章 肿瘤免疫营养流行病学研究方法

随着对肿瘤患者营养、免疫与代谢状态认识的深入，免疫营养制剂越来越多地应用于临床实践中，肿瘤免疫营养显示了广阔的前景，但其在肿瘤治疗中的应用尚存在诸多争议和有待解决的问题，仍需积累丰富的流行病学数据进一步研究。流行病学研究方法分为描述性流行病学研究、分析性流行病学研究、实验性流行病学研究、理论流行病学研究（图2-0-1），其中肿瘤免疫营养研究方法主要涉及前三种，理论流行学不在此重点介绍。通过以上流行病学方法可以描述免疫营养在不同特征肿瘤患者中的应用情况，分析给予免疫营养的肿瘤患者的近期疗效和远期预后，进一步对存在营养问题的肿瘤患者给予免疫营养干预，扩大受益群体。

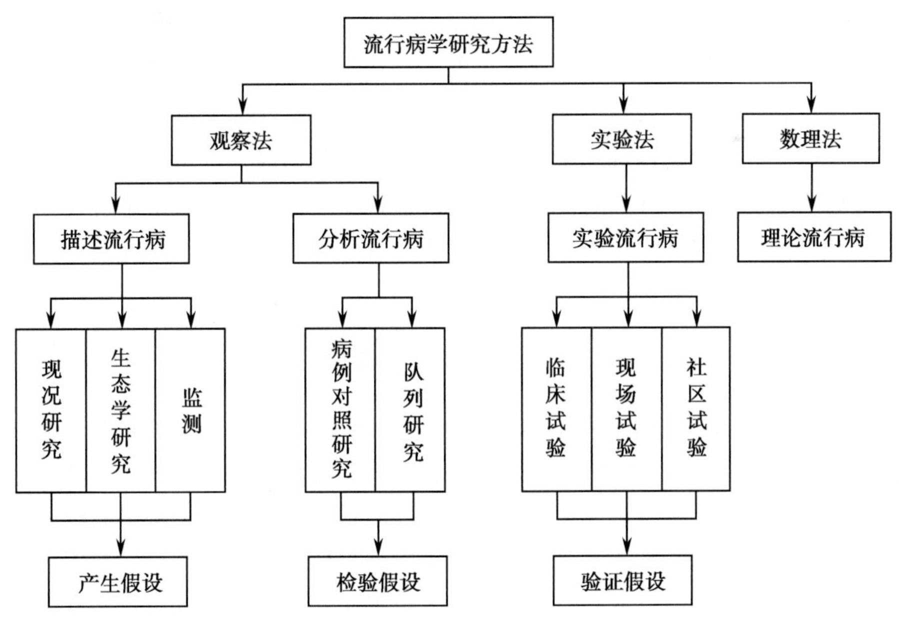

图 2-0-1 常用的流行病学研究方法

第一节　基本概念

一、肿瘤营养学

肿瘤营养学（nutritional oncology）是应用营养学的方法和理论进行肿瘤预防和治疗的一门新学科[1]。近年来，发现营养与肿瘤的发病及预防、营养对肿瘤治疗以及营养对改善肿瘤患者的预后及生活质量方面均具有重要作用。肿瘤营养学是一门研究恶性肿瘤患者发生营养不良的机制，探讨适合肿瘤患者的营养风险和营养状况评估方法，通过营养治疗以提高抗肿瘤治疗的疗效，并改善生存质量的新兴交叉学科，是应用营养学的方法和理论进行肿瘤的预防及治疗的一门新学科。

二、肿瘤免疫营养学

肿瘤免疫营养学（cancer immunonutrition or nutritional immunology）是一门新兴学科，作为肿瘤营养学的分支学科，应用营养学、免疫学、肿瘤学以及流行病学的理论和方法，以肿瘤预防和治疗、改善患者临床结局和生活质量为目的，围绕肿瘤的发生、发展及其代谢特点，研究免疫营养素在肿瘤的预防及治疗中发挥的作用。

三、肿瘤流行病学

肿瘤流行病学（cancer epidemiology）是流行病学的一个重要分支，它是将流行病学的理论和方法应用于肿瘤，研究恶性肿瘤在人群中的分布及其影响因素，阐明和分析肿瘤的流行规律，探讨肿瘤病因，为制定肿瘤预防策略和措施提供依据，进行肿瘤预防和评价其效果的一门学科[2]。由于恶性肿瘤的发病率和死亡率日趋增高，严重影响了人类的生存质量和预期寿命，不仅造成了巨大的社会负担和社会资源的损耗，而且给患者及其家庭带来不可估量的经济和精神损失[3]。因此，深入开展恶性肿瘤的流行病学研究具有十分重要的意义。

四、营养流行病学

营养流行病学（nutritional epidemiology）是应用流行病学的方法研究人群膳食暴露和营养与健康和疾病的关系，确定膳食因素在人类与营养有关疾病中的作用，特别是在慢性病中的作用的一门科学。从流行病学的研究结果提出膳食建议，阐述特定的膳食摄入模式的分布和决定因素与疾病的关系，通过经典的试验方法来验证一些特定的假设，以确定造成某种健康或者疾病现象的因素。在一般因果关系建立之后，将流行病学的分析转变成面向大众的膳食建议来预防疾病，降低慢性病发生的危险和预防营养不良。营养流行病学主要用于研究人群营养状况评价、研究与营养有关疾病的分布，确定与营养有关疾病的病因、研究营养在慢性疾病中的作用，研究营养与疾病的关系、制定膳食指南和人群营养的干预措施并对干预措施进行效果评价等[4]。

参考文献

1. 黎介寿. 肿瘤营养学的兴起及临床应用. 肠外与肠内营养，2004，11（1）：1-2.
2. 李薇，崔久嵬. 临床肿瘤学. 第3版. 吉林：吉林大学出版社，2016.
3. 徐彪. 流行病学原理. 上海：复旦大学出版社，2007.
4. Walter C Willett. 营养流行病学. 第2版. 郝玲，李竹，译. 北京：人民卫生出版社，2004.

第二节　肿瘤免疫营养描述性流行病学研究

当对肿瘤的发生、自然史及其决定因素了解甚少时，通常先开展描述性流行病学研究（descriptive epidemiology study）。描述性流行病学研究的目的在于了解某人群中，该病发生的频率和时间趋势，描述该病及其可能的影响因素在不同时间、空间和人群间的分布，寻找疾病的病因线索，形成该病的病因假设。其包括生态学研究、现况研究、监测等，监测主要为政府主导的疾病控制中心的行为，在此不加赘述，下面主要介绍肿瘤免疫营养领域常用的生态学研究和现况研究。

一、生态学研究

（一）定义

生态学研究（ecological study）是描述性研究的一种类型，它是在群体的水平上研究某种因素与疾病或健康之间关系的一种描述性研究[1]。在肿瘤免疫营养领域，生态学研究以群体为观察和分析的单位，研究不同生态学群体免疫营养因素的暴露状况与疾病的频率，分析该免疫营养因素与肿瘤之间的关系。生态学研究是从许多因素中探索病因线索的一种方法，然而其提供的信息是不完全的，它只能提供分析单位的总量信息，不能提供分析单位个体暴露的具体内容，所以只是一种粗线条的描述性研究。

（二）分类

生态学研究如果通过比较具有不同免疫营养因素的人群或地区某种疾病或健康状态的分布差异，从而探索免疫营养因素与疾病或健康状态的相关性，找到进一步研究的线索称为生态比较研究（ecological comparison study）；如果通过连续观察不同人群中免疫营养因素的改变与某种疾病的发病率、死亡率变化的关系，了解其变动趋势称为生态趋势研究（ecological trend study）。生态学研究方法在实施中也常常将以上两种类型混合使用。采用以上生态学研究设计可以比较不同生态学群体的膳食因素与疾病或健康之间的关系，也可以从群体的角度提供膳食因素作为病因的线索，还可以评价营养干预对群体疾病或健康状态的影响。

（三）优势

生态学研究用于评价膳食和疾病之间关系有诸多优势。一方面，不同国家或不同地区的膳食摄入营养素数量和构成差异较大，例如不同国家人群中平均脂肪摄入量占总热量的比例变动于15%~42%，通过对比不同国家或地区人群的不同脂肪消费比例与乳腺癌发病率的基本情况，可以揭示脂肪消费比例与乳腺癌发病的相关性；另一方面，在一段时间内一个国家人均膳食与个体膳食相比更加稳定。对于大多数国家，10年或20年内人均膳食摄入量的变化是相当小的，可以用现在的人均摄入量估计过去一段时间的人均摄入量，从而估计发病前的膳食摄入量，探索人均膳食摄入量与疾病发生之间的关系，为进一步的疾病病因研究提供线索。除此之外，生态学研究的资料一般都来自较大样本的人群，所以随机误差也比较小。

(四) 生态学谬误

生态学研究作为研究早期病因探索的一种研究设计方法，也存在局限性。生态学研究的观察和分析的单位为由各个不同情况的个体组成的群体，如果把从群体数据所得到的因果关系推论到个体，通常会产生生态学谬误（ecological fallacy)。生态学谬误产生的根本原因在于此种研究设计是基于人群而不是个体特征的研究。例如，在群体水平上观察到脂肪类食物的消耗量不等于实际摄入量，又在群体水平上推断脂肪类食物实际摄入量与乳腺癌发生有关，忽略了食品浪费等因素导致推论结果可靠性的问题。

生态学研究在免疫营养流行病学中对于提出研究假设的价值是毋庸置疑的，但是鉴于此种研究设计难以准确测量和控制混杂因素以及难以避免生态学谬误，利用此种研究得出膳食因素与疾病关系的结论还为时过早，有时甚至产生歪曲和误导。

二、现况研究

(一) 定义

现况研究（prevalence study）通过收集特定时间、特定地点、特定人群中的疾病发病、死亡、人口学资料以及可能的影响因素，描述疾病及其影响因素在人群中的时间分布、地区分布、人群分布，提供病因线索和病因学假说，作为深入开展病因学研究的初步依据。对于不会发生变化的因素，如血型、种族、性别等提供暴露与疾病联系的证据。在肿瘤免疫营养领域，现况研究主要关注免疫营养因素在不同地区的肿瘤患者人群中、不同种类的肿瘤患者人群中、肿瘤进展的不同阶段等的差异。

(二) 分类

现况研究可分为普查和抽样调查。普查（census）是指在特定时间对特定范围内的人群中的全部个体做调查，例如特定人群的宫颈癌普查以及全国人口死因调查。普查可发现人群中的全部病例，以便早期治疗；同时，可以普及医学卫生知识；还可以较为全面地描述疾病的分布特征。但是，普查的对象是全部个体，存在调查对象多、工作量大、质量不易控制、费用较高等问题，不适用患病率较低以及检查方法较为复杂的疾病。抽样调查（sampling survey）是相对于普查的一种较为常用的现况调查，它是从总体人群中随机抽取一个有代表性的样本进行调查，即通过调查样本中的研究对象来推断总体人群的基本情况，例如，2010—2012 年中国居民营养与健康状况监测就属于抽样调查，抽样方法采用多阶段分层与人口成比例的整群随机抽样的方法（probability proportional to size，PPS）[2]。抽样调查与普查相比较为省时、省力、省费用，调查对象较少，调查工作容易做到细致，质量易得到保证，所以相对普查来讲，现况调查常采用抽样调查。

抽样调查中被抽样的总体人群称为目标人群（target population）或抽样框架（sampling frame)，被抽取的人群称为样本（sample)。样本对目标人群的代表性是抽样调查要解决的最关键的问题，实施时常采取随机抽样并且抽取足够的样本量的方式来提高代表性。常用的随机抽样方法包括单纯随机抽样、系统抽样、分层抽样、整群抽样以及多级抽样等。

（三）无应答偏倚

调查对象不合作或因种种原因不能或不愿意参加调查从而降低了应答率，此种现象称为无应答偏倚（non-response bias）。由于无应答者的暴露或患病状况可能与应答者不同，则使仅以应答者为调查对象的研究结果不能很好地代表总人群从而产生无应答偏倚，所以在研究报告中必须如实说明应答率，并评价其对结果可能造成的影响。

参考文献

1. 李立明. 流行病学. 第5版. 北京：人民卫生出版社，2003.
2. 赵丽云，马冠生，朴建华，等. 2010-2012中国居民营养与健康状况监测总体方案. 中华预防医学杂志，2016，50（3）：204-207.

第三节 肿瘤免疫营养分析性流行病学研究

分析性流行病学研究（analytic epidemiologic study）是在描述性流行病学研究提供初步病因假说的基础上，采用周密的设计，检验或验证描述性研究提出的病因学假设。分析性流行病学研究通常包括病例对照研究和队列研究。

一、病例对照研究

（一）定义

病例对照研究（case-control study）是以现在确诊的患有某种特定疾病的患者作为病例，以不患有该病但具有可比性的个体作为对照，通过询问、实验室检查或复查病史，搜集既往各种可能的危险因素的暴露史，测量并比较病例组与对照组中各因素的暴露比例，经统计学检验，若两组差别有意义，则可认为因素与疾病之间存在统计学上的关联。在评估了各种偏倚对研究结果的影响之后，再借助病因推断技术，推断出某个或某些暴露因素是疾病的危险或保护因素，而达到探索和检验疾病病因假说的目的（图2-3-1）。例如，在类黄酮摄入与结直肠癌患病风险的病例对照研究中，对1632例合格的结直肠癌病例和1632例年龄和性别与病例匹配的对照采用食物-频率调查表（food frequency questionnaires，FFQ）面对面调查，测量并比较病例组与对照组中黄酮类的暴露量，显示蔬菜和水果中的黄酮类可能降低患结直肠癌的风险[1]，以上就是病例对照研究的一个典型案例。

（二）病例和对照的选择

病例对照研究的病例和对照的选择是至关重要的。病例对照研究中的病例可以是新发病例（incident cases）、现患病例（prevalent cases）或死亡病例（dead cases），最理想的是选择某一时间段内某一特定人群中的全部新发病例。当选择现患病例时，易发生选择偏倚（selection bias）。例如，某胃癌患者在确诊后遵医嘱摄入易消化食物，但是当研究者在其确诊后5年调查其既往的饮食情况时，患者会无意识地混淆时间上的顺序，报告生病后的饮食情况，致使在得出引起胃癌发病的饮食暴露时出现错误结论，这也被称为“现患病例-新发病例偏倚（prevalence-incidence bias）”，又称奈曼偏倚（Neyman bias），属于选择偏倚。

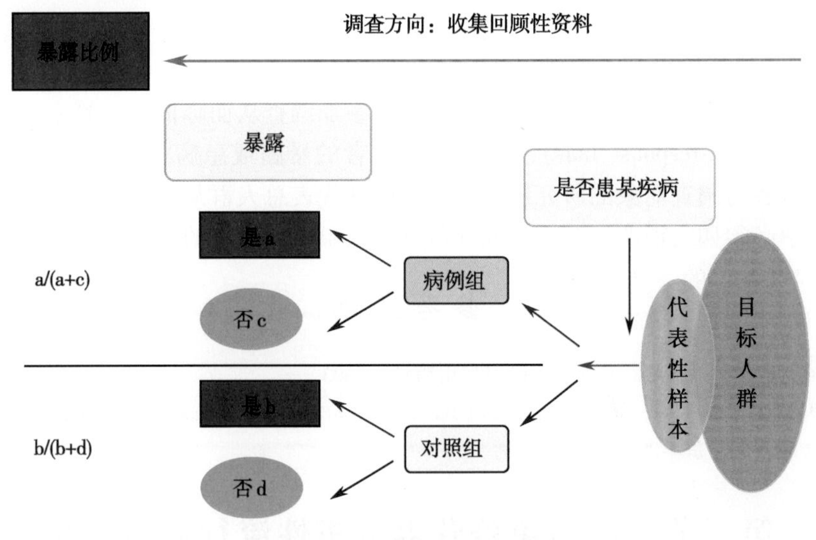

图 2-3-1 病例对照研究原理

另外，病例的选择不能受暴露史的影响，也就是说有暴露史的病例和无暴露史的病例有相同的几率进入该项研究。例如，如果想研究肺癌发生的危险因素，而吸烟作为疑似危险因素之一，如果只有部分肺癌患者参加研究，此时需要确保吸烟的人在肺癌组所占的比例和其在全人群所有发生肺癌的人中所占的比例是相同的，或者至少是相似的。

在病例对照研究中，对照的选择往往比病例的选择更复杂、更困难，是非常有挑战性的一个环节。对照组最好是全人群的一个无偏样本或是产生病例人群中全体未患该病的人的一个随机样本，对照可以选择社区人口中的一般人群、医疗机构中诊断的其他疾病的患者、患者的邻居或亲戚朋友、社会团体人群中的非该病病例或健康人等，其中选择社区人口中的一般人群作为对照是最接近全人群的无偏样本的，而医疗机构中诊断的其他疾病的病例使用的最多。Wacholder 等[2]总结了选择对照的基本原理：第一，对照组是从产生病例的人群或队列中选择的一个有代表性的样本；第二，对照组和病例组除所研究的疾病外应尽可能地相似，尤其是在不能直接测量的混杂因素方面；第三，对照组和病例组在暴露因素的测量准确程度上应该尽可能地相似。

（三）分类

病例对照研究的研究设计根据病例和对照匹配与否分为不匹配病例对照研究和匹配病例对照研究。在病例对照研究中，有时根据病例的某些特点来选择具有相同特点的对照，称为匹配（matching），传统的观念认为匹配的目的是去除混杂效应，后来 Rothman 等[3]经过研究提出匹配的目的不是为了消除匹配因素的混杂效应以确保研究结果的真实性，而是为了提高控制混杂因素的分层分析的效率，也就是研究结果的精确度。匹配的因素大多是潜在的混杂因素，目前常见的混杂因素包括年龄、性别、种族、职业、疾病家族史等。如果把不必要的项目列入匹配，企图使病例和对照尽量一致，就可能徒然丢失信息，增加工作难度，结果反而降低了研究效率，这种情况成为匹配过头（over-matching），应尽量避免。例如，在研究雌激素和子宫内膜癌的病例对照研究中，除了匹配患者年龄等基本信息以外，还选择了子宫内膜增殖症作为匹配因素，致使符合条件的病例与对照大大减少，降低研究了效率，并且使病例组与对照组比较的比值比更接近于 1，易出现假阴性结果[4]。

随着实践的衍变，相对于传统的病例对照研究，又产生了巢式病例对照研究、病例队列研究、病例置换研究等较新的研究类型，是对传统病例对照研究的改良和提高。其中，巢式病例对照研究（nested case-control study）利用最为广泛，它是在研究开始时根据一定的条件选择某一人群作为队列，病例组是在随访过程中产生的新发病例，对照组则是当每个新病例发生时从队列中尚未发病的成员中随机选择的，它是将传统的病例对照研究与队列研究相结合形成的一种研究方法。

（四）适用范围

病例对照研究广泛应用于各种疾病，包括传染病和非传染病，特别适用于罕见病的研究，因为病例对照研究不需要太多的研究对象，有时往往是罕见病病因研究的唯一选择。同时病例对照研究是一种“由果及因”的观察性研究，相对更省力、省钱、省时间，较易于组织实施。该方法不仅应用于病因学研究，还可以用于疫苗免疫学效果考核、传染病暴发调查等方面，它可以同时研究多个因素与某种疾病的联系，特别适用于探索性病因研究。

（五）偏倚

病例对照研究是一种回顾性的研究，是在疾病发生之后去追溯假定的病因因素的方法，所以有更多的机会发生偏倚。当纳入的研究对象（样本）获得的有关因素与疾病的联系系统偏离了目标人群（总体）中该因素与疾病之间的真实联系时就产生了选择偏倚（selection bias）。当病例对照研究中，病例和对照按照不同条件选择，而这些条件又与既往暴露史有关，就容易出现选择偏倚。病例对照研究中容易发生入院率偏倚（admission rate bias）又称 Berkson 偏倚、现患病例-新发病例偏倚、检出症候偏倚（detection signal bias）、时间效应偏倚（time effect bias）等选择偏倚，以上这些偏倚在医院为基础的病例对照研究中更易发生。另外，病例对照研究是一种回顾性调查，暴露史主要依靠被调查者的回忆，但是如膳食史这类复杂繁琐的问题很难准确回忆，所以病例对照研究易受回忆偏倚（recall bias）的影响，致使一些被认为可能与患病有关的暴露史，病例易高估，对照易低估，歪曲暴露与疾病的关系，产生错误的结论。

（六）资料整理和统计分析

病例对照研究常采用的效应估计指标为比值比（odds ratio，OR），它是指病例组的暴露比值与对照组的暴露比值之比，表示疾病与暴露之间的联系强度。匹配设计和不匹配设计病例对照研究 OR 值的计算方法略有差异，不匹配设计 OR $=ad/bc$（$t\neq0$）（表 2-3-1），1∶1 匹配设计 OR $=c/b$（$t\neq0$）（表 2-3-2）。

表 2-3-1　不匹配不分层病例对照研究资料整理表

暴露	病例组	对照组	合计
有	a	b	$a+b$
无	c	d	$c+d$
合计	$a+c$	$b+d$	$a+b+c+d=t$

表 2-3-2 1∶1 配对不分层病例对照研究资料整理表

对照组	病例组		对子数
	有暴露史	无暴露史	
有暴露史	*a*	*b*	*a*+*b*
无暴露史	*c*	*d*	*c*+*d*
对子数	*a*+*c*	*b*+*d*	*a*+*b*+*c*+*d*=*t*

具体统计实践的过程中我们常借助统计分析软件（SPSS、SAS、Stata 等）分析匹配与不匹配、分层与不分层、单因素与多因素数据。以四格表为例，首先采用卡方检验、Fisher 精确概率法或计算单因素 OR 值及 95%可信区间，比较该暴露因素与疾病是否有统计学关联以及关联强度，进一步采用多因素分析如 Logistics 回归等，校正主要混杂因素（confounding factor）后评价暴露因素与疾病是否仍有统计学关联，以及具体的关联强度。

二、队 列 研 究

（一）定义

队列研究（cohort study）也称定群研究、群组研究、前瞻性研究（prospective study）、发病率研究（incidence study）、随访研究（follow study）或纵向研究（longitudinal study）。队列研究是选定暴露及未暴露于某因素的两种人群或者暴露于某因素不同水平的人群，随访追踪并观察记录其各自的疾病或健康状态的结局（发病、复发、进展或死亡等），比较各组结局发生率（发病率、复发率或死亡率等）的差异，从而判定暴露因子与结局有无因果联系的一种观察研究方法（图 2-3-2）。例如，确定围术期肠内免疫营养是否会降低腹腔镜妇科肿瘤患者的伤口并发症的研究中，纳入 338 例接受腹腔镜治疗的妇科肿瘤患者，按照是否暴露于肠内免疫营养分为两组，术后 30 天随访发现术后肠内免疫营养的应用会降低伤口并发症的发生率，同时可能会减少手术部位 2、3 级感染的发生率[5]，这篇文章采用了历史性队列研究的研究方法。

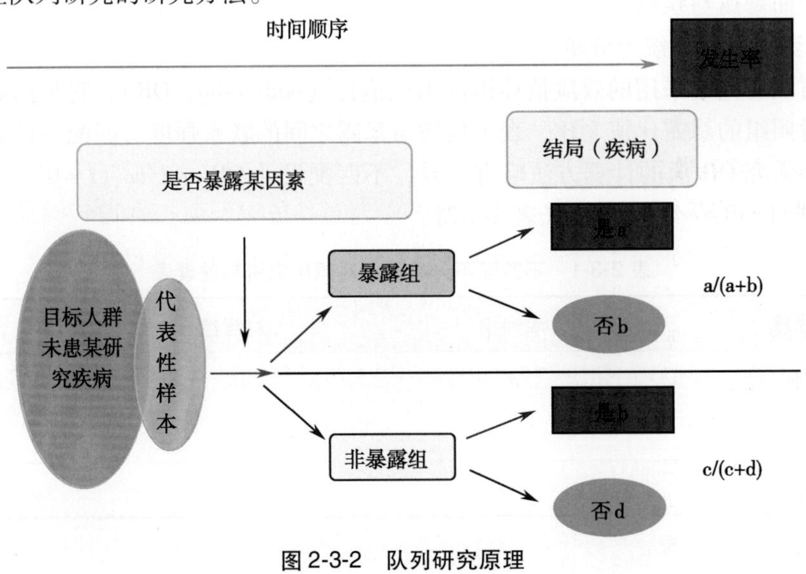

图 2-3-2 队列研究原理

（二）特点

队列研究的特点如下：第一，是观察性研究。队列研究中的暴露不是主动干预、人为给予的，是在研究之前客观存在的，研究者在研究过程中被动观察、客观记录、如实反映研究对象的自然暴露以及随访结束时的疾病或健康结局，这也是区别于干预实验的一个重要特点；第二，是前瞻性、由因及果的研究。所有研究对象在进入队列时都有可能发生但并未发生所研究的疾病，但此时暴露已经发生并都已知暴露情况，从时间顺序上暴露发生于结局之前，符合因果推断的时序性，所以队列研究在病因学研究中有较强的因果推断能力。第三，是比较性研究，可计算发病率等量化指标。队列研究可以比较不同暴露组的预期结局的发生率，例如可以计算发病率、累积发病率、归因危险度以及人群归因危险度等。

（三）用途

基于队列研究的研究设计和特点，其可以深入地检验病因假设，具有较强的检验病因假设的能力；由于某些暴露有预防结局发生的效应，所以队列研究还可用于评价预防效果；队列研究是通过随访追踪患者的方式获得结局资料，在此过程中，可以描述疾病的自然史和疾病发生发展的长期变动趋势。

（四）分类

队列研究从研究设计角度，按照进入队列及终止观察时间的不同，可分为以下三种类型：如果研究对象在研究开始时根据现在的暴露状态分别进入各比较组，此时研究结局尚未发生，需要经过一定的观察随访时间才能观察到研究结局，则称为前瞻性队列研究（prospective cohort study），具有可信度高、偏倚少的优点，但是也存在费时、费人力、费物力、费财力的缺点，研究的可行性容易受到影响；如果研究对象在过去的某个时点根据过去的暴露状态进入各比较组，然后从历史资料中获得研究对象从过去的某个时点到现在的整个时段中研究结局的发生情况，研究设计的性质仍属前瞻性，只不过收集资料的方式是从历史资料中获得的队列研究，称为历史性队列研究（historic cohort study），此种研究弥补了前瞻性队列的缺点，但是由于历史档案不一定符合设计要求，所以研究受到数据完整性、全面性、准确性的影响；如果在完成了历史性队列之后，继续进行前瞻性队列研究称为双向性队列研究（ambispective cohort study），该方法兼具了两者的优点，并在一定程度上弥补了两者的不足，这种设计适合评价对结局同时具有短期效应和长期作用的暴露因素（图 2-3-3）。

（五）基线资料收集

在队列研究的具体实施过程中，收集基线资料是关键环节，也是分析暴露与结局关系的数据保证。基线资料是指在研究对象选定之后，收集的在研究开始时的队列成员的基本情况，主要包括人口学特征、主要暴露测量资料、结局测量资料、与主要暴露有关的其他因素资料和影响结局发生危险性的其他因素的资料。人口学特征一般包括性别、年龄、婚姻状况、文化程度、职业特征等，这些资料反映人的社会属性；主要暴露测量资料的收集除了暴露与否、暴露水平以外还要考虑暴露持续时间和暴露方式，研究中需要定义好暴露测量方法，统一测量标准，严格质量控制；结局变量是在随访观察中研究者关注的预期结果事件，它不仅局限于发病和死亡等终极、定性结果，还包括血清抗体滴度等中间、定量结果。队列研究收集多种结局资料，除规定结局以外，非预定结局的

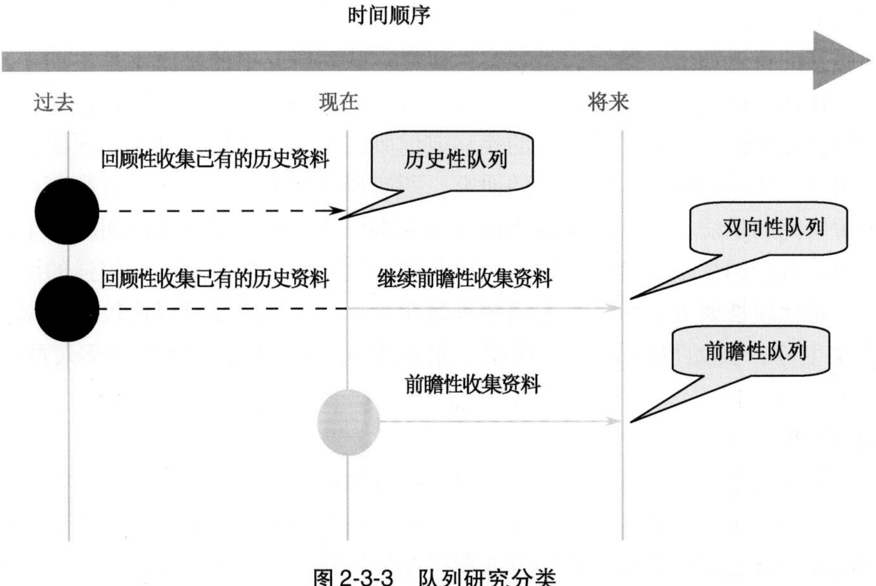

图 2-3-3 队列研究分类

疾病或死亡的信息也要收集。结局变量的测定应给出明确统一的标准，并在研究的全过程严格遵守；除此之外，各种既与暴露有关的又可影响结局发生危险性的生物遗传、环境、行为和社会因素等混杂因素，也必须一并收集，以便控制混杂效应、估计和测量交互作用。

基线资料来源主要包括查阅医院、单位体检等记录或档案，访问队列成员或其他知情人获取信息，对队列成员进行实验室检查获得检验数据，现场的环境调查与检测获得环境测量数据。获得基线数据后，应对暴露组间的基线数据进行对比分析，确保暴露组间基线资料均衡可比，保证研究结果的真实性。

（六）随访

在完成研究对象纳入和基线数据收集后，队列研究的主要任务是确定各比较组研究结局的发生情况，这个过程称为随访（follow-up）。随访是为了定期或不定期了解曾在医院做过一定医疗处理的患者的预后情况、远期疗效及其生存质量，常采用家庭访视、预约复查以及通过各种通讯方式联系患者或家属，了解患者病情动态的一种手段。随访时间间距和随访期限要视不同疾病的不同临床分期和不同治疗方法而设定，包括近期随访和远期随访。肿瘤是一种严重危害人类生命和健康的疾病，尤其是恶性肿瘤，它在生物学方面具有局部复发和全身转移的特性，对很多肿瘤患者的治疗需要多个周期，是一个长期的工程，因此对于肿瘤患者出院后的随访工作尤显重要。

在患者的随访过程中，在一个较长的追踪观察期内，总会有患者迁移、外出、死于非终点疾病或拒绝继续参加观察而退出队列，称为失访（lost to follow-up）。由于失访从本质上破坏了原有样本的代表性，影响研究真实性，导致了失访偏倚（withdraw bias）的发生。失访是我们不愿意看到的，又是不可避免的。所以，一方面要采取措施减少失访，措施主要包括尽可能选择比较稳定的人群作为观察对象，采用各种手段和工具向观察对象进行宣传和动员争取支持和合作，定期医学检查采用渐变异性和易被观察对象接受的手段和方法，尽可能利用多种来源收集结局资料，反复多次追访等；另一方面要估计失访偏倚的方向，比较有无暴露或不同暴露程度组间的失访率有无差异，还要比较随访到的人群与失访人群某些特征是否有差异。如果失访是随机的，则失访带来的影响较小，主要来源于样本量减少带来的检验效率的降低；但是如果失访不是随机的，尤其是高危人群的失访，研究结果会有较大的偏倚，例如，确定围术期肠内免疫营养是否会降低腹腔镜妇科肿瘤患者的伤口并发症的历史性队列研究中，高龄是术后感染的高危因素，如果肠内免疫营养组高年龄段患者的失访率明显高于或低于非肠内免疫营养组，那么将会错误估计围术期肠内免疫营养对伤口并发症的影响。

（七）资料的整理和统计分析

队列研究可以直接计算各暴露组结局事件的发生率，如发病率、发病密度、死亡率、标化比等，采用卡方检验、Fisher 精确概率法、秩和检验、二项分布或 Poisson 分布检验等单因素统计方法比较组间有无统计学差异，采用相对危险度（relative risk，RR）、归因危险度（attributable risk，AR）、归因危险度百分比（attributable risk percent，AR%）、人群归因危险度（population attributable risk，PAR）和人群归因危险度百分比（population attributable risk percent，PAR%）等指标评价暴露的效应。进一步采用 Logistic 回归模型、COX 比例风险模型和 Poisson 回归模型等多因素统计分析和分层分析校正混杂因素，结合病因推断理论，做出因果推断。队列研究的数据整理表如下（表 2-3-3）：

表 2-3-3 队列研究的资料整理表

组别	发病数	未发病数	合计	发病率
暴露组	A	B	$a+b=n_1$	a/n_1
非暴露组	C	D	$c+d=n_0$	c/n_0
合计	$a+c=m_1$	$b+d=m_0$	$a+b+c+d=t$	m_1/t

队列研究常采用的效应估计指标为相对危险度（relative risk，RR），是暴露组的发病率或发病密度（a/n_1）与非暴露组的发病率或发病密度（c/n_0）之比，RR 是反映暴露与结局（发病或死亡等）关联强度的指标。

参考文献

1. Xu M，Chen YM，Huang J，et al. Flavonoid intake from vegetables and fruits is inversely associated with colorectal cancer risk：a case-control study in China. Br J Nutr，2016，116（7）：1275-1287.
2. Wacholder S，Silverman DT，Mclaughlin Jk，et al. Section of controls in case-control studies. Ⅲ. Design options. Am J Epidemiol，1992，135（9）：1042-1050.
3. Rothman KJ，Greenland S. Modern epidemiology. 2nd ed. Philadelphia PA：Lippincott-Raven. 1998.
4. 徐彪. 流行病学原理. 上海：复旦大学出版社，2007.
5. Chapman JS，Roddy E，Westhoff G，et al. Post-operative enteral immunonutrition for gynecologic oncology patients undergoing laparotomy decreases wound complications. Gynecol Oncol，2015，137（3）：523-528.

第四节　肿瘤免疫营养实验性流行病学研究

实验性流行病学研究（experimental epidemiology study）是通过比较给予干预措施的实验组人群与对照组人群的结局发生率，从而判断干预措施效果的一种前瞻性研究方法。关于实验性研究的分类，目前尚无权威性结论，通常根据研究对象和研究目的不同分为临床试验和干预试验，干预试验又进一步分为现场试验和社区试验。

一、临 床 试 验

（一）定义

临床试验（clinical trial）是一种前瞻性试验研究，广义的临床试验指在人为条件控制下，以特定人群（患者或健康志愿者）为受试对象，以发现和证实干预措施（如药品、特殊检查、特殊治疗手段等）对特定疾病的防治、诊断的有效性（包括药品的作用、吸收、分布、代谢、排泄等）和安全性（如不良反应等）。临床试验是推动人类健康事业向前发展的重要手段，为比较两种或更多种诊断或治疗措施提供基础，为诊断或治疗结果的正确性提供最大限度的可信性，为观察结果的差异提出有参考意义的结论。狭义的临床试验指药物试验，对于每一种新药的上市不管经过多少体外和动物实验，最终依然需要在人体进行临床试验才能最终确定药物的疗效和安全性，试验过程中严格遵循药物临床试验质量管理规范（good clinical practice，GCP），使研究结果科学可靠，最大限度保护受试者和未来服药者的权益。例如，有篇文章的研究目的是判断免疫营养是否可以减少头颈部恶性肿瘤全身和手术部位的感染性并发症和住院时间，312 例患者随机化进入免疫营养组和对照组，双盲法收集患者信息，最终遵循意向性治疗原则分析 205 例患者数据显示接受免疫营养治疗组与对照组相比在术后感染、手术部位感染及住院时间上无显著性差异，但对摄入达 75%以上试验要求量的 64 例患者进行分析，免疫营养组上述指标均得到明显改善[1]，这是一项Ⅲ期随机双盲的临床试验。

（二）临床试验的基本原则和方法

因为临床试验涉及的对象是患者或健康志愿者，不可避免地涉及社会、心理、伦理和可行性等复杂问题，所以在设计时既要考虑到以人为对象的特殊性与复杂性，又要保证试验研究的科学性和高效性。临床试验设计的主要类型为随机双盲对照临床试验，强调随机化原则、设立对照原则及盲法原则，主要目的是减少偏倚，使研究结果和结论更真实可靠，能够经得起临床实践的检验。

1. 随机化原则　随机化是临床科研一项极为重要的原则。在科研设计中，随机化方法包括随机抽样和随机分组。随机抽样指借助随机抽样方法，将研究对象从研究的目标人群中选出，使目标人群中的每一个体都有同样的机会成为研究对象。随机分组是将随机抽样的样本（或连续的非随机抽样的样本）应用随机化分组的方法，使入组的研究对象都有同等机会进入试验组或对照组接受相应的试验处理。随机化可以平衡试验组和对照组若干已知的或未知的混杂因素，使能被测量和不能被测量的因素基本相等，增强组间的可比性，减少偏倚的干扰。随机化方法包括简单随机化、区组随机化、分层随机化、多级随机化等。

2. 设立对照原则　因为临床治疗中所获得的疗效可能由药物引起，也可能是非药物的因素如休息、疾病或症状自愈等因素导致，通过设立对照比较试验组与对照组疗效和不良反应的差别，可以抵消非药物因素的影响，把疗效和不良反应的差别归因于药物本身。

对照试验主要可分 2 种类型，即平行对照试验与交叉对照试验。平行对照试验同时设立试验组与对照组，研究全程试验组只服用试验药物，对照组只服用对照药物。交叉试验则每个入组人员先后试验 2 种或 2 种以上不同药物，以 2 种药物为例，第一组先服用甲药间隔一定时间后服用乙药，第二组则先服用乙药间隔一定时间后服用甲药。

3. 盲法原则　在临床试验中，研究者或受试者不知道试验对象接受的是试验措施还是对照措施，从而有效地避免研究者或受试者的测量性偏倚和主观偏见，这种方法称为盲法（blind），除此之外盲法还用于对研究资料的分析与报告。

临床试验按照盲法应用的不同可分为单盲法试验、双盲法试验和双盲双模拟法试验。单盲法试验是指医护人员不设盲，受试者设盲，即试验药与对照药外观虽有区别但受试者不知哪种为试验药哪种为对照药。这种盲法的优点是医护人员可以更好地观察了解受试者，在必须时可以及时恰当处理受试者可能发生的意外问题，使受试者的安全得到保障，缺点是避免不了医护人员方面带来的主观偏倚，易造成试验组和对照组的处理不均衡。双盲法试验是指在试验过程中，医护人员与受试者本人都不知道所属的组别，分析者在分析资料时，通常也不知道正在分析的资料属于哪一组。双盲的前提是能够获得外观与气味等均无区别的甲与乙两种药，医护人员与受试者均不知甲与乙哪个是试验药或对照药。双盲双模拟法用于甲与乙两种药的外观或气味不相同又无法改变时，可制备二种外观或气味分别与甲或乙相同的模拟剂，两组均分别服用一种药物和另一种药物的模拟剂两种药。假设甲药是胶囊，乙药是片剂，如果不做模拟剂的话一看就清楚是哪种药，可是如果两组分别服用甲胶囊+乙模拟片剂、乙片剂+甲模拟胶囊，受试者和医务人员均无法区别所属组别，成功地避免了测量性偏倚和主观偏见。

（三）新药临床试验的分期

1. Ⅰ期　Ⅰ期临床试验也称临床药理和毒性作用试验期，是在大量实验室研究、试管实验与动物实验基础上，将新疗法开始用于人类的试验。目的在于了解剂量反应与毒性，进行初步的安全性评价，研究人体对新药的耐受性及药代动力学，以提供初步的给药方案。受试对象一般为健康志愿者，在特殊情况下也选择患者作为受试对象。方法为开放、基线对照、随机和盲法。一般受试例数为 20~30 例。

2. Ⅱ期　Ⅱ期临床试验是治疗作用初步评价阶段。主要对新药的有效性、安全性进行初步评价，确定给药剂量。一般采用严格的随机双盲对照试验，以平行对照为主。通常应该与标准疗法进行比较，也可以使用安慰剂。我国现行法规规定，试验组和对照组的例数都不得低于 100 例。需注意诊断标准、疗效标准的科学性、权威性和统一性。要根据试验目的选择恰当的观测指标，包括诊断指标、疗效指标和安全性指标。选择指标时，应注意其客观性、可靠性、灵敏度、特异性、相关性和可操作性。参照临床前试验和Ⅰ期临床试验的实际情况制订药物的剂量研究方案。应有符合伦理学要求的终止试验的标准和个别受试对象退出试验的标准。对不良事件、不良反应的观测、判断和及时处理都应作出具体规定。应有严格的观测、记录及数据管理制度。试验结束后，对数据进行统计分析，由有关人员对药物的安全性、有效性、使用剂量等作出初步评价和结论。

3. Ⅲ期 Ⅲ期临床试验为治疗作用确证阶段。为扩大的多中心随机对照临床试验，旨在进一步验证和评价药品的有效性和安全性。试验组例数一般不低于300例，对照组与治疗组的比例不低于1∶3，具体例数应符合统计学要求。可根据本期试验的目的调整选择受试者的标准，适当扩大特殊受试人群，进一步考察不同对象所需剂量及其依从性。

4. Ⅳ期 Ⅳ期临床试验为新药上市后应用研究阶段。是在新药上市后的实际应用过程中加强监测，在更广泛、更长期的实际应用中继续考察疗效及不良反应。可采用多种形式的临床应用和研究。Ⅳ期临床试验一般可不设对照组，但应在多家医院进行，观察例数通常不少于2000例。本期试验应注意考察不良反应、禁忌证、长期疗效和使用时的注意事项，以便及时发现可能有的远期副作用，并评估远期疗效。此外，还应进一步考察对患者的经济与生活质量的影响。

二、干预试验

干预试验是在现场或社区环境下进行，以尚未患所研究疾病的自然人群为研究对象，研究样本大，观察时间长。干预试验可以用于评价疫苗或药物预防疾病的效果、病因和危险因素、卫生服务措施的质量、公共卫生策略等。根据干预试验接受干预的基本单位不同，分为现场试验和社区试验两种类型。

（一）干预试验分类

1. 现场试验 现场试验（field trial）接受处理或某种预防措施的基本单位是个人，不是人群或亚人群，是未患所研究疾病的个体，不是患者。现场试验关心的不是疾病的后果，而是是否能预防疾病的发生，主要通过干预来评价危险因素暴露的消除或保护因素的添加对疾病预防或健康促进的影响。其需要研究者深入到“现场”（工作场所、家庭、部队、学校等）进行调查或建立研究中心，通常需要较多的受试对象，投入试验的单位和人员也可能较多，耗资较大，所以仅限于对危害严重、发病广泛的疾病的预防性试验和病因试验，并且为了提高试验的效率，通常在高危人群中进行研究。

现场试验随着干预措施经验的积累，其试验目的也会发生改变。有时，特别是在一个干预措施的早期，其研究目的是确证病因，但是很少考虑在群体水平上控制疾病是否可行，一旦研究中证实干预能有效地预防和控制疾病，就会扩大试验，目的是扩大干预措施的受益人群。中国医学科学院肿瘤研究所与美国国立癌症研究所（National Cancer Institute，NCI）合作在我国食管癌高发区河南省林县于1982~1991年间对29 584例成年人开展营养干预试验，此项课题的研究，对验证人类癌症病因，以开拓有效预防途径、降低我国常见恶性肿瘤的发病率和死亡率均有非常重要的意义。尤其是在总结干预试验效果时，首次在国际癌症预防研究领域里，报道了在我国食管癌高发区人群补充核黄素和烟酸能使普通人群食管癌发病率降低15%[2]，这是现场试验的典型成功案例之一。

2. 社区试验 社区试验（community trial）是现场试验的扩展，针对的是一定地域或行政区域或某特定人群的，其接受处理或干预措施的基本单位是整个社区或某个人群的各个亚群，是以尚未患所研究疾病的人群作为整体进行试验，如饮水加氟预防龋齿是针对一定地域的水源而不是个人。有时社区试验用比社区小的亚群进行干预更为方便，如饮食干预以家庭为单位最为方便，环境干预则可能以整个工厂、居民区或整幢办公楼为单位更为合适。社区试验适用于一些危险因素在人群中普遍存在，并且在人群中减少危险因素，可以降低人群的发病率或死亡率的情况，例如集体改用深井水预防肝癌；还适用于在某种疾病高发区对于未患病的人群给予保护性措施减低发病率或死亡率的情况，如食盐加硒可以预防恶性肿瘤发生。

（二）干预试验研究对象的选择

干预试验研究对象的选择既包括实验组的选择也包括对照组的选择，选择的主要原则包括：第一，对干预措施有效的人群；第二，预期发病率较高的人群；第三，干预对其无害的人群；第四，能将试验坚持到底的人群；第五，依从性好的人群。例如，在考察疫苗对某病预防效果的过程中，应选择该病的易感人群为研究对象，防止患者或非易感者选入，保证干预措施有效；同时，选择在该病高发区人群中进行，确保研究对象最为获益；另外，要选择能够服从实验设计安排、密切配合坚持到底的人群，这样才能获得疫苗保护率、效果指数、抗体阳转率、抗体几何平均滴度等重要疫苗效果评价指标。

（三）干预试验研究现场的选择

干预试验研究现场的选择应遵循：第一，研究现场人口相对稳定，流动性小，并要有足够的数量；第二，研究的疾病在该地区有较高而稳定的发病率；第三，评价疫苗的免疫学效果时，应选择近期内未发生该疾病流行的地区；第四，研究地区有较好的医疗卫生条件，卫生防疫保健机构比较健全，登记报告制度较完善，医疗机构及诊断水平较好等；第五，研究地区（单位）领导重视，群众愿意接受，有较好的协作条件等。干预试验开始前应对所选的研究现场开展细致调查，了解研究疾病的总体发病情况以及按年龄、性别、地区、季节分布的差异，掌握影响发病率的各种因素等。

三、实验性流行病学研究的伦理学问题

流行病学实验是以人类（患者或正常人）为研究对象，将研究的干预措施给予研究人群后，观察各干预组的结局发生情况，同时还可能需要研究对象提供个人信息、血液、细胞、基因等作为实验的研究材料，直接关系到个人的生命健康和切身利益。因此，我们必须重视流行病学实验研究中的伦理学问题。在流行病学实验研究过程中，涉及诸多的伦理学问题，包括可能会出现部分研究人员诚信意识的缺乏，例如隐瞒开展实验的目的、歪曲实验干预措施的效果、伪造篡改实验数据等；还可能出现忽视和违背伦理原则的问题，例如违背尊重原则、违背公正原则、违背不伤害原则等；除此之外，由于受商业利益的诱惑或者出于其他利害关系的考虑，伦理审查委员会对实验的伦理审查流于形式，也容易造成一些问题的产生。所以，为确保人类受试者的权利和福利，实验研究在设计实施过程中，必须遵循如下伦理原则：

（一）普遍性道德行为准则

医学是一门科学，不允许伪造、篡改实验数据，这样才能保证科学研究的真实性。世界上最负盛名的贝尔实验室科学家伪造实验数据的“舍恩事件”给大家敲响了警钟。研究者在研究和数据收集过程中必须秉持实事求是、尊重科学的态度，不得有半点虚假。

（二）科学、无害原则

对于最新应用的药品、特殊检查、特殊治疗手段，在开始人群实验前，应先做动物实

验，初步验证此种实验方法合理、效果良好、无危害性，人群研究必须有充分的科学依据，切忌凭空推测。以药品为例，进行临床试验前，申办者必须提供该试验用药的临床前研究资料，包括处方组成、制造工艺和质量检验结果。所提供的药学、临床前和已有的临床数据资料必须符合开始进行相应各期临床试验的要求，同时还应提供该试验药品已完成和其他地区正在进行的临床试验有关的疗效和安全性资料，以证明该试验用药品可用于临床研究，为其安全性和临床应用的可能性提供充分依据。

除此之外，准备在人体进行试验前，要有严格的设计和充分的准备。首先，必须周密考虑该试验的目的，要解决的问题，预期的治疗效果及可能产生的危害，预期的受益应超过可能出现的损害。其次，开展临床试验单位的设施与条件必须符合安全有效地进行临床试验的需要。所有研究者都应具备承担该项临床试验的专业特长、资格和能力，并经过药品临床试验管理规范培训。另外，临床试验开始前，研究者和申办者应就试验方案、试验的监察、稽查和标准操作规程，以及试验中的职责分工等达成书面协议。

临床试验严格限制在不损害研究对象利益的条件下进行，以科学为前提，以不对患者带来伤害为原则。有的研究人员责任心不强、受商业目的等因素的影响，忽视或故意隐瞒干预措施的安全性、有效性及毒副作用的评价，从而导致干预措施给受试者的身体、精神以及人格带来了巨大的伤害甚至导致受试者死亡，违背了无害原则。

（三）知情、自愿原则

临床试验开展前研究人员需将有关试验的目的、方法、预期好处、潜在危险等如实告知患者或家属，并征得患者同意，签订参加试验的知情同意书。需要强调的是，患者有权在试验的任何阶段不需要任何理由退出研究。对中途退出研究的患者应该一如既往地给予关心和治疗，不应歧视他们。

对于干预试验需获得社区的知情同意，应当以信任度较高的文件或公告等形式向社会公众宣传，征得社区的同意或认可自愿参加，尊重人权是最基本的原则。

（四）公平、公正原则

要求对待受试者应该平等，不因其性别、年龄、肤色、种族、文化程度、身体状况、经济状况或政治背景的不同而区别对待，不得歧视受试者。流行病学实验遵循随机分组，一方面起到均衡混在因素的作用，另一方面也是为了保证公平和公正的原则，使每个受试者都有平等的机会进入实验组和对照组。对于对照组来说，如果研究疾病已经存在有效的治疗药物或疗法，却仍然使用空白对照或安慰剂对照，这在一定程度上也违背了公平、公正原则。

（五）匿名、保密原则

研究者在参与实验过程中，有多种途径了解受试者的隐私情况，通过询问病史，可以了解疾病的起因、既往病史、家族史，对受试者体检时，可以掌握受试者的生理、病理状态等。因此，研究者有责任对受试者的一般资料、具体病情及其他隐私情况保密，尤其对于敏感性疾病如 HIV 更应重视患者的隐私权，不应向他人透露。通常在临床试验的病例报告表中只用编号和姓名的汉语拼音首字母标记受试者，目的也是为了保护受试者的隐私。

（李薇 何华）

参考文献

1. Falewee MN，Schilf A，Boufflers E，et al. Reduced infections with perioperative immunonutrition in head and neck cancer：exploratory results of a multicenter，prospective，randomized，double-blind study. Clin Nutr，2014，33（5）：776-784.

2. 黎均耀，布洛特，李冰，等. 中国林县居民癌症和其他常见病营养预防试验效果初步报告. 中华肿瘤杂志，1993，15（3）：165-181.

▶ 第三章

膳食与肿瘤

第一节　膳食结构与肿瘤

人体健康取决于多种因素，如膳食结构、遗传、体力活动、心理状态、生活习惯、环境状况等，其中膳食结构是影响人类健康的最复杂因素。膳食结构（dietary pattern）是人类摄入主要食物的种类和数量的相对构成以及习惯性饮食频率，是膳食质量与营养水平的物质基础。

生产、经济、文化和科学发展水平不同的社会和人群，其膳食结构各有不同，主要取决于人体对营养的生理需求，并受人们饮食习惯和当地食物资源供应情况的影响[1]。由于影响膳食结构的这些因素是在逐渐变化的，所以膳食结构不是一成不变的，人们可以通过均衡调节各类食物所占的比重，充分利用食品中的各种营养，达到膳食平衡，促使其向更利于健康的方向发展。

纵观近几十年人类疾病谱的变化，心脑血管疾病等代谢疾病和恶性肿瘤的比例逐渐增高，并且这类疾病的死亡率也越来越高。众多研究证明，疾病与生活方式、环境条件改变有着密切关联，其中膳食结构的改变占有非常重要的地位。因此，提倡合理膳食，改善个体和人群的膳食消费模式及营养状况，减少与膳食相关疾病的发生是人类健康面临的一项紧迫的任务。本节就膳食结构及其对肿瘤发生发展的影响进行阐述。

一、膳食结构的分类

根据膳食中动物性食物及植物性食物所占的比重以及能量、蛋白质、脂肪和碳水化合物的摄入量，可将人类的膳食结构大致归纳为四种类型：

（一）动植物性食物均衡结构型

该类型动物性食物和植物性食物消费比例比较合适，以该类膳食为主的国家如日本，其特点是少油、少盐、多海产品，蛋白质、脂肪和碳水化合物的供能比合适，来自植物性食物的膳食纤维和动物性食物的营养素比较充足，同时动物脂肪又不高。这类膳食结构类型既保留了东方膳食的优点，又吸取了西方膳食的长处，有利于避免营养缺乏病和营养过剩性疾病，膳食结构基本合理。

（二）以动物性食物为主的膳食结构型

此型多见于多数欧美发达国家如美国、西欧、北欧。其特点是提供高能量、高脂肪、高蛋白质、低膳食纤维。该类型的膳食虽具有质量高营养丰富等优点，但也带来了能量过剩和高脂肪所致的肥胖病、高血脂、高血压、冠心病、糖尿病及某些肿瘤等代谢疾病的高发，营养过剩是此类膳食结构国家人群的主要健康问题。

（三）以植物性食物为主的膳食结构型

大多数发展中国家如印度、巴基斯坦和非洲一些国家等属此类型。其特点是膳食能量仅可以满足人体的基本需求，但蛋白质、脂肪摄入量均低，来自动物性食物的营养素如铁、钙、维生素 A 摄入量通常不足，易患各种营养缺乏病，以致健康状况不良，劳动能力降低。但以植物性食物为主的膳食结构，膳食纤维摄入充足，且动物性脂肪摄入较低，有利于预防冠心病和高脂血症。

（四）地中海膳食结构型

该膳食结构类型为地中海地区居民所特有，意大利、希腊可作为其典型代表，其特点为饱和脂肪摄入量低（7%～8%），不饱和脂肪摄入量高，高复合碳水化合物，蔬菜、水果摄入量较高，并且食物的加工程度低，新鲜度较高，居民以食用当季、当地产的食物为主，且大部分成年人有饮用葡萄酒的习惯。地中海地区居民心脑血管疾病发生率很低。

二、膳食结构与肿瘤的关系

随着科学技术的发展，人们对膳食影响肿瘤发生以及膳食对肿瘤预防治疗作用研究不断深入，大量的生态学研究、食物代谢研究、膳食成分作用原理研究以及饮食改变、膳食成分化学预防潜力的临床试验研究所得到的一些证据都表明，膳食与肿瘤的发生、治疗及预防之间有着直接的联系（图 3-1-1）。研究者对遗传、环境、分子因素在肿瘤生成及饮食与肿瘤关系方面作用的认识也在逐渐加深。

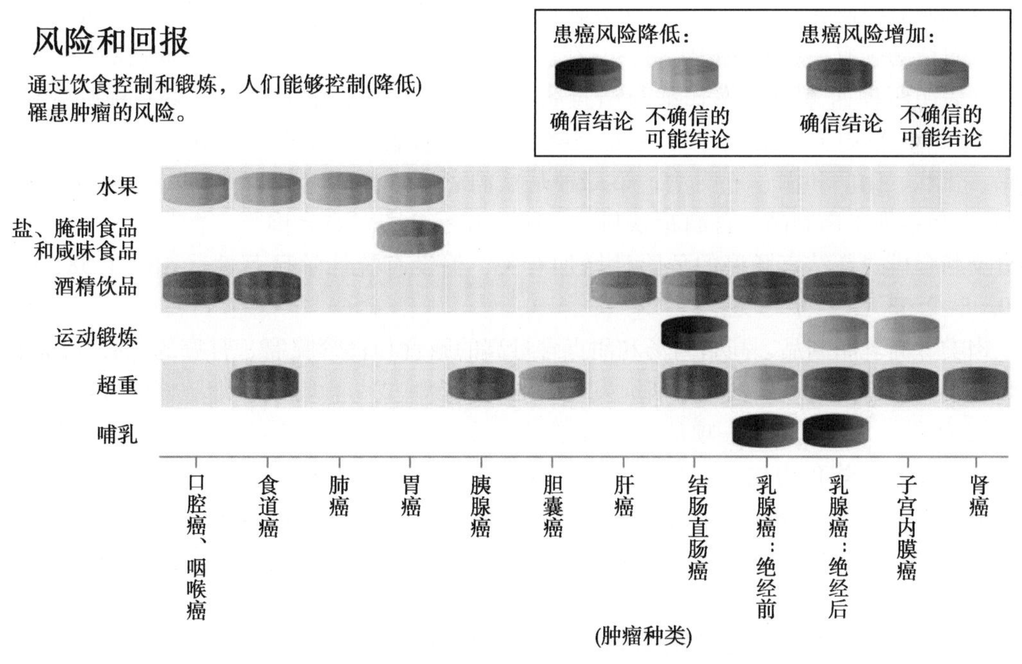

图 3-1-1　各类肿瘤风险的影响因素

随着人类生活水平的改善，人们已经越来越关注肿瘤和膳食之间的关系。在膳食结构不同的国家或地区，其肿瘤发生种类和发生率也不尽相同。流行病学研究发现，肿瘤的发生存在明显的地域性差异，在西方发达国家，随着高蛋白、高脂肪、高糖膳食的摄入增加，结肠癌、直肠癌、乳腺癌和前列腺癌的发生率增高；与之相反，在以低蛋白、低脂肪、低糖为主要膳食模式的发展中国家，上述肿瘤的发生率较低，而食管癌、胃癌、肝癌的发生率较高。这些肿瘤发病模式的差异，表明肿瘤发生在很大程度上受包括膳食在内的环境因素影响。

（一）动植物均衡型膳食结构与肿瘤的关系

不均衡的膳食结构直接导致营养的缺乏或者过剩并与相关肿瘤有密切联系，如长期缺铁性贫血的高发地区，食管上段肿瘤的发病率很高。膳食结构和环境对甲状腺肿瘤的发生有很重要的影响，部分地方性食品中缺碘，甲状腺肿瘤发生的危险性明显增高[2]。

在日本进行的一项研究表明，特定膳食结构与胃癌危险性显著相关。结果发现：传统日本膳食模式与男性（RR = 2.88，95%CI 1.76～4.72）和女性（RR = 2.40，95%CI 1.76～4.72）胃癌的危险性增加有关；健康的膳食降低女性（RR=0.56，95%CI 0.32～0.96）而不降低男性胃癌的危险性[3]。

（二）动物性食物为主的膳食结构与肿瘤的关系

高脂肪、高蛋白、精制食品为主的发达国家，结肠肿瘤和乳腺肿瘤的发病率偏高。有研究表明，西方的膳食结构会导致乳腺癌和结直肠癌患者的死亡率升高，含酒精饮料会增加癌症复发几率[4]。在乌拉圭进行的一项病例对照研究表明，西方膳食能增加乳腺癌的危险性，地中海膳食模式能降低乳腺癌的危险性[5]。生态学研究调查了日本的乳腺癌死亡率，发现含有高动物性食物和高饱和脂肪酸的西方化膳食与乳腺癌死亡率升高相关[6]。

有病例对照研究报道，传统的西方膳食模式可能增加结肠癌的危险性，节俭型西方膳食模式对结肠癌有一定的保护作用[7]。在法国进行的一项欧洲人肿瘤和营养前瞻性队列研究中，表明两种西方膳食模式都与结直肠癌的危险性增加显著相关。第一种膳食模式（RR=1.39，95%CI 1.10～1.94）包括谷物制品、马铃薯、加工肉类、蛋类、乳酪、黄油、糖果、蛋糕、比萨和派、三明治；第二种是饮酒者膳食模式（RR = 1.42，95%CI 1.10～1.83），包括加工肉制品、含酒精饮料、三明治和零食[8]。富含肉类、禽类和人造黄油的肉食型膳食模式与结直肠癌的危险性增加有关，但没有统计学显著性（RR = 1.58，95%CI 0.98～2.53）[9]。

肉类、高乳脂制品、高脂肉汤和甜点含量高的膳食和食管腺癌、肾癌的危险性增加有关。在瑞典进行的一项病例对照研究发现饮酒者膳食模式与食管鳞状细胞癌的危险性升高显著相关[10]。加州北部有一项研究比较了以西式快餐和肉类为主的“西式饮食”与以蔬菜、水果和非油炸鱼为主的“健康饮食”对患食管腺癌的影响，结果发现“健康饮食”与患 Barrett 食管（Barrett 食管是食管腺癌的一种前期状态）之间存在十分显著的负相关关系（OR=0.35，95%CI 0.20～0.64）；数据还提示，“西式饮食”对患食管腺癌有一定的促进作用[11]。

在加拿大进行的一项病例对照研究发现，多种膳食模式和肾癌的危险性增加有关：即甜点膳食模式增加男性和女性肾癌的危险性、牛肉膳食模式和果汁膳食模式增加男性肾癌的危险性[12]。

（三）植物性食物为主的膳食结构与肿瘤的关系

蔬菜和水果对乳腺癌和胰腺癌有明确的保护作用。在新加坡进行的一项研究将膳食结构分为富含蔬菜、水果豆类的膳食和富含肉类、淀粉和甜点的膳食结构 2 种，结果发现在绝经后的新加坡华人中，蔬菜水果豆类膳食可能降低乳腺癌的危险性[13]。在胰腺癌危险性的病例对照中研究发现，蔬菜和水果膳食模式可降低胰腺癌的危险性[14,15]。

蔬菜和水果膳食模式可以降低口腔癌和咽癌的危险性。在乌拉圭进行的病例对照研究表明，口腔癌和咽癌的危险性增加与炖食这种膳食模式有关，这种膳食模式的特征是烹调蔬菜、马铃薯和煮肉；而蔬菜和水果膳食模式与这两种肿瘤的危险性降低有关，这种膳食模式的特征是生蔬菜、柑橘类蔬果、肝、鱼和甜点[16]。

多吃水果和白根菜，少吃高盐食物，少喝酒精饮料，能预防胃癌。有研究表明，腌制蔬菜，加工过的肉类，咸鱼和盐分别会增加 18%、15%、25%和 11%的胃癌发病率[17]。

植物性食物为主的“贫穷膳食”也是以植物性食物为主的一种特定膳食模式，它的特点是精制谷物食物含量很高，其他食物含量很低。精制谷物可能是食管癌的原因之一，淀粉可能是胃癌的原因之一。这种情况下肿瘤危险性的增加可能是由贫穷或缺乏膳食模式引起的。因此，以植物为基础的膳食模式也应该包括适量的动物性食物。

（四）地中海膳食结构与肿瘤的关系

地中海膳食使肿瘤的风险性明显降低。多项研究结果证明，地中海膳食结构对于某些类型的肿瘤，特别是消化道相关的肿瘤，具有一定的预防效果[18]。一项干预试验调查了结直肠癌的复发情况，结果表明地中海膳食（特别是蔬菜、水果、瘦肉、鱼和橄榄油的消费量高）与女性结直肠癌复发的危险性降低有关，其中 RR 为 0.3（95%CI 0.09~0.98），但男性没有类似情况出现[19]。

从以上各类膳食结构对肿瘤的发生与各种肿瘤类型的关系不难看出，膳食、食物、营养和肿瘤的发生、促进与进展的关系是肯定的，预防肿瘤的首选途径是从膳食结构出发。膳食结构对肿瘤发生的可能作用机制包括：饮食中的致癌物或前体有可能启动肿瘤发生过程，促进内源性致癌物的产生，转运致癌物至其作用部位，通过其代谢作用改变了组织对致癌物的易感性和基因调控；膳食中缺乏抗癌成分；不良饮食习惯等。

三、我国膳食结构

中国膳食结构属于以植物性食物为主的膳食结构。但近年来中国居民膳食结构发生了很大变化，通过多次进行的全国居民营养健康调查，并于 2005 年 7 月首次发布《中国居民营养膳食与营养状况变迁》的系列报告，近年报告显示，我国居民营养膳食状况变化显著，营养结构发生明显优化的同时也存在某些不良倾向。

报告分析结果显示，中国居民膳食结构仍存在不合理现象，豆类、奶类消费量依然偏低，脂肪摄入量过多，部分地区营养不良的问题依然存在，超重肥胖问题凸显，与膳食营养相关的慢性病对中国居民健康的威胁日益严重（图 3-1-2）。

国家卫生计生委在 2015 年指出中国居民脂肪的摄入量超过 32.3%。肥胖和体重超标现象越来越凸显，如 6~17 岁的青少年体重超标率达 9.6%，肥胖达 6.4%，18 岁以上成人体重超标率达 30.1%，肥胖率达 11.9%。因为肥胖、体重超重等因素，糖尿病、高血压等慢性病的发病率逐年上升，中国成人 18 岁以上高血压的发病率达 25.2%，糖尿病发病率

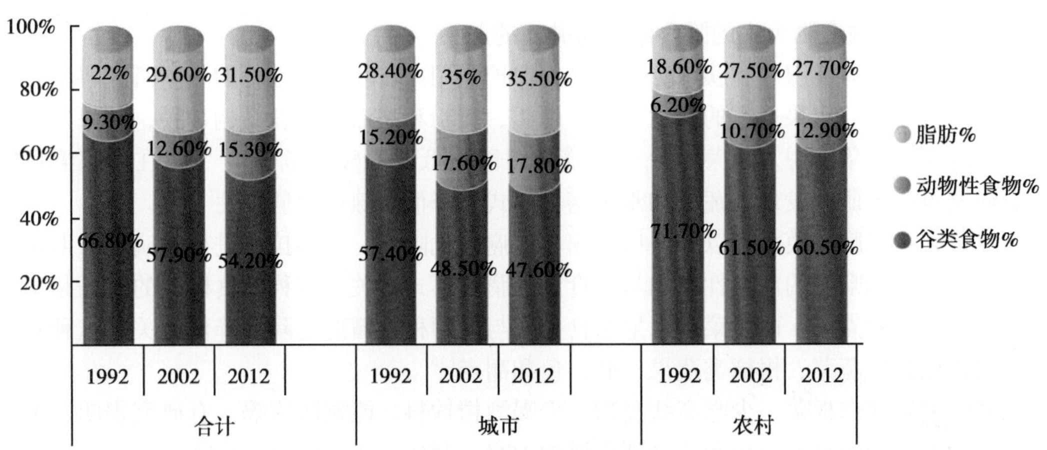

图 3-1-2　中国城乡主要食物能量构成（%）

达 9.7%。但在某些需要扶贫的地方，营养不良的问题比较严重。根据国家卫生计生委在 2015 年公布的数据得知：中国居民成人营养不良率达 6%；儿童生长发育迟缓率为 3.2%，儿童青少年的消瘦率为 9%；6~11 岁期间的儿童贫血率为 5%，孕产妇贫血率达 17.2%，60 岁以上的老年人贫血率为 12.6%。

当前在营养方面中国居民既存在营养过剩，少数地区也存在营养缺乏问题，为此一些学者提出了一些符合中国国情的膳食结构，2016 年 5 月 13 日，在中国国家卫生与计划生育委员会 5 月例行新闻发布会上，正式发布《中国居民膳食指南（2016）》（图 3-1-3），是根据营养科学的原则和人体的营养需要，结合当地食物生产供应情况及人群生活实践，专门针对食物选择和身体活动提出的指导意见（图 3-1-4）。

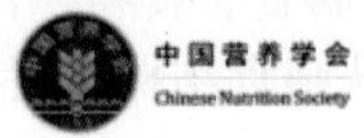

中国居民平衡膳食宝塔（2016）

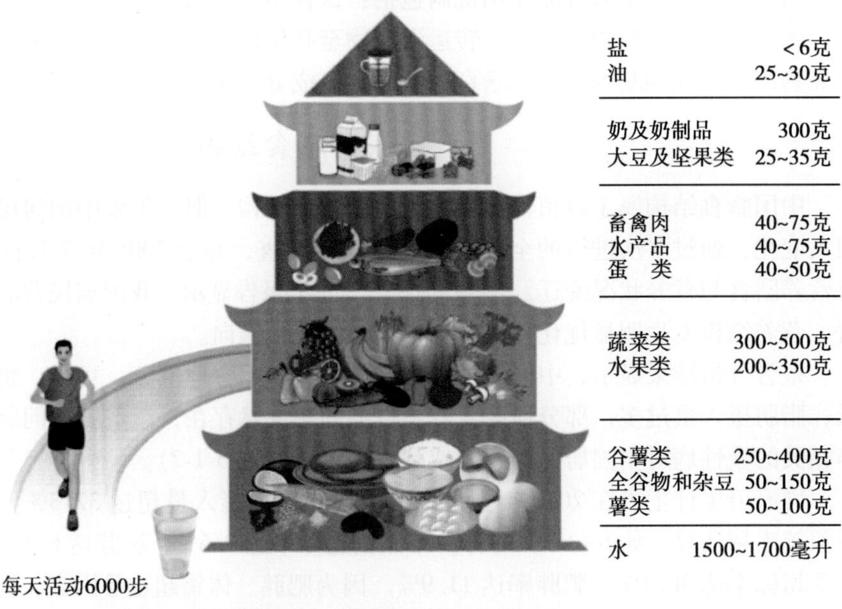

图 3-1-3　中国居民平衡膳食宝塔（2016）

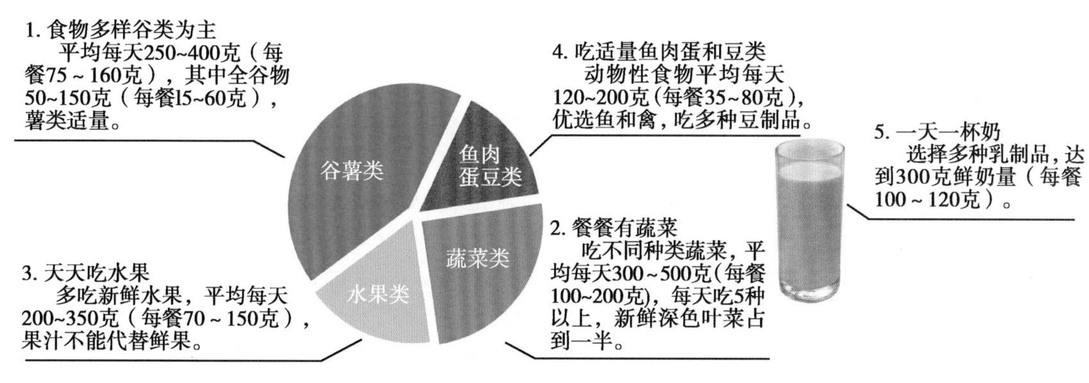
中国居民平衡膳食餐盘（2016）
1. 食物多样谷类为主
平均每天250~400克（每餐75～160克），其中全谷物50~150克（每餐15~60克），薯类适量。
4. 吃适量鱼肉蛋和豆类
动物性食物平均每天120~200克(每餐35~80克)，优选鱼和禽，吃多种豆制品。
5. 一天一杯奶
选择多种乳制品，达到300克鲜奶量（每餐100～120克）。
谷薯类
鱼肉蛋豆类
蔬菜类
水果类
2. 餐餐有蔬菜
吃不同种类蔬菜，平均每天300～500克(每餐100~200克)，每天吃5种以上，新鲜深色叶菜占到一半。
3. 天天吃水果
多吃新鲜水果，平均每天200~350克（每餐70～150克），果汁不能代替鲜果。

图 3-1-4　中国居民平衡膳食餐盘（2016）

《中国居民膳食指南》提出的膳食建议：食物多样，谷类为主；吃动平衡，健康体重；多吃蔬果、奶类、大豆；适量吃鱼、禽、蛋、瘦肉；少盐少油，控糖限酒；杜绝浪费，兴新食尚[20]。随着中国“十三五”规划的稳步推进，“健康中国”正式升级成为国家战略。而作为对人体健康造成影响的最复杂因素的膳食结构，因其对各类疾病的引起具有最直接作用，其调整将是对“健康中国”国家战略贯彻实施的关键环节。

四、合理的膳食结构建议

通过世界卫生组织人类健康多因素评估结果显示：膳食营养因素对人类健康的影响仅次于遗传因素。合理的膳食结构、良好的饮食习惯和食物加工方式，是保持人类营养素均衡和健康的重要措施。合理的膳食模式，不仅有利于预防慢性疾病、增进健康和提高生活质量，同时有益于减少恶性肿瘤的风险。

调节膳食可以改变肠道内细菌的数量和种类，甚至是菌群的行为方式，这些都已经被科学研究证明能够影响肿瘤的化疗结果。近来有研究报道：某些已经扩散的晚期肿瘤患者（如恶性黑色素瘤），如果肠道细菌更加多样，他们则更容易响应免疫疗法。有一项新研究表明，在接受免疫疗法之前调节患者的肠道细菌（如给予抗生素、益生菌或者粪便移植）能够增加治疗的益处。

理想的膳食结构的供能百分比是根据各地区各国食物消费结构及膳食推荐值等有关数据而确定的各类食物的合理供能比。WHO 研究组对全世界提出了大众营养目标，包括：总脂肪占总能量的 15%（低限）~30%（中期目标）；饱和脂肪酸在 0（低限）~10%（高限）；多不饱和脂肪酸占 3%～7%；蛋白质占 10%～15%；总碳水化合物占 55%～75%；“复杂”碳水化合物占 50%～70%；自由糖占 0～10%；膳食纤维（无淀粉的多糖）每天 16～24g；水果和蔬菜（低限），每天 400g；盐，每天 0～6g。美国膳食指南的科学报告（2015 版）倡导摄取植物源的健康脂肪，降低反式脂肪并避免以高糖低脂食物来替代饱和脂肪。并在限制总能量摄入的前提下，建议少摄入饱和脂肪酸（主要来自动物脂肪）。食物多样；摄入与消耗的能量要平衡以保持和改善体重；选择含有丰富谷物、蔬菜、水果的膳食；膳食中的糖要适量；膳食中的盐和钠要适量；饮酒要适量。另外，尽管大量摄入糖和精制碳水化合物对健康有害，但全谷物等碳水化合物却对健康有益[21]。

（赵 明 钟 宁）

参考文献

1. 李书国，薛文通，李雪梅，等. 我国居民膳食营养不平衡原因分析及对策. 中国食物与营养，2005，(10)：7-9.
2. Cho YA，Kim J. Dietary Factors Affecting Thyroid Cancer Risk：A Meta-Analysis. Nutr Cancer，2015，67 (5)：811-817.
3. Kim MK，Sasaki S，Sazazuki S，et al. Prospective study of three major dietary patterns and risk of gastric cancer in Japan. Int J Cancer，2004，110 (3)：435-442.
4. Schwedhelm C，Boeing H，Hoffmann G，et al. Effect of diet on mortality and cancer recurrence among cancer survivours：a systematic review and meta-analysis of cohort studies. Nutr Rev，2016，74 (12)：737-748.
5. Demetriou CA，Hadjisavvas A，Loizidou MA，et al. The Mediterranean dietary pattern and breast cancer risk in Greek-Cypriot women：a case-control study. BMC Cancer，2012，12：113.
6. Ishimoto H，Nakamura H，Miyoshi T. Epidemiological study on relationship between breast cancer mortality and dietary factors. Tokushima J Exp Med，1994，41 (3-4)：103-114.
7. Slattery ML，Edwards SL，Boucher KM，et al. Lifestyle and colon cancer：an assessment of factors associated with risk. Am J Epidemiol，1999，150 (8)：869-877.
8. Kesse E，Clavel-Chapelon F，Boutron-Ruault MC. Dietary patterns and risk of colorectal tumors：a cohort of French women of the National Education System (E3N). Am J Epidemiol，2006，164 (11)：1085-1093.
9. Yusof AS，Isa ZM，Shah SA. Dietary patterns and risk of colorectal cancer：a systematic review of cohort studies (2000-2011). Asian Pac J Cancer P，2012，13 (9)：4713-4717.
10. Bahmanyar S，Ye W. Dietary patterns and risk of squamous-cell carcinoma and adenocarcinoma of the esophagus and adenocarcinoma of the gastric cardia：a population-based case-control study in Sweden. Nutr Cancer，2006，54 (2)：171-178.
11. Kubo A，Levin TR，Block G，et al. Dietary patterns and the risk of Barrett's esophagus. Am J Epidemiol，2008，167 (7)：839-846.
12. Handa K，Kreiger N. Diet patterns and the risk of renal cell carcinoma. Public Health Nutr，2002，5 (6)：757-767.
13. Butler LM，Wu AH，Wang R，et al. A vegetable-fruit-soy dietary pattern protects against breast cancer among postmenopausal Singapore Chinese women. Am J Clin Nutr，2010，91 (4)：1013-1019.
14. Michaud DS，Skinner HG，Wu K，et al. Dietary patterns and pancreatic cancer risk in men and women. J Natl Cancer Inst，2005，97 (7)：518-524.
15. Nkondjock A，Krewski D，Johnson KC，et al. Dietary patterns and risk of pancreatic cancer. Int J Cancer，2005，114 (5)：817-823.
16. De Stefani E，Boffetta P，Ronco AL，et al. Dietary patterns and risk of cancer of the oral cavity and pharynx in Uruguay. Nut Cancer，2005，51 (2)：132-139.
17. Fang X，Wei J，He X，et al. Landscape of dietary factors associated with risk of gastric cancer：A systematic review and dose-response meta-analysis of prospective cohort studies. Eur J Cancer，2015，51 (18)：2820-2832.
18. Grosso G，Buscemi S，Galvano F，et al. Mediterranean diet and cancer：epidemiological evidence and mechanism of selected aspects. BMC Surg，2013，13 Suppl 2：S14.

19. Couto E, Boffetta P, Lagiou P, et al. Mediterranean dietary pattern and cancer risk in the EPIC cohort. Brit J Cancer, 2011, 104 (9): 1493-1499.
20. 中国营养学会. 中国居民膳食指南. 北京：人民卫生出版社，2016.
21. Agriculture Dept., Human Nutrition Information Service and Health and Human Services Dept.. Dietary Guidelines for Americans. US Government, 2015.

第二节 谷类食物与肿瘤

一、谷类食物的种类

谷类食物包括大米、大麦、玉米、小麦、燕麦等种类。我国种植的谷类植物主要是大米和小麦，其次有玉米、高粱等[1]（图 3-2-1）。

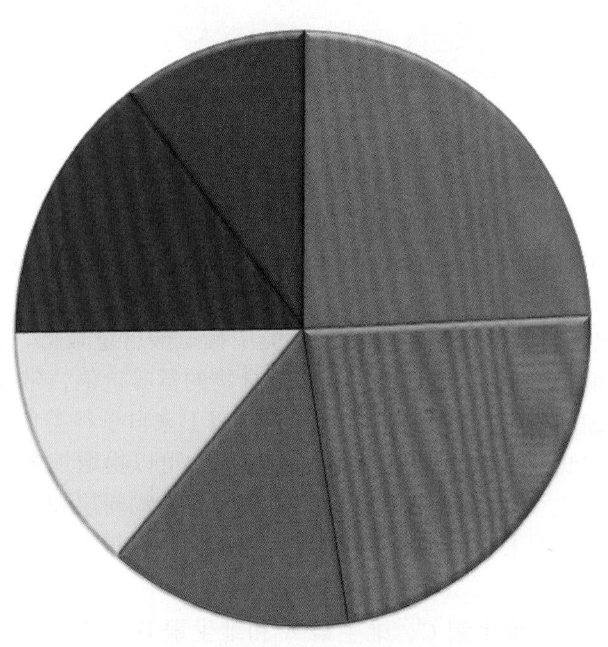

图 3-2-1 谷类食物的种类

我国居民膳食以谷类食物为主，谷类能为人体提供碳水化合物、蛋白质、膳食纤维和B 族维生素等营养素，我国居民每日所需的能量 50%～70%来自于谷类食品，其中所需的热能约 80%来自谷类。

二、谷类食物的成分

各种谷类的结构基本相似，都是由谷皮、糊粉层、内胚乳和胚芽四部分组成。谷皮是种子的最外层，主要由纤维素和半纤维素组成，含有一定量的维生素和无机盐。糊粉层位于谷皮下层，有较多的蛋白质、脂肪、维生素。内胚乳占据谷粒的大部分，几乎全部是淀粉，蛋白质、脂肪、维生素、无机盐都很少。胚芽含有丰富的蛋白质、脂肪、糖、无机盐、维生素等。

谷类含有多种营养素，以碳水化合物的含量最高。谷类所含其他营养素中，蛋白质含量约为 8%~40%，其中大豆含蛋白质 40%，稻米含蛋白质 8%，白青稞含蛋白质 13.4%，燕麦含蛋白质 15.6%。脂肪在谷类中的含量约为 2%左右，集中在籽粒、谷皮或谷胚部分。无机盐含量约约为 1.5%~3%，其中一半为磷。另外，大豆籽粒、小麦胚芽含大量油脂，不饱和脂肪酸占 80%以上。谷类还含有维生素 E 和 B 族维生素[2]。谷类食物含有的主要营养成分如下（图 3-2-2）：

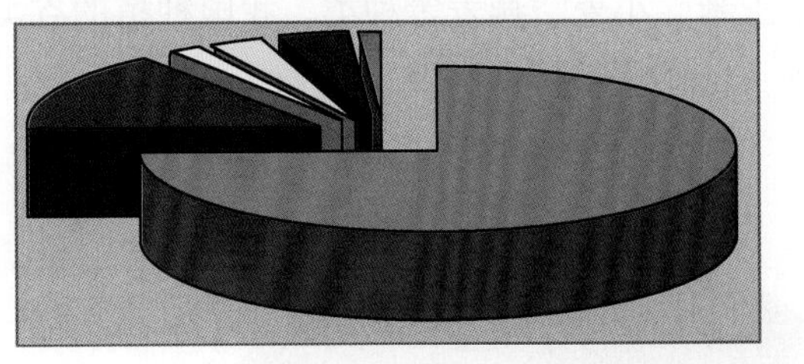

图 3-2-2 谷类食物主要营养成分

1. 碳水化合物 主要为淀粉，含量可达 70% 以上，此外还有果糖、葡萄糖、糊精等。淀粉分为直链淀粉和支链淀粉，以支链淀粉为主，主要集中在胚乳的淀粉细胞中[3]。

2. 蛋白质 含量一般在 7.5%~15%，由醇溶蛋白、谷蛋白、白蛋白、球蛋白组成。一般谷类蛋白质中必需氨基酸组成不平衡，谷类中赖氨酸含量最低，为第一限制氨基酸；色氨酸、苏氨酸为第二限制氨基酸。为提高谷类食物的营养价值，常采用赖氨酸强化和蛋白质互补的方法。我国居民膳食中的蛋白质有 50%以上来自于谷类食品。

3. 脂肪 含量较低，约 2%，从玉米和小麦胚芽中可以提取玉米和麦胚油，主要为不饱和脂肪酸，质量较好，有良好的保健作用。主要集中在糊粉层和谷胚中。

4. 矿物质 含量约为 1.5%~3%，主要是钙和磷，多以植酸盐形式存在。主要集中在谷皮和糊粉层中。

5. 维生素 谷类不含维生素 C、维生素 A 和维生素 D。但谷类食物含 B 族维生素较多，尤其是维生素 B_1 和烟酸含量较高。是 B 族维生素的重要来源，它们主要集中在糊粉层和谷胚中。

6. 膳食纤维 膳食纤维被誉为“第六大营养素”，能调节肠道菌群，促进肠道蠕动，调节肝肠循环，促进有害物质排出体内[4]。

三、食品加工对谷类食物营养价值的影响

（一）粮食的精制加工

谷类的精制加工的主要方法是适当碾磨，去除糠麸，使其便于烹调并利于消化吸收，比如粮食销售中的“95 米”、“85 粉”等，有较好的感官性状，同时提高了吸收率。但去掉的麸皮中含有很多维生素和纤维素，损失的程度取决于加工的时间[5]。目前较先进的加工技术有提胚技术和分层碾磨技术。

（二）谷物食品加工对其营养价值的影响

1. 酵母发酵 酵母发酵过程中产生大量二氧化碳，并且由于面筋网络组织形成，使烘烤食物疏松、多孔，体积增大。同时，发酵过程中，产生了一系列复杂的生化反应，产生特殊的发酵香味。发酵过程消耗了面粉中的可溶性糖和游离氨基酸，增加了 B 族维生素的含量，并使各种微量元素的生物利用性提高。

2. 烘焙 烘焙，是指在物料燃点之下通过干热的方式使物料脱水、变干、变硬的过程。烘焙方式，尤其是谷类的烘焙食品具有良好的口感和色泽，以面包为代表的烘焙食物具有花样繁多、营养丰富及易于保存的特点[6]。

3. 油炸 油炸过程中因为油温很高，食物中的蛋白质、脂肪、碳水化合物等物质容易发生氧化，使营养值降低。挂糊油炸是保护营养素、增加口感的一种好方法，即用淀粉或鸡蛋给食物上浆后油炸，使食物与热油不直接接触，既可以减少营养素的损失，又可以最大限度保持食物的口味[7]。

4. 方便食品的制作 B 族维生素损失严重。是各种加工方法中营养素损失最大的一种，其营养损失依所采用的脱水方法不同而异，以冷冻干燥影响最小，油炸影响最大[8]。

5. 膨化食品 膨化食品以含水分较少的谷类作为主要原料，经加压、加热处理后使原料本身体积膨胀、内部结构发生变化，经加工、成型后制成。膨化食品品种多样，口感好，深受广大群众喜爱。但具有高糖、高盐、高热量、高脂肪、多味精等特点，处于生长发育的儿童、青少年应减少食用[9]。

（三）家庭烹调对谷类食物营养价值的影响

食物中的蛋白质、脂肪、碳水化合物、无机盐性质稳定，在烹调过程中损失较小，而维生素，尤其是水溶性维生素容易损失。不同烹饪方法可使营养素发生不同程度的损失，例如淘米对水溶性维生素和无机盐损失较多，用水越多，时间越长，水温越高，营养素的损失越严重。所以建议避免过度淘米，以免过多损失营养成分。煮制会使部分营养素转入汤内，所以炒菜、煮菜多放汤的话，吃菜弃汤会损失维生素的摄入，相对而言蒸、烤、烙对营养素损失少。为提高摄入谷类的营养价值，最好采取多种粮食混合食用的办法，即粗细粮、米面杂粮混食，这样通过食物的互补作用，使食物蛋白质、氨基酸的种类和数量更接近人体的生理需要。烹调时还应该注意焙烤时温度和糖的用量[10]。还有研究表明，很多谷类食物，如燕麦、红小豆、山药、芋头等均具有药理作用，属药食同源，同样也有许多属于能防治疾病、抗衰防老、延年益寿的益寿谷类食物。家庭烹调中经常选用此类食物，可以减少疾病的发生。

四、谷类食物与肿瘤发生、预防的关系

肿瘤的发生是遗传和环境共同作用的结果。食物是影响人体内环境重要的外部因素之一，饮食在肿瘤的发生和发展中起到重要作用。调查表明，约有 30%~50%的肿瘤疾病与食物有关。与食物关系较为密切的肿瘤有食管癌、胃癌、结肠癌、乳腺癌等。所以合理饮食对预防、减少肿瘤的发生非常重要。研究发现，谷类食物作为食物主要成分之一，含有较多的碳水化合物、维生素和膳食纤维，合理搭配谷类食物对减少消化道肿瘤的发生是非常有益的。

（一）谷类食物主要抗肿瘤成分的作用机制

1. 膳食纤维　膳食纤维主要存在于玉米、荞麦、小麦和大米等谷类食物的谷皮和糊粉层，精加工易降解。膳食纤维促进肠蠕动以加速毒物排放，同时具有吸附致癌物质的作用，减少致癌物质在肠道的积聚；流行病学研究发现，进食高膳食纤维、低脂肪饮食对结直肠癌、乳腺癌等均有一定的预防作用。因此，建议增加粗粮和杂粮的食用量，对预防肿瘤发生具有积极作用。

2. 玉米可凝性球蛋白　玉米可凝性球蛋白（maysin）是从玉米须中提取的可凝性球蛋白，属于类黄酮类化合物，初期研究证实 maysin 有治疗膀胱炎、肾结石、利尿等作用。新近研究发现，maysin 可以通过活化 Akt、NF-κB 和 MAPKs 信号通路，诱导巨噬细胞分泌 TNF-α 和 iNOS，发挥免疫调节作用。另有研究发现，maysin 干预 MAPK/ERK 和 PI3K/Akt 通路，抑制前列腺癌的增殖；同时下调 Bcl-2，诱导线粒体依赖的细胞凋亡。由上可见，maysin 是一种具有研究前景的抗肿瘤成分。

3. 薏苡仁油　薏苡仁油是从薏苡仁中提取的抗肿瘤活性成分，不仅具有免疫增强作用，而且还可以抑制多种肿瘤细胞的增殖功能，具有较好的临床应用前景。体内实验发现，薏苡仁油促进 IFN-γ 和 IL-2 分泌，提高 CD4、CD8 和 NK 细胞比例，增强机体免疫力；薏苡仁油抑制肺癌和肝癌生长，并且抑制率与浓度呈正相关。临床研究表明，薏苡仁油辅助治疗肝癌、肺癌、胃癌等肿瘤，可以提高患者的生活质量和疾病控制率。综上所述，薏苡仁油具有较好的抗肿瘤作用，是肿瘤综合治疗的重要辅助治疗药物。

（二）谷类食物与机体免疫、炎症、抗氧化损伤的作用

人们通常把人体识别和排除抗原、异物的能力和生理功能称为“免疫力”。人体的免疫力大多取决于遗传基因，但是环境的影响也很大，如饮食、睡眠、运动、压力等。其中饮食具有决定性的影响力，因为有些食物的成分能够协助刺激免疫系统，增强免疫能力。如果缺乏这些重要营养素成分，会严重影响身体的免疫系统功能[11]。

例如动物蛋白摄入过多与乳腺癌、结肠癌、前列腺癌、子宫内膜癌、胰腺癌等有关，其机制可能与细菌代谢产生的硝基化合物有关。多食用谷类食物可以增加碳水化合物和维生素的摄入，从而减少自由基对 DNA 的损伤，诱导解毒酶的活性，增强机体的免疫反应和对肿瘤的抵抗力。另外有些谷类食物含有的微量元素，如锌和硒等，可以参与体内酶的合成，增强细胞膜的稳定性，增强细胞的抗氧化能力[12]。

（三）谷类食物在肿瘤发生与预防中的作用

肿瘤的发生基本分为三个阶段，第一是启动阶段，正常细胞 DNA 损伤后，肿瘤的致癌基因被唤醒。第二是促进阶段，此时细胞分裂加快，进入癌变过程。第三阶段就是演进阶段，肿瘤迅速发展、转移。食物对肿瘤的影响主要在第二和第三阶段。合理的膳食搭配可预防和减少肿瘤的发生、演变。随着人们生活水平的提高，谷类食物摄入量逐渐减少，而其中“细粮”摄入比例逐渐增加。适当调整饮食中谷类食物的比例，尤其是“粗粮”，可提供较多的碳水化合物、维生素、矿物质，对于平衡膳食结构，预防肿瘤的演变有重要意义[13]。谷类食物中含有的维生素 E 具有抗氧化作用，可以抑制机体自由基的形成，保护细胞的正常分化，减少细胞癌变。维生素 B_2 可以抑制黄曲霉毒素的活性，减少肝癌发生。维生素 B_{12} 缺乏可增加胃癌和白血病的发病率。

（四）免疫营养的作用

免疫营养就是使用一些特异性营养物质，不但改善肿瘤患者营养，而且改善免疫机制，调节机体炎症反应。目前，研究应用较多的物质有精氨酸、谷氨酰胺、核苷酸、脂肪酸等。免疫营养的应用对肿瘤患者有如下作用：改善机体的营养状况，纠正负氮平衡；改善机体的免疫功能；提高肿瘤患者对手术的耐受性，减少术后并发症的发生；提高患者对放疗、化疗的耐受能力，减轻副作用[14]。在免疫营养中起重要作用的营养素包括常量营养素（如蛋白质和膳食纤维素等）、微量营养素（如锌、铜、铁、镁、硒、锰、维生素 A、维生素 C、维生素 E、维生素 B_6、叶酸等）及特殊营养物质 ω-3 脂肪酸、谷氨酰胺、精氨酸、RNA 核苷酸、番茄红素、低聚果糖和 β-胡萝卜素等）。谷类食物中的赖氨酸、苯丙氨酸和蛋氨酸等必需氨基酸含量较低，不是理想的蛋白质来源。为提高谷类蛋白的生理价值，必须与豆类一起吃才能达到互补作用。

（吴　瑜）

参考文献

1. 蒋朱明，于康，蔡威. 临床肠外与肠内营养. 北京：科学技术文献出版社，2010：40-85.
2. 杨月欣. 中国食物成分表. 北京：北京医科大学出版社，2005：21-50.
3. 陈禹.《食医心鉴》食疗方剂中谷类作用的研究. 山西中医学院学报，2012，（13）3：157-158.
4. 涂传敏. 膳食微量元素与肿瘤. 微量元素与健康研究，2006，23（5）：31.
5. 刘风勤. 膳食营养在肿瘤治疗中的作用. 河南科技大学学报（医学版），2008，26（3）：26-27.
6. 童晨玲. 浅谈营养与肿瘤. 医学美学美容，2014，12（6）：32-33.
7. Cheng S，Kamano J，Kirui NK，et al. Prevalence of food insecurity in patients with diabetes in western Kenya. Diabet Med，2013，30（6）：e215-222.
8. Fenech M，El-Sohemy A，Cahill L，et al. Nutrigenetics and nutrigenomics：viewpoints on the current status and applications in nutrition research and practice. J Nutrigenet Nutrigenomics，2011，4（2）：69-89.
9. Mink M，Evans A，Moore CG，et al. Nutritional imbalance endorsed by televised food advertisements. J Am Diet Assoc，2010，110（6）：904-910.
10. 程懿，曾果，郎春辉，等. 不同烹调方式对南薯 012 膳食纤维的影响分析. 现代预防医学，2012，39（23）：25-26.
11. 杨婷，余红兰，石汉平. n-3 多不饱和脂肪酸与恶性肿瘤. 中国普通外科学文献（电子版），2011，5（6）：530-533.
12. Lei Q，Zheng H，Bi J，et al. Whole Grain Intake Reduces Pancreatic Cancer Risk：A Meta-Analysis of Observational Studies. Medicine（Baltimore），2016，95（9）：e2747.
13. Hansen L，Skeie G，Landberg R，et al. Intake of dietary fiber，especially from cereal foods，is associated with lower incidence of colon cancer in the HELGA cohort. Int J Cancer，2012，131（2）：469-478.
14. Hajishafiee M，Saneei P，Benisi-Kohansal S，et al. Cereal fibre intake and risk of mortality from all causes，CVD，cancer and inflammatory diseases：a systematic review and meta-analysis of prospective cohort studies. Br J Nutr，2016，116（2）：343-352.

第三节 豆制品与肿瘤

豆制品是我国的一种重要传统食品，主要包括两大种类，一类是非发酵豆制品，如豆腐、豆腐脑、豆腐干、豆腐皮、豆浆、腐竹等；另一类是发酵豆制品，如豆豉、豆腐乳、臭豆腐等[1]。豆制品含有丰富的优质蛋白质，植物固醇，不饱和脂肪酸，维生素 B_1、维生素 B_2、烟酸等微量元素和纤维素，以及铁、钙、磷等人体所需的矿物质，是平衡膳食的重要组成部分[2]。传统中医认为，豆制品是一种具有益气、补虚等多方面功能的食药兼备的食品，具有保护肝脏，促进机体代谢，增强免疫力及解毒作用。

一、豆制品的主要营养成分和功能

豆制品的主要营养成分是蛋白质、碳水化合物、脂肪及一些微量元素。

（一）蛋白质

豆制品富含营养价值高的优质蛋白，是植物性食物中蛋白质含量最多的食品，其所含必需氨基酸与动物蛋白相似，组成中主要以谷氨酸和天冬氨酸为主，除蛋氨酸和半胱氨酸外，其余必需氨基酸含量均达到或超过了世界卫生组织推荐的必需氨基酸所需要量的水平，并且赖氨酸含量丰富，可与谷类形成互补作用[3]。1985 年联合国粮食农业组织（Food and Agriculture Organization，FAO）及世界卫生组织（World Health Organization，WHO）人类试验结果表明，大豆蛋白必需氨基酸组成较适合人体需要。

（二）碳水化合物

大豆中含有总碳水化合物（包括可溶性与不溶性碳水化合物）约占 35%（干基），其中一半为可被人体利用提供能量的蔗糖、阿拉伯糖、半乳糖等低聚糖以及淀粉，另一半为人体不能消化吸收的棉籽糖和水苏糖等多糖，属膳食纤维，可引起腹胀等不良反应，但有一定保健作用[2,3]。现有研究表明大豆中的多糖类能促进大肠中双歧杆菌等有益菌的增殖，从而调节肠道内菌群平衡、防止便秘、预防老年性疾病及延缓衰老等生理功效，长期食用大豆有助于预防和控制糖尿病、心脏病、肥胖症，减少肿瘤风险。

（三）脂肪

大豆含有约 20%的脂肪，其中多不饱和脂肪约 85%，大豆含有亚油酸和亚麻酸两种必需脂肪酸，其中亚油酸含量可达 57.5%。亚油酸具有降低血脂、软化血管、降低血压、促进微循环的作用，能起到防止人体血清胆固醇在血管壁沉积的作用，有“血管清道夫”的美誉，具有防治动脉粥样硬化及心血管疾病的效果；亚麻酸简称 LNA（linolenic acid，LNA），属 n-3 系列多烯脂肪酸（polyunsaturated fatty acids，PUFA），是构成细胞膜和生物酶的基础物质，在体内能合成、代谢、转化为机体必需的生命活性因子 DHA（docosahexaenoic acid，DHA）和 EPA（eicosapentaenoic acid，EPA）。缺乏 α-亚麻酸，维生素、矿物质、蛋白质等营养素不能被有效吸收和利用，造成营养流失[2,3]。

大豆还含有丰富的磷脂，磷脂是由甘油、脂肪酸、胆碱或胆胺所组成的酯，主要由卵磷脂、脑磷脂、肌醇磷脂、磷脂酰丝氨酸、磷脂酸组成。磷脂能促进生长、营养神经，还具有促使脂肪和胆固醇乳化的作用，从而防止动脉粥样硬化；磷脂被分解后释放出胆碱，有抗脂肪肝作用[2,3]。

（四）维生素和矿物质

大豆含有丰富的 B 族维生素，如维生素 B_1（硫胺素）、核黄素（维生素 B_2）、烟酸、泛酸、生物素等，对维持人体正常生理功能、新陈代谢有着重要的作用。大豆中脂溶性维生素主要有维生素 E、维生素 K 和胡萝卜素，其中维生素 E 含量很丰富，是人体的有效来源，可促进生育、抗衰老、抗氧化、抗肿瘤、预防心血管疾病等；维生素 K 又称凝血维生素，是人体生成凝血酶原的必需因子，对促进伤口愈合、损伤修复有重要意义[2,3]。

大豆含有多种矿物元素，人体需求量最大的钙、磷、铁三种元素含量均较丰富，其中钙磷比例合理，适合人体吸收。大豆属低钠高钾食品，对维持人体酸碱平衡和正常能量代谢有很重要作用，并能降低血压，保护心脏、血管功能，降低尿钙损失，对卒中的预防及骨质疏松的巩固治疗有重要意义[2,3]。

（五）大豆异黄酮

大豆异黄酮（soybean isoflavones，SIF）是大豆生长中形成的一类次生代谢产物，属生物黄酮，是一种纯天然的植物雌激素。大豆中异黄酮含量丰富，是人类获得异黄酮的唯一有效来源，它主要分布于大豆种子的子叶和胚轴中。每 100g 大豆样品中含异黄酮 128mg，传统方法生产的分离蛋白含异黄酮 102mg，相当于干物质中每 100g 也含异黄酮 100mg 以上。

大豆异黄酮作为一种植物雌激素，与人体内源性雌激素生物活性有着很大不同，对于低激素水平者可以起到雌激素样作用，防治妇女更年期后激素消退产生的疾病，如骨质疏松、血脂升高等；对于高激素水平者，可与内源性雌激素产生竞争拮抗作用，降低受雌激素激活的肿瘤如乳腺癌的风险。异黄酮可通过多种方式和途径阻碍肿瘤细胞的生长和扩散，而且只对肿瘤细胞有作用，对正常细胞并无影响。异黄酮还是一种有效的抗氧化剂，能阻止强致癌因素氧自由基的生成。此外，大豆异黄酮还有提高机体免疫功能、抗炎、降低胆固醇、预防心血管疾病等作用，可积极调节人体生理代谢[4]。

（六）大豆皂苷

大豆皂苷（Soyasaponin，SS）属于三萜类齐墩果酸型皂苷，是三萜类同系物的羟基和糖分子环状半缩醛羟基脱水缩合而成的一类化合物，是大豆的主要药效成分之一，目前已分离鉴定出约 18 种。近年来发现 SS 可以降低胆固醇，降低机体内过氧化脂质的生成，在抗炎、抗凝血、抗血栓、抗诱变、抗肿瘤和抑制肾素等方面有着广泛的作用。大豆皂苷 Ab（Soyasaponin Ab）可以轻微抑制 ERK、JNK 和 p38 的磷酸化，从而显著抑制 Toll 样受体 4（Toll like receptor 4，TLR4）与脂多糖（Lipopolysaccharide，LPS）的结合，阻断了炎症的连锁反应，从而起到抗炎作用[2]。

SS 抗癌作用主要通过以下几种途径实现：体外实验表明，SS 能够特异地显著抑制 ST3Gal Ⅰ 活性，从而抑制肿瘤细胞的转移；抑制蛋白激酶活性，干扰其信号转导途径，抑制 HDAC1-NF-κB 的表达，激活 PTEN 和胱天蛋白酶-3 信号通路，从而抑制细胞生长；SS 还可以在细胞分裂间期发挥作用，使肿瘤细胞停滞于 S 期。

（七）其他特殊豆类成分

多种豆类提取物如山豆根总生物碱、鹰嘴豆肽等被证实具有抗肿瘤活性，近期研究发现部分物质还可作用于免疫系统，增强免疫活性，如苦马豆素（swainsonine）能刺激淋巴细胞增殖，增强由抗原刺激的 T 淋巴细胞免疫活性；还能够迅速激活机体内巨噬细胞，促进骨髓增殖，从而增强机体免疫能力。北豆根提取物 PE2 成分可增强宿主的 NK 细胞杀伤活性，从而提高抗肿瘤免疫效应。

二、豆制品与肿瘤

（一）豆制品与乳腺癌

乳腺癌是女性最常见的恶性肿瘤之一，其发病率占女性恶性肿瘤的 29%[5]。刘铎等对 15 项临床研究进行的荟萃分析结果证实，经常摄入豆制品人群乳腺癌发生风险低于偶尔或不摄入豆制品的人群，表明经常摄入豆制品是乳腺癌发生的保护性因素[6]。目前大多数学者认为摄入豆制品导致乳腺癌发病率减低，与大豆中植物雌激素的保护作用有关，其中最主要的有益成分是大豆异黄酮。大豆异黄酮作用温和，其活性相当于典型的性激素雌二醇活性的 0.2%。大豆异黄酮能与其他雌性激素竞争性地结合于某些雌激素受体的活性部位上，通过其固有的弱雌激素作用而表现出抗雌激素性质，这种作用不会影响人类正常的生育功能，却能够阻碍某些雌激素诱发的癌症，另外控制肿瘤血管生成也是大豆异黄酮潜在的抗肿瘤机制之一[7]。但也有部分研究，如 Anna 等[8]进行的一项 47 名绝经后女性参与的随机控制的饮食干预研究，结果表明绝经后女性摄入豆制品或较低脂肪食物并不能显著降低雌激素浓度，故要阐明豆制品降低乳腺癌发生率的作用机制还需进一步研究。

（二）豆制品与肺癌

肺癌目前发病率和死亡率已居恶性肿瘤的首位，严重威胁人类健康，现有的研究表明豆制品对肺癌存在抑制作用。Sheng 等研究者[2]通过克隆形成实验等方法观察不同浓度 SS 对人肺腺癌细胞的影响，发现 SS 能够干扰细胞代谢、抑制细胞 DNA 合成及细胞运动等功能，而大豆制品是 SS 的主要来源。2013 年发表在 *JCO*（*Journal of Clinical Oncology*）的上海女性健康研究数据[9]首次表明，对于女性肺癌患者，平素多摄入豆制品有助提高生存率。该研究涉及 7.4 万例受试者，2012 年公布的前期数据表明，豆制品摄入量与不吸烟女性的肺癌风险负相关，豆制品摄入量较高的女性罹患肺癌的风险约降低 40%。同一研究新纳入上海女性健康研究中的 444 例肺癌患者，中位随访 36 个月，结果分析也显示豆制品摄入量较高者总生存率也较高。

（三）豆制品与结肠癌

有关结肠癌的研究表明，豆制品对结肠癌细胞也存在抑制作用。Sung 和 Rao 等[10]的研究发现 SS 可以抑制人结肠癌 HCT-15 的增殖，且呈剂量依赖性。相关机制研究表明 SS 能够显著抑制 Akt 活性，使得 Akt-Ser 残基磷酸化激活能力降低。MacDonald 等[11]在体内试验中发现 SS 能有效地抑制人结肠癌 Caco-2 细胞的增殖，降低肿瘤发生率，进一步验证了细胞试验的结果。

（四）豆制品与前列腺癌

流行病学研究发现，前列腺癌风险与大豆及大豆食品的摄入量呈负相关。在美国和其他西方国家，前列腺癌是常见的恶性肿瘤，但在亚洲国家的发病率却较低。在美国豆类食品的食用率远低于亚洲，也许能解释前列腺癌发病率的差异。Maarten 等[12]调查了 177 名男性患者，结果提示食用豆类蛋白组成的补品在高复发风险的前列腺癌根治术后能减少男性前列腺癌的复发率以及延迟复发。Mahmoud 等[13]的研究表明，大豆在前列腺癌中的作用，除了大豆异黄酮调节、控制细胞周期和细胞凋亡外，还能通过抗氧化防御、DNA 修复、抑制血管生成和转移，以及调节癌变相关信号通路来预防前列腺癌。

（五）豆制品与其他肿瘤

既往研究表明，豆制品中有效成分还对肝癌、肾癌等恶性肿瘤发生进展也存在影响。Wang 等[14]的研究发现大豆提取物金雀异黄素可显著抑制肾肿瘤细胞的增殖，使细胞周期阻滞于 G2/M 期，其机制可能是通过提高肿瘤细胞中 P27 蛋白的表达水平实现抗肿瘤作用。Xiao 和 Huang 等[15,16]分别在细胞实验和动物模型中发现 SS 能显著抑制肝癌细胞的生长，促进细胞凋亡。豆制品的摄入降低了多种恶性肿瘤的发生率，提示豆制品可能在其中发挥保护性作用，当然也有其负面影响的相关研究报道，Mansouri 等[17]在小鼠和人类颗粒细胞瘤细胞系的研究中均发现，大豆具有促进颗粒细胞瘤发展的作用。所以，目前豆制品在肿瘤中的作用还是存在争议，有待进一步的深入研究来阐明。

综上，豆制品是我国重要食品之一，含有丰富营养和优质蛋白质，流行病学也证实常摄入豆制品可减少恶性肿瘤发病率。但对于豆制品药效成分的分离提取、免疫调节及抗肿瘤作用的作用靶点等问题还待进一步的研究，以更好地为国民健康服务。

（杨朝阳）

参考文献

1. 马志高. 有些人不宜吃豆制品. 中国保健营养，2004，4：48.
2. 石汉平，凌文华，李薇. 生活习惯与肿瘤. 肿瘤营养学，2012，1：194-272.
3. 王中江，江连洲，李杨，等. 大豆制品的营养成分及研究进展. 中国食物与营养，2010，(4)：16-19.
4. 赵净洁，俞鸣，孟令章. 大豆异黄酮抗癌防癌机制研究进展. 中国公共卫生，2010，26（11）：1390-1392.
5. Siegel RL，Miller KD，Jemal A. Cancer Statistics，2016. CA CancerJ Clin，2016，66（1）：7-30.
6. 刘铎，陈磊，张依宁，等. 豆制品摄入与乳腺癌发生风险的系统评价. 现代肿瘤医学，2012，20（2）：290-292.
7. Varinska L，Gal P，Mojzisova G，et al. Soy and breast cancer：focus on angiogenesis. Int J Mol Sci，2015，16（5）：11728-11749.
8. Wu AH，Stanczyk FZ，Martinez C，et al. A controlled 2-mo dietary fat reduction and soy food supplementation study in postmenopausal women. Am J ClinNutr，2005，81（5）：1133-1141.
9. Yang G，Shu XO，Li HL，et al. Prediagnosis soy food consumption and lung cancer survival in women. J Clin Oncol，2013，31（12）：1548-1553.
10. Rao AV，Sung MK. Saponins as anticarcinogens. J Nutr，1995，125（3Suppl）：717S.
11. MacDonald RS，Guo J，Copeland J et al. Environmental influences on isoflavones and saponins in soybeans and their role in colon cancer. J Nutr，2005，135（5）：1239-1242.
12. Bosland MC，Kato I，Zeleniuch-Jacquotte A，et al. Effect of soy protein isolate supplementation on biochemical recurrence of prostate cancer after radical prostatectomy：arandomizedtrial. JAMA，2013，310（2）：170-178.
13. Mahmoud AM，Yang W，Bosland MC. Soy isoflavones and prostate cancer：a review of molecular mechanisms. J Steroid BiochemMol Biol，2014，140：116-132.
14. 汪龇，张运涛，刘凡，等. 金雀异黄素对肾癌细胞 GRC-1 增殖及 P27 表达的影响. 癌症，2003，22（12）：1272-1275.
15. Xiao JX，Huang GQ，Zhu CP，et al. Morphogical study on apoptosis Hela cells induced by soyasaponins.

Toxicol In Vitro, 2007, 21 (5): 820-826.

16. Xiao JX, Huang GQ, Zhang SH. Soyasaponins inhibit the proliferation of Hela cells by inducing apoptosis. ExpToxicolPathol, 2007, 59 (1): 35-42.
17. Mansouri-Attia N, James R, Ligon A, et al. Soy promotes juvenile granulosa cell tumor development in mice and in the human granulosa celltumor-derived COV434 cell line. BiolReprod, 2014, 91 (4): 100.

第四节 蔬菜、水果与肿瘤

一、定 义

蔬菜指可以做菜、烹饪成为食品的一类植物或菌类，如种植或采摘的叶子、根、茎、球茎和花。有些食物的烹调方法类似于蔬菜，但在植物学上属于水果，如黄瓜、青椒、南瓜和西红柿。蔬菜根据是否含有淀粉又可分为淀粉类蔬菜和非淀粉类蔬菜。淀粉类蔬菜一般是指除了水分之外，淀粉占蔬菜的剩余重量比例较高，如甘薯、马铃薯、山药等；非淀粉类蔬菜进一步可分为绿叶蔬菜（如菠菜和生菜）、十字花科蔬菜（即卷心菜族，如白菜、椰菜、卷心菜和豆瓣菜）和葱属蔬菜（如洋葱、大蒜和韭菜）。本文主要讨论非淀粉类蔬菜。

水果是植物的含籽部分。包括仁果类水果、核果类水果、浆果类水果、坚果类水果、柑橘类水果、瓜类水果以及热带和亚热带水果等。

二、蔬菜、水果成分

蔬菜、水果含有维生素、矿物质、膳食纤维和其他一些生物活性物质，如植物化学物（包括水杨酸、类黄酮、葡糖异硫氰酸盐、萜烯类、木脂素、植物雌激素、植物血凝素和异黄酮类）等。

蔬菜含有大量水分，约70%~90%，此外便是数量很少的蛋白质、脂肪、糖类、维生素、无机盐及纤维素。蔬菜可提供的维生素主要为叶酸、胡萝卜素以及B族维生素等。其中维生素C、胡萝卜素、叶酸在黄、红、绿等深色叶菜为中含量较高。绿叶蔬菜的矿物质含量很丰富，如钙、磷、钾、镁及微量元素铁、铜、锰等；无机盐类如葡糖异硫氰酸盐及其产物异硫氰酸盐和吲哚主要来源十字花科蔬菜。

水果在我国居民膳食中的食物构成比为8.4%，其营养成分和营养价值与蔬菜相似，是人体维生素、类胡萝卜素和矿物质的重要来源之一。水果中的碳水化合物以糖、淀粉为主，纤维素和果胶的含量很高。如苹果、梨等仁果类以单糖为主，葡萄、草莓、猕猴桃等浆果类以葡萄糖和果糖为主；桃、杏等核果类以及柑橘类水果蔗糖含量比较高。水果中含丰富的维生素，特别是维生素C，鲜枣、酸枣、山楂、橘等含量较高。黄色水果中胡萝卜素含量很高，如芒果、杏、枇杷等；水果特别是枣类含有比较多的生物类黄酮。此外，水果中也含有丰富的无机盐，特别是钙、钾、钠、镁、铜等。水果中的有机酸主要有苹果酸、枸橼酸、酒石酸，微量的琥珀酸、苯甲醋酸等；浆果类枸橼酸含量最多；仁果类苹果酸最多；葡萄中含有酒石酸、琥珀酸、延胡索酸等。

三、蔬菜、水果与肿瘤发生的流行病学

在2007年世界癌症研究基金会（World Cancer Research Fund，WCRF）出版的《膳食、营养与癌症预防》报告基础上[1]，结合近十年来国际发表的荟萃分析和大型队列研究[2~4]认为：非淀粉类蔬菜（十字花科、胡萝卜素、番茄等）“很可能”能够预防口腔癌、咽癌、食管癌和胃癌的发生。有限的证据表明这类蔬菜还能够防止鼻咽癌、肺癌、结肠/直肠癌、卵巢癌和子宫内膜癌症的发生。葱属蔬菜“很可能”能够预防胃癌的发生，大蒜“很可能”能够防止结肠/直肠癌的发生，菠菜“很可能”能够预防胃癌的发生。有限的证据表明胡萝卜素能够预防宫颈癌的发生。水果“很可能”能够预防口腔癌、咽癌、喉癌、食管癌、肺癌和胃癌的发生。有限的证据表明，水果还能够预防鼻咽癌、胰腺癌、肝癌和结肠/直肠癌[5,6]。

总体而言，蔬菜和水果摄入量的增加可能降低癌症总发病率和死亡率，这一观点已在国外的一些大型的队列研究中证实。然而我国134 796名上海城镇人群的队列研究[7]并未发现高摄入量的蔬菜和水果可使总癌症死亡率降低（HR＝1. 05；95%CI：0. 90～1. 21和HR＝0. 96；95%CI：0. 390～1. 10），在美国护士健康队列研究、日本公共卫生中心的前瞻性研究、瑞典女性生活方式健康队列研究和英国的与健康生活方式调查等调查中也一样未能发现两者的统计学关系。研究结果的异质性部分可能是由癌症种类构成的不同所造成的，而蔬菜、水果不是对所有癌症都具有保护作用。

四、蔬菜、水果的抗肿瘤机制

非淀粉类蔬菜的抗肿瘤作用机制：非淀粉类蔬菜提供了大量有潜在抗肿瘤作用的物质，包括多种抗氧化营养素（如类胡萝卜素和维生素C）、膳食纤维和植物化学物（如异硫氰酸盐、二硫醇硫酮、吲哚、叶绿素、类黄酮、烯丙基硫化物和植物雌激素）。植物化学物可以通过多种机制影响癌症的危险性，如抗氧化活性、修饰解毒酶、刺激免疫系统、抑制细胞增殖和（或）调节类固醇激素水平和激素的代谢。非淀粉类蔬菜还是DNA合成和甲基化过程中发挥重要作用的叶酸的重要来源。DNA甲基化与基因的异常表达与许多部位的癌症发生相关，对某些迅速分裂的组织尤其重要。很难阐明每种成分的重要性，它们对机体的保护作用很可能是通过对几种癌症发生通路的共同影响而实现的[8,9]。

水果的抗肿瘤作用机制：水果，尤其是柑橘类水果含有大量的维生素C和其他抗氧化剂，抗癌机制见相关章节。水果中还含有β胡萝卜素和其他具有抗氧化作用的类胡萝卜素。某些水果的类黄酮含量很高，包括苹果（槲皮素）和葡萄（柚皮苷）。类黄酮还能影响其他膳食成分的代谢，比如，槲皮素能够直接抑制CYP1A1（参与毒素代谢的细胞色素P450）的表达，减少DNA损伤。水果中的抗氧化植物化学物能够降低炎症产生的自由基所引起的损伤。水果中的植物化学物复杂多样，可能更有利于发生抗肿瘤作用的相加和协同作用[8,9]。

五、蔬菜、水果与肿瘤免疫调节的关系

蔬菜、水果对机体的保护、对抗肿瘤的发生机制中，对肿瘤的免疫调节作用近年来越来越受到关注，尽管机制还不清楚，已经开始利用蔬菜、水果的免疫调节作用，对一些肿

瘤进行预防。本文重点讲述植物化学物对肿瘤的免疫调节作用（葱和大蒜属调味料，其具体作用机制将在第3章第6节中叙述）。

（一）多酚的免疫调节作用

植物多酚（plant polyphenol）是一类广泛存在于植物的皮、根、叶、果中的具有多个羟基酚类植物成分的总称。植物中的含量仅次于纤维素、半纤维素和木质素。柑橘类水果、葡萄、橄榄、树皮、蔬菜、黑色浆果、许多草药（越橘、银杏）、全谷、坚果及大豆中含量丰富。它不仅提供了植物的颜色和味道，同时也对紫外线辐射、病原体和其他损伤作出反应[10]。通常按其化学结构分为酚酸类和类黄酮化合物。类黄酮化合物是多酚最大一类化合物，进一步分为黄酮类、黄酮醇类、二氢黄酮类、异黄酮类、花色素类、查尔酮类等[11]。

研究显示，多酚类物质具有广泛的生物活性，包括抗炎[12]、抗氧化剂[13]、心血管保护[14]和抗癌活性[15]。其中类黄酮类物质因具有免疫调节作用而获得“天然生物反应调节剂”的美名。

多酚主要通过调节T辅助细胞1（Th1）、自然杀伤（natural killer，NK）细胞、巨噬细胞和树突状细胞（dendritic cell，DCs）等细胞的功能而实现免疫调节作用[16,17,18,19]。在炎症反应中，多酚的免疫调节作用主要体现在免疫自稳上，避免机体发生免疫耐受和自身免疫反应。主要机制为：抑制淋巴细胞增殖反应、减少促炎介质（前列腺素E_2、白介素-6和肿瘤坏死因子）产生、减少胸腺$CD4^+CD8^-$细胞产生、增加胸腺$CD4^+CD8^+$细胞产生、减少IFN-γ和IL-4产生从而抑制体液免疫反应、抑制巨噬细胞功能等。

在抗肿瘤发生过程中，多酚类化合物如表没食子儿茶素-3-没食子酸酯（epigallocatechin-3-gallate，EGCG）能够提高NK细胞数量和提高NK细胞溶瘤活性，导致肿瘤细胞死亡，对肿瘤产生起到预防和杀伤的作用。然而，多酚如何增强NK细胞功能，发挥杀伤肿瘤细胞的作用目前机制还不清楚。

（二）植物甾醇

植物甾醇是从玉米、大豆、葵花籽、棉籽、菜籽等油脂中经过物理提纯而得，是植物细胞的重要组分，通常多和高级脂肪酸或酯或以游离状态而存在，尤其多和油脂类共存于许多植物的种子和花粉粒中，甾醇也可和糖结合成苷的状态而存在于植物体中。β-甾醇（beta-sitosterol，BSS）是主要的植物甾醇，在体内内源性胆固醇约为β-甾醇的800～1000倍，其以结合形式存在的β-甾醇苷类（β-sitosterol glucoside，BSSG）含量更低。研究显示长期服用含有β-甾醇的蔬菜和水果能够降低癌症、心血管疾病、糖尿病和其他慢性疾病的发生。β-甾醇及其结合形式β-甾醇苷类（BSSG）可调节免疫功能，BSS和BSSG混合物可以影响T淋巴细胞增殖。体外试验显示，BSS/BSSG复合物可以明显提高丝裂原刺激的淋巴细胞增殖反应，提高NK细胞对肿瘤细胞株的溶解能力，提高TH1辅助细胞分泌的淋巴因子（IL-2和IFN-γ）水平。尤其在一些疾病中，BSS/BSSG复合物提高Th-1辅助细胞功能促进致病原的清除，抑制Th-2产生促炎介质IL-4的分泌，减少过敏和自身免疫性疾病的发生，使机体达到免疫稳定状态。BSS/BSSG复合物还能够调节单核细胞的活性，通过抑制IL-6和TNF-α的水平，减少炎症对组织的破坏，减少炎症性疾病的发生[20,21]。β-甾醇及其结合形式β-甾醇苷类（BSSG）的混合物的抗肿瘤作用目前还不清楚。通常认为是通过增加IL-2和IFN-γ分泌水平，提高免疫功能，发挥免疫监视作用。

（三）膳食纤维、益生元和免疫功能

膳食纤维定义是食物中不被人体胃肠消化酶所分解的、不可消化成分的总和。过去对膳食纤维仅认为是植物细胞壁成分（纤维素），但今天已不仅局限在这个概念，已扩展到包括许多改良的植物纤维素、胶浆、果胶、藻类多糖等。常见食物如：魔芋、燕麦、荞麦、苹果、仙人掌、胡萝卜等。

益生元被定义为通过选择性地刺激一种或几种菌落中的细菌的生长与活性而对寄主产生有益的影响，进而改善寄主健康的不可被消化的食物/添加剂成分。通常选择性刺激有益的肠道细菌的生长，恢复肠道正常菌群成分，维持宿主与微生物的共栖的稳定，维持机体健康，发挥免疫调节作用。事实上，肠道免疫和机体自稳代谢很大程度依靠肠道细菌和肠相关淋巴组织（gut-associated lymphoid tissue，GALT）之间的相互作用。机体通过分泌抗生素肽和免疫球蛋白来抑制肠道细菌和控制它的成分，共生菌反过来形成肠道相关免疫系统调控 T 细胞亚群的数量[22]。益生元包括：甘露寡糖、乳糖、低聚果糖以及菊粉。很多益生元从多种植物或酵母细胞壁中提取。水果和蔬菜中的多糖聚合体是益生元的一种。

具有益生元功能的膳食纤维能够改变肠道结构和功能，调节肠源激素的产生和与促进整个身体葡聚糖自稳。目前很难得出膳食纤维对 GALT 的影响。研究显示，发酵的纤维能够调节不同部位 GALT 的细胞类型和功能。在成年狗的动物模型中，发现膳食纤维能够明显改变 T 细胞（CD_4^+ 和 CD_8^+）比例，在体外试验中，膳食纤维也能够改变对丝裂原的反应。特别是摄取高发酵膳食纤维后，上皮内淋巴细胞、固有层和 Peyer 结节中 CD_8^+T 细胞比例明显增高，肠系膜淋巴结和外周血中的 CD_4^+T 细胞明显增加。这一现象已经在大鼠模型得到证实。膳食纤维还能够产生其他的免疫功能，包括增加血清、肠系膜淋巴结和黏膜免疫球蛋白的产生，Peyer 结节数量增加，改变黏膜相关淋巴结细胞因子产生，以及改变脾、血和肠黏膜中的白细胞和淋巴细胞数量[23]。最终起到增强免疫力，预防肿瘤发生的作用。

膳食纤维调节免疫功能的机制可能为：①介导肠道免疫细胞与肠道乳酸菌或乳酸菌产物（细胞壁或者细胞浆成分）的直接接触，产生免疫反应；②产生短链脂肪酸，直接或者间接调节免疫功能，有助于外周抗体产生增加、NK 细胞活性增加等；③增加胃肠道黏膜表面黏蛋白的产生，防止细菌通过肠道屏障。

六、小结与展望

蔬菜、水果与肿瘤的预防、发生和发展具有一定相关性。可通过多种机制影响肿瘤的发生、发展，其中包括对肿瘤的免疫调节作用。由于蔬菜、水果含有的成分复杂，作用机制复杂，目前蔬菜、水果的抗肿瘤机制尚不十分清楚。随着“组学”及生子生物学技术的发展，蔬菜、水果的抗肿瘤免疫机制也会逐渐被揭开神秘的面纱，为人类预防和治疗肿瘤做出贡献。

（吕 铮）

参考文献

1. WCRF/AICR. Food，Nutrition，PhysicalActivity and the Prevention of Cancer：a Global Perspective. Washington DC：AICR，2007.

2. George SM，Park Y，Leitzmann MF，et al. Fruit and vegetable intake and risk of cancer：a prospective

cohort study. Am J Clin Nutr, 2009, 89 (1): 347-353.

3. Sauvaget C, Nagano J, Hayashi M, et al. Vegetables and fruit intake and cancer mortality in the Hiroshima/Nagasaki Life Span Study. Br J Cancer, 2003, 88 (55): 689-694.
4. Lof M, Sandin S, Lagiou P, et al. Fruit and vegetable intake and risk of cancer in the Swedish women's lifestyle and health cohort. Cancer Causes Control, 2011, 22 (2): 283-289.
5. Steinmetz KA, Potter JD, Folsom AR. Vegetables, fruit, and lung cancer in the Iowa Women's Health Study. Cancer Res, 1993, 53 (3): 536-543.
6. Steinmetz KA, Potter JD. Vegetables, fruit, and cancer. I. Epidemiology. Cancer Causes Control, 1991, 2 (5): 325-357.
7. Epplein M, Shu XO, Xiang YB, et al. Fruit and vegetable consumption and risk of distal gastric cancer in the Shanghai Women's and Men's Health studies. Am J Epidemiol, 2010, 172 (4): 397-406.
8. Johnson AG. Molecular adjuvants and immunomodulators: new approaches to immunization. Clin Microbiol Rev, 1994, 7 (3): 277-289.
9. Lopez-Varela S, Gonzalez-Gross M, Marcos A. Functional foods and the immune system: a review. Eur J Clin Nutr, 2002, 56 Suppl 3: S29-33.
10. Manach C, Scalbert A, Morand C, et al. Polyphenols: Food sources and bioavailability. AmJClinNutr, 2004, 79 (5): 727-747.
11. Tsao R. Chemistry and biochemistry of dietary polyphenols. Nutrients, 2010, 2 (12): 1231-46.
12. Recio MC, Andujar I, Rios JL. Anti-inflammatory agents from plants: Progress and potential. CurrMedChem, 2012, 19 (14): 2088-2103.
13. Eberhardt MV, LeeCY, LiuRH. Antioxidant activity of fresh apples. Nature, 2000, 405 (6789): 903-904.
14. Andriantsitohaina R, Auger C, Chataigneau T, et al. Molecular mechanisms of the cardiovascular protective effects of polyphenols. BrJNutr, 2012, 108 (9): 1532-1549.
15. Spagnuolo C, Russo M, Bilotto S, et al. Dietary polyphenols in cancer prevention: The example of the flavonoid quercetin in leukemia. AnnN Y Acad Sci, 2012, 1259 (7): 95-103.
16. Karasawa K, Uzuhashi Y, Hirota M, et al. A matured fruit extract of date palm tree (Phoenix dactylifera L.) stimulates the cellular immune system in mice. JAgric Food Chem, 2011, 59 (20): 11287-11293.
17. John CM, Sandrasaigaran P, Tong CK, et al. Immunomodulatory activity of polyphenols derived from cassia auriculata flowers in aged rats. Cell Immunol, 2011, 271 (2): 474-479.
18. Cuevas A, Saavedra N, Salazar LA, et al. Modulation of immune function by polyphenols: possible contribution of epigenetic factors. Nutrients, 2013, 5 (7): 2314-2332.
19. Sakaguchi S, Miyara M, Costantino CM, et al. Foxp3+ regulatory T cells in the human immune system. NatRevImmunol, 2010, 10 (7): 490-500.
20. Bouic PJ. The role of phytosterols and phytosterolins in immune modulation: a review of the past 10 years. Curr Opin Clin Nutr Metab Care, 2001, 4 (6): 471-475.
21. Bouic PJ, Lamprecht JH. Plant sterols and sterolins: a review of their immune-modulating properties. Altern Med Rev, 1999, 4 (3): 170-177.
22. Franco-Robles E, Lopez MG. Implication of fructans in health: immunomodulatory and antioxidant mechanisms. ScientificWorldJournal, 2015: 289267.
23. Schley PD, Field CJ. The immune-enhancing effects of dietary fibres and prebiotics. Br J Nutr, 2002, 87 Suppl 2: S221-230.

第五节 肉类食物与肿瘤

一、肉类食物的分类

肉类是红肉、白肉的统称，大体可分为畜肉类、禽肉类、鱼肉类。畜肉类包括猪、牛、羊、马、骡、驴、鹿、狗、兔等牲畜的肌肉、内脏及其制品。由于畜肉的肌色较深，烹饪前呈暗红色，故又称红肉。禽肉和鱼肉的肉色较浅，呈白色，故又称白肉。禽肉包括鸡、鸭、鹅、鸽子、鹌鹑、火鸡等的肌肉、内脏及其制品。鱼肉类有海水鱼和淡水鱼之分，海水鱼又分为深海鱼和浅海鱼。此外，以畜、禽、鱼肉或其可食副产品等为主要原料，添加或不添加辅料，经腌、腊、卤、酱、熏、烤、烘焙等有关工艺加工而成的生或熟的肉类制品叫做加工类肉制品，如火腿、熏肉、腌肉和香肠等。因为它提供了有价值的营养素，如蛋白质和脂肪，必需氨基酸，维生素，矿物质和其他微量元素，联合国粮食及农业组织提出摄入合理数量的肉是平衡人类饮食的一部分[1]。

二、肉类食物的主要营养成分

肉类含有多种营养素，主要包括脂肪、蛋白质、碳水化合物、矿物质、维生素。其含量因肉的类型及部位的不同而不同。各种肉类的脂肪含量及种类差异较大，如畜肉类脂肪以饱和脂肪酸为主，主要由硬脂酸、棕榈酸和油酸等组成，而禽肉有较少的脂肪，含有20%的亚油酸，促进机体的消化吸收。鱼类脂肪含量一般为1%~10%，但鱼类的不饱和脂肪酸组成占脂肪含量的80%，如二十碳五烯酸（eicosapentaenoic acid，EPA）和二十二碳六烯酸（docosahexaenoic acid，DHA）。畜肉、禽肉和鱼肉的蛋白质含量分别为10%~20%、20%和15%~25%。

（一）脂肪

动物脂肪作为人体食物重要来源，被机体摄入后为机体细胞膜、神经组织等组织器官的构成提供原料，同样为人体提供日常所需能量和必需脂肪酸。脂肪能增加维生素A、维生素D、维生素E、维生素K的吸收并协同脂溶性维生素在体内转运。因动物的品种、年龄、肥瘦程度、部位等不同，脂肪的含量差异也很大，含量分布在2%~89%。猪肉在畜肉中的脂肪含量最高，羊肉，牛肉依次减少。猪瘦肉中的脂肪含量为6.2%，羊瘦肉为3.9%，而牛瘦肉仅为2.3%。兔肉的脂肪含量为2.2%。在禽肉中，火鸡和鹌鹑的脂肪含量较低，在3%以下，鸡和鸽子的脂肪含量稍高，在15%左右，鸭和鹅的脂肪含量达20%左右。动物性食品中的脂类主要有甘油三酯、磷脂和固醇类等三种，其中95%是甘油三酯，5%是其他脂类，人体内储存的脂类中主要为甘油三酯。脂类具有免疫调节和抗炎等作用。

1. 甘油三酯　甘油三酯是由脂肪酸与甘油分子中的3个羟基发生酯化反应而形成的。甘油三酯作为肉类脂肪的主要成分，其作用包括作为体内能量的储存形式，保持体温的作用，对内脏器官起到保护作用，促进机体内的糖代谢，减少蛋白质消耗，细胞膜的合成原料，参与胆固醇的代谢，提供脂溶性维生素（维生素A、维生素D、维生素K、维生素E）等，同时还促进它们在肠道的吸收。

由于其具有疏水特性，不能在血液中以游离的形式存在，通过与载脂蛋白结合形成脂蛋白，从而使血脂能被运输至各组织器官进行代谢。当血清中甘油三酯的含量升高，会导致胆固醇、低密度脂蛋白、胆固醇也随之升高，扰乱血液的正常代谢，使机体内环境发生破坏，促进疾病发生，如心脑血管疾病、糖尿病等。

2. 磷脂　磷脂是含有磷酸根、脂肪酸、甘油和氮的化合物，是体内另一主要脂类。甘油磷脂、卵磷脂、神经磷脂是其在体内的主要存在形式。甘油磷脂广泛分布于体内的组织和血浆中，有少部分储存于体脂库中，它参与细胞膜的构成并在机体内对于脂肪运输有一定作用。因分布部位的不同，磷脂的种类也不同，在血浆中磷脂的主要成分卵磷脂，而神经磷脂存于神经鞘上，主要成分是神经磷脂。虽然体内磷脂类含量很少，但是在机体代谢中起到重要的作用，如提供热能，参与细胞膜的组成，协助脂类或脂溶性物质透过细胞膜，与脂肪形成乳化剂，在体内进行吸收、转运及代谢等。

3. 固醇类　胆固醇是含有羟基的固醇类化合物。环戊烷多氢菲是固醇类物质的共同结构。胆固醇在机体内的主要存在形式包括高密度脂蛋白胆固醇、低密度脂蛋白胆固醇、极低密度脂蛋白胆固醇。由于胆固醇的疏水特性，不能在血液中以游离的形式存在，通过与载脂蛋白结合形成脂蛋白，从而使血脂能被运输至各组织器官进行代谢。固醇类的主要功能是构成细胞膜原料，参与合成如类固醇激素、胆汁酸等人体重要的活性物质。适当的胆固醇摄入量对身体有益，当摄入过多或过少都可能有害健康。肉类脂肪中亚油酸和亚麻酸等多不饱和脂肪酸，对机体的代谢有重要的促进作用。亚油酸（n-6）和 α-6 亚麻酸（n-3）是人类必需脂肪酸，在机体中可以通过降低胆固醇发挥生理作用，但多不饱和脂肪酸的摄入量过多不但降低胆固醇，还同时使机体中有益的高密度脂蛋白含量减少。

（二）蛋白质

畜禽肉中的蛋白质含量为10%～20%，因动物的种类、年龄、肥瘦程度以及部位而异。在畜肉中，猪肉的蛋白质含量在13.2%左右，牛肉高达20%，羊肉介于猪肉和牛肉之间，兔肉、马肉、鹿肉和骆驼肉的蛋白质含量也达20%左右，狗肉约17%。在禽肉中，鸡肉的蛋白质含量较高，约20%，鸭肉约16%，鹅肉约18%，鹌鹑的蛋白质含量也高达20%。蛋白质在内脏器官中的含量较高。

（三）碳水化合物

碳水化合物在机体中的含量为1%～3%，平均1.5%，主要在肌肉和肝脏中以糖原形式储存能量，肉类食物中糖原含量较少的可能原因为：动物宰杀之前糖原储备较少和宰后放置时与酶作用引起糖原的消耗。与此同时可引起乳酸增高，pH 下降。

（四）矿物质

矿物质在机体中的含量一般为0.8%～1.2%，瘦肉的矿物质含量高于肥肉，但低于内脏。铁的含量为5mg/100g 左右，肉类中含量最高的是猪肝。畜禽肉中的铁以化合物形式存在于血红素中，具有很高的消化吸收率。锌和硒主要存在于机体的内脏中。牛肾和猪肾的硒含量是其他一般食品的数十倍。此外，畜禽肉中磷、硫、钾、钠、铜等的含量较畜肉高，但钙的含量较少。

（五）维生素

畜禽肉可提供多种维生素，主要以 B 族维生素和维生素 A 为主。内脏含量比肌肉中多，其中肝脏的含量最为丰富，特别富含维生素 A 和维生素 B_2，维生素 A 的含量以牛肝和羊肝为最高，维生素 B_2 含量则以猪肝中最丰富。在禽肉中还含有较多的维生素 E。

三、肉类与肿瘤的关系

（一）肉类食物与免疫营养的作用

肉类的蛋白质、维生素、矿物质及矿物质免疫营养作用如前所述，肉类膳食中的脂肪特别是其中的不饱和脂肪酸具有调节机体免疫功能的作用。对免疫功能的调节是双向的，必需脂肪酸在维持正常免疫功能上具有重要作用，可以维持淋巴细胞膜和膜蛋白的流动性，对于巨噬细胞的吞噬功能有增强的作用。但当必需脂肪酸缺乏时，淋巴器官会发生萎缩，会降低血清抗体滴度，使细胞和体液的免疫功能受到抑制。但摄入脂肪过多，尤其是其中的不饱和脂肪酸量过多，却可引起免疫反应的抑制。铁在机体内可使 T 淋巴细胞、吞噬细胞功能、血清补体活性、中性粒细胞维持一个正常的杀菌状态。在机体铁含量减少时可引起淋巴细胞数量下降和自然杀伤细胞活性下降。体内的铁还参与促进 β-胡萝卜素转化为维生素 A、合成嘌呤与胶原、体内抗体生成、血液中脂类的转运以及肝脏对药物的解毒等功能。饮食摄入与肿瘤的关系如图 3-5-1 所示，对肿瘤有促进及抑制作用。

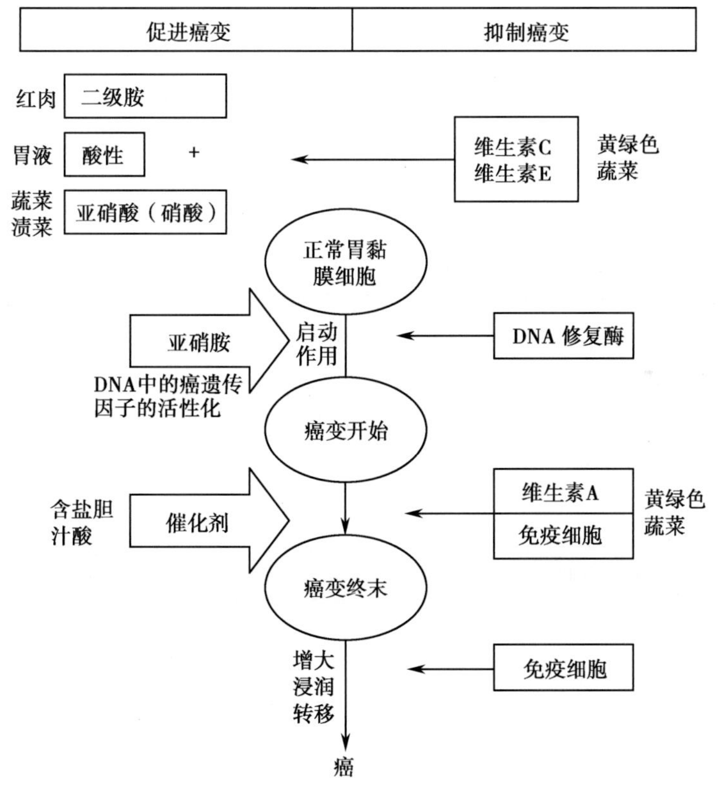

图 3-5-1　食物与肿瘤的关系

（二）肉类的致癌成分

红肉和加工类肉制品被认为会增加肿瘤的发病风险。畜肉中含有大量的饱和脂肪，脂肪被认为与肿瘤的发病存在密切关系。在烹调肉类等食物时，肉中的蛋白质及氨基酸的热解产物中可产生一些化学物质，其中部分化学物具有致突变性和致癌性：如杂环胺（heterocyclic amines，HCA）。在烹调加工时，肉类高温下发生热解或热聚反应生成多环芳烃（polycyclic aromatic hydrocarbons，PHA）。此外，红色或加工肉中的诱变剂，例如多环芳香烃、杂环胺和N-亚硝基化合物的代谢会产生致癌物。血红素在分解代谢过程中，当发生脂质过氧化反应可产生致癌作用[2]。由于加工肉类中常添加硝酸盐和亚硝酸盐，增加了内源和外源 N-亚硝基化合物（N-nitroso compounds，NOC）产量，使肉致癌风险增高[3]。

1. 脂肪　脂肪摄入增多，致癌风险随之增加，其机制是在十二指肠中，脂肪激活细菌 7-α-羟化酶，胆汁酸转化为二级胆汁酸，这些脱氧胆酸和石胆酸在一些动物实验中发现可以促进致癌物（结肠致癌物）的形成。

2. N-亚硝基化合物　亚硝酸盐和含有二级胺和 N-烷基胺的氮氧化合物反应后形成 NOCs。培根、烟熏鱼肉等加工肉制品中含有大量 NOCs。膳食 N-亚硝胺的致癌性在动物实验当中得到证实，N-亚硝胺在动物和人体的靶器官可能是肺、胰腺、肝脏、肾脏、胃、乳腺、膀胱和食管等。在我国和日本的一些研究中认为 N-亚硝酸是重要致癌物，表 3-5-1 为小鼠实验的 N-亚硝基化合物的急性毒性。有研究证明亚硝胺与结肠癌有正相关关系。亚硝胺和内源生成的 NOCs 与胃癌正相关[4]。我国的研究表明，膳食中的亚硝胺和内源生成的亚硝化胺都能增加食管癌的发生风险[5]。杂环胺：杂环胺在高温（≥200℃）加工肉类时会大量产生[6]。杂环胺主要是通过破坏 DNA 而引起动物的多个器官发生肿瘤。目前通过 Ames 实验证实约 20 余种杂环芳族胺物质是有潜在致癌的可能[7]。但在一定范围内的含有亚硝酸盐是安全的，表 3-5-2 为食品中硝酸盐、亚硝酸盐使用标准。

3. 多环芳烃　多环芳烃是一种使染色体和细胞分裂过程中姊妹染色单体发生突变的化合物，通过与 DNA 形成加合物降低复制精确性并诱发点突变。如苯并芘等多环芳烃类物质具有致突变性。主要产生于有机化合物发生不完全燃烧时，普遍存在加工肉制品中，且含量较高，在传统烟熏肉制作过程中，当脂肪燃烧时产生多环芳烃，因其能够进入肉制品中，故加工肉制品中多芳香烃含量较高[6]。研究显示人体的肺、咽、乳腺、泌尿生殖器与胃肠道是多环芳烃类致癌物的主要靶向器官。由于芳香烃进入体内的方式较多，且熏肉中可能还含有其他致癌物质，该物质具有致癌性证据尚不充分，有待于进一步研究。

表 3-5-1　N-亚硝基化合物的急性毒性（雄性大鼠，经口）

N-亚硝基化合物	LD_{50}（mg/kg）
甲基苄基硝胺	18
二甲基亚硝胺	27～41
二乙基亚硝胺	216
二丙基亚硝胺	480
吡咯烷亚硝胺	900
二丁基亚硝胺	1200
二戊基亚硝胺	1750
乙基二羟乙基亚硝胺	7500

表 3-5-2 食品中硝酸盐、亚硝酸盐使用标准

食品名称	硝酸盐最大使用量（g/kg）	亚硝酸盐最大使用量（g/kg）	备注
腌腊肉制品类	0.5	0.15	以亚硝酸钠计，残留量≤30mg/kg
酱卤肉制品类	0.5	0.15	以亚硝酸钠计，残留量≤30mg/kg
熏、烧、烤肉类	0.5	0.15	以亚硝酸钠计，残留量≤30mg/kg
油炸肉类	0.5	0.15	以亚硝酸钠计，残留量≤30mg/kg
西式火腿（熏烤、烟熏、蒸煮火腿类）	0.5	0.15	以亚硝酸钠计，残留量≤30mg/kg
肉灌肠类	0.5	0.15	以亚硝酸钠计，残留量≤30mg/kg
发酵肉制品类	0.5	0.15	以亚硝酸钠计，残留量≤30mg/kg
肉罐头类		0.5	以亚硝酸钠计，残留量≤50mg/kg

4. 亚铁血红素化合物 血红素是卟啉有机物的大环中间含一个铁原子的一种化合物。亚铁血红素致癌方式有：当亚铁血红素进入肠道内并参与代谢时，生成一些活性因子具有细胞毒性且促进致癌物生成；亚铁血红素能够在肠道内使食物中的脂肪发生过氧化，产生的过氧化脂质增加结肠癌风险；亚铁血红素具有促进内源性 N-亚硝化，导致体内 NOCs 的生成增加的作用[8]。膳食血红素摄入和在胃肠道中的亚硝化可能是红肉增加致癌风险的主要原因。

（三）流行病学研究

1. 肉类与结直肠癌的关系

（1）红肉与结直肠癌的关系：世界癌症研究基金会/美国癌症研究院（World Cancer Research Fund/American Institute Cancer Research，WCRF/AICR）在 2007 年的报告中明确指出，大量红肉摄入是结直肠癌发病的危险因素之一。Alexander 等[13]通过研究肉类摄入与结直肠癌发病之间关系发现：在评估高摄入和低摄入类别相关的风险后，发现结直肠癌与红肉摄入显著相关（RR = 1. 12；95%CI：1. 04 ~ 1. 12）。此外，每周红肉摄入量的增加与结直肠癌发病风险增高相关。之后，又有很多学者对畜肉摄入与结直肠癌发病的关系进行了研究，Pham 等[10]于 2014 年发表的一篇包括了 6 个队列研究和 14 个病例对照研究的荟萃分析，结果显示：当红肉的低摄入类别与高摄入类别相比较时，高摄入红肉类别与结直肠癌发病显著相关（RR = 1. 16；95%CI：1. 00 ~ 1. 34）。

（2）白肉与结直肠癌的关系：Huxley 等[11]研究结直肠癌危险因素之间关联强度时发现结直肠癌风险与白肉摄入无明显相关性（RR = 0. 96；95%CI：0. 86 ~ 1. 08）。Carr 等[12]发表一篇关于各种肉类的摄入与结直肠癌之间的关系的荟萃分析，该研究共纳入 19 个研究，分析了 5 种不同肉类（牛肉，猪肉，羊肉，小牛肉，家禽），通过比较最高和最低摄入类别，发现结肠直肠癌风险与白肉摄入没有明显相关性，合并的（RR = 0. 96；95%CI：0. 88 ~ 1. 04）。关于白肉摄入是否能降低癌症发病风险，目前尚无足够的证据。

（3）加工类肉制品与结直肠癌的关系：Huxley 等[11]于 2009 年发表了一篇荟萃分析，分析了结直肠癌的危险因素之间的关联强度，结果显示：结直肠癌发病风险和加工肉摄入之间有显著的关联（RR=1.19；95%CI：1.12~1.27）。Alexander[13]等于 2010 年发表了一篇包括 28 项探讨肉类的摄入与结直肠癌发病风险相关性的研究的荟萃分析。该分析结果显示：高摄入加工肉类类别与结直肠癌发病风险有显著相关性（RR = 1.16；95% CI：1.10~1.23）。此外，Chan 等[14]于 2011 年对红肉和加工肉（最高摄入与最低摄入量）与结直肠癌关系的前瞻性研究进行荟萃分析，结果显示，摄入红肉和加工类肉与结直肠癌有明显相关性（RR=1.22；95%CI：1.11~1.34）。

2. 肉类与乳腺癌的关系　迄今为止，对于肉类有很多流行病学研究，尤其对于红肉和加工类肉制品摄入量与乳腺癌发病的关系进行了探讨。Taylor 等[15]对有关红肉摄入与绝经前女性乳腺癌发病关系的病例对照研究和队列研究进行了系统评价，纳入了包括 6 项病例对照研究，1 项成组病例对照研究和 3 项队列研究。6 项病例对照研究（RR= 1.57；95%CI：1.23~1.99），3 项队列研究（RR=1.11；95%CI：0.94~1.31），全部 10 项研究的荟萃分析结果显示，发现乳腺癌与红肉摄入有显著关系（RR=1.24；95%CI：1.08~1.42）。Alexander 等[16]于 2010 年发表了一篇有关畜肉以及肉类加工制品摄入与女性乳腺癌发病关系的队列研究的荟萃分析，纳入了 1 项数据分析、9 项 2004—2009 年发表的队列研究数据以及 1 项 1996 年发表的队列研究数据。这些研究大部分来自于美国、瑞典、英国等西欧和北美等发达国家，畜肉摄入与乳腺癌关系的荟萃分析结果显示，乳腺癌与红肉摄入没有明显相关性（RR=1.02；95%CI：0.98~1.07）和（RR=1.07；95%CI：0.98~1.17）。而加工类肉制品摄入与乳腺癌关系的荟萃分析结果显示，乳腺癌与加工摄入有明显相关性（RR = 1.00；95% CI：0.98 ~ 1.01）和（RR = 1.08；95% CI：1.01 ~ 1.16）。Namirannian 等[17]于 2014 年发表了一篇关于乳腺癌与肉类摄入的荟萃分析，最终纳入 3 项研究，发现每周摄入超过三次肉与乳腺癌发病风险增高有显著相关性，（OR=1.39；95% CI：1.03~1.87）。因此，根据现有的研究结果，尚不能得出红肉以及加工类肉制品摄入与乳腺癌发病有关的结论。其他肉类如鱼肉、禽肉与乳腺癌的关系，由于研究数目较少，尚不能得出一致的结论。

3. 肉类与卵巢癌的关系　Kolahaooz 等[18]对于肉类摄入与卵巢癌发病风险关系进行了研究。分析结果显示：尽管总肉摄入量（OR=1.06；95%CI：0.87~1.30），红肉（OR=1.07；95%CI：0.80~1.42）或家禽的摄入量（最高与最低类别）；（RR=0.83；95%CI：0.67~1.03）与卵巢癌风险无关，但发现这种类型的癌症与大量摄入加工肉类之间存在显著相关性（RR=1.18，95%CI：1.15~1.21）。Wallin 等[19]于 2011 年发表了一篇关于畜肉及加工类肉制品与卵巢癌发病关系的荟萃分析，该项分析包括了 8 项有关畜肉摄入与卵巢癌发病风险关系的队列研究以及 5 项有关加工类肉制品摄入与卵巢癌发病风险关系的队列研究，结果显示：畜肉摄入与卵巢癌发病无显著相关性（RR=1.02；95%CI：0.99~1.04），加工类肉制品摄入与卵巢癌发病亦无显著相关性（RR=1.05；95%CI：0.98~1.14）。每周摄入全红肉或加工肉量增加 100g 并没有发现与卵巢癌发病有明显的相关性，因此，现有的流行病学研究证据并不支持畜肉以及加工类肉制品增加卵巢癌的发病风险。

4. 肉类与胃癌的关系　Larsson 等[20]于 2006 年发表了一篇有关加工肉摄入与胃癌发

病关系的荟萃分析，该项分析包括了6个前瞻性队列研究和9个病例对照研究。该项研究分别对培根以及香肠摄入与胃癌发病的关系进行了综合评价，结果发现：培根以及香肠等加工类肉制品摄入量与胃癌的发病风险均呈正相关关系。Song等[21]于2014年发表了一篇关于肉类摄入与胃癌发病关系的荟萃分析，该项分析包括了18项研究，结果显示：通过比较红肉的摄入量类别（最高摄入量和最低摄入量），发现胃癌发生风险与摄入最高总红肉量组之间存在明显相关性，（RR=1.37；95%CI：1.18~1.59），并且，每日总红肉摄入量增加100g可能导致胃癌的风险增加17%（RR=1.17；95%CI：1.05~1.32）。

5. 肉类与食管癌的关系　Zhu等[9]对7个队列研究和28个病例对照研究进行荟萃分析，研究肉类摄入和食管癌风险之间的关系，研究发现，总红肉的摄入（RR=1.55；95%CI：1.22~1.96）和加工肉的摄入（RR=1.33；95%CI：1.04~1.69），与食管癌发生风险有明显相关性。与此同时，发现食管癌的风险与禽肉的进食量呈负相关（RR=0.72；95%CI：0.60~0.86）。但是由于研究较少，没有足够的证据支持畜肉摄入对食管癌具有危害作用的结论，关于其他肉制品摄入与食管癌的关系，同样不能得出肯定的结论。

6. 肉类与肺癌之间的关系　Yang等[22]于2012年发表一篇关于肉类摄入和肺癌风险之间的关系的荟萃分析。该分析包括23个病例对照和11个队列研究。通过比较最高和最低摄入类别，发现肺癌和总肉摄入（RR=1.35；95%CI：1.08~1.69），红肉摄入（RR=1.34；95%CI：1.18~1.52）有显著相关性，但加工肉（RR=1.06；95%CI：0.90~1.25）或白肉（RR=1.06；95%CI：0.82~1.37）的摄入与肺癌没有明显相关性。这些关联在吸烟状态、性别和组织学亚型亚组分析中仍然表现显著。在肺癌发病风险和高禽肉摄入之间也发现反向相关性（RR=0.91；95%CI：0.85~0.97）。Xue等[23]于2014年发表了关于红肉或加工肉类摄入与肺癌之间关系的文章。该分析包括6个队列研究和28个病例对照研究。发现总红肉摄入量与肺癌发病相关（RR=1.55；95%CI：1.35~1.77）。根据红肉亚型的进一步分析还显示，牛肉（RR=1.39；95%CI：1.14~1.6）与肺癌风险显著相关。每天红肉摄入量增加120g会导致肺癌的风险增加35%。

7. 肉类与肝细胞癌的关系　Luo等[24]于2014年发表了肉类摄入和肝细胞癌发病风险关系的研究。该分析包括7个队列研究和10个病例对照研究。摄入量（最高和最低类别）的比较没有显示肝细胞癌和总肉摄入量之间具有显著相关性（RR=0.97；95%CI：0.85~1.11），同样在总红肉（RR=1.10；95%CI：0.85~1.42）和加工肉类亚组中仍然没有发现明显相关性（RR=1.01；95%CI：0.79~1.28）。

8. 肉类与胰腺癌的关系　Paluszkiewicz等[25]为进行胰腺癌和饮食之间潜在关系的研究，纳入了11个病例对照研究（5项包括红肉数据）和13项队列研究（6项包括红肉数据）的荟萃分析。高摄入量与低摄入量类别进行比较分析显示，胰腺癌发病风险和总红肉摄入量之间存在显著相关性（RR=1.27；95%CI：1.07~1.5），但更高的家禽摄入量并没有增加胰腺癌的风险（RR=0.97；95%CI：0.84~1.12）。Larsson和Wolk等[26]共纳入11个前瞻性研究并对肉类摄入与胰腺癌之间的关系进行荟萃分析。在胰腺癌风险和每日总红肉摄入量增加120g之间并没有发现显著的关联（RR=1.13；95%CI：0.93~1.39），但发现每天摄入加工肉量增加50g与胰腺癌风险的增加显著相关（RR=1.19；95%CI：1.04~1.36）。

9. 肉类与肾癌的关系　Faramawi等[28]于2007年通过对13个病例对照研究进行荟萃

分析，研究肾癌和肉类摄入之间的相关性，通过比较（最高摄入与最低摄入类别）发现肾癌风险和总肉摄入（OR=1.27；95%CI：1.12~1.43），总红肉摄入（OR=1.20；95%CI：1.03~1.63），加工肉摄入（OR=1.21；95%CI：1.01~1.48）和家禽摄入（OR=1.21；95%CI：1.01~1.48）存在相关性。Alexander 等[27]于 2009 年发表了关于肾癌发生风险与肉摄入之间相关性的研究，对于 12 个病例对照研究，纳入了 3 个队列研究和来自 13 个国际队列的数据汇总，并进行荟萃分析，根据高与低摄入类别比较，肾癌风险与总红肉摄入量（RR=1.12；95%CI：0.98~1.29）或加工肉的摄入量（RR=1.07；95%CI：0.94~1.2）没有明显相关性。

10. 肉类与口腔和咽喉癌的关系　Xu 等[29]于 2014 年对肉类摄入与口腔或喉癌之间关系进行研究，纳入了 12 个对照研究及 1 个队列研究，并进行荟萃分析，虽然口腔癌或咽喉癌与总肉摄入量（RR=1.14；95%CI：0.78~1.68），总红肉摄入量（RR=1.05；95%CI：0.66~1.66）和白肉摄入量（RR=0.81；95%CI：0.54~1.22）之间没有发现显著相关性，但增加加工红肉的摄入量与这些类型癌症风险增加有显著相关性（RR=1.91；95%CI：1.19~3.06）。

11. 肉类与膀胱癌的关系　Wang 等[30]于 2012 年发表的荟萃分析，共纳入 10 个队列研究及 11 个病例对照研究，将高摄入类别与低摄入类别进行比较，并没有发现增加红肉总摄入量与膀胱癌发生风险有显著相关性，但发现增加红肉摄入量（RR=1.17；95%CI：1.02~1.34）和增加加工肉的摄入量（RR=1.10；95%CI：1.00~1.21）与膀胱癌发生风险存在明显相关性，不过牛肉、猪肉或家禽在不同亚组分析中，并没有发现明显相关性。Li 等[31]人于 2014 年发表的荟萃分析，探讨膀胱癌与红肉或加工肉摄入量之间的关系，共纳入了 14 项关于红肉的研究和 11 项关于加工肉的研究，将高摄入与低摄入类别进行比较，摄入总红肉量与膀胱癌发病无关（RR=1.22；95%CI：1.04~1.43）。

12. 肉类与子宫内膜癌的关系　Bandera 等[32]对于子宫内膜癌发生风险与摄入动物产品的关系进行研究，共纳入 10 项肉类摄入量的数据研究。当高摄入量与低摄入类别进行比较时发现子宫内膜癌的发生风险与摄入大量的总肉（OR=1.44；95%CI：1.06~1.97），或总红肉（RR=1.59；95%CI：1.24~2.05）之间存在显著相关性，但未发现与禽肉的大量摄入有关（RR=1.03；95%CI：0.66~1.62）。

13. 肉类与前列腺癌的关系　Alexander 等[33]对于 15 项有关红肉的研究及 11 项关于加工肉的研究进行荟萃分析，当高摄入类别与低摄入类别进行比较后，发现前列腺癌发生的风险与红肉的摄入（RR：1.00；95%CI：0.96~1.05）及加工肉的摄入（RR：1.05；95%CI：0.99~1.12）无显著相关性。

14. 肉类与甲状腺癌的关系　Liu 等[34]于 2014 年为研究膳食因素和甲状腺癌之间的关系，纳入了 19 项研究进行荟萃分析，当比较高水平和低水平总肉摄入组时，发现甲状腺癌与总摄入量无明显相关性（OR：0.96；95%CI：0.70~1.34）。

15. 肉类与非霍奇金淋巴瘤的关系　Fallahzadeh 等[35]对红肉与淋巴瘤发生风险研究发现，增加红肉摄入量和非霍奇金淋巴瘤发生风险之间有显著的相关性（OR：1.10；95%CI：1.02~1.19），分析加工肉亚组时，仍具有统计学意义（OR：1.17；95%CI：1.06~1.29）。

综上所述，根据目前的研究结果，红肉和加工类肉制品摄入可能增加结直肠癌的发病风险，分析其原因有肉在高温烹制过程中产生杂环胺和多环芳烃，另一种假说是肉在加工处理过程中亚铁血红素或者硝酸盐类和亚硝酸盐的作用，但这些研究并不能完全解释肉类与结肠癌的关系，因为在家禽肉和鱼肉的高温烹制过程中也会产生这些化合物。流行病学研究中并没有发现禽肉和鱼肉与结肠癌的发生有明显相关性，因此究竟何种因素导致肉类与直肠癌的关联仍不是十分清楚，需进一步研究。根据目前的科技水平，肉类的摄入与其他类型肿瘤如乳腺癌、胃癌、食管癌、卵巢癌等的关系，尚难以证实。有关肉类摄入与肿瘤关系的荟萃分析纳入的研究，大部分来自欧洲、美国等西方发达国家，很少有来自中国人群的数据资料。由于西欧、北美等国家的人群生活方式及饮食习惯与中国人群有很大不同，因此，国外的研究结果显然不适合我国人群。目前急切需要开展大量高质量的来自中国人群的研究，特别是大型的队列研究，来论证中国人群肉类摄入与各种肿瘤之间的关系。因为现在对于肉类的研究较少，且肉类摄入量的数据不明确，目前的流行病学尚不能明确肉类摄入量和肿瘤的关系，其中的机制仍需要今后的进一步研究。

（赵宇光　孟祥坤）

参考文献

1. Lafarga T，Hayes M. Bioactive peptides from meat muscle and by-products：generation，functionality and application as functional ingredients. Meat Sci，2014，98（2）：227-239.
2. Bastide NM，Chenni F，Audebert M，et al. A central role for heme iron in colon carcinogenesis associated with red meat intake. Cancer Res，2015，75（5）：870-9.
3. Le Marchand L，Wilkens LR，Kolonel LN，Associations of sedentary lifestyle，obesity，smoking，alcohol use，and diabetes with the risk of colorectal cancer. Cancer Res，1997，57（21）：4787-4794.
4. Jakszyn P，Bingham S，Pera G，et al. Endogenous versus exogenous exposure to N-nitroso compounds and gastric cancer risk in the European Prospective Investigation into Cancer and Nutrition（EPIC-EURGAST）study. Carcinogenesis，2006，27（7）：1497-1501.
5. Hogg N. Red meat and colon cancer：heme proteins and nitrite in the gut. A commentary on " diet-induced endogenous formation of nitroso compounds in the GI tract". Free Radic Biol Med，2007，43（7）：1037-1039.
6. Jagerstad M，Skog K. Genotoxicity of heat-processed foods. Mutat Res，2005，574（1-2）：156-172.
7. Alaejos MS，Pino V，Afonso AM. Meta bolism and toxicology of heterocyclic aromatic amines when consumed in diet：Influence of the genetic susceptibility to develop human cancer. A review. Food Research International，2008，41（4）：327-340.
8. Cross AJ，Pollock JR，Bingham SA. Haem，not protein or inorganic iron，is responsible for endogenous intestinal N-nitrosation arising from red meat. Cancer Res，2003，63（10）：2358-2360.
9. Zhu HC，Yang X，Xu LP，et al. Meatconsumption is associated with esophageal cancer risk in a meat-and-cancer-histological-type dependent manner. DigDisSci，2014，59（3）：664-673.
10. Pham NM，Mizoue T，Tanaka K，et al. Meat consumption and colorectal cancer risk：an evaluation based on a systematic review of epidemiologic evidence among the Japanese population. Jpn J Clin Oncol，2014，44（7）：641-650.
11. Huxley RR，Ansary-Moghaddam A，Clifton P，et al. The impact of dietary and lifestyle risk factors on risk of colorectal cancer：a quantitative overview of the epidemiological evidence. Int J Cancer，2009，125（1）：

171-180.

12. Carr PR, Walter V, Brenner H, Meat subtypes and their association with colorectal cancer: Systematic review and meta-analysis. Int J Cancer, 2016, 138 (2): 293-302.
13. Alexander DD, Miller AJ, Cushing CA, et al. Processed meat and colorectal cancer: a quantitative review of prospective epidemiologic studies. Eur J Cancer Prev, 2010, 19 (5): 328-341.
14. Chan DS, Lau R, Aune D, et al. Red and processed meat and colorectal cancer incidence: meta-analysis of prospective studies. PLoS One, 2011, 6 (6): e20456.
15. Taylor VH, Misra M, Mukherjee SD. Is red meat intake a risk factor for breast cancer among premenopausal women? Breast Cancer Res Treat, 2009, 117 (1): 1-8.
16. Alexander DD, Morimoto LM, Mink PJ, et al. A review and meta-analysis of red and processed meat consumption and breast cancer. Nutr Res Rev, 2010, 23 (2): 349-365.
17. Namiranian N, Moradi-Lakeh M, Razavi-Ratki SK, et al. Risk factors of breast cancer in the Eastern Mediterranean Region: a systematic review and meta-analysis. Asian Pac J Cancer Prev, 2014, 15 (21): 9535-9541.
18. Kolahdooz F, van der Pols JC, Bain CJ, et al. Meat, fish, and ovarian cancer risk: Results from 2 Australian case-control studies, a systematic review, and meta-analysis. Am J Clin Nutr, 2010, 91 (6): 1752-1763.
19. Wallin A, Orsini N, Wolk A. Red and processed meat consumption and risk of ovarian cancer: a dose-response meta-analysis of prospective studies. Br J Cancer, 2011, 104 (7): 1196-1201.
20. Larsson SC, Orsini N, Wolk A. Processed meat consumption and stomach cancer risk: a meta-analysis. J Natl Cancer Inst, 2006, 98 (15): 1078-1087.
21. Song P, Lu M, Yin Q, et al. Red meat consumption and stomach cancer risk: a meta-analysis. J Cancer Res Clin Oncol, 2014, 140 (6): 979-992.
22. Yang WS, Wong MY, Vogtmann E, et al. Meat consumption and risk of lung cancer: evidence from observational studies. Ann Oncol, 2012, 23 (12): 3163-3170.
23. Xue XJ, Gao Q, Qiao JH, et al. Red and processed meat consumption and the risk of lung cancer: a dose-response meta-analysis of 33 published studies. Int J Clin Exp Med, 2014, 7 (6): 1542-1553.
24. Luo J, Yang Y, Liu J, et al. Systematic review with meta-analysis: meat consumption and the risk of hepatocellular carcinoma. Aliment Pharmacol Ther, 2014, 39 (9): 913-922.
25. Paluszkiewicz P, Smolinska K, Debinska I, et al. Main dietary compounds and pancreatic cancer risk. The quantitative analysis of case-control and cohort studies. Cancer Epidemiol, 2012, 36 (1): 60-67.
26. Larsson SC, Wolk A. Red and processed meat consumption and risk of pancreatic cancer: meta-analysis of prospective studies. Br J Cancer, 2012, 106 (3): 603-607.
27. Faramawi MF, Johnson E, Fry MW, et al. Consumption of different types of meat and the risk of renal cancer: meta-analysis of case-control studies. Cancer Causes Control, 2007, 18 (2): 125-133.
28. Alexander DD, Cushing CA. Quantitative assessment of red meat or processed meat consumption and kidney cancer. Cancer Detect Prev, 2009, 32 (5-6): 340-351.
29. Xu J, Yang XX, Wu YG, et al. Meat consumption and risk of oral cavity and oropharynx cancer: a meta-analysis of observational studies. PLoS One, 2014, 9 (4): e95048.
30. Wang C, Jiang H. Meat intake and risk of bladder cancer: a meta-analysis. Med Oncol, 2012, 29 (2): 848-855.
31. Li F, An S, Hou L, et al. Red and processed meat intake and risk of bladder cancer: a meta-analysis. Int J Clin Exp Med, 2014, 7 (8): 2100-2110.

32. Bandera EV, Kushi LH, Moore DF, et al. Consumption of animal foods and endometrial cancer risk: a systematic literature review and meta-analysis. Cancer Causes Control, 2007, 18 (9): 967-988.

33. Alexander DD, Mink PJ, Cushing CA, et al. A review and meta-analysis of prospective studies of red and processed meat intake and prostate cancer. Nutr J, 2010, 9 (1): 50.

34. Liu ZT, Lin AH. Dietary factors and thyroid cancer risk: a meta-analysis of observational studies. Nutr Cancer, 2014, 66 (7): 1165-1178.

35. Fallahzadeh H, Cheraghi M, Amoori N, et al. Red meat intake and risk of non-Hodgkin lymphoma: a meta-analysis. Asian Pac J Cancer Prev, 2014, 15 (23): 10421-10425.

第六节 调料、饮品与肿瘤

调料和饮品是日常生活中常见的食品，品种众多，成分复杂但与人体健康息息相关。研究发现调料和饮品在肿瘤发生发展中具有一定的作用，尤其引人关注的是有益成分所具有的抗肿瘤作用。

一、调料与肿瘤

调料通常指天然植物香辛料如八角、花椒、陈皮等植物香辛料的统称，日常生活中的葱、姜、蒜也属于调料。姜含有姜黄素、姜酮醇和姜烯酚，大蒜富含大蒜素和有机硫化物，这些成分均具有抗突变、抗肿瘤和提高机体免疫力的作用。调料同时也包括酱油、醋、料酒等。

（一）姜黄素

姜黄素（curcumin）是从植物姜黄的根茎中提取的主要有效成分，它具有抗炎、抗氧化、抗肿瘤、预防化学物致癌等多种生物学功能，尤其是作为一种具有良好发展前景的抗肿瘤活性物质而引起重视。姜黄素对多种恶性肿瘤如肝癌、胃癌、结肠癌、胰腺癌、宫颈癌、乳腺癌、卵巢癌、肺癌等均有抑制生长的作用[1]。姜黄素抗肿瘤机制主要包括：①抑制多种类型肿瘤细胞周期素蛋白 CyclinD1，同时通过激活 caspase-8 诱导肿瘤细胞凋亡，从而导致线粒体持续释放细胞色素 C、激活 caspase-9 和 caspase-3、促进多聚腺苷二磷酸核糖聚合酶（poly ADP-ribose polymerase，PARP）降解，最终促进肿瘤细胞凋亡；②抑制多种与肿瘤血管生成有关的转录因子活性，可抑制核因子 κB（NF-κB）、活性蛋白-1（AP-1）以及转录过程中的活化剂 STAT3 和 STAT5 的激活；③调节多种与肿瘤增殖、浸润、转移、血管生成以及耐药性相关的蛋白的表达；④通过诱导凋亡抑制肿瘤细胞增殖活性；⑤通过 Fas 受体/caspase-8 通路，不依赖 p53 及抑制抗凋亡基因 *XIAP* 诱导细胞凋亡。

姜黄素在肝癌中主要是通过诱导细胞凋亡、抑制细胞增殖和血管生成发挥抗肿瘤作用。姜黄素诱导人肝癌细胞系 HepG2 线粒体及核内的 DNA 损伤，这可能是姜黄素诱导细胞凋亡的最初靶点[2]。姜黄素也可通过下调内质网应激相关蛋白如：Calnexin、PDI、Ero1-L 及线粒体功能障碍相关蛋白如：TCTP、Mcl-1、Bcl-2 的表达，上调钙网织蛋白的表达从而抑制细胞增殖。并可通过诱导肝癌细胞 COX-2 和血管生长因子表达降低，抑制肿瘤血管生成而达到抗肿瘤的效果。姜黄素也可以使肝癌细胞形态由长梭形变为短圆形，细胞尾部收缩成线形而导致细胞运动能力下降；同时线粒体膜上的蛋白颗粒发生聚集，随后透过性小孔开放，细胞内离子非选择性进入线粒体，导致线粒体膜内侧发生去极化，线粒体膜电位下降；细胞内 Ca^{2+} 浓度的下降使内质网 Ca^{2+} 通道开放，细胞内 Ca^{2+} 浓度升高，这使更多的 Ca^{2+} 进入线粒体，线粒体膜电位进一步降低直至消失，最后线粒体膜裂解，促使肝细胞凋亡[3,4]。

在胃癌发生发展过程中，姜黄素通过诱导胃癌细胞凋亡并抑制细胞增殖发挥抗肿瘤作用。姜黄素抑制胃癌细胞增殖，诱导细胞停滞在 G2/M 期，通过降解 PARP 及 caspase-3，下调 Bcl-XL 表达水平诱导凋亡[5,6]。姜黄素还可以通过激活胃癌细胞的 caspase-8 及抑制 Fas 信号转导通路诱导细胞凋亡及抑制细胞增殖。姜黄素也是一种 ATP 竞争抑制剂，通过下调相关蛋白 mRNA 和细胞周期素 D1 的表达抑制细胞从 G1 期向 S 期过渡[7]。姜黄素具有抑制胃癌细胞增殖及浸润的作用，还可以抑制幽门螺杆菌的生长，从而降低胃癌的发生[8]。并且，姜黄素可使结肠癌细胞周期停滞，诱导细胞凋亡。它不仅可以直接抑制各种因子如 NF-κB、COX-1、COX-2、基质金属蛋白酶-2（matrix metalloprotein 2，MMP-2）及 MMP-7 等的 mRNA 表达水平。姜黄素还具有显著抑制结肠癌细胞体外浸润的能力[9~11]。

姜黄素下调胰腺癌细胞 p50 和 p65 蛋白表达，依赖 NF-κB 激活，并下调胰腺癌中过表达的 Sp1、Sp3、Sp4 等相关转录因子[12]。Sp 相关转录因子及 NF-κB 可以调节如细胞周期蛋白 D1、survivin、血管生长因子等致癌蛋白的表达。转录因子和 NF-κB 之间存在相互作用，通过 RNA 干扰技术沉默 Sp1、Sp3、Sp4 转录因子，使 p50 及 p65 表达上调，肿瘤坏死因子介导的 NF-κB 依赖姜黄素下调 Sp1、Sp3、Sp4 蛋白的表达，且在姜黄素下调的细胞中，Sp 蛋白缩小线粒体膜电位，介导活性氧簇，显示姜黄素具有强有力的抑制胰腺肿瘤细胞的活力，诱导凋亡的作用，同时姜黄素可增强胰腺癌细胞对顺铂的敏感性而发挥抗肿瘤效应[13,14]。

姜黄素能够通过缩短微管生长时相和延长生长停滞时相来增强乳腺癌细胞微管的动态稳定性[15]。姜黄素具有使处于 M 期的乳腺癌细胞发生微管解聚的作用，微管与着丝点附合障碍导致无法形成具有正常结构的纺锤体。姜黄素还可干扰动力蛋白 Eg5 的局限化作用使乳腺癌细胞产生单极纺锤体，致使细胞无法进行正常有丝分裂活动[16]。同时，姜黄素在着丝点集聚过多的有丝分裂阻滞缺陷蛋白 2（mitotic arrest deficient 2，MAD2）和 BubR1，从而激活有丝分裂调控点，调控点的激活使得有丝分裂中后期时程延长，并导致有丝分裂发生异常，加之姜黄素作用下乳腺癌细胞微管动态稳定性的增强有助于 p53 的表达，以上变化共同作用，最终导致细胞以依赖 p53 的途径发生凋亡而产生抗肿瘤作用。

姜黄素可以影响宫颈癌细胞的四种蛋白质 Ezrin、RAD50、STIP、PGK 的表达。Ezrin 可以调控细胞骨架的生长进而促进肿瘤细胞的浸润和转移，姜黄素通过降低其表达来延缓宫颈癌的发展进程。姜黄素还可提高具有修复突变 DNA 功能的 RAD50 表达进而阻止肿瘤细胞分裂。STIP 具有抑制细胞凋亡的作用，姜黄素通过下调其表达诱导凋亡，从而抑制宫颈癌的发生发展。姜黄素还能下调 PGK 的表达，影响其酶学活性，延缓肿瘤细胞新陈代谢，阻碍肿瘤生长，降低宫颈癌的发生率。

（二）姜酮醇

姜酮醇又称姜辣素（gingerol），是姜中含有的挥发性脂类，为生姜辛辣味的主要成分。有研究发现姜酮醇能够抑制小鼠肠道肿瘤细胞生长，抑制结肠癌血管内皮细胞的生成。在乳腺、卵巢及胰腺肿瘤的实验研究中，姜酮醇可以通过间接抑制机体生成向肿瘤输送血液的细小血管，抑制肿瘤细胞的增殖[17]。

（三）姜烯酚

姜烯酚（shogaol）是从姜中提取的一类被认为具有抗氧化、降血脂和抗肿瘤等众多药理作用的物质[18,19]。姜烯酚发挥抗肿瘤作用的机制：①促肿瘤细胞凋亡作用，包括调节凋亡相关基因、增加肿瘤细胞内 Ca^+浓度、不可逆的周期阻滞；②自噬作用；③抑制肿瘤细胞的侵袭和转移；④诱导微管损伤作用；⑤激活 Toll 样受体 6；⑥其他作用，如抑制幽门螺杆菌 Cag A^+的生长，提示 6-姜烯酚及其类似物有预防胃癌的作用。

研究发现姜烯酚可以对乳腺癌细胞增殖产生抑制作用，主要是通过干扰细胞有丝分裂中纺锤体相关蛋白质的装配实现的[20]。在结肠癌和神经母细胞瘤的研究中也发现姜烯酚能够干扰肿瘤细胞增殖周期，抑制肿瘤细胞生长。

（四）大蒜素

大蒜素又称蒜辣素，是大蒜中含量丰富的一类化学物质。大蒜素能阻断致癌物的合成、抑制致癌物的活化并有抗突变、抗畸变的作用。

大蒜素对抗胃癌的研究非常广泛，且抗胃癌的机制较为复杂，包括抑制肿瘤细胞的增殖、诱导凋亡、影响细胞周期、影响细胞的宿主免疫、阻断致癌物 N-亚硝基化合物的合成等。膳食流行病学中发现适量食用大蒜与胃癌发病率降低存在相关性。在抑制肿瘤细胞增殖方面，大蒜素可通过下调过氧化物酶体增殖激活物受体（PPARγ）mRNA 表达、抑制胃癌 BGC823 细胞增殖，从而发挥抗肿瘤的作用。最近发现 PPARγ mRNA 是在配体激活下参与调节许多与肿瘤形成有关的基因，起到抗增殖、促凋亡、抑制细胞周期进程及诱导终端分化等抗肿瘤作用。当大蒜素与长春瑞滨（vinorelbine，NVB）联合应用时，能促进胃癌细胞株 P21 和 P27（细胞周期抑制蛋白）的表达，将胃癌细胞阻滞于 G2/M 期。P21 和 P27 被认为是细胞周期调控的重要负性调控因子，与肿瘤的发生、发展有关。大蒜素还可通过影响细胞周期和（或）诱导细胞凋亡等途径发挥抗结肠癌、直肠癌、胆管癌、肺癌、胰腺癌及妇科肿瘤的作用。

（五）有机硫化物

大蒜中含有丰富的有机硫化物，其中主要成分有二烯丙基一硫化物、二烯丙基二硫化物、二烯丙基三硫化物及蒜在发酵过程中产生水溶物的 S-烯丙基半胱氨酸、S-烯丙基巯基半胱氨酸等。含硫化合物具有较为广泛的抑制肿瘤作用。研究发现有机硫化物可以通过以下通路发挥抗肿瘤作用：①通过 c-Jun 氨基末端激酶通路诱导肿瘤细胞凋亡；②影响基因型表达诱导细胞凋亡；③阻止细胞周期发展；④影响肿瘤细胞中 NF-κB 活性诱导凋亡；⑤通过 CASPases 途径来诱导肿瘤细胞凋亡。相关研究已经证明，有机硫化物对胃癌细胞有明显的抑制作用，通过影响肿瘤细胞的信号传递途径来诱导细胞凋亡。

二、饮品与肿瘤

饮品种类繁多，目前认为酒、茶、咖啡、奶及奶制品与肿瘤的关系比较密切。流行病学显示，茶叶，特别是绿茶具有预防肿瘤作用，其抗肿瘤成分主要是茶多酚。茶多酚是多酚类物质的复合体，包括儿茶素类、黄酮类、花色苷类和脂酸类，其中又以没食子酸儿茶素的防肿瘤活性最强，茶多酚对肿瘤发生、发展的各个阶段均有抑制作用，其预防肿瘤机制可能与茶多酚具有极强的消除自由基功能有关。茶多酚还能阻断亚硝胺等致癌物的形成。葡萄酒中也含有多种多酚类物质，可以预防肿瘤的发生。咖啡中富含多种抗肿瘤活性成分，喝咖啡有助于预防结肠癌，主要是煮咖啡中含有一种高效抗氧化剂，能促进动物体内二期酶（phase Ⅱ enzymes）的活性，该酶能够消除有害的化学物质，被认为有预防结肠癌的作用。

（一）酒

通常所饮的酒，其主要成分是以乙醇为主的醇类化学物质，其他化学物质还包括酸、酯、醛等类型。医学研究发现适量饮酒可以减少和缓解心血管系统疾病，但过量饮酒甚至酗酒，不仅使人的知觉、思维、情感、智能和行为等方面失控，还会损伤机体功能，导致营养障碍、精神失常、胃肠不适、肝脏损伤，甚至有心脏、肿瘤等多种病变和中毒身亡的可能。国内外研究发现，乙醇与肿瘤发生发展有密切关系，特别是上消化道肿瘤，包括口咽、喉部、食管、胃、结直肠和肝脏等部位恶性肿瘤，并以肝脏的恶性肿瘤为主[21]。

目前认为乙醇与多种肿瘤发生有关，但是其发生机制复杂，乙醇本身并不是直接致癌物质，它的代谢物乙醛和活性氧簇可以促进肿瘤的发生。乙醇具有致癌和诱导突变的作用，在与DNA和蛋白质结合后，破坏叶酸结构，导致继发性增生过度。通常乙醇是通过胃肠道黏膜细胞色素P450（CYPs）ⅡE1和细菌的氧化还原代谢反应而产生，乙醇需要肝脏特定基因编码的酶进行降解和代谢，长期饮酒导致肝脏的相关降解酶产生不足和活性下降，从而使乙醛在体内慢性积累，研究显示乙醛的慢性积累与食管癌的发生有密切关系[22]。

长期酗酒可抑制机体免疫系统功能，主要是由于乙醇长期摄入导致胃酸分泌减少，肠道菌群失调，肠屏障保护作用减弱，肠道黏膜通透性增加，易于细菌释放的内毒素通过，机体在暴露于大量内毒素侵袭的环境下，可导致肝脏释放各种细胞因子进行调节，表现为血清中IL-1、IL-6和TNF释放增加。此外，由于肠黏膜通透性升高、免疫原性物质通过屏障进入循环系统，同时清除循环中抗原物质的Kupffer细胞受损，导致酗酒者血清中免疫球蛋白类物质升高。TNF-α可以诱导成纤维细胞、平滑肌细胞及血管内皮细胞产生粒细胞-巨噬细胞集落刺激因子，对炎症反应、脂质代谢作用都有影响。长期摄入乙醇还可能抑制骨髓产生多型核白细胞，有至少8%的酗酒者体检发现不同程度的粒细胞减少，在骨髓检查中可发现成熟粒细胞数量有不同程度的减少，在机体受到外源性细菌侵袭时，感染几率升高。乙醇抑制机体内的免疫细胞活性，从而使机体进入免疫系统抑制状态。

在乙醇刺激肿瘤细胞生长机制的模型中观察到乙醇能够促进一种刺激肿瘤血管生长的生长因子产生，增加血管生成因子和血管内皮生长因子，促进肿瘤血管生成和快速生长。总之，长期饮酒与恶性肿瘤的发生发展关系非常密切，涉及的机制和代谢过程与影响相当复杂。乙醇摄入引起恶性肿瘤发生的具体机制需要更进一步的研究证实。

（二）茶

茶文化在我国历史悠久，以其独特的茗香、清雅的滋味深受人们的喜爱，近年多项研究证实茶对肿瘤细胞生长具有抑制作用。茶提取物中有益成分主要是茶多酚。茶多酚（tea polyphenols）是茶中多酚物质的总称，包含有黄烷醇类、花色苷类、黄酮类、黄酮醇类和酚酸类等。其中黄烷醇类物质（儿茶素，catechin）最为重要。儿茶素主要包括表儿茶酸（epicatechin，EC）、表没食子儿茶素（epigallocatechin，EGC）、表儿茶酸没食子酸酯（epicatechin gallate，ECG）及表没食子儿茶素没食子酸酯（epigallocatechin gallate，EGCG）。茶多酚具有强抗氧化作用，并具有很强的金属离子螯合作用。体外试验研究发现茶多酚可捕获超氧自由基、单氧自由基、一氧化氮、二氧化氮、过亚硝酸盐等活性基团。EGCG 的自氧化产物包括超氧负离子以及 H_2O_2 等，并使茶多酚也能与包括纤维粘连蛋白、纤维蛋白原等在内的多种蛋白质和核酸紧密结合，使 EGCG 具有抗肿瘤活性。有研究报道，EGCG 在小鼠中具有抑制皮肤肿瘤生长的作用，此后在肺、口腔、食管、胃、结肠肿瘤等动物模型中均证实了茶及其有效成分对肿瘤具有抑制作用[23,24]。

多项研究证实：饮用绿茶、红茶、EGCG 以及茶黄素均可显著降低尼古丁成分诱发的肺肿瘤发病率及肿瘤体积，但是 EGG 却没有产生抑制效果。在小肠肿瘤的动物实验中发现绿茶提取物或添加舒林酸的绿茶提取物可减少 $APC^{MIN/+}$ 消失的肠道肿瘤的发生。以 EGCG 饲喂荷瘤小鼠可显著减少肿瘤的成分，并可升高上皮细胞钙黏蛋白水平，同时降低 β-catenin，c-Myc，磷酸化 Akt 和磷酸化 Erk 在小肠肿瘤细胞的水平，降低细胞增殖指数和增加细胞凋亡率。在结肠癌相关研究中发现，口服 0.6%的绿茶可抑制经氧化偶氮甲烷（azoxymethane，AOM）预处理的 CF-1 雌性小鼠中结肠变性隐窝病灶的形成，用含有 EGGG 的溶液饲喂 AOM 预处理的小鼠 32 周后发现肿瘤发病率明显降低，并且每只荷瘤小鼠的肿瘤数量降低了 55%。

茶和茶多酚抗肿瘤的机制主要集中在 EGCG 对信号通路的影响，包括：①EGCG 对促分裂原活化蛋白激酶（miogen-activated protein，MAP）；②PIK2/AKT 通路的抑制；③对 NF-κB 和 AP-1 介导的转录抑制；④对生长因子介导的信号通路；⑤对异常花生四烯酸代谢的影响等。上述机制的共同结果是抑制肿瘤细胞的生长，促进细胞凋亡或抑制血管形成。总之，茶和茶多酚的抗肿瘤作用在多种荷瘤动物模型和体外试验中得到证实，但在人体内如何发挥抗肿瘤效应和调节机体免疫尚需更多研究证实[25]。

（三）咖啡

咖啡是目前广受欢迎的饮品之一，咖啡所含成分很多，与肿瘤的关系涉及多种生物学机制。咖啡是咖啡因的主要来源，在动物实验中证实具有刺激和抑制肿瘤的双重作用，这取决于咖啡因的种类和给药时期[26,27]。咖啡含有二萜-咖啡醇和咖啡豆醇，这两种物质可诱导生成具有解毒作用的Ⅱ相代谢酶和激活细胞内抗氧化防御机制的作用。咖啡也是多酚和绿原酸的重要来源，均有抗肿瘤作用[28]。

研究发现咖啡具有预防结直肠癌发生的作用，咖啡因可抑制结肠癌细胞生长，用可刺激胆汁酸和中性甾醇分泌入结肠，增强乙状结肠区肠道蠕动，可降低结肠癌发病率[29]。越来越多的流行病学证据支持咖啡摄入对人体无害，饮用咖啡可降低肝癌、肾癌的发生率，可轻度降低乳腺癌、结直肠癌的发生风险，为进一步明确咖啡的抗癌作用尚需进一步开展针对肿瘤高危人群的随机对照研究[30~33]。

（四）奶及奶制品

奶类包括牛奶、羊奶和马奶，其中牛奶食用量最大，进一步加工可制成各种奶制品。奶和奶制品的种类很多，有液体、半固态和固态，按照对原料奶加工方法的不同，可分为液态奶、酸奶、含乳饮料、奶酪、炼乳、奶粉和奶油等。奶和奶制品根据种类不同，其营养价值也不相同。而关于奶及奶制品摄入与肿瘤发病的关系，主要集中在乳腺癌、结直肠癌、前列腺癌、卵巢癌等方面，绝大部分研究是在欧美等西方国家的人群中进行[34]。奶及奶制品对肿瘤的发生具有保护作用，同时也具有危害作用，主要是由于其含有大量的脂肪，尤其是饱和脂肪酸，同时含有激素和生长因子，如胰岛素样生长因子，该因子具有促进细胞分裂和抗细胞凋亡的作用，可促进细胞增殖而诱发肿瘤的形成。另一方面，牛奶、奶酪和酸奶等奶制品中含有丰富的钙、维生素 D 和共轭亚油酸。钙在维持细胞内稳态和执行基因特定表达功能上具有重要作用，能有效减少细胞增殖，对肿瘤具有抑制作用。维生素 D 在体内具有抑制促癌剂的作用，而共轭亚油酸能抑制肿瘤细胞增殖，诱导细胞凋亡，具有抗肿瘤作用。尽管有来自于牛奶和奶制品摄入量较高的西方人群研究结果显示，牛奶和奶制品摄入与肿瘤发病相关，但目前尚没有足够的证据表明其具有危害性。因此，适量饮用牛奶及奶制品并不会导致乳腺癌、结直肠癌、卵巢癌和前列腺癌等肿瘤的发生。

总之常见调料和饮品与我们的健康密切相关，了解它们与肿瘤发生及预防之间的关系对我们在生活中具有一定的指导作用，同时也必须清晰地意识到，其内在机制仍需要进一步的探究。在日常生活中遵循理论指导，合理调整饮食，对肿瘤的防治具有重要意义。

（张安平）

参考文献

1. 石汉平，凌文华，李薇. 肿瘤营养学. 北京：人民卫生出版社，2012.
2. Marquardt JU，Gomez-Quiroz L，ArreguinCamacho LO，et al. Curcumin effectively inhibits oncogenic NF-κB signaling and restrains stemness features in liver cancer. J Hepatol，2015，63（3）：661-669.
3. Dai XZ，Yin HT，Sun LF，et al. Potential therapeutic efficacy of curcumin in liver cancer. Asian Pac J CancerPrev，2013，14（6）：3855-3859.
4. Darvesh AS，Aggarwal BB，Bishayee A. Curcumin and liver cancer：a review. Curr Pharm Biotechnol，2012，13（1）：218-228.
5. Zhou X，Wang W，Li P，et al. Curcumin Enhances the Effects of 5-Fluorouracil and Oxaliplatin in Inducing Gastric Cancer CellApoptosis Both In Vitro and In Vivo. Oncol Res，2016，23（1-2）：29-34.
6. Da W，Zhu J，Wang L，et al. Curcumin suppresses lymphatic vessel density in an in vivo human gastric cancer model. Tumour Biol，2015，36（7）：5215-5223.
7. Uehara Y，Inoue M，Fukuda K，et al. Inhibition of β-catenin and STAT3 with a curcumin analog suppresses gastric carcinogenesis in vivo. Gastric Cancer，2015，18（4）：774-783.
8. Yu LL，Wu JG，Dai N，et al. Curcumin reverses chemoresistance of human gastric cancer cells by downregulating the NF-κB transcription factor. Oncol Rep，2011，26（5）：1197-1203.
9. Rajitha B，Belalcazar A，Nagaraju GP，et al. Inhibition of NF-κB translocation by curcumin analogs induces G0/G1 arrest and downregulates thymidylate synthase in colorectal cancer. Cancer Lett，2016，373（2）：227-233.
10. Guo LD，Chen XJ，Hu YH，et al. Curcumin inhibits proliferation and induces apoptosis of human colorectal cancer cells by activating the mitochondria apoptotic pathway. Phytother Res，2013，27（3）：422-430.
11. Shehzad A，Khan S，Shehzad O，et al. Curcumin therapeutic promises and bioavailability in colorectal cancer. Drugs Today（Barc），2010，46（7）：523-532.
12. Kumar G，Mittal S，Sak K，et al. Molecular mechanisms underlying chemopreventive potential of curcumin：Current challenges and future perspectives. Life Sci，2016，148：313-328.

13. Patel PB, Thakkar VR, Patel JS. Cellular Effect of Curcumin and Citral Combination on Breast Cancer Cells: Induction of Apoptosis and Cell Cycle Arrest. J Breast Cancer, 2015, 18 (3): 225-234.
14. Kumar P, Kadakol A, Shasthrula PK, et al. Curcumin as an adjuvant to breast cancer treatment. Anticancer Agents Med Chem, 2015, 15 (6): 647-656.
15. Epelbaum R, Schaffer M, Vizel B, et al. Curcumin and gemcitabine in patients with advanced pancreatic cancer. Nutr Cancer, 2010, 62 (8): 1137-1141.
16. Jutooru I, Chadalapaka G, Lei P, et al. Inhibition of NFkappaB and pancreatic cancer cell and tumor growth by curcumin is dependent on specificity protein down-regulation. J Biol Chem, 2010, 285 (33): 25332-25344.
17. Rastogi N, Duggal S, Singh SK, et al. Proteasome inhibition mediates p53 reactivation and anti-cancer activity of 6-gingerol in cervical cancer cells. Oncotarget, 2015, 6 (41): 43310-43325.
18. Wu CH, Hong BH, Ho CT, et al. Targeting cancer stem cells in breast cancer: potential anticancer properties of 6-shogaol and pterostilbene. J Agric Food Chem, 2015, 63 (9): 2432-2441.
19. Poltronieri J, Becceneri AB, Fuzer AM, et al. [6] -gingerol as a cancer chemopreventive agent: a review of its activity on different steps of the metastatic process. Mini Rev Med Chem, 2014, 14 (4): 313-321.
20. Warin RF, Chen H, Soroka DN, et al. Induction of lung cancer cell apoptosis through a p53 pathway by [6] -shogaol and its cysteine-conjugated metabolite M2. J Agric Food Chem, 2014, 62 (6): 1352-1362.
21. Wang YT, Gou YW, Jin WW, et al. Association between alcohol intake and the risk of pancreatic cancer: a dose-response meta-analysis of cohort studies. BMC Cancer, 2016, 16: 212.
22. Sewram V, Sitas F, O'Connell D, et al. Tobacco and alcohol as risk factors for oesophageal cancer in a high incidence area in South Africa. Cancer Epidemiol, 2016, 41: 113-121.
23. Esmaeili MA. Combination of siRNA-directed gene silencing with epigallocatechin-3-gallate (EGCG) reverses drug resistance in human breast cancercells. J Chem Biol, 2015, 9 (1): 41-52.
24. Huang YQ, Lu X, Min H, et al. Green tea and liver cancer risk: A meta-analysis of prospective cohort studies in Asian populations. Nutrition, 2016, 32 (1): 3-8.
25. Prasad R, Katiyar SK. Polyphenols from green tea inhibit the growth of melanoma cells through inhibition of class I histone deacetylases and induction of DNA damage. Genes Cancer, 2015, 6 (1-2): 49-61.
26. Ran HQ, Wang JZ, Sun CQ. Coffee Consumption and Pancreatic Cancer Risk: An Update Meta-analysis of Cohort Studies. Pak J Med Sci, 2016, 32 (1): 253-259.
27. Liu J, Shen B, Shi M, et al. Higher Caffeinated Coffee Intake Is Associated with Reduced Malignant Melanoma Risk: A Meta-Analysis Study. PLoS One, 2016, 11 (1): e0147056.
28. Deng W, Yang H, Wang J, et al. Coffee consumption and the risk of incident gastric cancer-A meta-analysis of prospective cohort studies. Nutr Cancer, 2016, 68 (1): 40-47.
29. Printz C. Regular coffee consumption may improve survival in patients with colon cancer. Cancer, 2015, 121 (23): 4102-4103.
30. Li L, Gan Y, Wu C, et al. Coffee consumption and the risk of gastric cancer: a meta-analysis of prospective cohort studies. BMC Cancer, 2015, 15: 733.
31. Kolberg M, Pedersen S, Mitake M, et al. Coffee inhibits nuclear factor-kappa B in prostate cancer cells and xenografts. J Nutr Biochem, 2016, 27: 153-163.
32. Guercio BJ, Sato K, Niedzwiecki D, et al. Coffee Intake, Recurrence, and Mortality in Stage Ⅲ Colon Cancer: Results From CALGB 89803 (Alliance). J Clin Oncol, 2015, 33 (31): 3598-3607.
33. Kang NJ, Lee KW, Kim BH, et al. Coffee phenolic phytochemicals suppress colon cancer metastasis by tar-

geting MEK and TOPK. Carcinogenesis, 2011, 32 (6): 921-928.

34. Larsson SC, Crippa A, Orsini N, et al. Milk Consumption and Mortality from All Causes, Cardiovascular Disease, and Cancer: A Systematic Review and Meta-Analysis. Nutrients, 2015, 7 (9): 7749-7763.
35. Rath EM, Duff AP, Håkansson AP, et al. Structure and Potential Cellular Targets of HAMLET-like Anti-Cancer Compounds made from MilkComponents. J Pharm Pharm Sci, 2015, 18 (4): 773-824.

第四章

肿瘤的营养代谢特点

第一节　肿瘤能量代谢

新陈代谢是机体生命活动基本特征，包括物质代谢和与之相伴的能量代谢。有机体在物质代谢过程中，能量释放、转换和利用过程被称为能量代谢。细胞能量主要来自糖代谢。葡萄糖在体内氧化分解途径包括氧化磷酸化和糖酵解。葡萄糖经细胞膜上葡萄糖转运体进入细胞内，经过一系列酶的作用分解为丙酮酸，在有氧状态下，丙酮酸通过转运蛋白进入线粒体氧化脱羧生成乙酰辅酶 A，然后进入三羧酸循环（tricarboxylic acid cycle，TCA）彻底氧化生成 H_2O 和 CO_2。在缺氧状态下，丙酮酸转化成乳酸，通过转运体至细胞外，随血液循环至肝脏，通过糖异生途径转变成肝糖原和血糖，形成乳酸循环，而非产生 ATP 效率更高的线粒体氧化磷酸化方式，这种异常代谢方式被称为“有氧酵解”（aerobic glycolysis）或者 Warburg 效应[1]，这种现象广泛存在于各种肿瘤当中。Warburg 在 1956 年进一步提出了二相理论：癌变第一相是细胞呼吸功能不可逆性损伤，紧随其后第二相是细胞利用发酵产能，以此缓解呼吸受损所导致能源紧张。随着癌基因和抑癌基因被发现，癌变遗传理论提出遗传信息被破坏是肿瘤起源的本质改变，细胞代谢行为改变则是遗传改变伴随现象[2]。近期研究成果证实有氧酵解在肿瘤发生中起重要作用，同时否定了 Warburg 关于线粒体有氧代谢受损导致肿瘤发生假说[3]。癌细胞代谢方式异常并非简单的能量代谢异常，也绝非单纯癌变过程中伴随现象，代谢改变可能是癌变发生过程的中心环节[4]。

肿瘤细胞过度增殖导致氧气供应不足，线粒体呼吸链功能缺陷也会促使肿瘤细胞利用糖酵解产生 ATP[5]。在人类恶性肿瘤，尤其某些实体瘤中，当肿瘤体积达到一定大小时，氧气渗透变得困难，肿瘤细胞有氧呼吸会因缺氧而被抑制，细胞内糖酵解增强而导致乳酸积聚，从而使肿瘤细胞生长的微环境呈酸性，而酸性环境进一步选择性促使恶变细胞生长[6]。

肿瘤细胞代谢改变受复杂因素调控，包括癌基因与抑癌基因、蛋白质信号通路、代谢酶类等。

一、肿瘤能量代谢特点

（一）肿瘤细胞基因调控与能量代谢的关系

1. *P53* 基因与肿瘤细胞能量代谢　肿瘤细胞的 ATP 能量供给约有 56%~63%来源于有

氧糖酵解，但是约有37%~44%的ATP能量仍需有氧氧化提供。P53是转录因子，具有包括细胞能量代谢在内的广泛生物学功能。P53诱导凋亡调节因子（TIGAR）和细胞色素C氧化合成酶2（SCO2）参与能量代谢。TIGAR表达降低了在细胞中果糖-2，6-二磷酸盐水平，从而抑制糖酵解[7]。SCO2参与组成细胞色素C氧化酶，它与线粒体电子传递链有关，SCO2表达异常可使线粒体活性氧类增加，影响线粒体氧化磷酸化功能[8,9]，因此肿瘤细胞中P53失活可使肿瘤细胞发生糖酵解能量代谢改变。

2. *RAS*基因与肿瘤细胞能量代谢 *RAS*基因家族是人类恶性肿瘤形成关键因素之一。RAS活化会增加细胞内活性氧（reactive oxygen species，ROS）含量，并因此抑制低氧诱导因子α（HIF1α）羟基化[10]。携带突变型*K-RAS*基因的肿瘤细胞，葡萄糖转运体蛋白1（glucose transporters，GLUT1）表达增高，导致葡萄糖摄入量和糖酵解增加，却不影响线粒体氧化磷酸化的功能。因此当葡萄糖缺乏时，*K-RAS*突变会促进细胞对低糖环境耐受，而抑制糖代谢的药物会选择性杀死*K-RAS*突变细胞。如己糖激酶（hexokinase，HK）抑制因子3-溴代丙酮对携带*K-RAS*突变的不同肿瘤细胞具有高毒性，但对未发生*K-RAS*突变的细胞系表现为低毒[11]。

3. 低氧诱导因子对肿瘤细胞能量代谢的调节 低氧诱导因子（hypoxia-inducible factor 1，HIF-1）是肿瘤细胞适应缺氧而表达的一种核转录因子，广泛参与哺乳动物细胞中缺氧诱导产生的特异应答，在缺氧诱导基因表达调节中起关键作用。能够部分控制细胞对低氧环境的反应、刺激相关基因表达，如发生血管新生、葡萄糖摄取、糖酵解、生长因子信号和转移基因表达以及细胞凋亡、侵袭等生物学行为[12]。缺氧时HIF-1上调与某些信号分子（例如：AKT，NF-κB）激活有关，还是造成肿瘤细胞耐药及对放射疗法敏感性下降的一个重要因素[13]。

4. *BNIP3*基因与肿瘤细胞能量代谢 BNIP3蛋白是B淋巴细胞瘤-2（B-cell lymphoma-2，BCL2）家族中含BH3结构域的促凋亡蛋白，可以通过和自噬基因Beclin1竞争性结合BCL2蛋白，选择性诱导线粒体自噬。低氧环境下由细胞自噬触发HIF-1依赖性BNIP3表达，可显著升高细胞PDK1表达水平。PDK1活化使丙酮酸脱氢酶（PDH）催化域磷酸化失活，从而阻止丙酮酸进入线粒体参与三羧酸循环（TCA），减少NADH和FADH2等向电子传递链的转运，这是细胞对缺氧适应的关键性反应之一，是细胞在持续缺氧环境中存活的必要条件。但是*BNIP3*又可以作为一种促凋亡基因，在恶性肿瘤中发挥促凋亡作用[14]。在缺氧条件下可诱导发生细胞凋亡，但这种作用微弱而缓慢。*BNIP3*基因甲基化后表达沉默，抑制缺氧条件下肿瘤细胞凋亡，对放疗和化疗产生抵抗。*BNIP3*核内转移可使细胞逃避凋亡[15]。

（二）肿瘤细胞调控信号对细胞能量代谢的影响

1. PI3K/AKT/mTOR通路与肿瘤细胞能量代谢 PI3K/AKT信号通路广泛存在于细胞中，通过调节细胞周期、蛋白质合成、能量代谢等多种途径发挥广泛的生物学功能[16,17]。AKT可通过激活哺乳动物西罗莫司靶蛋白（mammalian target of rapamycin，mTOR）信号而增强蛋白质和脂质的合成。AKT也通过增加GLUT、己糖激酶和磷酸果糖激酶1及分布最为广泛的葡萄糖转运体GLUT1等因子活性，增强肿瘤细胞Warburg效应[18]。并且，AKT1也可活化mTOR通路促进HIF1α转录和翻译。由于AKT具有显著促进肿瘤细胞代谢改变，增强其恶性程度能力，故又名为“Warburg激酶”。

2. 葡萄糖转运体蛋白对细胞糖代谢的影响　葡萄糖转运体蛋白（glucose transporters，GLUT）家族已鉴定成员有13个[19]，其中GLUT1、GLUT3和GLUT4与葡萄糖有较高的亲和力，在正常生理条件下高效率地转运葡萄糖。水溶性葡萄糖在通过细胞膜磷脂双分子层时需要借助GLUT转运进入胞浆，这是葡萄糖代谢过程中第一个限速步骤。恶性肿瘤细胞常特征性过表达GLUT1和（或）GLUT3[20]，提示肿瘤细胞的能量代谢已发生改变。

3. LKB1/AMPK/mTOR信号通路对肿瘤细胞能量代谢调节　*LKB1*是一种肿瘤抑制基因，正常情况下，上游激酶LKB1激活AMPK。AMPK可通过激活TSC2抑制mTOR信号通路[21]。AMPK（Adenosine 5′-monophosphate（AMP）-activated protein kinase）是真核细胞内发现的一类与细胞能量代谢有关的丝/苏氨酸激酶，它是由一个催化亚基和两个调节亚基组成的异源三聚体，AMP/ATP比值直接感应细胞能量水平变化，在AMP/ATP比值较低时，ATP可与AMP竞争结合AMPK而使其失活；当细胞内AMP/ATP比值升高时，AMPK则被激活，故被称为“能量感应器”[22]。*LKB1*基因失活可使AMPK丧失对mTOR抑制作用，导致mTOR和HIF活性增高，从而诱发肿瘤细胞增殖，并使能量代谢转向糖酵解[23]。

（三）代谢酶类改变对肿瘤能量代谢的影响

1. 异柠檬酸脱氢酶　异柠檬酸脱氢酶（isocitrate dehydrogenase，IDH）是细胞能量代谢途径中一个关键酶，有IDH1和IDH2两型，分别形成同源二聚体发挥作用，IDH1主要位于胞质，IDH2主要位于线粒体。IDH1和IDH2基因突变可导致催化异柠檬酸氧化脱羧生成α-酮戊二酸能力大大下降，但却获得了将α-酮戊二酸还原成羟戊二酸的新功能，同时消耗NADPH，从而改变细胞内的氧化还原平衡，可能与肿瘤细胞的Warburg效应有关[24]。

2. AMPK依赖蛋白激酶　AMPK激活是发生在细胞内AMP升高、同时ATP下降之时。激活AMPK可磷酸化多种酶类，抑制脂肪酸、胆固醇以及蛋白质等合成从而减少ATP消耗。另一方面，AMPK通过促进脂肪酸氧化、葡萄糖转运等提高ATP产量。

二、肿瘤细胞能量代谢异常的临床意义

肿瘤细胞具有独特能量代谢特点，可被用于肿瘤诊断与靶向治疗。

1. 肿瘤细胞能量代谢在肿瘤诊断中的应用　正电子发射计算机断层扫描（positron emission tomography，PET）在肿瘤学中的应用日益广泛，其原理正是基于肿瘤细胞以糖酵解为主要代谢方式，由于ATP产生效率低，故肿瘤细胞必须摄取更多的葡萄糖来维持其能量代谢平衡。^{18}F-FDG作为葡萄糖示踪剂与葡萄糖分子结构相似，在注入体内后通过细胞膜上GLUT进入细胞内，在HK-Ⅱ的作用下被磷酸化，形成6-磷酸-^{18}FDG，但与葡萄糖不同的是6-P-^{18}FDG不能被进一步代谢，而是滞留堆积在细胞内。肿瘤细胞由于具有高摄取葡萄糖特点，故能聚集较多^{18}F-FDG，在PET上显像。然而并不是具有Warburg效应的肿瘤细胞都能被PET-CT检测到[25]，相反的，也并非是所有的^{18}F-FDG高表达组织都是恶性肿瘤，炎症同样可以出现阳性表现。

2. 肿瘤细胞能量代谢在肿瘤靶向治疗中的应用　肿瘤细胞特殊能量代谢途径在很大程度上依赖于糖酵解酶调控下的无氧糖酵解。从理论上讲，抑制特异性高表达的糖酵解酶可以阻断肿瘤细胞能量供应，这种靶向治疗策略受到广泛关注。但是由于肿瘤异质性和微

环境改变，糖酵解酶表达和活性可能会发生变化，单一靶点尚不能完全控制肿瘤生长，多靶点联合应用策略可能会更具疗效。

HKⅡ是肿瘤细胞有氧糖酵解关键酶，其活性在肿瘤细胞比正常细胞高5~7倍。3-溴丙酮酸（3-bromopyruvate，3-BP）是HKⅡ抑制剂，通过与HKⅡ结合干扰肿瘤细胞糖酵解，动物实验证实，3-BP可影响肿瘤细胞生长，对正常细胞没有影响。2-脱氧-D-葡萄糖（2-deoxy-D-glucose，2-DG）是葡萄糖类似物，也是一种HKⅡ抑制剂，进入细胞便被HK磷酸化，磷酸化2-DG不能被降解，在细胞中积累从而抑制糖酵解。除此之外，HKⅡ活性还与它结合到线粒体外膜上的电压依赖性阴离子通道（voltage-dependent anion channel，VDAC）蛋白有关。抑制HKⅡ结合到VDAC也可干扰肿瘤细胞糖酵解。Clotrimazole和Bifonazole就是通过干扰HKⅡ结合VDAC来实现治疗肿瘤的作用[26]。

三、小结与展望

代谢与正常细胞代谢有巨大差异。肿瘤组织通过摄取大量营养物质来维持能量和生物合成需求，而正常机体组织通常摄取较少营养物质，主要用于产生能量而非生物合成。肿瘤组织通过竞争性摄取营养物质实现其快速增殖。肿瘤是一种具有高度异质性疾病，每一种肿瘤都有其特异性，因此就解释了为什么存在一部分肿瘤“PET阴性”。那么，这群肿瘤细胞的生物能量形式不依赖于葡萄糖代谢？是否存在肿瘤特异性能量代谢途径？因此，肿瘤细胞代谢途径远比我们目前了解的要复杂。在充分认识肿瘤细胞能量代谢特点的基础上，可通过检测和干扰细胞物质代谢途径实现肿瘤疾病精确诊断和治疗。

（贾云鹤）

参考文献

1. Potter M, Newport E, Morten KJ. The Warburg effect: 80 years on. BiochemSoc Trans, 2016, 44 (5): 1499-1505.

2. Warburg O. On the origin of cancer cells. Science, 1956, 123 (3191): 309-314.

3. Koppenol WH, Bounds PL, Dang CV. Otto Warburg's contributions to current concepts of cancer metabolism. Nat Rev Cancer, 2011, 11 (5): 325-337.

4. Jain M, Nilsson R, Sharma S, et al. Metabolite profiling identifies a key role for glycine in rapid cancer cell proliferation. Science, 2012, 336 (6084): 1040-1044.

5. Bartrons R, Caro J. Hypoxia, glucose metabolism and the Warburg's effect. J BioenergBiomembr, 2007, 39 (3): 223-229.

6. Gatenby RA, Gillies RJ. A microenvironmental model of carcinogenesis. Nat Rev Cancer, 2008, 8 (1): 56-61.

7. Matoba S, Kang JG, Patino WD, et al. P53 regulates mitochondrial respiration. Science, 2006, 312 (5780): 1650-1653.

8. Ma W, Sung HJ, Park JY, et al. A pivotal role for p53: balancing aerobic respiration and glycolysis. J Bioenerg Biomembr, 2007, 39 (3): 243-246.

9. Kawauchi K, Araki K, Tobiume K, et al. p53 regulates glucose metabolism through an IKK-NF-kappaB pathway and inhibits cell transformation. Nat Cell Biol, 2008, 10 (5): 611-618.

10. Weinberg F, Hamanaka R, Wheaton WW, et al. Mitochondrial metabolism and ROS generation are essential

for Kras-mediated tumorigenicity. ProcNatlAcadSci U S A, 2010, 107 (19): 8788-8793.
11. Chen C, Pore N, Behrooz A, et al. Regulation of glut1 mRNA by hypoxia-inducible factor-1. Interaction between H-ras and hypoxia. J BiolChem, 2001, 276 (12): 9519-9525.
12. Okami J, Simeone DM, Logsdon CD. Silencing of the hypoxia-inducible cell death protein BNIP3 in pancreatic cancer. Cancer Res, 2004, 64 (15): 5338-5346.
13. Masoud GN, Li W. HIF-1alpha pathway: role, regulation and intervention for cancer therapy. Acta Pharm Sin B, 2015, 5 (5): 378-389.
14. Chourasia AH, Macleod KF. Tumor suppressor functions of BNIP3 and mitophagy. Autophagy, 2015, 11 (10): 1937-1938.
15. Zhang H, Bosch-Marce M, Shimoda LA, et al. Mitochondrial autophagy is an HIF-1-dependent adaptive metabolic response to hypoxia. J BiolChem, 2008, 283 (16): 10892-10903.
16. Jia Y, Song W, Zhang F, et al. Akt1 inhibits homologous recombination in Brca1-deficient cells by blocking the Chk1-Rad51 pathway. Oncogene, 2013, 32 (15): 1943-1049.
17. Xiang T, Jia Y, Sherris D, et al. Targeting the Akt/mTOR pathway in Brca1-deficient cancers. Oncogene, 2011, 30 (21): 2443-2450.
18. Ward PS, Thompson CB. Signaling in control of cell growth and metabolism. Cold Spring HarbPerspectBiol, 2012, 4 (7): a006783.
19. Labak CM, Wang PY, Arora R, et al. Glucose transport: meeting the metabolic demands of cancer, and applications in glioblastoma treatment. Am J Cancer Res, 2016, 6 (8): 1599-1608.
20. Vaz CV, Marques R, Alves MG, et al. Androgens enhance the glycolytic metabolism and lactate export in prostate cancer cells by modulating the expression of GLUT1, GLUT3, PFK, LDH and MCT4 genes. J Cancer Res ClinOncol, 2016, 142 (1): 5-16.
21. Hardie DG, Hawley SA, Scott JW. AMP-activated protein kinase--development of the energy sensor concept. J Physiol, 2006, 574 (Pt 1): 7-15.
22. Salminen A, Kaarniranta K, Kauppinen A. AMPK and HIF signaling pathways regulate both longevity and cancer growth: the good news and the bad news about survival mechanisms. Biogerontology, 2016, 17 (4): 655-680.
23. Hardie DG. AMP-activated protein kinase: a cellular energy sensor with a key role in metabolic disorders and in cancer. BiochemSoc Trans, 2011, 39 (1): 1-13.
24. Yan H, Parsons DW, Jin G, et al. IDH1 and IDH2 mutations in gliomas. N Engl J Med, 2009, 360 (8): 765-773.
25. Sotgia F, Martinez-Outschoorn UE, PavlidesS, et al. Understanding the Warburg effect and the prognostic value of stromal caveolin-1 as a marker of a lethal tumor microenvironment. Breast Cancer Res, 2011, 13 (4): 213.
26. Mathupala SP, Ko YH, Pedersen PL. Hexokinase-2 bound to mitochondria: cancer's stygian link to the "Warburg Effect" and a pivotal target for effective therapy. Semin Cancer Biol, 2009, 19 (1): 17-24.

第二节　肿瘤与糖代谢

糖类主要功能是提供能量。葡萄糖是最常选用的能量来源，除了参与能量供给外，还参与机体一些重要物质构成，如单糖、核糖是遗传物质 RNA 和 DNA 主要组成成分；糖蛋白在细胞识别中起着重要作用；糖脂是神经细胞膜的结构成分。

葡萄糖在体内氧化分解途径包括糖酵解和氧化磷酸化。糖酵解依赖分布于胞膜上的葡萄糖转运体（GLUT1、GLUT 3、GLUT 4）将胞外毛细血管内葡萄糖转运入胞内，通过己糖激酶（HK）、磷酸葡萄糖异构酶（PGI）、磷酸果糖激酶（PFK）等糖酵解酶分解代谢，生成终产物丙酮酸。在有氧条件下，丙酮酸通过转运蛋白，进入线粒体内氧化脱羧生成乙酰辅酶 A，后者进入三羧酸循环（TCA），彻底氧化成 H_2O 和 CO_2。在缺氧条件下，丙酮酸转化成乳酸，并通过分布于胞膜的单羧基转运体分泌至胞外，进入血液循环，到达肝脏后通过糖异生作用，转变成肝糖原或血糖，形成乳酸循环。细胞活性和能量状态密切相关，由于恶性肿瘤生长迅速，常出现葡萄糖摄取量增高、糖酵解增加和乳酸堆积现象。

一、正常细胞葡萄糖代谢

（1）葡萄糖有氧氧化：是指在有氧条件下葡萄糖彻底氧化分解生成水和二氧化碳的过程。它是机体主要能量来源途径。每个分子葡萄糖经过有氧氧化以后可以产生 30 或 32 分子 ATP。

（2）无氧糖酵解：是指在无氧或缺氧条件下，葡萄糖或者糖原在细胞浆内经过一系列反应生成乳酸过程。1 分子葡萄糖分解为 2 分子乳酸，产生 2 分子 ATP。糖酵解生理意义在于在缺氧条件下为机体迅速提供能量，同时糖酵解中间产物为细胞合成代谢提供底物。

（3）磷酸戊糖途径：是糖酵解旁路途径，整个反应在细胞液中进行，为细胞代谢提供 NADPH+和 H^+，如脂肪酸和胆固醇合成，生物转化中羟化反应以及维持谷胱甘肽还原性等。

二、肿瘤细胞葡萄糖代谢

肿瘤细胞糖酵解能力是正常细胞 20~30 倍，糖酵解增强程度与肿瘤生长速度成正比，与分化程度成反比。同时肿瘤细胞有氧糖酵解活跃程度随细胞类型不同而异，还与肿瘤侵袭性生长密切相关。此外，肿瘤细胞糖异生和磷酸戊糖通路代谢也增强（图 4-2-1）。

1. 肿瘤细胞有氧糖酵解有利于肿瘤生长　糖酵解较线粒体氧化磷酸化产能低，但恶性肿瘤细胞却可以从活跃的糖酵解代谢中受益，主要表现在以下几个方面：①与有氧氧化相比，糖酵解虽然产生 ATP 较少，但是产生速度快，这对于增殖快速的肿瘤细胞生长有利。而对于依赖氧化磷酸化作用产生 ATP 的细胞来说，氧缺乏可导致细胞受损；②肿瘤细胞通过糖酵解获取中间代谢产物，用于合成脂肪、蛋白质和核酸，以满足其合成代谢需求；③糖酵解通过影响线粒体外膜通透性使肿瘤细胞获得拮抗肿瘤凋亡能力，从而导致恶性肿瘤对放化疗等促凋亡作用耐受；④糖酵解产生大量乳酸，导致微环境酸化，有助于肿瘤细胞侵袭和免疫逃逸。早期酸化微环境对肿瘤细胞生存不利，然而肿瘤发生发展是一个不断变异选择的过程，当耐酸肿瘤细胞形成以后，这种微环境对肿瘤细胞就有着保护作用，因为酸性环境对于正常细胞具有一定毒性，可导致细胞基质分解和外源性碱性抗癌药物失效，从而利于肿瘤细胞生长和转移。

2. 糖酵解中间代谢产物是生物合成重要的前体　细胞增殖除了需要 ATP 外还需要用于构成各种细胞结构的生物大分子材料。有氧酵解关键在于提供某些至关重要的中间代谢产物用于细胞合成代谢，而同时又产生一定 ATP 用于应急，维持细胞稳态。有氧酵解为肿瘤细胞提供了大量碳水化合物代谢产物，这些中间代谢产物可以进入多种生物合成途

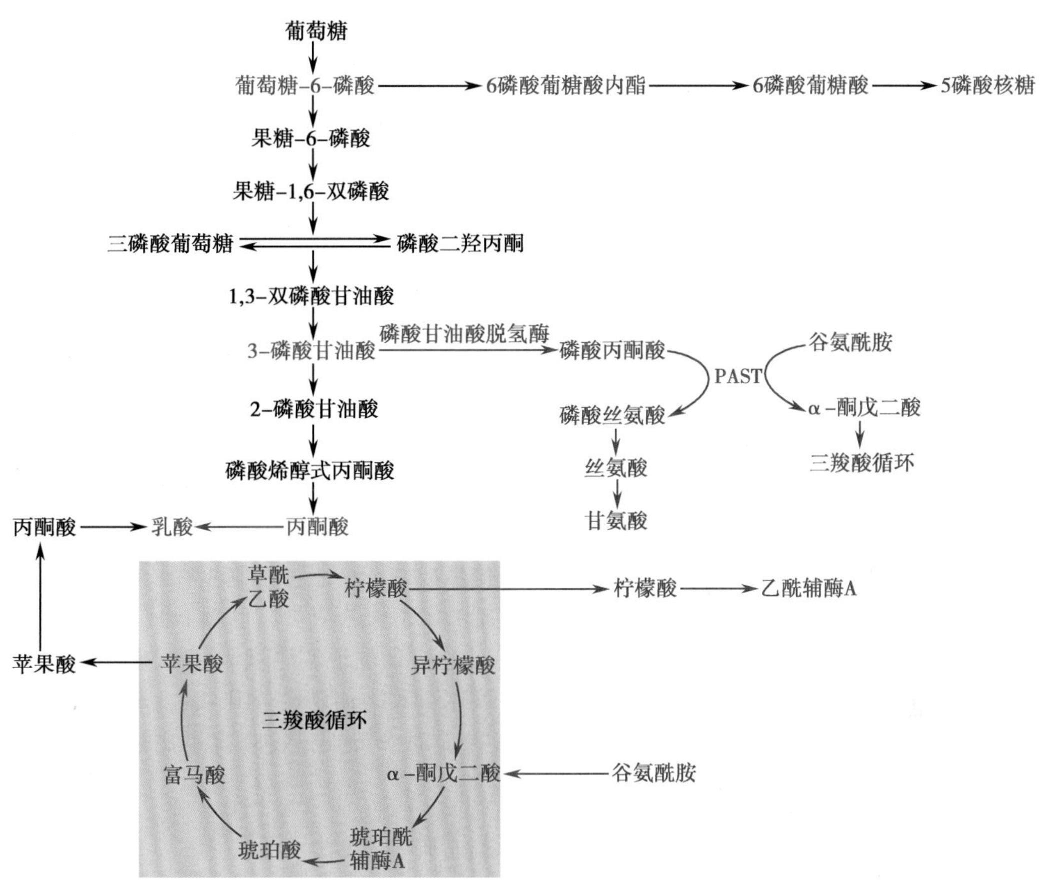

图 4-2-1 肿瘤细胞与正常细胞糖代谢途径

肿瘤细胞代谢途径与正常细胞代谢途径非常相似。红色部分代表肿瘤细胞有氧糖酵解的代谢特点，黑色部分代表正常细胞有氧糖代谢过程

径。例如，糖酵解途径中间产物6-磷酸-葡萄糖、6-磷酸-果糖、3-磷酸-甘油醛可以经磷酸戊糖途径代谢成5-磷酸核糖，用于核酸从头合成。3-磷酸甘油、磷酸烯醇式丙酮酸和丙酮酸可用于合成非必需氨基酸。即使是被认为是代谢垃圾终产物乳酸也不会被浪费，可以被间质细胞或肿瘤细胞再次吸收和彻底氧化。事实上，虽然肿瘤细胞中糖酵解旺盛，但是大多数肿瘤细胞通常表达活性较低的丙酮酸激酶M2（pyruvate kinase isoenzyme type M2，PKM2），并且其活性受酪氨酸激酶磷酸化修饰调节[1]。PKM是糖酵解途径最后一个限速酶，肿瘤细胞之所以选择活性较低并易于受磷酸化修饰而失活的PKM2作为自身糖酵解代谢的瓶颈，其好处就是利于上游产生中间代谢产物进入其他合成代谢途径，而不是转变为丙酮酸进一步分解[2]。

3. 截断的三羧酸循环　正常组织通过TCA循环将葡萄糖彻底氧化代谢为CO_2，以达到ATP产量最大化。事实上，TCA循环中间产物同样可以用于生物合成途径。在增殖性细胞中，TCA循环的意义并不在于生成ATP，而是在于满足生物合成。葡萄糖进入TCA循环代谢为柠檬酸，后者从线粒体中转运至胞浆可转化成为草酰醋酸（oxaloacetate，OAA）和乙酰辅酶A（acetyl-CoA），后者是脂质合成的前体。负责催化这一过程的酶为

ATP 柠檬酸裂合酶（ATP citrate lyase，ACL），多种肿瘤细胞中 ACL 表达上调，并且其活性为细胞增殖所需。可见肿瘤细胞中并非完全没有 TCA 循环，不过柠檬酸从线粒体转运至胞浆用于脂质合成，导致柠檬酸的线粒体氧化降低，对 TCA 循环产生了重大影响，因而肿瘤细胞中的 TCA 循环似乎被“截断”（truncated）。在肝癌细胞中还发现线粒体柠檬酸被大量转运至胞浆用于胆固醇合成。TCA 循环中的其他中间代谢产物如 OAA、α-酮戊二酸（α-ketoglutarate，α-KG）亦可用于非必需氨基酸合成。

4. 乳酸再利用 乳酸是糖酵解终产物，过去通常被认为是无用的。这一观念在目前看来可能需要转变。在结肠癌的研究中发现，结肠癌细胞高表达乳酸脱氢酶 5（lactate dehydrogenase，LDH5）和低氧诱导因子-1α（hypoxia-inducible factor 1α，HIF-1α），释放大量乳酸[3]；肿瘤相关成纤维细胞高表达单羧酸转运蛋白 1（monocarboxylate transporter 1，2，MCT1/2）和 LDH1，而 LDH5 和 HIF-1α 则低表达。肿瘤相关成纤维细胞这种代谢酶表达模式使之具有很高的吸收乳酸能力，并通过 LDH1 将乳酸氧化成丙酮酸，再释放到胞外，可供肿瘤细胞吸收利用[4]。此外，研究发现位于氧供充分区域的肿瘤细胞也表达 MCT1 蛋白，可摄取胞外乳酸，并将其进一步氧化生成 ATP，维持细胞生存[5]。

Warburg 效应与众多调控因子上调有关：包括 GLUT 家族成员，己糖激酶（HKs），丙酮酸脱氢酶激酶（PDKs），乳酸脱氢酶（LDHs）。也有证据证实癌基因和抑癌基因对有氧糖酵解同样具有调控作用，例如：PTEN、PI3K/AKT/mTOR、HIF-1α、AMPK、p53、EGFR、ERK1/2、PKM2、RAS 和 Myc 等。虽然目前对 Warburg 效应有了更进一步认识，但是其具体机制尚未完全阐明。

三、针对糖代谢的抗肿瘤药物

肿瘤细胞以有氧糖酵解方式获取能量，因此干扰肿瘤细胞糖酵解是选择性抗肿瘤治疗的一个潜在新策略。降低肿瘤细胞糖酵解代谢率将会是一种有效的治疗策略（表 4-2-1）。

表 4-2-1 抗葡萄糖代谢药物及临床试验

成分	靶标	肿瘤类型	临床试验级别
2-DG	葡萄糖转运因子	前列腺癌	Ⅰ期临床试验结束
水飞蓟素		前列腺癌	Ⅱ期临床试验
2-DG	HK2	前列腺癌	Ⅰ期临床试验结束
氯尼达明			Ⅰ期临床（欧洲）
TLN-232/CAP-23	PKM2	转移性肾细胞癌 恶性黑色素瘤	Ⅱ期临床
Gossypol/AT-101	LDHA	多种肿瘤	
二氯醋酸酯（DCA）	PDK	脑肿瘤 非小细胞肺癌 头颈肿瘤	Ⅰ期临床 Ⅱ期临床
AZD3965	MCT1	进展期实体瘤	Ⅱ期临床试验

1. 以己糖激酶-2 为靶点　己糖激酶（hexokinase，HK）是控制糖酵解第一个限速酶，它不可逆地催化葡萄糖磷酸化转变为 6-磷酸葡萄糖，同时伴有 ATP 消耗，使带负电荷的磷酸化葡萄糖固定在细胞内，并使其通过糖酵解产生 ATP 或通过磷酸戊糖路径用于合成反应[6]。HK-2 高表达于各类肿瘤中，通过反义 RNA 技术沉默恶性肝癌细胞中的 HK-2 基因，发现肿瘤增殖明显降低[7,8]。因此，针对 HK-2 靶点药物能抑制肿瘤生长。目前有几个针对 HK-2 靶点药物已进入临床试验，其中氯尼达明（lonidamine）[9]是研究得最多且最有效的 HK-2 抑制剂。该药物在肿瘤细胞中可对糖酵解有选择性地阻止，而对正常细胞只有轻微作用。氯尼达明是一种有效的抗增殖药物，甚至对一些耐药性乳腺癌细胞也有作用，并且在乳腺、卵巢、肺、脑和头颈部肿瘤中研究表明，该药物可增强抗肿瘤药物治疗效应。另外，HK-2 抑制剂还包括 3-溴丙酮酸[10]、2-脱氧-D-葡萄糖[11]、联苯苄唑等[12]。

2. 以胚胎型丙酮酸激酶 2 为靶点　丙酮酸激酶（PK）催化磷酸烯醇式丙酮酸（phosphoenolpyruvate，PEP）和 ADP 转化为丙酮酸并产生 ATP。在人类肿瘤中高表达的主要是 PKM2，它具有肿瘤特异性，同时是多种肿瘤诊断的生物标志物[13]。PKM2 有四聚体和二聚体两种形式，四聚体形式总是与一些糖酵解相关酶形成复合物，将丙酮酸用于能量生成。二聚体对底物 PEP 亲和力低、催化能力弱，这种形式主要用于大分子物质合成。肿瘤细胞中 PKM2 经常以二聚体形式存在。因此，能稳定 PKM2 四聚体形式的 PKM2 小分子激活剂可干扰肿瘤细胞代谢，这为抗肿瘤治疗提供了一种新策略[14]。关于 PKM2 靶向药物类别很多，但都处于实验室研究阶段，而对体内尤其是人体药物研究很少，尚有待于进一步研究。

3. 以 6-磷酸果糖激酶为靶点　在哺乳动物细胞中有两种 6-磷酸果糖激酶（phosphofructokinase，PFK），即 6-磷酸果糖-1-激酶（PFK1）和 6-磷酸果糖-2-激酶（PFK2）。PFK1 不可逆地催化 6-磷酸果糖为 1，6-二磷酸果糖，而 PFK2 是双功能酶，既是激酶也是磷酸酶，它调控果糖-2，6-双磷酸合成并可将果糖-2，6-双磷酸转化为果糖-6-磷酸，为此，PFK2 也命名为果糖-2，6-双磷酸酶。莱菔硫烷[15]是 PFK 抑制剂之一，它是异硫氰酸盐衍生物。许多研究表明该药物在几个肿瘤细胞株中通过凋亡机制表现出抗肿瘤特性，具有抗糖酵解作用。虽然 PFK 靶向药物都证明有抗糖酵解作用，但这些药物仍处于实验室阶段，进入临床还需很长时间。

4. 以乳酸脱氢酶为靶点　乳酸脱氢酶是糖酵解路径中的最后一个酶，它催化丙酮酸还原为乳酸，同时伴有辅因子 NADH 氧化为 NAD+。在人类细胞中存在五种 LDH 亚型，两种亚单位 M 型（由 LDH-A 基因编码）和 H 型（由 LDH-B 基因编码）。它们的不同组合构成了 LDH5（M4）、LDH4（M3H1）、LDH3（M2H2）、LDH2（M1H3）、LDH1（H4）。LDH 含 H 亚单位越多，其催化丙酮酸转化为乳酸速率就越低，因此，LDH5（M4，LDH-A 基因编码）在无氧条件下拥有催化此步骤最高的效率。另一方面，由四个 H 亚单位组成 LDH1 对乳酸有高度亲和力，因此，在有氧组织中它参与了乳酸向丙酮酸转化。LDH5（M4，LDH-A 基因编码）与肿瘤侵袭性表型和预后较差相关，因此考虑其为恶性肿瘤的标志物之一[16]。由于 LDH5 表达增加引起乳酸产量增多，进而导致了细胞内酸性增高，这将有利于肿瘤的侵袭和转移，同时，乳酸也参与了血管生成、迁移、免疫抵抗和放疗抵抗。因此，LDH5 也将是一个潜在抗肿瘤靶点。目前已发现的 LDH 抑制剂环聚乳酸盐、草氨酸盐、棉酚等均有一定的抗肿瘤效应[17]。

目前，针对糖酵解途径研发的抗肿瘤药除了几个关键酶外，还有针对葡萄糖转运子、单羧酸转运子、丙酮酸脱氢酶激酶等抗肿瘤药物，目前这些药物都处于基础研究阶段，还需进一步实验证明这些药物疗效。

随着对肿瘤细胞糖代谢调控机制不断认识和研究，相信在不久将来，针对糖代谢途径中的调控因子靶向干预治疗将成为肿瘤治疗研究新趋势。

（贾云鹤）

参考文献

1. Yang W, Zheng Y, Xia Y, et al. ERK1/2-dependent phosphorylation and nuclear translocation of PKM2 promotes the Warburg effect. Nat Cell Biol, 2012, 14 (12): 1295-1304.
2. Pinweha P, Rattanapornsompong K, Charoensawan V, et al. MicroRNAs and oncogenic transcriptional regulatory networks controlling metabolic reprogramming in cancers. ComputStructBiotechnol J, 2016, 14: 223-233.
3. Nam SO, Yotsumoto F, Miyata K, et al. Warburg effect regulated by amphiregulin in the development of colorectal cancer. Cancer Med, 2015, 4 (4): 575-587.
4. Fantin VR, St-Pierre J, Leder P. Attenuation of LDH-A expression uncovers a link between glycolysis, mitochondrial physiology, and tumor maintenance. Cancer Cell, 2006, 9 (6): 425-434.
5. Doherty JR, Yang C, Scott KE, et al. Blocking lactate export by inhibiting the Myc target MCT1 Disables glycolysis and glutathione synthesis. Cancer Res, 2014, 74 (3): 908-920.
6. Golshani-Hebroni SG, Bessman SP. Hexokinase binding to mitochondria: a basis for proliferative energy metabolism. J BioenergBiomembr, 1997, 29 (4): 331-338.
7. Ko YH, Pedersen PL, Geschwind JF. Glucose catabolism in the rabbit VX2 tumor model for liver cancer: characterization and targeting hexokinase. Cancer Lett, 2001, 173 (1): 83-91.
8. Dai W, Wang F, Lu J, et al. By reducing hexokinase 2, resveratrol induces apoptosis in HCC cells addicted to aerobic glycolysis and inhibits tumor growth in mice. Oncotarget, 2015, 6 (15): 13703-13717.
9. Bhutia YD, Babu E, Ganapathy V. Re-programming tumour cell metabolism to treat cancer: no lone target for lonidamine. Biochem J, 2016, 473 (11): 1503-1506.
10. Gong L, Wei Y, Yu X, et al. 3-Bromopyruvic acid, a hexokinase II inhibitor, is an effective antitumor agent on the hepatomacells: in vitro and in vivo findings. Anticancer Agents Med Chem, 2014, 14 (5): 771-776.
11. Gupta P, Jagavelu K, Mishra DP. Inhibition of NADPH Oxidase-4 Potentiates 2-Deoxy-D-Glucose-Induced Suppression of Glycolysis, Migration, and Invasion in Glioblastoma Cells: role of the Akt/HIF1alpha/HK-2 Signaling Axis. Antioxid Redox Signal, 2015, 23 (8): 665-681.
12. Penso J, Beitner R. Clotrimazole and bifonazole detach hexokinase from mitochondria of melanoma cells. Eur J Pharmacol. 1998, 342 (1): 113-117.
13. Christofk HR, Vander Heiden MG, Wu N, et al. Pyruvate kinase M2 is a phosphotyrosine-binding protein. Nature, 2008, 452 (7184): 181-186.
14. Spoden GA, Mazurek S, Morandell D, et al. Isotype-specific inhibitors of the glycolytic key regulator pyruvate kinase subtype M2 moderately decelerate tumor cell proliferation. Int J Cancer, 2008, 123 (2): 312-321.
15. Jeon YK, Yoo DR, Jang YH, et al. Sulforaphane induces apoptosis in human hepatic cancer cells through inhibition of 6-phosphofructo-2-kinase/fructose-2, 6-biphosphatase4, mediated by hypoxia inducible factor-1-dependent pathway. BiochimBiophysActa, 2011, 1814 (10): 1340-1348.

16. Miao P, Sheng S, Sun X, et al. Lactate dehydrogenase A in cancer: a promising target for diagnosis and therapy. IUBMB Life, 2013, 65 (11): 904-910.

17. Tuccinardi T, Poli G, Corchia I, et al. A Virtual Screening Study for Lactate Dehydrogenase 5 Inhibitors by Using a Pharmacophore-based Approach. Mol Inform, 2016, 35 (8-9): 434-439.

第三节　肿瘤蛋白质/氨基酸代谢

一、蛋白质/氨基酸正常代谢概述

蛋白质是机体内重要的营养要素之一，在人体内并不能直接被利用，而是在胃肠道中经过多种消化酶的作用，将高分子蛋白质分解为低分子的多肽或氨基酸后，在小肠内被吸收，沿着肝门静脉进入肝脏。一部分氨基酸在肝脏内进行分解或合成蛋白质；另一部分氨基酸继续随血液分布到各个组织器官，任其选用，合成各种特异性的组织蛋白质。在正常情况下，氨基酸入血与输出速度几乎相等，所以正常人血液中氨基酸含量相对恒定。氨基酸种类多，根据是否参与蛋白质合成，可分为非编码氨基酸和编码氨基酸，非编码氨基酸不参与蛋白质合成，但参与许多代谢进程并具有重要活性。编码氨基酸为 20 种 *L*-α-氨基酸，从营养学角度可以分为必需氨基酸和非必需氨基酸。必需氨基酸有 8 种，包括苏氨酸、蛋氨酸、赖氨酸、苯丙氨酸、色氨酸、缬氨酸、亮氨酸和异亮氨酸，它们在体内不能合成，必须由食物蛋白质提供。另外 12 种氨基酸为非必需氨基酸，这些氨基酸在营养和代谢上与必需氨基酸同等重要。人从食物外源性获得的蛋白质和组织细胞内内源性蛋白质被多种消化道蛋白酶水解生成氨基酸混合分布于细胞内液和细胞外液等各种体液中，构成了氨基酸的代谢库。氨基酸的代谢部位主要位于肝脏，代谢途径主要包括以下三个方面：

1. 脱氨基　氨基酸通过脱氨基后生成 α-酮酸和氨。脱氨基的方式包括氧化脱氨基、转氨基、联合脱氨基等。其中联合脱氨基作用最为重要，该过程是可逆的。α-酮酸在体内的代谢途径有三条：经脱氨基反应逆过程生成非必需氨基酸；转变为糖酵解途径或三羧酸循环的中间产物生成葡萄糖和糖原；转变为乙酰辅酶 A 或乙酰乙酰辅酶 A 而生成脂肪酸和酮体；经过三羧酸循环氧化成二氧化碳和水，并释放出能量。同时，氨基酸经脱氨基生成的氨是体内氨的主要来源，氨是有毒的物质，人体必须及时将氨转变成无毒或毒性小的物质，然后排出体外。主要去路是在肝脏与肠道吸收入肝脏的氨一起通过鸟氨酸循环合成尿素、随尿排出；一部分氨与谷氨酸在谷氨酰胺合成酶的催化下生成谷氨酰胺，也可合成其他非必需氨基酸，并由血液运输至肝或肾；少量的氨可直接经尿排出体外。

2. 脱羧基　有些氨基酸还可以通过脱羧基作用生成相应的胺类并释放出二氧化碳。这些胺类具有重要的生理作用，如 γ-氨基丁酸、组胺、5-羟色胺、儿茶酚胺、多胺等。同时体内有胺氧化酶，能将胺氧化为醛和氨，这里产生的氨是体内氨的次要来源，可以和上述脱氨基产生的氨一起进行氨代谢。

3. 代谢转变　某些氨基酸可以通过特殊代谢途径转变成其他含氮物质如嘌呤、嘧啶、卟啉、某些激素、色素、生物碱等。体内某些氨基酸在代谢过程中还可以相互转变（图4-3-1）。

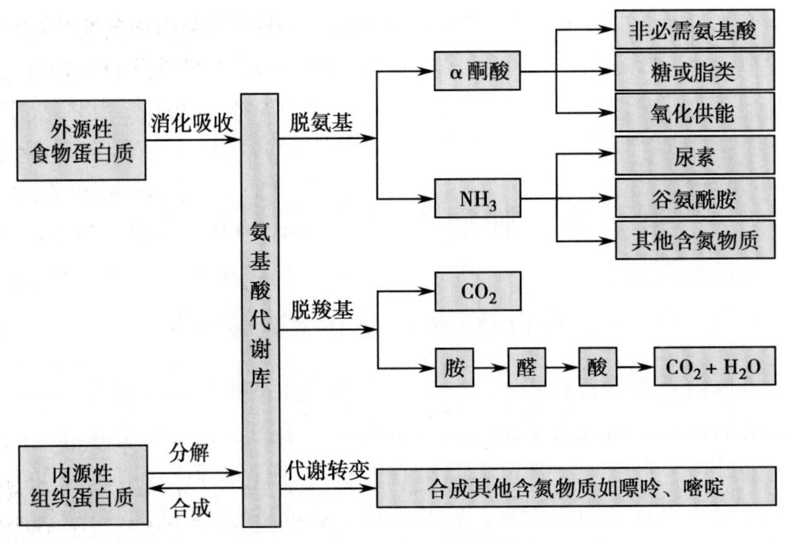

图 4-3-1 氨基酸代谢概况

二、肿瘤蛋白质/氨基酸异常代谢

（一）肿瘤蛋白质代谢异常

1. 肿瘤蛋白质异常代谢特点　异常的代谢变化是恶性肿瘤的重要特征，包括能量代谢、糖代谢、脂肪代谢、蛋白质和氨基酸代谢等，在肿瘤的发生、发展过程中发挥非常重要的作用。肿瘤患者蛋白质代谢异常主要表现为整体蛋白周转加快，同时引起肝脏蛋白质合成增加和肌肉蛋白质分解加强。

有研究表明，用^{15}N-甘氨酸标记示踪测定法对比伴有营养不良的肿瘤患者和饥饿患者，发现伴有营养不良的恶性肿瘤患者蛋白质更新率要比良性肿瘤患者和饥饿患者分别高 32% 和 35%，蛋白质合成率分别高 35% 和 54%。Shaw 等[1]的研究显示体重明显下降患者比体重无明显下降患者和正常人的蛋白质分解率显著升高。进入肿瘤晚期，特别是并发恶液质时，患者不仅丢失脂肪，还大量丢失肌肉组织。

2. 肿瘤蛋白质异常代谢机制　恶液质患者肌肉蛋白大量降解的机制目前仍不十分明确。Wigmore 等[2]报道，恶液质患者尿中可检测到蛋白分解诱导因子（proteolysis induced factor，PIF），PIF 可由肿瘤细胞产生，是加速肌肉蛋白消耗和减少肌肉蛋白合成的关键因子。另外，有学者认为肿瘤细胞或肿瘤患者正常细胞可产生某些代谢介质，这些介质可激活骨骼肌细胞内 ATP-泛素化蛋白质降解途径，加速了蛋白降解。

（二）肿瘤氨基酸异常代谢特点

肿瘤患者氨基酸代谢也呈现明显异常，由蛋白质分解产生的氨基酸增加，同时氨基酸异生葡萄糖显著增加。由于血浆氨基酸仅占人体总氨基酸的 1%～6%，而且更新很快，因此研究肿瘤组织的氨基酸代谢，更能反映出氨基酸代谢的紊乱，为肿瘤患者的营养支持和氨基酸治疗提供相应的临床依据。有研究表明，胃癌组织中游离牛磺酸、苏氨酸、丝氨酸、脯氨酸、甘氨酸、丙氨酸、缬氨酸、异亮氨酸、亮氨酸、酪氨酸和赖氨酸等多种氨基酸的含量较正常组织显著升高，并且进展期肿瘤与早期肿瘤相比，脯氨酸、缬氨酸、异亮氨酸、蛋氨酸和苯丙氨酸显著升高[3]。这反映肿瘤组织需要大量的氨基酸支持其旺盛的蛋白质、核酸合成和能量代谢。随着肿瘤的进展，肿瘤细胞的代谢活动也发生变化，对某些氨基酸有特殊需求。王亮等[4]的研究显示胃癌组织游离谷氨酰胺、精氨酸和蛋氨酸的含量较正常胃黏膜显著升高，并且与肿瘤体积呈现正相关。洪淑芳等[5]通过观察^{3}H-蛋氨酸/^{3}H缬氨酸空肠喂饲在荷瘤大鼠体内的分布，发现肿瘤组织对蛋氨酸和缬氨酸的摄取率高，提示这两种氨基酸是肿瘤组织代谢的重要基质。另外，有研究表明，胰腺癌细胞的培养基中谷氨酰胺、半胱氨酸和丝氨酸浓度降低，而脯氨酸、甘氨酸和谷氨酸浓度则升高[6]。肿瘤细胞的体外培养基中氨基酸的变化反映了肿瘤对某些氨基酸的特殊需要。

（三）肿瘤氨基酸代谢异常

1. 肿瘤氨基酸异常代谢机制　上述肿瘤氨基酸异常代谢反映了肿瘤组织需要大量的氨基酸进行新的蛋白质合成，同时肿瘤组织对某些氨基酸有特殊的需求。主要原因包括以下几个方面：①肿瘤组织对糖的需求率增加，宿主通过蛋白质分解来提供大量的氨基酸，进而经糖异生来满足此目的，因此，脯氨酸、丝氨酸、甘氨酸这些生糖氨基酸在肿瘤组织中含量增加；②丝氨酸、甘氨酸和组氨酸均为一碳单位，是合成嘌呤和嘧啶的前体，所以这些氨基酸在肿瘤组织中被大量摄取，在肿瘤组织中明显增高，从而满足肿瘤细胞活跃的核酸代谢；③蛋氨酸含有S-甲基，在体内通过甲基转移酶作用使DNA、RNA、蛋白质等多种生化物质甲基化，而代谢旺盛的肿瘤组织在分化过程中需要大量的蛋氨酸；④支链氨基酸包括缬氨酸、亮氨酸和异亮氨酸，缬氨酸也是肿瘤细胞需求旺盛的氨基酸，季峰等[7]通过动物实验和肿瘤细胞体外培养发现输注无缬氨酸的氨基酸溶液可以抑制大鼠胃癌细胞蛋白合成，进而抑制其增殖，输注缺乏缬氨酸的营养液也可以抑制肿瘤的生长。但对正常组织蛋白质合成影响不大，而且不影响宿主全身营养和免疫功能。亮氨酸有促进机体蛋白质合成并抑制分解的作用，异亮氨酸是生酮氨基酸，经过分解可生成乙酰辅酶A和琥珀酸单酰辅酶A，是三羧酸循环中的重要物质，因此肿瘤组织中支链氨基酸水平升高。肿瘤组织对于氨基酸的需求不同。根据不同肿瘤对于氨基酸不同的需求特点，可为以后治疗提供相应依据。

2. 肿瘤谷氨酰胺的异常代谢

（1）谷氨酸分解代谢途径：谷氨酰胺分解，是通过一系列的生化反应过程，主要通过三羧酸循环完成，谷氨酰胺可通过谷氨酰胺酶水解为谷氨酸和氨，谷氨酸继续转变为α-酮戊二酸、天冬氨酸、丙酮酸、乳酸、丙氨酸和柠檬酸等（图4-3-2）。

（2）肿瘤细胞谷氨酰胺分解代谢加强：肿瘤细胞为了满足细胞不断增殖所需要的能量和合成代谢，增加葡萄糖消耗并加强糖酵解，糖酵解中间产物大量用于合成代谢，降低乙酰CoA转化和TCA循环，从而减少能量供给。而葡萄糖和谷氨酰胺是肿瘤细胞消耗的主要原料，为了补偿异常代谢导致的能量不足，在许多肿瘤细胞中谷氨酰胺消耗和谷氨酰胺分解代谢是加强的。Robert等[8]很早就发现部分肿瘤存在异常的谷氨酰胺代谢，这些肿瘤不依赖葡萄糖的摄取，却表现出谷氨酰胺依赖性生长，这种现象称为“谷氨酰胺成瘾”。同样，也有研究表明，在Hela细胞中的培养介质中用果糖或半乳糖置换葡萄糖之后，由谷氨酰胺分解产生的ATP占细胞能量的99.9%。因此多种肿瘤细胞系在低葡萄糖水平时也能进行增殖。

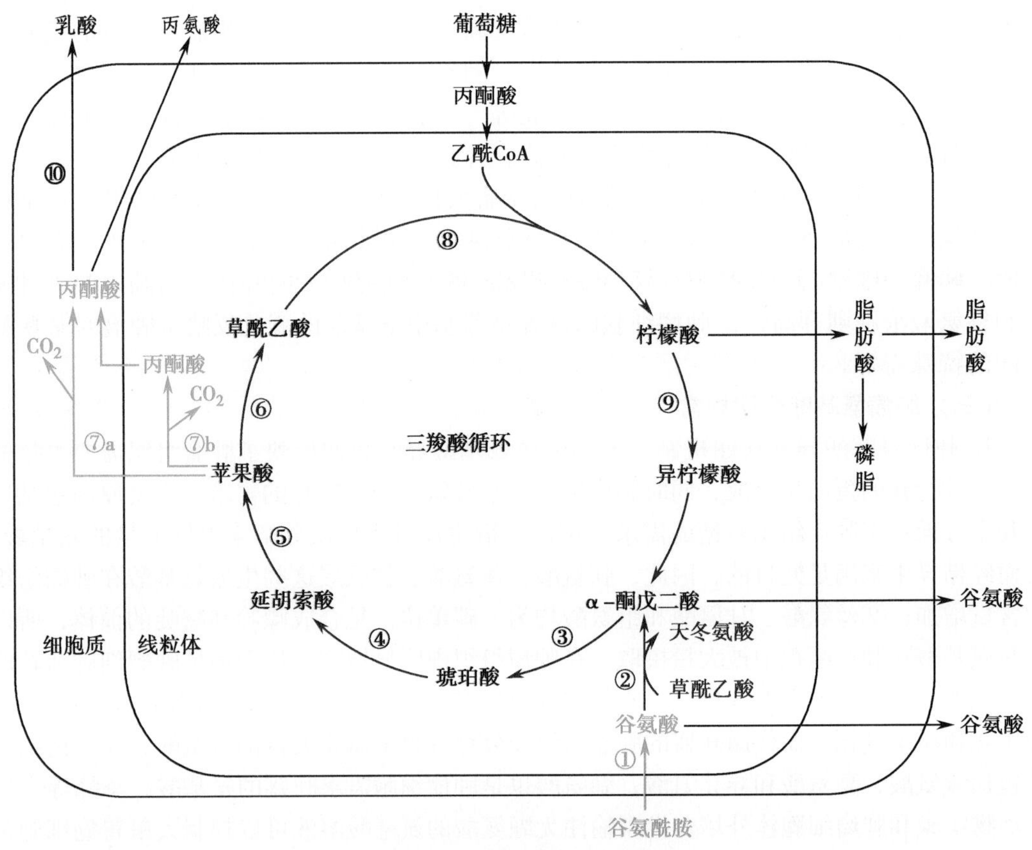

图 4-3-2 谷氨酰胺分解代谢

本图蓝色部分代表三羧酸循环；红色部分代表苹果酸-天冬氨酸穿梭；绿色部分代表肿瘤组织中高表达的酶类。①谷氨酰胺酶；②谷草转氨酶；③α 酮戊二酸脱氢酶；④琥珀酸脱氢酶；⑤延胡索酸酶；⑥苹果酸脱氢酶；⑦a：胞浆苹果酸脱羧酶；⑦b：线粒体苹果酸脱羧酶；⑧柠檬酸合成酶；⑨顺乌头酸酶；⑩乳酸脱氢酶

（3）谷氨酰胺异常代谢机制：谷氨酰胺分解首先需要促进谷氨酰胺分解的酶高表达或谷氨酰胺合成酶失活。体外试验发现，肿瘤谷氨酰胺酶的活力与肿瘤体积呈线性相关关系，而肝癌的生长与肿瘤内的谷氨酰胺水平呈负相关。研究表明，在癌基因 *c-Myc* 的调控下，谷氨酰胺代谢的关键酶谷氨酰胺酶和谷氨酰胺脱氢酶在多种肿瘤中高表达，并且与肿瘤的分级及预后密切相关，而通过降低谷氨酰胺酶和谷氨酰胺脱氢酶的表达，可以抑制合成或者引起细胞内氧化还原压力，引起肿瘤细胞的凋亡[9-13]。最新的研究显示，在肿瘤进展过程中，周围环境变化引起的氧化压力是抑制肿瘤细胞远处转移的重要因素，而谷氨酰胺代谢的中间产物延胡索酸可以通过激活谷胱甘肽过氧化物酶来降低肿瘤细胞内部的活性氧化物（reactive oxygen species，ROS）水平，维持氧化还原平衡，进而可能促进了肿瘤的转移[14-16]。另外，研究发现 *ras* 同源致癌基因（ras homologus oncogenes，RH）GTP 酶信号通路与肿瘤细胞代谢密切相关，高度激活该通路可以显著激活线粒体谷氨酰胺酶的基础活性[10]。而这个结果可能是通过激活转录因子核因子 kappa B（nuclear factor kappa B，NF-κB）实现的。关于谷氨酰胺代谢在肿瘤中的作用和具体机制，还有待进一步研究来

证实[11]。

3. 肿瘤支链氨基酸的异常代谢

（1）支链氨基酸分解代谢途径：支链氨基酸（branched chain amino acid，BCAA）包括缬氨酸、亮氨酸、异亮氨酸这三种必需氨基酸。其中缬氨酸为生糖氨基酸，亮氨酸为生酮氨基酸，异亮氨酸为生糖兼生酮氨基酸。BCAA 氧化分解代谢主要在肌肉中进行，分解代谢通路有两个分解关键酶，包括支链氨基酸氨基转移酶（branched-chain amino acid transaminase，BCAAT）和支链氨基酸 α 酮酸脱氢酶（branched chain amino acid α-keto acid dehydrogenase，BCKDH）。首先，BCAA 在 BCAAT 催化下进行可逆的转氨基作用，生成相应的 α 酮酸，再经 BCKDH 催化进行不可逆氧化脱羧，形成相应的脂酰 CoA，然后在脂酰 CoA 的 α、β 碳原子间脱氢形成双键，在双键间加水，形成 β-羟酰基 CoA，缬氨酸降解为琥珀酰 CoA，亮氨酸降解为乙酰 CoA，异亮氨酸降解为乙酰 CoA 和琥珀酰 CoA，分别进入生糖或生酮代谢（图 4-3-3）。

（2）肿瘤细胞支链氨基酸代谢改变：荷瘤状态下 BCAA 代谢特征主要表现为 BCAA 获取的改变，包括 BCAA 摄入减少，BCAA 氧化和糖异生增加。同时伴有骨骼肌蛋白质降解增强和蛋白质合成增多，最终导致肌肉组织不断消耗，因此整个机体 BCAA 是缺乏的。肿瘤细胞为自身代谢、增殖和侵袭不断摄取氨基酸并利用氨基酸。不同肿瘤与正常组织摄取和代谢 BCAA 是不同的。梁晓宇等[17]研究显示，与正常胃黏膜组织相比，胃癌组织中游离缬氨酸含量增高，且进展期胃癌与早期胃癌相比，肿瘤组织中游离缬氨酸也增高。有研究发现，鼠淋巴瘤中超极化^{13}C 亮氨酸信号是周围组织的 7 倍。还有研究显示，脑肿瘤摄取缬氨酸是正常脑皮质的 22 倍，对于亮氨酸的摄取高于其他氨基酸。

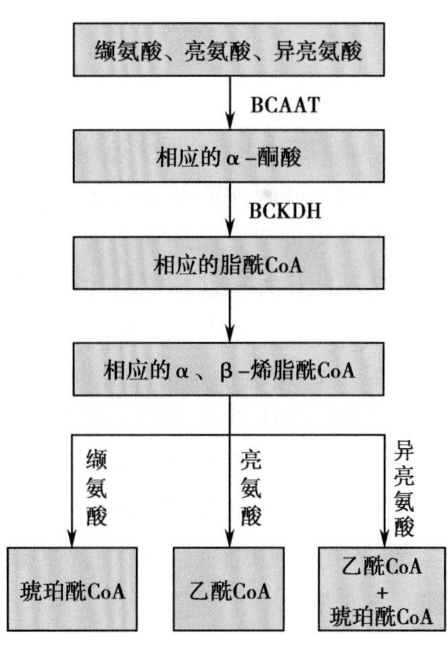

图 4-3-3 支链氨基酸分解代谢

BCAA 氧化分解代谢通路，BCAAT：branched-chain amino acid transaminase 支链氨基酸氨基转移酶；BCKDH：branched chain amino acid α-keto acid dehydrogenase 支链氨基酸 α 酮酸脱氢酶

（3）肿瘤支链氨基酸异常代谢机制：影响肿瘤利用氨基酸的因素主要与肿瘤类型、肿瘤大小、合成速率和增长速度有关。其中肿瘤蛋白质合成速率是肿瘤组织利用 BCAA 的主要因素。目前肿瘤支链氨基酸异常代谢具体机制尚不清楚。目前认为，肿瘤组织 BCAA 氧化与其关键酶 BCAAT 和 BCKDH 以及 BCAA 转运载体密切相关。有研究表明，在一些肿瘤中 BCAAT 和 BCKDH 是高表达的。另外，有研究报道，在多种肿瘤细胞系内发现利用 BCAA 的 L-型氨基酸转运载体（LAT）表达也不同。神经胶质瘤细胞 C6 主要表达 LAT1，而正常星型胶质细胞主要表达 LAT2，因此，肿瘤组织与正常组织摄取 BCAA 是不同的。

4. 肿瘤精氨酸的异常代谢

（1）精氨酸分解代谢途径：精氨酸是正常人体内非必需氨基酸，但在代谢应激状态下由于自身合成不能满足机体需要，需外源性提供，因此被称为半必需氨基酸。精氨酸的一个重要功能是参与生物体内的尿素循环。细胞通过尿素循环降低体内氨的水平，该酶促反应主要由 2 个关键酶来调节，即精氨酸琥珀酸合成酶（argininosuccinate synthase，ASS）及精氨基琥珀酸裂解酶（argininosuccinatelyase，ASL），前者可催化瓜氨酸和天冬氨酸形成精氨酸琥珀酸，后者使精氨酸琥珀酸裂解为精氨酸及延胡索酸，从而为机体提供内源性的精氨酸。精氨酸代谢在体内有 3 条途径，一是精氨酸在一氧化氮合酶催化下代谢产生 NO，并生成瓜氨酸；二是在精氨酸分解酶作用下，精氨酸生成鸟氨酸和尿素，也可通过甘氨酸转脒基酶催化分解为鸟氨酸和肌酐酸；三是由鸟氨酸生成多胺，多胺是腐胺、亚精胺和精胺的统称，对于调控细胞生长和发育具有重要作用。精氨酸降解主要在小肠完成。精氨酸分解代谢产物通过参与淋巴细胞内的代谢过程发挥细胞免疫作用，在免疫防御和免疫调节、维持和保护肠道黏膜功能及肿瘤特异性免疫方面发挥重要作用，但对体液免疫无显著影响（图 4-3-4）。

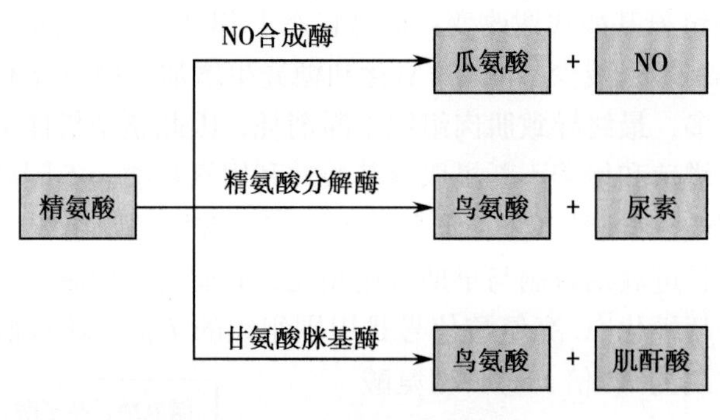

图 4-3-4　精氨酸分解途径

（2）肿瘤精氨酸代谢改变及相关机制：Feun 等[18]研究发现，部分恶性肿瘤细胞缺乏尿素循环中的关键限速酶精氨酸琥珀酸合成酶 1（arginosuccinatesyntheteasl，ASS1），因此肿瘤细胞不能通过尿素循环来合成精氨酸，必须利用体外供给精氨酸才能满足生长、增殖的需求，这种依赖外源性精氨酸生长的肿瘤被称为精氨酸营养缺陷型肿瘤。目前发现的这类肿瘤种类很多，包括黑色素瘤、胰腺癌、前列腺癌、间皮瘤、肝细胞癌及淋巴瘤等。已有研究证实，ASS1 失活是由于肿瘤细胞内 *ASS1* 基因启动子甲基化，导致 ASS1 转录受阻所致[19]。针对 ASS1 缺乏的精氨酸营养缺陷型肿瘤，研究者能够通过重组精氨酸降解酶来破坏血液中精氨酸，限制肿瘤细胞从血液中摄取足够氨基酸，直接抑制肿瘤细胞蛋白质的合成，从而抑制肿瘤细胞的生长[20,21]。也可能通过影响细胞内谷氨酰胺代谢及胸腺嘧啶核苷的合成，导致肿瘤细胞凋亡[22]。肿瘤细胞的 ASS1 低表达是临床上预测精氨酸剥夺治疗有效性的主要指标。

三、小结与展望

肿瘤可引起肿瘤患者蛋白质和氨基酸代谢的变化，总的表现为机体蛋白质分解增加超过合成增加，负氮平衡和氨基酸代谢异常。其中，肿瘤组织的蛋白质合成及分解代谢都增强，但合成代谢超过分解代谢，甚至可夺取正常组织的蛋白质分解产物，合成肿瘤本身所需要的蛋白质，结果可使机体处于严重消耗的恶液质状态。肿瘤的分解代谢表现为蛋白质分解为氨基酸的过程增强，而氨基酸的分解代谢则减弱，可使氨基酸重新用于蛋白质合成。这可能与肿瘤生长旺盛有关。不同肿瘤对于不同氨基酸的需求不同，可为后续肿瘤治疗中更好地合理利用氨基酸提供相应依据。但是对于不同肿瘤应该如何补充氨基酸，同一肿瘤患者的不同营养消耗状态到底应该如何补充氨基酸以及哪些氨基酸可作为肿瘤患者监测评价指标等客观问题，有待进一步的机制研究和循证医学证据来证实。

（王轶卓　王　畅）

参考文献

1. Shaw JH, Wolfe RR. Whole body protein kinetics in patients with early and advanced gastrointestinal cancer: the response to glucose infusion and total parenteral nutrition. Surgery, 1988, 103（2）: 148-155.
2. WigmoreSJ, Todorov PT, Barber MD, et al. Characteristics of patients with pancreatic cancer expressing a novel cancer cachectic factor. Br J Surg, 2000, 87（1）: 53-58.
3. 梁晓宇，王鹏志，朱理玮等. 胃癌组织中游离氨基酸变化与肿瘤进展程度的关系. 肠外与肠内营养，2001，8（1）：1-3.
4. 王亮，李庆瑞. 胃癌组织氨基酸与肿瘤体积相关性研究. 肠外与肠内营养，2000，7（1）：41-44.
5. 洪淑芳，周亚魁，黎文，等. 3H-蛋氨酸/3H-缬氨酸空肠喂饲在荷瘤大鼠体内的分布. 中国临床营养杂志，2002，10（1）：36-39.
6. Wang F, Permert J. Specific amino acid profile in culture media conditioned by human pancreatic cancer cell lines. Pancreatology, 2002, 2（4）: 402-406.
7. 季峰，朱秋红，王群燕，等. L-缬氨酸缺乏对大鼠胃癌生长及免疫状态的影响. 肠外与肠内营养，2000，7（1）：45-47.
8. Smith JR. Glutamine metabolism and its physiologic importance. JPEN J Parenteral Nutr, 1990, 14（4 Suppl）: 40S-44S.
9. Gao P, Tchernyshyov I, Chang TC, et al. c-Myc suppression of miR-23a/b enhances mitochondrial glutaminase expression and glutamine metabolism. Nature, 2009, 458（7329）: 762-765.
10. Vega FM, Ridley AJ. RhoGTPase in cancer cell biology. FEBS Lett, 2008, 582（14）: 2093-2101.
11. Wang JB, Erickson JW, Fuji R, et al. Targeting mitochondrial glutaminase activity inhibites oncogenic transformation. Cancer Cell, 2010, 18（3）: 207-219.
12. JinL, LiD, AlesiGN, et al. Glutamate dehydrogenase1 signals through antioxidant glutathione peroxidase 1 to regulate redox homeostasis and tumor growth. Cancer Cell, 2015: 27（2）: 257-270.
13. Seltzer MJ, BennettBD, Joshi AD, et al. Inhibition of glutaminase preferentially slows growth of glioma cells with mutant IDH1. Cancer Res, 2010: 70（22）: 8981-8987.
14. Piskounova E, Agathocleous M, Murphymm, et al. Oxidative stress inhibites distant metastasis by human melanoma cells. Nature, 2015, 527（7577）: 186-191.
15. Kristell Le Gal, Mohamed X. Ibrahim, Clotilde Wiel, et al. Antioxidants can increase melanoma metastasis in mice. SciTransl Med, 2015, 7（308）: 308re8.
16. Sayin VI, IbrahimMX, Larsson E, et al. Antioxidants accelerate lung cancer progression in mice. Sci Trans Med, 2014, 6（221）: 221ra15.
17. Karlsson M, Jensen PR, in't Zandt R, et al. Imaging of branched chain amino acid metabolism in tumors with hyperpolarized 13C ketoisocaprote. Int J Cancer, 2010, 127（3）: 729-736.
18. FeunL, You M, Wu CJ, et al. Arginine deprivation as a targeted therapy for cancer. Curr Pharm Des,

2008, 14 (11): 1049-1057.

19. Huang HY, Wu WR, Wang YH, et al. ASS1 as a novel tumor suppressor gene in myxofibrosarcomas: aberrant loss via epigenetic DNA methylation confers aggressive phenotypes, negative prognostic impact, and therapeutic relevance. Clin Cancer Res, 2013, 19 (11): 2861-2872.
20. Stasyk OV, Boretsky YR. Gonchar MV, et al. Recombinant arginine-degrading enzymes in metabolic anticancer therapy and bioanalytics. Cell BiolInt, 2015, 39 (3): 246-252.
21. Phillips MM, Sheaff MT, Szlosarek PW. Targeting arginine-dependent cancers with arginine-degrading enzymes: opportunities and challenges. Cancer Res Treat, 2013, 45 (4): 251-262.
22. Pavlyk I, Rzhepetskyy Y, Jagielski AK, et al. Arginine deprivation affects glioblastoma cell adhesion, invasiveness and actin cytoskeleton organization by impairment of β-actin arginylation. Amino Acids, 2015, 47 (1): 199-212.

第四节 肿瘤脂类代谢

脂类是生物体内三大营养物质之一，包括脂肪、类脂及其衍生物，在细胞膜的合成、能量储存、信号转导等方面有重要作用。血浆中脂类统称为血脂，包括甘油三酯（triglyceride，TG）、磷脂、胆固醇及其酯、游离脂肪酸等。生理状态下，肝细胞和脂肪细胞是脂肪酸主要的合成和存储场所。大部分人体正常细胞倾向于摄取外源性脂肪酸，而肿瘤细胞则主要依赖于内源性脂肪酸，并最终以脂滴的形式储存在细胞内。肿瘤细胞最重要的生物学特征是无限制的快速增殖，为了满足其快速增殖的需要，肿瘤细胞表现出与正常组织细胞不同的代谢特征。脂类代谢的增加就是肿瘤代谢中一个比较明显的变化特征。越来越多的证据表明，肿瘤细胞中的某些脂肪酸代谢发生了特异性变化，这些改变能影响到生物膜的合成。此外，肿瘤脂肪代谢的改变还能影响到细胞生长、增殖、分化以及迁移过程[1]，因此肿瘤脂类代谢异常受到越来越多研究者的关注。

一、正常细胞的脂类代谢

脂类代谢是指人体摄入的大部分脂肪经胆汁乳化成小颗粒，胰腺和小肠内分泌的脂肪酶将脂肪酸水解成游离脂肪酸和甘油单酯。水解后的小分子，如甘油、短链和中链脂肪酸，被小肠吸收进入血液。甘油单脂和长链脂肪酸被吸收后，先在小肠细胞中重新合成甘油三酯，并和磷脂、胆固醇和蛋白质形成乳糜微粒（chylomicron），由淋巴系统进入血液循环。

（一）脂类分解代谢

脂肪动员（fat mobilization）是甘油三酯分解的起始步骤，储存在脂肪细胞中的甘油三酯，被脂肪酶逐步水解为脂肪酸和甘油释放入血，通过血液运输至其他组织进行氧化利用。在氧供充足的条件下，脂肪酸可分解为脂酰辅酶 A，脂酰辅酶 A 进入线粒体，在基质中进行 β 氧化作用（包括脱氢、水化、脱氢、硫解四个重复步骤），生成乙酰辅酶 A，在肌肉及肝外组织中直接进入三羧酸循环，在肝、肾细胞中生成乙酰乙酸、D-β-羟丁酸、丙酮，这三种物质统称为酮体。肝生成的酮体经血液运输到肝外组织进一步分解氧化。酮体溶于水，分子小，可通过血-脑屏障，长期饥饿，糖供应不足时，肝脏中合成酮体增加，转运至脑为其供能。

（二）脂类合成代谢

肝脏、脂肪组织、小肠是合成代谢的重要场所，以肝脏的合成能力最强。甘油三酯合成所需的甘油及脂肪酸主要由葡萄糖代谢提供。其中甘油由糖酵解生成的磷酸二羟丙酮转化而成，脂肪酸由糖氧化分解生成的乙酰辅酶 A 合成。胰岛素诱导乙酰辅酶 A 羧化酶、脂肪酸合成酶的合成，促进脂肪酸合成，还能促使脂肪酸进入脂肪组织，加速合成脂肪。而胰高血糖素、肾上腺素、生长素抑制脂肪酸合成。

二、肿瘤细胞的脂类代谢

（一）肿瘤细胞脂类代谢的特点

肿瘤细胞脂肪代谢改变主要表现为内源性脂肪动员和脂肪氧化增加、合成减少、甘油三酯转化率增加、高甘油三酯血症和脂肪酸合成增加等[2]。脂肪生成是肿瘤细胞的重要代谢特征之一。虽然脂肪酸的从头合成在胚胎生成过程中比较旺盛，但大多数成体细胞优先利用循环系统中的脂肪酸来合成功能性脂类。与此相反，无论循环中的脂肪酸是否充足，肿瘤细胞内源性脂肪酸合成都非常高。

肿瘤细胞脂肪代谢变化在肿瘤发生早期即已存在。肿瘤患者在体质量丢失前就已存在游离脂肪酸活动增加现象，脂肪酸是荷瘤状态下机体的主要能量物质，即使给予外源性葡萄糖，也不能抑制体内脂肪的持续分解和氧化。

（二）肿瘤细胞脂类代谢的调控

过去相当长一段时间内，对于肿瘤的研究很多是基于细胞周期，原癌或者抑癌基因对细胞增殖、存活的调控。遗传或者环境因素诱导的细胞周期调控因子，原癌、抑癌基因突变造成细胞增殖失控，快速的细胞增殖会进一步加速基因组的突变速率从而加速肿瘤的进程。近年来肿瘤代谢方面的研究逐渐揭示，肿瘤代谢与肿瘤增殖密切相关，肿瘤细胞要进行快速无限增殖，增殖失控与能够大量摄入营养素缺一不可。肿瘤细胞的代谢调控很大程度上也是通过增殖相关信号通路来实现的。

1. 脂类代谢酶与肿瘤细胞脂类代谢　正常情况下，体内调节脂类代谢的酶有两种：即激素敏感脂肪酶（hormone-sensitive triglayceride lipase，HSL）和脂蛋白脂肪酶（lipoprteinlipase，LPL）。HSL 是脂肪细胞内使 TG 逐步水解为甘油和游离脂肪酸的限速酶，受激素调控。脂解是指肾上腺素、去甲肾上腺素和利钠肽，最终通过激活 HSL，促进脂肪细胞内脂滴分解，而胰岛素起抑制作用[3]。高甘油三酯血症通常被认为是 LPL 抑制的证据。LPL 活性下降程度与体质量丢失程度相关。如肺癌患者体质量丢失较明显，LPL 活性下降；而乳腺癌患者体质量丢失最不明显，其 LPL 水平基本正常。若将有明显体质量丢失的肿瘤（胃癌和结直肠癌）患者与无体质量丢失的肿瘤患者相比，前者的脂肪氧化率较高，而糖类的氧化率低。细胞因子如肿瘤坏死因子-α（tumor necrosis factor-α，TNF-α）、干扰素-α（interferon-α，INF-α）和白血病抑制因子，是通过抑制 LPL 而抑制脂肪细胞从血浆脂蛋白中摄取脂肪酸作储备，因而导致脂质释放入血液循环中。

人类肿瘤细胞能自我合成脂肪酸，并且不受正常细胞对脂肪酸合成途径的调节。以往认为脂肪酸合成是合成代谢的能量贮存通路，而现在则认为它是很多转化细胞生长和生存的关键过程。很多脂肪生成相关基因，如脂肪酸合成酶（fatty acid synthase，FASN）、ATP

柠檬酸裂合酶（ATP-citrate lyase，ACL）、乙酰辅酶 A 羧化酶（acetyl CoA carboxylase，ACC）等，都在肿瘤细胞中具有较高的表达和活性。FASN 是脂肪酸生物合成过程中，将小分子碳单位聚合成长链脂肪酸的关键酶。在正常情况下，除肝、胎儿的肺和分泌期乳腺外，在其他正常组织 FASN 呈低表达状态。许多肿瘤如乳腺癌、前列腺癌、子宫内膜癌、结肠癌、卵巢癌、膀胱癌等都有 FASN 的高度表达。目前，人们对 FASN 的生理功能及其基因表达的调控有了更深入的认识，FASN 作为细胞脂质代谢中主要的一种酶，参与了肿瘤的发生和发展[4]。FASN 在控制肿瘤细胞能量代谢、细胞周期调节、上皮间质转化等方面起着重要作用[5]，有望成为肿瘤诊断的标志物和治疗靶点。FAS 的上调依赖于蛋白激酶（protein kinase，AKT）和固醇调节元件结合蛋白激活脂酸合成的另一个关键酶——ACL，该酶的活化同样依赖于 AKT 的调控[6]。无论在体内还是体外，ACL 在肿瘤的转型以及形成中都起着不可或缺的作用，抑制该酶的表达能够明显抑制肿瘤的生长。ACC 是细胞利用乙酰辅酶 A 从头合成脂肪酸的关键限速酶，腺苷酸活化蛋白激酶（AMP-activated protein kinase，AMPK）可以通过磷酸化作用抑制 ACC 的活性，而 P53 能够上调 AMPK 的 β 亚单位的表达，通过 AMPK 抑制 ACC 的活性，进而抑制内源性脂肪酸的从头合成[7]。

参与脂类氧化分解的酶主要有肉毒碱棕榈酰基转移酶（carnitine palmitoyltransferase1A，CPT1A）、单酰甘油脂酶（MAGL）、脂酰辅酶 A 脱氢酶等，它们的表达及功能正常与否影响着细胞的脂类代谢及细胞活动的正常运行[8]。CPT1A 是长链脂肪酸由细胞质进入线粒体内进行氧化分解的限速酶，它是 CPT 家族中的一员。Linher-Melville 等[9]的研究发现催乳素通过 LKB1-AMPK 途径促进乳腺癌细胞 CPT1A 的表达，而后者可促进细胞中脂肪酸的氧化，通过减少细胞中脂肪酸的堆积从而显著改善乳腺癌症状。MAGL 是丝裂酸水解酶超家族成员之一，与激素敏感性脂解酶一起将脂肪细胞和其他细胞内储存的甘油三酯分解成甘油和脂肪酸，且 MAGL 与内源性大麻素系统密切相关。研究发现，MAGL 在人侵袭性肿瘤细胞和原发性肿瘤细胞中高表达，对 MAGL 进行抑制可抑制肿瘤细胞的发生、侵袭及迁移[10]。脂酰辅酶 A 脱氢酶是催化饱和脂肪酸向不饱和脂肪酸转化的关键酶，催化作用可导致细胞内饱和脂肪酸与不饱和脂肪酸的比例增加，不饱和脂肪酸会改变肿瘤细胞内脂类的成分，导致肿瘤细胞恶性增殖和转移。

2. 细胞周期调控因子与肿瘤细胞脂类代谢　在正常细胞内，细胞周期的进程是受到严格调控的，其调控系统主要包括细胞周期蛋白（cyclin）、细胞周期蛋白依赖性蛋白激酶（cyclin-dependent kinase，CDK）及细胞周期蛋白依赖性蛋白激酶抑制剂（cyclin-dependent kinase inhibitor，CKI），同时 E2F 转录因子家族也在这个过程中发挥重要作用。CyclinD 是细胞周期运行的起始因子，又是生长因子的感受器，在正常细胞调控和肿瘤发生过程中均发挥重要作用，其过表达可激活 CDK4 和 CDK6，缩短 G1 期，一定程度上降低细胞增殖对有丝分裂原的依赖，造成细胞周期调节失控和细胞异常增殖，导致肿瘤的发生。CKI 可阻止细胞通过限制点，具有抑癌基因的活性。与抑癌基因 *p53* 不同，CKI 的作用方式是直接与 CDK 或 cyclin-CDK 复合物结合，调节细胞周期进程。p21 是最先发现的 *CKI* 基因，参与由 p53 介导的细胞 DNA 损伤反应。当细胞损伤时，p53 启动 p21 的表达，p21 抑制 cyclinE-CDK2 活性，细胞不能进入 S 期而停滞于 G_1 期，使细胞生长停止。在乳腺癌中，p21 低表达与淋巴结转移、术后生存期长短有关。E2F 在包括肺癌、卵巢癌、乳腺癌、胃癌和结肠癌在内的大多数人类肿瘤中都表现出较高活性。研究表明 E2F 能够通过调控核受体 PPARγ 的表达促进脂肪生成，cyclin D3、cdk4、cdk9 也有类似的作用。

3. 致癌相关信号通路与肿瘤细胞脂类代谢　丝氨酸/苏氨酸激酶 Akt 是最典型的在增殖和代谢中发挥双重调控的激酶，Akt 能广泛响应如胰岛素、肾素-血管紧张素系统（rennin angiotensin system，RAS）激酶等介导的代谢和致癌信号。Akt 在代谢调节中作用广泛，从葡萄糖代谢平衡，蛋白合成到脂肪酸合成，Akt 都发挥重要作用，同时它也是很多生长因子信号通路的重要组成组分，广泛参与细胞的生长、生存、增殖调控[11]。Akt 在激活脂肪酸的从头合成中发挥重要作用。激活 Akt 能够上调很多参与胆固醇和脂肪酸合成的基因表达，包括 HMG-CoA 还原酶、ATP-柠檬酸裂合酶（ACL）、脂肪酸合成酶（FAS）和硬脂酰辅酶 A 还原酶。有研究者报道，Akt 能直接磷酸化并激活 ACL，促进葡萄糖的利用和脂肪生成。*MYC* 或者 *RAS* 等原癌基因也被认为是转化细胞内调控增殖与代谢的重要介导因子。*MYC*、*RAS* 的表达异常或者突变是很多人类肿瘤的起因之一。除了它们在增殖和细胞周期的调控作用，*C-MYC* 和 *RAS* 同样参与调控肿瘤细胞的代谢。RAS 参与调控脂类的从头合成，这主要是通过促分裂素原活化蛋白激酶（mitogen-activated protein kinases，MAPK）信号通路介导的对转录因子固醇调节元件结合蛋白（sterol regulatory element binding proteins，SREBPs）的活性调控来实现的（图 4-4-1）。

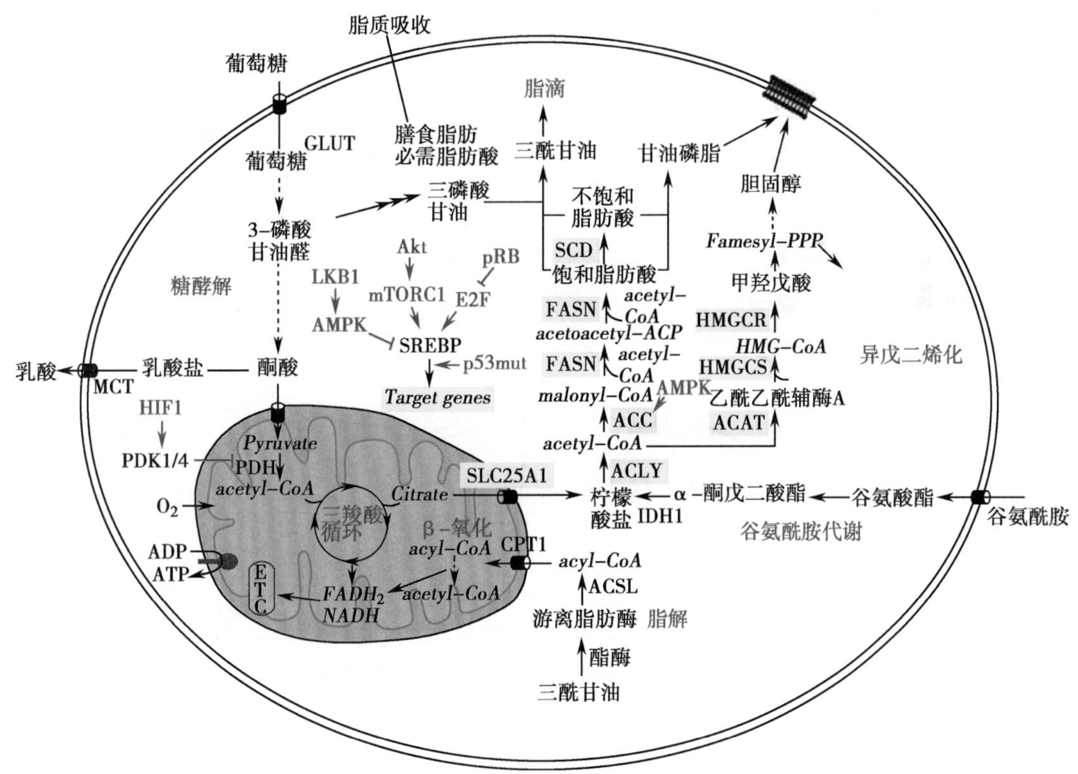

图 4-4-1　致癌信号通路参与脂类代谢调节

4. 抑癌相关信号通路与肿瘤细胞脂类代谢 抑癌基因不仅参与抵抗细胞内原癌基因激活导致的细胞增殖与细胞周期失控，同样它们也直接参与调控细胞内的能量代谢。最明显的例子就是肿瘤抑制因子 p53[12]。p53 可以通过调节相关靶基因转录影响脂肪酸的分解和合成[13]（图 4-4-2）。具体包括：p53 可增强脂肪酸线粒体-氧化相关蛋白质表达，如促进脂肪酸进入线粒体的肉碱-辛酰基转移酶（carnitine-octanoyltransferase，CROT）和肉碱-棕榈酰基转移酶 1A（carnitine-palmitoyltransferase，CPT1A）以及内质网中催化长链脂肪酸断裂的细胞色素 P450 4F（cytochromes P450 4F，CYP4F）表达；另外可促进胍基乙酸 N-甲基转移酶（guanidinoacetate N-methyltransferase，GAMT）和脂素（lipin1）表达，GAMT 与肌酸合成相关，同时以不明机制促进脂肪酸氧化分解，而 lipin1 与两个转录因子复合物，即过氧化物酶体增生因子-激活因子受体共激活因子 1（peroxisome proliferator-activated receptor gamma coactivator 1a，PGC-1a）和过氧化物酶体增殖因子激活受体（peroxisome proliferator-activated receptor alpha，PPARα）一起诱导相关脂肪酸氧化基因表达，抑制脂肪酸合成相关基因表达[14]，如葡萄糖-6-磷酸脱氢酶（glucose-6-phosphate dehydrogenase，G6PD）和胆固醇调节元件结合蛋白 1c（sterol regulatory element-binding proteins 1c，SREBP1c），而后者可诱导 FASN 和 ATP-柠檬酸裂解酶（ATP citrate lyase，ACLY）表达。此外，p53 还能调节与细胞周期和凋亡相关的鞘磷脂代谢，并通过负调节 mTOR 信号通路抑制合成代谢和细胞周期[15]。p53 通过抑制脂肪酸的合成、增加脂肪酸的氧化分解，最终降低肿瘤细胞中脂质的储量，使细胞脂代谢维持在常态水平，同时脂肪酸氧化分解的增强也能抑制糖酵解，阻止肿瘤细胞的代谢重编程（图 4-4-2）。

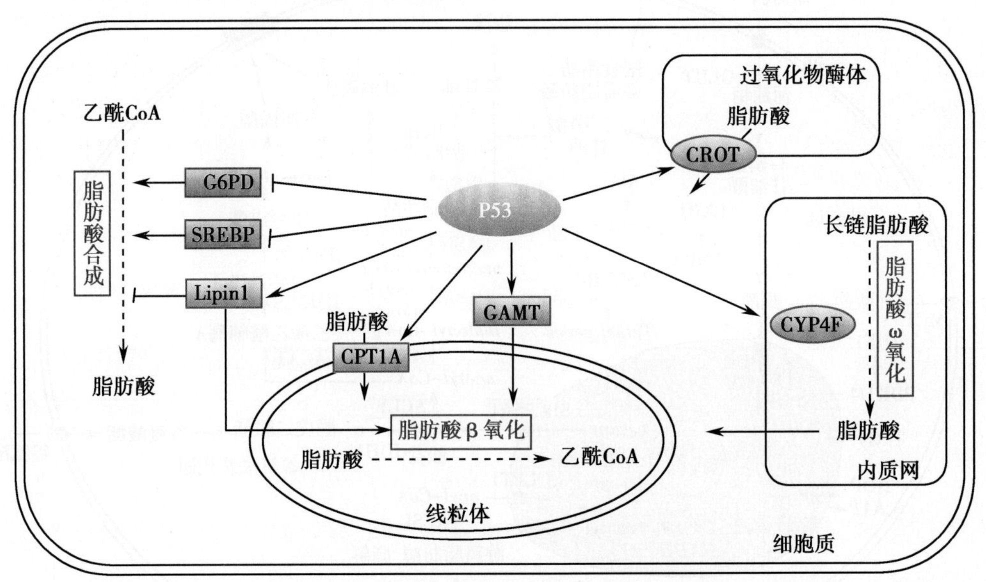

图 4-4-2 p53 促进脂肪酸分解和抑制脂肪酸

（三）肿瘤细胞中脂类代谢与其他代谢的关系

细胞中物质代谢并不是独立存在的，而是相互转化以满足细胞多种生物功能的正常进行，肿瘤细胞也不例外。脂类合成需要的乙酰辅酶 A 主要来源于糖代谢与谷氨酸盐代谢，且代谢由大量的癌基因及抑癌基因来调节。糖代谢为脂类合成提供碳源及乙酰辅酶 A，在糖酵解过程中产生一系列与致瘤基因高度相关的酶，如葡萄糖转运体 1（glucose transporters 1，GLUT1）、己糖激酶（hexokinase，HK）、丙酮酸激酶（pyruvate kinase，PK）等。谷氨酸盐代谢则是补充糖代谢与脂类代谢耦合处的柠檬酸盐，由柠檬酸产生乙酰辅酶 A，而谷氨酰酶-2 是其过程的关键酶，P53 可强化谷氨酰酶-2 的表达，产生更多可提供乙酰辅酶 A 的柠檬酸，促进脂类合成。MYC 也可促进谷氨酸盐代谢：MYC 定位于基因的启动子并诱导转运蛋白 SLC38A5 和 SLC1A5 的表达，直接促进细胞的谷氨酸盐代谢；抑制 miR-23a 和 miR-23b 的转录，引起他们的靶蛋白的大量表达，间接地促进了癌细胞的谷氨酸盐代谢。脂肪酸合成过程中需要大量的烟酰胺腺嘌呤二核苷酸磷酸（nicotinamide adenine dinucleotide phosohate，NADPH），在活体细胞中产生 NADPH 以磷酸戊糖途径（pentose phosphate pathway，PPP）最为显著。

三、脂类代谢紊乱与恶性肿瘤

（一）脂类代谢紊乱与肿瘤的发生发展密切相关

肿瘤细胞通过大量的脂肪酸从头合成获得新的膜结构，其中包含一些特殊的脂类成分形成脂筏结构以促进细胞生长相关受体的活化，一些脂类的中间产物如单酰辅酶 A 还参与了生长因子受体的转录调控，一些循环脂类能直接促进肿瘤细胞的生长和转移。事实上，在肿瘤细胞内的脂肪酸从头合成有助于产生那些参与调控原癌基因活性的脂类。如磷脂酰肌醇、磷脂酰丝氨酸、卵磷脂是激活并介导增殖和生存信号通路的重要因子，特别是在 PI3K/AKT、RAS 及 WNT 信号通路中。这些研究表明，肿瘤细胞通过大量地合成脂类，一方面促进细胞膜的形成，支持快速分裂，一方面利用脂代谢中间产物或者翻译后修饰对促增殖和存活相关通路进行正向调控。研究证实，血浆中甘油三酯的升高与子宫内膜癌的发病具有相关性[16]，但尚未发现高密度脂蛋白降低是子宫内膜癌发病的危险因素之一；胰岛素抵抗在子宫内膜癌的发生发展中具有重要作用，脂类代谢可能通过胰岛素抵抗途径对子宫内膜癌的发生和发展有一定的影响；脂类代谢过程相关物质，如瘦素、脂连素、固醇调节元件结合蛋白 SREBPs、过氧化物酶体增殖物激活受体（peroxisome proliferators-activated receptors，PPAR）可能与子宫内膜癌具有相关性。如果把卵巢癌细胞和脂肪细胞置于同一培养基中培养，细胞的脂类可以定向地从脂肪细胞传递到卵巢癌细胞，为细胞的扩增提供能量[17]。脂肪的从头合成增加在肿瘤中普遍存在，是脂类代谢的主要特点，常发生在肿瘤形成的早期[18]。对血清中的磷脂成分进行分析发现，亚油酸重复去饱和作用可降低乳腺癌发病风险。

（二）脂类代谢紊乱与肿瘤的转移密切相关

肿瘤细胞长期处于应激的微环境中，细胞内营养物质及能量的流通速率往往高于正常细胞，肿瘤细胞代谢以此为肿瘤转移提供生物合成原料和能量。在转移性肿瘤中也发现糖代谢异常活跃、脂肪酸过度累积等异于正常细胞的代谢反应[19]。在患病初期并且未经过任何治疗，空腹时机体内脂类的状况可用于判断患者的肿瘤是否具有转移性[20]。肿瘤细胞在不断扩增和转移过程中对胆固醇需求不断增加，所以细胞内胆固醇代谢途径也受到调节。胆固醇和鞘脂类聚合在细胞生物膜的微小区域内，这一结构称为脂筏。脂筏可以参与细胞内的信号转导以及介导蛋白和蛋白之间、蛋白和脂类之间的相互作用。越来越多的研究显示，脂筏与细胞表面的整合蛋白内化和循环有关，而整合蛋白在细胞转移的过程中促进细胞的粘连，胆固醇合成量的增加可能促进肿瘤细胞转移。脂筏还可以通过调节人类恶性黑色素瘤 A375 细胞的形态对细胞转移进行调节[21]。固醇调节元件结合蛋白 SREBPs 是细胞内维持脂类代谢稳定的重要因子，并且能在恶性胶质瘤中通过调节脂类代谢抑制肿瘤生长和转移。

（三）针对脂类代谢紊乱的肿瘤治疗

目前一些研究已经开始把肿瘤细胞中参与脂类代谢的一些酶及关键通路作为治疗的目标[22]。在肿瘤细胞中参与脂类代谢的酶呈选择性高表达，已成为癌症治疗重要的靶点[23]。其中最重要的是 FASN 的抑制剂用于化疗的研究，据报道，已有多种 FASN 的抑制剂被深入研究，如浅蓝菌素、奥利司他等。在 HER2 过表达的乳腺癌细胞中 *HER2* 基因通过活化 SREBP-1c 元件及 PI3K/AKT 通路上调 FASN 表达，且拉帕替尼可使 FASN 磷酸化并降低其活性，通过下调 *HER2* 基因及其相关通路从而抑制乳腺癌细胞的侵袭，提示 FASN 可作为乳腺癌靶向干预的方法之一[24]。另一方面，作用于脂肪酸的氧化过程似乎也成为肿瘤治疗的前景目标，CPT-1 是脂肪酸氧化过程中的关键调节酶，抑制 CPT-1 的作用或使用其抑制剂，如乙莫克舍，可抑制细胞中脂肪酸的氧化及葡萄糖的生成，增加淋巴瘤细胞对化疗的敏感性。

生理状态下，非蛋白能量的分配一般为葡萄糖/脂肪 = 70%/30%。荷瘤条件下，尤其是进展期、终末期肿瘤患者，推荐高脂肪、低碳水化合物配方进行临床营养支持治疗，二者比例可以达到 50%/50%，甚至脂肪供能更多（70%）。与高糖配方相比，高脂肪配方不仅降低血糖浓度，而且显著减少了感染风险。由于肿瘤细胞特征性依赖葡萄糖供能，正常细胞可以依靠葡萄糖及脂肪酸供能，高脂低糖配方可以选择性饥饿肿瘤细胞，而不影响正常细胞。

由于肿瘤细胞的突变类型多样，抑制单个促癌信号通路的靶向治疗效果往往不好。相对于基因突变，代谢特征的改变是下游事件，而且在代谢水平上，不同种类来源的肿瘤都具有类似的特征，如葡萄糖的摄取增加、利用糖酵解获得能量、脂类的合成增加等，因此以肿瘤代谢特征为靶标的肿瘤药物开发及治疗有独特的优势。在目前抗肿瘤药物发展中，针对肿瘤代谢过程中变化的相关酶或其受体设计的靶向干预具有光明的前景。

四、前景与展望

肿瘤脂类代谢变化的分子机制非常复杂，这些变化不仅仅是个别信号途径的变异，而是肿瘤细胞为了适应自身的快速增殖而动态地改变整个代谢网络。进一步了解并掌握脂类代谢的信号通路及其调节机制将对肿瘤的化疗、放疗产生重要影响，并为肿瘤的治疗提供新的靶点。目前，人们对 FASN 的生理功能及其基因表达的调控已经有了更深入的认识。FASN 在控制肿瘤细胞能量代谢、细胞周期调节、上皮间质转化等方面起着重要作用，已成为肿瘤诊断的标志和治疗靶点。FASN 的抑制剂可以通过抑制肿瘤细胞内源性脂肪酸的合成，有效控制癌症的发生、发展。目前研究较多的 FASN 抑制剂，如浅蓝菌素、奥利司他等，能导致多种肿瘤细胞的凋亡，但由于低效、高毒性、不稳定性等因素限制了其临床应用。因此，开发高效、低毒、性能稳定的 FASN 抑制剂已成为当前该领域研究的热点。此外，随着对脂肪酸合成途径与肿瘤发生、发展的内在联系及其机制研究的不断深入，人们将可能从肿瘤生物学、代谢角度寻找出肿瘤诊断及治疗的新策略。

（刘 芳 孟 莹）

参考文献

1. Santos CR，Schulze A. Lipid metabolism in cancer. FEBS J，2012，279（15）：2610-2623.
2. 张展强，石汉平. 肿瘤条件下的三大营养物质代谢. 肠外与肠内营养，2009，16（5）：315-318.
3. Amer P. Human fat cell lipolysis：biochemistry，regulation and clinical role. Best Pract Res ClinEndocrinolMetab，2005，19（4）：471-482.
4. 蓝英，张哲. 肿瘤细胞脂肪酸合成酶的研究进展. 中国老年学杂志，2015，6（35）：3161-3164.
5. Jiang L，Wang H，Li J，et al. Up-regulated FASN expression promotes transcoelomic metastasis of ovarian cancer cell through epithelial-mesen-chymal transition. Int J MolSci，2014，15（7）：11539-11554.
6. Jiang B，Li EH，Lu YY，et al. Inhibition of fatty-acid synthase suppresses P-AKT and induces apoptosis in bladder cancer. Urology，2012，80（2）：484. e9-15.
7. DanieleLettieriB，Rolando V，Enrico D，et al. Managing lipid metabolism in proliferating cells：New perspective for metformin usage in cancer therapy. BiochimBiophysActa，2014，1845（2）：317-324.
8. 张英英，高玉艳，刘晖，等. 脂类代谢异常在恶性肿瘤中的研究进展. 现代生物医学进展，2015，15（9）：1798-1800.
9. Linher-Melville K，Zantinge S，Sanli T，et al. Establishing arelationship between prolactin and altered fatty acid β-oxidation viacarnitine palmitoyl transferase 1 in breast cancer cells. BMCCancer，2011，11：56.
10. Nomura DK，Long JZ，Niessen S，et al. Monoacylglycerol lipase regulates a fattyacid network that promotes cancer pathogenesis. Cell，2010，140（1）：49-61.
11. 阮丹. 肿瘤代谢研究进展综述. 医学信息，2013，26（4）：688-689.
12. 潘涛，张芳. P53与肿瘤细胞质代谢. 生物技术世界，2015，（6）：138.
13. 缪明永. P53突变或缺失与肿瘤代谢重编程. 肿瘤代谢与营养电子杂志，2014，1（2）：26-30.
14. Tachibana K，Yamasaki D，Ishimoto K，et al. The role of PPARs in cancer. PPAR Res，2008，2008：102737.
15. Shen L，Sun X，Fu Z，et al. The fundamental role of the p53 pathway in tumor metabolism and its implication in tumor therapy. Clin Cancer Res，2012，18（6）：1561-1567.
16. 石蕊，汪宏波. 脂质代谢紊乱与子宫内膜癌的相关研究. 国际妇产科学杂志，2015，42（2）：133-135.
17. Nieman KM，Kenny HA，Penicka CV，et al. Adipocytes promote ovariancancer metastasis and provide energy for rapid tumor growth. Nat Med，2011，17（11）：1498-1503.
18. Veigel D，Wagner R，Stubiger G，et al. Fatty acid synthase is a metabolic marker of cell proliferation rather than malignancy in ovarian cancer and its precursor cells. Int J Cancer，2015，136（9）：2078-2090.
19. 张亚龙，房念珍，尤嘉琮，等. 肿瘤细胞代谢与肿瘤转移相互关系的研究进展. 中国肺癌杂志，2014，17（11）：812-818.
20. Santos CR，Fonseca I，Dias S，et al. Plasma level of LDL-cholesterol atdiagnosis is a predictor factor of breast tumor progression. BMC Cancer，2014，14（1）：132.
21. Wang R，Bi J，Ampah KK，et al. Lipid rafts control human melanoma cellmigration by regulating focal adhesion disassembly. BiochimBiophys Acta，2013，1833（12）：3195-3205.

22. Huang C, Freter C. Lipid metabolism, apoptosis and cancer therapy. Int JMol Sci, 2015, 16 (1): 924-949.

23. Zhang F, Du G. Dysregulated lipid metabolism in cancer. World J Biol Chem, 2012, 3 (8): 167-174.

24. Jin Q, Yuan LX, Boulbes D, et al. Fatty acid synthase phosphorylation: a novel therapeutic target in HER2-overexpressing breast cancer cells. Breast Cancer Res, 2010, 12 (6): R96.

第五章

炎症与肿瘤

第一节　慢性炎症与肿瘤的关系

炎症是具有血管系统的活体组织对损伤因子所产生的防御反应，具有修复组织损伤、清除致病原的作用，当这一生理功能完成后，炎症结束，组织稳态恢复。炎症按持续时间长短分为急性炎症和慢性炎症，急性炎症具有自限性，而慢性炎症具有迁延不愈的特点，能够引发一些细胞异常事件，促进细胞恶性转化和肿瘤形成。

恶性肿瘤被称为“永不愈合的伤疤”，其发生发展与长期慢性炎症密切相关。早在19世纪，就已经发现肿瘤和炎症存在某种关联：肿瘤常起源于慢性炎症部位，在肿瘤组织标本中存在炎性细胞浸润现象。许多肿瘤和癌前病变组织表现出炎性组织特点，包括免疫细胞募集、炎性介质累积、组织结构重塑和新生血管形成。慢性炎症使个体更易罹患肿瘤，如慢性幽门螺杆菌感染增加胃癌和胃黏膜相关淋巴瘤风险，炎性肠病增加结肠癌风险。据统计，人类约20%的肿瘤与感染、长期刺激和自身免疫性疾病所导致的慢性炎症有关。除了这些常见外源性炎症途径引发的肿瘤，由于体细胞基因改变而激活内源性炎症途径也是引发肿瘤的重要机制。

在肿瘤发展过程中，慢性炎症亦伴随其进展的各个阶段。肿瘤患者在早期阶段和晚期恶液质状态均可表现出炎症相关的临床症状，肿瘤组织局部以及外周血液循环中均能检测出炎症相关标志物，且炎症水平高低与肿瘤患者预后密切相关。

无论是传统的抗炎药物还是新型的抗炎生物制剂均表现出对肿瘤的预防和治疗作用，通过添加营养调节剂，改善肿瘤患者机体的抗炎和促炎平衡，是目前肿瘤营养临床实践中重要的理论和方法。这些不同抗炎治疗措施的有效性进一步说明了肿瘤与炎症密切关联性。

一、炎症与肿瘤的发生

根据引起慢性炎症来源途径差异，可分为外源性途径和内源性途径。外源途径可进一步按照病因不同，分为病原体相关慢性炎症和非病原体相关炎症，前者常包括细菌、病毒、寄生虫，后者包括免疫相关的、代谢的、物理的、化学的。这些引起机体慢性炎症致病因素与伴随炎症持续存在，结合肿瘤发生的流行病学证据，共同显示出慢性炎症与肿瘤发生的潜在关系。

(一) 炎症外源性途径与肿瘤发生

炎症外源性途径病因有多种，尤以病原体感染最为主要。长期感染引发慢性炎症，流行病学的数据显示感染和罹患某些类型肿瘤密切相关，具体见表 5-1-1。据 2002 年全球感染相关癌症的疾病负担报告，感染导致 190 万肿瘤病例，有 17.8%的肿瘤与微生物感染相关。主要的病原菌有幽门螺杆菌（5.5%）、人乳头瘤病毒（5.2%）、乙型和丙型肝炎病毒（4.9%）、EB 病毒（1%）、人免疫缺陷病毒伴随人疱疹病毒 8（0.9%）、血吸虫（0.1%）、人类嗜 T 淋巴细胞病毒Ⅰ型（0.03%）、肝吸虫（0.02%）[1]。

表 5-1-1　常见与肿瘤形成有关炎症刺激

肿瘤类型	炎症刺激
结直肠癌	炎性肠病（溃疡性结肠炎、克罗恩病）
胆管癌	肝吸虫、原发性硬化性胆管炎
胃癌	慢性胃炎（幽门螺杆菌感染）
肺癌	长期吸烟、慢性感染、石棉、硅
前列腺癌	大肠埃希菌感染
肝细胞癌	乙肝病毒、丙肝病毒感染
黑色素瘤	紫外线照射引起皮肤炎症
子宫内膜癌	子宫内膜炎
胆囊癌	胆囊结石相关的慢性胆囊炎
食管癌	Barrett 食管炎

1. 细菌感染　细菌感染诱发肿瘤的典型代表是幽门螺杆菌引发胃癌和淋巴瘤。幽门螺杆菌感染是目前已知与肿瘤发生关系最密切的病原微生物。流行病学数据显示，幽门螺杆菌感染导致胃癌归因危险度达 75%[2]。而根治幽门螺杆菌不仅能够治疗慢性胃炎，而且能降低胃癌风险和治疗淋巴瘤。我国一项针对幽门螺杆菌携带者的人群研究，采用前瞻、随机、安慰剂对照的研究设计，对 1630 例携带者随访了 7.5 年，结果显示对于没有癌前病变的幽门螺杆菌携带者，幽门螺杆菌的清除能显著降低胃癌的发生风险[3]。病理结果显示，幽门螺杆菌感染的正常胃黏膜上皮细胞，先后经历慢性浅表性胃炎、萎缩性胃炎、肠上皮化生、不典型增生、胃腺癌阶段。这一发展过程中，伴随着持续的慢性胃炎，且在胃癌发生前，这种慢性炎症可能持续数十年。其中，促炎细胞因子 IL-β 能够以髓样来源抑制细胞依赖的方式诱导慢性胃炎，与 TNF-α 介导的 β 链蛋白信号途径有关[4]。幽门螺杆菌感染可驱动 T 细胞增殖，诱发淋巴瘤，而根除胃幽门螺杆菌，对于早期（低度且局限于胃黏膜）黏膜相关淋巴瘤长达 10 年的随访研究显示，绝大多数肿瘤获得临床完全缓解[5]。

2. 病毒感染　慢性乙型和丙型肝炎病毒感染是引起我国肝癌最主要的病因。肝炎病毒感染者发生肝癌风险明显增高。而抗病毒治疗能够降低肝脏纤维化和肝癌发生风险。由病毒性肝炎到肝癌发展过程中，病理上表现为肝细胞反复破坏与再生、纤维组织重塑、炎细胞和炎症因子浸润。在慢性炎症反应过程中，大量淋巴细胞浸润，T 淋巴细胞、巨噬细胞、NK 细胞、NKT 细胞的数量和功能状态存在异常改变，这些改变的状态直接影响病毒清除、肝功能损害程度以及肿瘤阶段的预后。此外，促炎细胞因子，包括 IL-1β、IL-15、IL-18、TNF-α、TNF-αRs、TNF-αR Ⅰ、TNF-αR Ⅱ、IL-6 等表达均上调[6]。

3. 寄生虫感染　寄生虫感染与肿瘤关系最为密切的例子是长期慢性（常超过 10 年）肝吸虫感染引起肝胆管细胞癌。泰国是肝吸虫感染高发国家，在泰国不同地区肝吸虫感染率与肝胆管细胞癌发病率呈现密切正相关性。以泰国东北地区为例，该地区有世界上最高的肝吸虫感染率，同时伴随着最高肝胆管细胞癌发病率。肝吸虫能够引起胆管上皮损伤，并诱发感染相关的免疫病理反应，表现为单个核细胞、M2 型巨噬细胞浸润和活性氧中间产物、IL-6 表达水平明显上调。肝吸虫抗原能够诱导机体以 Toll 样受体识别，并以病原相关的分子模式发生反应，启动固有免疫应答，进一步产生获得性免疫应答和激活促炎细胞因子。以长期损伤修复及免疫激活为特征的炎症反应，可诱导肝胆管细胞癌的发生[7]。

4. 自身免疫疾病　炎症性肠病（inflammatory bowel disease，IBD）患者发生结直肠癌终生患病风险为 18%。通过比较 IBD 和非 IBD 人群癌症发病率的研究显示，无论是克罗恩病还是溃疡性结肠炎，结肠癌发病率均增高，而直肠癌发病风险仅在溃疡性肠炎患者增高，小肠癌发病风险仅在克罗恩病中增高。除了累及肠道，肝脏和胆管恶性肿瘤发生率在这两种炎性肠病中均增高。此外，男性克罗恩病患者淋巴瘤的发病率也出现了升高。通过统计学分析，IBD 相关的肿瘤发生似乎与免疫抑制剂使用无关。这些远隔部位肿瘤提示，炎症不仅在肠道局部，而且还能系统性地发挥促肿瘤效应[8]。

5. 代谢异常　肥胖者存在不同程度代谢异常，大量的流行病学数据显示肥胖与多种不同类型肿瘤密切相关。典型例子是肥胖可引起非酒精性脂肪肝，进一步进展为肝癌。可能有 13%～38. 2%肝癌由非酒精性脂肪肝导致。肥胖不仅增加了肝癌发病风险，也与肝癌预后不良密切相关。在一项长达 12 年的纵向队列研究显示，肥胖者罹患肝癌的风险比为 1. 39[9]。对于体重指数（body mass index，BMI）大于 35kg/m^2 的男性肝癌患者，同 BMI 正常者相比，死亡风险增加 4. 5 倍[10]。肥胖伴随着低度系统性炎症，脂肪细胞和多种免疫细胞能够分泌不同的促炎症因子，包括肿瘤坏死因子、IL-6、IL-1β、IL-8、IL-10、IL-18、IL-17[11]。尤以肿瘤坏死因子、IL-6 在非酒精性脂肪肝进展到肝癌的作用最为显著，TNF-α 能够诱导 JNK 活化，而 IL-6 能够活化 STAT3[12]。

6. 物理和化学刺激　长期的物理和化学刺激也能促使肿瘤的发生。一项针对因脊髓损伤留置导尿管超过 8 年患者的组织病理学分析显示，纳入 37 例患者均存在活动性炎症，其中有 20 例出现鳞状上皮化生，3 例出现上皮不典型增生，1 例患癌。据统计，在这种情况下，膀胱癌发生风险增加了 16～28 倍[13]。反流性食管炎是由于胃酸及其他胃内容物反流，长期化学刺激食管黏膜所致，其中 Barrett 食管与食管癌的发生密切相关[14]。

（二）炎症内源性途径与肿瘤发生

上述引起肿瘤慢性炎症按照产生途径看，属于肿瘤相关慢性炎症的外源途径。而内源途径是由于癌基因突变或过表达而引发促炎反应启动。典型的例子是 *RET/PTC* 的重排诱发甲状腺癌以及癌基因激活炎症反应。

人乳头状甲状腺癌早期病理生理学改变是蛋白酪氨酸激酶 RET 所在的染色体重排（也被称为 *RET/PTC* 的重排），这一事件是甲状腺癌发展所必需的。*RET* 所诱导的炎症相关信使 RNA 激活状况与炎症发生过程中的改变类似，表现为各种不同的趋化因子（CCL2、CCL20）、趋化因子受体（CXCR4-CXCL12）、黏附分子（L 选择素）、蛋白酶体

（MMP7、MMP9、MMP7、MMP10）的表达上调，从而促进白细胞在肿瘤部位的募集，以及肿瘤细胞向淋巴结迁移，局部侵犯和远处转移[15]。

RAS 家族成员是肿瘤患者中常见的突变原癌基因，突变后导致 RAS-RAF 信号通路激活，诱导促肿瘤炎性细胞因子和趋化因子产生。癌基因 *MYC* 所编码的转录因子在多种肿瘤中过表达，诱导产生趋化因子能够招募肥大细胞，这些肥大细胞进一步维持肿瘤新生血管形成和肿瘤生长[16]。基于肿瘤转录组学数据的生物信息学分析显示，*P53* 基因突变阳性肿瘤患者，数十种与炎症反应有关的基因表达水平上调，且预后较差[17]。此外，抑癌基因也能调节炎性介质的产生。比如一种名为 *von Hippel-Lindau*（*VHL*）的抑癌基因，生理状态下能促进转录因子低氧诱导因子 1α（hypoxia-inducible factor-1α，HIF-1α）降解，因 HIF-1α 能促进炎症趋化因子 CXCR4 表达，当 *VHL* 发生突变时 CXCR4 表达增加，增强体内炎症水平[18]。

炎症可能诱导基因组的损伤和不稳定性，而基因组不稳定性可促使某些炎症通路活化和炎症相关分子表达上调，进一步增强促炎反应。肿瘤发生发展是多因素、多步骤、多机制共同导致的结果，似乎单独的慢性炎症或基因组改变不足以引发肿瘤。*K-RAS* 癌基因诱导胰腺癌发生需要慢性胰腺炎参与的研究结论，显示出外源性途径和内源性途径相互作用，共同引发肿瘤[19]。总之，在外源性途径和（或）内源性途径介导下，转录因子 NF-κB、STAT3、HIF1α 被激活，各种不同的细胞因子、趋化因子、前列腺素等炎性介质大量产生，巨噬细胞、肥大细胞、中性粒细胞、髓系来源抑制细胞（myeloid-derived suppressor cells，MDSC）等各种炎性细胞被招募，并进一步加重促炎反应，最后通过影响细胞的增殖、存活，促进血管新生，抑制抗肿瘤免疫反应，促进肿瘤细胞浸润及转移，最终介导肿瘤的发生发展（图 5-1-1）。

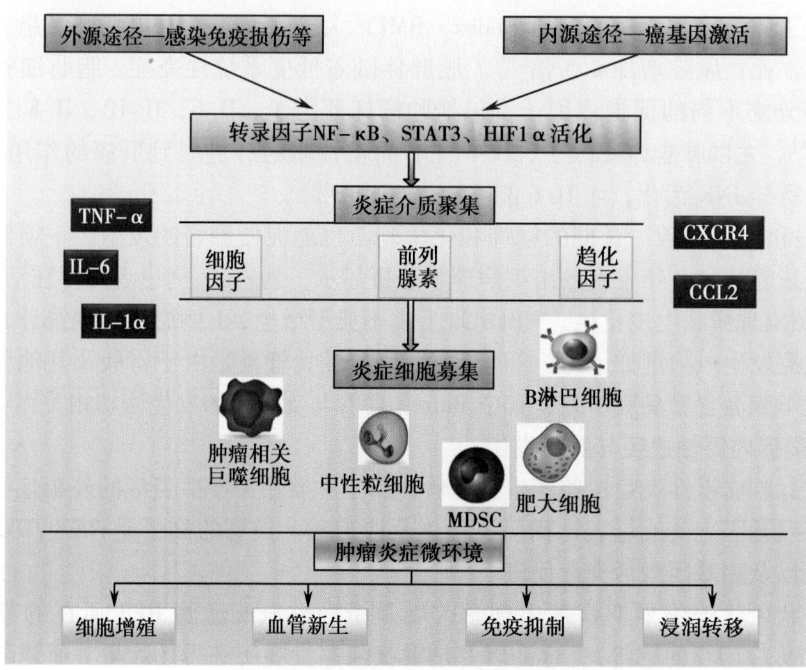

图 5-1-1　内外源炎症途径介导肿瘤发生过程

MDSC，myeloid-derived suppressor cells，髓系来源抑制细胞

二、炎症与肿瘤发展

众多炎症因子和炎症细胞参与肿瘤进展，比较重要的有 TGF-β、IL-6、TNF-α、IL-1，以及肿瘤相关的巨噬细胞、中性粒细胞、髓系来源抑制细胞，它们通过促进肿瘤血管的新生、介导肿瘤免疫逃逸、促进上皮间质转化、促进增殖、抑制凋亡、增强侵袭等多种机制共同促进肿瘤发展。肿瘤在发展过程中所表现的一系列临床症状与荷瘤宿主的炎症状态密切相关，通过检测肿瘤微环境以及外周循环血中炎症标志物水平，能够为肿瘤预后提供临床判断的依据。

（一）肿瘤症状与炎症

肿瘤发展过程中，可能伴随着低热、食欲缺乏、体重下降、疲乏、疼痛等一系列症状。而这一系列症状出现与体内炎症因子水平升高密切相关[20]。肿瘤发展到晚期阶段，约半数患者出现恶液质，表现为体重和瘦体组织进行性下降，是严重影响患者生活质量和死亡率最高的阶段，也是肿瘤表现为系统性炎症最显著的阶段。而通过抗炎治疗，对纠正恶液质有一定的帮助，进一步说明炎症在肿瘤恶液质时期发挥重要作用。

（二）肿瘤微环境炎症指标

早期研究认为肿瘤组织浸润的白细胞仅有免疫监视和抗肿瘤免疫反应的作用，但后来随着研究的深入，发现其也有促肿瘤的效应。在肿瘤微环境中，参与炎症和免疫的细胞种类、密度和位置决定了肿瘤的预后。比如肿瘤微环境中浸润 NK 细胞和 T 细胞抑制肿瘤生长。多数髓系细胞与肿瘤不良预后有关，包括中性粒细胞、巨噬细胞、髓系来源的抑制细胞。例如，研究显示结直肠癌越到晚期，其肿瘤组织浸润的 FOXP3（+）Treg 细胞的密度也越增高，预示着较高的复发率和较短的生存期，而 CD_3^+T 细胞发挥与 Treg 细胞相反的作用[21]。为了更综合评价肿瘤微环境中不同炎症细胞对肿瘤预后的判断价值，研究者使用炎症积分系统，比如 Klintrup-Makinen 积分、Galon 免疫积分来更全面评价不同炎症成分对肿瘤预后的影响[22]。

（三）肿瘤系统炎症指标

肿瘤系统性炎症反应表现为循环血细胞和急性期时相蛋白升高，前者包括中性粒细胞、淋巴细胞、血小板，后者包括 C 反应蛋白、白蛋白等，较多的研究采用中性粒细胞和淋巴细胞比值（neutrophi lymphocyte ratio，NLR），血小板淋巴细胞比值（platelet lymphocyte ratio，PLR）、Glasgow 预后评分等指标反映机体炎症水平，并预测患者预后。例如，多个不同研究一致显示高水平 C 反应蛋白是膀胱癌死亡的独立危险因素[23]。荟萃分析显示，NLR 数值较高时，在许多实体肿瘤中都预示着总生存期的缩短。此外，炎症因子谱与患者预后紧密相关。例如，肝癌患者外周血如果以 Th2 型细胞因子谱为主（IL-4、IL-8、IL-10、IL-5），则预后较差，而以 Th1 型细胞因子谱为主（IL-1α、IL-1β、IL-2、IL-12p35、IL-12p40、IL-15、TNF-α、IFN-γ），则预后较好[24]。

三、抗炎与抗肿瘤

慢性炎症不仅是肿瘤的主要特点，也在肿瘤发生发展过程中发挥重要作用。通过调节炎症反应，能实现预防或治疗肿瘤的目的。目前抗炎治疗主要有以非甾体抗炎药为代表的传统抗炎药物，以靶向各种炎症因子单克隆抗体为代表的新型抗炎生物制剂，和以 n-3 多不饱和脂肪酸为代表的营养调节剂三大类。

（一）传统抗炎药物

阿司匹林和其他非甾体抗炎药物能够抑制环氧合酶，从而减少炎性介质前列腺素产生，发挥抗肿瘤作用。也能改善肿瘤相关症状，提高患者生活质量，并降低系统性炎症反应标志物表达水平。非甾体类药物对肿瘤预防和治疗作用已经有较多的研究证实，在本章第三节中将进一步详细探讨。

慢性炎症是动脉粥样硬化的重要病理生理机制，他汀类药物的抗炎作用，是其治疗心血管疾病药理学机制之一。他汀类药物能够使得促炎细胞因子标志物表达水平下降[25]，一项基于人群的病例对照研究显示，因心血管疾病需要长期使用他汀类药物的炎症性肠病患者，其相关的结直肠癌的发病风险下降高达 90%[26]。推测他汀类药物可能通过抗炎以及免疫调节作用实现抗癌作用。

糖皮质激素具有强大的抗炎作用，常用在终末期患者，用于改善患者食欲缺乏、疲劳、焦虑等症状，但由于其免疫抑制及其他毒副作用，不能常规用于肿瘤的治疗[27]。

（二）新型抗炎生物制剂

肿瘤微环境和外周血液循环中存在异常表达的炎症因子，靶向这些炎症因子的新型生物制剂，能够实现抗肿瘤作用。例如：靶向 TNF-α 的英夫利西单抗可使61%肾癌患者获得部分缓解或疾病稳定超过 3 个月[28]；靶向 IL-6 的单克隆抗体 Siltuximab 虽然对顺铂耐药卵巢癌没有产生客观应答，但是能抑制 IL-6 依赖的炎性介质产生（CCL2、CXCL12）、肿瘤血管新生和肿瘤相关的巨噬细胞的浸润[29]；靶向 IL-1α 的单克隆抗体 3MABp1，在治疗不同类型肿瘤中的临床研究中发现，一部分患者疾病稳定或获得部分缓解，一部分患者用药后血清 IL-6 水平显著下降，疲乏、食欲缺乏、消瘦等症状得到改善[30]。

（三）抗炎营养调节剂

n-3 多不饱和脂肪酸（omega-3 polyunsaturated fatty acids，ω3 PUFA）能够抑制促炎转录因子 NF-κB 活化而发挥抗炎作用，其主要的生物学效应表现为降低白细胞趋化能力、黏附分子表达水平以及白细胞和内皮细胞黏附作用；调节花生四烯酸的产生，降低前列腺素和白三烯水平；抑制促炎细胞因子水平。n-3 PUFA 对肿瘤的抑制作用与炎症调节功能密切相关。综合目前临床及流行病学证据，n-3 PUFA 对直肠癌、前列腺癌、乳腺癌的预防和治疗具有一定的作用[31]。饮食中 n-6 PUFA /n-3 PUFA 的比例常在 15∶1，临床肿瘤患者营养支持治疗主张添加 n-3 PUFA，将这一比例降至 2~3∶1 时能显著抑制炎症反应，降低肿瘤进展风险。此外，植物鞘脂是新发现具有抗炎作用的营养调节剂。而在小鼠肠炎所致肠癌模型中，经口补充植物鞘脂能够使得 STAT3 活化信号和炎症细胞因子水平被抑制，最终抑制肿瘤形成[32]。

四、小结与展望

综上所述，由各种病因引起的外源和内源性途径可诱导慢性炎症产生，并贯穿存在肿瘤的各个阶段，炎症能够诱发肿瘤，肿瘤能够进一步促进炎症反应。这些慢性炎症通过复杂调控网络，引起基因损伤或突变，通过影响细胞的凋亡、存活、增殖、转化、逃逸、转移以及血管新生等方面分子机制逐步促进肿瘤发生发展。需要注意的是，肿瘤病因及机制非常复杂，虽然慢性炎症与肿瘤关系密切，但是尚不能解释所有的肿瘤现象。并且，慢性炎症也具有“双刃剑”的作用，一些炎症在特定的状态下具有抗肿瘤效应，例如自身免疫性疾病的银屑病并没有增加皮肤癌的患病率。可能因为银屑病主要是 Th1 型细胞介导的疾病，即使病变组织中浸润大量单核细胞，这里的单核细胞容易转化成 M1 型的巨噬细胞，发挥抗肿瘤作用。对膀胱癌患者使用卡介苗，也是通过调动机体保护性炎症反应达到治疗作用的。相信随着对炎症与肿瘤关系及机制的进一步认识，炎症调节治疗能为肿瘤防治提供更有效的新方法。

（李 薇　钱 磊）

参考文献

1. Parkin DM. The global health burden of infection-associated cancers in the year 2002. Int J Cancer, 2006, 118（12）: 3030-3044.
2. Herrera V, Parsonnet J. Helicobacter pylori and gastric adenocarcinoma. ClinMicrobiol Infect, 2009, 15（11）: 971-976.
3. Wong BC, Lam SK, Wong WM, et al. Helicobacter pylori eradication to prevent gastric cancer in a high-risk region of China: a randomized controlled trial. JAMA, 2004, 291（2）: 187-194.
4. Polk DB, Peek RM Jr. Helicobacter pylori: gastric cancer and beyond. Nat Rev Cancer, 2010, 10（6）: 403-414.
5. Du MQ, Isaccson PG. Gastric MALT lymphoma: from aetiology to treatment. Lancet Oncol, 2002, 3（2）: 97-104.
6. Castello G, Scala S, Palmieri G, et al. HCV-related hepatocellular carcinoma: From chronic inflammation to cancer. ClinImmunol, 2010, 134（3）: 237-250.
7. Sripa B, Brindley PJ, Mulvenna J, et al. The tumorigenic liver fluke Opisthorchis viverrini--multiple pathways to cancer. Trends Parasitol, 2012, 28（10）: 395-407.
8. Trinchieri G. Cancer and inflammation: an old intuition with rapidly evolving new concepts. Annu Rev Immunol, 2012, 30: 677-706.
9. Borena W, Strohmaier S, Lukanova A, et al. Metabolic risk factors and primary liver cancer in a prospective study of 578, 700 adults. Int J Cancer, 2012, 131（1）: 193-200.
10. Calle EE, Rodriguez C, Walker-Thurmond K, et al. Overweight, obesity, and mortality from cancer in a prospectively studied cohort of U. S. adults. N Engl J Med, 2003, 348（17）: 1625-1638.
11. Sun B, Karin M. Obesity, inflammation, and liver cancer. J Hepatol, 2012, 56（3）: 704-13.
12. Marengo A, Rosso C, Bugianesi E. Liver Cancer: Connections with Obesity, Fatty Liver, and Cirrhosis. Annu Rev Med, 2016, 67: 103-117.
13. Wall BM, Dmochowski RR, MalechaM, et al. Inducible nitric oxide synthase in the bladder of spinal cord injured patients with a chronic indwelling urinary catheter. J Urol, 2001, 165（5）: 1457-1461.
14. Wang RH. From reflux esophagitis to Barrett's esophagus and esophageal adenocarcinoma. World J Gastroenterol, 2015, 21（17）: 5210-5219.
15. Borrello MG, Alberti L, Fischer A, et al. Induction of a proinflammatory program in normal human thyrocytes by the RET/PTC1 oncogene. Proc Natl Acad Sci U S A, 2005, 102（41）: 14825-14830.
16. Soucek L, Lawlor ER, Soto D, et al. Mast cells are required for angiogenesis and macroscopic expansion of Myc-induced pancreatic islet tumors. Nat Med, 2007, 13（10）: 1211-1218.
17. Aran D, Lasry A, Zinger A, et al. Widespread parainflammation in human cancer. Genome Biol, 2016, 17（1）: 145.

18. Balkwill F. Cancer and the chemokine network. Nat Rev Cancer, 2004, 4 (7): 540-550.
19. Guerra C, Schuhmacher AJ, Canamero M, et al. Chronic pancreatitis is essential for induction of pancreatic ductal adenocarcinoma by K-Ras oncogenes in adult mice. Cancer Cell, 2007, 11 (3): 291-302.
20. Illi J, Miaskowski C, Cooper B, et al. Association between pro- and anti-inflammatory cytokine genes and a symptom cluster of pain, fatigue, sleep disturbance, and depression. Cytokine, 2012, 58 (3): 437-447.
21. Salama P, Phillips M, Grieu F, et al. Tumor-infiltrating FOXP3+ T regulatory cells show strong prognostic significance in colorectal cancer. J Clin Oncol, 2009, 27 (2): 186-192.
22. Diakos CI, Charles KA, McMillan DC, et al. Cancer-related inflammation and treatment effectiveness. Lancet Oncol, 2014, 15 (11): e493-503.
23. Masson-Lecomte A, Rava M, Real FX, et al. Inflammatory biomarkers and bladder cancer prognosis: a systematic review. Eur Urol, 2014, 66 (6): 1078-1091.
24. Budhu A, Wang XW. The role of cytokines in hepatocellular carcinoma. J Leukoc Biol, 2006, 80 (6): 1197-1213.
25. Jain MK, Ridker PM. Anti-inflammatory effects of statins: clinical evidence and basic mechanisms. Nat Rev Drug Discov, 2005, 4 (12): 977-987.
26. Samadder NJ, Mukherjee B, Huang SC, et al. Risk of colorectal cancer in self-reported inflammatory bowel disease and modification of risk by statin and NSAID use. Cancer, 2011, 117 (8): 1640-1648.
27. Yennurajalingam S, Frisbee-Hume S, Palmer JL, et al. Reduction of cancer-related fatigue with dexamethasone: a double-blind, randomized, placebo-controlled trial in patients with advanced cancer. J Clin Oncol, 2013, 31 (25): 3076-3082.
28. Harrison ML, Obermueller E, Maisey NR, et al. Tumor necrosis factor alpha as a new target for renal cell carcinoma: two sequential phase Ⅱ trials of infliximab at standard and high dose. J Clin Oncol, 2007, 25 (29): 4542-4549.
29. Coward J, Kulbe H, Chakravarty P, et al. Interleukin-6 as a therapeutic target in human ovarian cancer. Clin Cancer Res, 2011, 17 (18): 6083-6096.
30. Hong DS, Hui D, Bruera E, et al. MABp1, a first-in-class true human antibody targeting interleukin-1alpha in refractory cancers: an open-label, phase 1 dose-escalation and expansion study. Lancet Oncol, 2014, 15 (6): 656-666.
31. Calder PC. Marine omega-3 fatty acids and inflammatory processes: Effects, mechanisms and clinical relevance. BiochimBiophys Acta, 2015, 1851 (4): 469-484.
32. Degagne E, Pandurangan A, Bandhuvula P, et al. Sphingosine-1-phosphate lyase downregulation promotes colon carcinogenesis through STAT3-activated microRNAs. J Clin Invest, 2014, 124 (12): 5368-5384.

第二节　炎症在肿瘤发生发展中的机制

细胞病理学创始人鲁道夫·魏尔啸（Rudolf Virchow）观察到恶性肿瘤组织中浸润大量的免疫细胞，提出肿瘤起源于慢性炎症这一假说。大量的流行病学资料证明，炎症在肿瘤发生发展的不同阶段起着重要的作用。仅少数肿瘤是由遗传突变引发，大部分肿瘤与体细胞突变和环境因素有关，而许多环境因素与慢性炎症密切相关。Weinberg 教授在 *Cell* 杂志上首次提出肿瘤细胞的六大特征[1]：自给自足的生长信号；抗生长信号的不敏感性；逃避细胞凋亡；无限复制的潜力；持续地血管生成；组织浸润和转移。时隔 11 年，Weinberg 教授在此基础上再次提出肿瘤细胞的十大特征[2]，增加了避免免疫摧毁、促进肿瘤的炎症；细胞能量异常；基因组不稳定和突变这四个特征，由此可见炎症对于肿瘤细胞的重要性（图5-2-1）。

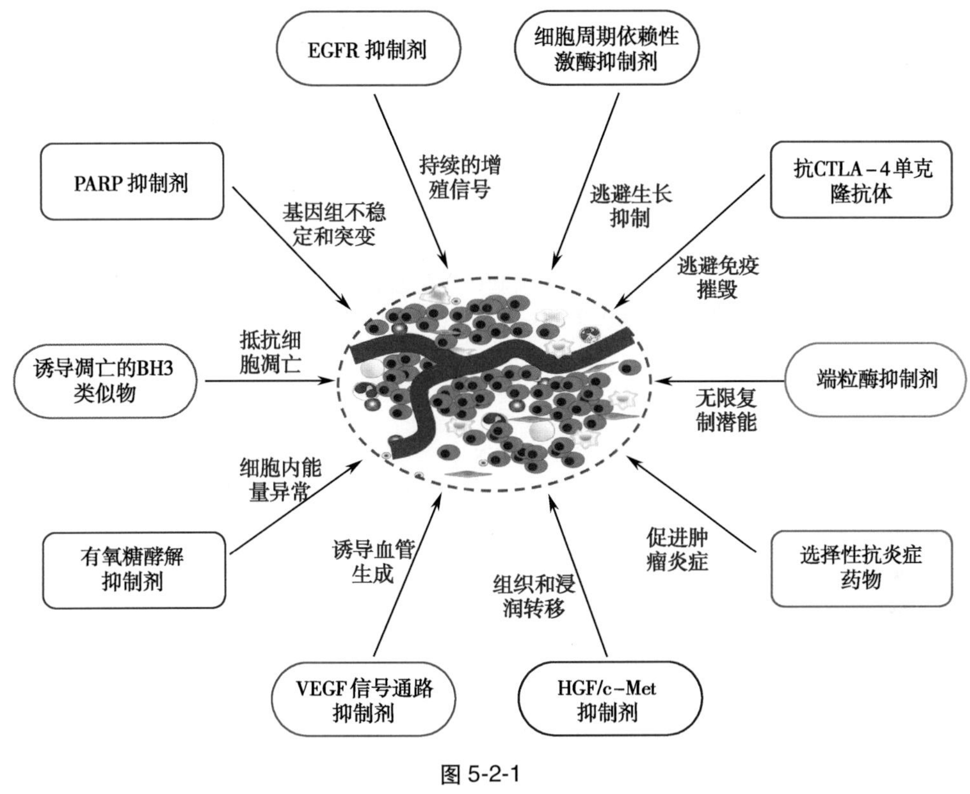

图 5-2-1

一、肿瘤发生中的免疫细胞

在不同形式的炎症产生后，肿瘤微环境中的先天性免疫细胞（包括中性粒细胞、巨噬细胞、肥大细胞、树突状细胞、髓源性抑制细胞、自然杀伤细胞）、获得性免疫细胞（包括T淋巴细胞、B淋巴细胞）、肿瘤细胞以及周围的基质细胞（包括成纤维细胞、内皮细胞及间充质细胞）通过直接接触或由细胞因子介导通信交流，引起自分泌和旁分泌进而影响肿瘤的生长（表5-2-1）[3]。在肿瘤微环境中，各种免疫细胞及其产生的免疫调节介质、因子决定着肿瘤的发展方向，偏向于促进肿瘤的进展或产生抗肿瘤免疫效应[4]。肿瘤微环境中常见的免疫细胞包括肿瘤相关巨噬细胞（tumor-associated macrophages，TAMs）和T细胞等。其中TAMs促进肿瘤的生长、血管的形成及侵袭转移，且高比例的TAMs提示预后不良[5,6]。

二、炎症与肿瘤的产生

炎症与肿瘤的相互作用复杂，已证实炎症可导致肿瘤。例如，合并幽门螺杆菌感染的慢性胃炎可以诱发胃癌，炎症性肠病可诱发结直肠癌，原发性硬化性胆管炎可诱发肝外胆管癌，乙型肝炎病毒、丙型肝炎病毒感染则是肝癌发生的高危因素。已有临床试验结果证实，非甾体抗炎药物能降低多种癌症发生的风险，进一步证实了炎症与肿瘤密切相关。

表 5-2-1 不同类型的免疫及炎症细胞在抗肿瘤及促进肿瘤发生发展中的作用

细胞类型	抗肿瘤作用	促肿瘤作用
巨噬细胞、树突状细胞、髓源性抑制细胞	抗原呈递；产生细胞因子（IL-12 和 I 型干扰素）	免疫抑制；产生细胞因子、趋化因子、生长因子、血管生成因子及蛋白酶
肥大细胞		产生细胞因子
B 细胞	产生肿瘤特异性抗体	产生细胞因子和抗体；活化肥大细胞；免疫抑制
CD_8^+ T 细胞	直接杀伤肿瘤细胞；产生细胞毒性细胞因子	产生细胞因子
CD_4^+ Th2 细胞		诱导巨噬细胞；产生细胞因子；B 细胞活化
CD_4^+ Th1 细胞	协助 CTLs；产生 IFN-γ	产生细胞因子
CD_4^+ Th17 细胞	活化 CTLs	产生细胞因子
CD_4^+ Treg 细胞	抑制炎症	免疫抑制；产生细胞因子
自然杀伤细胞	直接杀伤肿瘤细胞；产生细胞毒性细胞因子	
自然杀伤 T 细胞	直接杀伤肿瘤细胞；产生细胞毒性细胞因子	
中性粒细胞	直接杀伤肿瘤细胞；调节 CTLs 的应答	产生细胞因子，蛋白酶及 ROS

炎性微环境还能增加细胞突变的几率，促进已突变的细胞持续增殖。活化的炎症细胞可产生活性氧（reactive oxygen species，ROS）和活性氮（reactive nitrogen species，RNS）物质，进而诱导 DNA 损伤及破坏基因组稳定性。另外，炎症细胞可分泌肿瘤坏死因子（tumor necrosis factor，TNF）-α 等细胞因子使 ROS 在邻近的上皮细胞积累。炎症诱发的突变还会抑制基因的错配修复，ROS 也会使错配修复的酶氧化失活，进而使错配修复系统失活[7,8]，导致肿瘤的发生。

三、炎症与肿瘤的发展

肿瘤的发展是通过促进肿瘤细胞增殖、减少肿瘤细胞凋亡及促进血管形成等，使单个突变细胞变为完全的原位肿瘤的过程。转移前微环境的 6 大特征包括免疫抑制、炎症、血管生成/血管通透性、淋巴管生成、亲器官性以及重编程[9]。

（一）炎症促进肿瘤细胞增殖

肿瘤微环境中存在大量免疫细胞，包括 M1 型和 M2 型的 TAMs、树突状细胞（dendritic cells，DC）、骨髓来源的抑制性细胞（myeloid-derived suppressor cells，MDSCs）、T 淋巴细胞和 B 淋巴细胞等。免疫细胞或炎症细胞通过产生相关细胞因子（如 TNF-α）激活转录因子（如 NF-κB、STAT3、AP-1），进而活化与细胞增殖及存活相关基因，促进肿瘤细胞的增殖与存活。

肿瘤进展过程中 TAMs 显著增多，尤其是 M2 型。肿瘤细胞分泌促炎因子激活 M2 型 TAMs，该型细胞分泌的 TNF-α 和 IL-1 可促进肿瘤细胞分泌血管内皮生长因子（vascular endothelial growth factor，VEGF），同时其表达的精氨酸酶-1（arginase-1，Arg-1）、环氧化酶-2（cyclooxygenase-2，COX-2）及诱导性一氧化氮合酶（inducible nitric oxide synthase，iNOS）显著增高，促进肿瘤细胞增殖和分化[10]。TAMs 还能分泌基质金属蛋白酶（matrix metallopeptidase，MMP），其可通过降解胞外基质成分促进肿瘤细胞转移[11]。另外，炎症还可诱导 ROS、RNS 等产生，引起细胞 DNA 损伤、灭活 DNA 修复酶，导致基因突变，引起抑癌基因失活、癌基因过表达，促进肿瘤的发生与进展[12]。

炎性细胞因子主要包括白介素（interleukin，IL）-6、TNF-α、转化生长因子（transforming growth factor，TGF）-β 等。它们不仅可以引起血管扩张，趋化炎症细胞迁移至病灶部位，放大炎症效应，并刺激肿瘤细胞生长、淋巴管生成以及肿瘤的浸润和转移[2,13]。如 TNF-α 诱导炎性细胞因子释放，引起干细胞分化为内皮细胞，促进肿瘤血管生成；也可诱导上皮细胞向间充质细胞转变，促进肿瘤的转移[14]。

NF-κB 是一类介导细胞内信号传递最重要的核转录因子，是免疫和炎症过程重要的调节因子，同时也是重要的肿瘤启动子[15]。Wang 等[16]证实 NF-κB 水平增高可诱导原癌基因 *Bcl-2* 的表达从而促进上皮细胞向间质细胞的转变，另外 NF-κB 能激活端粒酶反转录酶，增加端粒末端转移酶的活性，在致癌过程中发挥作用。iNOS 是肿瘤转移过程中的一个重要酶，此酶也受 NF-κB 的调控[17]。研究表明 NF-κB 的激活过程中伴有许多因子的活化，如 MMP、VEGF、细胞间黏附分子和内皮细胞选择素，这些因子均参与肿瘤的浸润与转移[18]。

STAT3 是一种重要的核转录蛋白，是转录信号转导子与激活子家族 STATS 的重要成员，能介导多种细胞因子和生长因子的信号向细胞核传导，影响靶基因的转录。持续活化的 STAT3 可导致细胞异常增殖和恶性转化，在肿瘤的发生中发挥重要作用。研究表明，在多种肿瘤细胞中过度激活 STAT3 不仅能促进抗凋亡基因的表达，如促进细胞增殖的 *c-myc* 基因的表达，还可抑制抑癌基因 *p53* 的表达[19]。Gray 等[20]发现缺氧状态下磷酸化的 STAT3 和 HIF 可协同上调 *VEGF* 的转录，进而促进肿瘤新生血管的形成。体外研究发现，通过抑制 STAT3 表达可以抑制血管内皮生长因子表达，从而抑制肿瘤生长和血管生成。

（二）炎症促进肿瘤血管生成

血管生成为肿瘤细胞提供养分和氧，对肿瘤生长、浸润和转移均具有重要意义。肿瘤细胞分泌的常见血管生成因子包括 VEGF、表皮生长因子（epidermal growth factor，EGF）、成纤维细胞生长因子（fibroblast growth factor，FGF）aFGF、bFGF、TGF-α、TGF-β 及前列腺素 E1/E2 等。研究表明 TAMs 可产生 TGF-β、IL-10 等，这些因子可进一步促进 TAMs 表达 VEGF、COX-2、表皮生长因子受体及 MMP，从而促进肿瘤血管的新生[21]。

TNF-α 表达水平的高低与血管的生成密切相关，高水平的 TNF-α 抑制新生血管形成，其抗血管形成作用与 ανβ3 和血管紧张素信号途径下调有关[22]。在不同的小鼠肿瘤模型，体内低水平的 TNF-α 能够促进肿瘤生长，诱导血管形成，并能诱导肿瘤相关髓细胞表达内皮细胞及髓系细胞的分子标记，促进新生血管形成[23]。

IL-6 在血管生成过程中也发挥重要作用。研究表明 IL-6 在肠癌和胃癌中呈高水平表达，并与 VEGF 相关，此外，IL-6 能诱导胃癌细胞株 VEGF 的表达并且呈剂量依赖性[24]。在宫颈癌中，IL-6 能通过激活 STAT3 途径促进新生血管形成。IL-6 的分泌和 STAT3 的磷酸化可上调参与新生血管形成的介质，比如 VEGF、低氧诱导因子-1α（hypoxia-inducible factor，HIF-1α）、VEGFR2 共受体和 neuropilin1（NRP1）[25]。在卵巢癌移植瘤模型中，通过使用高亲和力抗 IL-6 抗体 Siltuximab，可以使肿瘤新生血管形成、TAMs 浸润和细胞因子的产生减少[26]。

TGF-β 在血管生成中也发挥重要作用。TGF-β 可以通过诱导肿瘤细胞产生促血管生成素-4，影响血管内皮细胞与细胞之间的作用，从而降低肺毛细血管的完整性，促进肿瘤细胞-内皮细胞转运[27]。研究表明，在前列腺癌中，高水平的 TGF-β 与新生血管形成有关。除此之外，在进展期胃癌中，TGF-β 水平与 VEGF 的表达有关，并且与患者预后相关。另有研究表明 *TGF-β1* 基因敲除小鼠血管生成缺陷，与上述结果相符[28,29]。

除上述因子外，在多种肿瘤模型中抗炎因子 IL-10 扮演了抗新生血管生成的角色[30]。有研究表明，在卵巢癌中产生 VEGF 的肿瘤细胞表达的 IL-10 能够抑制血管生成、肿瘤生长和腹腔种植[31]。

四、炎症与肿瘤的转移

肿瘤的转移主要分为以下 3 个步骤：①肿瘤细胞的上皮间质转化（epithelial-mesenchymal transitions，EMT）：EMT 的主要特征为上皮细胞表型的缺失和间质细胞表型的获得。其重要的标志就是钙黏蛋白（E-cadherin）表达缺失，多个转录因子对 E-cadherin 的转录抑制，包括锌指蛋白 Snail、Slug、Twist、ZEB1、ZEB2 和 E12/E47。肿瘤微环境的炎性因子能够活化调控 EMT 的关键转录因子从而启动 EMT，使上皮细胞相互紧密连接的形态发生改变，并伴有上皮细胞的标志性分子 E-cadherin、紧密连接蛋白-1（Zona occludens-1，ZO-1）等表达降低或丧失，而神经钙黏蛋白（neural cadherin，N-cadherin）、波形蛋白、纤维连接蛋白等表达则明显增强。②肿瘤细胞进入血液或淋巴循环系统：炎性微环境中的炎性因子及组胺能增强血管壁及淋巴管壁的通透性，使肿瘤细胞亚群跨膜进入血管或淋巴管，随血流到达靶组织，黏附于血管内壁，在血管内壁增殖生长并形成血管内肿瘤。肿瘤细胞也可跨越内皮性血管进入结缔组织的细胞外基质。③肿瘤细胞进入靶组织的转移位点：肿瘤细胞表面的整合蛋白介导肿瘤细胞与管壁接触种植，并进入新的增殖改变[32,33]。

TGF-β 是 EMT 形成过程中重要的炎症介质。SMAD2、SMAD3 和 SMAD4 通过 TGF-β 信号通路促进 EMT 过程[34]。研究表明 *SMAD3* 基因敲除的小鼠 EMT 过程受到显著抑制；另有体外研究证实，缺乏 SMAD2、SMAD3 和 SMAD4，EMT 过程也受到显著抑制[35]。除 TGF-β 外，促炎性细胞因子也可诱导 EMT 的发生。TNF-α/IL-6/TGF-β 信号途径有协同促进 EMT 过程的作用[36]。两者均可通过促进 NF-κB 活化，调节 EMT 相关转录因子 Snail1、Snail2、Twist、ZEB1、ZEB2 的表达进而作用于 EMT 过程[37,38]。此外，在头颈部肿瘤中，IL-6 能通过 JAK/STAT3/Snail 信号途径上调波形蛋白的表达，同时下调 E-cadherin 的表达，诱导 EMT 的发生，增强肿瘤细胞的侵袭性[39]。ROS 的产生也可促进 EMT 过程[40]，有研究表明将肾脏上皮细胞暴露于 ROS 中能够诱导 TGF-β 的表达，通过激活 SMAD 信号途径促进 EMT 过程的发生，而应用抗氧化剂后能够抑制此过程[41]。

综上所述，炎症与肿瘤发生、发展密切相关，可通过调控炎症的发展为肿瘤的治疗提供新策略[42,43]（图 5-2-2）。

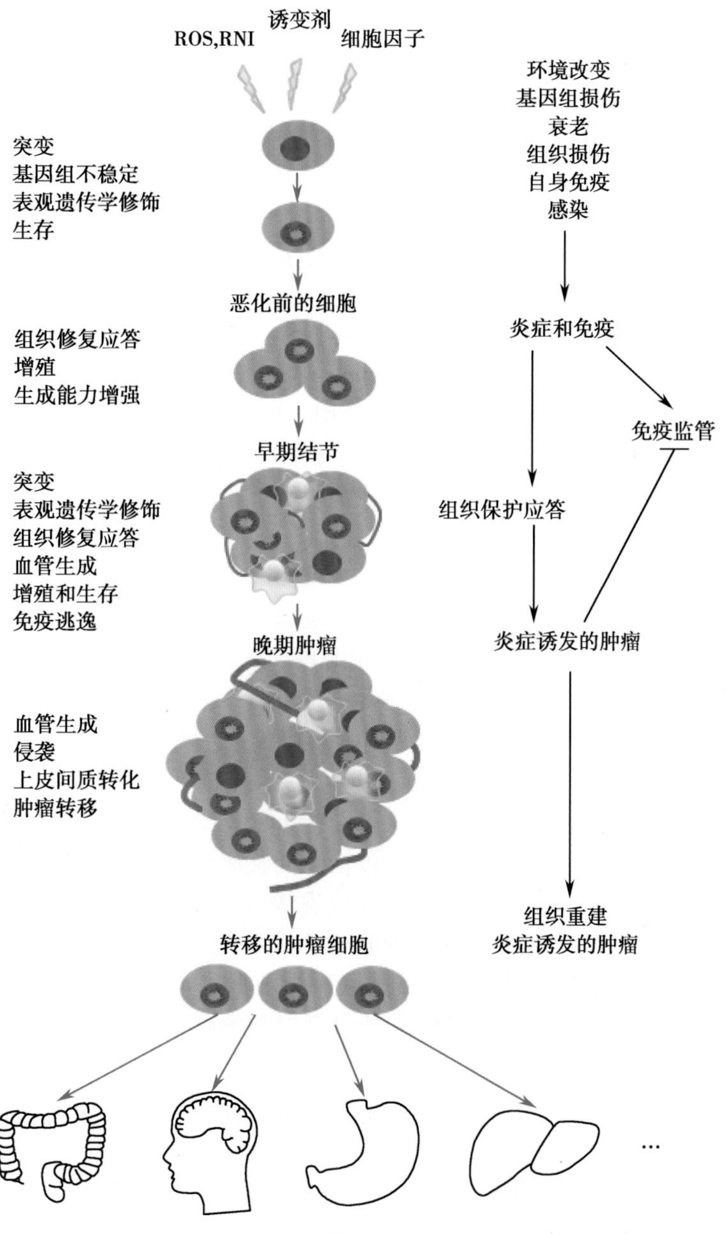

图 5-2-2　炎症在肿瘤不同阶段发挥的作用

五、系统性炎症与肿瘤治疗的转化医学

在肿瘤的发生与进展中，Ⅰ型抗肿瘤免疫应答的水平（IFN-γ 介导，由 Th1、CD_8^+T、NK 等细胞发挥抗肿瘤效应），发挥重要的抗肿瘤作用。反之，一些免疫抑制细胞或分子如 Treg、MDSC、TGF-β 和 IL-10 等，能够发挥促进肿瘤的作用；许多炎症细胞因子可以直接作用于转化的黏膜上皮细胞，促进其增殖、抑制凋亡、侵袭、血管生成与 EMT 和转移。

这些细胞因子可以活化肿瘤相关的成纤维细胞（CAF）以产生调节肿瘤的细胞因子和生长因子的细胞及肿瘤微环境[44]。

炎症是具有血管系统的活体组织对损伤因子所发生的防御反应，具有减轻机体受损程度并限制损伤因子在体内扩散、清除和吸收坏死组织细胞和对损伤组织进行修复的作用。当炎症引起全身循环系统中细胞因子、炎性蛋白、免疫细胞和急性期蛋白升高等系列反应，称之为全身性炎症。炎症常规指标主要包括：中性粒细胞、淋巴细胞、血小板、单核细胞、C 反应蛋白和白蛋白等[45]。与肿瘤预后相关的系统性免疫炎症指标（systemic immune-inflammation index，SII）有：Glasgow 预后评分（Glasgow prognostic score，GPS）、改良 Glasgow 预后评分（modified Glasgow prognostic score，mGPS）、中性粒细胞与淋巴细胞比例（neutrophil to lymphocyte ratio，NLR）、血小板与淋巴细胞比例（platelet to lymphocyte ratio，PLR）、淋巴细胞与单核细胞比例（lymphocyte to monocyte ratio，LMR）、C 反应蛋白与白蛋白比值（C-reaction protein/albumin，CRP/Alb）等。既往研究发现 SII 较 NLR、PLR 和 MLR 对食管癌患者预后评估更具价值。根据多因素分析结果，组织学分级、改良 N 分期、NLR 和 CRP/Alb 被纳入预后模型，建立基于系统性炎性指标的列线图，用来预测肿瘤患者的生存时间[46,47]。

IL-33 是 IL-1 细胞因子家族的重要成员，主要由坏死细胞或活化的固有免疫细胞在机体受到创伤和感染时释放。因此，IL-33 是一种组织损伤及感染的预警信号，被认为是一个参与启动炎症反应、促进细胞免疫应答的内源性“危险信号”。IL-33 在促进 Th1 及 Th2 型免疫应答过程中具有重要作用，在接种肿瘤疫苗的小鼠荷瘤模型中，肿瘤浸润巨噬细胞表达 IL-33。肿瘤浸润 CD_8^+T 细胞和体外经 Th1 分化条件培养诱导的 CD_8^+T 细胞高表达 IL-33 受体 ST2，并且受 Th1 型关键转录因子 T-bet 调控，这提示 ST2 在 CD_8^+T 细胞参与Ⅰ型免疫应答中发挥作用。在荷瘤小鼠模型中，IL-33 可促进 CD_8^+T 细胞在肿瘤组织中的浸润及效应功能，为 IL-33 信号途径运用于肿瘤免疫治疗的临床转化研究奠定基础[48]。借助人源化荷瘤小鼠模型探讨 IL-33 介导的抗肿瘤免疫应答效应，将为今后的临床转化运用提供新模式[49]。炎性细胞因子 IL-36γ 参与调节肿瘤微环境中免疫细胞的募集和效应功能，特别是促进参与Ⅰ型抗肿瘤免疫应答的 CD_8^+T 细胞、NK 细胞、γδT 细胞等的增殖活化及效应功能[50]。肿瘤微环境中适应性免疫抑制形成是限制射频消融后抗肿瘤免疫反应强度的重要因素，逆转肿瘤的免疫抑制可能是阻止射频消融后肿瘤复发的新手段[51]。

六、展　望

炎症作为最早被人类所发现的病理生理现象之一，因其与肿瘤的发生发展密切相关而再次受到关注。在炎症反应中，浸润的免疫细胞直接杀伤正常细胞，炎症因子引起细胞凋亡和坏死，增加细胞突变的风险。基于 NF-κB、JAK-STAT 等通路参与慢性炎症-不典型增生-肿瘤的转化过程，通过阻断关键的信号通路，引入有效、可控的炎性反应打破肿瘤局部免疫抑制增强肿瘤特异性免疫应答来发挥抗肿瘤效应，为广泛精准肿瘤免疫治疗提供了新策略。

（蒋敬庭）

参考文献

1. Hanahan D，Weinberg RA. The hallmarks of cancer. Cell，2000，100（1）：57-70.

2. Hanahan D, Weinberg RA. Hallmarks of cancer: the next generation. Cell, 2011, 144 (5): 646-674.
3. de Visser KE, Eichten A, Coussens LM. Paradoxical roles of the immune system during cancer development. Nat Rev Cancer, 2006, 6 (1): 24-37.
4. McKenzie AN, Spits H, Eberl G. Innate lymphoid cells in inflammation and immunity. Immunity, 2014, 41 (3): 366-374.
5. Noy R, Pollard JW. Tumor-associated macrophages: from mechanisms to therapy. Immunity, 2014, 41 (1): 49-61.
6. Mantovani A, Allavena P. The interaction of anticancer therapies with tumor-associated macrophages. J Exp Med, 2015, 212 (4): 435-445.
7. Colotta F, Allavena P, Sica A, et al. Cancer-related inflammation, the seventh hallmark of cancer: links to genetic instability. Carcinogenesis, 2009, 30 (7): 1073-1081.
8. Eltzschig HK, Carmeliet P. Hypoxia and inflammation. N Engl J Med, 2011, 364 (7): 656-665.
9. Liu Y, Cao X. Characteristics and significance of the pre-metastatic niche. Cancer Cell, 2016, 30 (5): 668-681.
10. Tsai CS, Chen FH, Wang CC, et al. Macrophages from irradiated tumors express higher levels of iNOS, arginase-Ⅰ and COX-2, and promote tumor growth. Int J Radiat Oncol Biol Phys, 2007, 68 (2): 499-507.
11. Lin EY, Pollard JW. Tumor-associated macrophages press the angiogenic switch in breast cancer. Cancer Res, 2007, 67 (11): 5064-5066.
12. Kitamura T, Qian BZ, Pollard JW. Immune cell promotion of metastasis. Nat Rev Immunol, 2015, 15 (2): 73-86.
13. Hunter CA, Jones SA. IL-6 as a keystone cytokine in health and disease. Nat Immunol, 2015, 16 (5): 448-457.
14. Soria G, Ofri-Shahak M, Haas I, et al. Inflammatory mediators in breast cancer: coordinated expression of TNFα & IL-1β with CCL2 & CCL5 and effects on epithelial-to-mesenchymal transition. BMC Cancer, 2011, 11: 130.
15. Karin M. Nuclear factor-kappaB in cancer development and progression. Nature, 2006, 441 (7092): 431-436.
16. Wang X, Belguise K, Kersual N, et al. Oestrogen signalling inhibits invasive phenotype by repressing RelB and its target BCL2. Nat Cell Biol, 2007, 9 (4): 470-478.
17. Altamirano F, Lopez JR, Henriquez C, et al. Increased resting intracellular calcium modulates NF-κB-dependent inducible nitric-oxide synthase gene expression in dystrophic mdx skeletal myotubes. J Biol Chem, 2012, 287 (25): 20876-20887.
18. Vlachostergios PJ, Papandreou CN. The Bmi-1/NF-κB/VEGF story: another hint for proteasome involvement in glioma angiogenesis? J Cell Commun Signal, 2013, 7 (4): 235-237.
19. Zhao D, Pan C, Sun J, et al. VEGF drives cancer-initiating stem cells through VEGFR-2/Stat3 signaling to upregulate Myc and Sox2. Oncogene, 2015, 34 (24): 3107-3119.
20. Gray MJ, Zhang J, Ellis LM, et al. HIF-1alpha, STAT3, CBP/p300 and Ref-1/APE are components of a transcriptional complex that regulates Src-dependent hypoxia-induced expression of VEGF in pancreatic and prostate carcinomas. Oncogene, 2005, 24 (19): 3110-3120.
21. Sica A, Larghi P, Mancino A, et al. Macrophage polarization in tumour progression. Semin Cancer Biol, 2008, 18 (5): 349-355.
22. Weichselbaum RR, Kufe DW, Hellman S, et al. Radiation-induced tumour necrosis factor-alpha expression: clinical application of transcriptional and physical targeting of gene therapy. Lancet Oncol, 2002, 3 (11):

665-671.

23. Li B, Vincent A, Cates J, et al. Low levels of tumor necrosis factor alpha increase tumor growth by inducing an endothelial phenotype of monocytes recruited to the tumor site. Cancer Res, 2009, 69 (1): 338-348.
24. Wang J, He W, Liu J, et al. Association of IL-6 polymorphisms with gastric cancer risk: evidences from a meta-analysis. Cytokine, 2012, 59 (1): 176-183.
25. Feurino LW, Zhang Y, Bharadwaj U, et al. IL-6 stimulates Th2 type cytokine secretion and upregulates VEGF and NRP-1 expression in pancreatic cancer cells. Cancer Biol Ther, 2007, 6 (7): 1096-1100.
26. Coward J, Kulbe H, Chakravarty P, et al. Interleukin-6 as a therapeutic target in human ovarian cancer. Clin Cancer Res, 2011, 17 (18): 6083-6096.
27. Padua D, Zhang XH, Wang Q, et al. TGF beta primes breast tumors for lung metastasis seeding through angiopoietin-like 4. Cell, 2008, 133 (1): 66-77.
28. Feng XH, Liang YY, Liang M, et al. Direct Interaction of c-Myc with Smad2 and Smad3 to Inhibit TGF-β-Mediated Induction of the CDK Inhibitor p15 (Ink4B). Mol Cell, 2016, 63 (6): 1089.
29. Oshimori N, Oristian D, Fuchs E. TGF-β promotes heterogeneity and drug resistance in squamous cell carcinoma. Cell, 2015, 160 (5): 963-976.
30. Laidlaw BJ, Cui W, Amezquita RA, et al. Production of IL-10 by CD4 (+) regulatory T cells during the resolution of infection promotes the maturation of memory CD8 (+) T cells. Nat Immunol, 2015, 16 (8): 871-879.
31. Kohno T, Mizukami H, Suzuki M, et al. Interleukin-10-mediated inhibition of angiogenesis and tumor growth in mice bearing VEGF-producing ovarian cancer. Cancer Res, 2003, 63 (16): 5091-5094.
32. Polyak K, Weinberg RA. Transitions between epithelial and mesenchymal states: acquisition of malignant and stem cell traits. Nat Rev Cancer, 2009, 9 (4): 265-273.
33. Heerboth S, Housman G, Leary M, et al. EMT and tumor metastasis. Clin Transl Med, 2015, 4 (1): 1-13.
34. Xu J, Lamouille S, Derynck R. TGF-beta-induced epithelial to mesenchymal transition. Cell Res, 2009, 19 (2): 156-172.
35. Valcourt U, Kowanetz M, Niimi H, et al. TGF-beta and the Smad signaling pathway support transcriptomic reprogramming during epithelial-mesenchymal cell transition. Mol Biol Cell, 2005, 16 (4): 1987-2002.
36. Abulaiti A, Shintani Y, Funaki S, et al. Interaction between non-small-cell lung cancer cells and fibroblasts via enhancement of TGF-β signaling by IL-6. Lung Cancer, 2013, 82 (2): 204-213.
37. Maier HJ, Schmidt-Strassburger U, Huber MA, et al. NF-kappaB promotes epithelial-mesenchymal transition, migration and invasion of pancreatic carcinoma cells. Cancer Lett, 2010, 295 (2): 214-228.
38. Kumar M, Allison DF, Baranova NN, et al. NF-κB regulates mesenchymal transition for the induction of non-small cell lung cancer initiating cells. PLoS One, 2013, 8 (7): e68597.
39. Yadav A, Kumar B, Datta J, et al. IL-6 promotes head and neck tumor metastasis by inducing epithelial-mesenchymal transition via the JAK-STAT3-SNAIL signaling pathway. Mol Cancer Res, 2011, 9 (12): 1658-1667.
40. Wang Z, Li Y, Sarkar FH. Signaling mechanism (s) of reactive oxygen species in Epithelial-Mesenchymal Transition reminiscent of cancer stem cells in tumor progression. Curr Stem Cell Res Ther, 2010, 5 (1): 74-80.
41. Rhyu DY, Yang Y, Ha H, et al. Role of reactive oxygen species in TGF-beta1-induced mitogen-activated protein kinase activation and epithelial-mesenchymal transition in renal tubular epithelial cells. J Am Soc Nephrol, 2005, 16 (3): 667-675.

42. Losson H, Schnekenburger M, Dicato M, et al. natural compound histone deacetylase inhibitors (HDACi): synergy with inflammatory signaling pathway modulators and clinical applications in cancer. Molecules, 2016, 21 (11): 1608.
43. Nakamura T, Gaston CL, Reddy K, et al. Inflammatory biomarkers in cancer. Mediators Inflamm, 2016, 2016: 7282797.
44. West NR, McCuaig S, Franchini F, et al. Emerging cytokine networks in colorectal cancer. Nat Rev Immunol, 2015, 15 (10): 615-629.
45. Ning ZH, Wang ZG, Chen J, et al. Proposed modification of nodal staging as an alternative to the seventh edition of the american joint committee on cancer tumor-node-metastasis staging system improves the prognostic prediction in the resected esophageal squamous-cell carcinoma. J Thorac Oncol, 2015, 10 (7): 1091-1098.
46. Shao Y, Ning Z, Chen J, et al. Prognostic nomogram integrated systemic inflammation score for patients with esophageal squamous cell carcinoma undergoing radical esophagectomy. Sci Rep, 2015, 5: 18811.
47. Geng Y, Shao Y, Zhu D, et al. Systemic immune-inflammation index predicts prognosis of patients with esophageal squamous cell carcinoma: A Propensity Score-matched Analysis. Sci Rep, 2016, 6: 39482.
48. Lu B, Yang M, Wang Q. Interleukin-33 in tumorigenesis, tumor immune evasion, and cancer immunotherapy. J Mol Med (Berl), 2016, 94 (5): 535-543.
49. Hu W, Li X, Li Q, et al. Interleukin-33 expression does not correlate with survival of gastric cancer patients. Pathol Oncol Res, 2016: 1-5.
50. Wang X, Zhao X, Feng C, et al. IL-36γ transforms the tumor microenvironment and promotes type 1 lymphocyte-mediated antitumor immune responses. Cancer Cell, 2015, 28 (3): 296-306.
51. Shi L, Chen L, Wu C, et al. PD-1 blockade boosts radiofrequency ablation-elicited adaptive immune responses against tumor. Clin Cancer Res, 2016, 22 (5): 1173-1184.

第三节 抗炎症制剂在肿瘤预防和治疗中的应用

抗炎症制剂分为两大类：一类是甾体抗炎药，即肾上腺皮质分泌的糖皮质激素及其人工合成的衍生物；另一类是非甾体抗炎药（non-steroidanti-inflammatorydrugs，NSAIDs），如阿司匹林、保泰松、塞来昔布等，具有抗炎、解热、镇痛的作用，临床上被广泛应用于治疗风湿性疾病、炎性疾病、疼痛、发热、组织损伤等疾病，在临床常见药中位于抗生素、维生素之后，排第三位。近年来经过大量的研究，发现 NSAIDs 既可以用于肿瘤的预防，降低肿瘤的发生率，也可以用于肿瘤的治疗，延缓肿瘤的临床进展、抑制肿瘤的侵袭转移，从而改善患者预后、延长患者生存期[1-3]。

一、非甾体抗炎药

（一）非甾体抗炎药作用机制

不同种类 NSAIDs 的作用机制基本相同，都是抑制人体内环氧化酶（cyclooxygenase，COX）的合成。COX 主要包括两种同工酶：结构型 COX-1 和诱导型 COX-2。花生四烯酸（arachidonic acid，AA）在 COX 作用下生成前列腺素（prostaglandin，PG）和血栓素（thromboxane，TXA2），NSAIDs 的解热、镇痛、抗炎作用主要是通过抑制 COX 的活性，进而抑制 AA 合成前列腺素来完成。PG 是炎症反应中一个重要的炎症因子，具有扩张小血管、增加微血管通透性、抑制血小板聚集等作用。此外，NSAIDs 亦可以通过抑制缓激肽的释放影响炎症过程中淋巴细胞、单核细胞等炎症细胞的功能（图 5-3-1）。

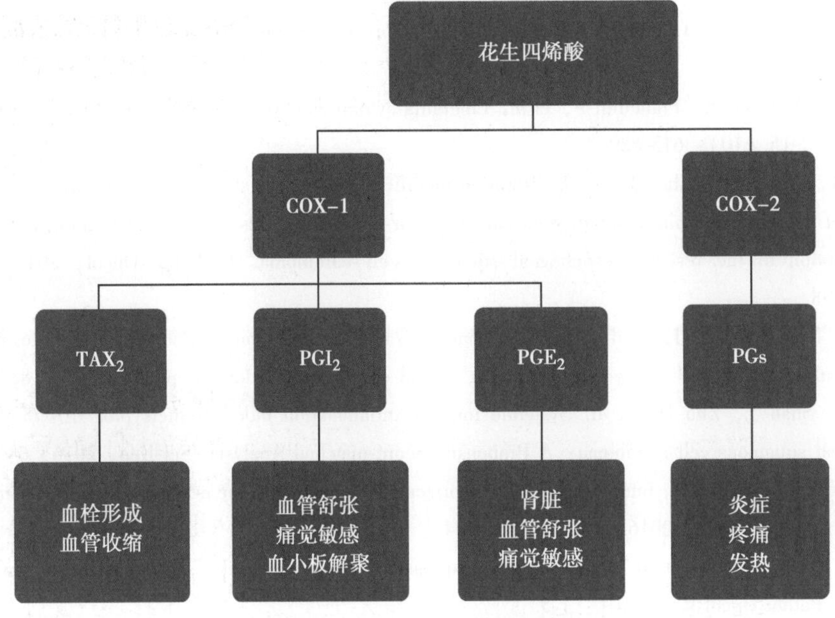

图 5-3-1　NSAIDS 作用机制

（二）非甾体抗炎药分类

1. 根据化学结构不同分类　①水杨酸类：也称甲酸类，代表药物为阿司匹林，又名乙酰水杨酸，也是最常见的非甾体抗炎药。②乙酸类：以双氯芬酸、吲哚美辛最为常用。③丙酸类：代表药物为布洛芬、布洛芬缓释胶囊、萘普生等。④昔布类：如塞来昔布、罗非昔布等。⑤昔康类：如美洛昔康、氯诺昔康等，因其副作用较大，临床现已很少使用。⑥吡唑酮类：代表药物有保泰松等，因其毒性较大，临床现已很少使用。⑦其他：尼美舒利等。

2. 根据 NSAIDs 对 COX 选择性的不同分类　根据对 COX-1 和 COX-2 选择性不同，NSAIDs 可分为选择性和非选择性 NSAIDs（表 5-3-1）。

表 5-3-1　NSAIDs 分类

分类	代表药物
非选择性 COX 抑制剂	吲哚美辛、双氯芬酸
选择性 COX-1 抑制剂	小剂量阿司匹林
选择性 COX-2 抑制剂	塞来昔布
特异性 COX-2 抑制剂	罗非昔布、艾瑞昔布

（三）非甾体抗炎药不良反应

前列腺素主要具有以下作用：①通过抑制胃酸分泌保护胃黏膜的作用；②调节肾脏血流、增加肾小球滤过率；③抑制血小板聚集；④促进钠排泄；⑤降低血压等作用。而

NSAIDs 是通过抑制 COX 来减少前列腺素的产生，因此 NSAIDs 具有导致胃黏膜糜烂、溃疡、出血、穿孔，皮疹，肝损害，肾功能不全，甚至肾脏坏死，部分还具有血液系统、中枢神经系统等不良反应。其中胃肠道的反应及皮肤反应是临床最常见的两种不良反应。选择性 NSAIDs 较非选择性 NSAIDs 临床效果更好，不良反应更小（表 5-3-2）。

表 5-3-2　NSAIDs 常见不良反应

分类	主要临床表现
胃肠道反应	胃肠功能紊乱、胃黏膜糜烂、溃疡、出血、穿孔等
皮肤反应	皮疹、荨麻疹、瘙痒、剥脱性皮炎、光敏等
肾损害	慢性肾炎和肾乳头坏死、肾功能不全、肾脏坏死等
肝损害	轻者转氨酶升高，重者可引起肝细胞性坏死
心血管系统反应	心律不齐、血压升高、心悸、心肌梗死、脑血管意外等
血液系统反应	抑制血小板聚集、延长出血时间等
中枢神经系统	头痛、头晕、嗜睡、精神紊乱等
其他不良反应	耳鸣、耳聋、视力模糊、味觉异常等

二、非甾体抗炎药在肿瘤预防和治疗中的作用

（一）非甾体抗炎药抗肿瘤机制

大量研究都已表明炎症的发生、发展与肿瘤的发生、发展密不可分，许多肿瘤都是由炎症性疾病进一步发展而来，而前列腺素是炎症过程中重要的炎症因子，NSAIDs 可以通过抑制 COX 活性抑制前列腺素的合成，从而影响炎症过程，进一步影响肿瘤的发生、发展[4,5]。具体机制如下：

1. COX 依赖性机制　COX 是前列腺素合成的关键酶，主要分为 COX-1 和 COX-2[6]。研究表明，COX-2 在结直肠癌、肺癌、卵巢癌等多种肿瘤组织中高表达。更有资料表明在结直肠癌中 COX-2 的阳性表达率可升高至近 90%，COX-2 的表达上调可促进血管生成[7]，加速肿瘤细胞增殖。由此可见，COX-2 在肿瘤的发生、浸润、转移过程中占有极其重要的地位，COX-2 是 NSAIDs 抗肿瘤作用的靶点。与周围正常组织相比，COX-2 在肿瘤组织中高表达，与肿瘤细胞凋亡、血管生成等密切相关[8]。Chiu、Miyoshi 等[9,10]的研究结论即验证了这一点：NSAIDs 通过下调 COX-2 水平，抑制肿瘤细胞生长，促进肿瘤细胞凋亡。选择性的 NSAIDs 主要是通过不可逆的乙酰化及竞争性抑制作用来抑制 COX-2 发挥肿瘤防治作用，因此这类 NSAIDs 抗肿瘤的机制主要是通过 COX 依赖的途径。COX-1 存在于胃、肾脏及血管等组织中，与胃酸分泌、肾血流量调节及血小板聚集等有关，参与正常细胞组织功能稳定性的调节。而 COX-2 则是在应激状态下催化 AA 转化成前列腺素及其衍生物，COX-2 的表达受细胞内外许多刺激因素的影响，在正常细胞组织中不表达或表达活性极低。选择性 NSAIDs 抑制了因 COX-2 高表达引起的 PG 合成增加，特别是 PGE2 的合成增加，从而通过调节细胞增殖抑制肿瘤的生长转移[11-14]。与此同时，PG 合成减少可以反过来使 AA 的积累增加，而 AA 是一个诱导细胞凋亡的信号因子，从而进一步促进细胞凋亡。

COX-2 高表达可以通过上调血管内皮生长因子（vascular endothelial growth factor，VEGF）、碱性成纤维细胞生长因子（basic fibroblast growth factor，bFGF）和血小板衍生生长因子（platelet derived growth factor，PDGF）等血管生成因子的表达促进血管生成，选择性 NSAIDs 可以通过抑制 COX-2 的合成增加使上述促血管生成因子表达下调，进而抑制肿瘤血管的生成[7]。

2. 非 COX 依赖性机制　有些肿瘤细胞不表达 COX，NSAIDs 对这类肿瘤的防治作用不是通过抑制前列腺素的合成，而是通过非 COX 依赖性机制，主要是影响细胞内一系列反应过程，如诱导肿瘤细胞凋亡、抑制血管生成等[15-17]。研究表明，凋亡相关蛋白 Bax、Bcl-2 等参与肿瘤细胞凋亡过程，Gillissen 等[18,19]的研究结果显示，NSAIDs 不能使 *Bax* 基因缺失的细胞发生凋亡。非小细胞肺癌的肿瘤细胞不表达 COX，但是 Fontaine 等[20]的研究表明 NSAIDs 可抑制其肿瘤细胞的生长，说明 NSAIDs 抑制非小细胞肺癌肿瘤细胞生长的机制不依赖 COX。研究显示，塞来昔布通过抑制蛋白激酶 PKB（protein kinase B，PKB）使肿瘤细胞停滞在细胞周期的 G1 期，抑制肿瘤细胞的生长；在小鼠胰腺肿瘤模型上，塞来昔布可从 mRNA 和蛋白质水平影响 VEGF 表达，从而影响肿瘤血管生成，进一步抑制肿瘤的发展。阿司匹林是临床常用的 NSAIDs，可以通过 COX 依赖性机制抗肿瘤，也有研究报道，阿司匹林也可以通过非 COX 依赖性机制抗肿瘤，它可以通过激活蛋白激酶 p38 引起细胞凋亡，可以通过与核转录因子结合抑制其与 DNA 的结合。

3. 通过影响基因的途径　研究表明结直肠肿瘤的产生与基因突变有关，绝大多数结直肠癌患者存在 *APC* 基因的突变。NSAIDs 能诱导肿瘤细胞表达 NAG-1（NSAIDs activity Gene-1，NAG-1）基因，而 *NAG-1* 基因具有促进细胞凋亡、抑制细胞增殖的作用，因此 *NAG-1* 基因被认为是 NSAIDs 抗肿瘤作用的基因位点[21]。人类 DNA 错配修复蛋白（mismatch repair，MMR）系统可以通过识别配对错误的 DNA 碱基序列，进行 DNA 损失修复、调节 DNA 转录，从而影响细胞凋亡及参与细胞周期的调节。结直肠癌细胞分为两种，一种富含 MMR 系统，一种缺乏 MMR 系统。有研究显示，在富含 MMR 系统的肿瘤细胞中，阿司匹林通过影响细胞凋亡抑制肿瘤细胞生长，而在缺乏 MMR 系统的肿瘤细胞中，阿司匹林则是通过延长细胞周期中 G_0/G_1 来实现对肿瘤细胞的抑制。近年来也有人研究表明 NSAIDs 通过抑制多种金属蛋白酶的表达来抑制肿瘤血管的生长及对抗肿瘤的转移，而对金属蛋白酶的抑制则是通过诱导 *RECK*（reversion-inducing cysteine-rich protein with Kazal motifs，RECK）基因的表达实现的。

（二）非甾体抗炎药在肿瘤临床防治中的作用

大量临床研究表明，NSAIDs 对上皮来源性肿瘤有预防和治疗的作用，而结直肠癌是研究最多，也是最早发现的肿瘤。目前已有相关研究的肿瘤种类较多，消化系统、呼吸系统、泌尿系统、头颈部等肿瘤均有报道。

1. 在肿瘤预防中的作用　研究表明肿瘤患者体内前列腺素含量较高，尤其是肿瘤组织中，NSAIDs 可以减少前列腺素的合成。动物实验研究结果显示，肿瘤细胞经 NSAIDs 处理，再经静脉途径注入动物体内后，浸润、转移能力均降低。结直肠癌的形成是一个漫长的过程，平均需要十几年的时间，Chan 等[22]对年龄 40~75 岁的 47 363 位健康男性就阿司匹林服用剂量、时间及用药依从性进行 18 年的随访得出结论：持续规律服用阿司匹林达 6 年者，结直肠癌发病的危险性较不规律用药者可降低 21%。另外，2004—2010 年 Tan

等[23]对904例胰腺癌患者与1224例健康人进行统计分析得出结论：每月至少服用1天阿司匹林者的胰腺癌发生率明显低于不服用及服用时间少于每月1天者。Cook等[24]、Kho等[25]的研究也得出相似的结论。

2. 在肿瘤治疗中的作用 ①解热、镇痛作用：肿瘤性发热及癌性疼痛是临床上肿瘤患者常见的症状。非甾体抗炎药通过抑制COX减少前列腺素的合成，具有解热、镇痛的作用[26,27]，临床上常用阿司匹林、吲哚美辛栓等药物治疗肿瘤患者的体温升高及急、慢性疼痛。NSAIDs与阿片类镇痛药联合使用，既可以减少阿片类药物用量、延缓耐药性的产生，又可以增强镇痛效果。②抑制肿瘤的发展、浸润和转移：研究表明，新生血管的生成在肿瘤的发生、发展过程中占据极其重要的地位，COX-2与肿瘤血管的形成密切相关，NSAIDs可以通过抑制COX-2下调VEGF、bFGF等血管生成因子的表达抑制肿瘤血管生成，从而抑制肿瘤的发生及进一步的浸润、转移。NSAIDs可以通过抑制COX使PG合成减少，PG合成减少可以反过来使AA的积累增加，而AA是一个诱导细胞凋亡的信号因子，因此NSAIDs可以诱导肿瘤细胞的凋亡。De Cicco等[28]的研究表明硫化氢释放相关的抗炎药，诱导人黑素瘤细胞凋亡，并抑制体内黑色素瘤的发展。此外，NSAIDs与抗肿瘤药物合用，能够增强抗肿瘤药物的敏感性。Bigioni等[29]的研究表明，NSAIDs可以通过抑制肿瘤耐药性相关蛋白质的活性，增强肿瘤对抗肿瘤药物的敏感性，实现抗肿瘤作用。③预防血栓：众所周知，肿瘤患者易发生深静脉血栓，严重者可以导致肺栓塞，危及生命。这是因为肿瘤患者血液黏稠、淤滞，处于高凝状态，血小板易聚集。肿瘤细胞在生长过程中可以释放多种因子，其中组织因子具有促凝作用，可以作用于外源性凝血途径，引起血液中纤维蛋白、纤维蛋白原及其降解产物含量增加，从而导致血液黏稠及高凝状态。有研究证实，肿瘤患者连续口服阿司匹林可以有效地预防血栓的形成[30]。

三、展　　望

NSAIDs在肿瘤防治中的作用将给肿瘤患者带来福音，但是其确切疗效及作用机制还需深入研究，且NSAIDs在临床用药过程中的不良反应也较多，仍需不断探索不良反应较小的新型药物，临床上也需与其他药物联合应用以增加疗效、减少不良反应。另外，NSAIDs在肿瘤防治中的用药剂量及用药时间问题也需要进一步研究探索。

（李贵新）

参考文献

1. Seyedmajidi M, Shafaee S, Siadati S, et al. Cyclo-oxygenase-2 expression in oral squamous cell carcinoma. J Cancer Res Ther, 2014, 10 (4): 1024-1029.
2. Mao J, Liu W, Wang Y. Apolipoprotein A-I expression suppresses COX-2 expression by reducing reactive oxygen species in hepatocytes. BiochemBiophys Res Commun, 2014, 454 (3): 359-363.
3. Gobel C, Breitenbuecher F, Kalkavan H, et al. Functional expression cloning identifies COX-2 as a suppressor of antigen-specific cancer immunity. Cell Death Dis, 2014, 5 (12): e1568.
4. Moon CM, Kwon JH, Kim JS, et al. Nonsteroidal anti-inflammatory drugs suppress cancer stem cells via inhibiting PTGS2 (cyclooxygenase 2) and NOTCH/HES1 and activating PPARG in colorectal cancer. Int J Cancer, 2014, 134 (3): 519-529.

5. Gurpinar E, Grizzle WE, Piazza GA. COX-independent mechanisms of cancer chemoprevention by anti-inflammatory drugs. Front Oncol, 2013, 3: 181.
6. Kashiwagi S, Hosono K, Suzuki T, et al. Role of COX-2 in lymphangiogenesis and restoration of lymphatic flow in secondary lymphedema. Lab Invest, 2011, 91 (9): 1314-1325.
7. Gore E, Bae K, Langer C, et al. Phase I/II trial of a COX-2 inhibitor with limited field radiation for intermediate prognosis patients who have locally advanced non-small-cell lung cancer: radiation therapy oncology group 0213. Clin Lung Cancer, 2011, 12 (2): 125-130.
8. Ghanghas P, Jain S, Rana C, et al. Chemoprevention of colon cancer through inhibition of angiogenesis and induction of apoptosis by nonsteroidal anti-inflammatory drugs. J Environ Pathol Toxicol Oncol, 2016, 35 (3): 273-289.
9. Chiu TL, Su CC. Curcumin inhibits proliferation and migration by increasing the Bax to Bcl-2 ratio and decreasing NF-kappaB p65 expression in breast cancer MDA-MB-231 cells. Int J Mol Med, 2009, 23 (4): 469-475.
10. Miyoshi J, Yajima T, Shimamura K, et al. 5-aminosalicylic acid mediates expression of cyclooxygenase-2 and 15-hydroxyprostaglandin dehydrogenase to suppress colorectal tumorigenesis. Anticancer Res, 2012, 32 (4): 1193-1202.
11. Baris D, Karagas MR, Koutros S, et al. Nonsteroidal anti-inflammatory drugs and other analgesic use and bladder cancer in northern New England. Int J Cancer, 2013, 132 (1): 162-173.
12. Zhang S, Da L, Yang X, et al. Celecoxib potentially inhibits metastasis of lung cancer promoted by surgery in mice, via suppression of the PGE2-modulated β-catenin pathway. Toxicol Lett, 2014, 225 (2): 201-207.
13. Ma J, Chen M, Xia SK, et al. Prostaglandin E2 promotes liver cancer cell growth by the upregulation of FUSE-binding protein 1 expression. Int J Oncol, 2013, 42 (3): 1093-1104.
14. Zhang H, Cheng S, Zhang M, et al. Prostaglandin E2 promotes hepatocellular carcinoma cell invasion through upregulation of YB-1 protein expression. Int J Oncol, 2014, 44 (3): 769-780.
15. Lee CS, McNamara D, O'Morain CA. Aspirin as a chemoprevention agent for colorectal cancer. Curr Drug Metab, 2012, 13 (9): 1313-1322.
16. Tinsley HN, Grizzle WE, Abadi A, et al. New NSAID targets and derivatives for colorectal cancer chemoprevention. Recent Results Cancer Res, 2013, 191: 105-120.
17. Xiao H, Yang CS. Combination regimen with statins and NSAIDs: a promising strategy for cancer chemoprevention. Int J Cancer, 2008, 123 (5): 983-990.
18. Gillissen B, Wendt J, Richter A, et al. Endogenous Bak inhibitors Mcl-1 and Bcl-xL: differential impact on TRAIL resistance in Bax-deficient carcinoma. J Cell Biol, 2010, 188 (6): 851-862.
19. Vaish V, Piplani H, Rana C, et al. NSAIDs may regulate EGR-1-mediated induction of reactive oxygen species and non-steroidal anti-inflammatory drug-induced gene (NAG) -1 to initiate intrinsic pathway of apoptosis for the chemoprevention of colorectal cancer. Mol Cell Biochem, 2013, 378 (1-2): 47-64.
20. Fontaine E, McShane J, Page R, et al. Aspirin and non-small cell lung cancer resections: effect on long-term survival. Eur J Cardiothorac Surg, 2010, 38 (1): 21-26.
21. Baek SJ, Eling TE. Changes in gene expression contribute to cancer prevention by COX inhibitors. Prog Lipid Res, 2006, 45 (1): 1-16.
22. Chan AT, Giovannucci EL, Meyerhardt JA, et al. Aspirin dose and duration of use and risk of colorectal cancer in men. Gastroenterology, 2008, 134 (1): 21-28.
23. Tan XL, Reid Lombardo KM, Bamlet WR, et al. Aspirin, nonsteroidal anti-inflammatory drugs, acetamin-

ophen, and pancreatic cancer risk: a clinic-based case-control study. Cancer Prev Res (Phila), 2011, 4 (11): 1835-1841.

24. Cook NR, Lee IM, Zhang SM, et al. Alternate-day, low-dose aspirin and cancer risk: long-term observational follow-up of a randomized trial. Ann Intern Med, 2013, 159 (2): 77-85.

25. Kho PF, Fawcett J, Fritschi L, et al. Nonsteroidal anti-inflammatory drugs, statins, and pancreatic cancer risk: a population-based case-control study. Cancer Causes Control, 2016, 27 (12): 1457-1464.

26. Mantyh P. Bone cancer pain: causes, consequences, and therapeutic opportunities. Pain, 2013, 154 (6): S54-S62

27. Kenner DJ, Bhagat S, Fullerton SL. Daily subcutaneous parecoxib injection for cancer pain: an open label pilot study. J Palliat Med, 2015, 18 (4): 366-372.

28. De Cicco P, Panza E, Ercolano G, et al. ATB-346, a novel hydrogen sulfide-releasing anti-inflammatory drug, induces apoptosis of human melanoma cells and inhibits melanoma development in vivo. Pharmacol Res, 2016, 114: 67-73.

29. Bigioni M, Benzo A, Irrissuto C, et al. Antitumour effect of combination treatment with sabarubicin (MEN 10755) and cis-platin (DDP) in human lung tumourxenograft. Cancer Chemother Pharmacol, 2008, 62 (4): 621-629.

30. Veitonmaki T, Tammela TL, Auvinen A, et al. Use of aspirin, but not other non-steroidal anti-inflammatory drugs is associated with decreased prostate cancer risk at the population level. Eur J Cancer, 2013, 49 (4): 938-945.

▶ 第六章

营养与肿瘤免疫

第一节　肿瘤宿主的营养代谢异常与肿瘤免疫

营养代谢是指三大营养物质在体内代谢过程中所伴随的能量产生和利用的过程。机体在不同的生理或病理状态下营养代谢的特点有所不同，受肿瘤本身的影响，机体对肿瘤反应的影响使得肿瘤宿主的营养代谢从机体宏观上具有一定的特殊性。表现为静息能量代谢（resting energy expenditure，REE）增加，胰岛素抵抗和葡萄糖利用障碍，肌肉蛋白质合成减少和分解增加，外源性脂肪利用率降低以及内源性脂肪动员增加（表 6-1-1）。与此同时，肿瘤所处的微环境亦是肿瘤宿主的微观部分，微环境中肿瘤细胞对营养物质的代谢竞争、乳酸的过剩，以及低氧都使得宿主的抗肿瘤免疫功能受到影响，可进一步促进疾病进展。

一、肿瘤宿主的代谢特点及对免疫功能的影响

（一）异常能量代谢

REE 是指机体禁食 3～4 小时，安静休息状态下的能量消耗，约占总能量的 60%～70%。肿瘤患者耗能增加，使 REE 增加。尽管不同肿瘤患者的 REE 差异非常大，但是肿瘤患者的平均 REE 水平>110%，提示肿瘤患者整体上处于高代谢状态。生理条件下，REE 升高会引起摄食量增多，以满足机体的能量需求。然而，对于肿瘤患者而言，REE 与摄食量之间的反馈调节机制丧失，导致其摄食量没有随着 REE 的升高而增加，或者没有增加到应有水平，从而造成巨大的能量差，进而导致营养不良。营养不良所致的细胞更新率和蛋白质合成率下降是引起宿主免疫功能缺陷的最重要因素[1]。可表现为免疫预防功能异常、免疫稳定功能失调、免疫监视功能下降。

（二）异常糖代谢

主要表现为一定程度的胰岛素抵抗和葡萄糖利用障碍。大约 30%的肿瘤患者其血糖升高（空腹血糖>6. 1mmol/L），30%以上肿瘤患者的胰岛素敏感性和处理葡萄糖能力降低、糖耐量异常，肿瘤患者葡萄糖摄入诱导胰岛素分泌的幅度减少 40%～50%。同时，肿瘤患者的乳酸循环（Cori 循环）增强，生理情况下 Cori 循环仅占葡萄糖转化的 20%，而在肿瘤宿主中却可增加至 50%。葡萄糖在肿瘤细胞内酵解仅生成 2 分子 ATP 和 2 分子乳酸。乳

酸通过 Cori 循环在肝内重新生成 1 分子葡萄糖时消耗 6 分子 ATP，从而每一次循环都有 4 个高能磷酸键的损失。这一循环过程的增强造成了 ATP 的大量丢失，对葡萄糖的利用障碍增加了宿主的能量消耗。

肿瘤细胞的糖酵解可以通过多种途径影响免疫信号通路和宿主的免疫功能。首先，有研究表明[2]，活化的 T 细胞需通过有氧糖酵解维持细胞生长、增殖和免疫效应功能，糖酵解代谢中间产物磷酸烯醇式丙酮酸（phosphenolpyruvate，PEP）可提高细胞内钙离子信号，促进活化 T 细胞核因子（nuclear factor of activated T cells，NFAT）的活化。由于肿瘤细胞的糖代谢竞争，肿瘤微环境中葡萄糖浓度降低，T 细胞的有氧糖酵解受到限制，因缺乏代谢中间产物 PEP 的作用，T 细胞内钙离子信号降低，核 NFAT 活化减弱，导致了有缺陷的 T 细胞大量活化。另外，有研究证实[3]，3-磷酸甘油醛脱氢酶（glyceraldehyde-3-phosphate dehydrogenase，GAPDH）除了可作为糖酵解酶之外，还可作为 RNA 结合蛋白，抑制包括 T 细胞 IFN-γ 和 IL-2 在内的蛋白翻译，导致 T 细胞功能障碍，从而影响了宿主的免疫功能。

（三）异常氨基酸/蛋白质代谢

主要表现为肌肉蛋白质合成减少和分解增加，蛋白转化率升高，低蛋白血症，氨基酸代谢谱异常和负氮平衡。恶液质患者的体重下降 30%时，其骨骼肌蛋白丢失可高达 75%，且食物补充不能逆转肌肉消耗。同时，宿主炎症细胞会分泌多种细胞因子（如 IL-1、IL-6、IL-8 和 TNF-α 等）入血，诱发机体产生以防御为主的非特异性免疫反应，使肝蛋白合成增加，有些可增加 1000 倍以上，如 C-反应蛋白（CRP）。在肺癌、黑色素瘤、多发性骨髓瘤、淋巴瘤、卵巢癌、肾癌、胰腺癌、胃肠道肿瘤患者的血清中均可检测到 CRP 升高，且 CRP 浓度与体质量减轻程度、高代谢和厌食症的出现、疾病的复发和生存率的降低呈显著正相关[4]。然而，在膳食蛋白摄入不足的情况下，非特异性免疫反应引发的 CRP 等蛋白的合成意味着对氨基酸需求的增加，导致了宿主骨骼肌消耗。因肝蛋白合成所需氨基酸谱与肌肉消耗的氨基酸谱不匹配，又可导致这种氨基酸储备持续性消耗进一步加重[5]。

氨基酸对于免疫细胞的生物合成至关重要，包括蛋白质的合成和核苷酸的合成[6]。此外，氨基酸还可以直接代谢产生免疫调节分子，如一氧化氮。谷氨酰胺[7]、蛋氨酸[8]、色氨酸[9]、精氨酸[10]、亮氨酸[11]对宿主的免疫细胞，特别是淋巴细胞的营养代谢至关重要。肿瘤宿主由于肿瘤细胞的代谢消耗，可导致上述氨基酸缺乏，从而使免疫激活反应受损。谷氨酰胺缺乏可严重影响淋巴细胞和胸腺细胞的功能，上述两种细胞活化时对谷氨酰胺的消耗率甚至高于葡萄糖[12]，丝裂源诱导的 T 细胞的增殖及细胞因子的产生均要求有高浓度的谷氨酰胺[13]。而色氨酸对免疫功能的影响主要表现在两方面：一是肿瘤细胞自身可表达吲哚胺-2，3-双加氧酶（indoleamine 2，3-dioxygenase，IDO），IDO 是除肝脏外唯一可催化色氨酸沿犬尿酸途径分解代谢的限速酶，可导致色氨酸耗竭。T 淋巴细胞对色氨酸的缺乏极度敏感，可使其阻滞于细胞周期 G1 期[14]，同时色氨酸不足还可引起 mTOR 细胞通路失活，T 细胞糖酵解能力下降，阻止 T 细胞的增殖[15]；二是肿瘤细胞消耗色氨酸后的代谢产物，如 3-羟基喹啉酸，可诱导 T 细胞的凋亡[16]。此外，氨基酸除了作为营养物质之外，某些氨基酸还是重要的信号分子，一些重要的免疫应答信号通路，如 mTORC1、CMYC、GCN2，对氨基酸水平变化非常的敏感，肿瘤宿主的氨基酸谱的变化同样可以导致免疫功能的异常[6]。

（四）异常脂代谢

主要改变是血清游离脂肪酸升高，外源性脂肪利用率降低以及内源性脂肪动员增加。正常人群能量代谢主要依靠糖代谢供能，不动用脂肪分解，而肿瘤可产生一系列分解脂类的活性因子，包括炎症因子（如 TNF-α）、激素敏感脂肪酶（hormone sensitive lipase，HSL）、脂肪动员因子（lipid-mobilizing factor，LMF/ZAG）和糖皮质激素等，这些分子在肿瘤早期就存在，所以脂代谢异常是肿瘤早期改变之一，宿主在体质量丢失前就已存在内源性脂肪动员，游离脂肪酸增加现象[17]。正常情况下，体内调节脂肪代谢的酶有两种：即 HSL 和脂蛋白脂肪酶（lipoproteinlipase，LPL）。HSL 是脂肪细胞内使甘油三酯水解为甘油和游离脂肪酸的限速酶。Taylor 等研究表明[18]，卵巢癌患者 HSL 的活性增强，为正常人的 2.3 倍，提示 HSL 可能是卵巢癌患者脂类代谢紊乱的主要原因。LPL 主要催化乳糜微粒和极低密度脂蛋白中的甘油三酯水解生成脂肪酸和单酰甘油。肿瘤患者体质量丢失程度与 LPL 活性下降程度呈正相关，如肺癌患者 LPL 活性下降，体质量丢失较明显；而乳腺癌患者 LPL 水平基本正常，体质量丢失相对于其他肿瘤最不明显[19]。

肿瘤宿主的血清游离脂肪酸升高，游离脂肪酸除了可以作为营养物质外，还可以作为 G 蛋白偶联受体（g protein coupled receptors，GPCR）的配体[20]，许多免疫细胞包括巨噬细胞、中性粒细胞、T 细胞、树突状细胞已被证实表达游离脂肪酸的 GPCR 受体[21]。这些受体可根据脂肪酸的碳原子数分为短链、中链、长链脂肪酸受体。其中，短链脂肪酸主要包括醋酸、丙酸、异丁酸、丁酸、异戊酸、戊酸。丁酸和丙酸可促进 Treg 细胞 FoxP3 位点的乙酰化作用，诱导 FoxP3 蛋白的表达[22,23]。而 FoxP3 是 Treg 细胞发育和发挥免疫抑制功能的关键转录因子。

表 6-1-1 肿瘤宿主代谢特点

营养代谢	指标	特点
能量代谢	静息能量消耗	增加
糖代谢	葡萄糖利用率	降低
	胰岛素抵抗	增加
	Cori 循环	增加
	血浆乳酸水平	增加
蛋白质代谢	氮平衡	负平衡
	肌肉蛋白质合成	减少
	肌肉蛋白质分解	增加
脂肪代谢	内源性脂肪动员	增加
	外源性脂肪利用率	降低
	游离脂肪酸	升高

二、肿瘤微环境的代谢特点及对免疫功能的影响

肿瘤微环境是宿主的微观组成部分，微环境中肿瘤细胞和抗肿瘤免疫细胞的代谢相互

影响。肿瘤微环境中的主要细胞成分包括肿瘤相关成纤维细胞（cancer-associated fibroblasts，CAFs）、肿瘤相关巨噬细胞（tumor-associated macrophage，TAM）、肿瘤微血管及淋巴管、炎症细胞及免疫细胞等。肿瘤细胞即使在氧气充足的情况下，其糖代谢仍以糖酵解生成乳酸为主，而非进入三羧酸循环进行氧化磷酸化（oxidative phosphorylation，OXPHOS），这被称为“Warburg”效应[24]。肿瘤细胞选择有氧糖酵解供能，并释放乳酸作为代谢废物[25]。另外，肿瘤细胞增殖需要大量消耗氧气，肿瘤血管分布畸形进一步导致肿瘤微环境中氧气供应不足。因此，肿瘤细胞代谢导致以低糖、低 pH、低氧为主要特点的肿瘤微环境，通过抑制抗肿瘤免疫效应细胞的功能，使肿瘤达到免疫逃逸和维持肿瘤增殖的目的。

（一）营养物质竞争对免疫功能的作用

在实体肿瘤的微环境中，由于与肿瘤细胞进行营养物质的竞争，使得肿瘤浸润免疫细胞的功能受到抑制。免疫细胞不仅要与肿瘤细胞竞争营养物质，CAFs 作为肿瘤微环境中的重要组成部分，能通过分泌多种生物信息与肿瘤微环境中各组成成分之间交互对话（cross-talk），从而影响肿瘤的发展。研究发现[26]，CAFs 同样存在代谢重编程，由于肿瘤细胞诱导和氧化应激导致 CAFs“线粒体自噬”，CAFs 通过糖酵解的方式配合肿瘤细胞的代谢。肿瘤细胞与微环境中 CAFs 物质与能量代谢方式转换的相互适应，使肿瘤细胞的营养物质及能量来源直接依赖于 CAFs，而不依赖于肿瘤微血管。肿瘤细胞及 CAFs 消耗大量的葡萄糖和其他营养素，如谷氨酰胺，导致肿瘤微环境中的营养物质枯竭[27]。此外，肿瘤细胞和促进肿瘤发展的免疫细胞，如骨髓源性抑制细胞（myeloid-derived suppressor cells，MDSCs）可表达精氨酸酶和 IDO 消耗精氨酸[28]和色氨酸[9]。因此，肿瘤微环境中的免疫细胞因营养物质竞争性消耗导致能量失衡，从而影响其发挥抗肿瘤免疫功能。

由于肿瘤细胞既可利用糖酵解方式，又可利用 OXPHOS 方式供能，所以随着代谢方式的不同，特定肿瘤微环境中的营养物质消耗和对肿瘤浸润 T 细胞功能抑制的方式也不同（图 6-1-1）[29]：当肿瘤细胞以糖酵解方式为主供能时，低糖、低 pH 的微环境限制了 T 细胞对葡萄糖的利用，还限制了 T 细胞因子的产生以及 T 细胞的增殖，从而抑制 T 细胞的功能；由于肿瘤细胞的起源和分化程度不同，并非所有肿瘤细胞都通过糖酵解功能，仍有相当比例的肿瘤细胞以 OXPHOS 作为产能途径。当肿瘤细胞以 OXPHOS 方式为主供能时，低氧、低脂肪酸、低氨基酸的微环境不仅限制了 T 细胞与氧气结合发生 OXPHOS 功能，还通过释放 ATP 和活性氧（reactive oxygen species，ROS）抑制 T 细胞线粒体的功能，从而导致 T 细胞杀伤肿瘤细胞的作用受抑制。所以，肿瘤细胞无论使用何种方式供能都可造成 T 细胞因微环境中营养代谢物质竞争性受限而使其功能受抑。即使当肿瘤细胞处于静止期时，虽然对代谢营养物质需求量降低，由于肿瘤抗原表达水平高于阈值时才能引起 T 细胞应答，肿瘤细胞可通过使肿瘤抗原表达水平低于阈值而逃避免疫监视，T 细胞仍然不能有效发挥杀伤肿瘤的功能。

（二）乳酸过剩促进免疫逃逸

乳酸作为肿瘤细胞和 CAFs 有氧酵解的代谢终产物，在肿瘤微环境中大量存在，不仅可以维持肿瘤的存活与增殖、促进肿瘤血管形成，还可通过影响多种免疫细胞功能，促进宿主肿瘤免疫逃逸及疾病进展（图 6-1-2）。细胞毒性 T 细胞糖酵解产生的乳酸可通过单羧酸转运子（monocarboxylate transporter，MCT）排出细胞，而肿瘤微环境中的高乳酸状态

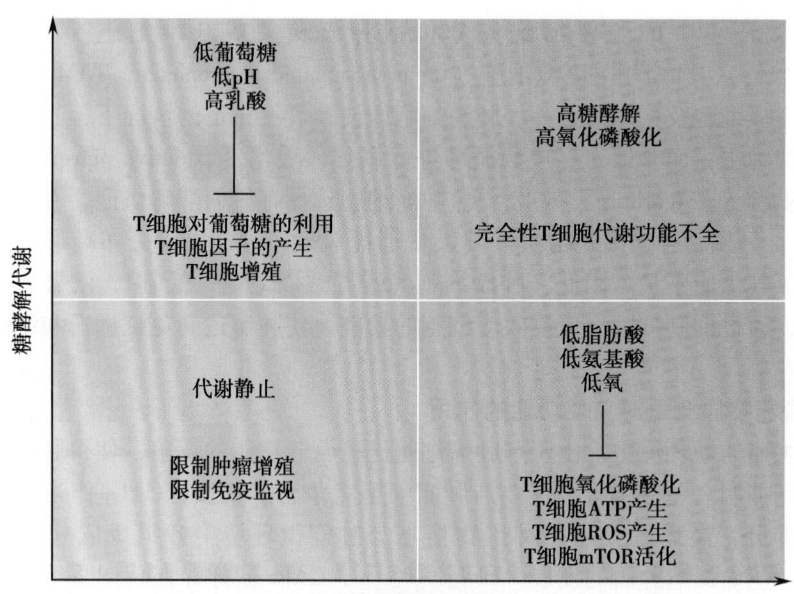

图 6-1-1 肿瘤微环境的能量代谢对 T 细胞功能的影响

ATP，adenosine triphosphate，三磷酸腺苷；ROS，reactive oxygen species，活性氧；mTOR，mammalian target of rapamycin，哺乳动物雷帕霉素靶蛋白信号通路

抑制这一过程，使细胞毒性 T 细胞产生细胞因子（如 IL-2、IL-6、IL-13、INF-γ、TNF-β 等）、穿孔素及颗粒酶的能力下降 95%，细胞毒性功能下降 50%[30]。微环境中乳酸过剩还可抑制单核-吞噬细胞的迁移能力，并使其释放的肿瘤坏死因子和 IL-6 减少。同时，在乳酸的作用下，巨噬细胞表型向 M2 型转化，使其抗原呈递功能受抑，从而促进免疫逃逸的发生[31]。另外，乳酸对肿瘤细胞免疫逃逸的促进作用可能还涉及 NK 细胞。Husain 等[32]研究发现，体外乳酸处理 NK 细胞可使其细胞分裂功能下降，并伴有 NK 细胞穿孔素及颗粒酶的表达下调。而敲除乳酸脱氢酶的胰腺癌细胞株（Pan02）注入小鼠体内，形成的小鼠移植瘤 NK 细胞的分裂功能增强，并且可伴随对免疫有负调控作用的 MDSCs 含量下降。

（三）低氧影响免疫细胞分化及功能

在肿瘤微环境中对氧气的竞争利用非常激烈，低氧是肿瘤微环境的典型特征。低氧能够影响树突状细胞表面的成熟标志、共刺激分子、趋化因子受体的表达及其活化 T 细胞的能力[33]。另外，低氧虽然不会改变 NK 细胞表面的识别受体的表达，但会抑制杀伤细胞活化性受体 NKG2D 以及 NK 细胞内穿孔素和颗粒酶 B 的表达，这表明低氧能够减弱 NK 细胞的杀伤功能[34]。但低氧如何影响 T 细胞功能，其机制目前仍不清楚[35]。目前对于缺氧影响 T 细胞功能的理解，仍停留在缺氧敏感性基因，如脯氨酰羟化酶域蛋白（PHD）、Von Hippel-Lindau（VHL）、缺氧诱导因子 1α（HIF1α）的调控上[35]。由于 *MYC* 上调和糖酵解重编程，HIF1α 在缺氧环境和活化的 T 细胞中都非常稳定[36]。因此，很难通过体内 HIF1α 的抑制或过表达水平来解释 T 细胞对缺氧的反应。然而在体外实验中，缺氧的确降低了 T 细胞的增殖，并且对 T 细胞的存活能力有一定的影响[37]。对荷瘤小鼠给予吸氧治疗来降低肿瘤微环境中的缺氧程度，获得氧气后，可增强浸润 CD_8^+T 细胞的功能，增加促

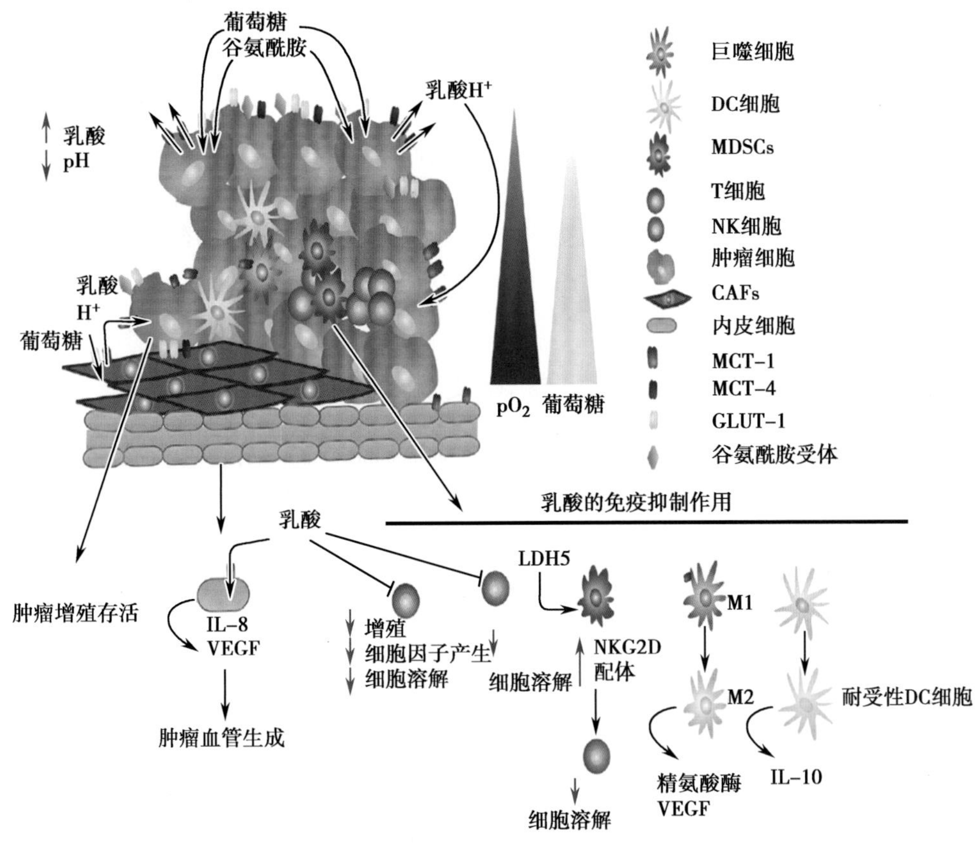

图 6-1-2 乳酸对肿瘤微环境的影响

MDSCs，myeloid-derived suppressor cells，骨髓源性抑制细胞；CAFs，cancer-associated fibroblasts，肿瘤相关成纤维细胞；MCT-1，monocar-boxylate transporter 1，单羧酸转运子-1；MCT-4，monocar-boxylate transporter 4，单羧酸转运子-4；GLUT-1，Glucose transporter 1，葡萄糖转运蛋白1；LDH5，lactate dehydrogenase 5，乳酸脱氢酶5；VEGF，vascular endothelial growth factor，血管内皮生长因子

炎细胞因子的产生，减少小鼠的肿瘤负荷并延长生存期[38]。所以，氧气是T细胞及肿瘤细胞发挥功能的重要影响因素。

不管是“种子”还是“虫子”，都依赖于“土壤”中的营养物质，营养物质合理分配供给“种子”是瓦解“虫子”的切入点。同样，无论是抗肿瘤免疫细胞还是肿瘤细胞，也同样依赖于肿瘤微环境中的营养物质供应。肿瘤的进展和免疫细胞的活化均伴随能量代谢需求的显著增加，而有氧糖酵解旺盛是肿瘤细胞代谢的显著特点。肿瘤本身所致的代谢异常，使宿主对三大营养物质的代谢发生了改变，在肿瘤微环境中肿瘤细胞又通过对葡萄糖、氨基酸、氧气等营养物质的竞争，乳酸等代谢产物的释放等多个环节抑制了宿主的抗肿瘤免疫功能。肿瘤微环境肿瘤的抗肿瘤免疫细胞，如活化的T细胞、DC细胞通过糖酵解供能，与肿瘤细胞产生代谢竞争；而免疫抑制性细胞亚群如TAM、MDSCs及Treg则通过脂肪酸氧化/脂类氧化供能，与肿瘤细胞形成代谢共生关系。所以肿瘤微环境中的抗肿瘤免疫细胞“腹背受敌”，一方面受到来自肿瘤无限制生长造成的能量剥夺，另一方面受到免疫抑制性细胞亚群的攻击；此外，有氧糖酵解代谢产物（如乳酸等），也可抑制抗肿瘤免疫细胞的功能。由此，靶向肿瘤代谢关键分子可提升抗肿瘤免疫效应。临床中应用CTLA-4、PD-1 和 PD-L1 抗体，可以抑制肿瘤 mTOR 通路活性和糖酵解酶表达，降低肿瘤糖酵解，缓解肿瘤微环境中抗肿瘤免疫细胞代谢的竞争压力。此外，近年来研究证实 IDO 在多种实体瘤如肺癌、肝癌、乳腺癌、结肠癌等肿瘤组织中的表达明显增强，且与预后密切相关[39]，IDO 抑制剂在抗肿瘤治疗中也逐渐被众多学者们关注。相信随着肿瘤营养代谢对宿主免疫功能影响研究的深入，更多的靶向肿瘤代谢关键分子的药物可在肿瘤治疗中崭露锋芒。

（崔久嵬　葛婷雯）

参考文献

1. Dowd PS, Heatley RV. The influence of undernutrition on immunity. Clin Sci, 1984, 66 (3): 241-248.
2. Ho PC, Bihuniak JD, Macintyre An, et al. Phosphoenolpyruvate is a metabolic checkpoint of anti-tumor t cell responses. Cell, 2015, 162 (6): 1217-1228.
3. Chang CH, Curtis JD, Maggi LB Jr, et al. Posttranscriptional control of T cell effector function by aerobic glycolysis. Cell, 2013, 153 (6): 1239-1251.
4. Skipworth RJ, Stewart GD, Dejong CH, et al. Pathophysiology of cancer cachexia: much more than host-tumour interaction? Clin Nutr, 2007, 26 (6): 667-676.
5. Reeds PJ, Fjeld CR, Jahoor F. Do the differences between the amino acid compositions of acute-phase and muscle proteins have a bearing on nitrogen loss in traumatic states? J Nutr. 1994, 124 (6): 906-910.
6. Walls J, Sinclair L, Finlay D. Nutrient sensing, signal transduction and immune responses. Semin Immunol, 2016, 28 (5): 396-407.
7. Carr EL, Kelman A, Wu GS, et al. Glutamine uptake and metabolism are coordinately regulated by ERK/MAPK during T lymphocyte activation. J Immunol, 2010, 185 (2): 1037-1044.
8. Cobbold SP, Adams E, Farquhar CA, et al. Infectious tolerance via theconsumption of essential amino acids and mTOR signaling. Proc Natl Acad SciUSA, 2009, 106 (26): 12055-12060.
9. Van Baren N, Van den Eynde BJ. Tryptophan-degrading enzymes in tumoral immune resistance. Front Immunol, 2015, 6: 34.
10. Rodriguez PC, Quiceno DG, Ochoa AC. L-arginine availability regulates T-lymphocyte cell-cycle progression. Blood, 2007, 109 (4): 1568-1573.
11. Ananieva EA, Powell JD, Hutson Sm. Leucine metabolism in t cell activation: mTOR signaling and beyond. Adv Nutr, 2016, 7 (4): 798S-805S.
12. Ardawi MS. Glutamine and glucose metabolism in human peripheral lymphocytes. Metabolism, 1988, 37 (1): 99-103.
13. Yaqoob P, Calder PC. Glutamine requirement of proliferating T lymphocytes. Nutrition, 1997, 13 (7-8): 646-651.
14. Munn DH, Shafizadeh E, Attwood JT, et al. Inhibition of T cell proliferation by macrophage tryptophan catabolism. J Exp Med, 1999, 189 (9): 1363-1372.
15. Metz R, Rust S, Duhadaway JB, et al. IDO inhibits atryptophan sufficiency signal that stimulatesm TOR: anovel IDO effector pathway targeted by D-L-methyl-tryptophan. Oncoimmunology, 2012, 1 (9): 1460-1468.
16. Fallarino F, Grohmann U, Vacca C, et al. T cell apoptosis by tryptophan catabolism. Cell Death Differ, 2002, 9 (10): 1069-1077.

17. 缪明永，石汉平. 肿瘤脂代谢异常和脂代谢调节治疗. 肿瘤代谢与营养电子杂志，2016，3（2）：77-81.
18. Taylor DD，Gercel-Taylor C，Jenis LG，et al. Identification of a human tumor-derived lipolysis promoting factor. Cancer Res，1992，52（4）：829-832.
19. 张展强，石汉平. 肿瘤条件下的三大营养物质代谢. 肠外与肠内营养，2009，16（5）：315-318.
20. Talukdar S，Olefsky JM，Osborn O. Targeting GPR120 and other fatty acid-sensing GPCRs ameliorates insulin resistance and inflammatory diseases. Trends Pharmacol Sci，2011，32（9）：543-550.
21. Alvarez-Curto E，Milligan G. Metabolism meets immunity：the role of free fatty acid receptors in the immune system. Biochem Pharmacol，2016，114：3-13.
22. Arpaia N，Campbell C，Fan X，et al. Metabolites produced by commensal bacteria promote peripheral regulatory T-cell generation. Nature，2013，504（480）：451-455.
23. The microbial metabolite butyrate regulates intestinal macrophage function via histone deacetylase inhibition. Proc Natl Acad Sci USA，2014，111（6）：2247-2252.
24. Warburg OH. The classic：The chemical constitution of respiration ferment. Clin Orthop Relat Res，2010，468（11）：2833-2839.
25. Vander Heiden MG，Cantley LC，Thompson CB. Understanding the Warburg effect：the metabolic requirements of cell proliferation. Science，2009，324（5930）：1029-1033.
26. Chaudhri VK，Salzler GG，Dick SA，et al. Metabolic alterations in lung cancer-associated fibroblasts correlated with increased glycolytic metabolism of the tumor. Mol Cancer Res，2013，11（6）：579-592.
27. Chang Ch，Qiu J，O'Sullivan D，et al. Metabolic competition in the tumor microenvironment is a driver of cancer progression. Cell，2015，162（6）：1229-1241.
28. Hirayama A，Kami K，Sugimoto M，et al. Quantitative metabolome profiling of colon and stomach cancer microenvironment by capillary electrophoresis time-of-flight mass spectrometry. Cancer Res，2009，69（11）：4918-4925.
29. Scharping NE，Delgoffe GM. Tumor microenvironment metabolism：a new checkpoint for anti-tumor immunity. Vaccines，2016，4（4）. pii：E46.
30. Fischer K，Hoffmann P，Voelkl S，et al. Inhibitory effect of tumor cell-derived lactic acid on human T cells. Blood，2007，109（9）：3812-3819.
31. 刘妍，陈翀，曹峰琦，等. 肿瘤微环境中乳酸对巨噬细胞表型极化和功能的影响. 基础医学与临床，2014，34（6）：740-745.
32. Husain Z，Huang Y，Seth P，et al. Tumor-derived lactate modifies antitumor immune response：effect on myeloid-derived suppressor cells and NK cells. J Immunol，2013，191（3）：1486-1495.
33. Mancino A，Schioppa T，Larghi P，et al. Divergent effects of hypoxia on dendritic cellfunctions. Blood，2008，112（9）：3723-3734.
34. Sarkar S，Germeraad WT，Rouschop Km，et al. Hypoxia induced impairment of NK cell cytotoxicity against multiple myeloma can be overcome by IL-2 activation of the NK cells. PloS One，2013，8（5）：e64835.
35. Zhang Y，Ertl HC. Starved and Asphyxiated：How Can CD8（+）T Cells within a Tumor Microenvironment Prevent Tumor Progression. Front Immunol，2016，7：32.
36. Wang R，Dillon CP，Shi LZ，et al. The transcription factor Myc controls metabolic reprogramming upon T lymphocyte activation. Immunity，2011，35（6）：871-82.
37. McNamee EN，Korns Johnson D，Homann D，et al. Hypoxia and hypoxia-inducible factors as regulators of T cell development，differentiation，and function. Immunol Res，2013，55（1-3）：58-70.
38. Hatfield SM，Kjaergaard J，Lukashev D，et al. Immunological mechanisms of the antitumor effects of supple-

mental oxygenation. Sci Transl Med, 2015, 7 (277): 277ra30.

39. Uyttenhove C, Pilotte L, Theate I, et al. Evidence for a tumoral immune resistance mechanism based on tryptophan degradation by indoleamine 2, 3-dioxygenase. Nat Med, 2003, 9 (10): 1269-1274.

第二节 机体抗肿瘤免疫效应机制

机体的抗肿瘤免疫是一个十分复杂的过程，包括特异性和非特异性机制的相互交错，以及体液免疫与细胞免疫的相互协调和补充。正常情况下，人体内每天约有 10^{11} 个细胞处于分裂中，其中发生突变的几率为 $1/10^9 \sim 1/10^7$。机体具有 DNA 自我修复能力，能使因外界各种因素诱导受损的 DNA 结构恢复原样，重新执行它原来的功能，未能完全修复而存留下来的损伤会在适合的条件下诱发细胞的癌变[1]。然而正常的免疫系统能及时识别和清除这些突变的细胞，保护机体不发生肿瘤，但同时，恶性肿瘤也会通过各种途径逃避免疫系统的监控，促进肿瘤细胞的增殖和进一步的转移[2]。因此，肿瘤的发生、发展归根结底与机体免疫的无能或低能密切相关。也就是说，免疫功能强的个体不易发生肿瘤，而免疫功能弱的个体容易发生肿瘤。

当肿瘤发生后，机体可产生非特异性免疫以及针对肿瘤抗原的特异性免疫应答，包括细胞免疫和体液免疫。这两方面反应的机制不是孤立存在和单独发挥作用的，其中细胞免疫在抗肿瘤免疫中起主要作用，而体液免疫通常仅在某些情况下起协同作用。

一、机体抗肿瘤的细胞免疫机制

人体针对肿瘤免疫反应的诸多环节中，细胞免疫起着主要的作用，主要效应细胞包括 T 细胞、B 细胞、NK 细胞、DC 细胞、巨噬细胞等。抗肿瘤免疫反应是一个多环节、持续性、反复循环放大的周期性过程，NK 细胞是抗肿瘤细胞免疫中的非特异性成分，不需要预先活化即可直接杀伤肿瘤细胞，并能分泌细胞因子参与免疫调节，是一类在早期抗肿瘤免疫中起重要作用的效应细胞[3]。接着，肿瘤细胞释放肿瘤抗原，DC 等抗原递呈细胞识别肿瘤抗原并加工后，通过主要组织相容性复合体（major histocompatibility complex, MHC）Ⅰ类和Ⅱ类分子将抗原递呈给 T 细胞，通过双信号分子模式激活并产生效应细胞，活化的效应 T 细胞通过 T 细胞表面受体（T cell receptor，TCR）与肿瘤细胞表面 MHC Ⅰ类分子-抗原复合物的相互作用，识别并诱导对肿瘤细胞的杀伤[4]。

（一）T 细胞

T 细胞介导的细胞免疫在机体抗肿瘤效应中起重要作用。根据表达 TCR 的类型，T 细胞可分为 αβ T 细胞和 γδ T 细胞，根据是否表达 CD_4 和 CD_8 分子也可分为 CD_4^+T 细胞和 CD_8^+T 细胞，不同亚型的 T 细胞功能和作用不同（图 6-2-1）。

1. CD_4^+T 细胞　CD_4^+T 淋巴细胞具有高度异质性，根据其表面标志和功能特征可分为若干亚群，主要有 Th1、Th2 和 Th3 亚群。初始 CD_4^+T 淋巴细胞接受抗原刺激后首先分化为 Th0 细胞，Th0 细胞继续分化为 Th1、Th2 和 Th3 细胞亚群。一般情况下，Th1 细胞承担迟发性过敏反应（delayed type hypersensitivity，DTH）、促进细胞毒性 T 淋巴细胞（cytotoxic T lymphocyte，CTL）的成熟以及自然杀伤细胞（nature killer，NK）的活化，Th2 细胞则与抗体的生成、B 细胞的增殖和抗寄生虫感染等有关，而 Th3 细胞分泌的 TGF-

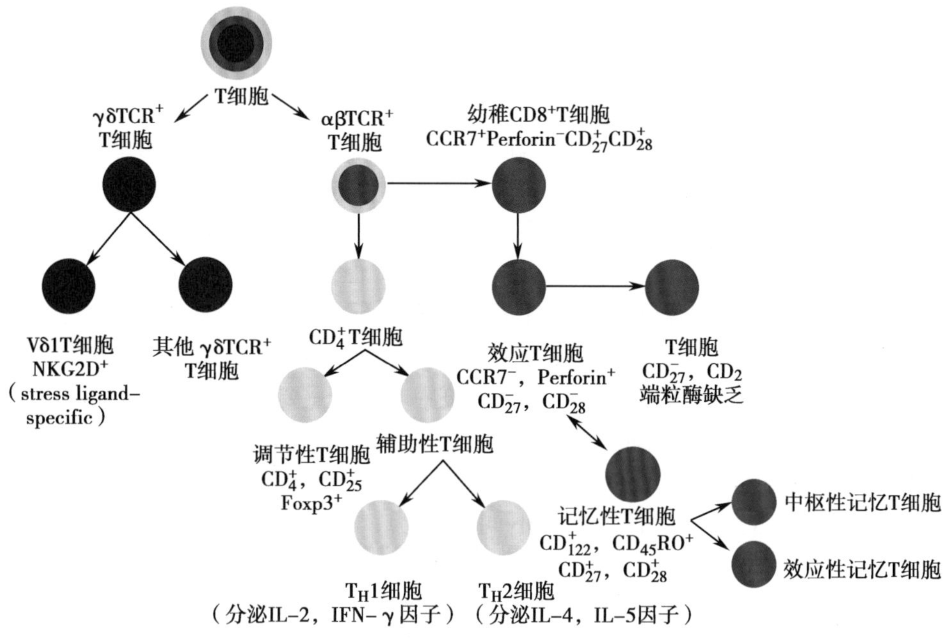

图 6-2-1 T 细胞的分化及其亚群

TCR，T cell receptor，T 细胞表面受体；IL，interleukin，白细胞介素；IFN，interferon，干扰素；CCR，chemokine receptor，趋化因子受体；CD，cluster of differentiation，分化抗原簇；T_H，T helper cell，辅助性 T 细胞；Perforin，穿孔素；Foxp3，forkhead box P3，叉头样转录因子 3

β 主要效应功能是抑制 Th1 介导的免疫应答和炎症反应。由于抗原递呈细胞亦可呈递 MHC-Ⅱ抗原肽复合物给 CD_4^+T 细胞，使得活化的 CD_4^+T 细胞表达 CD_{40}L 并将活化信号传递给 B 细胞、CTL 细胞，同时分泌 IL-2、IFN-γ 和 TNF-β 等细胞因子，促进巨噬细胞、NK 细胞和 CTL 的活化，进而发挥抗肿瘤作用。CD_4^+T 细胞也可通过 Fas-FasL 途径诱导肿瘤细胞的凋亡直接杀伤肿瘤细胞。

近年来研究发现，在 CD_4^+T 细胞中有一类亚群细胞高表达 CD_{25}，即 $CD_4^+CD_{25}^+$细胞，称作调节性 T 细胞（regulatory cell，Treg 细胞）。Treg 是一群具有免疫负调控功能的 T 细胞亚群，可抑制体内多种免疫细胞的增殖，如 CD_8^+T 细胞、B 细胞、树突状细胞、单核-吞噬细胞和 NK 细胞的活性，在维持对自身成分免疫耐受的同时，也可能抑制了机体对自体同源肿瘤细胞的免疫杀伤，导致肿瘤的免疫抑制及免疫逃逸。

辅助性 T 细胞 17（T helper cell 17，Th17）是一类新发现的 T 细胞亚群，能够分泌白介素 17（interleukin 17，IL-17），在抗感染免疫、自身免疫、肿瘤发生发展中具有重要的意义[5]。

2. CD_8^+T 细胞　CD_8^+T 细胞是适应性免疫应答的主要执行者，在机体抗肿瘤效应在其中起关键作用。CD_8^+T 细胞受体（TCR）可识别 MHC-Ⅰ类分子-肿瘤抗原肽复合物，因而可有效作用于不同组织的恶性肿瘤细胞。具有特异杀伤活性的细胞毒性 T 淋巴细胞（cytotoxic T lymphocytes，CTL）主要为 CD_8^+T，其杀瘤机制为：①CTL 与靶细胞接触产生脱颗粒作用，释放穿孔素（perferin）至靶细胞膜，形成通道，而颗粒酶（granzyme B）、TNF、分泌性 ATP 等效应分子进入靶细胞，导致细胞死亡；②CTL 激活其表面 Fas 配体（fas lig-

and，FasL），与靶细胞表面的 FAS 分子结合，传导凋亡信号进入胞内，活化胞内 DNA 内切酶，诱导靶细胞凋亡。约 2/3 CTL 杀伤活性依赖穿孔素途径，而约 1/3 通过 Fas/FasL 途径诱导凋亡。

当肿瘤被清除后，大部分效应 T 细胞都凋亡了，极小部分通过复杂的稳态机制成为一种新的细胞群：记忆 T 细胞（memory T cell，Tm）[6]。Tm 根据其向不同组织归巢可以分为中枢性记忆 T 细胞（central memory T cells，Tcm）和效应性记忆 T 细胞（effector memory T cells，Tem）。Tem 归巢于外周组织，其增殖能力弱，但杀伤功能强，对再次感染提供保护；而 Tcm 定位于中枢淋巴器官，能够不断地自我更新，以维持自身稳定存在，再次接触抗原后能够迅速增殖分化为效应细胞。现已证实，Tm 不仅与保护机体免受病毒、细菌、寄生虫等的抗感染免疫密切相关，也在肿瘤免疫中起十分重要的作用。

3. γδT 细胞　大多数的 T 细胞表达 αβ 型 T 细胞受体（TCR），还有 1%~5%的 T 细胞为 γδ 型。γδT 细胞表面的 TCR 由 γ 链和 δ 链组成，其 δ 链主要有 3 链 Vδ（1~3）。根据 γδT 细胞 δ 链的表达，将其分为 3 个不同的亚类，即 Vδ1γδT 细胞、Vδ2γδT 细胞及 Vδ3γδT 细胞，其中 Vδ1γδT 存在于上皮组织当中，主要作用是抗病毒、真菌和某些血液肿瘤，在机体一线抗御中起重要作用，而 Vδ2γδT 主要存在于外周血当中，对分枝杆菌和实体肿瘤产生免疫应答[7]。Vδ3γδT 细胞是机体含量最少的 γδT 细胞，在循环 γδT 细胞中仅占 0.2%，包括 CD_4^+、CD_8^+ 和 CD_4^-、CD_8^- 亚群。通过丝裂原和 IL-2 的刺激，Vδ3γδT 细胞可增加对 CD1d 的识别，并杀死 $CD1d^+$靶细胞，释放 IL-1、IL-2 和 IL-17 细胞因子，并诱导树突状细胞成熟[8]。γδT 细胞既可通过释放穿孔素和颗粒酶，又可以通过其表面的 FASL、TRAIL 与肿瘤细胞表面的相应受体相结合，直接介导肿瘤细胞死亡，也可通过表面的 NKG2D 受体发挥抗肿瘤作用，不受 MHC 限制。同时 γδT 细胞还可以呈递多种抗原，激活 T 细胞，并分泌多种细胞因子如 IFN-γ、TNF-α、IGF-1 等，帮助 B 细胞分化成浆细胞，调控巨噬细胞生成和功能，促进 DC 成熟，发挥抗肿瘤作用[9]。

（二）自然杀伤细胞

自然杀伤细胞（nature killer，NK）是淋巴细胞的一个亚群，占外周血淋巴细胞 10%~15%，主要分布于外周血、骨髓、肝、淋巴结、脾和肺，是抗感染和抗肿瘤免疫的第一道防线。人类 NK 细胞表型标志为 CD_{56}^+、CD_{16}^+、CD_3^-、CD_{19}^-，根据其表达 CD_{56}分子的强度可分为 CD_{56}^{bright}和 CD_{56}^{dim}2 个亚群。CD_{56}^{dim}NK 细胞亚群占外周血 NK 细胞的 90%，为终末分化的 NK 细胞亚群，以杀伤功能为主；CD_{56}^{bright}NK 细胞亚群占外周血 NK 细胞的 10%，为中间期过渡分化的 NK 细胞亚群，以分泌细胞因子为主。

NK 细胞的活化主要通过其表面的激活性受体和抑制性受体得以实现，NK 受体的研究揭示了 NK 如何识别“自我”与“非我”，即包含了目前较公认的 4 种识别模式，包括“稳定模式（stable model）”，“非我模式（non-self model）”，“迷失自我模式（missing-self model）”和“压力诱导模式（stress-induced model）”。NK 细胞抑制性受体包括 KIR、LIR、NKG2A/CD_{94}（属于 c-凝集素家族），它们的配体大多属于经典 HLA-Ⅰ类抗原。正常情况下，NK 细胞通过 KIR 能识别并结合自体细胞表面的 MHC-Ⅰ分子[10]，传导抑制性信号至胞内，抑制 NK 细胞激活，从而阻止对正常表达 MHC-Ⅰ分子的细胞的杀伤，即“稳定模式”。某些被病毒感染的细胞表达病毒蛋白时可被 NK 细胞受体以“非我”抗原直接识别，从而诱导 NK 细胞的活化，即“非我模式”。不能表达正常 MHC-Ⅰ分子的病变细胞，由于抑制性信号的减弱成为被 NK 细胞攻击的对象，例如肿瘤细胞、病毒感染细胞以及异基因抑制物等，此即“迷失自我”学说。相比于抑制性受体，活化性受体的研究相对滞后。活化性受体包括天然细胞毒受体（natural cytotoxicity receptors，NCR，包括 NKp46，NKp30，NKp44）、杀伤凝集素样受体（NKG2 家族等）、免疫球蛋白样杀伤受体（DNAM-1 家族 SLAs 家族等）、细胞因子受体（Ⅰ型干扰素受体、IL-12 受体、IL-15 受体、IL-18 受体等）、膜整合素分子和其他活化受体（如 CD_{18}、CD_2、CD_{16}、TLR-3 和 TLR-9 等）。识别肿瘤细胞的主要的活化性受体为 NCR 和 NKG2D，其中 NKG2D 又是目前研究最多、功能最明确的受体。NKG2D 不仅在 NK 细胞、NKT 细胞上表达，也表达于 $CD8^+$T 细胞，因而可同时调节固有性免疫应答和适应性免疫应答[11]。MHC-Ⅰ类分子链相关分子 A（MHC class Ⅰ-polypeptide-related sequence A，MICA）为 NKG2D 最主要配体之一，MICA 最先发现于肠上皮，后来发现在许多恶性上皮细胞肿瘤中均有表达[12]，并可诱导 NKG2D 高表达的免疫细胞的攻击[13,14]，属压力诱导分子。高表达 NKG2D 的免疫细胞通过与肿瘤细胞膜上的 MICA 结合，可有效介导这些免疫细胞的杀瘤作用，即“压力诱导模式（stress-induced）”学说（图 6-2-2）。

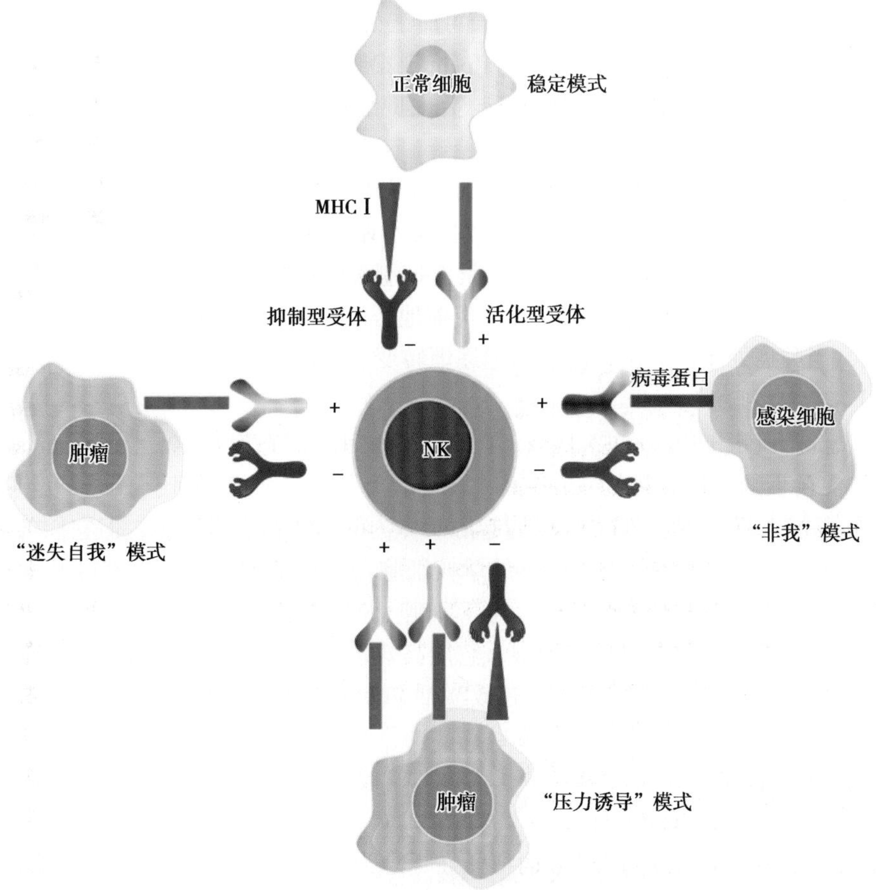

图 6-2-2　NK 细胞几种识别模式

NK，nature killer，自然杀伤细胞；

MHC，major histocompatility complex，主要组织相容性复合体

NK 细胞的抗肿瘤机制：①通过释放穿孔素和颗粒酶经 caspase 依赖或非依赖途径导致肿瘤细胞凋亡；②通过死亡受体介导的细胞凋亡：NK 细胞表达肿瘤坏死因子（TNF）家族成员，如 FasL 或肿瘤坏死因子相关的凋亡诱导配体（TNF-related apoptosis-inducing ligand，TRAIL）或由活化 NK 细胞产生的 TNF-α，可诱导肿瘤细胞凋亡；③通过释放各种效应细胞分子，如 IFN-γ、NO 等，并通过限制肿瘤血管生成和刺激适应性免疫等不同方式发挥抗肿瘤作用；④通过 ADCC 介导的杀伤作用：主要是通过其膜表面 CD_{16}介导。NK 细胞的抗肿瘤活性可通过细胞因子如 IL-2、IL-12、IL-18、IL-15 等刺激进一步加强。

（三）巨噬细胞

巨噬细胞（macrophage，Mϕ）是属于髓系，由骨髓祖细胞分化形成成熟的单核细胞后，释放入外周血，外周血中的单核细胞迁移到组织，在组织中分化形成巨噬细胞。激活的巨噬细胞可以分为两型 M1（经典活化的巨噬细胞）和 M2（选择活化的巨噬细胞）[15]。当单核细胞受到 IFN-γ 刺激后形成初始巨噬细胞，初始巨噬细胞再受到肿瘤抗原、病原体，如细菌脂多糖（LPS）等刺激后活化形成 M1 型巨噬细胞，活化的 M1 型巨噬细胞①通过分泌 TNF-α、IL-12、IL-23、活性氮和活性氧中间体来破坏细菌以及肿瘤细胞；②通过非特异性膜受体直接与肿瘤细胞结合，发挥杀瘤效应；③非特异性吞噬和杀伤肿瘤细胞；④通过对外源性抗原和内源性抗原的加工处理，使具有免疫原性的小分子肽段与 MHC 分子结合形成抗原肽/MHC 复合物（peptide/MHC complexes）表达于细胞表面，供 T 细胞识别激活。巨噬细胞表面的 B7 分子与活化 T 细胞表达的 CD_{28}相互作用，提供了 T 细胞活化第二信号。

而肿瘤组织内的巨噬细胞能够被 Th2 细胞释放的 IL-4、IL10、IL-13 等诱导形成 M2 型巨噬细胞。M2 型细胞能够大量合成并释放抗炎细胞因子（如 IL-10、TGF-β 等）、免疫抑制因子和多种促进肿瘤生长的细胞因子，具有抑制炎症反应和促进肿瘤细胞生长与转移的功能[16]。研究发现 M1 型巨噬细胞在慢性炎症地区较为丰富，而这些地方肿瘤正处于起始发展阶段，当肿瘤处于进展期，巨噬细胞逐渐转变为 M2 型。

（四）树突状细胞

树突状细胞（dendritic cell，DC）因其特殊的细胞形态而得名，由 Steinman[17] 于 20 世纪 70 年代在小鼠脾脏中发现。根据其来源、表型及分泌的细胞因子不同，可将 DC 分为髓系 DC 和淋巴系 DC 两类。两类 DC 均起源于体内的多能造血干细胞，但它们各自的前体细胞不同。髓系 DC 的前体是外周血中的单核细胞，与单核细胞及粒细胞有共同来源，而淋巴系 DC 的前体是浆细胞样干细胞，与 T 细胞、NK 细胞有共同来源。树突状细胞是目前所知的体内功能最强的抗原呈递细胞，它能高效地摄取、加工处理和递呈抗原，未成熟 DC 具有较强的迁移能力，成熟 DC 能有效激活初始型 T 细胞，因而处于启动、调控并维持免疫应答的中心环节。

未成熟 DC 可表达 MHC Ⅰ/Ⅱ类分子、IgG Fc 受体（FcγR）、C3b 受体（C3bR）和某些 Toll 样受体如 TLR2、TLR4 及 TLR9。未成熟 DC 摄取、加工处理抗原能力强，而呈递抗原激发免疫应答能力弱。成熟 DC 表面特征性标志为 CD_{1a}、CD_{11c}和 CD_{83}，可高表达 MHC-Ⅱ/Ⅰ类分子和共刺激分子（如 B7 和 ICAM），其摄取、加工处理抗原能力弱，而呈递抗原、启动免疫应答能力强。DC 细胞将肿瘤抗原捕获、加工和处理后，将抗原信息呈递给 T 细胞，并通过双信号模式刺激 T 淋巴细胞活化诱导特异性细胞免疫应答[18]。基于这些特性，DC 作为疫苗或与其他细胞如 CD8$^+$T、NK、NKT 联合，在肿瘤免疫治疗中发挥了重大作用。

二、抗肿瘤的体液免疫机制

免疫系统针对肿瘤抗原发生体液免疫应答，产生特异性抗肿瘤抗原的抗体，并发生抗肿瘤作用。与抗细胞免疫效应相比，体液免疫并非主要的效应机制。

（一）补体的溶细胞效应

补体系统是免疫系统摧毁病原体的重要工具，体现在补体依赖的细胞毒效应（complement dependent cytotoxicity，CDC）。治疗性的单克隆抗体与肿瘤细胞抗原结合后，通过激活补体经典途径在肿瘤细胞膜上形成膜攻击复合物（membrane attack complex，MAC），最终导致细胞膜破坏使肿瘤细胞溶解[19]。

（二）抗体调理吞噬作用

治疗性的抗体具有调理、吞噬功能，抗肿瘤抗体（IgG 类）与吞噬细胞表面 FcγR 结合，增强吞噬细胞对肿瘤细胞的胞吞和杀伤作用[20]。

（三）抗体依赖的细胞介导的细胞毒效应

自然杀伤细胞（NK 细胞）、巨噬细胞和中性粒细胞等表达 Fcγ 受体，Fcγ 受体有三种亚型（FcγRⅠ、FcγRⅡ和 FcγRⅢ），单核-吞噬细胞高表达 FcγRⅠ，NK 细胞高表达 FcγRⅢ[21]，这些 Fcγ 受体与抗肿瘤抗体（IgG）结合，借助抗体与肿瘤细胞结合，通过释放穿孔素和颗粒酶或 Fas-FasL 等途径诱导肿瘤细胞死亡[22]。

（四）抗体封闭肿瘤细胞表面某些受体

抗体可通过封闭肿瘤细胞表面某些受体而影响肿瘤细胞的生物学行为，例如抗 PD-L1（programmed death ligand 1，PD-L1）抗体，可以与肿瘤细胞上高表达的程序性死亡配体结合，阻断 PD1/PD-L1 信号途径，恢复 T 细胞功能，并提高抗肿瘤效应[23]。针对 HER2 高表达的乳腺癌细胞，应用抗 HER2 抗体 Herceptin，可有效抑制这一类乳腺癌细胞的生长，达到控制肿瘤的目的。

（五）抗体干扰肿瘤细胞黏附作用

某些抗体用于阻断肿瘤细胞与血管内皮细胞（和其他细胞）表面黏附分子之间的相互作用，从而阻止肿瘤细胞生长、黏附和转移。

（六）其他机制

抗肿瘤抗体可与相应肿瘤抗原结合而形成免疫复合物，其中 IgG Fc 段可与抗原呈递细胞（antigen-presenting cell，APC）表面 FcγR 结合，从而结合抗原，有利于 APC 向 T 细胞呈递肿瘤抗原，从而激发和维持机体的抗肿瘤免疫[24]。

三、细胞因子的抗肿瘤作用

细胞因子是一类由免疫细胞和非免疫细胞经刺激合成和分泌的，具有多种生物活性的一类蛋白质和糖蛋白。细胞因子可分为白介素、干扰素、肿瘤坏死因子超家族、集落刺激因子、趋化因子、生长因子等。众多细胞因子在体内通过旁分泌、自分泌或内分泌等方式发挥作用，具有多效性、重叠性、拮抗性、协同性等多种生理特性，形成了十分复杂的细胞因子调节网络，参与人体多种重要的生理功能，尤其在机体的抗肿瘤免疫应答中起了不可或缺的作用。

（一）白介素

白介素（interleukin，IL）由淋巴细胞、单核细胞或其他非单个核细胞产生的细胞因子，在细胞间相互作用、免疫调节、造血以及炎症过程中起重要调节作用，凡命名的白介素的 cDNA 基因克隆和表达均已成功，已报道有三十余种（IL-1~IL-38）。其中 IL-2 是在临床和实验室中应用最为广泛的细胞因子，具有刺激 T 细胞、NK 细胞等免疫细胞增殖和活化，抑制肿瘤的作用。基因重组的 IL-2 生物药已应用于多种恶性肿瘤的辅助治疗，同时，体外也用作激活和维持多种免疫效应细胞最基本的培养因子。

（二）干扰素

干扰素（interferon，IFN）根据产生的来源和结构不同，可分为 IFN-α、IFN-β 和 IFN-γ，他们分别由白细胞、成纤维细胞和活化 T 细胞所产生。各种不同的 IFN 生物学活性基本相同，具有抗病毒、抗肿瘤和免疫调节等作用。干扰素可抑制肿瘤增殖，诱导 NK、CTL 等效应细胞发挥抗肿瘤作用，同时能上调抗原递呈细胞或肿瘤细胞的 MHC-Ⅰ类和Ⅱ类分子的表达，增强免疫效应。

（三）肿瘤坏死因子

肿瘤坏死因子（tumor necrosis factor，TNF）根据其产生来源和结构不同，可分为 TNF-α 和 TNF-β 两类，前者由单核-吞噬细胞产生，后者由活化 T 细胞产生，其生物学活性相似，除可杀伤肿瘤细胞外，还有免疫调节、参与发热和炎症的发生的作用。

（四）集落刺激因子

集落刺激因子（colony stimulating factor，CSF）根据不同细胞因子刺激造血干细胞或分化不同阶段的造血细胞在半固体培养基中形成不同的细胞集落，分别命名为粒细胞集落刺激因子（granulocyte colony stimulating factor，G-CSF）、巨噬细胞集落刺激因子（macrophage colony stimulating factor，M-CSF）、粒细胞/巨噬细胞集落刺激因子（granulocyte macrophage colony stimulating factor，GM-CSF）、干细胞生长因子（stem cell growth factor，SCF）、促红细胞生长因子（erythropoietin，EPO）等。这类因子在抗肿瘤中主要用于对抗放化疗引起的各种血细胞低下，其中 GM-CSF 还可刺激 DC 的成熟，同时在抗肿瘤免疫治疗中可作为佐剂。

（五）趋化因子

趋化因子（chemokines）是一类控制细胞定向迁移的细胞因子，趋化因子通过与其受体的相互作用，控制着各种免疫细胞在循环系统和组织器官间定向迁移而发挥作用。根据半胱氨酸数量和排列顺序特点分为四个亚族：C 型亚族、CC 亚族、CXC 亚族、CX3C 亚族。

四、抗肿瘤免疫网络的相互作用

机体抗肿瘤的免疫学效应十分复杂，涉及特异性和非特异性抗肿瘤机制相互交错，体液免疫与细胞免疫机制相互协调和补充，从而共同执行免疫监视功能。在抗肿瘤免疫应答中，不仅有不同免疫细胞的参与，还有抗体、补体的联合，以及细胞因子、趋化因子的协同，共同构建了抗肿瘤的免疫网络。例如，治疗性的单克隆抗体与肿瘤细胞结合后，可启动 NK 细胞的识别和对肿瘤细胞的杀伤。裂解的肿瘤细胞释放出的肿瘤抗原又可致敏 DC，

DC 可进一步诱导针对肿瘤的特异性免疫反应，实现了特异性免疫和非特异性免疫的联动[25]（图 6-2-3）。

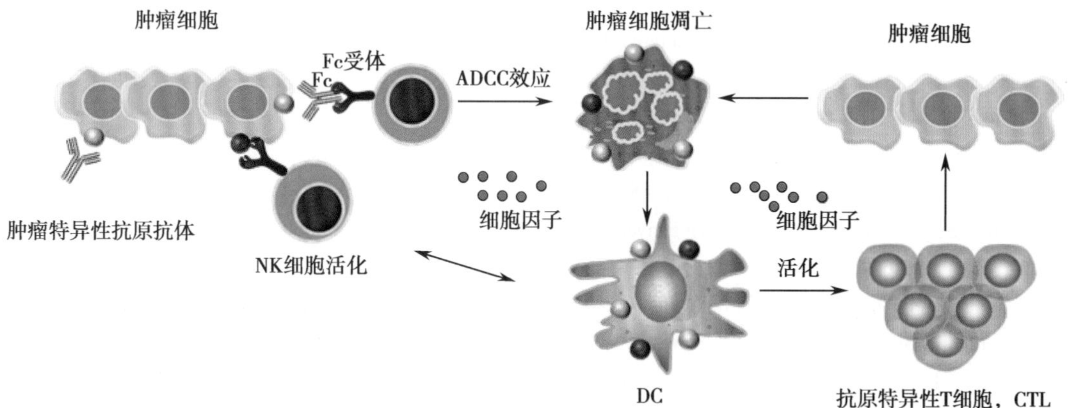

图 6-2-3 抗肿瘤免疫网络的相互作用

ADCC，antibody-dependent cell-mediated cytotoxicity，抗体依赖的细胞介导的细胞毒效应；DC，dendritic cell，树突状细胞；NK，natural killer，自然杀伤细胞；CTL，cytotoxic T lymphocyte，细胞毒性 T 淋巴细胞

（叶韵斌 周智锋）

参考文献

1. Hanahan D，Weinberg. RA Hallmarks of cancer：the next generation. Cell，2011，144（5）：646-674.
2. Beatty GL，Gladney WL. Immune escape mechanisms as a guide for cancer immunotherapy. Clin Cancer Res，2015，21（4）：687-692.
3. Shevtsov M，Multhoff G. Immunological and translational aspects of NK cell-based antitumor immunotherapies. Front Immunol，2016，7：492.
4. Martin K，Schreiner J，Zippelius A. Modulation of APC function and anti-tumor immunity by anti-cancer drugs. Front Immunol，2015，6：501.
5. Patel DD，Kuchroo VK. Th17 cell pathway in human immunity：lessons from genetics and therapeutic interventions. Immunity，2015，43（6）：1040-1051.
6. Bevan MJ. Memory T cells as an occupying force. Eur J Immunol，2011，41（5）：1192-1195.
7. Poggi A，Zocchi M R. γδ T lymphocytes as a first line of immune defense：old and new ways of antigen recognition and implications for cancer immunotherapy. Front Immunol，2014，5：575.
8. Bozgana A. Mangan，Margaret R. et al. CD1d restriction and Th1/Th2/Th17 cytokine secretion by human Vδ3 T cells. J Immunol，2013，191（1）：30-34.
9. Wu Y L，Ding Y P，Tanaka Y，et al. γδ T cells and their potential for immunotherapy. Int J Biol Sci，2014，10（2）：119-135.
10. Shifrin N，Raulet DH，Ardolino M. NK cell self tolerance，responsiveness and missing self recognition. Semin Immunol，2014，26（2）：138-144.
11. Maccalli C，Scaramuzza S，Parmiani G. TNK cells（NKG2D+CD8+ or CD4+ T lymphocytes）in the control of human tumors. Cancer Immunol Immunother，2009，58（5）：801-808.
12. Zhang C，Wang Y，Zhou Z，et al. Sodium butyrate upregulates expression of NKG2D ligand MICA/B in He-

La and HepG2 cell lines and increases their susceptibility to NK lysis. Cancer Immunol Immunother. 2009, 58 (8): 1275-1285.

13. Chen Y, Lin G, Guo Z Q, et al. Effects of MICA expression on the prognosis of advanced non-small cell lung cancer and the efficacy of CIK therapy. PLoS One, 2013, 8 (7): e69044.
14. 周智锋，柳硕岩，郑庆丰，等. NKG2D 配体在中晚期食管癌患者术后 NK 细胞免疫治疗中的作用. 中国肿瘤临床，2013，40（22）：1373-1377.
15. Biswas S K, Mantovani A. Macrophage plasticity and interaction with lymphocyte subsets: cancer as a paradigm. Nat Immunol, 2010, 11 (10): 889-896.
16. Gordon S, Martinez F O. Alternative activation of macrophages: mechanism and functions. Immunity, 2010, 32 (5): 593-604.
17. Steinman RM, Adams JC, Cohn ZA. Identification of a novel cell type in peripheral lymphoid organs of mice. Ⅳ. Identification and distribution in mouse spleen. J Exp Med. 1975, 141 (4): 804-820.
18. Mbongue J, Nicholas D, Firek A, et al. The role of dendritic cells in tissue-specific autoimmunity. J Immunol Res, 2014, 2014: 857143.
19. Rogers L M, Veeramani S, Weiner G J. Complement in monoclonal antibody therapy of cancer. Immunol Res, 2014, 59 (1-3): 203-210.
20. Andreu P, Johansson M, Affara NI, et al. FcRgamma activation regulates inflammation-associated squamous carcinogenesis. Cancer Cell, 2010, 17 (2): 121-134.
21. Seidel U J, Schlegel P, Lang P. Natural killer cell mediated antibody-dependent cellular cytotoxicity in tumor immunotherapy with therapeutic antibodies. Front Immunol, 2013, 4: 76.
22. Geller M A, Miller J S. Use of allogeneic NK cells for cancer immunotherapy. Immunotherapy, 2011, 3 (12): 1445-1459.
23. Taube JM, Anders RA, Young GD, et al. Colocalization of inflammatory response with B7-h1 expression in human melanocytic lesions supports an adaptive resistance mechanism of immune escape. Sci Transl Med, 2012, 4 (127): 127ra37.
24. Végh A, Farkas A, Kövesdi D, et al. FcRn overexpression in transgenic mice results in augmented APC activity and robust immune response with increased diversity of induced antibodies. PLoS One, 2012, 7 (4): e36286.
25. Shore ND. Advances in the understanding of cancer immunotherapy. BJU Int, 2015, 116 (3): 321-329.

第三节 免疫细胞的营养代谢对其功能调节及其机制

近几年来，在攻克肿瘤治疗难题的过程中，肿瘤细胞的代谢备受关注。其代谢的每一个环节都成为研究的热门。然而免疫细胞的代谢机制却没有引起相应的重视，而事实证明研究免疫细胞的代谢也可为肿瘤治疗带来新的靶标和思路。

人类的免疫系统分为固有免疫系统和过继性免疫系统。固有免疫系统提供机体抗感染的第一道防线，而过继性免疫系统则保障机体维持持久的抗原特异性的免疫反应。固有免疫系统包括肥大细胞，巨噬细胞，粒细胞（包括嗜酸性粒细胞，嗜碱性粒细胞和中性粒细胞），树突状细胞和自然杀伤细胞；过继性免疫系统包括 B 淋巴细胞，T 淋巴细胞（包括 $CD4^+$辅助性 T 细胞和 $CD8^+$杀伤性 T 细胞）。这些免疫细胞除了维持机体在健康状态下的稳态外，也可以影响肿瘤的进展[1]。

在免疫应答的过程中，免疫细胞处于一个动态的微环境中。不同的免疫细胞会选择不同的代谢途径来满足自身能量的需求，完成其增殖、活化等各个阶段的生物合成。反过来，不同的代谢通路也可以影响免疫细胞的功能，因此，了解各种免疫细胞的营养代谢对其功能的调节就显得尤为重要。本节主要介绍T淋巴细胞、巨噬细胞、树突状细胞（dentritic cell，DC）的能量代谢对其功能的调节。

一、T细胞的代谢

（一）T细胞活化和增殖期的代谢

T细胞对免疫原的反应分为三个步骤：活化，增殖和萎缩。初始T（naive T cells，T_n）细胞处于静止状态，抗原呈递细胞与T细胞受体（T cell receptor，TCR）结合后T_n细胞被激活，在最初的24小时内，T_n细胞经历初始生长期（细胞体积变大），24~72小时内经历克隆扩增和活化期。在其活化过程中，它们分化为各种异质的效应性T细胞（T effective cells，T_{eff}）群体。这些细胞每6~8个小时分化一代以维持细胞数量，并持续产生效应分子，这个过程需要大量的能量和前体物质的供应。一旦抗原被清除，T_{eff}细胞群萎缩，90%~95%活化过的T细胞死亡，剩余5%~10%的记忆性T细胞（T memory cells，T_m）存活并产生免疫记忆，保证当宿主再受到同种病原侵袭时，以最快的速度活化以保护宿主。

T_n细胞仅需要很少的能量即可维持自身的存活，防止萎缩，并保持对机体的免疫监视。它们90%的能量来自于脂肪酸氧化（fatty acid oxidation，FAO）和氧化磷酸化（oxidative phosphorylation，OxPhos），还有一小部分来自于糖酵解途径[2,3]。而T细胞活化过程中可诱导葡萄糖和氨基酸的转运蛋白协同增加，同时葡萄糖和谷氨酰胺代谢上调，其代谢方式转变为以有氧糖酵解和谷氨酰胺分解为主。即使在有氧状态下，接触过抗原的T细胞通过糖酵解获能是静息状态下的20~50倍[4]。这些增加的能量大部分来自于葡萄糖转运蛋白1（glucose transporter 1，GUT1）转运到细胞膜上，以及糖酵解相关酶如己糖激酶2和ATP依赖性葡萄糖激酶等的上调。

T细胞的增殖也依赖于葡萄糖和谷氨酰胺代谢的增强，剥夺这两种营养成分其中任何一种都可以阻断T细胞的增殖。尽管氧化磷酸化酶也可以刺激T细胞的增殖，但是相比于葡萄糖摄取量和糖酵解的增加，后者才是CD_4^+和CD_8^+T细胞在活化过程中所必需的。

（二）T细胞分化过程中的代谢

一旦T细胞开始分裂，它们会通过不同的代谢途径分化为不同类型的细胞。活化的CD_4^+T细胞可以分化为各种不同功能的亚群：Th1细胞介导对胞内病原体的免疫反应；Th2细胞控制对蠕虫的反应；而Th17细胞则是非常重要的抵御胞外病原微生物的免疫细胞。这些活化的T细胞上调糖酵解代谢，而FAO代谢则被抑制。与CD_4^+T细胞不同的是，活化的CD_8^+细胞毒性T细胞（cytotoxic lymphocyte，CTL）虽然上调了葡萄糖和谷氨酰胺的分解代谢，但是它们并没有增加氧化磷酸化代谢，因此CD_8^+CTL对葡萄糖的耗竭就更加敏感。

T细胞的另外一种分化类型，免疫调节性T细胞（Treg），依赖FAO供能[5,6]。但不像效应性T细胞那样被激活后爆发式地增殖，它们始终控制一个合适的浓度持续性增殖，这也许能解释为什么它们依赖脂肪酸氧化供能而非糖酵解供能。此外，Treg细胞代谢区别于Th17细胞的一点是它们不需要氨基酸代谢供能，胞外氨基酸的耗竭可以抑制Th17细胞的分化，但同时也可以促进 Treg 细胞的发育以及导致 T 细胞处于无反应状态[7]。

T_m 细胞和 T_n 细胞的代谢途径大致相同，不同的地方在于 T_m 细胞的线粒体增多，而且有呼吸能量储备，当抗原再次暴露，它们的线粒体可以快速产生大量的 ATP 用于 TCR 的再次激活[8]。由此可见，不同的免疫细胞有着不同的代谢途径从而保证其在不同的阶段发挥各自的功能（图 6-3-1）。

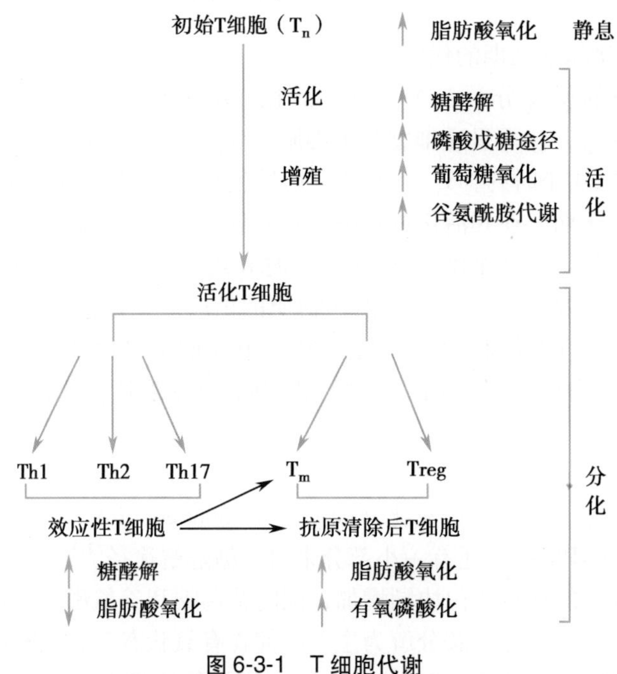

图 6-3-1　T 细胞代谢

（三）代谢对免疫细胞分化的影响

代谢可以控制 T 细胞的谱系选择。鉴于糖酵解对 T_{eff} 细胞的重要性，如果将小鼠的 GUT1 或者糖酵解基因过表达以激活糖酵解代谢，就能使 T 细胞活化增强，T_{eff} 细胞增多，T_m 细胞也随之增多，而且 $CD8^+$T 细胞朝终末分化阶段发展，寿命变短[9]。相反，如果通过药理学或者转基因的手段阻断糖酵解过程，则会促进 Treg 细胞生长，Th17 细胞增殖被抑制，从而保护小鼠免受自身免疫性炎症的攻击[10]。此外，抑制糖酵解代谢可以使体内存活时间比较长的 $CD_8^+T_m$ 细胞增多，导致体内失能的 T 细胞比例增多[3]。

氨基酸和脂肪酸的代谢也非常重要，抑制谷氨酰胺可以损伤 T_{eff} 细胞的增殖，阻断 FAO 可以抑制 Treg 细胞的分化[11]。相反，由共生微生物产生的短链脂肪酸丁酸酯，可以刺激小鼠结肠中的 Treg 细胞发育，从而保护小鼠免患结肠炎[12,13]。此外，通过增加摄取亮氨酸，氨基酸转运蛋白 SLC7A5 可以通过激活西罗莫司复合物的哺乳动物靶标 mTORC1 诱导 CD_4^+ 和 CD_8^+T 细胞分化，从而发挥代谢检查点的作用[14]。

二、巨噬细胞代谢

巨噬细胞是终末分化细胞，不再具有增殖和分化能力，但是它们是代谢活性细胞，需要能量来维持吞噬和分泌活性。巨噬细胞按照其表型和分泌的细胞因子可以分为两种极化类型，以分泌促炎因子为主，发挥促炎功能的巨噬细胞，被称为是“经典活化”的 M1 样巨噬细胞；以降低炎性反应，发挥组织修复功能为主的巨噬细胞被称为是“选择性活化”的 M2 样巨噬细胞。

（一）M1 样巨噬细胞

M1 样巨噬细胞发挥抗菌效应时所处的缺氧微环境决定了其能量代谢途径。它们通过诱导产生糖酵解前体 6-磷酸果糖-2-激酶（6-phosphofructo-2-kinase，PFKFB3），来增加糖酵解代谢[15]。无论是在缺氧还是有氧的环境里，它们都依赖糖酵解代谢来满足其快速供能，而不使用线粒体产生的 ATP。

脂多糖通过多种方式影响巨噬细胞代谢：首先，它增加三羧酸循环（TCA）的中间产物琥珀酸盐的水平；其次，使代谢相关蛋白的琥珀酰化增强，但具体的调控机制目前还不清楚[16]；第三，上调免疫反应基因（immunoresponsive gene 1，IRG1）的表达，通过产生的衣康酸可以抑制异柠檬酸裂解酶，异柠檬酸裂解酶是病原体中由乙醛酸分泌的关键酶，这些代谢有助于巨噬细胞在机体遇到病原感染时发挥功能[17]。

M1 样巨噬细胞的一个关键特征是它们可以产生高水平的线粒体活性氧簇（reactive oxygen species，ROS）杀死吞噬的细菌。IRG1 在吞噬体内增强脂肪酸氧化和氧化磷酸化以产生杀菌性的线粒体 ROS[18]。M1 样巨噬细胞自身也可释放 ROS 和活性氮物质（包括一氧化氮，NO）在吞噬体中杀死病原体。ROS 和 NO 分别由 NADPH（烟酰胺腺嘌呤二核苷磷酸）氧化酶和诱导型一氧化氮合酶（iNOS）产生，这两种酶都需要 NADPH，其在磷酸戊糖途径（pentose phosphate pathway，PPP）以及苹果酸酶中产生。苹果酸酶中的 NADPH 是由脂多糖诱导产生的，脂多糖使更多的线粒体柠檬酸盐转运到胞质，线粒体柠檬酸盐在这里先转化为草酰乙酸酯，然后转化为丙酮酸酯，由此产生 NADPH[19]。

为了完成吞噬功能，M1 样巨噬细胞需要进行大量的脂质代谢并产生富含膜类的丝状伪足和细胞器。有研究发现脂肪酸合成可以促进 M1 样巨噬细胞发挥吞噬作用[20]。

（二）M2 样巨噬细胞

M2 样巨噬细胞与组织修复、血管生成、抗过敏、Th2 对抗细胞外寄生虫的免疫反应相关，还可产生抗炎性细胞因子和减少主要组织相容性复合体Ⅱ类（MHC-Ⅱ）分子的表达和抗原呈递。M2 样巨噬细胞在活化时耗氧量明显增多，仅表达微弱的糖酵解活化剂 PFKFB1，而检测不到 PFKFB3 的水平，糖酵解水平非常低[21]，主要获能靠 FAO 和有氧磷酸化。M2 样巨噬细胞的诱导信号 IL-4 可刺激线粒体上调过氧化物酶体增殖物激活受体 PPAR-γ 共激活分子-1β（β subunit of peroxisome proliferators-activated receptor-γ coactivator-1，PGC-1β），从而增强 FAO 代谢。此外，通过刺激血管生成和组织氧化，M2 样巨噬细胞可以进行有氧代谢。值得注意的是，胆固醇流出损伤导致的高脂质状态，可促进血管生成 M2 样巨噬细胞[22]，进一步加强了脂质代谢和巨噬细胞极化为 M2 样细胞的联系。

M2 样巨噬细胞通过上调碳水化合物激酶样蛋白（carbohydrate kinase-like protein CARKL，也称为 SHPK）来降低 PPP 通量和谷胱甘肽（glutathione，GSH）水平。这种激酶通过催化形成的景天庚酮糖-7-磷酸（PPP 抑制剂）降低 PPP 通量[23]。由于关键的炎症调节因子对氧化还原状态敏感，M2 样巨噬细胞通过减少 PPP 通量来适应这些状态。总的来说，细胞内的代谢改变可以激活巨噬细胞的状态和功能，而巨噬细胞也可以改变环境中一些其他细胞的代谢状态。

三、树突样细胞代谢

DC 是机体免疫系统中最强有力的专职抗原呈递细胞，在识别内、外源性抗原以及诱导免疫应答、免疫耐受中发挥重要的作用，但是关于 DC 的代谢却少有报道，近年来的研究发现了小鼠身上一群特殊 DC 的代谢机制。

在炎症或感染时，单核细胞可分化为一群特殊的 DC，即炎性 DC（inflammatory DCs，infDCs）[24]。研究发现 infDCs 主要靠糖酵解供能，根据其代谢通路的不同分为依赖 iNOS 型糖酵解和 iNOS 非依赖型糖酵解。iNOS 依赖型糖酵解 infDCs 受脂多糖（lipopolysaccharides，LPS）刺激后，iNOS 表达增加，诱导合成内源性 NO，NO 可抑制线粒体氧化磷酸化从而使细胞糖酵解增加[25]；iNOS 非依赖型糖酵解的 infDCS 通过三羧酸循环和磷酸戊糖途径分别为脂肪酸从头合成提供柠檬酸和 NADPH，脂肪酸合成增加，从而扩展内质网和高尔基复合体的膜结构，增强 DC 合成、转运、分泌蛋白质的能力。这种活化早期糖酵解并不依赖 iNOS，而是通过激活非经典 AKT 信号通路，即 TBK1/IKKε 通路，从而促进 HK Ⅱ 与线粒体外膜上的电压依赖阴离子通道结合，促进己糖激酶的活性，从而增加糖酵解[26]。

如前文所述，能量代谢在各种免疫细胞发挥效应功能时都起到了非常重要的作用，直接或者间接地调控着免疫细胞的增殖和分化过程。通过研究不同的免疫细胞，免疫细胞的不同分化阶段能量代谢的变化将有利于我们更好地理解免疫应答机制。然而，免疫细胞的代谢途径繁多，它们之间的相互关系还存在很多未知，有待进一步地研究以揭示更多的免疫应答现象。

（高全立　秦　鹏）

参考文献

1. Gajewski TF，Schreiber H，Fu YX. Innate and adaptive immune cells in the tumor microenvironment. Nat Immunol，2013，14（10）：1014-1022.

2. Wahl DR，Byersdorfer CA，Ferrara JL，et al. Distinct metabolic programs in activated T cells：opportunities for selective immunomodulation. Immunol Rev，2012，249（1）：104-115.

3. Maclver NJ，Michalek RD，Rathmell JC. Metabolic regulation of T lymphocytes. Annu Rev Immunol，2013，31：259-283.

4. Jacobs SR，Herman CE，Maciver NJ，et al. Glucose uptake is limiting in T cell activation and requires CD28-mediated Akt-dependent and independent pathways. J Immunol，2008，180（7）：4476-4486.

5. Michalek RD，Gerriets VA，Jacobs SR，et al. Cutting edge：distinct glycolytic and lipid oxidative metabolic programs are essential for effector and regulatory $CD4^+$ T cell subsets. J Immunol，2011，186（6）：3299-3303.

6. Wang R，Green DR. Metabolic checkpoints in activated T cells. Nat Immunol，2012，13（10）：907-915.

7. Sundrud MS，Koralov SB，Feuerer M，et al. Halofuginone inhibits TH17 cell differentiation by activating the amino acid starvation response. Science，2009，324（5932）：1334-1338.

8. van der Windt GJ，Everts B，Chang CH，et al. Mitochondrial respiratory capacity is a critical regulator of $CD8^+$ T cell memory development. Immunity，2012，36（1）：68-78.

9. Sukumar M，Liu J，Ji Y，et al. Inhibiting glycolytic metabolism enhances $CD8^+$T cell memory and antitumor function. J Clin Invest，2013，123（10）：4479-4488.

10. Shi LZ, Wang R, Huang G, et al. HIF1alpha-dependent glycolytic pathway orchestrates a metabolic checkpoint for the differentiation of TH17 and Treg cells. J Exp Med, 2011, 208 (7): 1367-1376.
11. Byersdorfer CA, Tkachev V, Opipari AW, et al. Effector T cells require fatty acid metabolism during murine graft-versus-host disease. Blood, 2013, 122 (18): 3230-3237.
12. Arpaia N, Campbell C, Fan X, et al. Metabolites produced by commensal bacteria promote peripheral regulatory T-cell generation. Nature, 2013, 504 (7480): 451-455.
13. Furusawa Y, Obata Y, Fukuda S, et al. Commensal microbe-derived butyrate induces the differentiation of colonic regulatory T cells. Nature, 2013, 504 (7480): 446-450.
14. Sinclair LV, Rolf J, Emslie E, et al. Control of amino-acid transport by antigen receptors coordinates the metabolic reprogramming essential for T cell differentiation. Nat Immunol, 2013, 14 (5): 500-508.
15. Rodriguez-Prados JC, Traves PG, Guenca J, et al. Substrate fate in activated macrophages: a comparison between innate, classic, and alternative activation. J Immunol, 2010, 185 (1): 605-614.
16. Tannahill GM, Curtis AM, Adamik J, et al. Succinate is an inflammatory signal that induces IL-1β through HIF-1α. Nature, 2013, 496 (7444): 238-242.
17. Michelucci A, Cordes T, Ghelfi J, et al. Immune-responsive gene 1 protein links metabolism to immunity by catalyzing itaconic acid production. Proc Natl Acad Sci U S A, 2013, 110 (19): 7820-7825.
18. Hall CJ, Boyle RH, Astin JW, et al. Immunoresponsive gene 1 augments bactericidal activity of macrophage-lineage cells by regulating β-oxidation-dependent mitochondrial ROS production. Cell Metab, 2013, 18 (2): 265-278.
19. O'Neill LA. A critical role for citrate metabolism in LPS signalling. Biochem J, 2011, 438 (3): e5-e6.
20. Ecker J, Liebisch G, Englmaier M, et al. Induction of fatty acid synthesis is a key requirement for phagocytic differentiation of human monocytes. Proc Natl Acad Sci U S A, 2010, 107 (17): 7817-7822.
21. Vats D, Mukundan L, Odegaard JI, et al. Oxidative metabolism and PGC-1beta attenuate macrophage-mediated inflammation. Cell Metab, 2006, 4 (1): 13-24.
22. Sene A, Khan AA, Cox D, et al. Impaired cholesterol efflux in senescent macrophages promotes age-related macular degeneration. Cell Metab, 2013, 17 (4): 549-561.
23. Haschemi A, Kosma P, Gille L, et al. The sedoheptulose kinase CARKL directs macrophage polarization through control of glucose metabolism. Cell Metab, 2012, 15 (6): 813-826.
24. Segura E, Amigorena S. Inflammatory dendritic cells in mice and humans. Trends Immunol, 2013, 34 (9): 440-445.
25. Everts B, Amiel E, van der Windt GJ, et al. Commitment to glycolysis sustains survival of NO-producing inflammatory dendritic cells. Blood, 2012, 120 (7): 1422-1431.
26. Everts B, Amiel E, Huang SC, et al. TLR-driven early glycolytic reprogramming via the kinases TBK1-IKKε supports the anabolic demands of dendritic cell activation. Nat Immunol, 2014, 15 (4): 323-332.

第四节 肿瘤免疫逃逸的机制

肿瘤的发生、发展与基因的突变或异常表达密不可分。这些基因的改变在参与肿瘤发生的同时，还常伴有“新抗原（neo-antigen）”的产生。肿瘤细胞尽管存在新抗原，具有一定的免疫原性，能够诱发机体的抗肿瘤免疫应答，被免疫细胞识别和杀伤，但许多肿瘤仍可以在机体内存在和生长，这表明肿瘤存在免疫逃逸[1]。肿瘤免疫逃逸的机制相当复杂，涉及肿瘤细胞本身、肿瘤微环境以及宿主免疫系统等多个方面，目前尚不完全清楚[2]。

一、肿瘤细胞对肿瘤免疫逃逸的影响

肿瘤细胞常存在*P53*等基因突变，造成遗传学不稳定，具有一定的异质性[3,4]。免疫原性强的细胞更易于被机体的免疫系统所识别和杀伤，而免疫原性弱的细胞逐渐成为优势。这些存活下来的细胞，还常通过其他机制进一步逃避免疫系统的识别和清除。

（一）肿瘤抗原的缺失和调变

在免疫应答的压力筛选下，肿瘤表达的抗原常减少或丢失，出现免疫原性减弱，从而逃逸免疫细胞的识别和杀伤[5]。

（二）肿瘤抗原的覆盖或封闭

部分肿瘤细胞通过表达黏多糖等覆盖肿瘤抗原，或活化宿主的凝血系统使肿瘤细胞外产生纤维蛋白、隔离肿瘤抗原，阻止免疫细胞的识别与攻击。另外，肿瘤宿主的血清中常存在封闭因子（blocking factor）如抗体、可溶性抗原或抗原-抗体复合物，能够与肿瘤细胞表面的抗原决定簇结合，有利于肿瘤细胞逃脱免疫效应细胞的识别和攻击[6]。

（三）肿瘤细胞的主要组织相容性复合体-Ⅰ（major histocompatibility complex-Ⅰ，MHC-Ⅰ）类分子异常表达

肿瘤细胞的MHC-Ⅰ类分子常表达缺陷或低下，使肿瘤抗原不能在细胞表面递呈，从而逃避T细胞的识别和杀伤[7]。β2微球蛋白是MHC-Ⅰ类分子的重要组成部分，主要参与MHC-Ⅰ类分子的细胞内转运和细胞膜定位。部分肿瘤通过β2微球蛋白突变，导致MHC-Ⅰ类分子不能将抗原有效递呈，从而免疫逃逸[8]。另外，许多肿瘤细胞还常表达HLA-G和HLA-E等非经典的MHC-Ⅰ类分子，能够与杀伤细胞抑制性受体（killer inhibitory receptor，KIR）结合而逃逸自然杀伤细胞（natural killer cell，NK）的杀伤[9]。

（四）肿瘤细胞共刺激信号异常

T细胞的活化除了需要抗原递呈细胞（antigen presenting cells，APC）的MHC-抗原肽作为第一信号外，还需要APC表面的共刺激分子提供第二信号。有些肿瘤细胞具有一定的免疫原性，但不表达CD80和CD86等共刺激分子，导致T细胞不能充分活化[10]。另外，活化的抗原特异性T细胞常表达程序化死亡受体-1（programmed death 1，PD-1）。而肿瘤细胞由于程序化死亡-配体1（programmed death-ligand 1，PD-L1）和程序化死亡-配体2（programmed death-ligand 2，PD-L2）基因扩增、蛋白激酶B（protein kinase B，PKB）的激活，或者γ-干扰素（interferon-γ，IFN-γ）的作用，表达PD-L1、PD-L2等共抑制分子，与T细胞的PD-1结合后引导致T细胞耗竭。而耗竭T细胞虽然能够识别肿瘤细胞，但不能杀伤肿瘤细胞[11]。

（五）肿瘤细胞表达或分泌免疫抑制分子

肿瘤细胞常自分泌多种细胞因子，如转化生长因子-β（transforming growth factor-β，TGF-β）和白介素-10（interleukin-10，IL-10）等。这些细胞因子能够抑制T细胞的分化、促进辅助性T细胞1（helper T cells，Th1）/Th2平衡向Th2漂移、抑制肿瘤特异性T细胞的产生、下调T细胞黏附和（或）共刺激分子的表达，导致肿瘤的免疫耐受[12]。许多肿瘤细胞还分泌大量外泌体，也能够抑制机体的抗肿瘤免疫应答。另外，有些肿瘤细胞过表达吲哚胺2，3-双加氧酶（indoleamine-pyrrole 2，3-dioxygenase，IDO）等免疫负调节分子，消耗肿瘤局部的色氨酸并产生L-犬尿酸、吡啶甲酸和喹啉酸等代谢产物，导致效应T淋巴

细胞无能[13]。

（六）肿瘤细胞的抗凋亡作用

Fas 是一种跨膜蛋白，属于肿瘤坏死因子受体超家族成员，与 Fas 配体（Fas ligand，Fas L）结合可以启动凋亡信号的转导引起细胞凋亡。通常情况下，活化的 T 细胞低表达 Fas 而高表达 FasL，能够分泌 FasL 杀伤高表达 Fas 的肿瘤细胞[14]。然而，部分肿瘤细胞低表达甚至不表达 Fas，反而表达 Bcl-2 等抗凋亡分子，从而逃避 T 细胞的杀伤[15]。另外，肿瘤细胞还可发生 Janus 激酶 1 和 Janus 激酶 2 等基因突变，抵抗 IFN-γ 的抗肿瘤作用[8]。

（七）肿瘤细胞诱导免疫细胞凋亡

某些肿瘤细胞表达 FasL 和其他抑制性分子，进而诱导肿瘤特异性 T 细胞的凋亡和抑制 T 细胞的增殖和活化[14]。

（八）肿瘤细胞诱导机体产生负调节免疫应答细胞

肿瘤细胞诱导荷瘤机体产生调节性 T 细胞（regulatory T cells，Treg）和髓源性抑制细胞（myeloid derived suppressor cells，MDSCs）等，抑制机体的抗肿瘤免疫应答[16,17]。

（九）肿瘤细胞代谢对免疫功能的影响

肿瘤细胞即使在氧充足情况下，也主要通过糖酵解途径，将葡萄糖分解为乳酸和 ATP（也称 Warburg 效应）。肿瘤细胞利用 Warburg 效应可以快速获得能量以及自身生长所需要的中间代谢产物，还导致肿瘤局部高乳酸和低 pH，进而抑制 T 细胞的 IL-2 和 IFN-γ 生成、增殖和肿瘤杀伤活性[18]。另外，精氨酸对于健康人而言是非必需氨基酸，但对于 T 细胞等细胞是必需氨基酸。部分肿瘤缺乏精氨基琥珀合成酶 1，不能合成精氨酸，需肿瘤相关髓系细胞提供。肿瘤相关髓系细胞除供给肿瘤细胞精氨酸外，还表达精氨酸酶 1。精氨酸酶 1 能够降解精氨酸，造成肿瘤周围精氨酸减少，从而抑制 T 细胞的增殖和活性[19]。

二、肿瘤微环境对肿瘤免疫逃逸的影响

肿瘤微环境是肿瘤细胞赖以生存的复杂环境，主要由血管、免疫细胞、成纤维细胞、髓源性抑制细胞（myeloid-derived suppressor cells，MDSCs）、细胞外基质以及效应分子等组成。肿瘤微环境既含抑制肿瘤细胞增殖的免疫效应细胞和免疫效应分子；也有促进肿瘤细胞生长和转移的免疫抑制分子和免疫抑制性细胞，如 Treg、MDSCs、肿瘤相关树突状细胞（tumor associated dendritic cells，TADC）、肿瘤相关巨噬细胞（tumor associated macrophages，TAM）、肿瘤相关成纤维细胞（tumor associated fibroblast，TAF）等，在肿瘤免疫逃逸过程中发挥重要作用[20]。

（一）调节性 T 细胞

肿瘤浸润淋巴细胞不仅有肿瘤特异性 $CD8^+$T 细胞和 $CD4^+$T 细胞，还有大量的 Treg。Treg 主要包括 $CD_4^+FoxP3^+$调节性 T 细胞、Tr1、Th3、调节性 T 细胞样细胞、CD_8^+ 调节性 T 细胞等，以上不同细胞亚群具有独特的表型和免疫机制。目前知道，Treg 在肿瘤中具有双重作用，既可抑制机体对肿瘤的免疫应答，导致免疫逃逸，还能够减轻炎症反应，阻止炎症相关肿瘤的发生[21]。

（二）髓源性抑制细胞

MDSCs 是一群异质细胞，由不同分化阶段的髓系细胞如单核细胞、粒细胞、未成熟细胞等组成。目前知道 MDSCs 可通过多种机制抑制肿瘤的免疫应答，如消耗肿瘤部位的 L-

精氨酸、L-色氨酸和 L-半胱氨酸，抑制 T 细胞的活化和增殖；产生一氧化氮（nitric oxide，NO）、过氧亚硝基（peroxynitrite，PNT）和活性氧簇（reactive oxygen species，ROS）等，抑制 T 细胞活化，促进 T 细胞凋亡；诱导 Treg 产生；阻止 T 细胞向淋巴结转运；削弱 NK 细胞的细胞毒作用[22]。

（三）肿瘤相关巨噬细胞

肿瘤部位富含巨噬细胞，有些巨噬细胞既可递呈肿瘤抗原或具有直接的抗肿瘤活性，还有部分巨噬细胞可抑制 T 细胞和 NK 细胞的抗肿瘤活性、促进肿瘤细胞的增殖和转移，后者也被称为 TAM[23]。

（四）肿瘤相关成纤维细胞

肿瘤间质中的成纤维细胞是肿瘤微环境中的重要成员，也被称为“TAF”。与正常成纤维细胞相比，TAF 处于活化状态，通过分泌大量细胞因子和趋化因子促进肿瘤细胞增殖和转移外，还能够直接或间接抑制机体的抗肿瘤免疫应答发挥作用[24,25]。

（五）肿瘤炎症相关因子

肿瘤部位常存在中性粒细胞、γδT 细胞、巨噬细胞等炎症细胞。这些细胞常分泌血管内皮生长因子（vascular endothelial growth factor，VEGF）、集落刺激因子、IL-1、IL-6、IL-7、趋化因子 CXCL1 等促炎症因子，促进肿瘤的进展。其中 IL-1 和 IL-6 能够诱导 C 反应蛋白（C-reactive protein，CRP）的生成，而 CRP 常作为肿瘤相关炎症的标志物[2]。VEGF 除促进血管新生外，还参与调控巨噬细胞的分化，T 细胞的浸润，以及调节性 T 细胞的增殖等，有利于肿瘤的免疫逃逸[26]。

三、宿主免疫功能对肿瘤免疫逃逸的影响

宿主免疫功能的高低也是肿瘤细胞能否实现免疫逃逸的关键，而宿主的免疫功能受宿主年龄、饮食、MHC 类型、遗传、吸烟、肠道菌群类型、合并免疫功能低下状态的影响，如与长期服用免疫抑制剂、HIV 感染等有关[27]。另外，有些肿瘤患者存在抗原呈递细胞功能低下或缺陷，体内存在一定量的自身抗体等，都有助于肿瘤逃避宿主免疫系统的攻击[28,29]。

（一）年龄

肿瘤好发于老年人。老年人免疫系统常存在 APC 数量减少及功能减退，如 Toll 样受体等辅刺激分子下调；淋巴细胞的数量减少；T 细胞处于终末分化状态，难以活化；高表达 IL-1、IL-6、肿瘤坏死因子等慢性炎症因子；肿瘤内富含 MDSC、调节性 T 细胞等，有助于肿瘤免疫逃逸[27]。

（二）饮食

许多肿瘤患者存在营养不良，甚至恶液质，将影响免疫细胞的发育、导致免疫功能低下。而富含维生素、矿物质的健康饮食可提高机体的免疫功能，如维生素 E 有助于维系结肠癌患者 $CD4^+$T 细胞以及 Th1 的功能[28]。

（三）肠道菌群

肠道菌群在调控宿主的生长、发育、营养代谢以及免疫稳态方面具有重要的作用。肿瘤患者，尤其是结直肠癌患者的肠道菌群多呈现失调的状态，通过影响肠道代谢、肠道稳态以及肠道免疫，甚至免疫系统稳态等方面促进肿瘤的发生发展。长期肠道菌群失调、肠

道内有益共生菌减少可引起慢性炎症反应，抑制机体的抗肿瘤免疫应答，促进肿瘤发生[29]。

（四）其他

T细胞对肿瘤细胞有效地识别和杀伤，是肿瘤免疫应答的核心。目前知道，肿瘤特异性的 T 细胞如长期接触肿瘤抗原，将导致 T 细胞的无功能，即 T 细胞耗竭（exhaustion）[30]。而T细胞耗竭与活化的T细胞表达 PD-1、T 细胞免疫球蛋白与黏蛋白结构域分子 3（T cell immunoglobulin-and mucin domain-containing molecule-3，TIM-3）、淋巴细胞活化基因-3（lymphocyte activation gene 3，LAG-3）等负调控分子密切相关。T 细胞一旦活化，将通过转录因子以及表观遗传学等调控 PD-1 的表达[31]。而 PD-1 与肿瘤细胞或肿瘤间质细胞表达的 PD-L1 或 PD-L2 结合后，将抑制 T 细胞的功能以及能量代谢，导致 T 细胞失去效应功能[32]。T 细胞部分耗竭（通常 T-bet^{high}），还可以通过 PD-1 阻断性抗体再次激活，如果完全耗竭（如 T-bet^{low}Eomes^{high}）将无法活化[33]。当前，PD-1 和 PD-L1 阻断性抗体已经被批准用于肺癌、膀胱癌、肾癌、黑色素瘤、头颈部肿瘤等多种肿瘤。

（张新伟）

参考文献

1. Schreiber RD，Old LJ，Smyth MJ. Cancer_immunoediting：integrating_immunity's roles in cancer suppression and promotion. Science，2011，331（6024）：1565-1570.
2. Blank CU，Haanen JB，Ribas A，et al. The "cancer immunogram". Science，2016，352（6286）：658-660.
3. Hanel W，Moll UM. Links between mutant_p53_and_genomic instability. J Cell Biochem，2012，113（2）：433-439.
4. Burrell RA，Swanton C. The evolution of the unstable cancer_genome. Curr Opin Genet Dev，2014，24：61-67.
5. DuPage M，Mazumdar C，Schmidt LM，et al. Expression of tumour-specific antigens underlies cancer immunoediting. Nature，2012，482（7385）：405-409.
6. Chatenoud L，Bach JF. Antigenic modulation-a major mechanism of antibody action. Immunol Today. 1984，5（1）：20-25.
7. Lampen MH，van Hall T. Strategies to counteract MHC-I defects in tumors. Curr Opin Immunol，2011，23（2）：293-298.
8. Zaretsky JM，Garcia-Diaz A，Shin DS，et al. Mutations Associated with Acquired Resistance to PD-1 Blockade in Melanoma. N Engl J Med，2016，375（9）：819-829.
9. Carosella ED，Rouas-Freiss N，Roux DT，et al. HLA-G：An Immune Checkpoint Molecule. Adv Immunol，2015，127：33-144.
10. Greenwald RJ，Freeman GJ，Sharpe AH. The B7 family revisited. Annu Rev Immunol，2005，23：515-548.
11. Mahoney KM，Rennert PD，Freeman GJ. Combination cancer immunotherapy and new immunomodulatory targets. Nat Rev Drug Discov，2015，14（8）：561-584.
12. Lippitz BE. Cytokine patterns in patients with cancer：a systematic review. Lancet Oncol，2013，14：e218-228.
13. Prendergast GC，Smith C，Thomas S，et al. Indoleamine 2，3-dioxygenase pathways of pathogenic inflam-

mation and immune escape in cancer. Cancer Immunol Immunother, 2014, 63 (7): 721-735.

14. Abrahams VM, Kamsteeg M, Mor G. The Fas/Fas ligand system and cancer: immune privilege and apoptosis. Mol Biotechnol, 2003, 25 (1): 19-30.

15. Ahmad M, Rees RC, Ali SA. Escape from immunotherapy: possible mechanisms that influence tumor regression/progression. Cancer Immunol Immunother, 2004, 53 (10): 844-854.

16. Whiteside TL. Induced regulatory T cells in inhibitory microenvironments created by cancer. Expert Opin Biol Ther, 2014, 14 (10): 1411-1425.

17. Marvel D, Gabrilovich DI. Myeloid-derived suppressor cells in the tumor microenvironment: expect the unexpected. J Clin Invest, 2015, 125 (9): 3356-3364.

18. Villalba M, Rathore MG, Lopez-Royuela N, et al. From tumor cell metabolism to tumor immune escape. Int J Biochem Cell Biol, 2013, 45 (1): 106-113.

19. Ananieva E. Targeting amino acid metabolism in cancer growth and anti-tumor immune response. World J Biol Chem, 2015, 6 (4): 281-289.

20. Wolf D, Sopper S, Pircher A, et al. Cancer prevention and therapy through the modulation of the tumor microenvironment. J Cell Physiol, 2015, 230: 2598-2605.

21. Wolf D, Sopper S, Pircher A, et al. Treg (s) in cancer: friends or foe? J Cell Physiol, 2015, 230 (11): 2598-2605.

22. Parker KH, Beury DW, Ostrand-Rosenberg S. Myeloid-Derived suppressor cells: critical cells driving immune suppression in the tumor microenvironment. Adv Cancer Res, 2015, 128: 95-139.

23. Ostuni R, Kratochvill F, Murray PJ, et al. Macrophages and cancer: from mechanisms to therapeutic implications. Trends Immunol, 2015, 36 (4): 229-239.

24. Harper J, Sainson RC. Regulation of the anti-tumour immune response by cancer-associated fibroblasts. Semin_Cancer Biol, 2014, 25: 69-77.

25. Shiga K, Hara M, Nagasaki T, et al. Cancer-associated fibroblasts: their characteristics and their roles in tumor growth. Cancers (Basel), 2015, 7 (4): 2443-2458.

26. Manegold C, Dingemans AC, Gray JE, et al. The potential of combined immunotherapy and antiangiogenesis for the synergistic treatment of advanced NSCLC. J Thorac Oncol, 2017, 12 (2): 194-207

27. Pitt JM, Vétizou M, Daillère R, et al. Resistance mechanisms to immune-checkpoint blockade in cancer: tumor-intrinsic and-extrinsic factors. Immunity, 2016, 44 (6): 1255-1269.

28. Lee JL, Leong LP, Lim SL. Nutrition intervention approaches to reduce malnutrition in oncology patients: a systematic review. Support Care Cancer, 2016, 24 (1): 469-480.

29. Erdman SE, Poutahidis T. Gut microbiota modulate host immune cells in cancer development and growth. Free Radic Biol Med, 2016, S0891-5849 (16): 31035-31038.

30. Catakovic K, Klieser E, Neureiter D, et al. T cell exhaustion: from pathophysiological basics to tumor immunotherapy. Cell Commun Signal, 2017, 15 (1): 1.

31. Bally AP, Austin JW, Boss JM. Genetic and epigenetic regulation of PD-1 expression. J Immunol, 2016, 196 (6): 2431-2437.

32. Bengsch B, Johnson AL, Kurachi M, et al. Bioenergetic insufficiencies due to metabolic alterations regulated by the inhibitory recepto PD-1 are an early driver of CD8 (+) T cell exhaustion. Immunity, 2016, 45 (2): 358-373.

33. Ghoneim HE, Zamora AE, Thomas PG, et al. Cell-intrinsic barriers of T cell-based immunotherapy. Trends Mol Med, 2016, 22: 1000-1011.

第五节 肿瘤微环境免疫细胞代谢重编程

在未受到“危险信号”（danger signal）刺激时，机体的免疫细胞如初始 T 细胞（naive T cells）和树突状细胞（dendritic cells，DC）通常处于静息状态，主要由氧化磷酸化（oxidative phosphorylation，OXPHOS）提供基础代谢的能量需求。在遭受危险信号刺激时，上述静息的免疫细胞迅速活化、增殖、并进一步分化为效应细胞，如活化的 DC 和效应 T 细胞（effector T cells，T_{eff}）。而这一过程需要合成大量的生物活性物质如氨基酸、蛋白质等以满足细胞活化、增殖和分化的需求，此时细胞通常采用有氧糖酵解（aerobic glycolysis）（图 6-5-1）的方式来获取能量。肿瘤微环境是肿瘤细胞赖以生存和发展的环境基础，在肿瘤与机体免疫系统的斗争过程中可保护肿瘤，实现肿瘤的免疫逃逸。肿瘤微环境可分为非细胞组分和细胞组分。非细胞组分主要包含细胞外基质（extracellular matrix，ECM）、大量抑制性细胞因子及趋化因子、生长因子等；细胞组分除了肿瘤细胞（肿瘤干细胞）、基质细胞、内皮细胞，还包括大量肿瘤相关细胞，如肿瘤相关巨噬细胞（tumor-associated macrophage，TAM）[1]、肿瘤相关中性粒细胞（tumor-Associated Neutrophil，TAN）、肿瘤相关成纤维细胞（cancer associated fibroblasts，CAF）、肿瘤相关 Th17 细胞、调节性 T 细胞（regulatory T cells，Treg）[2]、髓源抑制性细胞亚群（myeloid-derived suppressor cells，MDSCs）[3]、调节性树突状细胞（regulatory dendritic cells，DCreg）以及肿瘤相关血小板等免疫抑制性细胞亚群。这些肿瘤相关免疫抑制性细胞亚群与机体的抗肿瘤效应 T 细胞（T_{eff}）、抗原呈递细胞（antigen presenting cells，APC）以及肿瘤微环境基质细胞相互作用，调控机体的抗肿瘤效应，决定荷瘤宿主或患者的命运[4,5]。那么，肿瘤微环境如何影响各种免疫细胞的代谢？各种免疫细胞又通过何种代谢机制快速获取能量进而在营养和氧气均缺乏的肿瘤微环境中占得先机？我们又该如何利用并针对免疫细胞的代谢特点制订抗肿瘤策略等问题是本节重点探讨的内容。

一、肿瘤细胞和免疫细胞的代谢特征

（一）肿瘤细胞的代谢特征

无限增殖是肿瘤细胞有别于正常细胞最显著的特征，因此肿瘤细胞在葡萄糖代谢上也呈现出与正常细胞截然不同的代谢方式。通常情况下，正常组织细胞获取的能量有 90%来自氧化磷酸化，10%来自糖酵解，且有氧条件下糖酵解受到抑制，此即 Pasteur 效应。然而肿瘤细胞获取能量的主要方式是在细胞质中进行的糖酵解途径，甚至即使在氧气充足的情况下也优先进行糖酵解，消耗更多的葡萄糖和产生更多的乳酸，这种现象被称为有氧糖酵解（aerobic glycolysis），这就是著名的 Warburg 效应[6,7]。进一步研究发现肿瘤细胞通过线粒体氧化磷酸化产生的 ATP 与正常细胞没有差别，但较正常细胞葡萄糖的摄取量显著增加达 10 倍以上。有研究认为，在葡萄糖充足时，肿瘤细胞通过有氧糖酵解产生三磷腺苷（adenosine triphosphate，ATP）的效率较氧化磷酸化快，因此肿瘤细胞优先选择糖酵解供能，亦有研究发现有氧糖酵解不仅能为肿瘤细胞的快速增殖提供 ATP，该过程可以产生细胞增殖、分化等所需的核酸、氨基酸和脂质，为其脂肪酸和核酸的合成提供原料。有研究揭示肿瘤细胞中的 Warburg 效应是由生长因子信号刺激或代谢相关的内在因素如琥珀酸脱氢酶（succinate dehydrogenase，SDH）和延胡索酸酯酶（fumarate hydratase，FH）功能性突变以及缺氧诱导因子-1（Hypoxia-induced factors-1，HIF-1）和 c-Myc 组成性活化诱导。

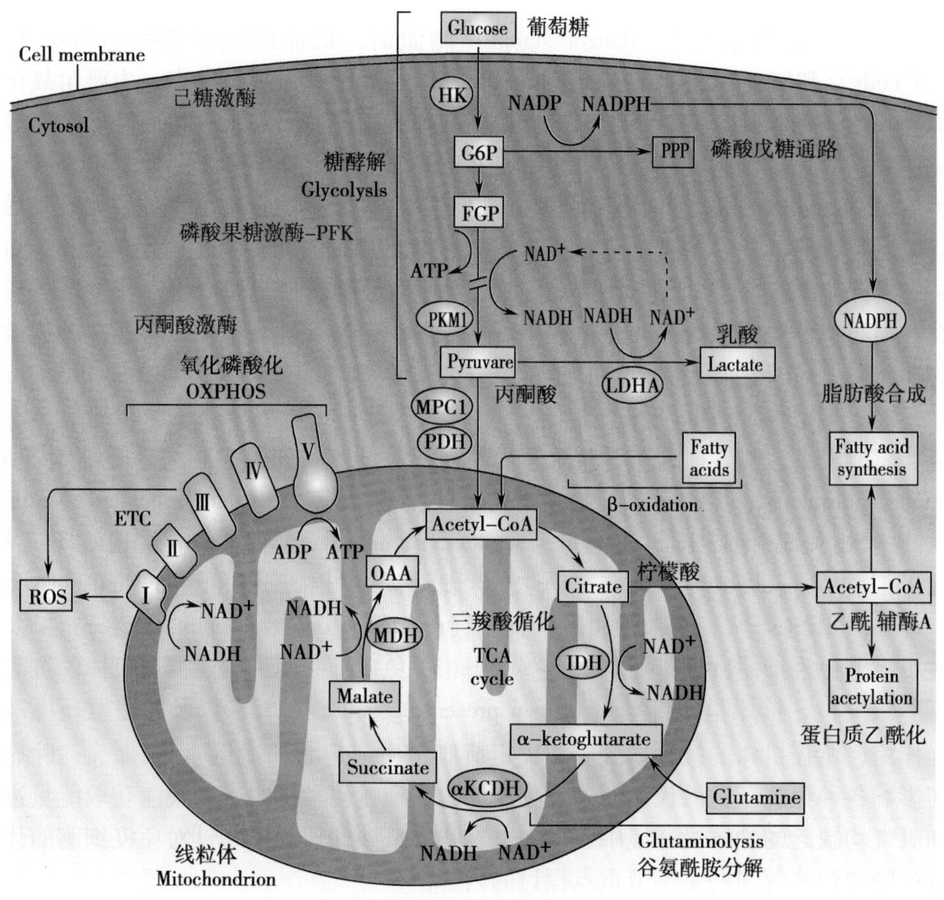

图 6-5-1　糖酵解

（二）免疫细胞的代谢重编程

免疫细胞受到刺激便开始活化、增殖及分化，表达并分泌大量生物活性物质以满足细胞生长、增殖、分化的需求。处于不同状态的免疫细胞其代谢特征亦不同。处于“静息”状态的 DC，初始 T 细胞，记忆性 T 细胞（memory T cells，Tm）主要依赖脂肪酸氧化和部分糖酵解来满足细胞活动所需的能量。而活化的免疫细胞与肿瘤细胞的 Warburg 效应相似，显著增加有氧糖酵解、磷酸戊糖途径和谷氨酰胺分解代谢，同时降低三羧酸循环、脂肪酸氧化或脂代谢，来适应细胞生长、增殖、分化等所需的大量蛋白质、脂类以及 ATP 的需求（图 6-5-2），因此，活化的 T 细胞的代谢将“静息”状态下由线粒体主导的氧化磷酸化过程转变为以有氧糖酵解和谷氨酰胺分解代谢为主的代谢方式。但与肿瘤细胞触发该转变的机制不同，T 细胞是在适当的共刺激分子的存在下 T 细胞（抗原）受体（T cell receptor，TCR）识别抗原启动，该能量产生方式的转变可以为 T 细胞增殖过程中新基因的表达和蛋白的生物合成快速地提供必需的原料和能量。Pearce 小组的研究发现，TLR（Toll-like receptor）/PAMP（pathogen-associated molecular pattern）刺激能够诱发静止的不成熟 DC 由线粒体主导的脂类 β 氧化（β-oxidation of lipid）和氧化磷酸化代谢途径向有氧糖酵解转变，该代谢途径的转变虽然不能诱导 DC 的增殖、分化，但对 TLR 诱导的 DC 的存活和活化意义重大。抗肿瘤免疫细胞如细胞毒 T 细胞（cytotoxic T lymphocyte，CTL）、T_{eff}、活化的 DC 以及 M1 型巨噬细胞与肿瘤细胞类似，也是通过有氧糖酵解和谷氨酰胺分解途径获取能量和生物合成所需的原材料；而促进肿瘤进展的免疫抑制性细胞亚群，如 MDSCs、TAM、T_{reg}等通常利用肿瘤代谢产物通过脂肪酸氧化或脂类氧化等途径获取能量，免疫细胞这些代谢上的改变即为代谢重编程（metabolic reprogramming），对肿瘤免疫逃逸具有重要意义，肿瘤微环境中不同免疫细胞亚群的代谢特征如表 6-5-1[8]。

表 6-5-1　免疫细胞代谢特征

免疫细胞	代谢特征
初始 T 细胞	脂肪酸氧化、部分糖酵解
活化 T 细胞	糖酵解、谷氨酰胺分解
效应 T 细胞	糖酵解
调节 T 细胞	脂肪酸氧化
记忆 T 细胞	脂肪酸氧化
活化树突状细胞	糖酵解
M1 型巨噬细胞	糖酵解、磷酸戊糖通路、谷氨酰胺、精氨酸代谢
M2 型巨噬细胞	脂肪酸氧化或脂氧化
肿瘤相关巨噬细胞	脂肪酸氧化或脂氧化
髓源抑制性细胞亚群	脂肪酸氧化或脂氧化

脂肪酸氧化：fatty acid oxidation；谷氨酰胺酵解：glutaminolysis；糖酵解：glycolysis；磷酸戊糖通路（PPP）：pentose phosphate shunt；谷氨酰胺：glutamine；精氨酸代谢：arginine catabolism

二、肿瘤微环境对免疫细胞代谢的影响

肿瘤细胞代谢的中间产物和终产物，如有氧糖酵解产生的乳酸、磷酸戊糖途径（pentose phosphate pathway，PPP）产生的谷氨酰胺和 CO_2 通常导致肿瘤微环境的酸化[9]。研究发现，酸化的肿瘤微环境对 T_{eff}功能的影响远远大于对 Treg 的影响，原因主要是其供能方式不同，T_{eff}通过与肿瘤细胞相同的糖酵解方式获取能量，因此需要与肿瘤细胞竞争才能获得能量供应，而 Treg 可以依靠脂肪酸氧化方式供能。大量研究发现，通常被认为是代谢过程中产生的“废物”乳酸，有可能是某些细胞如肌肉细胞、神经元细胞以及肿瘤细胞潜在的氧化代谢的底物，虽然目前尚无确切的证据来证实 Treg 是通过优先选择乳酸介导线粒体依赖的氧化代谢来供能，但可以推测在营养严重匮乏的肿瘤微环境中 Treg 可能选择过剩的乳酸支持其能量代谢。早期的研究发现，高浓度的乳酸（2~30mmol/L）能够通过促进 IL-2 的产生进而促进 Treg 的分化。此外，肿瘤微环境中过多的乳酸同样能够促进 MDSCs 的发展，抑制 T_{eff}瘤内浸润和（或）诱导其凋亡。而且，乳酸以及酸性肿瘤微环境能够促进 TAM 分泌大量细胞因子进而促进新生血管的生成[10]。代谢中间产物如色氨酸、犬尿氨酸等能够促进 Treg 的分化和其免疫抑制功能。

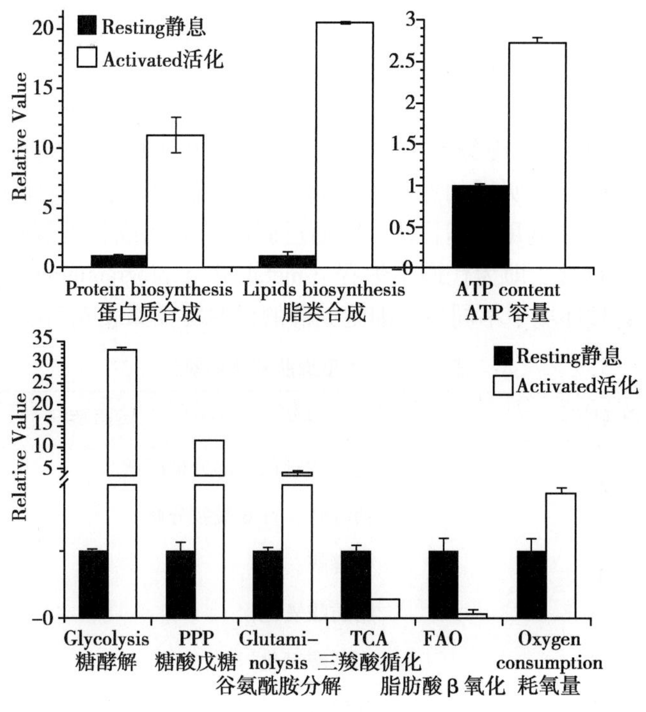

图 6-5-2　静息和活化的免疫细胞代谢特征

肿瘤代谢能够显著上调包括吲哚胺 2，3-双加氧酶（indolamine-2，3-dioxygenase，IDO），精氨酸酶（arginase）、诱导型一氧化氮合酶（inducible nitric oxide synthetase，iNOS）以及乳酸脱氢酶（lactate dehydrogenase，LDH）-A 的活性，这些酶的代谢产物显著抑制 T 细胞介导的抗肿瘤免疫应答[11]。精氨酸是维持 T_{eff}生存和增殖的必需氨基酸，有研究发现，许多肿瘤细胞以及 MDSCs 表达高水平的 iNOS 和精氨酸酶Ⅰ，导致微环境中精氨酸的缺失，进而抑制 TCR 表达和抗原特异性的 T 细胞反应，MDSCs 亦能消耗环境中的半胱氨酸，同样亦能抑制 T 细胞的功能。此外，iNOS 能够促进 NO 的产生，高水平的 NO 通过硝基化酪氨酸和丝氨酸残基从而阻断 T 细胞信号，进而抑制 IL-2 和颗粒酶 B 的产生。肿瘤细胞和基质细胞表达高水平的氨基酸降解酶如 IDO，通过降解必需氨基酸色氨酸为犬尿氨酸进而下调 TCR-CD3-ζ 的表达从而抑制 T_{eff}的功能[12]；另外，上调的 IDO 还通过剥夺肿瘤局部微环境中的色氨酸，进而影响 T 细胞的分化，诱导 T 细胞凋亡。此外，氨基酸的缺失或 ATP/AMP 比例的下调能够引起 T 细胞腺苷酸单磷酸活化蛋白激酶（adenosine monophosphate-activated protein kinase，AMPK）的活化，进而通过磷酸化下游的蛋白激酶（unc-51-like kinase 1/2，Ulk1/2）诱导自噬发生，最终诱导 T 细胞凋亡[13]。由于持续的抗原刺激诱导 T 细胞处于无反应状态，称之为 T 细胞耗竭[14]。慢性活化的 T 细胞表面能够持续表达免疫抑制性分子如 PD-1 和 CTLA-4，高水平表达的 PD-1 能够显著抑制 T 细胞的增殖、抑制其进一步分化为 Tm；CTLA-4 能够与 CD28 竞争性地与 DC 表面的共刺激分子 CD80/86 结合，并向细胞内传递抑制性信号，从而抑制 T 细胞的活化。交联 PD-1 和 CTLA-4 能够抑制 PI3K/Akt/mTOR，进而抑制葡萄糖的摄取并限制糖酵解的速率。

体外实验发现，在 TLR 刺激 DC 的早期（5 小时内）即可出现由于葡萄糖的短缺引起的 DC 表面共刺激分子 CD40、CD80 表达的下调和 IL-12p40 产生的下降，从而导致 DC 的活化受阻。肿瘤来源的 DC 或者与肿瘤共培养的 DC 显著抵抗 TLR 诱导的 CD40、CD80 及 IL-12p40 表达。AMPK 促进线粒体氧化磷酸化，抑制有氧糖酵解，是调控 DC 线粒体氧化磷酸化与有氧糖酵解转化的一个关键酶。上调 DC 中 AMPK 显著抑制 LPS 诱导的 IL-12p40 的表达和葡萄糖的消耗；相反，用 siRNA 沉默 AMPK 的表达，显著提升 IL-12p40 和 CD86 的表达。此外，环腺苷单磷酸（cyclic adenosine monophosphate，cAMP）协同腺苷酸能够诱导骨髓细胞分化发育为耐受性 DC，并减弱已经分化了的 DC 的功能。糖酵解产生的乳酸，同样可以诱导 DC 向耐受性 DC 分化，表现在 LPS 刺激后 IL-10 分泌显著升高，而 IL-12 分泌缺失。通常脂代谢在维持 DC 的抗原加工、递呈等功能中具有重要意义[15,16]。Herber 及其同事首先发现了肿瘤（淋巴瘤、结肠癌、乳腺癌）进展过程中 DC 中脂类（部分为甘油三酯）水平的升高，MSR1（macrophage scavenger receptor 1）作为清道夫受体，最初发现是脂类受体在脂类募集中具有重要作用；但进一步研究发现 MSR1 还是先天免疫模式识别受体（pattern recognition receptor，PRR），作为 PRR，MSR1 能够识别的 PAMP 有细菌表面成分（如 LPS）、核酸（如 CpG DNA 和 dsRNA）、凋亡细胞以及内源性危险信号分子。肿瘤微环境中脂类含量的增高显著上调 DC 表面 MSR1 的表达，MSR1 表达上调进一步加速脂类的分解，从而增加脂肪的合成和募集，进而降低 DC 加工、处理和递呈抗原的功能，因此不能有效激活抗肿瘤免疫应答[17]。

抗肿瘤免疫细胞如 CTL、T_{eff}、活化的 DC 以及 M1 型巨噬细胞与肿瘤细胞通过类似的有氧糖酵解和谷氨酰胺分解途径来获取能量和生物合成所需的原材料，因此在肿瘤微环境中与肿瘤细胞存在营养素资源的竞争关系；而促进肿瘤进展的免疫抑制性细胞亚群，如 MDSCs、TAM、Treg 等，通常利用肿瘤代谢产物通过脂肪酸氧化或脂类氧化等途径获取能量，因而在肿瘤微环境中与肿瘤细胞形成代谢共生的关系[18,19]。肿瘤细胞代谢对肿瘤生长的促进作用包含两个方面：一是直接促进肿瘤增殖，另一方面通过调控肿瘤微环境间接促进肿瘤生长。甘氨酸、丝氨酸的合成代谢以及色氨酸和半胱氨酸的分解代谢对肿瘤细胞的生存起支撑作用，由于乳酸和 CO_2 的释放导致的细胞外酸性微环境也被证实是肿瘤细胞进展的重要保证。

三、活化 T 细胞代谢重编程检查点

代谢检查点（metabolic checkpoints）由四部分组成，代谢信号（metabolic signals）、信号感受器（sensors of those signals）、信号传感器（signal transducers）及检查点的效应分子（molecular effectors of the checkpoint）。代谢信号通常来自细胞外的营养环境和细胞内的代谢状态的改变。主要包括细胞代谢途径中的代谢物或代谢产物以及辅因子等，如 ATP、烟酰胺腺嘌呤二核苷酸磷酸（nicotinamide adenine dinucleotide phosphate，$NADP^+$）-NADPH、乙酰辅酶 A（acetyl-CoA）、活性氧自由基（reactive oxygen species，ROS）。细胞感知代谢信号的刺激后，信号感受器经信号传感器和检查点的效应分子激发正确的细胞反应，包括代谢重编辑、细胞生长、增殖、死亡以及分化等。

经研究发现，影响 T 细胞分化的代谢重编程检查点（checkpoints）主要有 HIF-1α、AMPK-TORC1、GCN-2、核受体（AhR 和 LXR），蛋白质乙酰化等[20]。在 T 细胞分化过程中，HIF-1α 促进分化中的 Th17 的糖酵解，相应地在体内外增加 Th17 细胞的分化而减少诱导性调节性 T（induced Treg，iTreg）细胞的分化[21,22]。此外 HIF-1α 作为检查点的直接

效应分子能够直接增强转录因子 RORγt 的活性，并抑制强转录因子 Foxp3 的活性来调控 Th17/iTreg 细胞的分化。在正常氧和缺氧情况下，抗原刺激或者 Th17 极化细胞因子都能上调 HIF-1α 的表达。HIF-1α 在调控 Th17/iTreg 的平衡中起关键作用，HIF-1α 通过靶向 Foxp3 蛋白酶体降解进而抑制 Treg 的分化，从而促进 Th17 细胞的发育，同时 HIF-1α 能够通过直接激活 Th17 的转录因子 RORγt 从而促进 Th17 的发育[23]。此外，HIF-1α 上调显著增加 Th17 细胞 Glut-1 和一些酶类如丙酮酸激酶（pyruvate kinase muscle，PKM）的表达，从而提升糖酵解的水平。大量研究已证实免疫信号通过调控 AMPK 和 TORC1 的活性进而直接影响 T 细胞介导的免疫反应。T 细胞活化后，Ca^{2+}信号快速激活 AMPK。AMPKα 缺陷的 $CD8^+$T 细胞较野生型的 T 细胞具有高的糖酵解活性，并产生更多的炎性细胞因子，但 AMPKα 缺陷的 $CD4^+$T 细胞没有此特征；推测 AMPK 通过抑制 TORC1 负向调节 T 细胞的活化[24]。相反地，iTreg 具有高水平的 AMPK 磷酸化，体内哮喘模型研究也证实 AMPK 的激活能够促进 iTreg 的分化发育。但是，AMPK 对 T 细胞的增殖和 $CD8^+$T 细胞的细胞毒功能没有明显影响。氨基酸饥饿的最早期事件之一就是 uncharged tRNA 的募集与丝氨酸-苏氨酸激酶 GCN-2 结合并激活其激酶活性。随后，磷酸化转录-启动因子 eIF2 抑制球蛋白的合成、限制氨基酸的消耗，增强 *GCN4* 基因的转录，最终促进编码氨基酸生物合成所需的代谢分子的转录。在一些情况下，肿瘤细胞和某些免疫细胞如 DC 和巨噬细胞表达高水平的氨基酸分解代谢酶 IDO、TDO 和 Arg-1，这些代谢酶通过消耗细胞外的色氨酸和精氨酸导致 GCN-2 的激活进而抑制 T 细胞的功能。由于氨基酸剥夺诱导的 GCN-2 激活除了调控上述的氨基酸稳态，还能够抑制 Th17 的分化而促进 Treg 的发育和 T 细胞的失能[25]。核受体超家族是精密调控代谢和炎症过程的一组转录因子[26]，其中之一是芳烃受体（aryl hydrocarbon receptor，AhR），它是配体依赖的调控 Th17/Treg 分化的调控者。AhR 的内源性配体是犬尿氨酸（kynurenine，Kyn），为代谢酶 IDO 和 TDO 分解色氨酸的代谢产物。肿瘤来源的 Kyn 直接抑制 T 细胞的抗肿瘤免疫反应进而促进肿瘤的进展。肝脏 X 受体（liver X receptor，LXR）是另一个核受体超家族成员，其在脂代谢和胆固醇代谢中扮演重要角色。胆固醇衍生物羟固醇代表一组主要的内源性配体，在 LXR 介导的代谢反馈调节中发挥重要作用。此外，葡萄糖及其衍生物 6-磷酸葡萄糖被证实能够直接相互作用并活化 LXR，提示 LXR 可能是葡萄糖的传感器。大量证据表明了乙酰辅酶 A 和 NAD^+调控蛋白乙酰化的有效性，这可能意味着另一种细胞代谢检查点的存在。乙酰辅酶 A 提供了由组蛋白乙酰转移酶介导的蛋白乙酰化所需的乙酰基，而 NAD^+转换为烟酰胺与脱乙酰酶（Sirtuin 蛋白）介导的蛋白脱乙酰作用相连接。乙酰辅酶 A 存在于各种细胞内，其细胞内的浓度很大程度上反映了细胞的代谢状态。线粒体富含乙酰辅酶 A，主要来源于葡萄糖、谷氨酰胺和脂肪酸的分解代谢。

四、结　论

肿瘤细胞为了满足其快速增殖中能量和生物合成的需求，选择有氧糖酵解方式快速供能；同样，免疫细胞的活化、增殖和细胞膜分子的表达以及细胞因子的分泌等亦需快速足量的能量和生物合成资源的供给。不同免疫细胞亚群选择的供能方式不同，活化的 T 细胞、T_{eff}（CD_8^+T、CD_4^+Th1、CD_4^+Th2 和 Th17）、活化的 DC 以及活化的巨噬细胞（M1）等均选择有氧糖酵解方式供能，而免疫抑制性细胞亚群 Treg、Tm 以及 TAM（M2）、DMSCs

和静息的 DC、初始 T 细胞等则选择脂肪酸氧化途径供能（图 6-5-3）。在肿瘤微环境中就形成了肿瘤细胞和 T_{eff} 以及活化的 DC 争夺能量和生物大分子合成资源的状况，而免疫抑制性细胞亚群由于能量代谢途径的不同并无损害，反而受益[27]。由此可见肿瘤微环境中的活化的 DC 和 T_{eff} 腹背受敌，一方面来自肿瘤无限制生长造成的能量剥夺，另一方面来自免疫抑制性细胞亚群的攻击。此外，有氧糖酵解产生的乳酸等产物导致肿瘤微环境的酸化，也一定程度上弱化 T_{eff} 的抗肿瘤效应。随着研究的深入，调控免疫细胞代谢重编程的关键检查点逐渐被发现，如影响 T 细胞分化的代谢关键检查点有 HIF-1α、AMPK-TORC1、GCN-2、核受体（AhR 和 LXR）等。尽管目前看来有氧糖酵解的供能方式效率较为低下，但无限增殖的肿瘤细胞和活化的免疫细胞均选择其作为快速供能的首选应该不是巧合，其中势必存在某种自然选择的规律和定律。相信随着该领域研究的不断深入，其中蕴藏的代谢重编程机制和关键节点会逐渐得到阐明，靶向代谢重编程关键节点的抗肿瘤治疗策略势必为肿瘤治疗开辟新的方向，带来新的挑战和机遇[28,29]。

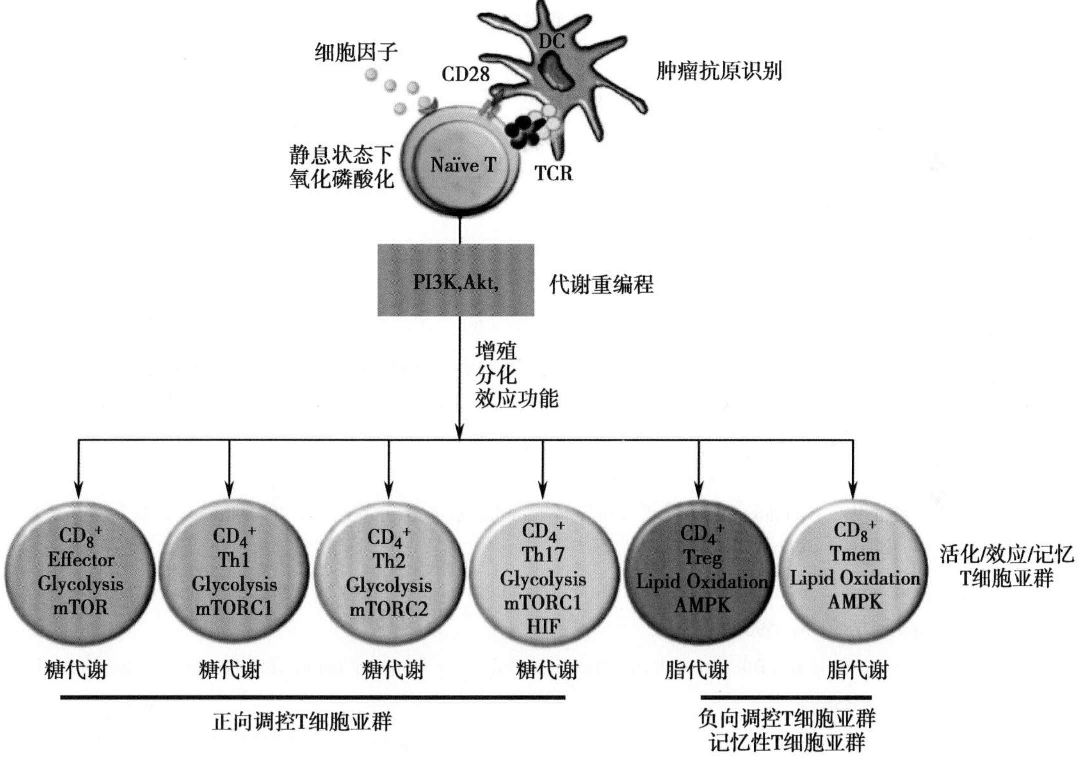

图 6-5-3　T 细胞亚群的代谢特征

（刘秋燕）

参 考 文 献

1. Franklin RA, Liao W, Sarkar A, et al. The cellular and molecular origin of tumor-associated macrophages. Science. 2014, 344（6186）：921-925.

2. Wang HY, Wang R. Regulatory T cells and cancer. Curr Opin Immunol, 2007, 19（2）：217-223.

3. Gabrilovich DI, Nagaraj S. Myeloid-derived suppressor cells as regulators of the immune system. Nat Rev Immunol, 2009, 9 (3): 162-174.

4. Sica A, Allavena P, Mantovani A. Cancer related inflammation: the macrophage connection. Cancer Lett, 2008, 267 (2): 204-215.

5. Corzo CA, Condamine T, Lu L, et al. HIF-1alpha regulates function and differentiation of myeloid-derived suppressor cells in the tumor microenvironment. J Exp Med, 2010, 207: (11) 2439-2453.

6. Palsson-McDermott EM, O'NeillLA. The Warburg effect then and now: from cancer to inflammatory diseases. Bio essays, 2013, 35 (11): 965-973

7. Vander Heiden MG, Cantley LC, Thompson CB. Understanding the Warburg effect: the metabolic requirements of cell proliferation. Science, 2009, 324 (5930): 1029-1033.

8. Pearce EL, Pearce EJ. Metabolic pathways in immune cell activation and quiescence. Immunity, 2013, 38 (4): 633-643.

9. Kato Y, Ozawa S, Miyamoto C, et al. Acidic extracellular microenvironment and cancer. Cancer Cell Int, 2013, 13 (1): 89.

10. Cardone RA, Casavola V, Reshkin SJ. The role of disturbed pH dynamics and the Na+/H+ exchanger in metastasis. Nat Rev Cancer, 2005, 5 (10): 786-795.

11. Biswas SK. Metabolic reprogramming of immune cells in cancer progression. Immunity, 2015, 43 (3): 435-449.

12. MacIver NJ, Michalek RD, Rathmell JC. Metabolic regulation of T lymphocytes. Annu Rev Immunol, 2013, 31: 259-283.

13. Pearce EL, Poffenberger MC, Chang CH, et al. Fueling immunity: insights into metabolism and lymphocyte function. Science, 2013, 342 (6155): 1242454.

14. Wherry EJ. T cell exhaustion. Nat Immunol, 2011, 12 (6): 492-499.

15. Everts B, Pearce EJ. Metabolic control of dendritic cell activation and function: recent advances and clinical implications. FrontImmunol, 2014, 5: 203.

16. Dong H, Bullock TN. Metabolic influences that regulate dendritic cell function in tumors. Front Immunol, 2014, 5: 24.

17. Herber DL, Cao W, Nefedova Y, et al. Lipid accumulation and dendritic cell dysfunction in cancer. Nat Med, 2010, 16 (8): 880-886.

18. Coe DJ, Kishore M, Marelli-Berg F. Metabolic regulation of regulatory T cell development and function. Front Immunol. 2014, 5: 590.

19. Wang T, Liu G, Wang R. The Intercellular Metabolic Interplay between Tumor and Immune Cells. Front Immunol. 2014, 5: 358.

20. Wang R, Green DR. Metabolic checkpoints in activated Tcells. Nat Immunol, 2012, 13 (10): 907-915.

21. Shi LZ, Wang R, Huang G, et al. HIF1alpha-dependent glycolytic pathway orchestrates a metabolic checkpoint for the differentiation of TH17 and Treg cells. J Exp Med, 2011, 208 (7): 1367-1376.

22. Dang EV, Barbi J, Yang HY, et al. Control of T (H) 17/T (reg) balance by hypoxia-inducible factor 1. Cell, 2011, 146 (5): 772-784.

23. Zhou L, Lopes JE, Chong MM, et al. TGF-beta-induced Foxp3 inhibits T (H) 17 cell differentiation by antagonizing ROR gammat function. Nature, 2008, 453 (7192): 236-40.

24. Zeng H, Yang K, Cloer C, et al. mTORC1 couple simmune signals and metabolic programming to establish T (reg) -cell function. Nature, 2013, 499 (7459): 485-490.

25. Barbi J, Pardoll D, Pan F. Metabolic control of the Treg/Th17 axis. Immunol Rev, 2013, 252 (1):

52-77.

26. Ho PC, Bihuniak JD, Macintyre AN, et al. Phosphoenolpyruvate is a metabolic checkpoint of anti-tumor T cell responses. Cell, 2015, 162 (6): 1217-1228.
27. Sukumar M, Roychoudhuri R, Restifo NP. Nutrient competition: A new axis of tumor immunosuppression. Cell, 2015, 162 (6): 1206-1208.
28. Mockler MB, Conroy MJ, Lysaght J. Targeting T cell immunometabolism for cancer immunotherapy, understanding the impact of the tumor microenvironment. Front Oncol, 2014, 4: 107.
29. Wahl D R, Byersdorfer C A, Ferrara J L M, et al. Distinct metabolic programs in activated T cells: opportunities for selective immunomodulation. Immunol Rev, 2012, 249 (1): 104-115.

第七章

肿瘤患者的营养诊断

营养不良（本文特指营养不足，下同）过去、现在、将来都是人类健康的最大威胁，是世界范围内第一死亡原因。ZieglerJ 报告[1]（见 Wikipedia 中的 Malnutrition），2006 年全世界全因死亡人数为 6200 万，其中 3600 万死于饥饿或微量营养素缺乏导致的疾病，提示营养不良相关性死亡占全因死亡的 58%。世界粮农组织（Food and Agriculture Organization，FAO）报告[2]，2007 年全世界有 9.23 亿人营养不足（malnourished），比 1990—1992 年期间增加 8000 万。世界卫生组织（The World Health Organization，WHO）2013 年报告[3]，营养不良是全世界儿童死亡的最主要原因（far the largest contributor to child mortality），全世界死于营养不良的儿童占全因死亡儿童的 45%。FAO 报告：2015 年全世界仍然有 7.93 亿人营养不良。美国慈善总会官方网站 2015 年报告：美国目前有 4880 万人营养不足，其中包括 1620 万儿童。美国尚且如此，其他国家可想而知。我国未见大规模的数据统计，但是从美国的数据可以推测，我们的营养不良发病率高于美国。肿瘤患者是营养不良的高发人群，其营养不良发生率明显高于良性疾病。国外研究报告 40%～80%的肿瘤患者存在营养不良，20%患者直接死于营养不良。中国抗癌协会肿瘤营养与支持治疗专业委员会（SCONSC）对 15 112 例住院肿瘤患者调查显示，我国住院肿瘤患者营养不良发生率高达 67%。

尽管营养不良发病如此普遍，后果如此严重，但是，时至今日，全世界范围内没有一个通用、公认的营养不良诊断方法与标准。营养不良的诊断标准和分类问题是制约全世界营养不良防治的共性问题，也是亟待解决、而且可能解决的瓶颈问题。中国抗癌协会肿瘤营养与支持治疗专业委员会综合现有的营养不良诊断方法，分析不同方法的适用范围，遵循集成创新的原则，提出营养不良三级诊断体系：一级诊断，营养筛查（nutritional screening）；二级诊断，营养评估（nutritional assessment）；三级诊断，综合评定（comprehensive investigation）。

第一节　一级诊断——营养筛查

营养不良诊断的第一步是营养筛查（nutritional screening），是最基本的一步，是所有患者都应该进行的项目[4]。WHO 将筛查定义为：采用简便的手段，在健康人群中发现有疾病而没有症状的患者（the use of simple tests across a healthy population in order to identify the individuals who have disease，but do not yet have symptoms）[5]。Kondrup J 等[6]人认为：营养筛查是一个在全部患者中，快速识别需要营养支持的患者的过程。其内容、方法、筛查时机、实施人员及注意事项如下：

一、营养筛查的内容

实际临床工作中，营养筛查包括营养风险筛查、营养不良风险筛查及营养不良筛查三方面内容。

（一）营养风险筛查

欧洲肠外肠内营养学会（The European Society for Parenteral and Enteral Nutrition，ESPEN，现更名为欧洲临床营养与代谢学会，The European Society for Clinical Nutrition and Metabolism）[6]将营养风险（nutrition risk）定义为现存的或潜在的、与营养因素相关的、导致患者出现不利临床结局的风险。营养风险主要关注营养方面的因素引起不良临床结局（clinical outcome）的风险，而不是指出现营养不良的风险。与营养不良风险（risk of malnutrition）是两个截然不同的概念。营养风险的概念有两方面内涵：①有营养风险的患者发生不良临床结局的可能性大；②有营养风险的患者更可能从营养治疗中受益。

（二）营养不良风险筛查

美国肠外肠内营养学会（American Society for Parenteral and Enteral Nutrition，ASPEN）[7,8]认为营养风险筛查是识别与营养问题相关特点的过程，目的在于发现个体是否存在营养不足和营养不足的危险。从中可以看出 ASPEN 与 ESPEN 对营养风险筛查的定义与结果有明显不同，ASPEN 是营养不良风险的筛查，而 ESPEN 是不利临床结局风险的筛查。

（三）营养不良筛查

通过筛查直接得出营养不良及其严重程度的判断。

二、营养筛查的方法

（一）营养风险筛查

ESPEN[6]及中华医学会肠外肠内营养学分会（Chinese Society for Parenteral and Enteral Nutrition，CSPEN）[9]推荐采用营养风险筛查 2002（nutritional risk screening 2002，NRS 2002）筛查患者的营养风险。其适用对象为一般成年住院患者。NRS 2002 总分≥3 说明营养风险存在，而不是说明营养不良。营养风险的存在提示需要制订营养支持计划，但并不是实施营养支持的指征。是否需要营养支持应该进行进一步的营养评估。

（二）营养不良风险筛查

营养不良风险筛查方法首选营养不良通用筛查工具（malnutriton universal screening tool，MUST）或营养不良筛查工具（malnutrition screening tool，MST）。MUST 为体质指数（body mass index，BMI）、体重下降程度及疾病原因导致近期禁食时间 3 项目的评分方法，结果分为低风险、中等风险和高风险。MST 筛查体重下降及其程度、食欲下降两个内容，筛查结果为有风险与无风险。MUST、MST 是国际上通用的筛查工具，二者均适用于不同医疗机构及不同专业人员如护士、医生、营养师、社会工作者和学生等使用。具体操作方法与应用见《营养筛查与评估》[10]。

（三）营养不良筛查

营养不良的筛查方法有多种，其中以理想体重及 BMI 较为常用，具体如下：①理想体重法：实际体重为理想体重的 90%～109% 为适宜，80%～89% 为轻度营养不良，70%～79% 为中度营养不良，60%～69% 为重度营养不良。②BMI 法：不同种族、不同地区 BMI 标准不尽一致，中国标准如下：BMI<18. 5 为低体重（营养不良），18. 5～23. 99 为正常，24～26. 99 为超重，≥27 为肥胖。

营养风险筛查、营养不良风险筛查的具体内容见表 7-1-1。

表 7-1-1　营养筛查

	营养风险筛查	营养不良风险筛查	营养不良筛查
工具	NRS 2002	MUST，MST	理想体重，BMI
目的	发现不利临床结局的风险	发现营养不良的风险	发现营养不良，并对其进行分类
结果	有营养风险，无营养风险	高、中、低营养不良风险或有、无营养不良风险	营养不良及其严重程度

三、营养筛查的适用对象、实施时机与实施人员

（一）适用对象

营养筛查适用于所有患者，尤其是入院患者均应当常规进行营养筛查。

（二）实施时机

美国医疗机构评审联合委员会（the Joint Commission on Accreditation of Healthcare Organizations，JCAHO）规定[11]：营养筛查是入院流程中必不可少的环节，所有患者应该在入院后 24 小时内常规进行营养筛查。

（三）实施人员

Kondrup J 等[6]认为该工作由办理入院手续的护士实施。门诊患者则由接诊医务人员如医师、营养师、护士等实施。

（四）注意事项

1. 方法选择　临床上，实施营养筛查时并不需要分别采用上述所有不同方法对同一患者进行筛查，而只需要选择上述方法中的任何一种即可。不同地区采用的方法有一定的差异，中国较多使用 NRS 2002，其他国家较多使用 MUST 或 MST。

2. 后续处理　对营养筛查阳性的患者，应该进行营养评估，同时制订营养支持计划或者进行营养教育；对营养筛查阴性的患者，在一个治疗疗程结束后，再次进行营养筛查。但是，对特殊患者如全部恶性肿瘤患者、全部老年患者及全部危重病患者，即使营养筛查阴性，也应该常规进行营养评估。

第二节　二级诊断——营养评估

按照 Kondrup J 等[6]的定义：评估是为少数有代谢或营养问题、可能需要特殊喂养技术的患者，制订个体化营养治疗方案的过程，该工作由营养专家完成。国际、国内对营养

评估的定义和方法有不同意见，有专家将主观整体评估（subjective global assessment，SGA）、患者主观整体评估（patient generated subjective global assessment，PG-SGA）、微型营养评估（mini nutritional assessment，MNA）等归类为营养筛查方法，也有些专家将他们归类为营养评估工具。因此，有必要对此进行统一。目前，无论是ASPEN还是ESPEN均一致认为SGA、PG-SGA是营养评估方法。

一、营养评估的内容

营养评估的内容为营养相关性病史询问及体格检查，通过营养评估发现有无营养不良并判断其严重程度。通过营养评估发现的营养不良是能量缺乏性营养不良，不能发现蛋白质及微量营养素缺乏导致的营养不良。

二、营养评估的方法

营养评估的方法非常多，目前国际上较为常用的有SGA、PG-SGA、MNA等。

（一）SGA

SGA是加拿大Jeejeebhoy KN[12]团队1982年发明的，是ASPEN推荐的临床营养评估工具，其结果是发现营养不良，并对营养不良进行分级。评估内容包括详细营养相关病史与体格检查的参数。病史主要强调5个方面：①体重改变；②进食改变；③现存的消化道症状；④活动能力改变；⑤患者疾病状态下的代谢需求。体格检查又称身体评估，主要包括3个方面：①皮下脂肪的丢失；②肌肉的消耗；③水肿（踝部、骶部、腹水）。SGA是目前临床营养评估的“金标准”，其信度和效度已经得到大量检验[10]。

（二）PG-SGA

PG-SGA由美国Ottery FD[13]于1994年提出，是专门为肿瘤患者设计的肿瘤特异性营养评估工具，是在SGA基础上发展而成的。PG-SGA由患者自我评估和医务人员评估两部分组成，具体内容包括体重、进食情况、症状、活动和身体功能、疾病与营养需求的关系、代谢需求、体格检查等7个方面，前4个方面由患者自己评估，后3个方面由医务人员评估，评估结果包括定性评估及定量（计分）评估两种。定性评估将患者分为营养良好、可疑或中度营养不良、重度营养不良三类；定量（计分）评估将患者分为0~1分（营养良好），2~3分（可疑营养不良）、4~8分（中度营养不良）、≥9分（重度营养不良）四类[10,14]。PG-SGA得到美国营养师协会（American Dietetic Association，ADA）等单位的大力推荐，是ADA推荐用于肿瘤患者营养评估的首选方法。中国抗癌协会肿瘤营养与支持治疗专业委员会25 000例肿瘤患者的应用体会发现：PG-SGA适用于中国肿瘤患者，其定量评估比定性评估更加方便、实用。PG-SGA定量（计分）评估已经被列为中华人民共和国卫生行业标准，并推荐使用。

（三）MNA

MNA是专门为老年人开发的营养筛查与评估工具，有全面版本及简捷版本，老版本和新版本[10,15]。新版MNA包括两步，第一步为营养筛查，第二步为营养评估。该工具的信度和效度已经得到研究证实，既可用于有营养风险的患者，也可用于已经发生营养不足的住院患者。MNA比SGA更适合于65岁以上老人。MNA主要用于社区居民，也适用于住院患者及家庭照护患者。

三、营养评估的适用对象、实施时机与实施人员

（一）适用对象

对营养筛查阳性（即有营养风险、营养不良风险或营养不良的患者），应该常规进行营养评估。对三类特殊患者群，如全部肿瘤患者、全部危重症患者及全部老年患者（≥65岁）即使营养筛查阴性，也应该常规进行营养评估。

有研究[16]分别采用 NRS 2002 和 PG-SGA 在相同时间对 482 例肿瘤患者进行调查，发现：NRS 2002≥3 分 242 例，为 50.2%；PG-SGA≥4 分 359 例，为 74.5%；PG-SGA 阳性率显著高于 NRS 2002，差异有统计学意义（表 7-2-1）。在白蛋白<35g/L 患者中，NRS 2002 和 PG-SGA 的检出（符合）率分别为 67.8%和 93.4%；在前白蛋白<0.2g/L 患者中，NRS 2002 和 PG-SGA 的检出（符合）率分别为 66.4%和 88.8%，差异均具有统计学意义。在白蛋白<35g/L 和前白蛋白<0.2g/L 的患者中 PG-SGA 的诊断符合率更高。采用 NRS 2002 和 PG-SGA 对不同入院目的（放化疗组和手术治疗组）进行营养筛查或评估，在放化疗组中，两种方法对住院时间和住院费用预测均有统计学意义（$P<0.05$），但在手术治疗组中，两种方法均无统计学意义。中国抗癌协会肿瘤营养与支持治疗专业委员会 25 000 例肿瘤患者的常见恶性肿瘤营养状况与临床结局相关性研究（INSCOC）发现，PG-SGA≥4 分的阳性率显著高于 NRS 2002≥3 分，说明 NRS 2002<3 的患者中，仍然有相当比例的患者存在营养不良（PG-SGA≥4 分）。因此，对肿瘤患者而言，不能用 NRS 2002<3 来排除患者接受 PG-SGA 评估，也就是说即使 NRS 2002 营养风险筛查阴性患者，也应该常规进行营养评估。

表 7-2-1 NRS 2002 和 PG-SGA 检出率比较

NRS 2002≥3	PG-SGA≥4		*P* 值
	阳性	阴性	
阳性	222（46.1）	20（4.1）	<0.001
阴性	137（28.4）	103（21.4）	

（二）实施时机

营养评估应该在患者入院后 48 小时内完成。

（三）实施人员

由营养护士、营养师或医师实施。

四、注意事项

（一）方法选择

对不同人群实施营养评估时应该选择不同的方法。SGA 是营养评估的金标准，适用于一般住院患者，包括肿瘤患者及老年患者；肿瘤患者优先选择 PG-SGA；65 岁以上非肿瘤老人优先选择 NMA。

（二）后续处理

通过营养评估将患者分为营养良好、营养不良两类。对营养良好的患者，不需要营养

干预，一个治疗疗程结束后，再次进行营养评估。对营养不良的患者，应该进一步实施综合评定，或者同时实施营养干预。营养干预应该遵循五阶梯治疗模式[17]，当下一阶梯不能满足 60% 目标能量需求 3~5 天时，应该选择上一阶梯，见第一章第四节。

实际工作中，应该根据营养不良严重程度分类处理：无营养不良患者，无需、也不应该进行营养干预。可疑或轻度营养不良患者，在原发病治疗的同时进行营养教育。对中度营养不良患者，在原发病治疗的同时实施人工营养肠内和/或肠外营养（EN 和/或 PN）。对重度营养不良患者，应该首先实施人工营养（EN 和/或 PN）1~2 周，暂缓原发病治疗；随后在人工营养的同时，进行原发病治疗。无论营养良好患者、还是营养不良患者，在原发病一个治疗疗程结束后，均应该再次进行营养评估。在实际临床工作中，营养干预不仅依据营养不良严重程度，还要考虑原发病治疗方法对患者的影响。

第三节　三级诊断——综合评定

通过营养评估，患者的营养不良及其严重程度已经明确，但是，通过上述营养评估得出的营养不良只是能量缺乏型营养不良，营养评估不能判断患者是否存在蛋白质、微量营养素（维生素、矿物质）缺乏型营养不良。根据营养不良的定义，营养不良是一种综合征，包括很多不同的疾病（类型）（图 7-3-1），临床上为了进一步了解营养不良的类型和导致营养不良的原因，了解患者代谢水平、器官功能，需要对患者实施进一步的调查，从应激程度、能耗水平、炎症反应、代谢状况等进行多维度分析，这些措施统称为综合评定。

综合评定与营养评估的重要区别在于：①营养评估仅限于调查营养相关状况；综合评定内容更广，不仅仅调查营养状况，而且调查应激程度、炎症反应[18]、代谢水平、器官功能、人体组成、心理状况等身体全面情况；②营养评估主要明确有无营养不良及其严重程度，目的在于确定患者是否有营养支持的适应证；综合评定重点在于明确营养不良的类型、导致营养不良的原因以及营养不良对机体的影响，目的在于确立营养不良的诊断、制订营养治疗及综合治疗方案；③综合评定的结果不是定性资料，而是定量数据，而营养评估是定性或半定量数据。

一、综合评定的内容

综合评定的内容包括应激程度、炎症反应、能耗水平、代谢状况、器官功能、人体组成、心理状况等方面。通过四维度分析，将营养不良分为有应激的营养不良与无应激的营养不良，伴随炎症反应的营养不良及无炎症反应的营养不良，高能耗型营养不良及低能耗型营养不良，无代谢紊乱的营养不良及有代谢紊乱的营养不良，从而指导临床治疗（图 7-3-2）。

二、综合评定的方法

综合评定的方法仍然是一般疾病诊断中常用的手段如病史采集、体格检查、实验室检查、器械检查，但是其具体项目与一般疾病诊断有显著差别，具体内容重点关注营养相关的问题。

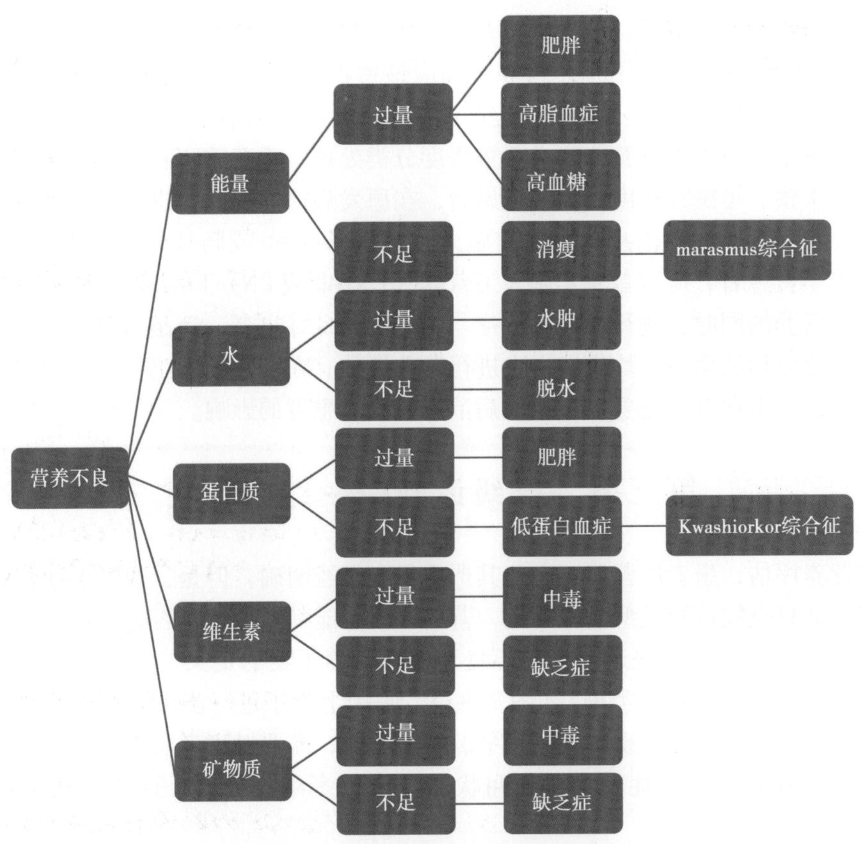

图 7-3-1 广义营养不良的范畴

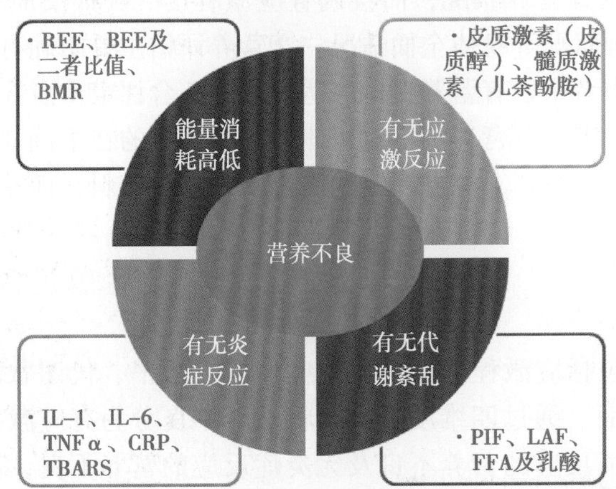

图 7-3-2 营养不良的四维度分析

注：TBARS，thiobarbituric acid reactive substances，硫代巴比妥酸反应产物；REE，resting energy expenditure，静息能量消耗；BEE，basal energy expenditure，基础能量消耗；PIF，proteolysis-inducing factor，蛋白水解诱导因子；LAF，lipid mobilizing factor，脂肪动员因子；FFA，free fatty acids，游离脂肪酸

（一）病史采集

营养不良综合评定时的病史不仅包括一般疾病诊断时的现病史和既往史，还包括膳食调查、健康状况评估、生活质量评估及心理调查。

1. 现病史和既往史　与其他疾病的诊断一样，营养不良的诊断同样需要询问现病史及既往史，但是应该重点关注营养相关病史，如体重变化，摄食量变化，消化道症状等。

2. 膳食调查　可以帮助了解患者营养不良的原因（摄入不足、吸收障碍、消耗增加等）及营养不良的类型（能量缺乏型、蛋白质缺乏型及混合型），预测疾病对临床结局的可能影响。常用方法包括 24 小时回顾法（可配合食品模型）、称量法、食物频率法，其中以 24 小时回顾法应用较多。可采用以食物成分表为数据库的膳食调查软件，计算患者每天的能量及各营养素摄入。

3. 健康状况评分　常用卡氏功能状态评分（Karnofsky performance status，KPS），KPS 评分询问重点为能否进行正常活动，身体有无不适，生活能否自理，以此三项进行级别划分。

4. 生活质量评估　常用的生活质量评价量表包括生活质量量表 QLQ C30，EQ-5D，SF-36 或者 SF-6D，肿瘤患者常用 QLQ C30。用这些量表的评分能够计算出质量调整生命年（quality-adjusted life years，QALY），从而更好地评估营养不良对生活质量的影响以及评价营养干预的效果。

5. 心理调查　包括医院焦虑抑郁量表（hospital anxiety and depression scale，HADS）[19]，患者健康问卷（the patient health questionnaire 9，PHQ-9）[20]等。

（二）体格和体能检查

营养不良综合评定时的体格检查包括一般疾病诊断时的体格检查，还包括一般疾病诊断时不采用的人体学测量和体能测定。

1. 体格检查　与一般疾病诊断时相同，但是更加关注营养状况，如肌肉、脂肪及水肿的检查。

2. 人体学测量　包括身高、体重、BMI、上臂中点周径（非利手）、上臂肌肉周径（非利手）、三头肌皮褶厚度（非利手）、双小腿最大周径。

3. 体能测定肌力　测定方法常用非利手握力。体能测定方法有平衡试验、4 米定时行走试验、定时端坐起立试验、日常步速试验、计时起走试验、6 分钟步行试验及爬楼试验等[21]，实际工作中选择其中的任何一种均可，但是以 6 分钟步行试验应用较多。

（三）实验室检查

除外一般疾病诊断时的血液学基础、器官功能外，营养不良综合评定时还应该常规检测炎症反应、激素水平、营养组合、代谢因子及产物。

1. 血液学基础　血常规、电解质、血糖、微量元素等。

2. 重要器官功能　肝功能、肾功能、血脂、肠黏膜屏障功能（二胺氧化酶、D-乳酸）等。

3. 炎症反应　TNFα、IL-1、IL-6、CRP、硫代巴比妥酸反应产物（thiobarbituric acid reactive substances，TBARS）、SOD 等。

4. 激素水平　皮质醇（糖皮质激素）、胰岛素、胰高血糖素、儿茶酚胺等。

5. 营养组合　白蛋白、前白蛋白、转铁蛋白、视黄素结合蛋白、游离脂肪酸（free fatty acids，FFA）等。

6. 代谢因子及产物 蛋白水解诱导因子（proteolysis-inducing factor，PIF）、脂肪动员因子（lipid mobilizing factor，LAF）及血乳酸，分别判断蛋白质、脂肪及葡萄糖的代谢情况。

（四）器械检查

一般疾病诊断时常常只关注形态学检查，营养不良综合评定时不仅要求关注形态学检查，还要求关注功能检查。

1. 代谢车 测定静息能量消耗（resting energy expenditure，REE）、基础能量消耗（basal energy expenditure，BEE），计算 REE/BEE 比值。将二者比值<90%、90%～110%、>110%分别定义为低能量消耗（低代谢）、正常能量消耗（正常代谢）、高能量消耗（高代谢）。

2. 人体成分分析 了解脂肪量、体脂百分比、非脂肪量、骨骼肌量、推定骨量、蛋白质量、水分量、水分率、细胞外液量、细胞内液量、基础代谢率、内脏脂肪等级、体型等。

3. PET-CT 根据机体器官、组织及病灶对葡萄糖的摄取情况（SUV 值），了解机体器官、组织及病灶的代谢水平。由于价格昂贵，其应用受到限制。

4. 其他影像学检查 双能 X 线、MRI、CT、B 超测定人体不同组成成分如肌肉、脂肪、水分。实际工作中选择其中的任何一种方法均可。B 超由于经济实用，可能更具优势。

营养不良综合评定时常用的方法见表 7-3-1。

表 7-3-1 营养不良综合评定方法

病史采集	体格体能检查	实验室检查	器械检查
现病史	体格检查	血液学基础	影像学检查
既往史	人体学测量	重要器官功能	人体成分分析
膳食调查	体能测定	激素水平	PET-CT
健康状况评分		炎症水平	代谢车
生活质量评估		营养组合	
心理调查		代谢因子及产物	

注：表中红色字体代表一般疾病诊断时的内容，黑色部分代表营养不良综合评定时额外要求的内容

三、适用对象、实施时机与实施人员

（一）适用对象

理论上，任何营养不良患者都应该进行综合评定。但是，在实际工作中，出于卫生经济学及成本-效益因素考虑，轻、中度营养不良患者可不常规进行综合评定，重度营养不良患者应该常规实施综合评定。

（二）实施人员和时机

营养不良综合评定由不同学科人员实施。一般来说，综合评定应该在入院后 72 小时内完成。

（三）注意事项

1. 方法选择 由于医院的条件不同，患者的情况各异，对不同患者进行综合评定时，应该充分考虑医院条件、病情特点及患者社会经济能力，平衡需要与可能、理想与现实，因地制宜、因人制宜、因病制宜，选择合适的个体化综合评定方案。

2. 后续处理　对综合评定发现异常的患者，要实施综合治疗，包括营养教育、营养补充、炎症抑制、代谢调节、体力活动、心理疏导等。此时，常规的营养支持力不从心，而免疫营养、代谢调节治疗、精准或靶向营养治疗恰逢其时。防治严重营养不良要多管齐下：确切的原发病治疗是前提，规范的营养支持是基础，合理的代谢调节是关键，有效的炎症抑制是根本。从而达到抗消耗，抗炎症，抗疾病及免疫增强 4 个目的。

无论综合评定异常与否，在原发病一个治疗疗程结束后，均应该再次进行营养评估。对综合评定异常的患者，在原发病治疗过程中及一个治疗疗程结束后，均应该定期复查综合评定参数，以判断疗效。不同参数对治疗发生反应的时间不一致，因此，不同综合评定参数复查的间隔时间也各不相同。根据时间长短分为 3 类[22]：①快速反应参数：如体重、实验室检查、摄食量、代谢率等，每周检测 1~2 次；②中速反应参数：如人体学测量、人体成分分析、影像学检查、肿瘤病灶体积、器官代谢活性、生活质量、体能及心理变化，每 4~12 周复查一次；③慢速反应参数：生存时间，每年评估一次。考虑到营养干预的临床效果出现较慢，建议以 4 周为一个疗程。所有严重营养不良患者出院后均应该定期（至少每 3 个月一次）到医院营养门诊或接受电话营养随访。

营养不良的三级诊断是一个由浅到深的连续过程，由简单到复杂的发展过程，是一个集成创新的营养不良甄别系统。营养筛查、营养评估与综合评定既相互区别又密切联系，三者构成营养不良临床诊断的一个有机系统（图 7-3-3、表 7-3-2）。

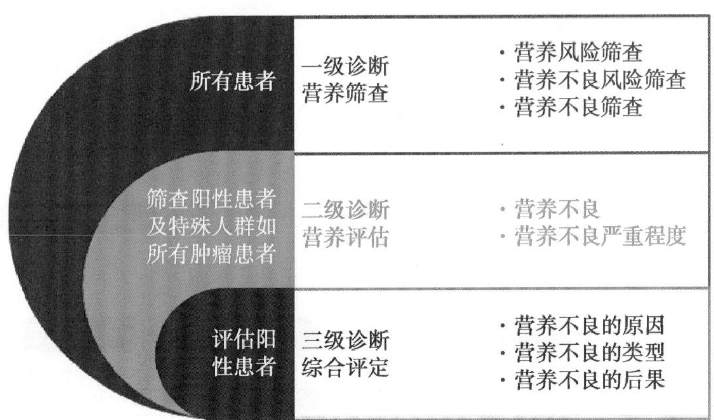

图 7-3-3　肿瘤患者三级营养诊断模式图

表 7-3-2　营养不良三级诊断的区别

项目	营养筛查	营养评估	综合评定
内容	营养风险、营养不良风险及营养不良筛查	营养不良及其严重程度的评估	营养相关多参数、多维度综合评定
时机	入院 24 小时内	入院 48 小时内	入院 72 小时内
实施人员	护士	营养护士、营养师或医生	不同学科人员
方法	简要营养相关病史+体重（BMI）	营养相关病史+营养相关体格检查	病史+体格检查+实验室检查+器械检查，上述项目仍然是与营养和代谢相关

续表

项目	营养筛查	营养评估	综合评定
结果	定性	半定量	定量数据
目的	初步判断有无营养风险或营养不良	明确有无营养不良及其严重程度	确立营养不良类型及原因，了解营养不良对机体的影响
诊断结论	有、无营养风险或营养不良	营养良好、营养不良（轻、中、重）	营养不良类型，原因 有无器官功能障碍
阳性患者后续处理	制订营养计划 实施营养评估	实施营养干预 进行综合评定	综合治疗

营养不良的三级诊断与营养不良的治疗密切相关。一级诊断在于发现风险，是早期，患者此时可能只需要营养教育，不需要人工营养；二级诊断是发现营养不良，是中期，患者此时可能只需要营养支持（补充营养即可）；三级诊断是营养不良严重阶段，已经影响了器官功能，此时的治疗需要的是营养治疗，且是综合治疗，而不仅仅是营养支持与补充的问题。据此，中国抗癌协会肿瘤营养与支持治疗专业委员会提出营养不良的三级诊断与治疗流程（图7-3-4）。

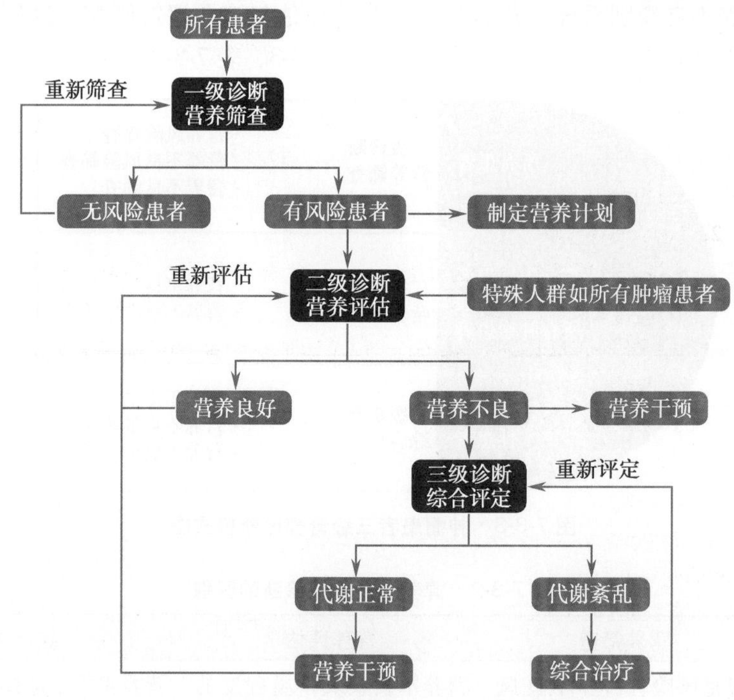

图7-3-4 营养不良三级诊断与治疗指导流程图

（石汉平）

参考文献

1. ZieglerJ. L'Empire de la honte. Fayard, 2005.

2. Josserand H, Gunjal K, Gürkan A, et al. "The State of Food Insecurity in the World 2008" Food and Agri-

culture Organization（FAO）. Accessed November 20th 2013.

3. "Children：reducing mortality" World Health Organization（WHO）. Accessed November 20th 2013.

4. Charney P. Nutrition screening vs nutrition assessment：how do they differ? Nutr Clin Pract，2008，23（4）：366-372.

5. World Health Organization. Screening and Early Detection of Cancer. Available at：http：//www. who. int/cancer/detection/en/

6. Kondrup J，Allison SP，Elia M，et al. Educational and Clinical Practice Committee，European Society of Parenteral and Enteral Nutrition（ESPEN）. ESPEN guidelines for nutrition screening 2002. Clin Nutr，2003，22（4）：415-421.

7. August DA，HuhmannMB. A. S. P. E. N. clinical guidelines：nutrition support therapy during adult anti-cancer treatment and in hematopoietic cell transplantation. JPEN J Parenter Enteral Nutr，2009，33（5）：472-500.

8. White JV，Guenter P，Jensen G，et al. Consensus statement of the Academy of Nutrition and Dietetics / American Society for Parenteral and Enteral Nutrition：characteristics recommended for the identification and documentation of adult malnutrition（undernutrition）. J Acad Nutr Diet，2012，112（5）：730-738.

9. 蒋朱明. 临床诊疗指南：肠外肠内营养学分册（2008 版）. 北京：人民卫生出版社，2009.

10. 石汉平，李薇，齐玉梅，等. 营养筛查与评估. 北京：人民卫生出版社，2014.

11. Joint Commission on Accreditation of Healthcare Organizations. Comprehensive Accreditation Manual for Hospitals. Chicago，IL：JointCommission on Accreditation of Healthcare Organizations，2007.

12. Baker JP，Detsky AS，Wesson DE，et al. Nutritional assessment：a comparison of clinical judgement and objective measurements. N Engl J Med，1982，306（16）：969-972.

13. Ottery FD. Rethinking nutritional support of the cancer patient：the new field of nutritional oncology. Semin Oncol，1994，21（6）：770-778.

14. 石汉平，李薇，王昆华. PG-SGA——肿瘤病人营养状况评估操作手册. 北京：人民卫生出版社，2013.

15. Guigoz Y，Lauque S，Vellas BJ. Identifying the elderly at risk for malnutrition. The Mini Nutritional Assessment. Clin Geriatr Med，2002，18（4）：737-757.

16. Yang JJ，Yuan KT，Huang YB，et al. Comparison of NRS 2002 and PG-SGA for the assessment of nutritional status in cancer patients. Biomed Res，2016，27（4）：1-5.

17. 石汉平，许红霞，李苏宜，等. 中国抗癌协会肿瘤营养与支持治疗专业委员会. 营养不良的五阶梯治疗. 肿瘤代谢与营养电子杂志，2015，2（1）：29-33.

18. Jensen GL，Mirtallo J，Compher C，et al. International Consensus Guideline Committee. Adult starvation and disease-related malnutrition：a proposal for etiology-based diagnosis in the clinical practice setting from the International Consensus Guideline Committee. JPEN J Parenter Enteral Nutr，2010，34（2）：156-159.

19. Zigmond AS，Snaith RP. The hospital anxiety and depression scale. Acta PsychiatrScand，1983，67（6）：361-370.

20. Kroenke K，Spitzer RL，Williams JB. The PHQ-9：validity of a brief depressionseverity measure. J Gen Intern Med，2001，16（9）：606-613.

21. 陈梅梅，石汉平. 肌肉功能评价方法. 肿瘤代谢与营养电子杂志，2014，1（3）：49-52.

22. 石汉平. 肿瘤营养疗法. 中国肿瘤临床，2014，41（18）：1141-1145.

▸第八章

肿瘤患者免疫功能评估

第一节 概 述

肿瘤患者多存在免疫抑制及失控的炎症反应。体重下降、代谢异常、营养不良及恶液质是肿瘤患者常见的问题，另外，手术、放疗、化疗等治疗方法会进一步损害肿瘤患者的免疫系统，加重营养不良，增加其复发及死亡的风险。免疫营养治疗是通过使用一些特定的免疫营养物质，改善肿瘤患者的营养状况，发挥增强免疫，调节机体炎症反应的作用，免疫营养治疗不再是一种单纯给予营养物质的技术，而是调节免疫、代谢和炎症过程的针对性治疗。研究表明免疫营养治疗能够提高机体免疫功能，诱导肿瘤细胞凋亡，可明显降低感染等并发症的发生率，缩短住院时间。但是，由于免疫营养治疗作用机制复杂，体外实验及动物实验显示一些免疫营养素有着促进肿瘤和抑制肿瘤生长的双重性。同时，尽管很多临床试验显示出了肿瘤免疫营养治疗的积极作用，但一些实验的阴性甚至相反的结果，使免疫营养治疗充满了争议。所以，对于肿瘤患者免疫营养治疗前的诊断和治疗后的评价显得尤为重要。如何能够更好地评定肿瘤患者的免疫功能以及免疫营养治疗对其的影响，需要我们进一步深入研究。

肿瘤相关营养不良主要表现为进行性消瘦、低蛋白血症、骨骼肌萎缩、内源性脂肪及内脏蛋白下降。各项人体检测指标均低于正常值。目前关于肿瘤营养不良的诊断指标主要包括上臂围、肌肉量、体重指数、白蛋白等[1,2]。近年，随着临床营养支持治疗的应用，人们逐渐认识到营养支持治疗不仅具有提供热量、蛋白质等营养物质的作用，还直接参与机体的免疫防御，进而影响肿瘤患者的预后和转归[3,4]。研究显示，谷氨酰胺、精氨酸、牛磺酸、核苷酸、维生素、微量元素、益生菌、膳食纤维等营养物质均具有一定的免疫调节作用，因此机体的免疫功能和营养状态之间的关系成为研究热点[5,6,7,8]。在中国临床肿瘤学会（Chinese Society of Clinical Oncology，CSCO）肿瘤营养治疗专家委员会发布的《恶性肿瘤患者的营养治疗专家共识》中，免疫功能也被作为肿瘤患者营养评定的非特异性的参考指标[1]。然而虽然肿瘤免疫功能的检测指标日趋广泛，但这些免疫指标和肿瘤患者营养状态的关系尚待进一步研究阐明。此外，营养治疗措施的多样性，肿瘤类型、分期及治疗方式的差异性，有效检测指标的缺乏以及免疫机制的复杂和变化迅速等因素，增加了肿瘤患者营养状态所致免疫功能变化的评定与相关范围界定的难度[9]。本章节将从炎性因子、细胞免疫及体液免疫三方面初步探讨肿瘤患者免疫功能的评估指标以及与机体营养状态之间的关系。为进一步从营养角度调控抗肿瘤免疫的治疗提供参考。

参考文献

1. CSCO肿瘤营养治疗专家委员会. 恶性肿瘤患者的营养治疗专家共识. 临床肿瘤学杂志，2012，17（01）：59-73.
2. 石汉平. 肿瘤营养学. 北京：人民卫生出版社，2012.
3. Bourke CD，Berkley JA，Prendergast AJ. Immune dysfunction as a cause and consequence of malnutrition. Trends Immunol，2016，37（6）：386-398.
4. 黎介寿. 免疫营养的现状. 肠外与肠内营养，2012，19（6）：321-323.
5. Mariette C. Immunonutrition. J Visc Surg，2015，152 Suppl 1：S14-17.
6. Bianchini C，Ciorba A，Stomeo F，et al. Immunonutrition in head and neck cancer：have a look before surgery! Eur Arch Otorhinolaryngol，2012，269（1）：5-8.
7. Chopra M，Thurnham DI. Clinical nutrition and metabolism group symposium on ‘nutrition and antioxidants’ Antioxidants and lipoprotein metabolism. Proceedings of the Nutrition Society，1999，58（3）：663-671.
8. Rijkers GT. Nutrition，immunity and human health. Br J Nutr，2015，114（9）：1329-1330.
9. Elmadfa I，Meyer AL. Developing suitable methods of nutritional status assessment：a continuous challenge. Adv Nutr，2014，5（5）：590S-598S.

第二节　炎性因子的检测

营养失调和免疫炎症反应是肿瘤发生发展过程中重要的病理过程，研究表明肿瘤患者的营养状况和炎症状态与预后密切相关。炎性因子是一类由免疫细胞合成的有免疫活性的小分子多肽，具有很高的生物活性，对免疫反应、炎症反应、机体代谢均有重要的调节和介导作用。炎症因子可促进肿瘤的生长，在肿瘤细胞迁移、侵袭和转移过程中有着重要作用。在众多的炎性因子中，起主要作用的是C反应蛋白（c-reactive protein，CRP）、肿瘤坏死因子-α（tumor necrosis factor-α，TNF-α）、白介素-6（interleukin-6，IL-6）、干扰素-γ（interferon-γ，IFN-γ）等。目前关于肿瘤患者体内各个细胞因子的水平仍需要进一步根据不同肿瘤，不同分期细化研究界定。

CRP：恶性肿瘤的发生、发展常伴随复杂的炎症反应通路。血清CRP浓度会随着肿瘤的进展与转归而发生变化，CRP与恶性肿瘤的良恶性鉴别、病理分期、淋巴结转移、组织学特点、预后、治疗等方面均有一定的相关性[1]。多项研究显示CRP和淋巴瘤、鼻咽癌、卵巢癌、肝癌、大肠癌等恶性肿瘤的病情严重程度、分期及预后相关。超敏C反应蛋白（hypersensitive c-reactive protein，hs-CRP）在肺癌、胃癌、肝癌、结直肠癌、淋巴瘤、多发性骨髓瘤等恶性肿瘤患者中持续高水平提示疾病进展，预后不良[2]。对200例非终末期消化道恶性肿瘤患者基线营养风险筛查及营养状况评估与CRP的相关性研究显示，患者营养风险、营养不良与CRP均无明确相关性[3]，虽然也有研究报道营养不良患者CRP可显著升高[4]，经营养干预后CRP水平下降[5]，但肿瘤患者CRP增高和营养状态的关系仍需要进一步研究阐明。

炎症营养指数（inflammatory-nutritional index，INI）：INI 是由白蛋白（albumin，ALB）和 CRP 组成的一项重要而简明的指标，其计算公式为：INI = ALB（g/dl）/CRP（mg/dl）。炎症营养指数有效地避免了单一指标评价的不足，反映机体的综合状态[6,7]。研究证明胃癌术后复发组的 INI 较小，肿瘤直径较大，分化程度较低，浸润较深和 TNM 分期较高，低 INI 组的病理特征均差于高 INI 组。INI 预测胃癌复发的敏感度为 62.5%，特异度为 79.5%。INI 预测胃癌预后的敏感度为 65.9%，特异度为 66.8%。低 INI 组预后差于高 INI 组。因此 INI 与胃癌的病变特征紧密相关，对预测胃癌的复发和预后有重要价值[8]。

TNF-α：TNF-α 是炎症反应过程中出现最早、最重要的炎性介质之一，可激活中性粒细胞和淋巴细胞，使血管内皮细胞通透性增加，调节组织代谢并促进其他细胞因子的合成和释放[9]。TNF-α 与宫颈癌、乳腺癌、直肠癌、肝癌等恶性肿瘤的发展及预后相关，也可作为疗效判定及病情监测的指标。TNF-α 与肿瘤患者营养状态具有一定相关性，研究证明 TNF-α 可增加促肾上腺皮质激素的释放，加速蛋白质代谢，提高脑内 5-羟色胺水平进而刺激饱食中枢降低食欲，并激活对葡萄糖敏感神经元，减少食物摄取，导致营养不良[10]。有研究报道血清 TNF-α 水平高于 8.72 pg/ml 的胃癌患者营养风险高，生活质量较差[11]。由此可见，检测 TNF-α 可以较早筛选出存在营养风险的胃癌患者。另有研究证实，荷瘤动物腹腔内经注射可溶性重组人 TNF-α 受体的拮抗剂后可改善厌食[12]。

IL-6：IL-6 是机体应激和防御的重要介质，是一种多功能细胞因子，参与机体的炎症及急性时相反应。IL-6 能诱导 B 细胞分化生成抗体，并诱导 T 细胞活化增殖、分化，参与机体的免疫应答，是炎性反应的促发剂。研究证实，IL-6 同 CRP、TNF-α 等炎性因子相似，可作为肝癌、肺癌、卵巢癌的临床分期及预后判断指标。IL-6 可加速蛋白质降解，与体重下降、脂肪消耗、恶液质发展相关。有研究报道上消化道肿瘤患者的生存率降低、恶液质发生与 IL-6 及其刺激过量的急性时相反应蛋白的产生密切相关[13]。另有研究发现，对存在恶液质的荷瘤小鼠使用 IL-6 单抗，可降低其恶液质参数[14]。胃癌患者体重/标准体重值与 IL-6 水平呈负相关，这表示胃癌患者 IL-6 的水平越高，体重丢失越明显[15]。有报道称 IL-6 和血清淀粉样蛋白（serum amid A，SAA）可通过协同作用削弱胰岛素/胰岛素样生长因子-1（insulin-like growth factors-1，IGF-1）信号，使肌肉蛋白水解增加，导致肌肉萎缩[16]。在恶液质小鼠模型中，可观察到 IL-6 水平显著升高，同时伴有严重的肌肉损耗，炎性因子 IL-6 参与癌性恶液质的发生。有研究评估 200 例非终末期消化道恶性肿瘤患者基线营养风险筛查及营养状况评估与 IL-6 的相关性，结果显示营养风险、营养不良与 IL-6 存在正相关性。IL-6 在非终末期消化道恶性肿瘤患者营养风险、营养不良的发生上起一定作用，或可作为营养评价指标之一[17]。

IFN-γ：IFN-γ 可通过促进巨噬细胞、NK 细胞活化，诱导单核-吞噬细胞分泌其他细胞因子使患者脂肪合成减少，肌肉萎缩，出现营养不良。有报道称，在小鼠实验中使用单克隆抗体拮抗 IFN-γ，可增加食物摄入及脂肪合成，逆转由于肿瘤生长引发的恶液质，这表明荷瘤小鼠体内存在的内源性 IFN-γ 是导致恶液质的重要介质[18]。另有研究证明，TNF-α、IFN-γ、IL-1 能够有效催化诱导型一氧化氮合酶（inducible nitric oxide synthase，iNOS）的表达，进而生成毒性一氧化氮抑制氧化磷酸化关键酶合成，导致心源性恶液质；同时，过多的一氧化氮削弱了骨骼肌的收缩性能，引起肌肉萎缩[19]。其他研究证明胃癌组血清 IFN-γ 平均浓度（31. 71±18. 36）μg/L，显著低于溃疡组（70. 78±62. 52）μg/L 和健康对照组（42. 92±26. 46）μg/L[20]。

参考文献

1. 高瑞，骆玉霜，尹晓菊. C 反应蛋白对恶性肿瘤的意义. 实用肿瘤学杂志，2016，30（1）：84-87.
2. 李亚琴，丁世凯. 恶性肿瘤患者血清超敏 C 反应蛋白检测的临床价值. 国际检验医学杂志，2016，（3）：412-413.
3. 陈晓秋，李柱，胡阳春，等. 消化道恶性肿瘤患者营养风险、营养状况与炎症因子的相关性及其对临床结局的影响. 广东医学，2015，（10）：1505-1508.
4. Kv GDL，Maio R. Nutritional status，systemic inflammation and prognosis of patients with gastrointestinal cancer. Nutr Hosp，2012，27（3）：707-714.
5. de Oliveira AL，Aarestrup FM. Nutritional status and systemic inflammatory activity of colorectal patients on symbiotic supplementation. Arq Bras Cir Dig，2012，25（3）：147-153.
6. Alberici PC，Paiva OS，González MC. Association between an inflammatory-nutritional index and nutritional status in cancer patients. Nutr Hosp. 2013，28（1）：188-193.
7. Walsh D，Mahmoud F，Barna B. Assessment of nutritional status and prognosis in advanced cancer：interleukin-6，C-reactive protein，and the prognostic and inflammatory nutritional index. Support Care Cancer，2003，11（1）：60-62.
8. 张杨，陈佛来. 炎症营养指数与胃癌术后复发和预后的关系. 实用医学杂志，2015，（6）：936-939.
9. 沈丽达，李蓉，董坚，等. 胃癌患者营养状况与 TNF-α IL-6 IFN-γ 的相关性研究. 西部医学，2016，28（9）：1238-1242.
10. 杨焕东，张春梅. 胃肠道肿瘤患者血清瘦素和肿瘤坏死因子水平与营养状态的关系. 中国临床保健杂志，2009，12（2）：177-178.
11. Correia M，Cravo M，Marques-Vidal P，et al. Serum concentrations of TNF-αlpha as a surrogate marker for malnutrition and worse quality of life in patients with gastric cancer. Clin Nutr，2007，26（6）：728-735.
12. CSCO 肿瘤营养治疗专家委员会. 恶性肿瘤患者的营养治疗专家共识. 临床肿瘤学杂志，2012，17（01）：59-73.
13. Krzystek-Korpacka M，Matusiewicz M，Diakowska D，et al. Acute-phase response proteins are related to cachexia and accelerated angiogenesis in gastroesophageal cancers. Clin Chem Lab Med，2008，46（3）：359-364.
14. Ando K，Takahashi F，Kato M，et al. Tocilizumab，a proposed therapy for the cachexia of Interleukin6-expressing lung cancer. PLoS One，2014，9（7）：e102436.
15. 王跃华，江志伟，汪志明，等. 胃癌恶液质患者机体组成与细胞因子的相关性研究. 肠外与肠内营养，2009，16（5）：286-288.
16. Zhang L，Du J，Hu Z，et al. IL-6 and serum amyloid A synergy mediates angiotensin Ⅱ-induced muscle wasting. Journal of the American Society of Nephrology Jasn，2009，20（3）：604-612.
17. 陈晓秋，李柱，胡阳春，等. 消化道恶性肿瘤患者营养风险、营养状况与炎症因子的相关性及其对临床结局的影响. 广东医学，2015，（10）：1505-1508.
18. Argiles JM，Lopez-Soriano FJ. The role of cytokines in cancer cachexia. Medicinal Research Reviews. 1999，19（3）：223-248.
19. Lenk K，Schuler G，Adams V. Skeletal muscle wasting in cachexia and sarcopenia：molecular pathophysiol-

ogy and impact of exercise training. J Cachexia Sarcopenia Muscle, 2010, 1 (1): 9-21.
20. 沈东杰，袁建明，刘涛，等. 血清 IFN-γ 和肿瘤标志物联合检测对胃癌的诊断价值. 生物医学工程与临床，2016，(2)：194-197.

第三节　细胞免疫功能的检测

肿瘤患者相关的营养不良发生率较高，营养对免疫功能的影响越来越受到临床的重视[1,2]。临床营养支持治疗的目的之一是保证免疫组织的代谢，维持免疫功能，促进免疫功能的恢复与平衡，尤其是细胞免疫功能[3,4]。研究表明，蛋白质营养不良可导致细胞及体液免疫功能受损。肿瘤患者组外周血淋巴细胞计数及 T 细胞亚群均明显降低[5]。总之，免疫细胞的数量、功能明显受营养状况的影响[6]。但是，目前尚缺乏评估营养对免疫功能影响的金标准。

细胞免疫（cellular immunity）即 T 细胞受到抗原刺激后，增殖、分化、转化为致敏 T 细胞（也叫效应 T 细胞），当相同抗原再次进入机体的细胞中时，致敏 T 细胞（效应 T 细胞）对抗原的直接杀伤作用及致敏 T 细胞所释放的细胞因子的协同杀伤作用，称为细胞免疫。在肿瘤细胞免疫方面，T 淋巴细胞、自然杀伤细胞（natural killer cell，NK）、树突状细胞（dendritic cells，DC）发挥着重要的作用。评定肿瘤患者的细胞免疫功能主要包括测定 T 淋巴细胞，NK 细胞及 DC 的亚群、数目及功能。

胸腺：通过超声检测胸腺的大小，发现严重营养不良的患儿相对于营养正常的儿童其胸腺严重萎缩，这些研究证实胸腺大小与营养状况有关[2]。但这一临床评定指标的实用性因成年胸腺发生生理性退化萎缩而受限。

T 淋巴细胞：研究显示运用患者主观全面评价法（scored patient-generated subjective global assessment，PG-SGA）和营养风险筛查 2002（nutritional risk screening-2002，NRS-2002）评估 80 例胃肠道恶性肿瘤术后待化疗患者，随着营养不良评分的升高，$CD4^+$T 细胞的数量和 $CD4^+/CD8^+$T 细胞的比值降低[7]。另有研究显示肿瘤患者 $CD3^+$、$CD4^+$T 细胞显著低于健康对照组；$CD8^+$T 细胞较健康对照组稍有升高；$CD4^+/CD8^+$细胞的比值显著降低[8]。也有研究证明 T 细胞不受患者营养状态影响，玫瑰花结实验、流式细胞术等不同测定方法结果也存在矛盾[2]。不同 T 细胞亚群如 Th 细胞、Tc 细胞、调节性 T 细胞等与机体营养状态有无相关性也需要进一步研究。

NK 细胞：NK 细胞是机体固有免疫系统的效应细胞，由于其在机体抵抗病毒入侵及肿瘤防御方面的重要作用，现已成为肿瘤生物治疗的研究热点。研究检测 55 例实体瘤患者、45 例非实体瘤患者及 46 例健康对照组 NK 细胞，在两个患者组中 NK 细胞与健康对照组比较均无显著性差异[9]；但也有研究显示 NK 细胞在肺癌等恶性肿瘤患者中水平明显降低[8,10]，因此肿瘤患者 NK 细胞与营养状态的关系需进一步研究确定。

DC：DC 是目前所知的机体内功能最强大的抗原呈递细胞（antigen presenting cell，APC），具有强大的抗原摄取和抗原递呈能力。但是在病理条件下，DC 的功能受到严重的抑制。肿瘤微环境中存在多种作用于 DC 的抑制性细胞因子，导致其功能异常，从而使肿瘤细胞逃避机体免疫系统的监视。研究证明 DC 在营养不良患者外周血中的水平降低[11]。另有研究显示 DC 细胞数量在营养不良的儿童中异常降低（28/μl），给予营养治疗后 DC

细胞数目明显升高（48/μl），且营养不良患者 DC 细胞成熟障碍，无法诱导 T 细胞增生[11]。在肿瘤患者及肿瘤局部微环境中，DC 的数量与营养状态的关系，尚待进一步研究阐明。

参考文献

1. Marcos A，Nova E，Montero A. Changes in the immune system are conditioned by nutrition. Eur J Clin Nutr，2003，57 Suppl 1：S66-69.
2. Rytter MJ，Kolte L，Briend A，et al. The immune system in children with malnutrition--a systematic review. PLoS One，2014，9（8）：e105017.
3. Rijkers GT. Nutrition，immunity and human health. Br J Nutr，2015，114（9）：1329-1330.
4. Albers R，Bourdet-Sicard R，Braun D，et al. Monitoring immune modulation by nutrition in the general population：identifying and substantiating effects on human health. Br J Nutr，2013，110 Suppl 2：S1-30.
5. 万幼峰，吴晓安. 62 例消化系统肿瘤营养及免疫状况分析. 肿瘤预防与治疗，2008，21（3）：300-301.
6. Lis CG，Gupta D，Lammersfeld CA，et al. Role of nutritional status in predicting quality of life outcomes in cancer-a systematic review of the epidemiological literature. Nutr J，2012，11：27.
7. 程春来，李辉. 胃肠道肿瘤患者围化疗期营养状况的评价及对免疫功能的影响. 现代肿瘤医学，2015，10（10）：1412-1416.
8. 戴勇，李富荣，王新根，等. 恶性肿瘤患者 T 细胞及 NK 细胞功能研究及临床意义. 中国现代医学杂志，2002，12（2）：41-43.
9. 冯伟华，王兰兰，武永康，等. 外周血 CD3+CD56+T 细胞在恶性肿瘤患者中的表现及临床意义. 免疫学杂志，2001，171）：47-49.
10. 李月雅，张翠翠，魏熙胤，等. 肺癌患者外周血 T-淋巴细胞亚群 NK 细胞的基线数值及其与预后的关系. 中国肿瘤临床，2016，43（5）：204-210.
11. Hughes SM，Amadi B，Mwiya M，et al. Dendritic cell anergy results from endotoxemia in severe malnutrition. J Immunol，2009，183（4）：2818-2826.

第四节　体液免疫功能的检测

体液免疫（humoral inmunity），是 B 淋巴细胞在抗原刺激下产生相应的抗体引起的特异性免疫。肿瘤的体液免疫主要是抗肿瘤抗体对肿瘤细胞的破坏效应。评定体液免疫主要包括 B 细胞数目及功能的检测、免疫球蛋白（immunoglobulin，Ig）的测定等。

B 淋巴细胞：B 淋巴细胞在肿瘤患者中的水平以及受机体营养状态的影响目前尚无一致结论。有研究显示 B 淋巴细胞在营养不良患者中的水平升高，也有研究证明 B 淋巴细胞水平在营养不良患者中降低。不同类型、分期的肿瘤患者营养状态和 B 淋巴细胞之间的关系有待进一步研究[1]。

Ig：Ig 是一类最重要的免疫分子，是 B 淋巴细胞的特有产物。分泌型 Ig 通过不同的机制发挥着重要的免疫防御作用，即抗体活性。在对肿瘤患者 Ig 比例的研究中发现肿瘤患者的 IgG 普遍下降，说明特异性 IgG 水平的明显下降是患者免疫功能降低的重要原因[2]。另有研究显示胃癌、肠癌和肺癌患者的 IgG 水平明显低于健康对照组；胃癌患者 IgA 的水平明显低于健康对照组；肝癌患者免疫球蛋白指标均明显高于健康对照组；鼻咽癌、恶性淋巴瘤患者的 IgG、IgA、IgM 水平与健康对照组比较差异无统计学意义[3]。有研究证明机体总免疫球蛋白水平不受机体营养状态影响，其中 IgA 水平在营养不良患者中可升高，IgG、IgM 水平却不受机体营养状态影响[1]。B 细胞与患者营养状态相关性需要在不同类型、不同分期的肿瘤患者中进一步研究确定。

补体：补体系统是在 19 世纪末于新鲜血液中发现的一组糖蛋白，主要存在于血清、组织液和细胞膜表面，活化后具有酶活性，由补体固有成分、补体调控成分和补体受体组成。有研究显示，非小细胞肺癌（non-small-cell carcinoma，NSCLC）患者肿瘤组织中，补体 C7 mRNA 的表达水平较癌旁组织及正常肺组织低，且低表达 C7 的 NSCLC 患者比高表达 C7 的患者更易复发和死亡[4]。C3、C6、C9 和因子 B 在营养不良患者中的表达水平是降低的，C1 和 C4 的表达水平大多为正常水平，但另有研究发现在营养不良患者中 C4 的表达水平降低。不同类型的肿瘤患者中补体水平和营养状态的关系需进一步研究确定[1]。

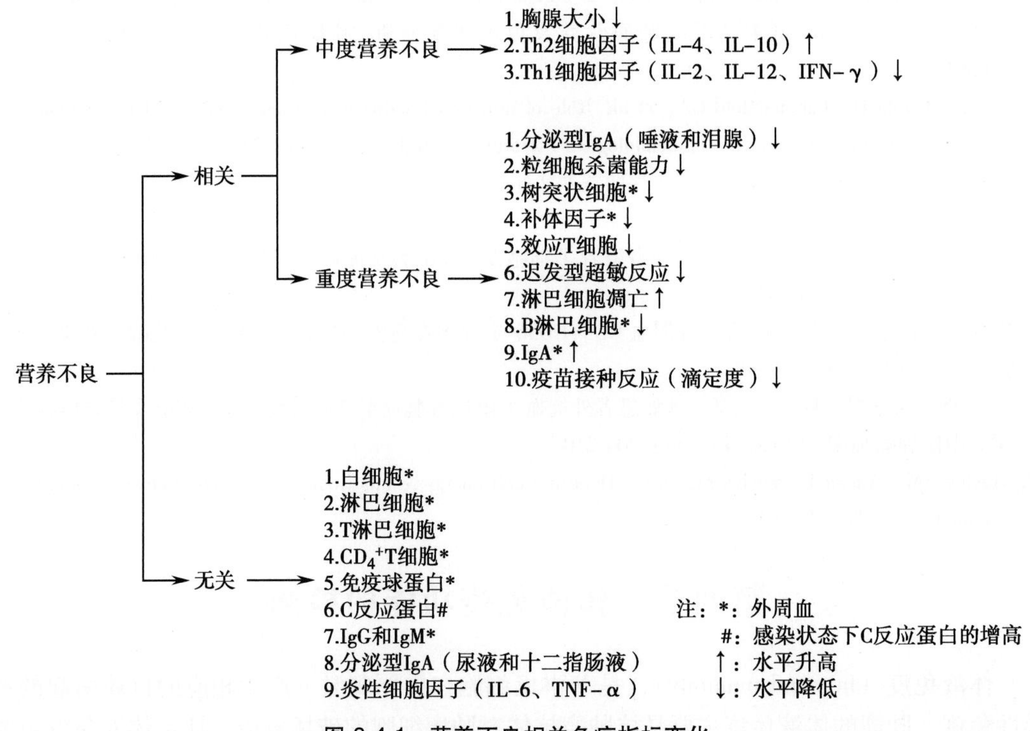

图 8-4-1　营养不良相关免疫指标变化

如图 8-4-1 所示，机体的营养状态可导致免疫指标的变化，但不同研究尚难达成一致结论，需进一步细化研究分析，探讨不同恶性肿瘤、不同临床分期的免疫营养评定指标和范围，可使得在临床中判定机体免疫营养状态从而表现疾病的特异性，可更准确的指导临床免疫营养治疗的相关措施。

（李莉娟）

参考文献

1. Rytter MJ，Kolte L，Briend A，et al. The immune system in children with malnutrition—a systematic review. PLoS One，2014，9（8）：e105017.

2. 黄雪芳，王三英．恶性肿瘤患者血清中免疫球蛋白类型的剖析观察．中国肿瘤临床，1998，（8）：597-600.

3. 王耿新，张美莲，陈传刚．786 例恶性肿瘤患者免疫球蛋白检测结果分析．骨科，2005，29（4）：302-303.

4. Ying L，Zhang F，Pan X，et al. Complement component 7（C7），a potential tumor suppressor，is correlated with tumor progression and prognosis. Oncotarget，2016，7（52）：86536-86546.

第九章 氨基酸与肿瘤免疫营养治疗

第一节 缬 氨 酸

支链氨基酸（branched-chain amino acid，BCAA）（缬氨酸、亮氨酸、异亮氨酸）是肿瘤生长必需的一类氨基酸，在机体蛋白质合成和分解中发挥重要调节作用。补充 BCAA 可减少肌肉蛋白和肝脏等内脏蛋白的分解，促进蛋白合成，纠正负氮平衡，因此 BCAA 能够缓解肿瘤患者恶液质。BCAA 的营养支持虽然能够改善机体负氮平衡，但也有促进肿瘤生长的危险。有报道显示结肠癌组织中 BCAA 浓度高于周围正常组织[1]，认为癌组织利用这些氨基酸作为能源，在三羧酸循环中获取更多能量。BCAA 促进肿瘤生长与氨基酸的组成密切相关，其中缬氨酸（valine）的高摄取是肿瘤氨基酸代谢的特点之一。BCAA 的不平衡状态对肿瘤细胞的生长起到负性调节作用。有报道认为增加亮氨酸（leucine）、限制缬氨酸可以抑制肿瘤细胞的增殖，提供其对化疗药物的敏感性。利用氨基酸平衡障碍原理，人为地改变氨基酸液的常规剂量，制成某种氨基酸过量或减少乃至缺失的不平衡氨基酸，可导致肿瘤细胞内蛋白质代谢紊乱、合成障碍，从而达到既能抑制肿瘤生长，又能改善患者营养状况的目的。

一、缬氨酸的生物学作用

（一）缬氨酸的理化性质

缬氨酸（valine）的化学名称为 2-氨基-3-甲基丁酸，分子式 $C_5H_{11}NO_2$，分子量 117.15，密度 1.316g/cm³，无臭，味微甜而后苦，溶于水，白色结晶或结晶性粉末，几乎不溶于乙醇。

（二）缬氨酸的生理作用

缬氨酸是组成蛋白质的 20 种氨基酸之一，属于 BCAA，也是人体必需的 8 种氨基酸和生糖氨基酸，它与其他两种高浓度氨基酸（异亮氨酸和亮氨酸）一起促进身体正常生长，调节血糖，修复组织，并提供需要的能量。在参加剧烈体力活动时，缬氨酸可以给肌肉提供额外的能量产生葡萄糖，以防止肌肉衰弱。它还帮助从肝脏清除多余的氮，并将身体需要的氮运输到各个部位。

缬氨酸是一种必需氨基酸，这意味着身体本身不能生产，必须通过膳食来源获得补充。它的天然食物来源包括谷物、奶制品、香菇、蘑菇、花生、大豆蛋白和肉类。另外在一些放线菌素（如缬霉素）中也存在 D-缬氨酸。尽管大多数人都可以从饮食中获得足够的数量，但是缬氨酸缺乏症的案例也屡见不鲜。当缬氨酸不足时，大鼠中枢神经系统功能会发生紊乱，共济失调而出现四肢震颤。通过解剖切片脑组织，发现有红核细胞变性现象。晚期肝硬化患者因肝功能损害，易形成高胰岛素血症，致使血中支链氨基酸减少，支链氨基酸和芳香族氨基酸的比值由正常人的 3.0～3.5 降至 1.0～1.5，故常用缬氨酸等 BCAA 的注射液治疗肝功能衰竭以及酗酒和吸毒对这些器官造成的损害。此外，它也可作为加快创伤愈合的治疗剂。

二、缬氨酸与肿瘤的关系

（一）作用机制

缬氨酸作为人体的必需氨基酸和生糖氨基酸，为肿瘤生长所必需。缬氨酸相对不足会造成快速增殖的肿瘤细胞结构蛋白和酶蛋白合成迟滞，继发能量、核酸代谢障碍[2,3]。限制缬氨酸的摄入可以控制肿瘤的生长。

（二）与肿瘤免疫营养治疗的关系

有关限制缬氨酸的不平衡氨基酸疗法，主要包括以下三种方式：

1. 去缬氨酸不平衡氨基酸疗法　肿瘤在生长过程中对缬氨酸的需求明显增多，去除缬氨酸的营养支持将会影响肿瘤细胞的代谢，进而影响肿瘤的增殖。Nishihira 给荷瘤大鼠全胃肠外营养（total parenteral nutrition，TPN）模型分别输注各种去除单个必需氨基酸的氨基酸失衡液，发现缬氨酸的缺乏抑癌效果最为显著[4]。小松博道去除荷瘤小鼠的 TPN 中几种氨基酸，发现缺乏 L-缬氨酸抑制肿瘤效果最明显[5]。体外研究发现，降低培养介质中缬氨酸的浓度会明显抑制肿瘤的扩增及蛋白质的合成。给予接种了 AH109A 肝细胞瘤的大鼠去缬氨酸的 TPN，发现肿瘤的重量明显低于对照组[2]。研究显示，与正常胃黏膜组织比较，胃癌组织中游离缬氨酸含量升高，并且进展期胃癌与早期胃癌相比肿瘤组织中游离缬氨酸含量也升高，限制缬氨酸的含量至正常量的 1/4，对胃癌细胞株 SGC-7901 表现出明显的抑制作用，随着浓度的降低，这种抑制作用更加显著。另有学者发现，胃癌患者血液循环中 L-缬氨酸含量明显降低，胃癌局部动静脉血流中氨基酸含量差值分析，证明胃癌对 L-缬氨酸截留最明显[6,7]。

体外研究发现，降低培养介质中缬氨酸的浓度会明显抑制肿瘤细胞的扩增及蛋白质的合成，肿瘤细胞生长受到不可逆抑制[4]。机制可能为：①作为肿瘤细胞糖异生底物的缬氨酸的缺乏，导致肿瘤细胞能量代谢的紊乱，在一定程度上阻滞了肿瘤的快速生长；②体内缬氨酸不足时，肿瘤细胞的核酸代谢、DNA 合成发生障碍，进而肿瘤细胞分裂增殖的速度减慢[2]；③缬氨酸是能量代谢主要参与者，缬氨酸缺乏导致肿瘤细胞结构蛋白和酶蛋白的合成迟滞，能量代谢受阻，ATP 缺乏，从而具有抗肿瘤作用。

2. 去缬氨酸及增量亮氨酸疗法　亮氨酸是肿瘤生长的必需氨基酸，它与缬氨酸同属 BCAA，存在类似的分子结构，使用共同膜转运系统和 BCAA 转氨酶系，拥有类似的代谢途径，因此二者在跨膜转运、细胞内代谢等多个方面相互竞争，在二者比例悬殊情况下更明显，亮氨酸处于支配地位[8]。体外实验发现，肿瘤细胞摄入缬氨酸与细胞外亮氨酸的浓度成反比，且亮氨酸能增强缺乏缬氨酸的氨基酸失衡液的抑制肿瘤效应[9]，这种抑制效应与缬氨酸/亮氨酸比率密切相关。在比例悬殊、亮氨酸富含时，这种竞争机制发挥效用更为明显，增加亮氨酸，则肿瘤细胞对缬氨酸的摄取和利用进一步减少，增强了细胞内的缬氨酸缺乏状态。胃癌细胞体外实验发现当缬氨酸不足时，增加亮氨酸至正常4倍，可使缬氨酸摄取和利用进一步减少，且未发现增量亮氨酸对胃癌细胞增殖有促进作用。亮氨酸也可以改善宿主营养状况，提高机体对各种抗肿瘤治疗的耐受力。亮氨酸作为机体蛋白质代谢的调节剂，能调节机体蛋白质合成、促进正氮平衡。亮氨酸能增强去缬氨酸的抑瘤效应，并且能改善宿主的营养状况，从而延长宿主的生存时间[10]。

去缬氨酸及增量亮氨酸不平衡支链氨基酸溶液对肿瘤生长的抑制作用可能与降低肿瘤细胞蛋白合成有关。研究表明，进入细胞内的缬氨酸量与细胞外的亮氨酸浓度成反比，在皮下接种肝细胞瘤的小鼠实验中，给予输注去缬氨酸不平衡氨基酸溶液，含亮氨酸的溶液抗肿瘤作用最强。提示增加去缬氨酸的不平衡氨基酸溶液中亮氨酸的量可增强抗肿瘤作用，其机制可能是两者结构类似，缬氨酸与亮氨酸进入细胞时存在跨膜竞争作用，入胞后又有代谢方面的竞争。

3. 去缬氨酸疗法与化疗的协同作用　去缬氨酸的不平衡支链氨基酸与抗癌药物有协同作用，在去缬氨酸状态下，化疗药对癌细胞的抑制作用随L-缬氨酸浓度的降低而增强；在L-缬氨酸缺乏状态下，增加L-亮氨酸的浓度，可显著增强癌细胞对抗癌药的敏感性。其机制可能是：①L-缬氨酸的相对不足可致蛋白合成及能量代谢障碍，ATP缺乏，细胞膜通透性增加，化疗药物易进入肿瘤细胞；②核酸代谢受阻，DNA合成障碍，DNA损伤再修复能力下降，癌细胞对化疗药物更加敏感。王瑞涛等在动物实验中发现，低缬氨酸高亮氨酸氨基酸失衡液不但能够抑制肿瘤的增殖，而且还能加强化疗药的抗肿瘤作用[11]。查文良等发现去缬氨酸与5-FU有协同抗肿瘤作用，并且亮氨酸能增强去缬氨酸的抑瘤效应，能改善宿主的营养状况，从而延长宿主的生存时间[12]。

在采用^{3}H-TdR掺入法观察缬氨酸浓度对人胃低分化腺癌细胞MKN45与非癌对照细胞DNA合成率的影响的实验中，发现去缬氨酸或内含微量缬氨酸的10%小牛血清培养基可明显阻碍胃癌细胞DNA合成，透射电镜显示胃癌细胞线粒体肿胀、空泡形成及微绒毛减少等变化，而对正常细胞的生长速率影响不大，这说明胃癌细胞比非癌细胞对缺乏缬氨酸更敏感；同时去缬氨酸会导致癌细胞酶蛋白及ATP生成减少，导致癌细胞膜通透性增加，使丝裂霉素C和顺铂两种抗癌药物更易进入细胞，提高了细胞内的浓度，使胃癌细胞株对抗癌药物的敏感性大大增加[3,6]。He等[13]研究发现去缬氨酸和去蛋氨酸均能抑制荷瘤大鼠肿瘤的生长。也有研究报道，低缬氨酸高亮氨酸不平衡氨基酸不但能够抑制荷瘤宿主肿瘤的增殖，而且还能加强化疗药的抗肿瘤作用。

4. 去缬氨酸疗法存在的问题及对策　去除缬氨酸抑癌效果虽明显，但是去缬氨酸的不平衡氨基酸也可引起体重减轻、腹泻、脂肪肝、低白蛋白血症及白细胞减少症等，特别是脂肪肝难以避免，严重阻碍了这种治疗的发展。Komatsu等[2]发现缬氨酸缺乏的大鼠，在血浆蛋白总量降低的同时，脂质从肝脏释放到外周的功能紊乱，而不是脂质合成增加引起了脂肪肝，考虑有可能是肝脏排出脂质必不可少的载脂蛋白的合成减少所致。另有学者发现，在通过中心静脉给予去缬氨酸TPN的同时，通过门静脉插管给予低浓度的缬氨酸，肝内甘油三酯的积累明显减轻，而抑制肿瘤的效果未改变[14,15]。Sasamura等对接种了AH109A肝细胞瘤的各组大鼠分别给予含D-苯丙氨酸、D-亮氨酸、D-蛋氨酸、D-缬氨酸的全胃肠外营养，发现D-蛋氨酸及D-亮氨酸组有轻度肿瘤抑制，D-缬氨酸组有明显肿瘤生长抑制，而且对宿主无明显不良影响，所以可以考虑以D-缬氨酸代替L-缬氨酸[16,17]。也有报道对荷瘤鼠模型采用双输液系统，即经门静脉输入少量缬氨酸，经中心静脉输注去缬氨酸的不平衡氨基酸，这样既可维持乏氨基酸状态，又可抑制癌细胞增殖，还能抑制肝脏的脂肪化及血中白蛋白的减少[18]。

氨基酸失衡疗法抗肿瘤的研究目前已取得很大的进展，进一步深入研究氨基酸的目的不只限于抑制癌的增殖，而正朝着增强抗癌药物的敏感性、改善患者代谢和增强免疫功能的方向发展。其在体内复杂环境中确切的作用机制、如何有效地消除其不良反应、能否获得一种普遍适用于各种肿瘤的不平衡氨基酸以及各种不平衡氨基酸联合应用的效果和其与化疗药物联合应用时的作用机制也有待于进一步研究。

（陈 晓）

参考文献

1. Wang LB，Shen JG，Zhang SZ，et al. Aminoacid uptake in arterio-venous serum of normal and cancerous colon tissues. World J Gastroenterol，2004，10（9）：1297-1300.
2. Komatsu H，Nishihira T，Chin M，et al. Effects of caloric intake on anticancer therapy in rats with valine-depleted amino acid imbalance. NutrCancer. 1997，28（1）：107-112.
3. 季峰，朱俊勇，王开明，等. 去除L-缬氨酸对HL-60，细胞增殖，成熟及纤维结合蛋白合成的影响. 浙江医学. 1996，18（4）：215-7.
4. NishihiraT，Takagi T，Mori S. Leucine and manifestation of antitumor activity by valine-depleted amino acid imbalance. Nutrition，1993，9（2）：146-152.
5. 小松博道，西平哲郎，陈正浩. 癌的氨基酸失衡疗法. 综合临床，1995，44（11）：2715-2716.
6. 寿楠海，姜希宏. 不平衡支链氨基酸对胃癌细胞体外增殖和化疗敏感性的影响. 中国现代普通外科进展，1998，1（1）：27-30.
7. 季峰，胡放，杨玉康，等. L-缬氨酸浓度对胃癌细胞抗药敏性的影响. 浙江医学，1993，15（4）：194-196.
8. 张楠，李克，孙学英，等. 亮氨酸/缬氨酸不平衡状态对胃癌细胞营养代谢的影响和意义. 中国现代普通外科进展，2001，4（3）：148-151.
9. Sun XY，Zhang N，Li K，et al. Branched chain amino acid imbalance selectively inhibits the growth of gastric carcinoma cells in vitro. Nutr Res，2003，23（9）：1279-1290.
10. Takami T，Yamasaki T，Saeki I，et al. Supportive therapies for prevention of hepatocellular carcinoma recurrence and preservation of liver function. World JGastroenterol，2016，22（32）：7252-7263.
11. 王瑞涛，李克，王兆文，等. 不平衡氨基酸疗法及化疗对大鼠Walker-256癌肉瘤增殖的影响. 肿瘤，2004，24（3）：257-260.
12. 查文良，陈纪伟，白育庭. 不平衡支链氨基酸对化疗荷瘤大鼠营养及生存状况的影响. 肠外与肠内营养，2005，12（5）：146-149.
13. He YC，Wang YH，Cao J，et al. Effect of complex amino acid imbalance on growth of tumor in tumor-bearing rats. World J Gastroenterol，2003，9（12）：2772-2775.
14. Komatsu H，Nishihira T，Chin M，et al. Effect of valine-depleted total parenteral nutrition on fatty liver development in tumor-bearingrats. Nutrition，1998，14（3）：276-281.
15. Yoshiji H，Noguchi R，Kaji K，et al. Attenuation of insulin-resistance-based hepatocarcinogenesis and an-

giogenesis by combined treatment with branched-chain amino acids and angiotensin-converting enzyme inhibitor in obese diabetic rats. J Gastroenterol，2010，45：443-445.

16. Sasamura T，Matsuda A，Kokuba Y. Tumor growth inhibition and nutritional effect of D-amino acid solution in Al 1109A hepatoma-bearing rats. J NutrSci Vitaminol（Tokyo），1998，44（1）：79-87.

17. Higuchi N，Kato M，Miyazaki M，et al. Potential role of branched-chain amino acids in glucose metabolism through the accelerated induction of the glucose-sensing apparatus in the liver. J Cell Biochem，2011，112（1）：30-38.

18. Komatau H，Doi H，Satomi S，et al. Anti-cancer therapy with amino acid imbalance. Nippon Rinsho，2001，59（Suppl 5）：895-898.

第二节　亮氨酸/异亮氨酸

支链氨基酸（branched-chain amino acid，BCAA）包括亮氨酸、异亮氨酸和缬氨酸，哺乳动物自身不能合成，需要通过外源性摄入。BCAA 目前是饮食中必需氨基酸中数量最大的氨基酸，包括了大约 35%肌肉蛋白的必需氨基酸和大约 40%哺乳动物的必需氨基酸。BCAA 可减少肌肉蛋白和肝脏等内脏蛋白的分解，促进蛋白合成，纠正负氮平衡。对荷瘤机体的营养支持，支链氨基酸在机体蛋白质合成和分解中发挥重要调节作用。在正常机体、肿瘤患者及体外试验中均证实，亮氨酸（Leu）还是调节机体蛋白合成、抑制蛋白分解的重要因素。荷瘤动物骨骼肌中的亮氨酸被高度氧化分解，饮食补充亮氨酸可减少荷瘤动物蛋白质的过度消耗。BCAA 的不平衡状态对肿瘤细胞的生长和形态均有负性作用，有报道认为增加亮氨酸、限制缬氨酸可以抑制肿瘤细胞增殖，提高其对化疗药物敏感性。BCAA 的营养支持虽然能够改善机体负氮平衡，但也有促进肿瘤生长的危险。有报道显示结肠癌组织中 BCAA 浓度高于周围正常组织。

一、亮　氨　酸

（一）亮氨酸概述

亮氨酸（又称白氨酸）是 Proust 于 1819 年首先从奶酪中分离出来的，之后 Braconnot 于 1820 年从肌肉与羊毛的酸水解物中得到其结晶，并定名为亮氨酸。L-亮氨酸化学名为氨基异己酸，分子式 $C_6H_{13}O_2N$。L-亮氨酸纯品为白色结晶或结晶性粉末，微苦，不溶于氯仿和甲醇，微溶于乙醇，为非极性氨基酸。

（二）亮氨酸代谢

亮氨酸是 BCAA 之一，亮氨酸从头合成限于植物和微生物中，在哺乳动物体内不能从头合成。哺乳动物体内亮氨酸分解过程如下：起始步骤是转氨，即亮氨酸在 BCAA 转氨酶催化下，生成 α-酮异己酸，是一种支链酮酸，该反应为可逆反应；然后，α-酮异己酸在 BCAA 脱氢酶催化下发生不可逆氧化脱羧反应，生成少 1 个碳原子的酮酸与乙酰辅酶 A（CoA）衍生物；最终，分解生成乙酰乙酸和乙酰 CoA 进入柠檬酸循环（图 9-2-1），因此，亮氨酸是一种生酮氨基酸。

（三）亮氨酸营养生理作用

1. 氧化供能　亮氨酸在体内可用于蛋白合成，但在特殊生理时期（如饥饿、泌乳、应激和运动等）能作为能量来源。机体饥饿时，脑与肌肉中亮氨酸氧化量增加。BCAA 能

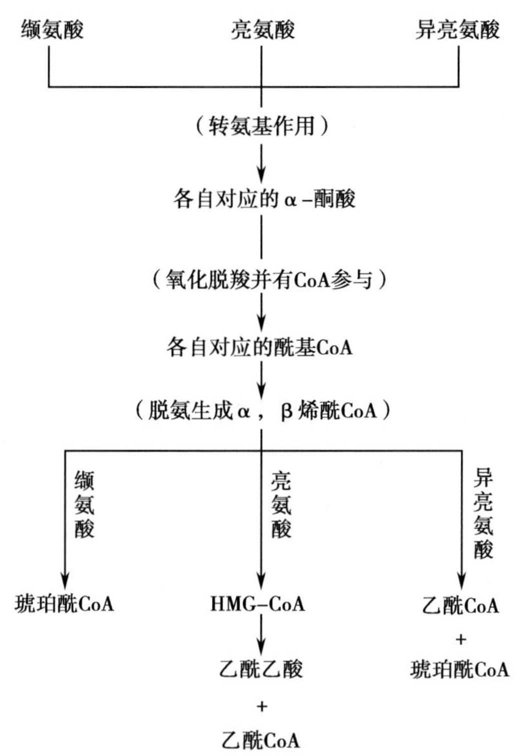

图 9-2-1　支链氨基酸的代谢图谱

以较快速率转氨基和完全氧化，氧化产生三磷腺苷（ATP）的效率高于其他氨基酸，每分子亮氨酸、异亮氨酸和缬氨酸完全氧化分别产生 42、43 和 32 分子 ATP。其主要代谢场所在肌肉中，在转氨酶作用下，BCAA 将氨基转移给酮戊二酸生成谷氨酸，谷氨酸将氨基转移给丙酮酸生成丙氨酸。特殊状态下糖异生氨基酸的利用率增加，肝糖异生的能量转换加快，使血清丙氨酸和谷氨酸质量浓度降低，补充 BCAA 可以节约肌糖原。

2. 调节蛋白质代谢　BCAA 可以促进氮潴留和蛋白质合成。亮氨酸可以调节蛋白质代谢，异亮氨酸和缬氨酸对蛋白质合成和降解无显著影响。亮氨酸是骨骼肌与心肌唯一可调节蛋白质周转的氨基酸，可以促进骨骼肌蛋白质合成，对骨骼肌蛋白质降解并没有影响。亮氨酸代谢产物 α-酮戊己酸（α-KIC）和 β-羟基-β-甲基丁酸（HMB）具有调节蛋白质代谢的作用。亮氨酸抑制分解主要通过 α-KIC 促进胰岛素分泌、抑制胰高血糖素分泌，从而抑制糖原异生，减缓肌肉蛋白分解。HMB 也可以调节蛋白质代谢，用离体大鼠及仔鸡的趾长伸肌、大鼠比目鱼肌及胫骨前肌与 HMB 共同培养，发现 HMB 可促进大鼠的趾长伸肌和比目鱼肌及鸡的趾长伸肌和胫骨前肌蛋白质合成（蛋白质合成分别增加 7%，4%和 8%，5%），抑制蛋白降解（蛋白质降解分别减少 31%，6%和 15%，22%）。

3. 调节机体免疫功能　亮氨酸缺乏导致动物胸腺和脾萎缩，淋巴组织受损，并使免疫球蛋白、补体 C3 和铁转运蛋白水平降低，机体缺乏 BCAA 会导致合成特异性抗体能力下降。添加瘤胃保护性 α-KIC（0. 05%）可增强红细胞抗体反应与淋巴细胞增殖反应，添加 0. 05%的亮氨酸则抑制其红细胞抗体生成；添加亮氨酸与 α-KIC，可调节其 T-淋巴细胞亚群的免疫功能。亮氨酸及其转氨基作用产物对动物免疫反应的作用效果受添加形式、数量与动物种类等因素的影响。

（四）亮氨酸与肿瘤的关系

肿瘤细胞的生长增殖不但和正常组织细胞一样需要充足的相关营养物质，而且还需要大量的某些特定营养成分以满足畸形增长的需求。营养支持能提高患者耐受手术和放、化疗的能力，但对肿瘤也产生营养刺激作用。为此，许多学者从营养学角度探索肿瘤营养性辅助治疗的可能性，产生了“肿瘤的氨基酸失衡疗法”。BCAA 在代谢过程中，相互产生较大的影响，BCAA 是肿瘤生长必需的一类氨基酸。

BCAA 中的亮氨酸是调节机体蛋白合成、促进正氮平衡的主要因素，也是肿瘤生长必需的一类氨基酸。与缬氨酸同为 BCAA，有类似的分子结构，使用共同膜转运系统和 BCAA 转氨酶系，拥有类似的代谢途径。在跨膜转运、细胞内代谢等多方面相互竞争，在二者比例悬殊时，亮氨酸处于支配地位。因此，缬氨酸不足时，增加亮氨酸的量，使肿瘤细胞对缬氨酸摄取和利用进一步减少，增强了肿瘤细胞内缬氨酸的缺乏状态，抑制肿瘤作用更加显著。Pelletier 等[1]报道限制缬氨酸同时增加 L-亮氨酸至正常的 4 倍，可显著增强因 L-缬氨酸的缺乏对胃癌细胞的抑制作用，但未发现增加 L-亮氨酸的量对胃癌细胞增殖有促进作用。查文良等[2]发现肠内营养中增加亮氨酸浓度能改善去缬氨酸肠内营养和 5-FU 引起荷瘤大鼠营养不良，且去缬氨酸及增加亮氨酸肠内营养联合 5-FU 化疗能明显延长宿主生存时间。在陆伟等[3]的动物实验中也证实，给予荷人肝癌小鼠富含精氨酸和亮氨酸的不平衡氨基酸，肿瘤生长速度缓慢，与其他组相比，随时间延长差别渐显著。因此，在肿瘤患者的不平衡氨基酸疗法中，增量亮氨酸可增强对肿瘤的抑制作用，改善化疗所引起的不良反应，改善患者营养状况。

再者，亮氨酸可以改善宿主营养状况，提高机体对各种抗肿瘤治疗的耐受力。闫忠芳等[4]在一项研究中表明，平衡氨基酸、富含精氨酸氨基酸失衡液和复合氨基酸失衡液对小鼠能保持较好的营养状况，而其他去氨基酸氨基酸失衡液对小鼠营养状况均会产生不同程度的影响。由此提示，在我们关注失衡氨基酸对肿瘤增殖抑制作用的同时，对某些氨基酸供给不足对患者自身营养状况、免疫功能的影响尤应重视。

二、异亮氨酸

（一）异亮氨酸概述

异亮氨酸（isoleucine，ILE），又称异白氨酸，系统命名为“α-氨基-β-甲基戊酸”，属脂肪族中性氨基酸的一种。化学式：$C_6H_{13}NO_2$。分子量：131.17 。菱形叶片状或片状晶体，味苦。熔点：284℃。溶于水，微溶于乙醇。为机体必需氨基酸，属 BCAA。异亮氨酸内有 2 个对称中心，所以有 4 种立体异构体和两个 L-异亮氨酸的非对映体。L-异亮氨酸存在于各种蛋白质中，但无论如何，自然所存在的异亮氨酸只有一种类型，即 L-异亮氨酸。L-异亮氨酸是必需氨基酸之一，与结构类似的缬氨酸、亮氨酸在营养上有相关性。虽为糖性氨基酸，但稍呈生酮作用。

（二）异亮氨基酸代谢

在生物体内，从异亮氨酸经氨基转移及脱羧反应生成的 2-甲基丁酰辅酶 A，进行类似脂肪酸的分解后，生成乙酰辅酶 A 与丙酰辅酶 A，后者成为琥珀酰辅酶 A，进入柠檬酸循环（见图 9-2-1）。用细菌合成时，已知它们要由苏氨酸和丙酮酸二羟基酸转变为 α-酮酸。

（三）异亮氨酸营养生理作用

研究表明，BCAA 具有氧化供能、促进蛋白质合成和抑制蛋白质降解、促进糖异生、增强免疫力、调节泌乳和调节激素分泌等功能。L-异亮氨酸属于中性氨基酸，是人体必需的八种氨基酸之一，它与亮氨酸、缬氨酸统称为 BCAA。因为它特殊的结构和功能，在人体新陈代谢中占有重要作用[5]。人体若长期缺乏 L-异亮氨酸，将影响机体生理功能，导致代谢紊乱，抵抗力下降等。

1. 调节其他营养素的代谢　异亮氨酸作为一种重要的必需氨基酸，除影响蛋白沉积，还参与调节体内多种代谢和功能。黄红英等[6]研究发现，添加缬氨酸和异亮氨酸，可明显提高初乳的总必需氨基酸、总非必需氨基酸及总氨基酸含量，能提高哺乳母猪日采食量和改善母猪乳品质，进而提高哺乳仔猪生长性能。路凯等[7]以增重率（weight gain rate，WGR）和蛋白质沉积率（protein deposit rate，PR）为评价指标，得出生长中期花鲈对饲料中 L-异亮氨酸的需求量分别为 1.88% 和 1.84% 饲料干重，占饲料蛋白质的 4.41% 和 4.32%。有研究表明，胡芦巴活性成分 4-羟基异亮氨酸（4-hydroxyisoleucine，4-HIL）诱导脂肪细胞，呈现典型的脂肪细胞表型，诱导的脂肪细胞中 90% 富含有较大的脂滴。目前，有关异亮氨酸在人和动物营养方面的研究越来越多。

2. 调节机体免疫功能　细胞试验采用异亮氨酸处理猪肠上皮细胞系 IPEC-J2 后，再用沙门菌或大肠埃希菌与细胞共培养一定时间，测定病原菌的数目。试验选用 24 头 21 日龄断奶仔猪，饲喂丙氨酸或异亮氨酸日粮。在试验第 14 天时，仔猪灌服 PBS 或大肠埃希菌 K88，灌服后第 3 天屠宰。试验表明，异亮氨酸处理肠上皮细胞 24 小时后可显著降低共培养中沙门菌和大肠埃希菌的增殖。试验说明，异亮氨酸在体内和体外都能够提高猪肠上皮细胞对病原微生物的抵御能力。

3. 参与组织修复及供能　异亮氨酸的作用包括与亮氨酸和缬氨酸一起合作修复肌肉、控制血糖，并给身体组织提供能量。它还能提高生长激素产量，并帮助燃烧内脏脂肪，这些脂肪由于处于身体内部，仅通过节食和锻炼难以对它们产生有效作用。亮氨酸、异亮氨酸和缬氨酸都是 BCAA，它们有助于促进训练后肌肉恢复。

异亮氨酸是一种必不可少的氨基酸，这意味着身体不能自己合成，只能通过饮食获得。从事高强度体力活动和低蛋白质饮食的人，应该考虑补充。尽管有独立补充形式，但是最好还是与亮氨酸和缬氨酸一起摄入。因此，选择混合型补充剂更为方便。但是和任何物质一样，过量摄入便会造成副作用，如异亮氨酸过量与糙皮病、维生素 A 缺乏症等疾病相关，并会引起皮炎、腹泻、精神失常等问题。饮食中含有过多必需氨基酸还会增加体内氨的数量，并破坏肝肾功能。因此，肝功或肾功能受损患者不应该摄入大剂量亮氨酸和异亮氨酸，这会导致病情恶化。

（四）异亮氨酸与肿瘤的关系

异亮氨酸作为机体的必需氨基酸，不仅在正常组织代谢中扮演重要角色，在肿瘤代谢中也有其特点。近年来，国内外学者针对异亮氨酸在各种肿瘤代谢中的代谢特点做了许多研究。梁晓宇等[8]研究发现异亮氨酸在胃癌组织中的含量高于正常胃组织，并且，与早期肿瘤相比，进展期肿瘤组织中，包括异亮氨酸在内的一些氨基酸含量明显偏高。Nezami Ranjbar MR 等[9]证实了相较于慢性肝硬化病例，肝癌病例组织中异亮氨酸含量明显偏高。以上研究提示异亮氨酸在肿瘤发生与进展过程中起到不可忽视的作用。

综上所述，异亮氨酸作为一种机体必需氨基酸，不仅参与正常组织代谢及免疫调节，在肿瘤发生及发展过程中也起到关键的作用，深入研究异亮氨酸在肿瘤组织代谢中所扮演的角色，或许将为肿瘤免疫营养治疗提供新的思路。

（刘春玲）

参考文献

1. Pelletier V，Marks L，Wagner DA，et al. Branched-chain amino acid interactions with reference to amino acid requirements in adult men：valine metabolism at different leucine intakes. Am J Clin Nutr，1991，54（2）：395-391.
2. 查文良，陈纪伟，白育庭，等. 不平衡支链氨基酸对化疗荷瘤大鼠营养及生存状况的影响. 肠外与肠内营养，2005，12（3）：146-149.
3. 陆伟，钱绍诚，孙慧，等. 不平衡氨基酸抑制肝癌增殖的动物实验. 营养学报，2001，23（3）：234-236.
4. 闫忠芳，齐玉梅，陆伟，等. 复合氨基酸失衡液对荷肝癌小鼠营养状况影响的研究. 肠外与肠内营养，2010，17（6）：370-373.
5. 刘春生，张大鹏，刘文宽，等. 支链氨基酸在泌乳母猪营养中的研究现状. 饲料研究，2006，（2）：31-32.
6. 黄红英，贺建华，范志勇，等. 添加缬氨酸和异亮氨酸对哺乳母猪及其仔猪生产性能的影响. 动物营养学报，2008，20（3）：281-287.
7. 路凯，徐玮，麦康森，等. 生长中期花鲈对 L-异亮氨酸需要量的研究. 水产学报，2015，39（2）：203-202.
8. 梁晓宇，王鹏志，朱理玮，等. 胃癌组织中游离氨基酸变化与肿瘤进展程度的关系. 肠外与肠内营养，2001，8（1）：1-3.
9. Nezami Ranjbar MR，Luo Y，Di Poto C，et al. GC-MS based plasma metabolomics for identification of candidate biomarkers for hepatocellular carcinoma in Egyptian cohort. PloS one，2015，10（6）：e0127299.

第三节　谷氨酰胺

谷氨酰胺（glutamine，Gln）与谷氨酸一样是构成人体蛋白质所必需的 20 种氨基酸之一。谷氨酰胺是 1883 年由 Schulze 从甜菜汁中发现，后来又从发芽的种子及蛋白质中检出。1935 年，Hans Kerbs 首次发现哺乳动物肾脏具有合成和分解 L-谷氨酰胺（L-Gln）的能力，Gln 的作用开始逐渐为人们所了解。

一、谷氨酰胺的理化性质

Gln 是 L-谷氨酸的 γ-羧基酰胺化的产物（图 9-3-1），相对分子质量 146.15，熔点 185℃（分解），在结晶状态下稳定，溶于水，水溶液呈酸性，等电点 5.65，几乎不溶于乙醇和乙醚。谷氨酰胺属于中性氨基酸，在偏酸、偏碱及较高温度下易分解成谷氨酸或环化为吡咯烷酮二羧酸。

二、谷氨酰胺的生理特性

Gln 是机体中含量最丰富的氨基酸，占全部游离氨基酸 60%以上，主要储存在脑组织、

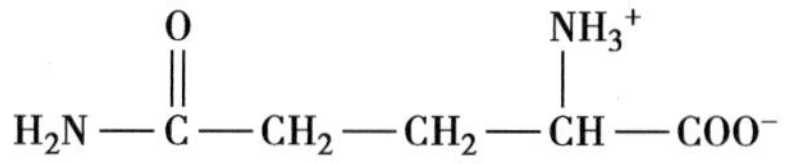

$$H_2N-\overset{\overset{\displaystyle O}{\|}}{C}-CH_2-CH_2-\overset{\overset{\displaystyle NH_3^+}{|}}{CH}-COO^-$$

图 9-3-1　L-谷氨酰胺分子结构

骨骼肌和血液中，正常情况下自身合成可以满足机体需要，但在疾病（如肿瘤等）、营养状态较差或高强度运动后等应激状态下，机体对谷氨酰胺的需求大大增加，需要外源性补充。

Gln 在体内具有广泛的生理作用，主要表现在如下几方面：

（一）维持机体免疫功能

有资料表明，Gln 不仅是淋巴细胞、肠黏膜细胞和成纤维细胞等快速生长细胞的主要能源物质，同时也是各种免疫细胞的主要能源物质。研究证实，Gln 参与维护肠道手术后患者的胃肠道黏膜的完整性。

（二）调节蛋白质的合成和分解

作为肌肉蛋白质代谢的营养素和底物，Gln 是调节蛋白质合成的重要物质，在运动中可以调节蛋白质合成、降低肌肉蛋白质分解，维持机体的生理功能，同时在感染、炎症和肌肉创伤修复中起重要作用。

（三）参与维持正氮平衡

Gln 是机体内氮和碳的重要转运载体，为其他氨基酸、蛋白质的合成提供氮源，参与机体谷胱甘肽的合成，在维持机体新陈代谢及正氮平衡方面有显著作用。

（四）维持体内酸碱平衡

研究表明，膳食性酸中毒可以引起信号通路等的改变，促进肿瘤发生，而 Gln 可以作为肾脏生成氨的载体，直接参与氨的代谢，维持机体酸碱平衡。

（五）调节机体糖代谢

Gln 可以通过糖异生作用生成葡萄糖，维持血糖浓度平衡，是肾脏、淋巴细胞和单核细胞中糖异生作用的重要底物。

（六）为细胞代谢提供“燃料”

Gln 为快速生长和分化的细胞如血管内皮细胞、淋巴细胞、肠黏膜上皮细胞等提供能量。每 1mol/L 的 Gln 经三羧酸循环可以产生 30mol/L 的 ATP，故 Gln 对 Gln 依赖性细胞特别是小肠黏膜细胞具有更加重要的意义。研究证实，Gln 参与维护肠道手术后患者的胃肠道黏膜完整性。

三、谷氨酰胺与肿瘤代谢

代谢改变是肿瘤细胞的一个标志性特征，最广为人知的代谢改变是 Warburg 效应，即快速增殖的肿瘤细胞通过有氧糖酵解将葡萄糖用于合成代谢和能量代谢，80% 以上的葡萄糖被代谢为乳酸，即“Warburg 效应”[1]。肿瘤细胞还具有代谢依赖性，这是其与其他细胞的重要区别，其特征之一就是合成代谢中 Gln 的利用率大大提高，这也是其能量代谢的重要特征。研究发现，肿瘤细胞转移 Gln 的速度较正常细胞快 5~10 倍，肿瘤患者对循环中游离 Gln 的摄取率是正常人的 2 倍，因此又称肿瘤细胞为“氮陷阱”（nitrogentrap）[2]。

然而，肿瘤相关的代谢畸变不仅仅局限于有氧糖酵解与氧化磷酸化之间平衡的打破。

关键的肿瘤基因如 *P53* 和 *CMYC* 则主宰着肿瘤的代谢调节。Gln 代谢可能通过生长因子信号通路在调节细胞的自噬作用中扮演着重要角色，从而诱导细胞死亡[3]。另外，通过 FOXO 介导的 Gln 合酶的表达诱发细胞的自我吞噬作用，可能增加肿瘤 FOXOs 功能的抑制。在生长因子和营养剥夺的条件下，这是维持细胞生存的重要手段之一。

肿瘤细胞增殖速度与血液中游离 Gln 浓度呈正相关，体外研究表明，补充 Gln 对恶性肿瘤细胞增殖具有促进作用，当 Gln 浓度为 1mmol · L^{-1}时，宫颈癌细胞的增殖能力最大。但临床研究也发现，对某些肿瘤患者补充 Gln 可改善营养状况、增强免疫力、拮抗肿瘤生长[4]。因此，临床上针对肿瘤患者是否需要补充 Gln 一直充满争议。如何补充 Gln，什么时间补充，补充 Gln 的指征是什么，阐明肿瘤及其 Gln 代谢的机制是解决这些问题的关键。

血液中的 Gln 通过存在于细胞膜上的 Gln 转运蛋白（SLC1A5/SLC7A5）转运进入胞浆内，在 Gln 酶（glutaminase）的催化下分解成谷氨酸和氨，其中谷氨酸通过两条不同的途径参与机体的代谢过程（图 9-3-2）：进入胞浆的谷氨酸，与甘氨酸（Gly）和胱氨酸（Cys）合成谷胱甘肽（GSH），成为机体抗氧化体系等的重要组成部分；进入线粒体的谷氨酸，在谷氨酸脱氢酶（GDH）或谷草转氨酶（GOT）作用下，生成 α-酮戊二酸进入三羧酸循环（tricarboxylic acid cycle，TCA），作为生成 ATP 的底物[4]。Gln 代谢过程中还可产生 NADPH。Lewis C. Cantley 等[5]研究发现胰腺导管腺癌（pancreatic ductal adenocarcinoma，PDAC）细胞中存在一种特殊的 Gln 代谢途径，这种途径与常见 Gln 途径不同，且为肿瘤生长所必需。其中 Gln 来源的天冬氨酸被传递到细胞质中，被谷草转氨酶（GOT）转换成草酰乙酸。随后，草酰乙酸转化为苹果酸，进而转化为丙酮酸，通过增加 NADPH/$NADP^+$的比例，维持细胞的氧化还原状态[6]。PDAC 细胞对这一系列的反应强烈依赖，如果去除 Gln，将导致活性氧的增加和还原型谷胱甘肽的减少，体外和体内 PDAC 生长均受到显著抑制。

正常细胞的代谢活动主要依赖于线粒体氧化磷酸化（oxidative phosphorylation，OXPHOS）以生成 ATP，而肿瘤细胞中的能量代谢表现为糖酵解活动增强和氧化磷酸化作用的减弱。细胞的快速分化涉及所有细胞内容物的复制，这一过程需要能量。在正常细胞中，能量通过 TCA 的氧化磷酸化来获得，除葡萄糖外，TCA 还需要 Gln 的参与，脂类、氨基酸、核苷酸等对子代细胞的生成也必不可少。为预防异常的细胞增殖，这些代谢通路受到严密调节。然而，肿瘤细胞通过免疫逃逸摆脱这些控制，特别是通过获得基因突变引起致肿瘤基因活化或肿瘤抑制基因丢失。例如，PI3K 是一个重要的代谢调节因子，需要生长因子激活，同时引起 AKT 和 mTOR 的活化，这一活化作用对细胞增殖和葡萄糖的吸收利用是必不可少的。除在葡萄糖代谢中的作用以外，这一途径还通过 mTOR 信号途径调节游离氨基酸到蛋白质合成的方向。Kazuhiro Tanaka 等[7]通过在多形性胶质母细胞瘤（glioblastoma multiforme，GBM）细胞株、临床前模型和临床样本的代谢与功能方面的集成性研究，证明 Gln 代谢的代偿性上调具有促进 mTOR 激酶抑制剂抵抗的作用。因此，代偿性 Gln 代谢增强的一个重要作用，即促进 mTOR 抑制剂抵抗。

很长一段时间以来，我们认为肿瘤细胞中的糖酵解现象是由于线粒体氧化磷酸化的永久性损伤所致。最近的研究发现，线粒体的氧化磷酸化作用在大多数肿瘤细胞中

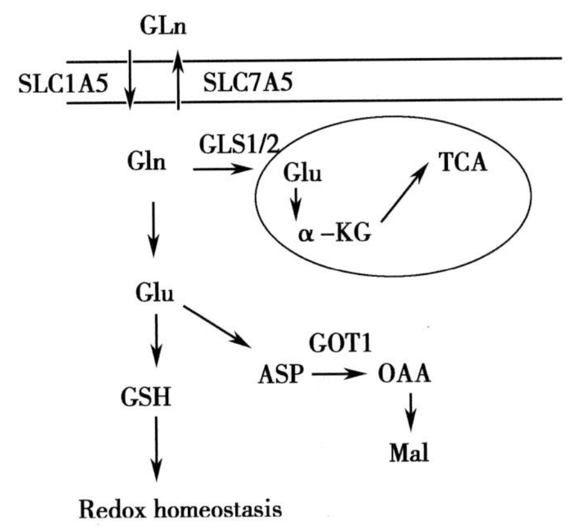

图 9-3-2 谷氨酰胺代谢示意图

注：Gln：glutaminate，谷氨酰胺；SLC1A5/SLC7A5：Gln 转运蛋白；Glu：glutamic acid，谷氨酸；GSH：glutathione，谷胱甘肽；GLS：glutaminase，谷氨酰胺酶；α-KG：α-ketoglutarate，α-酮戊二酸；TCA：tricarboxylic acid cycle，三羧酸循环；Asp：aspartate，天冬氨酸；GOT：glutamic-oxal（o）acetic transaminase，谷草转氨酶；OAA：oxaloacetic acid，草酰乙酸；Mal：malate，苹果酸；Redox homeostasis：氧化还原稳态

是完好的。在许多类型的肿瘤细胞中，有氧糖酵解更多是作为一个结果出现，是致肿瘤基因、肿瘤抑制因子、缺氧微环境、线粒体 DNA 突变、遗传背景等各种因素的综合结果。

最新证据表明，细胞内能量代谢受损是所有肿瘤的特征[8]，涉及一系列不同维度的细胞生理的变化，最终导致肿瘤发生，其中异常细胞的生长增殖是肿瘤发生的开始[9]，和正常细胞比较，肿瘤细胞更加依赖底物水平的氧化磷酸化。

四、谷氨酰胺在肿瘤免疫治疗中的作用

Gln 是目前公认的具有特殊作用的免疫营养素之一，在提高机体对肿瘤放化疗的耐受方面起着重要的作用[10-13]。它既是核苷酸合成的重要前体物质，又是淋巴细胞的重要能源物质，可促进淋巴细胞、巨噬细胞的有丝分裂和分化增殖，增加肿瘤坏死因子、白介素等细胞因子的产生和磷脂 mRNA 的合成，调节细胞内酶代谢，促进热休克蛋白表达，对淋巴细胞分泌、增殖及其功能维持起重要作用，可明显增加危重症患者的淋巴细胞总数，增强机体的免疫功能。Gln 是巨噬细胞的重要能源物质，巨噬细胞是高代谢细胞，能源底物的提供是维持其代谢的基本条件。因此，Gln 的高利用率对维持和调节巨噬细胞的免疫功能十分必要。Kang K 等[13]对涉及 1034 例患者的 13 对 RCT 研究进行荟萃分析表明，富含 Gln 的营养治疗，可以更有效地升高血清白蛋白、前白蛋白、转铁蛋白水平，提高 IgG、IgM、IgA 及 $CD3^+$浓度和 CD4/CD8 比率，有效降低感染发生率、缩短住院时间。谷胱甘肽在许多细胞的生命进程中都扮演着重要角色，包括细胞的分化、增殖、凋亡以及维持还原型谷胱氨肽内稳态，与肿瘤的发生发展密切相关。在很多肿瘤细胞中观察到，谷胱甘肽缺

乏或 GSH/GSSG（还原性 GSH）的比率下降，会导致细胞对氧化应激的敏感性增加，谷胱甘肽水平升高则会增加细胞的抗氧化能力及抗氧化损伤的修复能力。大量研究表明，在应激状态下补充 Gln 有利于恢复耗尽的 GSH，修复细胞损伤，通过维持抗氧化系统参与机体免疫保护[14]。

但同时，Gln 也是肿瘤细胞生物合成的重要营养底物[15]，特别在乏氧条件下，Gln 和醋酸盐会代替葡萄糖成为三羧酸循环（TCA）的能量来源[16]。Gln 还作为脯氨酸的前体物质促进肿瘤细胞中脯氨酸合成，并通过脯氨酸调控轴调控肿瘤细胞的表型，在压力条件下，脯氨酸的这一代谢途径会作为主要的能量来源，并提供活性氧信号，引起程序重排、调节氧化还原自平衡[17]。而肿瘤细胞本身的这一代谢特点及全身性炎症状态导致 Gln 剥夺和缺乏，使机体的营养状况受损、生理功能及免疫功能下降[18]。

而施一公等[19]则就 Gln 在肿瘤细胞中的作用，提出了不同于经典观点的新见解，认为 Gln 在肿瘤细胞中的主要作用在于对抗酸性环境，而不是作为营养成分。不同于正常细胞的代谢机制，肿瘤细胞能重新连接代谢回路，为其生长提供能源。但是，随着细胞代谢过程中乳酸的积累，有氧糖酵解水平也大大提高，因此维持肿瘤细胞的存活需要一个复杂的耐酸性系统。初步的实验证据表明，Gln 可以帮助肿瘤细胞在酸性环境中存活，如果相应的 Gln 酶活性受到抑制，肿瘤细胞的这一能力也会受到抑制。

但同时，Gln 作为一个具有多重生物学效应的超级营养素，在体内研究中其他的营养素底物和能量背景对研究结果会有不可忽视的作用[20]，在现有的研究尤其体内研究中，大部分研究并没有就其营养底物和能量背景给予足够的关注，这成为导致不同研究的观察结果相去甚远的重要原因之一。

同时，在综合营养支持中，过大比例或过大量的 Gln 供给，在加重肝肾负担的同时，对肝肾功能及免疫功能潜在的损伤也不容忽视，尤其在低能量基础上，这种潜在的不良影响可能会成为肿瘤治疗成功与否的决定性因素。其中，能量供给以至少满足机体最基本的能量需要为标准，应达 25kcal/（kg · d）（标准体重）以上，全天总能量不应低于 1200kcal，但对于低体重或消瘦患者，在起始热量和目标热量之间，需采用梯度增加方案，起始热量以实际体重为热量计算参考标准。氨基酸供给量应计入总蛋白质摄入量中，综合供热比可在 15%~20%左右（氮：热≈1：125~150 左右），在此范围内针对肿瘤患者的不同状态，调节 Gln 的比例和用量，是氨基酸在体内顺利代谢、有效利用的基础保障。而针对不同肿瘤和不同状态/时期的肿瘤患者，Gln 与总蛋白供给量的理想比例及 Gln 与总能量间的适宜热氮比，还需进一步的观察和研究。肠内、肠外营养方式的选择及肠内营养制剂剂型的选择等，则应视消化道本身的功能状态而定，不宜一概而论。

总之，肿瘤患者中，由于宿主和肿瘤本身的需要不相一致，对 Gln 的正常需求变得更加复杂。因此，进一步增加对谷氨酰胺多方面功能的综合认识和了解，恰到好处地把握 Gln 和免疫支持之间的用量和时机，使机体得到营养改善的同时，有效应对肿瘤本身及治疗损伤，仍需进一步深入的研究和探讨。

（李素云　陈春霞）

参考文献

1. Katt WP，Cerione RA. Glutaminase regulation in cancer cells：a druggable chain of events. Drug Discov To-

day, 2014, 19 (4): 450-457.

2. Mohamed A, Deng X, Khuri FR, et al. Altered glutamine metabolism and therapeutic opportunities for lung cancer. Clin Lung Cancer, 2014, 15 (1): 7-15.
3. Seo JW, Choi J, Lee SY, et al. Autophagy is required for PDAC glutamine metabolism. Sci Rep, 2016, 6: 37594.
4. 张文静，卿国良. 谷氨酰胺代谢与肿瘤. 生命科学，2013, 25 (11): 1109-1114.
5. Lyssiotis CA, Son J, Cantley LC, et al. Pancreatic cancers rely on a novel glutamine metabolismpathway to maintain redox balance. Cell Cycle, 2013, 12 (13): 1987-1988.
6. Wang YP, Zhou W, Wang J, et al. Arginine Methylation of MDH1 by CARM1 Inhibits Glutamine Metabolism and Suppresses Pancreatic Cancer. Mol Cell, 2016, 64 (4): 673-677.
7. Tanaka K, Sasayama T, Irino Y, et al. Compensatory glutamine metabolism promotes glioblastoma resistance to mTOR inhibitor treatment. J Clin Invest, 2015, 125 (4): 1591-1602.
8. Seyfried TN and Shelton LM. Cancer as a metabolic disease. Nutr Metab (Lond), 2010, 7: 7.
9. Anand P, Kunnumakkara AB, Sundaram C, et al. Cancer is a preventable disease that requires major lifestyle changes. Pharm Res, 2008, 25 (9): 2097-2116.
10. Hammami I, Chen J, Bronte V, et al. L-glutamine is a key parameter in the immunosuppression phenomenon. Biochem Biophys Res Commun, 2012, 425 (4): 724-729.
11. Ravera M, Gabano E, Tinello S, et al. May glutamine addiction drive the delivery of antitumor cisplatin-based Pt (Ⅳ) prodrugs? J Inorg Biochem, 2017, 167: 27-35.
12. Cong M, Song C, Zou B, et al. [Impact of glutamine, eicosapntemacnioc acid, branched-chain amino acid supplements on nutritional status and treatment compliance of esophageal cancer patients on concurrent chemo-radiotherapy and gastric cancer patients on chemotherapy]. Zhonghua Yi Xue Za Zhi, 2015, 95 (10): 766-769.
13. Kang K, Shu XL, Zhang YS, et al. Effect of glutamine enriched nutrition support on surgical patients with gastrointestinal tumor: a meta-analysis of randomized controlled trials. Chin Med J (Engl), 2015, 128 (2): 245-251.
14. Garrel D. The effect of supplemental enteral glutamine on plasma levels, gut function, and outcome in severe burns. JPEN J Parenter Enteral Nutr, 2004, 28 (2): 123.
15. Yuan L, Sheng X, Willson AK, et al. Glutamine promotes ovarian cancer cell proliferation through the mTOR/S6 pathway. Endocr Relat Cancer, 2015, 22 (4): 577-591.
16. Corbet C, Feron O. Metabolic and mind shifts: from glucose to glutamine and acetate addictions in cancer. Curr Opin Clin Nutr Metab Care, 2015, 18 (4): 346-353.
17. Phang JM, Liu W, Hancock CN, et al. Proline metabolism and cancer: emerging links to glutamine and collagen. Curr Opin Clin Nutr Metab Care, 2015, 18 (1): 71-77.
18. Schlemmer M, Suchner U, Schapers B, et al. Is glutamine deficiency the link between inflammation, malnutrition, and fatigue in cancer patients? Clin Nutr, 2015, 34 (6): 1258-1265.
19. Huang W, Choi W, Chen Y, et al. A proposed role for glutamine in cancer cell growth through acid resistance. Cell Res, 2013, 23 (5): 724-727.
20. Xue H, Ren W, Denkinger M, et al. Nutrition Modulation of Cardiotoxicity and Anticancer Efficacy Related to Doxorubicin Chemotherapy by Glutamine and omega-3 Polyunsaturated Fatty Acids. JPEN J Parenter Enteral Nutr, 2016, 40 (1): 52-66.

第四节 精 氨 酸

在人类和其他哺乳动物（包括猪、羊和老鼠）中，精氨酸（arginine，Arg）是一种条件必需氨基酸，因其可以依赖谷氨酰胺、谷氨酸和脯氨酸等底物从头合成，而在应激、创伤或快速生长等状态下的体内合成又供应不足。精氨酸作为尿素循环的中间产物以及蛋白质、多胺、肌酸及一氧化氮（nitric oxide，NO）等生物合成的前体物质，在细胞的新陈代谢及人体免疫中具有非常重要的作用。精氨酸通过多种途径参与机体代谢：通过精氨酸酶途径参与尿素和多胺等物质代谢；在DNA复制、细胞周期调控等方面发挥重要作用；通过一氧化氮合成酶（nitric oxide synthase，NOS）催化生成NO，参与组织血管扩张，维持血流通畅，改善微循环等。精氨酸与机体的抑癌、致癌作用以及肿瘤的生物学行为密切相关。精氨酸的多种生物学功能引起了营养和医学科研工作者的广泛关注，其在肿瘤营养治疗方面的应用成为目前氨基酸研究的热点之一。

一、精氨酸的营养生理作用

精氨酸是目前发现的动物细胞内功能最多的氨基酸，哺乳动物机体中几乎所有组织均利用左旋精氨酸（L-arginine，L-Arg）合成细胞浆蛋白和核蛋白，L-Arg在细胞分裂、伤口复原、蛋白质合成和激素分泌等多种生理过程中均起着重要的作用。在哺乳动物胎儿期和哺乳期，精氨酸是一种必需氨基酸[1,2]。新生动物自身内源精氨酸的合成对维持其体内的精氨酸平衡起着关键的作用[3]，而在大自然中，很多种食物都含有丰富的L-Arg和L-瓜氨酸，有助于我们人体自身生成NO。L-Arg可以从任何含有蛋白质的食物中找到，如肉类、家禽、奶酪产品、鱼类等。而富含精氨酸的食物包括杏仁、黑巧克力、鹰嘴豆、甜瓜、花生、红肉类、三文鱼、黄豆及胡桃等。不过只通过日常饮食来摄取L-Arg存在一定的风险，因为许多富含氨基酸的食物同时还含有过多的饱和脂肪酸，而摄取过多的饱和脂肪酸是导致血管硬化的重要危险因素。精氨酸代谢途径产生的NO、多胺、脯氨酸、谷氨酸、肌酸、胍基丁胺等物质均具有很强的生物学活性。NO作为血管舒张因子，不仅可以扩张血管平滑肌，抑制血小板黏附和聚集，维持血管的通透性[4]；而且可通过激活靶细胞中可溶性鸟苷酸环化酶，使环鸟苷酸生成增多，从而发挥细胞信使作用；另外NO还具有调节机体免疫功能的作用，在控制和根除寄生虫、细菌、病毒和癌细胞中扮演着重要的角色[5,6]。另外精氨酸在促进肌肉合成和肠黏膜发育[7]以及改善性欲等多方面也具有重要的作用。

二、精氨酸的吸收、合成与降解代谢

机体血浆精氨酸的水平主要受膳食摄取、内源合成和体内蛋白质降解等三个方面的影响。人体合成的精氨酸只占体内循环精氨酸总量的5%~15%，血液循环精氨酸水平主要依赖于体内蛋白质降解及从食物摄取。人体精氨酸主要吸收部位在空肠，精氨酸摄取减少、从头合成途径受损以及精氨酸降解代谢增强等原因是导致人体内精氨酸缺乏的主要原因。肿瘤患者营养摄入减少及吸收障碍可导致血浆精氨酸水平不足。

精氨酸与赖氨酸均为碱性氨基酸，在体内共用同一转运系统，由于存在吸收竞争，所以二者存在拮抗作用。过量的赖氨酸会提高机体内精氨酸酶的活性，从而加速精氨酸的分解。人体内源精氨酸的合成主要通过小肠-肾代谢轴完成，大多数内生精氨酸合成来自瓜氨酸，而血液循环中瓜氨酸多由谷氨酰胺在肠道或肝脏中代谢产生，瓜氨酸进入血液循环，并主要在肾脏中转换成精氨酸。精氨酸在体内主要参与鸟氨酸循环，在精氨酸酶Ⅰ的作用下脱胍基生成尿素和鸟氨酸，尿素进入血液循环，鸟氨酸在肝（或者肾脏以及肠黏膜）细胞中生成瓜氨酸，在线粒体合成后即被转运到胞液，在胞液中精氨酸代琥珀酸合成酶的催化下，与天冬氨酸反应生成精氨酸代琥珀酸。其后，精氨酸代琥珀酸再经精氨酸代琥珀酸裂解酶作用，裂解成精氨酸及延胡索酸，反应部位在胞液。由 NOS 催化生成的 NO 依赖于对细胞外精氨酸的利用，在细胞间循环精氨酸量不足的情况下则不能维持 NO 的生成。生理状态下精氨酸代谢见图 9-4-1[8]。

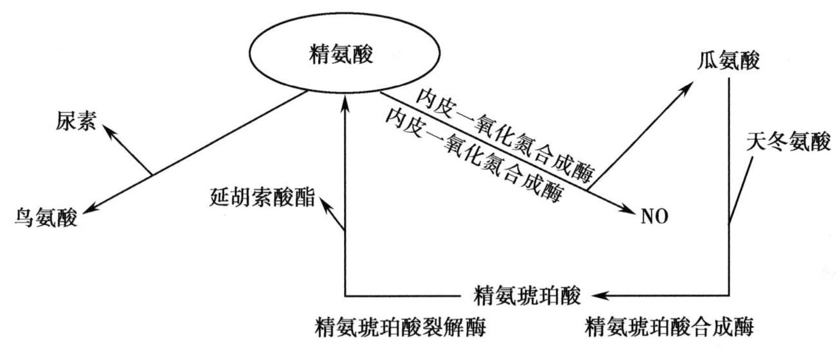

图 9-4-1 生理状态下精氨酸-瓜氨酸-一氧化氮

注：NO，nitric oxide，一氧化氮

三、精氨酸与肿瘤的关系

（一）对机体代谢的影响

荷瘤状态下机体对精氨酸需求量明显增加，致使机体精氨酸缺乏，对机体组织功能产生不良影响。研究表明内源性精氨酸合成降低是引起非小细胞肺癌患者低血浆精氨酸水平及 NO 水平的重要原因[9]；乳腺癌患者血浆精氨酸水平也预示着不同的分子亚型及疾病进展[10,11]。富含精氨酸的营养物质可以提高机体“正氮平衡”，刺激精氨酸在肝内运输。相关动物实验结果表明，补充精氨酸可减少肿瘤蛋白质的合成并抑制肿瘤的生长，同时也使宿主蛋白质代谢发生改变。临床研究表明，治疗前肿瘤患者血清精氨酸水平及补充不同剂量的精氨酸对肿瘤患者的预后具有重要的影响[12,13]。精氨酸对机体其他方面的代谢亦具有一定影响。对荷瘤鼠予以富精氨酸的全胃肠内营养，结果显示，肝、肾内酮体浓度降低，血液乳酸、丙酮酸盐水平下降，同时血糖及肝、肾肿瘤组织中葡萄糖浓度均降低，考虑可能与精氨酸促进胰岛素分泌有关。

（二）抑制肿瘤作用

精氨酸抑制肿瘤生长的机制包括：①抑制肿瘤细胞的多胺合成；②提高荷瘤宿主的免疫功能；③通过 NO 途径抑制肿瘤生长。精氨酸的作用主要是通过促进免疫细胞氧化代谢、增加细胞活力、持久性和体内抗肿瘤反应从而增强宿主的抗肿瘤免疫力实现的[14,15]。但精氨酸也是细胞生长、增殖所必需的多胺合成的前体，故补充精氨酸完全有可能通过增加多胺产生而促进肿瘤的生长。

1. 通过NO诱导肿瘤细胞凋亡 许多研究认为，NO可通过调节信号转导，抑制肿瘤的生长繁殖，精氨酸在体内可经NOS催化生成NO。研究发现，NO触发肿瘤细胞凋亡的机制有多种：①通过诱导应激蛋白生成使线粒体破裂，细胞色素C释放，激活Caspase-3、Caspase-9；②提高P21蛋白及G2/M细胞周期“关卡”蛋白表达水平。P21作为细胞周期内通用性抑制物，可抑制细胞周期依赖性蛋白激酶（cyclin-dependent protein kinases，CDK）的激活而阻滞G1/S期的过渡；③通过p38MAP激酶通路下调肿瘤存活素的表达。其中，肿瘤存活素是一种在大多数肿瘤细胞中表达、具有抗凋亡和促有丝分裂功能的物质。

2. 抑制肿瘤细胞多胺合成 多胺是一类含有两个或更多氨基的化合物，其合成的原料为鸟氨酸，关键酶是鸟氨酸脱羧酶。其中，具有重要生理功能的多胺是腐胺、尸胺、亚精胺、精胺等，它们可作为真核生物与原核生物细胞的生长因子。有研究表明，多胺具有促DNA合成的作用，加入外源性多胺，可逆转DNA合成抑制。多胺在体内外均可促进肿瘤细胞的蛋白质合成，这可能与多胺结合到tRNA核糖体上稳定其结构与功能有关。肿瘤细胞多胺代谢活跃，多胺是其迅速分裂、增殖所必需的。VidalCasariego等[16]的荟萃分析表明：头颈部肿瘤患者术前补充含精氨酸的肠内营养可以明显减少术后瘘管的发生率并缩短平均住院日，而对营养状况良好的腹部肿瘤患者，术前短期补充免疫营养饮食并不能改善临床结果。

3. 提高荷瘤宿主免疫功能 精氨酸的免疫调节作用已受到人们的肯定。精氨酸是一种特殊营养物质，是NOS的底物，用以生成NO，所产生的NO作为自由基气体小分子具有两种不同的生物学效能：一方面其通过激活可溶性鸟苷酸环化酶合成cGMP发挥其生理调节作用；另一方面，具有细胞毒作用。精氨酸可以使胸腺增大，淋巴细胞增多，增加自然杀伤细胞的数量，增强巨噬细胞的吞噬能力和自然杀伤细胞的活性，增加脾脏单核细胞IL-2的分泌及IL-2受体的活性，提高以T淋巴细胞间接反应为中介的免疫防御与免疫调节作用。

总之，精氨酸等免疫营养素能更好地改善机体代谢，增强患者免疫功能，临床应用也逐渐增多，许多研究都得出了免疫营养素抗肿瘤治疗的有益结果，但精氨酸等在肿瘤辅助治疗中的价值尚需进一步地研究和评价。

（刘会兰）

参考文献

1. Wu G，Jaeger LA，Bazer FW，et al. Arginine deficiency in preterm infants：biochemical mechanisms and nutritional implications. J Nutr Biochem，2004，15（8）：442-451.
2. 吴信，高运苓，伍国耀，等. N-甲酰谷氨酸对仔猪内源性精氨酸的合成调控. 饲料工业，2009，30（4）：56-58.
3. Morizono H，Caldovic L，Shi D，et al. Mammalian N-acetylglutamate synthase. Mol Genet Metab，2004，81 Suppl 1：S4-11.
4. Zhao YJ，Xu CQ，Zhang WH，et al. Role of polyamines in myocardial ischemia/reperfusion injury and their interactions with nitric oxide. Eur J Pharmacol，2007，562（3）：236-246.

5. Tong BC, Barbul A. Cellular and physiological effects of arginine. Mini Rev Medchem, 2004, 4 (8): 823-832.
6. de Luis D, Izaola O, de la Fuente B, et al. Effect of L-arginine supplementation on insulin resistance and adipocitokines levels in head and neck cancer non diabetic patients after surgery. Nutr Hosp, 2014, 30 (4): 870-875.
7. 聂新志，蒋宗勇，郑春田，等. 精氨酸对仔猪肠道黏膜发育的调控. 饲料研究，2009，12：6-7.
8. Wijnands KA, Castermans TM, Hommen MP, et al. Arginine and citrulline and the immune response in sepsis. Nutrients, 2015, 7 (3): 1426-1463.
9. Engelen MP, Safar AM, Bartter T, et al. Reduced arginine availability and nitric oxide synthesis in cancer is related to impaired endogenous arginine synthesis. Clin Sci (Lond), 2016, 130 (14): 1185-1195.
10. Hu L, Gao Y, Cao Y, et al. Association of plasma arginine with breast cancer molecular subtypes in women of Liaoning province. IUBMB life, 2016, 68 (12): 980-984.
11. Mohan S, Moua N, Harding L. N w-hydroxy-L-arginine as a novel ethnic specific indicator of estrogen-negative breast cancer. Amino Acids, 2016, 48 (11): 2693-2698.
12. Wang YP, Zhou W, Wang J, et al. Arginine Methylation of MDH1 by CARM1 Inhibits Glutamine Metabolism and Suppresses Pancreatic Cancer. Mol cell, 2016, 64 (4): 673-687.
13. Kishton RJ, Sukumar M, Restifo NP. Arginine Arms T Cells to Thrive and Survive. Cell Metab, 2016, 24 (5): 647-648.
14. Pan YP, Chang PH, Fan CW, et al. Relationship between pre-treatment nutritional status, serum glutamine, arginine levels and clinicopathological features in Taiwan colorectal cancer patients. Asia Pac J Clin Nutr, 2015, 24 (4): 598-604.
15. De Luis DA, Izaola O, Terroba MC, et al. Effect of three different doses of arginine enhanced enteral nutrition on nutritional status and outcomes in well nourished postsurgical cancer patients: a randomized single blinded prospective trial. Eur Rev Med Pharmacol Sci, 2015, 19 (6): 950-955.
16. Vidal-Casariego A, Calleja-Fernandez A, Villar-Taibo R, et al. Efficacy of arginine-enriched enteral formulas in the reduction of surgical complications in head and neck cancer: a systematic review and meta-analysis.Clin Nutr, 2014, 33 (6): 951-957.

第五节 牛 磺 酸

一、牛磺酸的生物学作用

（一）牛磺酸的理化性质

牛磺酸（taurine，Tau），化学名称为2-氨基乙磺酸，结构式为 NH_2-CH_2-CH_2-SO_3H，分子量为125.4，属于非蛋白质氨基酸，与胱氨酸、半胱氨酸的代谢相关[1]。常温常压下，牛磺酸为无色四面针状结晶，味微酸，可溶于水，熔点为310℃。牛磺酸化学性质稳定，在避光、密封干燥的条件下可在室温贮存三年。

（二）牛磺酸的生理作用

人类内源性合成胱氨酸的能力有限。牛磺酸是人类不可或缺的氨基酸，20世纪70年代以来，有关牛磺酸的研究从未间断过。研究表明，牛磺酸可以调节机体的免疫机制，对神经有保护和营养的作用[2]。对于心血管系统，牛磺酸具有修复血管内皮、抗脂质过氧化、抑制细胞凋亡等作用，特别是在防治动脉粥样硬化、抗高血压、抗高血脂和清除自由基等方面研究较多[3,4]。在糖尿病及相关并发症的预防上，牛磺酸也发挥了一定的作用，国内外学者的研究发现其可以对抗糖尿病视网膜病变以及预防糖尿病肾病[5,6,7]。

二、牛磺酸与肿瘤的关系

（一）作用机制

牛磺酸的抗肿瘤作用有很多相关报道，但直到目前仍然没有定论。大多数研究集中于以下几个方面：上调诱导肿瘤细胞的凋亡作用、增加机体的免疫力、提高机体的抗氧化作用、通过调节化疗药物的代谢，上调化疗药物疗效以及具有一定抑制化疗药物毒性的作用[8,9,10,11]。

（二）牛磺酸及其衍生物与肿瘤免疫营养治疗的关系

2016 年，He YU，Li QQ，Guo SC 等学者报道了一篇关于牛磺酸与乳腺癌的相关血清代谢研究，研究采用了经 2-羟甲基丁酸诱导的乳腺癌变的小鼠作为研究模型，结果显示牛磺酸的使用将乳腺癌的发生率从 80%降低到了约 40%（$P<0.05$），从能量代谢、氨基酸代谢、核酸代谢等各方面综合分析均提示牛磺酸的抗肿瘤特性是通过改变乳腺癌细胞的代谢而实现的，此研究也为将来建立乳腺癌的潜在肿瘤预测模型、监测治疗以及预测预后奠定了基础[12]。

另一项 2016 年报道的研究结果显示，加入牛磺酸可上调顺铂（cisplatin）治疗人类宫颈癌的效力，在加入牛磺酸后，与单独使用顺铂相比，人类宫颈癌细胞增殖率显著下降，这一过程正是通过介导细胞凋亡实现的[13]。其他关于结合牛磺酸提高化疗药物疗效和降低药物不良作用的研究还包括：牛磺酸可以增强环磷酰胺（cyclophosphamide，CTX）的抑癌疗效并同时改善 CTX 骨髓抑制和免疫系统不良反应的发生以及提高多柔比星（adriamycin，ADM）的抗肿瘤作用，但具体机制仍不是十分明确[14,15]。

张霞丽等[16]研究显示，牛磺酸可以诱导肿瘤细胞发生凋亡，随着剂量的增加，其细胞凋亡率也呈现上升趋势，而对于正常细胞增殖的影响并不明显，这一作用机制可能是通过刺激 p53 上调凋亡调制物表达、上调促凋亡基因 *BAX* 和下调抗凋亡基因 *Bcl-2*，最终导致半胱天冬酶-3 的活性增高，从而介导细胞凋亡。

对于牛磺酸衍生物的研究开始得更早，其抗肿瘤作用可能优于牛磺酸。目前研究最多的是牛磺罗定（taurolidine）。

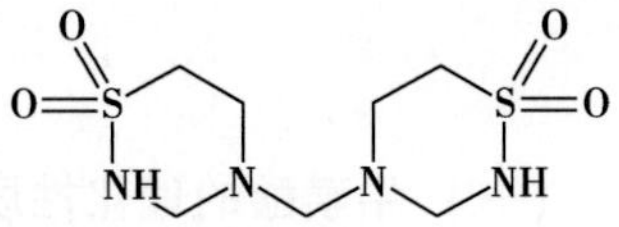

1970 年以来，牛磺罗定就被应用于临床，由于对需氧菌和厌氧菌都敏感，最初作为一种广谱抗生素用于治疗腹膜炎[17,18,19]。在治疗过程中，牛磺罗定几乎没有毒性反应，体外和一些动物实验都显示其具有一定的抗肿瘤潜力，它可以通过多种机制抑制肿瘤生长，包括促进肿瘤细胞凋亡、减少肿瘤细胞的黏附作用、下调促炎症因子的释放以及调节抗肿瘤免疫机制等[20,21,22,23]。由于其低毒性的特性，目前很多研究都是关于它和很多化疗药物的对比，但关于具体机制方面的探讨还很匮乏，也缺少相关的随机对照研究，因此它的抗肿瘤作用还有待进一步确定（图 9-5-1）。

O=S(=O), NH, N, N, NH, S(=O)=O

图 9-5-1　牛磺罗定的分子结构

（姚云峰）

参 考 文 献

1. Wogan GN, Hecht SS, Felton JS, et al. Environmental and chemical carcinogenesis. Semin Cancer Biol, 2004, 14 (6): 473-486.
2. Reddy BS, Rao CV, Rivenson A, et al. Chemoprevention of colon carcinogenesis by organosulfur compounds. Cancer Res, 1993, 53 (15): 3493-3498.
3. Galang N, Sasaki H, Maulik N. Apoptotic cell death during ischemia/reperfusion and its attenuation by antioxidant therapy. Toxicology, 2000, 148 (2-3): 111.
4. Das J, Ghosh J, Manna P, et al. Taurine provides antioxidant defense against NaF-induced cytotoxicity in murine hepatocytes. Patho-physiology, 2008, 15 (3): 181-190.
5. Ge H, Tao L, Yu W. Taurine on blood glucose and platelet aggregation. Journal of Nutrition, 2000, 22 (4): 308-311.
6. Feng CG, Liu X, Guo XY. Krypton amino acid, peptide therapy in diabetes research. Journal of Modern Applied Pharmacy, 2004, 21 (2): 118-120.
7. Song XD, Chen CZ, Dong B, et al. Study on the intervening mechanism of taurine on streptozotocin-induced diabetic cataracts. Chin J Oph-thalmol, 2003, 39 (10): 605-609.
8. Xue ML, Zhang HR, Jiang CQ, et al. Study on the anticancer action of taurien on 7, 12-dimethylbenz (a) anthracene (DMBA) induced breast-cancer in rats. Acta Nutrimenta Sinica, 2008, 30 (1): 57-60.
9. Yu JS, Kim AK. Effect of combination of taurine and azelaic acid on antimelanogenesis in murine melanoma cells. J Biomed Sci, 2010, 17Suppl 1: S45.
10. Yu J, AK Kim. Effect of taurine on antioxidant enzyme system in B16F10 melanoma cells. Adv Exp Med Biol, 2009, 643: 491-499.
11. Bremer E, van Dam G, Kroesen BJ, et al. Targeted induction of apoptosis for cancer therapy: current progress and prospects. Trends Mol Med, 2006, 12 (8): 382-393.
12. He YU, Li QQ, Guo SC. Taurine Attenuate Dimethylbenz [a] anthracene-induced Breast Tumorigenesis in Rats: A Plasma Metabolomic Study. Anticancer Res, 2016, 36 (2): 533-543.
13. Kim T, Kim AK. Taurine enhances anticancer activity of cisplatin in human cervical cancer cells. Adv Exp Med Biol, 2013, 776: 189-198.
14. Wang L, Zhao N, Zhang F, et al. Effect of taurine on leucocyte function. Eur J Pharmacol, 2009, 616 (1-3): 275-280.
15. Sadzuka Y, Matsuura M, Sonobe T. The effect of taurine, a novel biochemical modulator, on the antitumor activity of doxorubicin. Biol Pharm Bull, 2009, 32 (9): 1584-1587.
16. 张霞丽，万福生. 牛磺酸的抗肿瘤作用. 肿瘤，2012，32 (04): 308-310.
17. Knight BI, Skellern GG, Smail GA, et al. NMR studies and GC analysis of the antibacterial agent taurolidine. J Pharm Sci, 1983, 72 (6): 705-707.
18. Pfirrmann R. Taurolin in der Anwendung bei chirurgischen Infektionen. Chir Gastroenterol, 1991, 6: 131-142.
19. Pfirrmann RW, Bruckner WL. Taurolin, Ein neues Konzept zur antimikrobiellen Chemotherapie chirurgischer Infektionen. Munich: Urban and Schwarzenberg, 1985: 3-23.
20. Bahadir I, Oncel M, Kement M, et al. Intra-abdominal use of taurolidine or heparin as alternative products to an antiadhesive barrier (Seprafilm) in adhesion prevention: an experimental study on mice. Dis Colon Rectum, 2007, 50 (12): 2209-2214.

21. Luo JL, Kamata H, Karin M. IKK/NF-kappaB signaling: balancing life and death--a new approach to cancer therapy. J Clin Invest, 2005, 115 (10): 2625-2632.

22. McCourt M, Wang JH, Sookhai S, et al. Taurolidine inhibits tumor cell growth in vitro and in vivo. Ann Surg Oncol, 2000, 7 (9): 685-691.

23. Linder MM, Ott W, Wesch G. Antibacterial therapy of purulent peritonitis: a prospective randomized study on the effects of antibiotics and taurolin, a new chemotherapeutic and antiendotoxic agent (author's transl). Chir Forum ExpKlin Forsch, 1980: 67-71.

第十章 脂肪酸与肿瘤免疫营养治疗

脂肪酸（fatty acid，FA）是由一端含有一个羧基的长脂肪族碳氢链构成的，是最简单的一种脂，它是许多更复杂的脂的组成成分。脂肪酸是人体所需营养素，具有重要的生物学功能。根据碳氢链的饱和度将脂肪酸分为三类：饱和脂肪酸（saturated fatty acids，SFA），即碳氢链上没有不饱和键；单不饱和脂肪酸（monounsaturated fatty acids，MUFA），即碳氢链上有一个不饱和键；多不饱和脂肪酸（polyunsaturated fatty acids，PUFA），即碳氢链上有两个或两个以上不饱和键。在本节中我们主要介绍多不饱和脂肪酸 n-3、n-6 脂肪酸；单不饱和脂肪酸 n-9；和一类新型脂类分子——羟脂肪酸支链脂肪酸酯在肿瘤免疫营养治疗中的作用。

第一节　n-3 脂肪酸

一、n-3 脂肪酸的结构来源与代谢

多不饱和脂肪酸（polyunsaturated fatty acids，PUFAs）是指含有两个或两个以上双键结构的直链脂肪酸，又称多烯脂肪酸。n-3 多不饱和脂肪酸因第一个双键的位置在 3、4 两个碳原子之间而得名。其中亚麻酸是 n-3 脂肪酸系列中的“母体”[1]。

人体所需的 n-3 PUFAs 主要从多脂的深海鱼油以及植物油等食物中获得。在人体正常生理活动中，发挥重要作用的 n-3 不饱和脂肪酸有以下 3 种类型：①α-亚麻酸（α-linolenic acid，ALA），主要来源于植物油，如可食用种子、鼠尾草籽油、藻油、亚麻籽油、大麻油等。其中，α-亚麻酸在紫苏籽油中占 64%，在亚麻籽油中占 55%，在沙棘籽油中占 32%，在大麻籽油中占 20%，在菜籽油中占 10%，在豆油中占 8%，核桃中含量也较高。②二十碳五烯酸（eicosapentaenoic acid，EPA），在冷水鱼类如野生鲑鱼含量较高，从鲭鱼、沙丁鱼、三文鱼、鲱鱼、蛋油、乌贼油和磷虾油中也可获得 EPA。③二十二碳六烯酸（docosahexaenoic acid，DHA），DHA 主要存在于鱼类体内。鱼体内 DHA 含量最多的部分是眼窝的脂肪，其次为鱼油。人体不能合成 n-3 PUFAs，必须取自于食物，但体内的 n-3 PUFAs 可以通过代谢转化，如可通过食物摄取的短链 ALA 经代谢转化为长链的 EPA 和 DHA（图 10-1-1）。

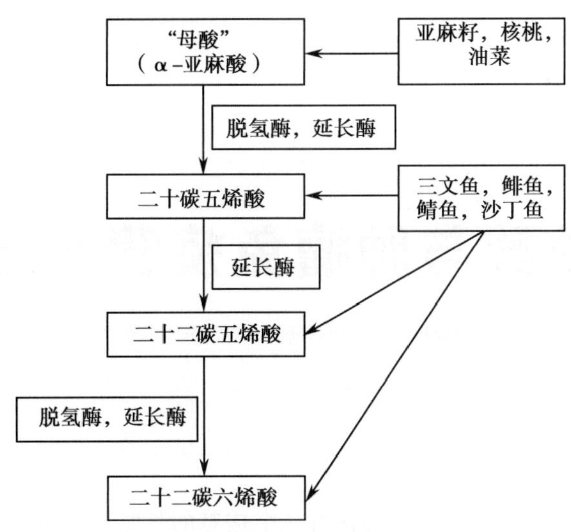

图 10-1-1 不饱和脂肪酸的体内代谢过程

二、n-3 脂肪酸的生理作用

早在 20 世纪 80 年代，欧洲及美国等一些国家科学家就已经发现富含 n-3PUFAs 的鱼类的摄入量和冠心病的死亡率之间呈现负性相关。很多后续的研究显示：n-3PUFAs 的摄入在心血管疾病、脂质代谢紊乱、动脉粥样硬化、高血压、糖尿病、血管性反应、肥胖、炎症性疾病、神经精神障碍、肾脏疾病、骨质疏松、眼病及妊娠中都有明显的效益。因此越来越多的学者对 n-3PUFAs 的临床应用及效果产生浓厚的兴趣[2-3]。此外，n-3PUFAs 具有强大的抗炎效应，因为其抑制了白介素与肿瘤坏死因子的产生。另有研究探讨了 n-3PUFAs对重度脓毒血症患者的炎性因子变化及免疫功能影响，结果发现 n-3PUFAs 可以改善重度炎症反应患者的免疫功能，缓解其炎性反应，缩短其在重症监护室的住院时间，但不能降低其死亡率[4]。

n-3PUFAs 在维持细胞内环境稳态方面也起着至关重要的作用，并且其饮食摄入量的调节和 PUFAs 的新陈代谢可能影响细胞功能障碍，这些作用与癌症风险和发展相关。n-3PUFAs 的主要生理作用有[5-6]：①降低血脂，减少脂肪的吸收，抑制体内脂肪酸的合成；②降低高血压，其机制可能与前列环素 3 有关；③预防血栓性疾病，可通过抑制血小板、凝血系统的作用，降低心肌梗死、脑梗死的发病率；④抗炎、抗过敏作用，这与白烯酸 5 作用有关；⑤抑制肿瘤细胞的形成及转移，可能与抑制癌细胞的生化代谢过程，增加癌细胞内活性氧的产生，使癌细胞内的有氧代谢增加，使癌细胞线粒体酶活性下降，或与抑制癌细胞的基因表达等有关；⑥增强免疫功能，包括细胞免疫及体液免疫。目前认为早期作用在于改变免疫细胞膜的信息传递过程，而长期作用可能与其改变免疫细胞膜的结构有关；⑦促进胰岛素的分泌，延缓其降糖效果，抑制并发症的发生；⑧其他，如保护视力，增强智力，抗心律失常等作用。因此，n-3PUFAs 在人体内发挥着重要作用，其缺乏易引起机体功能障碍，如学习能力与视力下降、烦渴、反常视网膜电图等（表 10-1-1）。

表 10-1-1 n-3PUFAs 的食物来源及缺乏时的临床特征

食物来源	缺乏时的临床表现
核桃、麦芽油、亚麻籽油、菜籽油、鱼油、人奶、动物内脏、深水鱼（三文鱼、鲱鱼、鲑鱼、鲭鱼、沙丁鱼等）	免疫力、学习能力及视力下降、烦渴、反常视网膜电图，周围神经炎、小儿生长发育迟缓等

三、n-3 脂肪酸在肿瘤免疫营养治疗中的作用机制及应用

n-3 脂肪酸在人体中具有重要的生理功能，其可以通过调控肿瘤相关基因的表达，调节肿瘤细胞的增殖、侵袭与迁移、影响肿瘤血管的生成等途径影响肿瘤的发生与进展。因此，n-3 PUFAs 已被广泛应用于肿瘤的临床综合治疗。但关于 n-3 PUFAs 在肿瘤免疫营养治疗中应用的大样本、前瞻性临床研究不多，且其应用的具体制剂、剂量、疗程等，目前尚未见综合报道。在此，我们列举了以 n-3 脂肪酸为代表的 PUFAs 在肺癌、前列腺癌及消化道肿瘤治疗中的作用[7-9]（表 10-1-2）。

表 10-1-2 n-3PUFAs 在常见肿瘤中的应用

研究对象	样本量	研究时限	干预措施	研究结果
接受化疗的非小细胞肺癌患者[7]	46	1 年	2. 2g EPA；0. 24~0. 5g DHA	化疗反应率增高，生存时间延长
前列腺癌术前患者[8]	161	31 天	亚麻籽 30g+低脂饮食	前列腺癌细胞增殖率下降
胃肠道肿瘤术后化疗患者[9]	38	8 周	0. 3g EPA；0. 4g DHA	外周血单核细胞数增加

EPA：eicosapentaenoic acid，二十碳五烯酸；DHA：docosahexaenoic acid，二十二碳六烯酸

（一）n-3 多不饱和脂肪酸能改善恶液质状况

肿瘤患者常伴随有与疾病及治疗相关的营养不良，其发生原因有厌食、胃肠道功能障碍、肿瘤消耗及放、化疗不良反应等，这些都促进恶液质的发生及进展。目前普遍认为恶液质是肿瘤患者热量和营养素摄入不足及代谢异常，肿瘤相关细胞因子的异常分泌等多因素共同作用的结果。肿瘤相关细胞因子由肿瘤和（或）荷瘤机体产生，主要包括肿瘤坏死因子-α（tumor necrosis factor-α，TNF-α）、脂肪动员因子（lipid mobilizing factors，LMFs）、干扰素-γ（interferon-γ，IFN-γ）、白介素 6（interleukin-6，IL-6）、白介素 1（interleukin-1，IL-1）等。临床研究证实，n-3 脂肪酸等 PUFAs 可明显纠正营养不良、改善恶液质情况以及延长肿瘤患者生存期[10]。

n-3 多不饱和脂肪酸直接通过细胞因子影响机体代谢，主要的代谢途径为 NF-κB 途径。核因子 NF-κB 激活表达后可诱导许多炎症反应相关细胞因子的产生，如 IL-1、IL-6 和 TNF-α 等。这些细胞因子在许多肿瘤的发生、发展及由肿瘤引发的机体消耗中具有重要作用。n-3 脂肪酸在体内经环氧化酶（cyclooxygenase，COX）和脂氧化酶（lipoxygenase，LOX）作用生成许多信号物质，抑制细胞膜 G 蛋白的表达以及蛋白激酶 C（protein kinase C，PKC）的激活，阻断 NF-κB/IκB 复合物中 IκB 基团磷酸化，NF-κB 活化减少，核内转

录因子 NF-κB 表达下降，从而降低体内 TNF-α、IL-1、IL-6 等细胞因子水平，进而减少肿瘤患者机体消耗。此外，n-3 脂肪酸中的 EPA 可通过下调蛋白动员因子（protein mobilizing factor，PMF）表达，抑制脂肪细胞 cAMP 升高，阻止脂肪动员因子（lipid mobilizing factor，LMF）的作用[11-12]。

（二）n-3 多不饱和脂肪酸具有免疫调节功能

肿瘤患者的营养支持不仅应包括足量的能量供给，还需包括对机体免疫功能的维护。具有免疫营养特性的 PUFAs 可以通过对细胞免疫功能的改善、对细胞因子的调节及对体液免疫的优化来有效促进免疫功能的提高。此外，n-3 PUFAs 还可以通过调节类二十烷酸的合成，调控基因表达、信号分子及转录因子，改变脂肪的脂肪酸组成及结构，影响各种炎性介质、细胞因子的合成及白细胞的活性，从而减少炎性介质的产生与释放，促进巨噬细胞的吞噬功能，具有抗炎、改善机体免疫力的作用[13]。2003 年 Wallace 等[14]进行了相关的双盲法随机对照试验以研究 n-3 脂肪酸的免疫调节功能，结果表明 n-3 脂肪酸可调节胃肠道肿瘤患者术后机体的免疫功能，增强机体免疫力。与此同时，国内一些学者对胃肠道肿瘤切除后的患者进行临床对照试验，结果表明加用了 n-3 鱼油脂肪乳的肠外营养能够提高患者术前及术后免疫功能，类似的随机对照研究也得出了较为一致的结论[13-15]（表 10-1-3）。

表 10-1-3　n-3 多不饱和脂肪酸对机体免疫功能的影响

对细胞因子的影响		对细胞信号转导的影响		对炎性反应的影响	
IL-1	↑↓	腺苷酸环化酶	↑↓	CD2 表达	↓
IL-2	↓	蛋白激酶 A	↑↓	细胞间黏附因子-Ⅰ表达	↓
IL-4	↓	蛋白激酶 C	↓	血管细胞黏附因子-Ⅰ表达	↓
IL-6	↓	核转录因子 κB	-	L-选择素表达	↓
IL-8	↓			淋巴细胞功能相关抗原 1 表达	↓
IL-10	↓			淋巴细胞黏附	↓
TGF-α	↓			单核细胞黏附	↓
IFN-β	↓			中性粒细胞趋化性	↓
TNF-γ	↓			C 反应蛋白	↓

IFN：interferon，干扰素；TGF：transforming growth factor，转化生长因子；TNF：tumor necrosis factor，肿瘤坏死因子

（三）n-3 多不饱和脂肪酸能改善肿瘤患者的肝功能

肿瘤患者（尤其是手术后患者）肝功能的维护是临床医生必须面对的一个重大问题。术后早期的肝功能恢复有助于改善肝脏血流灌注、提高杀菌能力及蛋白质的合成能力等，这有利于提高患者的机体防御能力、促进术后伤口愈合、改善营养状态。研究发现一些肿瘤手术（如胃肠道肿瘤手术）会损伤肝的代谢能力，导致术后总胆红素和转氨酶异常增高，这说明胃肠道等肿瘤手术会对肝功能造成一定损害。学者们通过临床研究认为，n-3 脂肪酸等 PUFAs 可以通过以下途径改善肿瘤患者的肝功能：①选择性地加快肝脏和回肠血流，加强肝营养物质的供给，加快肝功能恢复；②激活体内抗氧化机制，使肝细胞迅速

增殖，促进肝脏早期再生；③提高患者的肝脏灌注率，增高肝脏乳酸清除率；④减少肠道细菌易位、抑制炎症因子的释放、减轻内毒素对门静脉系统的破坏，尤其是减轻对肝血窦内皮细胞的损害。国内外研究发现，与传统营养治疗方法相比较，术后实行 n-3 脂肪酸免疫营养治疗的肿瘤患者，其谷草转氨酶、谷丙转氨酶、乳酸脱氢酶等肝功能指标得到了明显的改善[16-18]。由此可见，n-3 脂肪酸等 PUFAs 可以维持并改善肝脏的代谢功能，有利于肿瘤患者的术后康复。

（四）n-3 多不饱和脂肪酸对肿瘤细胞的细胞毒作用

流行病学资料显示，经常食用富含 n-3 脂肪酸的深海鱼及其他海产品的人群发生恶性肿瘤的危险性明显降低。国内外学者通过动物实验及体外实验证实了 n-3 脂肪酸具有明显的抗肿瘤作用。通过总结分析，其可能的机制如下：①诱导肿瘤细胞凋亡。n-3 PUFAs 引发的脂质过氧化反应产生大量的活性氧簇产物，可能是抑制 Bcl-2、Bcl-XL 表达从而促进细胞凋亡发生的原因；②调节肿瘤细胞脂质过氧化。外源性 n-3 PUFAs 易结合到肿瘤细胞的细胞膜上，通过酶途径如细胞来源的过氧化物酶，以及非酶途径如膜脂的自由基作用，产生过氧化物及活性基团，这些物质可以有效打击肿瘤细胞的细胞膜，致使胞内细胞器变质，线粒体脂膜破坏，多因素造成肿瘤细胞的损伤，最终导致肿瘤细胞死亡；③改变肿瘤细胞膜的脂肪酸构成。肿瘤细胞的胞膜存在磷脂构成发生改变以及结构脂肪酸失衡或缺乏。肿瘤患者体内可能存在 n-3 PUFAs 过度消耗或利用障碍的现象，这造成胞膜磷脂 n-3/n-6 比例降低，改变生物膜特性，影响肿瘤的发展及抗肿瘤药物的分布。给予外源性的 n-3 PUFAs，n-3/n-6 比例升高可以增加肿瘤细胞膜的流动性，使化疗药物向胞内的扩散增加，形成药物的胞内聚集，增强肿瘤对化疗药的敏感性。另外胞膜磷脂中 n-3/n-6 比例的增加会改变肿瘤生物膜特性，降低肿瘤的侵袭力，也会影响胞膜表面酶活性、离子通道和受体表达，使肿瘤细胞内的蛋白代谢、细胞周期调控和信号转导等过程受到干扰，进而对肿瘤细胞产生抑制或杀伤作用；④影响癌基因编码蛋白。*RAS* 癌基因编码蛋白定位于细胞浆膜，对肿瘤的发生发展具有促进作用。二十二碳六烯酸能有效降低 RAS 蛋白在肿瘤细胞的浆膜定位功能，抑制 RAS 蛋白活化，减少与 GTP 结合的 RAS 蛋白水平，部分阻断其下游 p42/44ERK 依赖的细胞信号转导，有效降低了肿瘤的诱发率；⑤抑制肿瘤新生血管形成。新生的血管是肿瘤生长、侵袭和转移的前提条件。在肿瘤治疗过程中，血管的改变是影响瘤体能否缩小的关键因素。血管内皮细胞生长因子（vascular endothelial growth factor，VEGF）是目前发现的重要促血管生成因子，VEGF 的表达水平通过 COX-2/PGE2 介导的 ERK-1、ERK-2 和 HIF-1a 信号通路来调节。n-3 PUFAs 能下调 VEGF、COX-2、PGE2、ERK-1/2 和 HIF-la 的表达[8,19-20]。

（五）n-3 多不饱和脂肪酸能逆转多药耐药

n-3 脂肪酸显示出良好的逆转肿瘤化疗多药耐药的作用，机制与增加氧化损伤、阻断细胞周期、抑制 NF-κB 途径、减少耐药基因活化及表达等有关。二十碳五烯酸还可作为 PPARγ 配基激活该途径。此外，PPARγ 还可调节下游与化疗耐药相关的多种机制，起到化疗增敏作用[21-22]。

四、小　　结

n-3 PUFAs 在人体中具有重要的生理功能，其可以通过调控肿瘤相关基因的表达，调节肿瘤细胞的增殖、侵袭与迁移，影响肿瘤血管的生成等途径影响肿瘤的发生与进展。临床研究发现，即使接受短期的 n-3 PUFAs 治疗，肿瘤患者的各种免疫、炎症、生理、心理及预后相关指标均有明显改善。此外，从我们应注意到 n-3 PUFAs 的治疗量远远超过了我们从日常食物中的摄取量。因此，在各种肿瘤的临床治疗中，我们应酌情加大 n-3 PUFAs 的用量。但 n-3 PUFAs 的摄入并非越多越好，Gao 等[23]研究发现，摄入中等剂量的 n-3 PUFAs（每月 2. 45~7. 2g）最有益于绝经后女性的乳腺癌预防。但有关 n-3 PUFAs 在各类肿瘤中应用的具体剂型、剂量及疗程等，尚缺乏大样本研究，因此，开展更多关于 n-3 PUFAs 在各种肿瘤中应用的前瞻性、大样本临床研究，并制订具有指导意义的临床实践指南，是今后临床研究的重点。

（陈俊强　王 震）

参考文献

1. Cordain L, Eaton SB, Sebastian A, et al. Origins and evolution of the Western diet: health implications for the 21st century. Am J Clin Nutr, 2005, 81 (2): 341-354.
2. Matsuoka Y, Nishi D, Hamazaki K, et al. Docosahexaenoic acid for selective prevention of posttraumatic stress disorder among severely injured patients: a randomized, placebo-controlled trial. J Clin Psychiatry, 2015, 76 (8): e1015-1022.
3. Bautista Niño PK, Tielemans MJ, Schalekamp-Timmermans S, et al. Maternal fish consumption, fatty acid levels and angiogenic factors: The Generation R Study. Placenta, 2015, 36 (10): 1178-1184.
4. Kwan HY, Chao X, Su T, et al. Dietary lipids and adipocytes: potential therapeutic targets in cancers. J Nutr Biochem, 2015, 26 (4): 303-311.
5. Senkal M, Geier B, Hannemann M, et al. Supplementation of ω-3 fatty acids in parenteral nutrition beneficially alters phospholipid fatty acid pattern. JPEN J Parenter Enteral Nutr, 2007, 31 (1): 12-17.
6. Mayer K, Schaefer M B, Seeger W. Fish oil in the critically ill: from experimental to clinical data. Curr Opin Clin Nutr Metab Care, 2006, 9 (2): 140-148.
7. MurphyRA, MourtzakisM, Chu QS, et al. Nutritional intervention with fish oil provides a benefit over standard of care for weight and skeletal muscle mass in patients with nonsmall cell lung cancer receiving chemotherapy. Cancer, 2011, 117 (8): 1775-1782.
8. Demark-Wahnefried W, Polascik TJ, George SL, et al. Flaxseed supplementation (not dietary fat restriction) reduces prostate cancer proliferation rates in men presurgery. Cancer Epidemiol Biomarkers Prev, 2008, 17 (12): 3577-3587.
9. Bonatto SJ, Oliveira HH, Nunes EA, et al. Fish oil supplementation improves neutrophil function during cancer chemotherapy. Lipids, 2012, 47 (4): 383-389.
10. Ackerman D, Simon MC. Hypoxia, lipids, and cancer: surviving the harsh tumor. Trends Cell Biol, 2014, 24 (8): 472-478.
11. Murray M, Hraiki A, Bebawy M, et al. Anti-tumor activities of lipids and lipid analogues and their development as potential anticancer drugs. Pharmacol Ther, 2015, 150: 109-128.
12. Sandrone SS, Repossi G, Candolfi M, et al. Polyunsaturated fatty acids and gliomas: a critical review of experimental, clinical, and epidemiologic data. Nutrition, 2014, 30 (10): 1104-1109.
13. de Aguiar Pastore Silva J, Emilia de Souza Fabre M, Waitzberg DL. Omega-3 supplements for patients in chemotherapy and/or radiotherapy: A systematic review. Clin Nutr, 2015, 34 (3): 359-366.

14. Wallace FA, Miles EA, Calder PC. Comparison of the effects of linseed oil and different doses of fish oil on mononuclear cell function in healthy human subjects. Br J Nutr, 2003, 89 (5): 679-689.
15. Rehman K, Mohd Amin MC, Yuen NP, et al. Immunomodulatory Effectiveness of Fish Oil and omega-3 Fatty Acids in Human Non-melanoma Skin Carcinoma Cells. J Oleo Sci, 2016, 65 (3): 217-224.
16. Gomaa AM, Abd El-Aziz EA. Omega-3 fatty acids decreases oxidative stress, tumor necrosis factor-alpha, and interleukin-1 beta in hyperthyroidism-induced hepatic dysfunction rat model. Pathophysiology, 2016, 23 (4): 295-301.
17. Delarue J, Lallès JP. Nonalcoholic fatty liver disease: Roles of the gut and the liver and metabolic modulation by some dietary factors and especially long-chain n-3 PUFA. Mol Nutr Food Res, 2016, 60 (1): 147-159.
18. 孟凡杰. ω-3 鱼油脂肪乳对恶性肿瘤术后的影响. 医药论坛杂志, 2009, 30 (21): 80-82.
19. Huang Q, Wen J, Chen G, et al. Omega-3 Polyunsaturated Fatty Acids Inhibited Tumor Growth via Preventing the Decrease of Genomic DNA Methylation in Colorectal Cancer Rats. Nutr Cancer, 2016, 68 (1): 113-119.
20. Nabavi SF, Bilotto S, Russo GL, et al. Omega-3 polyunsaturated fatty acids and cancer: lessons learned from clinical trials. Cancer Metastasis Rev, 2015, 34 (3): 359-380.
21. Sheng H, Chen X, Liu B, et al. Omega-3 Polyunsaturated Fatty Acids Enhance Cisplatin Efficacy in Gastric Cancer Cells by Inducing Apoptosis via ADORA1. Anticancer Agents Med Chem, 2016, 16 (9): 1085-1092.
22. Chauvin L, Goupille C, Blanc C, et al. Long chain n-3 polyunsaturated fatty acids increase the efficacy of docetaxel in mammary cancer cells by downregulating Akt and PKCε/δ-induced ERK pathways. Biochim Biophys Acta, 2016, 1861 (4): 380-390.
23. Gao CM, Ding JH, Li SP, et al. Intake of freshwater fish and associated fatty acids and risk of breast cancer. Asian Pac J Cancer Prev, 2014, 15 (18): 7879-7884.

第二节 n-6 脂肪酸在肿瘤免疫营养治疗中的作用

一、n-6 脂肪酸的结构、来源与代谢

多不饱和脂肪酸（polyunsaturated fatty acids, PUFAs）根据从甲基端开始第 1 个双键的位置不同分为 n-6 与 n-3 脂肪酸。n-6 脂肪酸自甲基端开始的第 1 个双键位于第 6、7 位碳原子之间；而 n-3 脂肪酸的首个双键位于第 3、4 位碳原子之间。n-3 和 n-6 皆为必需脂肪酸（essential fatty acids, EFA），自身无法合成，必须从饮食中获得。

n-6 脂肪酸家族中主要成员有亚油酸（linoleic acids, LA）、花生四烯酸（arachidonic acid, AA）和 γ-亚麻酸（gamma-linolenic acid, GLA）。亚油酸在植物体内是从油酸的去饱和作用得到的，是人体必需脂肪酸。必需脂肪酸多以脂肪形式存在食物中，长期摄入不含脂肪的膳食易造成必需脂肪酸的缺乏。由于哺乳动物去饱和的能力有限，不能在 C-9 以外的碳原子上引入双键，而植物细胞没有此限制，因此亚油酸 12-位上的双键在动物体内无法被引入，只有在植物细胞才可以被引入。因此亚油酸被称为是一种必需脂肪酸，必须从食物中获得，自身无法合成或合成很少。富含亚油酸的食物包括红花油、棉籽油、玉米油、胡桃、葵花籽油、大豆油、芝麻油、花生油等。在动物体内，亚油酸（18：2 n-6）首先被 Δ6-去饱和酶（限速酶）代谢为 γ-亚麻酸（18：3 n-6），然后 γ-亚麻酸被延伸为双

同型-γ-亚麻酸（20∶3 n-6）。双同型-γ-亚麻酸经去饱和便得到花生四烯酸（20∶4 n-6），而花生四烯酸又可进而转化为前列腺素和白三烯。其中γ-亚麻酸作为亚油酸的衍生物，也是n-6脂肪酸家族的成员之一，是顺6、顺9、顺12-十八碳三烯酸。γ-亚麻酸在体内无法直接合成，必须从饮食中摄取。其主要是在少数植物油脂中存在，如月见草、微孔草、螺旋藻中均含有一定量的γ-亚麻酸。大部分n-6脂肪酸在饮食中以亚油酸的形式被摄入，少部分以花生四烯酸的形式摄入体内。它的食物来源主要为鸡蛋、肉类、全谷物、燕麦、多不饱和植物油和坚果，以及大多数烤制食品等。多数情况下，饮食中所提供的n-6脂肪酸足以满足身体需要，不需要额外补充。

n-6脂肪酸与n-3脂肪酸经过相同的酶系统进行代谢产生不同的细胞因子，且二者之间不可相互转化。生理状态下，PUFAs是细胞膜磷脂的重要组成部分，磷脂酶A_2可水解磷脂释放出溶血磷脂和脂肪酸，后续脂肪酸即进入代谢途径，加工转变为多种具有生物学活性的物质，发挥生物学功能。其重要的代谢途径包括以下三种[1]：①环氧化酶（cyclooxygenases，COXs）途径：COX可作用于n-6脂肪酸形成前列腺素和血栓烷素（图10-2-1）[2,3]；②脂氧化酶（lipooxygenases，LOXs）途径：LOXs可将n-6脂肪酸中的AA转化为脂氧素类和白三烯发挥生理功能（图10-2-1）；③细胞色素P450酶途径：该酶可同时催化n-3和n-6 PUFAs转化为二十碳三烯酸。此外，P450酶和其他酶类共同作用，参与合成PUFAs的衍生物，生成具有生物活性的二十碳四烯酸。

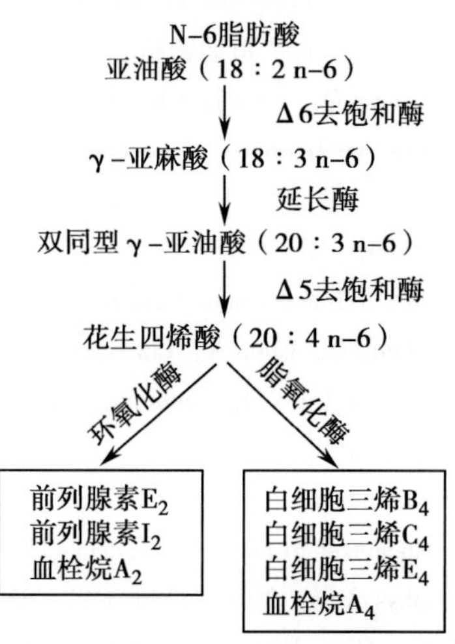

图10-2-1　n-6脂肪酸的代谢过程

二、n-6脂肪酸的生理作用

亚油酸的主要生理功能为：①作为某些生理调节物质（如前列腺素）的前体物质；②维持机体细胞膜功能。亚油酸可使胆固醇脂化，降低血清和肝脏中的胆固醇水平，有预防糖尿病、抑制动脉血栓的形成、改善高血压、预防胆固醇造成的胆结石、动脉硬化等作用。但是，如果亚油酸摄取过多，会引起过敏、衰老等病症，还会抑制免疫功能。

花生四烯酸是半必需脂肪酸，在人体内只能少量合成。游离的花生四烯酸含量很少，在血液、肝脏、肌肉和其他器官系统中绝大多数结合在细胞膜磷脂的甘油第2位碳上，需要时经酶水解释放发挥作用。它在体内可转变成各种活性代谢产物，如前列腺素E2（prostaglandin E_2，PGE_2）、前列腺环素（epoprostenol，PGI_2）、血栓烷素A2（thromboxane A_2，TXA_2）和白细胞三烯C_4（leukotrienes C_4，LTC_4）。花生四烯酸及其代谢产物具有多项重要生理功能，包括启动和维持炎症反应（如，T细胞和单核细胞的激活，趋化性调节）、调节血小板聚集、内皮黏附分子功能，调节排卵和分娩，以及肌肉力量等作用[4]。此外这些生物活性物质对脂质蛋白的代谢、血液流变学、血管弹性、白细胞功能等也具有重要的调节作用，可调节免疫系统、保护肝细胞、促进消化功能、促进胎儿和婴儿正常发育。

γ-亚麻酸是机体生物膜的组成成分，在体内可转变为双同型 γ-亚麻酸（dihomo-γ-linolenic acid，DGLA），进一步代谢为前列腺素 H_1（prostaglandin H_1，PGH_1）、前列腺素 E_1（prostaglandin E1，PGE_1）和血栓素 A_1（thromboxane A_1，TXA_1）发挥生物学功能。PGE_1 和 TXA_1 均具有抗炎作用。与 TXA_2 作用有所不同的是，TXA_1 在体内主要发挥扩血管和抗血小板聚集的作用，并且能够调节或抑制 TXA_2 的促炎效应。而 PGE_1 主要作用是调节免疫系统功能，并因此开发成药物前列地尔用于临床。除此之外，DGLA 无法代谢产生白三烯类物质，但可在体内抑制 AA 代谢产生促炎作用的白三烯[5]。鉴于以上代谢产物的作用，在日常生活中 γ-亚麻酸具有多种营养保健作用，如抗心血管疾病、降血脂、降血糖、抗癌、美白和抗皮肤老化等作用。GLA 摄取过少、代谢酶的缺乏或摄取过量的饱和脂肪酸，都可能导致内源性 GLA 的缺乏，引起体内前列腺素的缺乏，导致多种疾病的发生。

三、n-6 脂肪酸在肿瘤免疫营养治疗中的作用机制及应用

（一）n-6 脂肪酸在肿瘤免疫营养中的作用机制

饮食因素作为重要的环境因素在多种肿瘤的发生及死亡风险中具有重要作用。有研究表明摄入以高比例 n-6 PUFAs 和低比例 n-3 PUFAs 为特点的西方化饮食，可影响肿瘤形成和肿瘤转归。Maria Azrad 等[6]对 PUFAs 与肿瘤发生及进展风险的相关前瞻性研究进行了总结，其中乳腺癌和结直肠癌的相关研究结果并不一致，在乳腺癌的研究中，来自中国上海的女性健康队列研究[7]结果显示日常生活中 n-3 PUFAs 摄入量低、n-6 PUFAs 摄入量高的女性发生乳腺癌的风险较 n-3 摄入量高、n-6 摄入量低的女性高。在同一个研究中，AA 与结直肠癌发生风险之间存在正相关。在胰腺癌的一项研究[8]中，结果显示大量摄入亚麻酸来源的 AA、DHA 与胰腺癌的发生风险相关，而前列腺癌的研究[9]结果则表明 PUFAs 与前列腺癌的发生风险之间的无明显相关性。虽然上述结果存在不一致的结论，但均表明 PUFAs 的确与肿瘤的发生发展相关，而具体的发挥作用的方式或途径尚不明确。

在乳腺癌、结直肠癌以及前列腺癌等肿瘤中的研究结果表明 PUFAs 可以介导肿瘤的发生发展，其可能的机制包括调控基因表达、血管形成、细胞迁移、凋亡等[6]。目前认为 PUFAs 的促炎与抗炎特性是其发挥上述生物学功能的潜在重要机制。研究发现 n-3 和 n-6 多不饱和脂肪酸在乳腺癌、结肠癌、前列腺癌、胰腺癌和胃癌的发生发展中发挥重要作用[10]。前者主要发挥抑制炎症反应，抑制肿瘤生长的作用；后者更多的是发挥促炎、促增殖、促进肿瘤生长的作用。除此之外，二者之间还存在相互作用，n-3 脂肪酸除直接抗炎作用外，还可以通过拮抗 n-6 脂肪酸转变为 AA 来源的类花生四烯酸物质进而抑制炎症反应，抑制肿瘤形成。

n-6 脂肪酸的代谢产物花生四烯酸和各种二十烷类物质，如 PGE_2、白三烯、血栓烷等均为生物活性介质，能够调节机体炎症反应，具有促炎作用，调节免疫细胞因子的分泌，影响机体免疫功能。此外还能调控各种癌基因和抑癌基因的表达，进而参与肿瘤的发生发展[11,12]。部分研究结果提示，进食高水平的 n-6 脂肪酸可能增加肿瘤发生风险，这一效应的出现主要归咎于 AA 代谢产物的作用[13]。其中肿瘤细胞来源的 PGE_2 能够抑制免疫调节淋巴因子分泌、T 细胞和 B 细胞增殖以及 NK 细胞活性，发挥免疫抑制作用，促进肿瘤生

长[14]。PGE_2 的生理浓度对于合成 cAMP 和 cGMP 及调节 IL-2、IL-1 和 TNF-α 的作用十分重要。高浓度 PGE_2 能够诱导 cAMP 形成，抑制丝裂原和抗原激活淋巴细胞增殖、迁移和巨噬细胞抗原呈递功能，降低 NK 细胞的活性。此外有研究表明肿瘤浸润巨噬细胞可能通过自身产生过量的 PGE_2、TNF-α 发挥免疫抑制作用，抑制自身免疫清除功能，促进肿瘤细胞生长和增殖[15]。

n-6 脂肪酸家族中的 γ-亚麻酸作为亚油酸的衍生物，与花生四烯酸不同，在体内主要发挥抗炎和抗肿瘤作用。对 γ-亚麻酸的研究表明，它具有明显的抗脂质过氧化作用，因 γ-亚麻酸在体内首先被氧化，从而减轻了细胞脂质过氧化损害。而其代谢产物 PGE_1 和 TXA_1 具有明显的抗炎作用，可抑制中性粒细胞激活和氧自由基、超氧化物的产生，抑制细胞因子产生及黏附分子表达，还可调节 T 细胞和巨噬细胞的炎症细胞活素和免疫功能。体内外的研究表明 GLA 对肿瘤细胞的杀伤作用具有选择性，而不会损伤正常细胞。研究发现 GLA 对乳腺癌、肺癌、皮肤癌、子宫癌、卵巢癌、前列腺癌、胰腺癌、胃癌、结肠癌、胶质母细胞瘤和肝癌等细胞生长有抑制作用，对肿瘤细胞的侵袭和迁移能力具有抑制作用。临床研究结果发现脑内局部注射 GLA 可抑制患者恶性神经胶质瘤的生长并延长生存时间，而且对正常组织没有影响[16]。在与他莫昔芬合用治疗乳腺癌的研究中发现，联合组的疗效比他莫昔芬单用组显著，且患者耐受良好[17]。

脂肪酸是细胞膜组成的必需成分，生理条件下的膜脂肪酸组成保持一定的平衡，其中 PUFAs 的改变对细胞膜结构、功能等都有重要影响。生物膜磷脂是细胞膜的重要组成部分，在维持酶活性、受体功能、膜的转运和传递功能等方面发挥重要作用。而脂肪酸是磷脂的重要组成部分，生物膜磷脂的 PUFAs（n-3 和 n-6）之间维持一定比例，是保证膜结构和生理功能（如膜流动性、载体转移、膜酶活性、前列腺素合成等）的基础。就免疫细胞而言，n-6 脂肪酸摄入不足或过量都会影响膜磷脂的组成，进而影响细胞膜结构和免疫细胞功能[18]。

（二）n-6 脂肪酸的应用

n-6 脂肪酸中的亚油酸与 n-3 脂肪酸中的亚麻酸均属于必需脂肪酸，其在细胞膜的组成、功能以及代谢等方面发挥重要作用，上述必需脂肪酸的缺乏除引起以上功能异常外，还对生长发育、生殖系统、多脏器功能等产生严重影响，是营养支持治疗中不可或缺的重要组成部分。除营养素补充作用外，鉴于其对炎症和免疫系统具有调节作用，二者均被纳入肿瘤免疫营养治疗范畴[19]。日常生活中，除了按照脂肪供应能量的比例推荐其日常摄入剂量外，对于其中脂肪酸的摄入比例也有所推荐，即：在多不饱和脂肪酸中，n-6 和 n-3 的推荐比例为（4~6）：1。脂肪的最低需要量是防止机体必需脂肪酸的缺乏，即亚油酸和亚麻酸所提供的能量应占总能量的 1%~2%和 0.5%。除了满足能量和营养需求外，n-3 脂肪酸与 n-6 脂肪酸二者之间维持一定的比例亦对免疫系统具有重要影响（图 10-2-2）。

虽然 γ-亚麻酸具有抗炎抗肿瘤作用，但饮食中亚油酸普遍存在，摄入量通常超过需要量，会导致体内 γ-亚麻酸过多，而 γ-亚麻酸摄入过多保健价值降低，甚至会危害健康。成年人每日需要量约为 36mg/kg，目前从天然植物中提取的 γ-亚麻酸制品其含量大多在4%~11%。根据国际药理专家分析，只有当 γ-亚麻酸含量达到 15%以上时，才能起到显著的药理治疗作用。

脂肪消耗是肿瘤恶液质的主要特征，这种表现也可发生在肿瘤早期。积极的营养支持

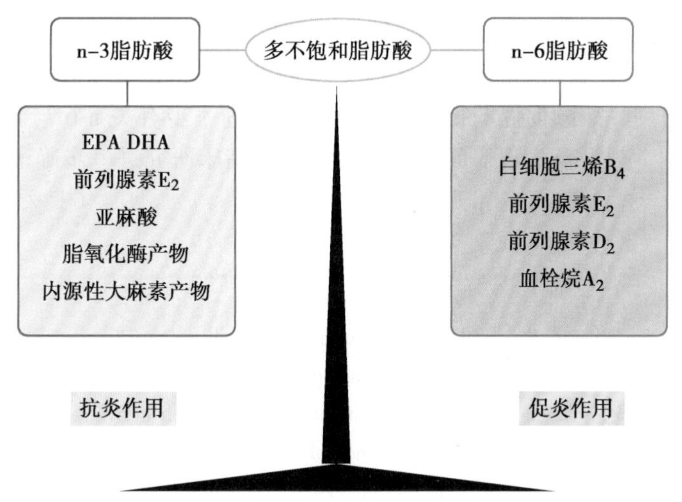

图 10-2-2　多不饱和脂肪酸（n-3 和 n-6）的抗炎和促炎活性代谢产物

治疗可改善患者营养状态和免疫功能，改善患者预后，增加其对治疗的耐受性。根据患者是否具备经口进食能力、胃肠道功能和营养评估情况等综合因素制订营养支持途径与方案，主要包括肠内营养和肠外营养支持两大部分。肠内营养营养支持制剂虽种类繁多，但其组成成分基本相同，均含有植物油（玉米油、花生油）、中长链脂肪酸等。在此基础上还有组件型肠内营养制剂，仅含某种或某类营养素，作为平衡型营养制剂的补充和强化。其中脂肪组件包括长链甘油三酯和中链甘油三酯，前者适用于必需脂肪酸缺乏者，后者适用于对于脂肪消化吸收存在障碍者。肠外营养主要使用于胃肠道功能障碍或衰竭的患者，n-6 脂肪酸按碳链上碳原子数进行分类属于长链脂肪酸，其常见临床制剂为长链脂肪乳，用于提供能量，补充必需脂肪酸。由于长链脂肪乳的氧化过程需要肉毒碱参与，影响了其氧化效率，并且长链脂肪乳中亚油酸含量较高，抗氧化能力差，对机体免疫功能产生负面影响，因此临床上更多应用中长链脂肪乳剂。目前常用的中长链脂肪乳主要为中链甘油三酯和长链甘油三酯 1∶1 配比的制剂，具有易于氧化，氧化完全，对外围组织供能多，对肝脏影响小的特点。

目前研究认为 n-3 与 n-6 不平衡的脂肪乳剂是一种免疫抑制剂，不利于肿瘤患者补充营养和免疫调节。摄入高含量的 n-6 或 n-3 PUFAs 均对机体产生免疫抑制作用，抑制 T 细胞增殖、活化和 NK 细胞的活化。合适的 n-3 与 n-6 比例（1∶2~3）则不产生免疫抑制作用。就饮食而言，一般来说，食用油脂中亚油酸含量较高，亚麻酸含量较少。亚麻酸与亚油酸之间有相互制约的关系（亚麻酸∶亚油酸达到 1∶6 以下时，亚油酸的负面作用就会得到抑制），它们共同影响人体的健康状况，只有当这两种脂肪酸摄入充足且比例平衡（目前推荐的亚麻酸与亚油酸摄入比例为 1∶4），人体机能才能正常而高效地运作。

四、小　结

n-6 脂肪酸作为一种必需脂肪酸，与 n-3 脂肪酸一样在体内发挥重要的生理功能。目前研究表明除 γ-亚麻酸外，n-6 脂肪酸在肿瘤的发生发展中更多的是发挥促炎、促增殖的负面作用，但完全停止摄入 n-6 脂肪酸也并不能逆转上述进程。相反，控制 n-6 脂肪酸与

n-3 脂肪酸的摄入比例，增加 n-3 脂肪酸的比例，减少 n-6 脂肪酸的比例对于降低肿瘤发生风险，延缓肿瘤进展具有一定帮助。对于 γ-亚麻酸的了解，拓宽了我们对 n-6 脂肪酸的认识，它是一把双刃剑，兼顾促癌与抗癌作用于一身。进一步有关 n-6 与 n-3 脂肪酸在各种肿瘤中的应用比例、剂型及疗程等问题尚需大规模的临床研究进一步确证和支持。

（崔久嵬　梁婷婷）

参考文献

1. Gomolka B, Siegert E, Blossey K, et al. Analysis of omega-3 and omega-6 fatty acid-derived lipid metabolite formation in human and mouse blood samples. Prostaglandins Other Lipid Mediat, 2011, 94 (3-4): 81-87.
2. Michalak A, Moslnska P, Fichna J. polyunsaturated fatty acids and their derivatives: therapeutic value for inflammatory, functional gastrointestinal disorders, and colorectal cancer. Front Pharmacol, 2016, 7: 459.
3. 顾倬云. 多不饱和脂肪酸对机体免疫功能的影响. 中国临床营养杂志，2016，8（4）：251-254.
4. Fabian CJ, Kimler BF, Hursting SD. Omega-3 fatty acids for breast cancer prevention and survivorship. Breast Cancer Res, 2015, 17: 62.
5. Belch JJ, Hill A. Eening primrose oil and borage oil in rheumatologic condition. Am J Clin Nutr, 2000, 71 (1 Suppl): 352S-356S.
6. Azrad M, Turgeon C, Demark-Wahnefried W. Current evidence linking polyunsaturated Fatty acids with cancer risk and progression. Front Oncol, 2013, 3: 224.
7. Murff HJ, Shu XO, Li H, et al. Dietary polyunsaturated fatty acids and breast cancer risk in Chinese women: a prospective cohort study. Int J Cancer, 2011, 128 (6): 1434-1441.
8. Thiébaut AC, Jiao L, Silverman DT, et al. Dietary fatty acids and pancreatic cancer in the NIH-AARP diet and health study. J Natl Cancer Inst, 2009, 101 (14): 1001-1011.
9. Pelser C, Mondul AM, Hollenbeck AR, et al. Dietary fat, fatty acids, and risk of prostate cancer in the NIH-AARP diet and health study. Cancer Epidemiol Biomarkers Prev, 2013, 22 (4): 697-707.
10. Hyde CAC, Missailidis S. Inhibition of arachidonic acid metabolism and its implication on cell proliferation and tumor-agiogenesis. Int Immunopharmacol, 2009, 9 (6): 701-715.
11. Moreno JJ. New aspects of the role of hydroxyeicosatetraenoic acids in cell growth and cancer development. Biochem Pharmacol, 2009, 77 (1): 1-10.
12. Das UN. Influence of polyunsaturated fatty acids and their metabolites on stem cell biology. Nutrition, 2011, 27 (1): 21-25.
13. Lawrence GD. Dietary fats and health: dietary recommendations in the context of scientific evidence. Adv Nutr, 2013, 4 (3): 294-302.
14. Zeidler R, Csanady M, Gires O, et al. Tumour cell-derived prostaglandin E2 inhibits monocyte function by interfering with CCR5 and Mac-1. FASEB J, 2000, 14 (5): 661-668.
15. Alleva DG, Burger CJ, Elgert KD. Tumor growth increases Ia-macrophage synthesis of tumor necrosis factor-alpha and prostaglandin E2: changes in macrophage suppressor activity. J Leukoc Biol, 1993, 53 (5): 550-558.
16. Bakshi A, Mukherjee D. Gamma-linolenic acid therapy of human gliomas. Nutrition, 2003, 19 (4): 305-309.
17. Kenny FS, Pinder SE, Ellis IO, et al. Gamma linolenic acid with tamoxifen as primary therapy in breast cancer. Int J Cancer, 2000, 85 (5): 643-648.
18. Comba A, Maestri DM, Berra MA, et al. Effect of ω-3 andω-9 fatty acid rich oils on lipoxygenases and cy-

clooxygenases enzymes and on the growth of a mammary adenocarcinoma model. Lipids Health Dis, 2010, 9: 112.

19. 刘玉迪，崔久嵬. 肿瘤免疫营养治疗. 肿瘤代谢与营养电子杂志，2015，2（4）：19-24.

第三节 n-9 脂肪酸与肿瘤免疫营养治疗

一、n-9 脂肪酸的结构、来源与代谢

不饱和脂肪酸按不饱和程度分为单不饱和脂肪酸与多不饱和脂肪酸。n-3、n-6 脂肪酸属于多不饱和脂肪酸，而 n-9 脂肪酸属于单不饱和脂肪酸。人类饮食中最主要的单不饱和脂肪酸是 n-9 脂肪酸，也称为油酸（cis-C18：1 omega-9）。

n-9 脂肪酸因其中的双键位于自 omega 端起第九个碳原子处，故称为 n-9 脂肪酸，或 omega-9 脂肪酸。n-3、n-6 脂肪酸是必需脂肪酸，而 n-9 脂肪酸属于条件必需脂肪酸，我们的饮食中若能够摄入其他脂肪酸，则我们的身体能够合成 n-9 脂肪酸，否则 n-9 脂肪酸将被消耗，需要外源补充。虽然 n-9 脂肪酸可由人体自身产生，但从植物中摄取亦有益于健康。n-9 脂肪酸存在于各种食用脂肪及食用油中，与 n-3、n-6 脂肪酸有所不同，获得n-9 脂肪酸最好的来源之一是橄榄油（表 10-3-1）。此外，芝麻油和野鼠尾草籽油等植物油也是不错的选择。包含 n-9 脂肪酸的食品还包括鳄梨、澳洲坚果、山核桃等。此外，一些营养补充剂也包含这种脂肪酸。大多数情况下，人体自身产生的 n-9 脂肪酸难以满足需要，因此需要通过食物获取更多 n-9 脂肪酸[1]。n-9 脂肪酸与 n-3 和 n-6 系列脂肪酸一样，亦可代谢生成次级代谢产物。有研究显示 n-9 脂肪酸在植物体内可代谢生成 9，10-二羟基硬脂酸（9，10-dihydroxystearic acid，DHSA），在牛的胃内经细菌发酵生成羟基化硬脂酸[2]。在人体内的研究中发现，随油酸摄入量增多，血清中油酸和 DHSA 水平增加，提示油酸在体内可代谢生成 DHSA，但油酸在人体内生成 DHSA 的途径目前还不清楚。

表 10-3-1 橄榄油的成分表

组成	百分比（%）
油酸	67
亚油酸	13
棕榈酸	10
硬脂酸	6
花生酸	1
酚类	1
其他	2

二、n-9 脂肪酸的生理作用

人们倾向于认为脂肪是有害于健康的，然而身体必须依赖某些类型脂肪才可以保持健康，n-9 脂肪酸就是其中之一。这种脂肪在预防疾病和确保其他必需脂肪酸发挥功能方面

扮演着重要角色。n-9 脂肪酸对预防心血管和卒中等疾病有重要作用[3]。它被认为是一种可以降低胆固醇和促进免疫系统健康的脂肪酸。因此，缺乏 n-9 脂肪酸会给身体健康带来皮疹、脱发和关节疼痛等负面影响。此外，还可以引起男性不育或导致女性流产[4]。有研究指出[5]，单不饱和脂肪酸含量高的饮食能预防低密度脂蛋白胆固醇的氧化，并能保护血管壁。单不饱和脂肪酸使抗氧化的维生素 E 更有效地保护细胞免遭自由基破坏。n-9 脂肪酸可以有效预防动脉硬化及动脉脂肪积聚，冲刷血管壁上的沉积物，加速血脂分解，从而有效防止高血压、高脂血症，可降低心血管疾病的发病率和死亡率，并对胆固醇及甘油三酯均有降低作用[6]。调查显示，n-9 脂肪酸的高消费地区（如地中海等地区）的当地居民血中胆固醇水平和心脏病发生率都相对低一些[7]。根据联合国粮油组织发布的《健康食用油的标准》中的要求：饱和脂肪酸应小于 10%，单不饱和脂肪酸（n-9 脂肪酸）应大于 75%，而最为符合该标准的食用油为山茶油、橄榄油、亚麻籽油、芥花油、核桃油。芥花籽及葵花籽油中单不饱和脂肪酸（n-9 脂肪酸）的含量尤其高，饱和脂肪酸含量较低，同时不含反式脂肪酸。事实上，美国食品及药物管理局已于最近批准了针对芥花籽油的健康认证资质，其中声明："有限且并不确凿的科学证据表明，每天食用 1½勺量（19g）的芥花籽油，可降低因其中所含的不饱和脂肪酸而罹患冠心病的风险[8]。"

n-9 脂肪酸比 n-3 及 n-6 脂肪酸较为稳定而不易生成过氧化物，食用后对胃的作用较为缓和，同时有促进胆囊收缩及小肠蠕动的作用，对预防便秘有一定的作用[9]。虽然 n-3、n-6 和 n-9 脂肪酸在人体内具有各自不同的作用，但已有确凿证据表明，对于维持心脏的总体健康和人的一般身心健康而言，按照平衡比例摄取必需及非必需脂肪酸是十分必要的[10]。根据美国饮食协会的研究，成年人应从膳食脂肪中摄取 20%~35%的能量，同时还需避免摄入"有害"饱和脂肪和反式脂肪，增加 n-3 脂肪酸的摄入量[11]。尽管 n-3 和 n-6 脂肪酸有重要的生物学功能，但这些脂肪酸没有 n-9 脂肪酸也难以发挥正常功能。

三、n-9 脂肪酸在肿瘤免疫营养治疗中的作用机制及应用

食用橄榄油有益于身体健康主要归功于其含有 n-9 脂肪酸，其确切的机制仍未完全阐明，目前被广泛接受的观点是：许多复杂的特定的生物学途径可伴随疾病发生改变，体内实验及细胞实验证实，橄榄油的某些成分对肿瘤细胞的发生发展及演变具有化学防护作用。减少细胞氧化压力，降低 DNA 损伤，其潜在的抗炎作用可影响细胞增殖、凋亡，影响肿瘤细胞花生四烯酸的代谢[12]。然而，大多数实验都是观察性研究，需要更多的随机对照试验加以证实[13]。虽然橄榄油中 n-9 脂肪酸含量丰富，但橄榄油中还存在一些酚类生物活性物质，尽管这些成分只占橄榄油的 1%左右，其作用仍不能被忽视[14]。

Andrea Comba 等[15]通过比较分析发现，与对照组相比，富含 n-9 脂肪酸饮食对肿瘤的发展具有抑制作用，n-9 脂肪酸饮食组小鼠细胞有丝分裂率最低，凋亡发生率最高，生存时间最长。最终得出的结论是：食用富含 n-9 脂肪酸的食物可减少肿瘤生长及转移，分析其中的机制，可能为：①抑制脂肪氧化酶（LOXs）活性，减少像 12（S）-多聚不饱和花生四烯酸（HETE）及 15（S）-多聚不饱和花生四烯酸（HETE）这类花生酸原致癌基因的形成；②增加 12（S）-HHT 的合成，诱导凋亡；③减少促炎因子前列腺素 E_2 的合成。另外，在 n-9 脂肪酸喂养的动物模型中，抗凋亡因子 Bcl-2 家族中的 Bcl-2 和 Bcl-XL 的表达下调，促凋亡蛋白表达上调，肿瘤细胞核中出现染色质固缩等细胞凋亡现象。众所周知，肿瘤的

生长、侵袭和转移需要新生的血管来获得营养物质，在肿瘤的治疗过程中，血管的改变是影响肿瘤大小能否被控制或缩小的关键因素。有研究发现，在小鼠乳腺癌模型中，化疗之前给予富含 n-9 脂肪酸饲养，瘤体的血管密度较对照组降低 43%，完成化疗后血管密度降低更加明显[16]。

越来越多的流行病学研究显示：食用橄榄油有可能降低发生某些肿瘤的风险，发表在 2011 年的两篇荟萃分析介绍了该领域的流行病学调查结果。Psaltopoulou 等[17]发表了涵盖 19 项病例对照研究的调查结果，纳入了 13 800 例患者，23 340 例对照，对癌症的种类（乳腺癌、消化系统肿瘤及其他）进行亚组分析。结果显示橄榄油食用最高组比食用最低组任何癌症发生风险降低 34%（95%CI：25%~41%）。食用橄榄油与肿瘤发生率呈明显的负相关。Pelucchi 等[18]发表的荟萃分析包含了 24 项病例对照研究及 1 项队列研究，其中大多数研究未得出有显著相关性的实验结果。

（一）n-9 脂肪酸与乳腺癌

地中海饮食越来越受到欢迎。大量流行病学研究显示，地中海地区乳腺癌发病率较低，这种获益与该地区橄榄油消耗量较高相关，这种抗 *Her*-2 基因的效果与橄榄油中存在 n-9 脂肪酸有关，然而，橄榄油中抗乳腺癌活性的非甘油组成成分中至少有 30 种酚酸性成分，仍在研究中[19]。橄榄油的独特之处在于含有丰富的 n-9 脂肪酸，占总脂肪酸含量的 56%~84%。尽管一种脂肪酸不能被认为是肿瘤发生危险性的独立预测因子，n-9 脂肪酸似乎可成为乳腺癌低发病风险的新指标[20]。n-9 脂肪酸对于肿瘤的发生发展始终存在争议，一些流行病学调查显示，摄入橄榄油似乎对于某些肿瘤是具有保护作用的，然而在动物实验中却没有得到一致的结论，其结果显示没有抗肿瘤作用或仅有很小的抗肿瘤作用[21]。

肿瘤的发生发展是一个多步骤的过程，一些研究旨在理解主要的肿瘤相关基因是如何被 n-9 脂肪酸所调控的，应用人类乳腺癌细胞系进行体外实验，实验结果显示：给予培养的肿瘤细胞外源补充生理剂量的 n-9 脂肪酸可显著地抑制 Her-2 的表达。Her-2 过表达的乳腺癌患者预后较差，疾病缓解时间短，生存率较低。这些研究成果引起了公众的广泛兴趣，因为橄榄油尚无毒副作用的报告，这意味着补充橄榄油有可能成为一种预防 Her-2 相关肿瘤的食物干预措施。

（二）n-9 脂肪酸与结直肠癌

在美国，直肠癌位居癌症相关死亡率的第三位，很多研究调查显示，饮食及环境因素对直肠癌的发生起到至关重要的作用。特别是人类饮食中摄入的环境致癌物如多环芳香烃，该类物质如何在消化系统肿瘤中发挥作用已引起人们的广泛关注[22]。近些年饮食干预作为一种化学预防的手段已经变成一件优先推荐的事情，有来自人体试验及动物、细胞试验的充足证据表明：饮食结构与疾病的预防具有很强的相关性[23]。特别是流行病学证据表明：在地中海国家，直肠癌发病率显著减低，而在当地，橄榄油是饮食的主要成分。研究显示橄榄油的活性成分（主要为 n-9 脂肪酸）通过抑制直肠癌细胞系的细胞增殖，促进凋亡而发挥作用[24]。

在西方国家，流行病学调查显示：约 80%的直肠癌的发生归咎于饮食因素。通过饮食预防结肠癌已引起广泛兴趣，一项研究利用苯并芘诱导的成年 Apc 鼠调查橄榄油对直肠癌发生的预防作用。实验分为 3 组，分别为对照组、喂养苯并芘组和橄榄油+苯并芘组，试验结果显示：苯并芘组与橄榄油+苯并芘组相比，发生发育异常大腺瘤的数目更多（*P*<

0.05)，橄榄油+苯并芘组显著的改变了直肠及肝脏中药物代谢酶的表达，然而只有肝脏中谷胱甘肽硫转移酶活性显著提高。另外，橄榄油通过降低有机代谢物浓度的方式快速提升对苯并芘的解毒作用，降低直肠及肝组织 DNA 损伤的程度。这些结果显示橄榄油对苯并芘诱导的结肠癌有防护作用[25]。

（三）n-9 脂肪酸与其他肿瘤

欧洲一些国家的病例对照研究显示了头颈部肿瘤（主要包含口腔肿瘤、喉癌、鼻咽癌、下咽癌）的患病率与食用橄榄油的相关性，尽管病例数目较少，研究结果显示出了显著的统计学意义，橄榄油消耗最高组比最低组肿瘤发生危险降低了22%~74%。其他肿瘤（包括肺癌、前列腺癌、甲状腺癌、膀胱癌）研究较少，但除了膀胱癌之外，均为阳性的有意义的结论[26]。

目前大多数研究主要是对富含 n-9 脂肪酸的食物（如橄榄油）进行研究，少有针对n-9脂肪酸单个成分对肿瘤发生发展影响的研究。且对于使用橄榄油预防某些肿瘤的研究仍缺乏确切的证据[27]。n-9 脂肪酸在临床肿瘤营养治疗中尚无应用，今后需要更多前瞻性研究对 n-9 脂肪酸抗肿瘤机制做进一步阐述。

（韩福军　李 岩）

参考文献

1. Asif M. Health effects of omega-3，6，9 fatty acids：Perilla frutescens is a good example of plant oils. Orient Pharm Exp Med，2011，11（1）：51-59.
2. Hudson JA，MacKenzie CA，Joblin KN. Conversion of oleic acid to 10-hydroxystearic acid by two species of ruminal bacteria. Appl Microbiol Biotechnol，1995，44（1-2）：1-6.
3. Buckland G，Gonzalez CA. The role of olive oil in disease prevention：a focus on the recent epidemiological evidence from cohort studies and dietary intervention trials. Br J Nutr，2015，113 Suppl 2：S94-101.
4. Lopez-Miranda J，Perez-Jimenez F，Ros E，et al. Olive oil and health：summary of the II international conference on olive oil and health consensus report，Jaen and Cordoba（Spain）2008. Nutr Metab Cardiovasc Dis，2010，20（4）：284-294.
5. Covas MI，Konstantinidou V，Fito M. Olive oil and cardiovascular health. J Cardiovasc Pharmacol，2009，54（6）：477-482.
6. Trichopoulou A，Dilis V. Olive oil and longevity. Mol Nutr Food Res，2007，51（10）：1275-1278.
7. Esposito K，Maiorino MI，Ceriello A，et al. Prevention and control of type 2 diabetes by Mediterranean diet：a systematic review. Diabetes Res Clin Pract，2010，89（2）：97-102.
8. Perez-Jimenez F，Ruano J，Perez-Martinez P，et al. The influence of olive oil on human health：not a question of fat alone. Mol Nutr Food Res，2007，51（10）：1199-1208.
9. Mattson FH，Grundy SM. Comparison of effects of dietary saturated，monounsaturated，and polyunsaturated fatty acids on plasma lipids and lipoproteins in man. J Lipid Res，1985，26（2）：194-202.
10. Ruiz-Canela M，Martinez-Gonzalez MA. Olive oil in the primary prevention of cardiovascular disease. Maturitas，2011，68（3）：245-250.
11. Ros E，Martinez-Gonzalez MA，Estruch R，et al. Mediterranean diet and cardiovascular health：Teachings of the PREDIMED study. Adv Nutr，2014，5（3）：330-336.
12. Ortega R. Importance of functional foods in the Mediterranean diet. Public Health Nutr，2006，9（8a）：1136-1140.

13. Solanas M, Grau L, Moral R, et al. Dietary olive oil and corn oil differentially affect experimental breast cancer through distinct modulation of the p21Ras signaling and the proliferation-apoptosis balance. Carcinogenesis, 2010, 31 (5): 871-879.
14. Reimund JM, Scheer O, Muller CD, et al. In vitro modulation of inflammatory cytokine production by three lipid emulsions with different fatty acid compositions. Clin Nutr, 2004, 23 (6): 1324-1332.
15. Comba A, Maestri DM, Berra MA, et al. Effect of omega-3 and omega-9 fatty acid rich oils on lipoxygenases and cyclooxygenases enzymes and on the growth of a mammary adenocarcinoma model. Lipids Health Dis, 2010, 9: 112.
16. Casaburi I, Puoci F, Chimento A, et al. Potential of olive oil phenols as chemopreventive and therapeutic agents against cancer: a review of in vitro studies. Mol Nutr Food Res, 2013, 57 (1): 71-83.
17. Escrich E, Solanas M, Moral R, et al. Modulatory effects and molecular mechanisms of olive oil and other dietary lipids in breast cancer. Curr Pharm Des, 2011, 17 (8): 813-830.
18. Psaltopoulou T, Kosti RI, Haidopoulos D, et al. Olive oil intake is inversely related to cancer prevalence: a systematic review and a meta-analysis of 13, 800 patients and 23, 340 controls in 19 observational studies. Lipids Health Dis, 2011, 10: 127.
19. Pelucchi C, Bosetti C, Negri E, et al. Olive oil and cancer risk: an update of epidemiological findings through 2010. Curr Pharm Des, 2011, 17 (8): 805-812.
20. Menendez JA, Vazquez-Martin A, Colomer R, et al. Olive oil's bitter principle reverses acquired autoresistance to trastuzumab (Herceptin) in HER2-overexpressing breast cancer cells. BMC Cancer, 2007, 7: 80.
21. Menendez JA, Vellon L, Colomer R, et al. Oleic acid, the main monounsaturated fatty acid of olive oil, suppresses Her-2/neu (erbB-2) expression and synergistically enhances the growth inhibitory effects of trastuzumab (Herceptin) in breast cancer cells with Her-2/neu oncogene amplification. Ann Oncol, 2005, 16 (3): 359-371.
22. Menendez JA, Papadimitropoulou A, Vellon L, et al. A genomic explanation connecting " Mediterranean diet", olive oil and cancer: oleic acid, the main monounsaturated fatty acid of olive oil, induces formation of inhibitory " PEA3 transcription factor-PEA3 DNA binding site" complexes at the Her-2/neu (erbB-2) oncogene promoter in breast, ovarian and stomach cancer cells. Eur J Cancer, 2006, 42 (15): 2425-2432.
23. Fini L, Hotchkiss E, Fogliano V, et al. Chemopreventive properties of pinoresinol-rich olive oil involve a selective activation of the ATM-p53 cascade in colon cancer cell lines. Carcinogenesis, 2008, 29 (1): 139-146.
24. Hashim YZ, Eng M, Gill CI, et al. Components of olive oil and chemoprevention of colorectal cancer. Nutr Rev, 2005, 63 (11): 374-386.
25. Djuric Z, Ruffin MTt, Rapai ME, et al. A Mediterranean dietary intervention in persons at high risk of colon cancer: recruitment and retention to an intensive study requiring biopsies. Contemp Clin Trials, 2012, 33 (5): 881-888.
26. Banks LD, Amoah P, Niaz MS, et al. Olive oil prevents benzo (a) pyrene [B (a) P] -induced colon carcinogenesis through altered B (a) P metabolism and decreased oxidative damage in Apc (Min) mouse model. J Nutr Biochem, 2016, 28: 37-50.
27. Escrich E, Moral R, Grau L, et al. Molecular mechanisms of the effects of olive oil and other dietary lipids on cancer. Mol Nutr Food Res, 2007, 51 (10): 1279-1292.

第四节 支链脂肪酸酯及其生物学作用

一些数据显示肥胖即将成为世界性健康问题，因为肥胖与胰岛素抵抗、2 型糖尿病

(type 2 diabetes，T2D)、高血压、高血脂、冠心病以及癌症等密切相关。如何防治肥胖及其相关疾病已成为亟待解决的重大课题。研究表明脂肪细胞代谢紊乱与肥胖以及肥胖相关性疾病的发生和发展密切相关，因此，开展不同条件下脂肪细胞代谢变化规律及机制的研究将有助于阐明肥胖和肥胖相关疾病的机制。2014 年 Yore MM 等[1]通过选择性脂肪组织转基因干预动物模型并采用脂类代谢组学技术首次在哺乳动物脂肪组织细胞中发现和鉴定了一类新型脂类分子——羟脂肪酸支链脂肪酸酯，简称支链脂肪酸酯（branched fatty acid esters of hydroxyl fatty acids，FAHFAs)，这类分子具有增强胰岛素敏感性和抗炎作用。

一、支链脂肪酸酯的发现

脂肪组织细胞以脂滴形式贮存能量并根据机体需要释放脂肪酸和甘油，参与机体能量稳态、产热和血糖调节等。近年来研究发现脂肪组织具有重要的内分泌、旁分泌和自分泌作用，可合成和分泌多种生物活性分子，包括脂类、肽类和蛋白质分子，统称为脂肪因子(adipokines)（图 10-4-1)。这类分子通过信号转导与下丘脑、肝脏、心脏、骨骼肌、肾上腺、胰岛和血管内皮等组织细胞之间进行对话，构成了复杂调控网络，从而影响下丘脑-垂体-肾上腺轴和性腺轴功能、胰岛素分泌、骨骼肌和脂肪组对胰岛素敏感性、物质代谢稳态、炎症、血管内皮细胞功能和免疫防御等[2]。许多研究证实能量失衡导致肥胖会引起脂肪组织代谢和内分泌紊乱，而这与代谢综合征、胰岛素抵抗、糖尿病和动脉粥样硬化等疾病发生过程密切相关。

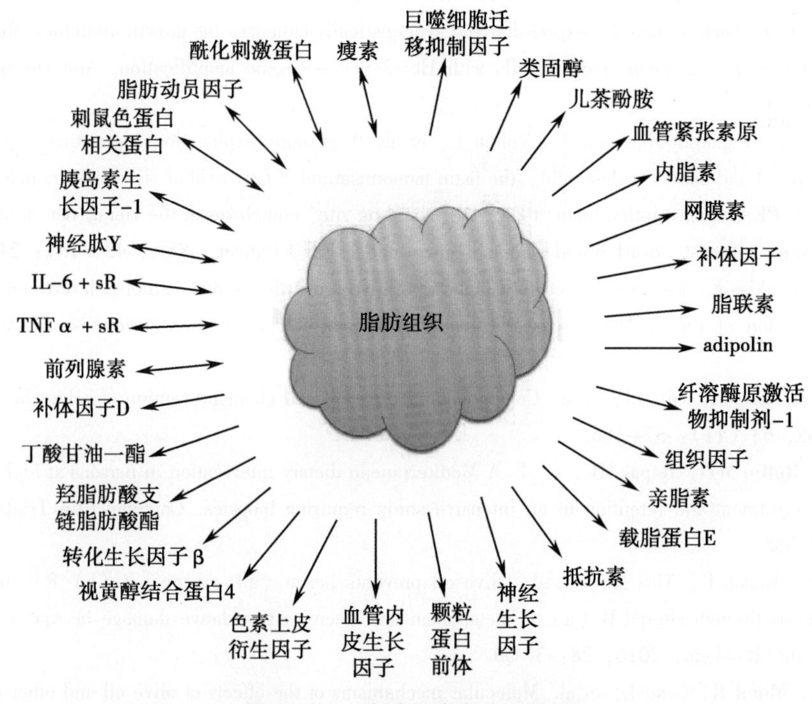

图 10-4-1 脂肪细胞内分泌作用

IL-6 + sR：interleukin-6 + soluble receptors，白介素-6 + 可溶性受体

TNFα + sR：tumour necrosis factor alpha + soluble receptors，肿瘤坏死因子 α+可溶性受体

骨骼肌、心肌和脂肪细胞通过葡萄糖转运载体 4（glucose transporter 4，Glut4）摄取葡萄

糖，Glut4 受胰岛素调节，人和啮齿类动物肥胖或 T2D 时主要表现为脂肪细胞 Glut4 下调，而选择性下调脂肪细胞 Glut4 表达的动物会发生胰岛素抵抗，增加 T2D 风险；反之过表达 Glut4 则降低空腹血糖和提高葡萄糖耐量[3]。同时发现胰岛素抵抗和葡萄糖不耐受个体一般伴有血中脂肪酸水平增高；而补充 n-3 脂肪酸[4]和内源性棕榈油酸[5]则产生有益代谢作用。一些大样本的流行病学研究揭示血甘油三酯中的不饱和脂肪酸与饱和脂肪酸比例升高与 T2D 风险降低相关[6]。脂肪细胞 Glut4 过表达动物虽然显示血脂肪酸水平提高和储脂增加，但空腹血糖下降和葡萄糖耐量提高[7]。有人对此解释是 Glut4 过表达增加脂肪合成，同时会产生一些有利于代谢效应的脂类分子。为了证实 Glut4 过表达动物产生了有益脂类分子，Yore MM 等[1]利用脂肪组织选择性过表达 Glut4 转基因小鼠（AG4OX），通过定量质谱技术平台分析小鼠脂肪组织脂类代谢组，发现和鉴定了一类新型脂类分子 FAHFAs。

二、支链脂肪酸酯结构和种类

质谱数据分析表明：FAHFAs 分子由两个脂肪酸分子构成，其中一条脂肪酸链上有一个羟基，称羟脂肪酸，如羟硬脂酸（hydroxystearic acid，HSA），另一个脂肪酸通过羧基与羟脂肪酸的羟基脱水形成支链脂肪酸酯（图 10-4-2），1 分子 16 碳的棕榈酸（palmitic acid，PA）与 HSA 结合形成棕榈酸羟硬脂酸（palmitic acid hydroxy stearic acid，PAHSA）。由于脂肪酸链长度、饱和度以及羟基位置的不同，可以预见 FAHFAs 的种类很多。Yore MM 等[1]在小鼠血清中共发现 16 种 FAHFAs（图 10-4-3）：由 4 种脂肪酸和 4 种羟脂肪酸的不同组合而形成 16 种 FAHFAs，其中 4 种脂肪酸分别是 16 碳 1 个双键的棕榈油酸（palmitoleic acid，PO），PA，18 碳 1 个双键的油酸（oleic acid，OA）和硬脂酸（stearic acid，SA）；羟脂肪酸分别是羟棕榈油酸（hydroxy palmitoleic acid，HPO），羟棕榈酸（hydroxy palmitic acid，HPA），羟油酸（hydroxy oleic acid，HOA）和 HSA。

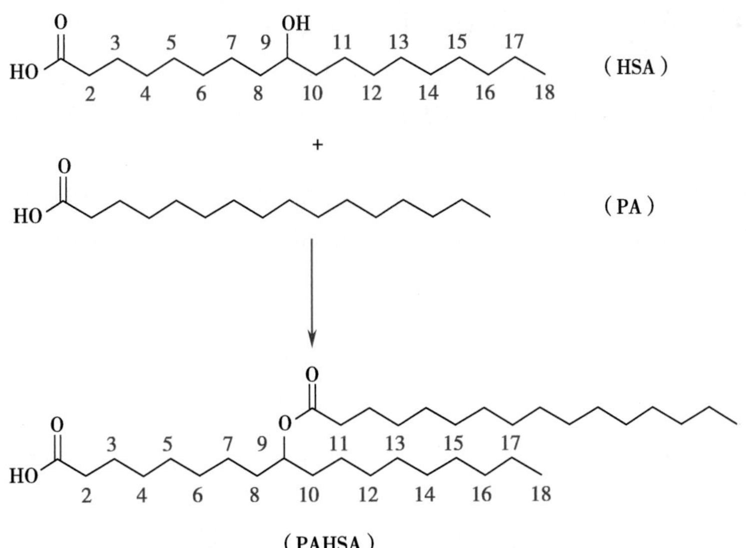

图 10-4-2 支链脂肪酸酯的分子组成

HAS，hydroxy stearic acid，羟硬脂酸；PA，palmitic acid，棕榈酸；PAHSA，palmitic acid-hydroxy stearic acid，棕榈酸-羟硬脂酸

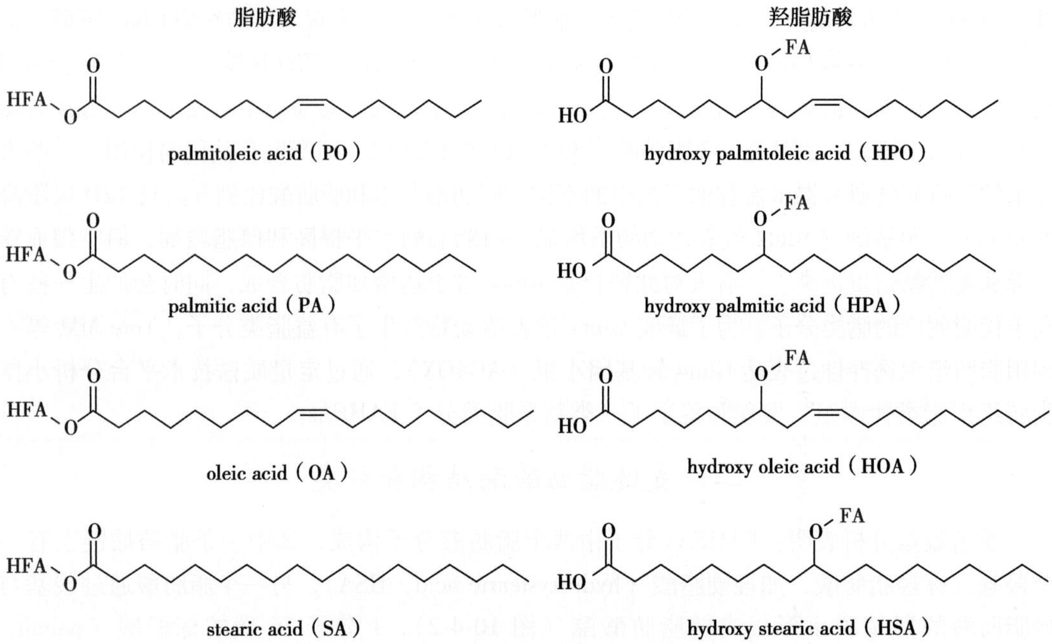

脂肪酸　　羟脂肪酸

palmitoleic acid（PO）　　hydroxy palmitoleic acid（HPO）

palmitic acid（PA）　　hydroxy palmitic acid（HPA）

oleic acid（OA）　　hydroxy oleic acid（HOA）

stearic acid（SA）　　hydroxy stearic acid（HSA）

图 10-4-3 小鼠血清中 FAHFAs 种类

PO，palmitoleic acid，棕榈油酸；HPO，hydroxy palmitoleic acid，羟棕榈油酸；PA，palmitic acid，棕榈酸；HPA，hydroxy palmitic acid，羟棕榈酸；OA，oleic acid，油酸；HOA，hydroxy oleic acid，羟油酸；SA，stearic acid，硬脂酸；HSA，hydroxy-stearic acid，羟硬脂酸；FA，fatty acid，脂肪酸；HFA，hydroxy fatty acid，羟脂肪酸

研究发现 AG4OX 小鼠血清中，由 PO、PA 和 OA 分别与 HPA 和 HSA 结合组成不同 FAHFAs，包括 POHPA、POHSA、PAHPA、PAHSA、OAHPA、OAHSA，并且发现 AG4OX 小鼠血清 FAHFAs 水平显著高于野生型。其中 PAHSA 变化最明显，由于羟基位置不同（5、7、8、9、10、11、12 和 13），PAHSAs 存在 8 种同分异构体。在 AG4OX 小鼠的血清、皮下白色脂肪、内脏白色脂肪和棕色脂肪中，这 8 种 PAHSAs 都显著上调，其中 9-PAHSA上调最显著而在肝脏组织是下调的。研究证实 PAHSAs 水平明显受碳水化合物反应元件结合蛋白（carbohydrate response element binding protein，CHREBP）的调节。

在不同病理生理条件下，不同的 PAHSAs 同分异构体变化是不同的，存在组织专一性和同分异构体专一性。禁食状态下，皮下白色脂肪组织和肾脏的总 PAHSAs 上调 2~3 倍，胰腺上调 65%，而棕色脂肪、肝脏和血清则没有变化。因为禁食状态下机体脂肪合成和 CHREBP 是下降的，因此白色脂肪组织 PAHSAs 上调可能与抑制降解和释放有关。同时，禁食状态下 PAHSAs 同分异构体变化也不一样：血清中总的 PAHSAs 没有变化，但 10-PAHSA、9-PAHSA 和 5-PAHSA 明显下降；皮下和内脏白色脂肪组织中大部分同分异构体（13/12-PAHSA、11-PAHSA、10-PAHSA、9-PAHSA 和 8-PAHSA）水平增加，而 7-PAHSA和 5-PAHSA 不变。禁食对棕色脂肪和肝脏中任何一种 PAHSA 没有影响；肾脏组织内所有 PAHSAs 都明显上调；胰腺中 11-PAHSA 和 9-PAHSA 上调而 13/12-PAHSA 和 7-PAHSA不变。同时 PAHSAs 同分异构体在丰度差别上也非常大，皮下脂肪组织中

9-PAHSA与5-PAHSA之间水平差别达到60倍之多。这些结果表明PAHSAs变化存在明显的组织专一性和同分异构体专一性。

三、支链脂肪酸酯的生物学作用

FAHFAs是新近发现的新型脂类分子，其功能尚未阐明。Yore MM等[1]定量分析表明FAHFAs在AG4OX小鼠比正常鼠脂肪组织高16倍，这提示FAHFAs可能在胰岛素-葡萄糖稳态调节中发挥重要作用。定量分析表明PAHSAs血清浓度一般在0.4~2.5nM水平，与脂类信号分子（如前列环素，前列腺素，类固醇和内源性大麻素）浓度范围一致的，这提示PAHSAs可能以某种信号分子方式来参与调节组织器官代谢稳态。

（一）PAHSAs可以改善胰岛素抵抗

研究发现胰岛素抵抗个体血清PAHSAs（除9-PAHSA外）水平比胰岛素敏感的个体下降40%~55%，血清总PAHSAs水平及其同分异构体水平与胰岛素敏感性呈显著正相关。同时，皮下白色脂肪组织中的13/12-PAHSA、10-PAHSA、9-PAHSA和5-PAHSA水平比胰岛素敏感个体低60%。白色脂肪组织总PAHSAs，以及9-PAHSA和5-PAHSA水平与胰岛素敏感性高度相关。这表明血清和白色脂肪组织中总PAHSAs水平与整体胰岛素敏感性相关。同样，在高脂饮食诱导的肥胖小鼠模型上也获得了相似结果，即肥胖并伴有胰岛素抵抗小鼠的皮下白色脂肪组织总PAHSAs水平，以及血清13/12-PAHSA和5-PAHSA水平明显低于野生小鼠水平。

这些动物和人体数据表明PAHSAs水平与胰岛素抵抗呈现反向关系，这提示PAHSAs可能具有改善胰岛素抵抗的作用。Yore MM等[1]进一步观察摄入外源性PAHSAs对肥胖和胰岛素抵抗小鼠的影响，选择与胰岛素敏感性关系最密切的9-PAHSA和5-PAHSA进行管饲并观察葡萄糖耐量变化，结果显示：野生鼠和高脂饮食小鼠管饲后，血清9-PAHSA和5-PAHSA水平可提高3~5倍，达到AG4OX小鼠水平，表明胃肠道可以吸收外源性PAHSAs；同时发现PAHSAs明显改善糖耐量曲线，降低血糖水平。提示口服外源性PAHSAs可以提高胰岛素敏感性。

关于PAHSAs增强胰岛素敏感性，改善胰岛素抵抗的作用机制还没有阐明，动物和细胞水平初步实验结果表明PAHSAs能明显促进葡萄糖刺激的胰岛素分泌，同时可以促进胰高血糖素样肽-1（glucagon-like peptide-1，GLP-1）分泌，提示PAHSAs既可直接促进胰岛素分泌，又可以间接通过GLP-1来增强葡萄糖刺激的胰岛素分泌。并且发现PAHSAs在500nM低浓度条件下可明显增加脂肪细胞膜上Glut4水平。PAHSAs直接刺激胃肠道细胞系STC-1分泌GLP-1的作用类似于n-3脂肪酸，α-亚麻酸和G蛋白偶联受体120（G-protein coupled receptor 120，GPR120）配体。已有研究证实脂类活性分子可通过细胞膜G蛋白偶联受体（G protein-coupled receptors，GPCRs）发挥作用[8]；脂类活性分子可能通过激活GPCRs促进GLP-1分泌和Glut4表达发挥作用[9]。最近，Yore MM等[1]筛选了一组相关的GPCRs，证实PAHSAs通过剂量依赖方式激活GPR120发挥上述作用，这与n-3脂肪酸和单不饱和脂肪酸作用机制基本相同。

（二）PAHSAs具有抗炎作用

一些生物活性脂肪酸如n-3脂肪酸，不仅通过GPR120介导胰岛素-葡萄糖稳态调节作用，还可发挥抗炎作用[10]。GPR120还表达于介导先天免疫反应的骨髓源性树突状细胞

(bone-marrow-derived dendritic cells，BMDCs)，而肥胖个体脂肪组织中先天性免疫激活与胰岛素抵抗密切相关[11]。同时，饱和脂肪酸如棕榈酸，以及内毒素脂多糖(lipopolysaccharide，LPS) 可通过 Toll 样受体 (Toll-like receptors，TLRs) 信号通路促进 BMDCs 成熟，而细胞水平研究显示 9-PAHSA 可以阻断 LPS 激活 BMDCs，主要表现为抑制 LPS 诱导 BMDCs 表达 CD80、CD86、CD40 和 MHC Ⅱ，同时以剂量依赖方式阻断 LPS 诱导的 IL-12 分泌，并显著降低 IL-1β 和 TNFα 分泌。但用 9-PAHSA 分子中的棕榈酸组分或油酸处理 BMDCs 并没有上述作用。这表明 9-PAHSA 具有明显的抗炎作用。体内实验结果显示：高脂食物饲养小鼠的脂肪组织巨噬细胞 (adipose tissuemacrophages，ATMs) 是激活的，主要表现为表达 IL-1β 和 TNFα 的 ATMs 比例明显上升，但管饲 9-PAHSA 3 天后，TNFα 阳性的 ATMs 比例恢复正常，IL-1β 阳性或双阳性 ATMs 比例显著下降。这表明了 PAHSAs 具有明显的体内抗炎作用。上述这些研究提示胰岛素抵抗状态下 PAHSAs 水平下降是有利于激活先天免疫，从而倾向于发生脂肪组织炎症和整体胰岛素抵抗。

2016 年 Jennifer Lee 等[12]研究发现 PAHSAs 能明显减轻结肠炎，利用小鼠结肠炎模型，喂饲小鼠 5-PAHSA (10mg/kg) 和 9-PAHSA (5mg/kg) 共 13 天，结果显示治疗组小鼠体重没有下降，明显改善结肠炎分数，包括大便性状、便血和小鼠外观等，明显提高小肠隐窝潘氏细胞的杀菌能力。同时，体外研究发现 PAHSAs 可以减弱树突状细胞激活、T 细胞增殖和 Th1 细胞的极化等，作者认为 PAHSAs 通过调节机体先天和后天免疫功能达到防止肠黏膜损害和结肠炎的发生。因此，PAHSAs 可能是治疗结肠炎和相关炎症性疾病的新型治疗分子。

四、总结和展望

脂肪组织专一性 Glut4 水平与人类胰岛素敏感性密切相关，动物研究显示脂肪组织过表达 Glut4 后产生了有益代谢效应。通过代谢组学研究发现一类新型脂类分子 FAHFAs，其中的 PAHSAs 同分异构体与胰岛素敏感性密切相关，同时 PAHSAs 具有明显抗炎作用。胰岛素抵抗患者血清和脂肪组织 PAHSA 同分异构体明显下降。PAHSAs 作为一类信号分子主要通过激活 GPR120 发挥改善胰岛素抵抗和抗炎作用。动物实验显示口服 PAHSAs 能够降低血糖和促进葡萄糖刺激的胰岛素分泌，改善胰岛素抵抗，抑制整体炎症反应。PAHSAs 作用及机制与 n-3 脂肪酸基本相似，不同的是 PAHSAs 可在人体脂肪和肝脏细胞内合成。目前关于体内合成 PAHSAs 的途径和相关酶还不清楚，而相关合成途径和酶很可能是干预和治疗胰岛素抵抗，T2D 和炎症性疾病如结肠炎等的重要靶点。血清 PAHSAs 本身可能是胰岛素抵抗和 T2D 诊断标志物，同时 PAHSAs 具有潜在治疗 T2D 的作用。物质代谢异常、炎症和免疫失调与肿瘤的发生和发展密切相关，因此，PAHSA 在改善肿瘤患者免疫功能，抑制炎症和改善代谢紊乱方面同样会发挥重要作用，但是这方面相关研究报道尚少。因此，今后亟待开展 PAHSAs 在肿瘤治疗作用中的基础与临床研究。

(缪明永　石汉平)

参考文献

1. Yore MM，Syed I，Moraes-Vieira PM，et al. Discovery of a class of endogenous mammalian lipids with anti-diabetic and anti-inflammatory effects. Cell，2014，159 (2)：318-332.

2. Smitka K, Marešová D. Adipose Tissue as an Endocrine Organ: An Update on Pro-inflammatory and Anti-inflammatory Microenvironment. Prague Med Rep, 2015, 116 (2): 87-111.

3. Abel ED, Peroni O, Kim JK, et al. Adipose-selective targeting of the GLUT4 gene impairs insulin action in muscle and liver. Nature, 2001, 409 (6821): 729-733.

4. Virtanen JK, Mursu J, Voutilainen S, et al. Serum omega-3 polyunsaturated fatty acids and risk of incident type 2 diabetes in men: the Kuopio Ischemic Heart Disease Risk Factor study. Diabetes Care, 2014, 37 (1): 189-196.

5. Cao H, Gerhold K, Mayers JR, et al. Identification of a lipokine, a lipid hormone linking adipose tissue to systemic metabolism. Cell, 2008, 134 (6): 933-944.

6. Rhee EP, Cheng S, Larson MG, et al. Lipid profiling identifies a triacylglycerol signature of insulin resistance and improves diabetes prediction in humans. J Clin Invest, 2011, 121 (4): 1402-1411.

7. Carvalho E, Kotani K, Peroni OD, et al. Adipose-specific overexpression of GLUT4 reverses insulin resistance and diabetes in mice lacking GLUT4 selectively in muscle. Am J Physiol Endocrinol Metab, 2005, 289 (4): E551-561.

8. Hara T, Kimura I, Inoue D, et al. Free fatty acid receptors and their role in regulation of energy metabolism. Rev Physiol Biochem Pharmacol, 2013, 164: 77-116.

9. Hirasawa, A, Tsumaya, K, Awaji, T, et al. Free fatty acids regulate gut incretin glucagon-like peptide-1 secretion through GPR120. Nat Med, 2005, 11 (1): 90-94.

10. Oh DY, Talukdar S, Bae EJ, et al. GPR120 is an omega-3 fatty acid receptor mediating potent anti-inflammatory and insulin-sensitizing effects. Cell, 2010, 142 (5): 687-698.

11. Lumeng CN, Saltiel AR. Inflammatory links between obesity and metabolic disease. J Clin Invest, 2011, 121 (6): 2111-2117.

12. Lee J, Moraes-Vieira PM, Castoldi A, et al. Branched Fatty Acid Esters of Hydroxy Fatty Acids (FAHFAs) Protect against Colitis by Regulating Gut Innate and Adaptive Immune Responses. J Biol Chem, 2016, 291 (42): 22207-22217.

第十一章

维生素与肿瘤免疫营养治疗

第一节　维生素A与肿瘤免疫营养治疗

维生素A是维持动物体正常生长、发育所必需的一种营养素，补充维生素A对肿瘤的预防、转化、治疗以及对感染的控制等多个方面均具有重要的意义[1]。

一、维生素A的生物学作用

维生素A是需要量很少但不可或缺的一种营养物质，它是一组不饱和有机化合物，含有β白芷酮环和2分子-2甲基丁二烯构成的不饱和一元醇[2]，除了类胡萝卜素外，凡是呈现视黄醇生物活性的化合物，都统称为维生素A，视黄醇、视黄醛和维A酸这3种衍生形式是维生素A的活性形式。维生素A以不同方式影响机体的几乎所有细胞的功能。尽管是一种最早被发现的维生素，但有关它的生理功能至今尚未完全清楚。维生素A及其活性代谢物（包括胡萝卜素）最主要的生理功能包括维持视觉、促进生长发育、维持上皮结构的完整与健全、增强免疫能力等。而且，由于维生素A及其衍生物的化学性质活泼，极易发生氧化而阻止机体内脂质过氧化反应的发生，所以维生素A也可以发挥很好的抗氧化功能。另外，许多研究显示皮肤癌、肺癌、喉癌、膀胱癌和食管癌都跟维生素A及其衍生物的摄取量有关[3]。维生素A进入消化道后，在胃内几乎不被吸收，在小肠与胆汁酸脂肪分解产物一起被乳化，由肠黏膜吸收。维生素A在人体储存量随着年龄递减，老年人明显低于年轻人，不同性别储存量也不同。维生素A在体内的平均半衰期为128~154天，在无维生素A摄入时，每日肝脏分解代谢率约为0.5%。

二、维生素A的食物供给和来源

维生素A的摄取主要依靠食物供给，从食物分类有三类来源，通常可分为：动物性食物，如鱼肝油、鸡蛋等；植物性食物，主要有深绿色或红黄色的蔬菜、水果，如胡萝卜、红心红薯、芒果、辣椒和柿子等；还有一类是药食同源的食物，如车前子、防风、紫苏、藿香、枸杞子等。从维生素A结构的角度，主要有两类来源：一类是β-胡萝卜素及其他类胡萝卜素，多存在于植物性食物中，如绿叶菜类、黄色菜类以及水果类，含量较丰富的有菠菜、苜蓿、豌豆苗、红心甜薯、胡萝卜、青椒、南瓜等。另一类则是视黄醇，主要存在于动物性食物当中，能够直接被人体吸收和利用，主要存在于动物肝脏、奶及奶制品（全脂奶）及禽蛋中[4]。动物肝脏中含有极为丰富的维生素 A，动物肾脏所含的量也很高。鸡蛋和乳脂中含有维生素 A，而其数量有赖于所摄动物食物，其所含维生素 A 的量差别很大。每升全脂牛奶中维生素 A 的含量为 500~7000 单位不等，平均为 2000 单位。牛奶中绝大多数的维生素 A 都会被氧气所破坏。因为肌肉中无法储存维生素 A，所以肉类缺乏这种维生素。富含维生素 A 的食物见表 11-1-1[4]。

表 11-1-1 富含维生素 A 的食物

富含维生素 A 的食物（每 100g 食物中的维生素 A 含量单位）			
鱼肝油 30 000	鸡肝 8058	柿子椒 2081	西红柿 961
莲藕 1592	刺梨 483	羊肝 20972	紫菜 403
胡萝卜 688	木瓜 145	牛排 371. 3	燕麦 420
芥蓝 575	海棠果 118	羊腰子 126	枸杞子 1625
菠菜 487	杏干 102	绿茶 967	沙参 978
马齿苋 372	西瓜 75	鹌鹑蛋 337	车前子 975
黄花菜 357	西番莲 64	鸭蛋 261	五味子 847
苋菜 352	金橘 62	鸡蛋 234	茴香 402

三、维生素 A 与肿瘤的关系

（一）维生素 A 缺乏促进肿瘤形成

维 A 酸，维生素 A 的代谢产物，通过表达 *RET* 基因调控上皮分化及上皮细胞与间质的相互作用[5]。CYP26A1 基因，编码细胞色素 P450 酶，是调节体内维 A 酸水平最重要的酶，在多种肿瘤中高表达，它的高表达导致细胞内维 A 酸下降或缺失从而导致细胞高度增殖、呈侵袭状态并抑制凋亡，进而形成肿瘤。很多动物实验也证明维生素 A 缺乏的动物容易受化学致癌物诱发而发生黏膜、皮肤和腺体肿瘤，缺乏维生素 A 的大鼠接触黄曲霉素毒素时，明显增加了肝癌及结肠癌的发生率[6]。维生素 A 缺乏可导致妇女宫颈上皮内瘤样病变及化学诱导的大鼠肾母细胞瘤。王天元等证明食管癌的发生率与维生素 A 浓度呈负相关，Mettlin 和 Graham 等证明膀胱癌、喉癌与维生素的摄入呈负相关。在长期缺乏维生素 A 的动物中，致癌因子更能使这些动物发生肿瘤。Genta 等[7]发现维生素 A 缺乏的田鼠所分离的气管，在培养液中比正常健康田鼠气管其 DNA 与各种致癌因子的结合更紧密。缺乏维生素 A 动物的肿瘤发生率比不缺乏的发生率要高。Newberne 等[8]发现缺乏维生素 A 的大鼠，与致癌因子黄曲霉素 B1 接触后，大肠癌的发生率比对照组显著升高。

（二）补充维生素 A 能预防肿瘤的发生

补充维生素 A 或它的衍生物能预防肿瘤。例如 Kaufman[9]发现在田鼠气管的培养液中，加入醋酸视黄酯能抑制致癌因子与 DNA 的结合，2015 年欧洲癌症与营养组已有大型荟萃分析数据证明[10]，高浓度维生素 A 可降低乳腺癌发病风险。2015 年康健等[11]总结了 19 篇文献，囊括 10 261 例肺癌患者，在营养学杂志发表荟萃分析数据证明维生素 A、β 胡萝卜素的摄入可降低肺癌的发病风险，但没有剂量相关性分析。《美国临床营养学》杂志

2015年发表，囊括上万名前列腺癌患者的回顾性研究，证明维生素A浓度与侵袭性前列腺癌呈负相关[12]。2016年我国山东省千佛山医院通过荟萃分析证明维生素A的摄入与胰腺癌呈负相关[13]，我国研究报道每天摄入1000μg以上的胡萝卜素，可降低原发性肝癌的发生率，Shekelle等[14]对包括中国人在内的不同人种进行调查，证明了维生素A摄入指数高的肺癌发生率低，维生素A的补充可以阻止甲基胆蒽使小鼠产生胃鳞状上皮癌，阻止亚硝胺诱发的膀胱癌。蔡海英等对维生素衍生物进行了研究，证明其对致癌物诱发的癌变有抑制作用[15]，总之，尽管流行病学调查结果及动物实验结果不完全一致，补充维生素A及其衍生物可降低肿瘤的发生。

（三）维生素A对抗肿瘤免疫功能的影响

大量研究证明维生素A在免疫平衡中起着重要的作用，是维持机体正常免疫功能的重要营养物质，它参与机体免疫器官的生长发育，缺乏时将造成免疫器官的损伤。Adal Garcia等[16]用富含维生素A的食物和常规食物分别喂养两组小鼠，检测结果显示富含维生素A的食物喂养组小鼠B淋巴细胞、T淋巴细胞及IgG水平明显高于对照组，证实维生素A对机体免疫功能的提高具有促进作用。Arruda SF等[17]通过体外实验研究发现，维生素A具有抗氧化和清除自由基功能，维生素A缺乏时将导致免疫系统受损，从而增加患感染性疾病的机会。维生素A对黏膜免疫及细胞分化影响极大，其缺乏可能导致Ⅱ型免疫反应的增强，与慢性炎症相关，可增加肿瘤发生的风险。Isao Okayasu等[18]发现维生素A缺乏的小鼠结肠上皮细胞减少和黏膜IgA/IgG阳性细胞的比例降低，树突状细胞增加，结直肠炎及结肠癌发生率增加（图11-1-1）。同时，维生素A参与细胞免疫过程，对抗体合成、T细胞增殖、单核细胞发挥吞噬功能都很重要，它能增强T细胞抗原特异性反应，通过提高细胞膜和免疫溶菌膜的稳定性而提高免疫能力。此外，维生素A还参与体液免疫，可直接作用于B细胞，增强体液免疫功能，参与促进抗体合成，促进淋巴细胞转化，从而防治肿瘤患者感染。

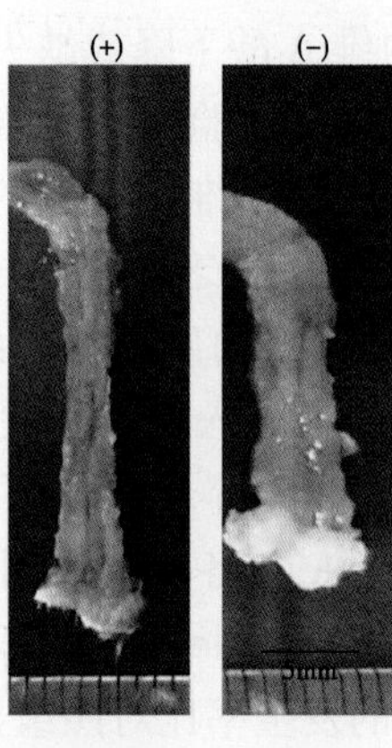

图11-1-1　维生素A缺乏导致小鼠结肠远端急性结肠炎。结肠大体外观：维生素A正常的小鼠（左）和维生素A缺乏的小鼠（右）。后者的结肠较前者缩短、扩张

（四）维生素A对肿瘤有治疗作用

有些研究证明维生素A及它的衍生物对已形成的肿瘤具有治疗作用。Oegema等[19]发现大鼠移植软骨肉瘤以后，补充维生素A衍生物（1，3-顺式-视黄醇）能抑制肉瘤生长。Bollag等[20]发现视黄醇能使小鼠因致癌因子诱发的乳头瘤的体积缩小，并指出视黄酸类似物能使人体的鳞状细胞与基底细胞癌消退。也有研究证明，高维生素A浓度可降低肝癌患者的死亡率。总结其机制，主要包括：①维生素 A 可以阻止致癌物与机体 DNA 结合；②维生素 A 可以重建宿主细胞裂隙连接及细胞间接触抑制，阻止细胞无限制增殖；③维生素 A 可以增强机体天然适应机制，修复 DNA 损伤，抑制肿瘤细胞生长，甚至使之逆转为正常细胞，而使肿瘤自行消退。正由于维生素 A 的这种特殊作用，几乎所有起源于上皮组织的恶性肿瘤如皮肤癌、食管癌、胃癌、肺癌、结肠癌、直肠癌、膀胱癌等的发生，都与机体维生素 A 缺乏有关。此外，维生素 A 的代谢产物维 A 酸调控多种细胞过程，类视黄醇关键基因的表达也与肺癌的恶性转化相关。由此证明，无论是维生素 A 还是其代谢产物均能逆转肿瘤的发生。

（五）补充维生素 A 能改善贫血

50%以上的肿瘤患者存在不同程度的贫血，维生素 A 通过影响铁离子的运输和储存，从而改善贫血的状态。机体内铁元素主要以铁蛋白和含铁血黄素两种形式储存在肝脏和脾脏，需要时再转运到需铁组织，而维生素 A 缺乏将会抑制铁的释放[21]。唐仪等[22]调查发现同时补充铁和维生素 A 的孕中期妇女营养状况优于单纯补铁。林广起等[23]筛选 100 余例缺铁性贫血儿童并随机分为两组，分别给予铁剂+维生素 A 和单纯铁剂治疗，达治疗疗程后，发现第一组儿童贫血症状的改善明显优于第二组，提示维生素 A 干预缺铁性贫血具有治疗意义。近 50%的晚期恶性肿瘤患者存在不同程度的贫血，主要为慢性病性贫血，胃肠道患者中缺铁性贫血比重也比较大，但目前维生素 A 与肿瘤相关性贫血尚未见大规模研究数据报道，有待进一步研究。

尽管目前有关维生素 A 与肿瘤的研究有一定的进展，但仍然有很多重要问题亟待解决，例如：维生素 A 缺乏或补充到什么程度能引起或抑制肿瘤的发生，维生素 A 对肿瘤起抑制作用的机制等。总而言之，维生素 A 是通过对机体肿瘤前期、肿瘤期、肿瘤后期等多方面的干预，改善器官功能、免疫状态，从而影响肿瘤的发生，改善肿瘤患者的预后。但是，维生素 A 并非补充越多越好，维生素 A 过量可降低细胞膜和溶酶体膜的稳定性，细胞膜受损，使酶释放，引起肝、脑、皮肤和骨骼等组织病变。随着对维生素 A 作用机制研究的逐步深入，以及对人体需求最佳量逐渐明确，相信通过调节维生素 A 摄入量，对肿瘤进行干预治疗的临床应用将逐渐广泛。

（田慧敏）

参考文献

1. Bakker MF，Peeters PH，Klaasen VM，et al. Plasma carotenoids，vitamin C，tocopherols，and retinol and the risk of breast cancer in the European Prospective Investigation into Cancer and Nutrition cohort. Am J Clin Nutr，2016，103（2）：454-464.
2. 吴广义. 维生素 A 抗癌作用机制研究的新进展. 国外医学肿瘤学分册，1980，（4）：157-162.
3. Kawaguchi R，Zhong M，Kassai M，et al. Vitamin A transport mechanism of the multitransmembrane cell-surface receptor STRA6. Membranes（Basel），2015，5（3）：425-453.
4. Institute of Medicine（US）Panel on Dietary Antioxidants and Related Compounds. Dietary Reference Intakes for Vitamin C，Vitamin E，Selenium，and Carotenoids. Washington（DC）：National Academies Press（US），2000.
5. Key TJ，Appleby PN，Travis RC，et al. Endogenous hormones nutritional biomarkers prostate cancer collaborative group. carotenoids，retinol，tocopherols，and prostate cancer risk：pooled analysis of 15 studies. Am J

Clin Nutr，2015，102（5）：1142-1157.

6. 石汉平，凌文华，李薇. 肿瘤营养学. 北京：人民卫生出版社，2012.
7. Genta VM，Kaufman DG，Harris CC，et al. Vitamin A deficiency enhances binding of benzo（a）pyrene to tracheal epithelial DNA. Nature. 1974，247（5435）：48-49.
8. Newberne PM，Rogers AE. The role of nutrients in cancer causation. Princess Takamatsuu Symp. 1985，16：205-222.
9. Reddy TS，Varnell ED，Beuerman RW，et al. Endothelial cell damage in human and rabbit corneas stored in K-Sol without antioxidants. Br J Ophthalmol. 1989，73（10）：803-808.
10. Hu F，Wu Z Li G，et al. The plasma level of retinol，vitamins A，C and α-tocopherol could reduce breast cancer risk？A meta-analysis and meta-regression. J cancer Res Clin Oncol，2015，141（4）：601-614.
11. Yu N，Su X，Wang Z，et al. Association of Dietary Vitamin A and β-Carotene Intake with the Risk of Lung Cancer：A Meta-Analysis of 19 Publications. Nutrients，2015，7（11）：9309-9324.
12. Key TJ，Appleby PN，Travis RC，Endogenous Hormones NutritionalBiomarkers Prostate Cancer Collaborative Group，et al. Carotenoids，retinol，tocopherols，and prostate cancer risk：pooled analysis of 15 studies. Am J Clin Nutr，2015 Nov，102（5）：1142-1157.
13. Huang X，Gao Y，Zhi X，et al. Association between vitamin A，retinol and carotenoid intake and pancreatic cancer risk：Evidence from epidemiologic studies. Sci Rep，2016 Dec 12，6：38936.
14. Shekelle RB，Lepper M，Liu S，et al. Dietary vitamin A and risk of cancer in the Western Electric study. Lancet. 1981，2（8257）：1185-1190.
15. 蔡海英，张金生，崔小邢. 新维生素甲酸衍生物抑制小鼠前胃鳞状上皮癌变的研究. 1981，16（9）：648-653.
16. Garcia AL1，Rühl R，Herz U，et al. Retinoid-and carotenoid-enriched diets influence the ontogenesis of the immune system in mice. Immunology，2003，110（2）：180-187.
17. Mendes JF，Siqueira EM，de Brito E Silva JG，et al. Vitamin A deficiency modulates iron metabolism independent of hemojuvelin（Hfe2）and bone morphogenetic protein 6（Bmp6）transcript levels. Genes Nutr，2016，11：1.
18. Okayasu I，Hana K，Nemoto N，et al. Vitamin A Inhibits Development of Dextran Sulfate Sodium-Induced Colitis and Colon Cancer in a Mouse Model. Biomed Res Int，2016，2016（2）：4874809.
19. Oegema TR Jr，Parzych SM. Effect of the retinoic acid analog Ro 11-1430 on proteoglycans of swarm rat chondrosarcoma. J Natl Cancer Inst. 1981，67（1）：99-106.
20. Bollag W. The retinoid revolution. Overview. FASEB J. 1996，10（9）：938-939.
21. 徐小磊，王朝旭，苏畅，等. 维生素 A 缺乏对大鼠铁代谢影响. 中国公共卫生，2008，24（10）：1125-1127.
22. 唐仪，杨清，沈晓毅，等. 补充维生素 A 和铁对孕妇铁营养状况的影响. 营养学报，2002，24（1）：13-16.
23. 林广起. 口服铁剂和维生素 A 矫治小儿缺铁性贫血效果观察. 中国医学文摘儿科学，2008，27（1）：14.

第二节　维生素 B

维生素 B 是 B 族维生素的总称，含有 12 种以上，其中被公认的必需维生素包括：维生素 B_1（硫胺素）、维生素 B_2（核黄素）、维生素 PP（尼克酸或烟酸）、维生素 B_6（吡哆醇）、泛酸（遍多酸）、生物素、叶酸、维生素 B_{12}（钴胺素），都是水溶性维生素。维生素 B 参与机体的细胞分裂、代谢等重要反应，因此，膳食中维生素 B 摄取不足会引起机体多系统受损，进而可能造成 DNA 的合成与修复障碍，导致肿瘤的发生发展。近年关于维生素 B 的一系列生物学功能不断被报道，与肿瘤的预防、转化、治疗等方面密切相关，受到广泛关注。

一、维生素 B_1 与肿瘤免疫营养治疗

（一）概述

维生素 B_1（thiamine）又称为硫胺素、抗脚气素等，易溶于水，在酸性溶液中稳定，在碱性溶液中容易分解。在体内的活性成分为焦磷酸维生素 B_1（thiamine hydrochloride，TPP）；广泛分布于骨骼肌、心肌、肝脏、肾脏和脑组织中，半衰期为 9～10 天，为糖代谢所必需的辅酶，其结构式见图 11-2-1。

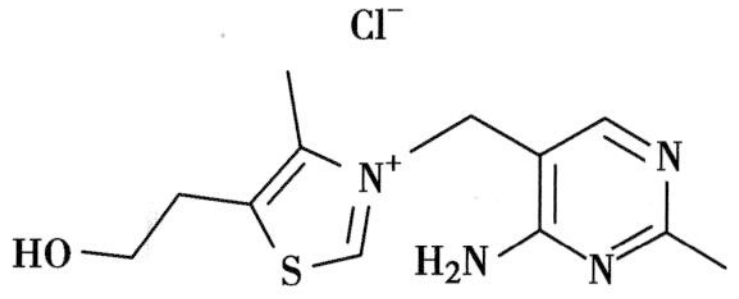

Cl⁻ HO S N⁺ H₂N N N

图 11-2-1　维生素 B_1 结构图

（二）食物来源

人类需要的维生素 B_1 只能从食物中摄取，包括未精制的谷类食物、瘦肉、鱼类和动物内脏等。人类肠道细菌可产生少量维生素 B_1，但是产生部位处于吸收部位的下游，无法被自身吸收利用。

（三）消化吸收

维生素 B_1 的吸收部位主要在空肠和回肠，高浓度时为扩散吸收，低浓度时为耗能的主动吸收过程，主动吸收过程需要钠离子和 ATP。进入小肠细胞的维生素 B_1 磷酸化为酯再转运入血。

（四）缺乏与过量

重度维生素 B_1 缺乏可危及生命，中重度的维生素 B_1 缺乏的表现缺乏特异性，如心神不宁、体重下降、神经衰弱、易激怒等。维生素 B_1 缺乏也可表现为脚气病、Wernicke-Korsakoff 综合征等[1]。

维生素 B_1 补充较为安全，罕见过敏的报道，摄入过量可通过肾脏清除，罕见中毒报道。

（五）维生素 B_1 与肿瘤及肿瘤免疫的关系

多种肿瘤中维生素 B_1 水平下降。维生素 B_1 缺乏可促进肝癌的发生，肝癌组织的维生素 B_1 水平较正常肝组织下降超过 50%。子宫癌、慢性 B 细胞性白血病、结直肠癌也可见维生素 B_1 的水平明显下降[2]。在膀胱癌、黑色素瘤中常规剂量补充维生素 B_1 可表现为促进肿瘤增殖、存活和化疗耐药的现象。通过给予硫铵素酶 I 降低维生素 B_1 浓度后，可表现为抑制肿瘤增殖的作用，说明维生素 B_1 可促进恶性肿瘤的发展。而动物实验中发现，当超大剂量给予维生素 B_1 的时候（推荐补充剂量的 2500 倍），也可表现出一定的抑制肿瘤生长的作用[3]。

二、维生素 B_2 与肿瘤免疫营养治疗

（一）概述

维生素 B_2（riboflavin）又称为核黄素，Riboflavin 的名字就来源于其结构特征——核

酸（ribose）和黄素（flavin）的缩写，即由异咯嗪加上核糖醇侧链组成。异咯嗪上 1，5 位 N 存在活泼的共轭双键，作为氢转递体，以黄素腺嘌呤二核苷酸（flavin adenine dinucleotide，FAD）和黄素单核苷酸（flavin mononucleotide，FMN）两种形式与特定蛋白结合，形成黄素蛋白，参与三羧酸循环和呼吸链氧化磷酸化反应，其结构式见图 11-2-2。

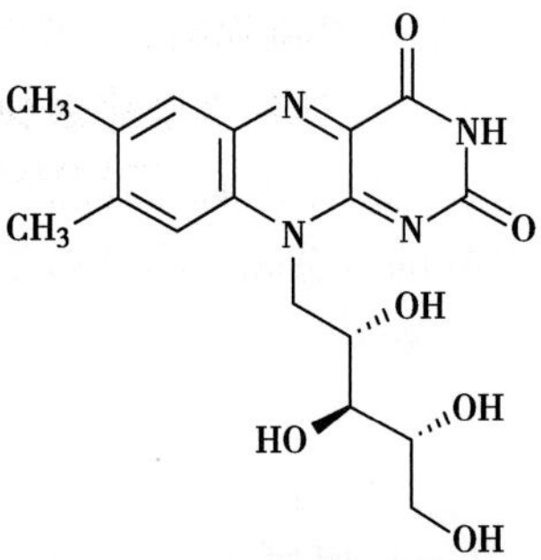

图 11-2-2 维生素 B_2 结构图

（二）生理功能

维生素 B_2 以 FAD 和 FMN 两种形式参与色氨酸转化为烟酸及维生素 B_6 转化为磷酸吡哆醛的过程。作为谷胱甘肽还原酶的辅酶，参与谷胱甘肽的还原，维持细胞内氧化还原系统的稳定，维持细胞内的还原活性。维生素 B_6 参与脂肪酸酯酰辅酶 A、丙酮、α-酮戊二酸、支链氨基酸等的脱氢氧化。维生素 B_6 作为细胞色素 P-450 的辅酶，参与药物代谢。

（三）食物来源

维生素 B_2 广泛存在于糙米、全谷面粉、奶类、鸡蛋和动物内脏中。因为具有淡黄色，影响面粉的观感，过于精加工的面粉中维生素 B_2 至少损失 60%。

（四）缺乏与过量

维生素 B_2 具有非常好的安全性，在较大剂量（每天 400mg）治疗偏头痛的患者中，仍未发现明显的短期毒性。

（五）维生素 B_2 与肿瘤及肿瘤免疫的关系

维生素 B_2 的缺乏和食管鳞癌[4]、胃腺癌[5]等的发生密切相关，补充维生素 B_2 可降低食管鳞癌和胃腺癌的发生。胃腺癌中未浸润浆膜和无淋巴结转移的患者血维生素 B_2 水平远高于有淋巴转移和（或）穿透胃浆膜层的患者。维生素 B_2 还可增加 5-Fu 等多种化疗药物的疗效，激活肿瘤微环境中的免疫细胞。

血维生素 B_2 浓度和结直肠癌的罹患风险呈负相关关系[6]。

三、维生素 B_6 与肿瘤免疫营养治疗

（一）概述

维生素 B_6（vitamin B_6）又称为吡哆素，是吡哆醛（pyridoxal，PL）、吡哆胺（pyridoxamine，PM）和吡哆醇（pyridoxine，PN）的总称，在体内以磷酸酯的形式存在。其活性形式——5′-磷酸吡哆醛（pyridoxal 5′-phosphate，PLP）是氨基酸、糖、脂肪代谢中诸多关键酶的辅酶。

（二）生理功能

PLP 是糖原磷酸化酶的辅酶，参与肝糖原的分解代谢，对于维持血糖的稳定具有重要意义。PLP 参与凝血过程。PLP 调节糖蛋白Ⅱb 的合成，间接影响血小板的聚集。PLP 还参与辅酶 A 的生物学合成。

PLP 和神经系统：PLP 参与血清素、多巴胺、肾上腺素、去甲肾上腺素和 γ-氨基丁酸（gamma-aminobutyric acid，GABA）五大重要神经递质的合成，还参与神经鞘脂及神经酰胺等的生物学合成。

（三）食物来源

维生素 B_6 在动物性和植物性食物中广泛存在。富含维生素 B_6 食物包括猪肉、火鸡、牛肉、香蕉、土豆、肝脏、蛋黄和开心果等。植物性食物中其多以更稳定的吡哆醇形式存在，在食物加工过程中较少丧失。谷物的精加工，动物性食物的冻存、罐头保存、熏蒸等加工过程都可以造成维生素 B_6 的丧失。

（四）消化、吸收与排泄

空肠和回肠是维生素 B_6 的主要吸收部位。机体对维生素 B_6 的吸收能力极强，可以远超生理所需，其吸收速度为吡哆醛快于吡哆醇，而后者快于吡哆胺。磷酸化的维生素 B_6 需要在小肠黏膜细胞表面碱性磷酸酶的作用下经过脱磷酸作用才能被吸收，此后，非磷酸化状态的维生素 B_6 在肠空肠黏膜中被磷酸化，进入门静脉，转运至全身。过多的膳食纤维摄入也可以影响维生素 B_6 的吸收利用。尿液是维生素 B_6 的主要排出形式，少量维生素 B_6 也可通过粪便排出。

（五）缺乏与过量

维生素 B_6 缺乏引起的脂溢性皮炎可从眼、鼻、口角等处扩散至全身，并可表现为萎缩性舌炎伴溃疡、结膜炎、嗜睡及其他神经症状。维生素 B_6 缺乏还可以导致患者的糖耐量异常。

食物来源的维生素 B_6 导致的不良反应未见报道，而补充大剂量的维生素 B_6 会导致背根神经节的毁损[7]。

（六）维生素 B_6 与肿瘤及肿瘤免疫的关系

高剂量摄入维生素 B_6 可以显著减低肿瘤的发生率，尤其是胃肠道肿瘤[7,8]。

维生素 B_6 可以增强放疗、化疗和热疗等对肿瘤细胞的杀伤作用，而这种增敏作用依赖于将维生素 B_6 前体转化为其活性形式 5′-磷酸吡哆醛的能力。如高表达吡哆醛激酶的肺癌患者如加用维生素 B_6 可增加化疗的疗效，尤其是能增加顺铂的治疗作用[9]。

病例对照研究中已观察到：肾细胞癌患者的外周血维生素 B_6 浓度和患者的预后负相关[10]，额外补充是否能够纠正这种负相关关系还有待深入的临床研究。

四、叶酸与肿瘤免疫营养治疗

（一）概述

叶酸（folic acid）又称维生素 B_9、维生素 Bc、维生素 M 等，化学名为蝶酰谷氨酸（pteroylglutamic acid，PGA），由蝶啶、对氨基苯甲酸和谷氨酸结合而成。其分子式为 $C_{19}H_{19}N_7O_6$，分子量为 441.40，结构式见图 11-2-3。

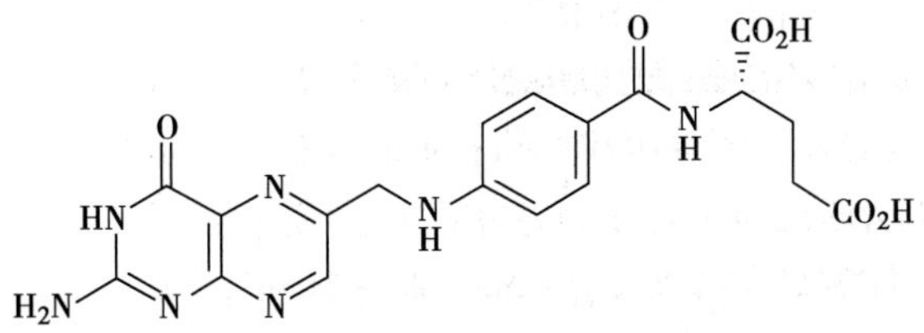

图 11-2-3　叶酸结构图

（二）消化与吸收

植物中的叶酸多含 7 个谷氨酸残基，在小肠中被水解，生成蝶酰单谷氨酸，牛奶和蛋黄中的叶酸天然以蝶酰单谷氨酸的形式存在。蝶酰单谷氨酸在十二指肠及近端空肠被吸收，并在二氢叶酸还原酶的作用下，生成 5，6，7，8-四氢叶酸（tetrahydrofolic acid，FH_4），FH_4 是叶酸在体内的活性形式，转移"一碳单位"，参与 DNA 合成。

（三）食物来源

叶酸主要存在于新鲜蔬菜中，但是储存、烹饪、腌制会使其丧失 50%~95%。因此推荐食用新鲜蔬菜，避免久煮的烹饪方式。

（四）缺乏与过量

叶酸缺乏可导致巨幼细胞性贫血；胎儿神经管畸形；宫内生长迟缓的关系等。

适量补充叶酸有以下作用：①孕期补充叶酸可降低神经管出生缺陷的风险，使先天性心脏病的罹患风险降低 28%，降低妊娠高脂血症的发生；②长期适量补充叶酸，通过调节同型半胱氨酸的含量可以将脑卒中的发生率降低约 10%，而这一效应在亚洲人群中更为明显。还有报道称可以将心脏病发病率降低 4%左右，但是这一结论还存在争议；③我国学者证明，适量补充叶酸可以抑制端粒酶的活性而逆转慢性萎缩性胃炎的发生，进而降低胃癌的发生率。

过量补充叶酸有如下危害：①轻微提高包括前列腺癌在内的部分肿瘤的患病风险[11]；②影响女性排卵，不利于把握排卵日；③干扰抗惊厥药物的药理作用，诱发患者惊厥发作；④每日口服叶酸 350mg 可能影响锌的吸收，使胎儿发育迟缓；⑤可降低 NK 细胞的活性，从而使机体对抗病毒感染和对肿瘤发生的相关免疫反应能力下降，但是通过食物补充过量的叶酸却没有这种风险，这种差别的原因目前尚不清楚。

（五）叶酸的过敏反应

叶酸的过敏反应在临床实践中极少发生，症状包括皮疹、肿胀、瘙痒、头晕和呼吸困难，需进行积极处理。

（六）叶酸与肿瘤及肿瘤免疫的关系

高浓度的叶酸（20 倍推荐补充剂量）抑制试验动物的 IL-10 产生，进而抑制自然杀伤细胞的细胞毒作用，表现出一定的肿瘤免疫抑制作用[12]。

因为肿瘤细胞对叶酸的摄取作用，更多的研究集中于以叶酸偶联抗肿瘤药物，通过叶酸转移载体转运至肿瘤细胞内，从而发挥一定的靶向作用。

五、维生素 B_{12} 与肿瘤免疫营养治疗

（一）概述

维生素 B_{12}（cyanocobalamin）又称氰钴胺素，是机体唯一含金属离子的维生素，也是唯一需要辅助肠道分泌物（内因子）才能吸收的维生素，还是分子量最大的一种维生素，更是目前只能通过细菌发酵才能工业化生产的维生素。其结构见图 11-2-4。仅细菌和古生菌含有合成维生素 B_{12} 的合成酶，真菌、植物、动物都不能合成。人类肠道中的细菌可少量合成维生素 B_{12}，但是因为肠道细菌在大肠，而维生素 B_{12} 的吸收部位在回肠，所以人类无法吸收自身肠道细菌合成的维生素 B_{12}，而牛等反刍类动物则可以。

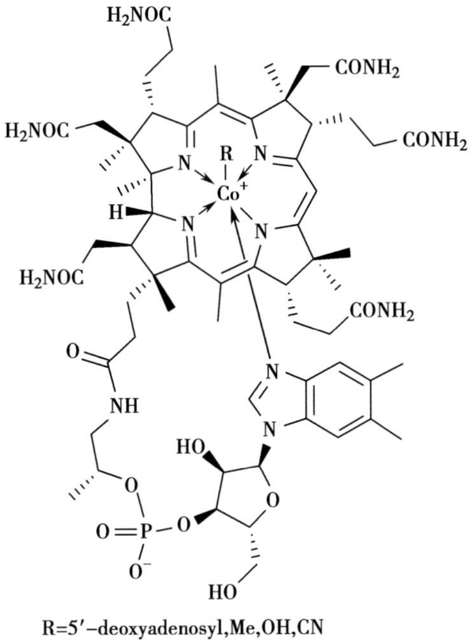

R=5′-deoxyadenosyl,Me,OH,CN

图 11-2-4　维生素 B_{12}结构图

（二）消化与吸收

维生素 B_{12}必须以维生素 B_{12}-内因子（intrinsic factor，IF）复合物的形式在回肠处被吸收。因此，维生素 B_{12}的摄入不足和以下几个方面相关：①摄入减少或相对减少，如植物中维生素 B_{12}的含量很少，40%～80%的长期素食者会出现维生素 B_{12}缺乏；②消化道吸收功能差，如吸收不良、长期腹泻等；③内因子分泌不足。内因子为胃黏膜壁细胞分泌的糖蛋白，胃黏膜萎缩、胃大部切除、胃全切均可导致内因子分泌不足，另外若机体产生内因子抗体，也可导致自身免疫性内因子缺乏；④维生素 B_{12}的肠肝循环被阻断。

（三）食物来源

维生素 B_{12}主要来源于动物性食物，如肉类、动物内脏、鱼等，乳和乳制品含量很少，植物性食物基本不含有维生素 B_{12}。

（四）缺乏与过量

维生素 B_{12}以甲基 B_{12}和辅酶 B_{12}两种活性形式在体内存在。维生素 B_{12}缺乏将可导致脑和神经系统的不可逆损伤，表现为疲乏、抑郁、记忆力下降、认知能力下降、躁狂和精神错乱。维生素 B_{12}缺乏还可表现为：巨幼红细胞贫血，高同型半胱氨酸血症。

六、烟酸与肿瘤免疫营养治疗

（一）概述

烟酸（nicotinic acid）又称尼克酸、维生素 B_3 或维生素 PP，在人体内可转化为烟酰胺。其结构见图 11-2-5。烟酸和烟酸胺为烟酰胺腺嘌呤二核苷酸（nicotinamide adenine dinucleotide, NAD^+）和烟酰胺腺嘌呤二核苷酸磷酸（nicotinamide adenine dinucleotide phosphate, NADP）的前体。NAD^+和 NADP 作为氧化磷酸化、磷酸戊糖途径、脂肪分解和合成代谢等生化反应的重要辅酶，参与机体的诸多生理过程。

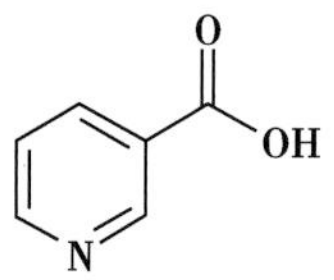

图 11-2-5 烟酸结构图

（二）消化与吸收

烟酸、烟酸胺主要以NAD^+和 NADP 的形式存在于食物中，经消化后于胃和小肠吸收，经门静脉进入肝脏。玉米中含有大量结合型烟酸，并不能在体内游离而被有效吸收利用。

（三）食物来源

日常食物中广泛含有烟酸和烟酸胺，包括植物性食物和动物性食物。色氨酸在体内也能够转化为烟酸。

（四）缺乏与过量

烟酸中度缺乏可致机体代谢减缓，御寒能力下降。烟酸重度缺乏可致糙皮病，表现为腹泻（diarrhea）、皮炎（dermatitis）、痴呆（dementia）等，即"3D"症状，同时在下颈部出现 Cascal 项链征，皮肤色素沉着，口腔炎和舌炎等[13]。进一步可致健忘、精神错乱甚至死亡。烟酸缺乏也可见于嗜酒者、遗传性 Hartnup 病和副瘤综合征等。

补充烟酸最常见的不良反应是脸红，类似于饮酒后的改变，也表现为头疼、腹部疼痛、恶心、呕吐、腹泻等症状，并且这些改变呈剂量依赖性。大剂量烟酸可以导致血压下降，其原因尚不清楚，可能与血管扩张有关。

（五）烟酸与肿瘤及肿瘤免疫的关系

动物模型和体外研究显示，烟酸可通过激活 NIACR1（niacin receptor）具有一定的抗炎作用，抑制脑、消化道、皮肤的炎症反应，抑制结肠肿瘤发生[14]。

七、小结及展望

维生素 B 是维持人体和动物健康所必需的维生素，其缺乏或代谢障碍与肿瘤的发病风险增高相关。但目前关于维生素 B 抗肿瘤的作用机制还不甚明确，维生素 B 对哪些肿瘤基因有影响，与肿瘤分型和分期是否有关，各种维生素 B 的最佳补充剂量以及补充中是否存在个体差异等问题均有待于进一步研究。今后需要深入探讨维生素 B 抗肿瘤的机制，准确地诊断特定组织的维生素 B 缺乏，从而有的放矢地防治肿瘤。

（江 波）

参考文献

1. Zubaran C, Fernandes JG, Rodnight R. Wernicke-korsakoff syndrome. Postgrad Med J. 1997, 73（855）: 27-31.

2. Isenberg-Grzeda E, Shen MJ, Alici Y, et al. High rate of thiamine deficiency among inpatients with cancer referred for psychiatric consultation: Results of a single site prevalence study. Psycho-oncology 2016. DOI: 10. 1002/pon. 4155.

3. Lu'o'ng KV, Nguyen LT. The role of thiamine in cancer: Possible genetic and cellular signaling mecha-

nisms. Cancer Genomics Proteomics, 2013, 10 (4): 169-185.
4. Li SS, Xu YW, Wu JY, et al. Plasma riboflavin level is associated with risk, relapse, and survival of esophageal squamous cell carcinoma. Nutr Cancer, 2017, 69 (1): 21-28.
5. Chen H, Tucker KL, Graubard BI, et al. Nutrient intakes and adenocarcinoma of the esophagus and distal stomach. Nutr Cancer, 2002, 42 (1): 33-40.
6. Myte R, Gylling B, Haggstrom J, et al. Untangling the role of one-carbon metabolism in colorectal cancer risk: A comprehensive bayesian network analysis. Sci Rep, 2017, 7: 43434.
7. Perry TA, Weerasuriya A, Mouton PR, et al. Pyridoxine-induced toxicity in rats: A stereological quantification of the sensory neuropathy. Exp Neurol, 2004, 190 (1): 133-144.
8. Mocellin S, Briarava M, Pilati P. Vitamin b6 and cancer risk: A field synopsis and meta-analysis. J Natl Cancer Inst, 2016, 109 (3): 1-9.
9. Aranda F, Bloy N, Galluzzi L, et al. Vitamin b6 improves the immunogenicity of cisplatin-induced cell death. Oncoimmunology 2014, 3: e955685.
10. Muller DC, Johansson M, Zaridze D, et al. Circulating concentrations of vitamin b6 and kidney cancer prognosis: A prospective case-cohort study. PLoS One, 2015, 10 (10): e0140677.
11. Wang R, Zheng Y, Huang JY, et al. Folate intake, serum folate levels, and prostate cancer risk: A meta-analysis of prospective studies. BMC public health, 2014, 14: 1326.
12. Sawaengsri H, Wang J, Reginaldo C, et al. High folic acid intake reduces natural killer cell cytotoxicity in aged mice. J Nutr Biochem, 2016, 30: 102-107.
13. Prakash R, Gandotra S, Singh LK, et al. Rapid resolution of delusional parasitosis in pellagra with niacin augmentation therapy. Gen Hosp Psychiatry, 2008, 30 (6): 581-584.
14. Singh N, Gurav A, Sivaprakasam S, et al. Activation of Gpr109a, receptor for niacin and the commensal metabolite butyrate, suppresses colonic inflammation and carcinogenesis. Immunity, 2014, 40 (1): 128, 139.

第三节　维生素 C 与肿瘤免疫营养治疗

一、维生素 C 的生物学作用

（一）维生素 C 的化学结构及生化代谢

维生素 C 又称抗坏血酸（ascorbic acid），是一种具备 6 个碳原子的酸性多羟基化合物，具有有机酸的性质，自然界维生素 C 有 L-型和 D-型两种，只有 L-型才具有生理功能，并有还原型和氧化型之分，两种类型的作用可以互变，其分子中 2 位和 3 位碳原子的两个烯醇式羟基极易解离，释放出 H^+，氧化成脱氢维生素 C（图 11-3-1），其中还原型是发挥效应的形式。维生素 C 是体内参与多种代谢途径的一系列酶的辅酶或酶的底物，如在胶原的生物合成中作为脯氨酸或赖氨酸的羟化作用所需羟化酶的辅酶；在肉毒碱的生物合成途径中的两种酶即三甲赖氨酸羟化酶和 γ-三甲铵丁酸羟化酶需要维生素 C 辅助；维生素 C 还可以还原超氧化物、羟基、次氯酸以及其他活性氧化剂，从而起到保护 DNA、蛋白质或膜结构的作用[1]。

（二）维生素 C 的生理作用

维生素 C 生理作用非常广泛，主要包括：促进抗体及胶原形成，促进神经递质

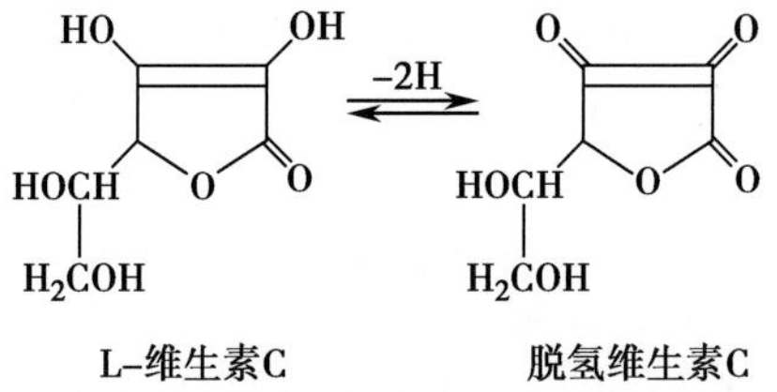

L–维生素C　　脱氢维生素C

图 11-3-1 L-维生素 C 氧化及还原型的转换

（5-羟色胺及去甲肾上腺素）合成和类固醇羟化；促进组织修补及苯丙氨酸、酪氨酸、叶酸的代谢，增加对铁、碳水化合物的利用[1,2]；参与脂肪、蛋白质的合成，维持免疫功能，保持血管的完整，促进非血红素铁的吸收；维生素 C 还具备抗氧化，抗自由基的作用，抑制酪氨酸酶的形成，可以缓解铅、汞、镉、砷等重金属对机体的毒害作用等[3]。

二、维生素 C 的食物供给和来源

由于大多数哺乳动物都能靠肝脏来合成维生素 C，所以并不存在缺乏的问题。但是人类、灵长类、土拨鼠等少数动物却不能自身合成，必须通过食物、药物等摄取。维生素 C 主要存在于植物性食品中。在植物性食物中，新鲜蔬菜和水果是维生素 C 的最大来源，尤其是绿叶蔬菜、青椒、西红柿等蔬菜中含量较丰富。叶菜中以小白菜、油菜、卷心菜、芥菜、雪里蕻、韭菜、青蒜、荠菜、香椿、菜花中含量较高；瓜类中以苦瓜、甜瓜中含量较多；茄果类中以番茄、辣椒、柿子椒中含量丰富。水果中以柑橘类水果含维生素 C 较多，如柚子、甜橙、柠檬等，其他水果中的酸枣、山楂、草莓、野蔷薇果、猕猴桃维生素 C 含量也较高[3]。维生素 C 在食品再烹调和储存过程中易被破坏，所以蔬菜水果应该尽量保持新鲜、生吃，必要时需要通过服用口服药物来补充。

三、维生素 C 与肿瘤的关系

（一）维生素 C 抗肿瘤的作用机制

1. 对免疫系统的影响　维生素 C 可通过影响细胞和体液免疫反应，调节免疫系统的功能[4]。维生素 C 刺激 NK 细胞增殖，促进早期 T/NK 祖细胞分化为 NK 细胞，且并不会减弱 NK 细胞的功能[5]。此外，维生素 C 增强 T 淋巴细胞的细胞毒作用，促进干扰素的分泌，干扰促炎细胞因子的合成及黏附分子的表达[6]。

Kim 利用小鼠卵巢癌模型进行的研究发现：缺乏维生素 C 小鼠生存期明显缩短，NK 细胞 CD69 和 NKG2D 表达明显降低，γ 干扰素分泌下降，穿孔素和颗粒酶 B 基因的 mRNA 表达也显著减少，提示维生素 C 的血浆浓度对于维持 NK 细胞对肿瘤细胞的杀伤毒性有重要作用[7]。

2. 清除氧自由基　维生素 C 的阴离子自由基很容易在富氧的癌组织内产生，它能和癌细胞表面的巯基作用而改变细胞的表面结构，生理浓度的维生素 C 可以有效清除羟自由基，进一步减少肿瘤细胞内本来就缺乏的过氧化物酶。维生素 C 通过供氢作用可增加 H_2O_2 的产生，对肿瘤细胞产生杀伤作用。研究发现药理浓度的维生素 C 在培养基中产生了维生素 C 负离子基和 H_2O_2，而相同浓度的维生素 C 在全血中不能产生可检测的维生素 C 负离子基和 H_2O_2，揭示了维生素 C 作为电子供体在细胞外产生 H_2O_2 可诱导肿瘤细胞死亡，静脉注射药理浓度的维生素 C 是作为 H_2O_2 运送到组织的前药，可选择性杀伤肿瘤细胞[8]。

3. 缺氧诱导因子-1（hypoxia-inducible factor 1，HIF-1）的修饰 HIF-1 目前被认为广泛参与肿瘤发生发展的多个过程，如细胞增殖等。维生素 C 作为辅酶可促使 HIF-1 中脯氨酸和天门冬氨酸多个位点羟化，羟化后的 HIF-1 可在泛素-蛋白酶体通路的作用下而降解[9]。

4. 诱导细胞凋亡 药理浓度水平的维生素 C（0.3~20mmol/L）具备促氧化功能，诱导肿瘤细胞凋亡，这种作用需要铁、铜等金属的协助。这种诱导细胞凋亡作用对正常细胞并没有影响，而肿瘤细胞存在将维生素 C 摄入细胞内的关键蛋白——葡萄糖转运蛋白的高表达，维生素 C 可以通过 SVCT-2 与西妥昔单抗产生协同作用，增加 *KRAS* 突变型结肠癌细胞的凋亡[10]。维生素 C 可诱导多种抑制增殖、促进凋亡的相关基因表达和激活相关通路，如诱导 *P53*、*P37* 抗癌基因表达，抑制 NF-κB 信号通路的激活，降低 BCL-2/BAX 比值等[11]。

5. 增加环磷酸腺苷（cAMP） 维生素 C 可通过促进肾上腺素合成途径，激活细胞膜上的环磷酸环化酶，促进环磷酸腺苷（cAMP）的合成。通过抑制磷酸二酯酶的活性，减低 cAMP 的降解，提高细胞内 cAMP 的含量，从而抑制肿瘤的增殖[12]。

6. 其他 维生素 C 可以调节氨元素的代谢，通过减少胸腺嘧啶的合成而抑制肿瘤生长；稳定线粒体及内质网的还原状态及正常生理功能；抑制致癌物 N-亚硝基化合物的生成。

（二）维生素 C 与各种肿瘤的关系

维生素 C 在临床上广泛用于包括癌症患者在内的营养支持。目前维生素 C 对于肿瘤的防治作用引起了学者的极大关注，并发表了大量的研究结果。尤其是近 30 年，涉及基础、临床流行病学、临床研究及荟萃分析等各个方面。维生素 C 具备预防及治疗肿瘤的功能，但也有相反的结论，总体上并不一致[13]。

1. 维生素 C 与肿瘤预防 20 世纪 50 年代，McCormick 教授首先提出维生素 C 可以预防肿瘤的发生，维生素 C 缺乏可能增加恶性肿瘤产生的危险度。欧洲癌症与营养前瞻性研究（EPIC）发现：51 万志愿者中血浆维生素 C 的浓度与胃癌的发生呈显著负相关[14]；2015 年由国际头颈部癌流行病调查联盟发表关于头颈部恶性肿瘤的合并分析，发现在 10 个病例对照研究中，增加维生素 C 的摄入可以降低头颈部恶性肿瘤的发生率，提示维生素 C 是一种恶性肿瘤的保护性因素[15]；同年一项系统评价中发现膳食摄入维生素 C 可以降低脑胶质瘤的发生率[16]；2014 年的一项荟萃分析也显示了相似的结果：在美国人群中膳食维生素 C 是肺癌发生的保护性因素[17]；在一项针对意大利北部人群的病例对照研究中发现膳食维生素 C 的摄入可以降低皮肤黑色素瘤的发生，尤其在小于 60 岁的年轻女性[18]。

但在一些大型流行病学资料中，也有报道摄入富含维生素 C 的食物与癌症的发病率没有显著相关性。如针对 27 111 位年龄在 50~69 岁的男性吸烟者进行 11 年的跟踪调查，发现维生素 C 的摄入与吸烟者膀胱癌的危险度无关，不能明显降低膀胱癌的危险度[19]；欧洲癌症与营养前瞻性研究（EPIC）中并未发现摄入维生素 C 可以降低胃癌的发生率，亦未减少绝经后乳腺癌的发生率[13]。也有研究提出维生素 C 可能有一定的致癌危险性。2007 年的一项荟萃分析发现膳食维生素 C 的摄入未显示可以有效预防胃肠腺癌的发生，反而会从整体上增加死亡率[20]；在美国护理健康研究的 2 个队列分析 16 万白人妇女中，发现维生素 C、维生素 A、维生素 E 与患黑色素瘤的风险无明显相关，而且大量服用维生素 C 反而有更高的患黑色素瘤风险，推测维生素 C 可能有致癌作用[21]。2016 年的一项针对 5 千例胰腺癌患者的荟萃分析发现：14 项回顾性研究结果提示维生素 C 的摄入增加了胰腺癌的发病风险，但 6 项队列研究没有显示胰腺癌风险的增加[22]。

2. 维生素 C 与肿瘤治疗　20 世纪 70 年代，Cameron 和 Campbell 在关于进展期癌症患者的研究中得出静脉及口服联合应用大剂量维生素 C（10g/d）可延长生存期的结论，但由于研究存在设计缺陷而备受争议，随后 Creagan 和 Moertel 的两项安慰剂对照的临床研究中（其中一项为双盲）使用同等大剂量维生素 C 口服治疗，并未得到阳性结果。

2013 年 Harris 报道了瑞典回顾性观察研究，在 3 千多例乳腺癌患者中进行问卷调查发现，患者的生存与乳腺癌诊断前服用维生素 C 呈正相关，诊断乳腺癌后再服用维生素 C 与生存期没有明显相关性[23]。近年来针对癌症患者的临床前及临床研究中，短期应用口服及静脉维生素 C 治疗与化疗药物有协同作用，并且可以降低化疗的毒性。在晚期乳腺癌化疗中加入维生素 C（10g/d，84 天），发现维生素 C 联合化疗可以明显增加近期有效率。2014 年 Ma 在Ⅲ/Ⅳ期卵巢癌患者化疗的同时联合使用维生素 C 随机对照单纯应用化疗患者，结果显示：PFS 延长 9 个月，OS 有获益的趋势，但没有统计学差异[24]。Vollbracht 在观察性的研究中也发现维生素 C 加入乳腺癌标准化疗中可以提高生活质量评分，食欲下降、睡眠障碍、乏力、抑郁、恶心等副作用明显减少[25]；在一项Ⅰ期临床试验中维生素 C 联合吉西他滨和埃罗替尼治疗胰腺癌患者，不良反应也没有增加[26]。Takahashi 应用 EORTC QLQ C30 工具评估晚期癌症患者的生活质量，同样发现维生素 C 的应用可以提高患者生活质量[27]，减轻化疗的不良反应[28]。

Stephenson 在一项Ⅰ/Ⅱ期临床试验中推荐静脉大剂量使用维生素 C 的剂量为 70~80g/m^2，3~4 次/周，可以获得较佳的血药峰浓度。静脉应用维生素 C 被认为可保持较高的血药浓度，疗效优于口服[29]。同时，Nielsen 进行的药代动力学研究中发现：前列腺癌患者静脉应用大剂量维生素 C（60g）的消除半衰期为 1.8 小时，不会对机体产生严重的不良反应[30]。

2015 年加拿大学者 Carmel 发表了口服及静脉注射维生素 C 治疗癌症患者的系统评价，针对入选的 37 项研究进行分析，结果显示：无论是口服、静脉注入或联合使用大剂量的维生素 C 均没有一致性证据支持其对于癌症患者有近期疗效、生存期延长及生活质量有明确的改善[31]。

接受化疗的癌症患者给予维生素 C 也可能有不利的后果，有体内外实验研究显示随着细胞内维生素 C 浓度的增加，细胞毒性作用逐渐降低[32]。在裸鼠淋巴瘤细胞移植瘤实验中，在多柔比星处理前 2 小时给予脱氢维生素 C 的实验组的瘤体明显增大[33]。机制可能与化疗药物引起的线粒体膜电位去极化能被脱氢维生素 C 抑制，从而发挥拮抗化疗药物细胞毒性的作用有关。

四、结 论

维生素 C 与肿瘤的关系错综复杂，对于肿瘤患者免疫系统的影响尚未完全明了，是“抑瘤”还是“促瘤”尚难明确，对于免疫功能的影响还在研究之中[34]。目前很难在设计及条件控制非常理想的大型临床研究中实施对照性研究。已发表的临床研究报道结果或多或少受到了各种偏移因素的影响，有的结论甚至是基于个案报道，无论是口服还是静脉使用维生素 C 是否有助于肿瘤的治疗还需要进一步的研究证实。

（王 琳）

参考文献

1. Griffiths HR，Lunec J. Ascorbic acid in the 21st century-more than a simple antioxidant. EnvironToxicolPharmacol，2001，10（4）：173-182.
2. 陈国烽，王亚军. 维生素 C 在新陈代谢中的生理功能. 中国食物与营养，2014，20（1）：71-74.
3. 曾翔云. 维生素 C 的生理功能与膳食保障. 中国食物与营养，2005，（4）：52-54.
4. Wintergerst ES，Maggini S，Hornig DH. Immune-enhancing role of vitamin C and zinc and effect on clinical conditions. Ann Nutr Metab，2006，50（2）：85-94.
5. Huijskens MJ，Walczak M，Sarkar S，et al. Ascorbic acid promotes proliferation of natural killer cell populations in culture systems applicable for natural killer cell therapy. Cytotherapy，2015，17（5）：613-620.
6. Holmannová D，Koláčková M，Krejsek J. Vitamin C and its physiological role with respect to the components of the immune system. Vnitr Lek，2012，58（10）：743-749.
7. Kim JE，Cho HS，Yang HS，et al. Depletion of ascorbic acid impairs NK cell activity against ovarian cancer in a mouse model. Immunobiology，2012，217（9）：873-881.
8. Putchala MC，Ramani P，Sherlin HJ，et al. Ascorbic acid and its pro-oxidant activity as a therapy for tumours of oral cavity--a systematic review. Arch Oral Biol，2013，58（6）：563-574.
9. Miles SL，Fischer AP，Joshi SJ，et al. Ascorbic acid and ascorbate-2-phosphate decrease HIF activity and malignant properties of human melanoma cells. BMC cancer，2015，15：867.
10. Jung SA，Lee DH，Moon JH，et al. L-Ascorbic acid can abrogate SVCT-2-dependent cetuximab resistance mediated by mutant KRAS in human colon cancer cells. Free Radic Biol Med，2016，（95）：200-208.
11. Gong EY，Shin YJ，Hwang IY，et al. Combined treatment with vitamin C and sulindac synergistically induces p53 and ROS-dependent apoptosis in human colon cancer cells. Toxicol Lett，2016，6（258）：126-133.
12. Bordignon B，Mones S，Rahman F，et al. A derivative of ascorbic acid modulates cAMP production. Biochem Biophys Res Commun，2013，439（1）：137-141.
13. Gaziano JM，Glynn RJ，Christen WG，et al. Vitamins E and C in the prevention of prostate and total cancer in men：The Physicians’ Health Study II randomized controlled trial. JAMA，2009，301（1）：52-62.
14. Lin J，Cook NR，Albert C，et al. Vitamins C and Eand beta carotene supplementation and cancer risk：A randomized controlled trial. J Natl Cancer Inst，2009，101（1）：14-23.
15. Edefonti V，Hashibe M，Parpinel M，et al. Natural vitamin C intake and the risk of head and neck cancer：A pooled analysis in the International Head and Neck Cancer Epidemiology Consortium. Int J Cancer，2015，137（2）：448-462.
16. Zhou S，Wang X，Tan Y，et al. Association between vitamin C intake and glioma risk：evidence from a meta-analysis. Neuroepidemiology，2015，44（1）：39-44.

17. Luo J, Shen L, Zheng D. Association between vitamin C intake and lung cancer: a dose-responsemeta-analysis. Sci Rep, 2014, 4: 6161.
18. Malavolti M, Malagoli C, Fiorentini C, et al. Association between dietary vitamin C and risk of cutaneous melanoma in a population of Northern Italy. Int J Vitam Nutr Res, 2013, 83 (5): 291-298.
19. Michaud DS, Pietinen P, Taylor PR, et al. Intakes of fruits and vegetables, carotenoids and vitamins A, E, C in relation to the risk of bladder cancer in the ATBC cohort study. Br J Cancer, 2002, 87 (9): 960-965.
20. Bjelakovic G, Nikolova D, Simonetti RG, et al. Systematic review: primary and secondary prevention of gastrointestinal cancers with antioxidant supplements. Aliment Pharmacol Ther, 2008, 28 (6): 689-703.
21. Feskanich D, Willett WC, Hunter DJ, et al. Dietary intakes of vitamins A, C, and E and risk of melanoma in two cohorts of women. Br J Cancer, 2003, 88 (9): 1381-1387.
22. Hua YF, Wang GQ, Jiang W, et al. Vitamin C Intake and Pancreatic Cancer Risk: A Meta-Analysis of Published Case-Control and Cohort Studies. PLoS One, 2016, 11 (2): e0148816.
23. Harris HR, Bergkvist L, Wolk A. Vitamin C intake and breast cancer mortality in a cohort of Swedish women. Br J Cancer, 2013, 109 (1): 257-264.
24. Ma Y, Chapman J, Levine M, et al. High-dose parenteral ascorbate enhanced chemosensitivity of ovarian cancer and reduced toxicity of chemotherapy. Sci Transl Med, 2014, 6 (222): 222ra18.
25. Monti DA, Mitchell E, Bazzan AJ, et al. Phase I evaluation of intravenous ascorbic acid in combination with gemcitabine and erlotinib in patients with metastatic pancreatic cancer. PLoS One, 2012, 7 (1): e29794.
26. Vollbracht C, Schneider B, Leendert V, et al. Intravenous vitamin C administration improves quality of life in breast cancer patients during chemo-/radiotherapy and aftercare: Results of a retrospective, multicentre, epidemiological cohort study in Germany. In Vivo, 2011, 25 (6): 983-990.
27. Takahashi H, Mizuno H, Yanagisawa A. High-dose intravenous vitamin C improves quality of life in cancer patients. Personalized Medicine Universe, 2012, 1 (1): 49-53.
28. Carr AC, Vissers MC, Cook J. Relief from cancer chemotherapy side effects with pharmacologic vitamin C. N Z Med J, 2014, 127 (1388): 66-70.
29. Stephenson CM, Levin RD, Spector T, et al. Phase I clinical trial to evaluate the safety, tolerability, and pharmacokinetics of high-dose intravenous ascorbic acid in patients with advanced cancer. Cancer Chemother Pharmacol, 2013, 72 (1): 139-146.
30. Nielsen TK, Højgaard M, Andersen JT, et al. Elimination of ascorbic acid after high-dose infusion in prostate cancer patients: a pharmacokinetic evaluation. Basic Clin Pharmacol Toxicol, 2015, 116 (4): 343-348.
31. Jacobs C, Hutton B, Ng T, et al. Is there a role for oral or intravenous ascorbate (vitamin C) in treating patients with cancer? A systematic review. Oncologist, 2015, 20 (2): 210-223.
32. Heaney ML, Gardner JR, Karasavvas N, et al. Vitamin C antagonizes the cytotoxic effects of antineoplastic drugs. Cancer Res, 2008, 68 (19): 8031-8038.
33. Kalita S, Verma AK, Prasad SB. Chlorambucil and ascorbic acid-mediated anticancer activity and hematological toxicity in Dalton's ascites lymphoma-bearing mice. Indian J Exp Biol, 2014, 52 (2): 112-124.
34. Du J, Cullen JJ, Buettner GR. Ascorbic acid: Chemistry, biology and the treatment of cancer. Biochim Biophys Acta, 2012, 1826: 443-457.

第四节　维生素D与肿瘤免疫营养治疗

维生素D（vitamin D，VD）又称钙化醇，为固醇类衍生物，属于脂溶性维生素。种类很多，以麦角钙化醇（ergocalciferol，VD_2）和胆钙化醇（cholecalciferol，VD_3）较为重要。VD_2 主要由肠道吸收，而 VD_3 主要由皮肤中的7-脱氢胆固醇经光合作用生成维生素 D_3 的前体，通过血浆中的蛋白结合形成维生素 D 结合蛋白（vitamin D binding protein，VBP），再循环至肝脏转变为25-(OH) D_3，即 VD_3 的主要循环形式，其可直接反映机体维生素 D 的水平。这种维生素 D 的中间形态经血液被转送至肾脏和外周组织，在1-α 羟化酶的作用下被转化为1，25-$(OH)_2D_3$，后者是最具活性的维生素代谢物，通过维生素 D 受体（vitamin D receptor，VDR）发挥生物学作用。

一、维生素 D 的生物学作用

维生素 D 在机体维持钙磷平衡中起着重要作用。其代谢产物1，25-$(OH)_2D_3$ 可通过与小肠中的核受体 VDR 特异性结合，使血钙、磷的水平维持在正常范围内，以维持神经肌肉兴奋性传导及骨矿化等代谢过程[1]。此外，人体内多种免疫细胞的免疫活性及增殖分化均受活性维生素 D 的调节。研究表明：1，25-$(OH)_2D_3$ 可以抑制 Th1、Th17 等细胞的分化，并抑制 IL-2、IL-17、IFN-γ 等免疫因子的产生，从而防止自身免疫性疾病的发生[2]，对于 Th2 细胞，却能明显促进其增殖，并刺激 IL-4、IL-5、IL-10 的产生，启动免疫反应。因此，依赖 Th1 介导的细胞免疫的自身性免疫疾病，如多发性硬化症、1 型糖尿病、克罗恩病、类风湿关节炎等，与体内维生素 D 的缺乏具有一定联系[3]。未活化的单核细胞则在1，25-$(OH)_2D_3$ 介导下进一步分化为成熟的吞噬细胞，增强免疫功能。

二、维生素 D 与肿瘤的关系

维生素 D 在肿瘤的发生发展中的作用目前在学术界存在争议，普遍认为维生素 D 和钙剂的补充对于肿瘤发生发展具有两面性。一方面，有研究认为维生素 D 可抑制机体免疫功能，促进肿瘤发展；另一方面，也有大量证据证明维生素 D 可抑制肿瘤细胞增殖。

有研究证明维生素 D 的缺乏可以增加患肿瘤的风险。在动物实验中，研究人员曾监测282 例健康狗及62 例慢性失血狗的血清25-$(OH)_2D_3$ 水平，实验数据显示健康狗体内维生素 D 水平稳定维持在100~120ng /ml 左右，而慢性失血狗体内维生素 D 水平在19. 4ng/ml 至大于500ng/ml 之间不等。随后对这些狗进行长期观察，发现维生素 D 长期低于40ng/ml 的狗有更高的患肿瘤风险[4]。这也预示着人们或许可以通过提高体内维生素 D 的水平来预防肿瘤或者在肿瘤治疗过程中提高维生素 D 的水平来改善预后。

通过更深层次的研究，人们发现维生素 D 在多种肿瘤细胞增殖和分化过程中起着十分重要的调节作用。其发挥生物学作用主要通过1，25-$(OH)_2D_3$ 与 VDR 结合成复合物对靶基因的转录进行调控而实现。受到活性维生素 D_3 调控的肿瘤相关基因包括 *BRCA1*、*P21*、*CyclinD1* 等。实验表明，VDR 阳性病例的预后状况普遍优于 VDR 阴性病例[5]。这也证明了1，25-$(OH)_2D_3$ 主要与 VDR 结合才能发挥其生物学效应。

（一）维生素 D 影响肿瘤发生发展的作用机制

1. 调节免疫功能肿瘤的发生发展与机体的免疫功能有着密切的联系。肿瘤细胞可通过激活机体的一些免疫抑制机制等方式使机体处于对肿瘤低应答或无应答状态。由于1，25-$(OH)_2D_3$ 对免疫功能的调节是通过靶细胞内的 VDR 介导的，而人体许多免疫细胞如巨噬细胞、单核细胞、激活的 T、B 淋巴细胞以及某些白血病细胞均能表达 VDR，因此 1，25-（OH）$_2$D$_3$ 在免疫调节中扮演着重要角色，其这一作用与抗肿瘤作用具有密切的联系。

正常血清中有一定浓度的 1，25-(OH)$_2$D$_3$，与单核-吞噬细胞上的 VDR 结合后，促使其释放具有广泛抗肿瘤效应的 IFN-α，从而维持此类细胞对肿瘤细胞的杀伤力。然而，1，25-(OH)$_2$D$_3$ 浓度较高时，能够优先选择 Th1 细胞作为抑制靶点，抑制其增生，使其细胞因子产生减少，并通过抑制巨噬细胞和树突状细胞产生 IL-12，下调组织相容性抗原-Ⅱ（MHC-Ⅱ）类分子的表达，并且明显增加 Th2 细胞的数量，刺激 Th2 细胞分泌 IL-4、IL-5、IL-10 的产生，使以 Th1 为主的免疫反应向以 Th2 类细胞为主的免疫耐受反应偏移[6]。此外，1，25-(OH)$_2$D$_3$ 能够抑制树突状细胞的成熟，未成熟状态的树突状细胞不能激活初始 T 细胞，导致免疫反应不能继续进行。CD4$^+$T 细胞是 1，25-(OH)$_2$D$_3$ 的直接作用靶点，分泌多种抑制性细胞因子。因此，当血清 1，25-(OH)$_2$D$_3$ 浓度明显升高时，可抑制 Th1 细胞增生及树突状细胞成熟，免疫反应会相应减弱，这对于杀伤肿瘤细胞是不利的。在临床工作中，如何正确使用维生素 D 仍需要不断摸索。

2. 抗炎　大量慢性炎症因子刺激是肿瘤发展过程中的一个危险因素。有研究表明 1，25-(OH)$_2$D$_3$ 可抑制 Th1 细胞的增生，使得免疫因子的产生减少，有效地抑制了免疫细胞的炎症反应，抑制肿瘤的发生发展。研究中发现 1，25-(OH)$_2$D$_3$ 通过阻断 NF-κB 活化，除能减少单核细胞趋化蛋白 1、IL-8 等免疫细胞的炎症趋化因子的产生外，尚可干扰肿瘤细胞炎症因子的自分泌，抑制肿瘤的发生。如能靶向作用 NF-κB，或许能为未来开发治疗多种肿瘤的靶向疗法提供新的思路和希望。

3. 抑制细胞增殖分化、凋亡、转移　活性维生素 D$_3$ 与 VDR 的抗肿瘤作用机制主要包括以下几个方面：

（1）阻滞细胞周期于 G$_1$ 期，使 S 期细胞数量下降，减少细胞周期调节蛋白，从而调节肿瘤细胞增殖和分化。

（2）上调胰岛素生长因子结合蛋白（Insulin-like growth factors binding proteins，IGFBP）的表达，降低胰岛素样生长因子（Insulin-like growth factors，IGF）活性，阻断胰岛素样生长因子-1（IGF-1）有丝分裂作用，从而诱导肿瘤细胞凋亡。

（3）降低丝氨酸蛋白激酶和硫蛋白的表达，抑制蛋白水解酶活性，减少癌细胞胶原酶，抑制肿瘤血管生成，从而减弱癌细胞的浸润和转移[7-9]。

（二）维生素 D 与各种肿瘤的关系

1. 维生素 D 与大肠癌　维生素 D 与大肠癌的关系是目前研究较多的热点。1941 年，Garland 最早发现北纬和南纬地区大肠癌发病率有明确差异，自 1960 年开始收集相关资料，并于 1980 年首次提出维生素 D 不足可能与大肠癌的高发生率相关的假设。随后大量研究显示维生素 D 的水平与大肠癌患病风险呈负相关。研究人员曾对法罗群岛 242 例在 1979—1993 年间发生的结肠癌、直肠癌病例进行调查，认为大肠癌的低发生率与当地居民膳食中富含维生素 D、钙和鱼类有关[10]。有学者选择加拿大纽芬兰省和安大略省共 4000 余人作为研究对象进行研究，数据显示两省摄入高钙和高维生素 D 的女性患结直肠癌的风险最低[11]。

维生素 D 可能通过抑制细胞增殖、促进细胞分化、诱导细胞凋亡等机制发挥其对大肠的保护作用，但确切机制仍然不明。有学者认为维生素 D 主要是通过调节肠上皮细胞内的致癌 Wnt 信号通路和抑制肿瘤的促炎作用来防止肠癌的发展和恶化的。也有学者认为维生素 D 对石胆酸具有解毒的功效，可以减少肠道腺瘤的产生，进而达到预防大肠癌的功效。

在动物实验中，研究人员对 *Min* 基因突变小鼠进行安慰剂对照试验，发现维生素 D 及其类似物能显著减轻肠道肿瘤的负荷。但用相当剂量的维生素 D 来实现抗增殖作用这一目标，会影响血清钙的稳态[12]。进而，研究人员联合使用全反式维 A 酸（all-trans retinoic acid，ATRA）和 1，25-(OH)$_2$D$_3$ 诱导大肠癌细胞分化，结果显示细胞增殖明显比单独用药时慢，诱导分化的标志性酶肠型碱性磷酸酶（alkaline phosphatase，ALP）明显升高[13]。由于单独使用 ATRA 会产生耐药性、停药后易导致复发，而单独使用大剂量 1，25-(OH)$_2$D$_3$ 诱导分化有较严重的副作用，因此，联合使用诱导剂是一种有广泛应用前景的、相对无毒性的治疗肿瘤的新方法。

2. 维生素 D 与乳腺癌　近年来，关于维生素 D 与乳腺癌的关系开始引起广泛关注。在流行病学调查中，从饮食中获得较多维生素 D 以及接受充足阳光照射能明显减少乳腺癌的患病率。有研究者将乳腺癌患者外周血 25-(OH) D$_3$ 水平与乳腺良性疾病组、健康志愿组进行比较，发现前者明显低于后两者[14]。也有研究表明体内维生素 D 的水平随着乳腺癌的发生发展而发生改变。研究人员通过研究各阶段乳腺癌患者血清中的 25-(OH) D$_3$ 水平，发现乳腺癌Ⅰ、Ⅱ期患者血清中的 25-(OH) D$_3$ 水平显著高于Ⅲ及Ⅳ期患者。

在一些乳腺癌细胞系 MCF-7 中，NF-κB 可促进肿瘤细胞的增殖，而血清中的 1，25-(OH)$_2$D$_3$ 则通过 PI3K/Akt 途径诱导 IκBα 表达，从而抑制 NF-κB 单位 p65 的转录及 *Bcl-2* 基因的表达[15-17]。*Bcl-2* 基因是公认的抗凋亡基因，对于雌激素受体阴性的乳腺癌患者来说更是影响预后的不良因素[18]。由此可见维生素 D 在乳腺癌的发生发展中起着重要作用。

另一方面，近年来学者发现，1，25-(OH)$_2$D$_3$ 可以下调乳腺癌细胞株中芳香化酶的含量，而芳香化酶是雌激素生物合成的关键酶。现有的研究表明，在乳腺癌细胞中，雌激素与雌激素受体结合能够提高肿瘤细胞的增殖能力和侵袭力，并促使其发生转移，是罹患乳腺癌的重要危险因素[19]。这提示可以通过改善维生素 D 水平以降低雌激素来预防或治疗乳腺癌。由于雌激素为乳腺癌的高危因素，因而他莫昔芬这一雌激素受体调节剂被大量应用于临床。然而，仍有相当一部分患者由于雌激素受体表达的缺失对他莫昔芬不敏感，所以一种全新的利用维生素 D 和他莫昔芬治疗雌激素受体阴性乳腺癌的方法引起了人们的高度关注。在乳腺癌的治疗中，1，25-(OH)$_2$D$_3$ 有望成为新一代辅助药物。

3. 维生素 D 与其他肿瘤　前列腺癌是男性泌尿生殖系统最常见的肿瘤之一。一系列的临床与流行病学资料强烈提示维生素 D 与前列腺癌的发生有密切联系。某次研究显示非裔美国人体内维生素 D 水平较美国白人低，患前列腺癌的几率更高。而且，通过增加非裔美国人体内维生素 D 的水平，可以有效降低前列腺癌的患病风险[20]。由于 1，25-(OH)$_2$D$_3$ 主要通过与 VDR 结合发挥生物学效应，所以维生素 D 抑制前列腺癌细胞增殖的能力与前列腺癌细胞表达 VDR 强弱有关。众所周知，前列腺癌多见于老人，而前列腺细胞表达 VDR 的水平与年龄有一定关系，50～60 岁还处于较高水平，以后随年龄增大，

VDR 表达减少[21]。可见，VDR 的减少与前列腺癌的发生可能存在一定的联系。一项研究证明，维生素 D 还能够有效改善前列腺癌患者肌肉无力的现象[22]。如今，维生素 D 对前列腺癌的治疗研究已经开展较多，也已经取得不错的进展，比如 EB1089 作为一种维生素 D 类似物，已被证实可与多西他赛合用抑制前列腺癌 DU145 细胞增殖。

此外，研究人员用酶联免疫吸附测定法（ELISA）测定胃癌患者及健康人群血清中的维生素 D 水平；采用免疫组织化学法检测胃癌组织及癌旁正常胃组织中的 VDR 表达水平，并分析其与预后的关系。结果胃癌患者的血清维生素 D 水平较健康人群低，且与胃癌细胞分化程度明显负相关；胃癌组织中 VDR 表达水平显著低于正常胃黏膜，且 VDR 的表达水平与癌组织分化程度之间有显著联系，高、中、低分化 3 组 VDR 的表达水平依次降低[23]。可见维生素 D 可能是胃癌发病中的一个保护性因素。因此，适当运用维生素 D 补充疗法来防治胃癌是十分合理的。

阳光和皮肤癌之间的联系是一个经常讨论的话题，但这种联系的本质似乎很复杂。皮肤癌主要的风险因素是晒伤而不是累积日照，晒伤的过程可能会导致免疫反应的抑制，最终导致恶性黑色素瘤的产生。目前，一些研究表明维生素 D 可影响致癌因素在恶性黑色素瘤形成过程中的作用。在这种情况下，辅助维生素 D 治疗被认为是恶性黑色素瘤患者的福音，它可通过减轻肿瘤侵袭性和减少微转移，从而改善患者的预后，减少复发的风险[24]。但是，其作用的具体机制还有待进一步研究。

三、结　语

综上所述，维生素 D 在肿瘤发生发展过程中的确扮演着重要的角色，一方面，维生素 D 可抑制肿瘤细胞增殖，另一方面，维生素 D 又可抑制免疫，促进肿瘤发展。然而其中一些作用机制尚未明确，维生素 D 在肿瘤预防和治疗方面的临床应用也还有待研究，比如对于维生素 D 缺乏的人群补充维生素 D 应从何时开始，剂量如何，给药途径是什么，持续时间多久等，都仍需大量的临床实践证明。维生素 D 的不良反应主要是高钙血症，因此限制了其应用剂量，也限制了其抗肿瘤作用的发挥。但是通过肿瘤学、分子生物学、基因学和药理学等学科的共同努力，维生素 D 及其类似物很有希望成为新一代抗癌药物用于临床治疗，为人类健康造福。

（陈 峰　董倩倩）

参考文献

1. 尉全平. 维生素 D 的生物学作用. 河北医药，2013，35（6）：912-914.

2. Zhang H，Wu H，Liu L，et al. 1，25-dihydroxyvitamin D3 regulates thedevelopment ofchronic colitis by modulating both T helper（Th）1 and Th17 activation. APMIS，2015，123（6）：490-501.

3. Székely JI，Pataki Á. Effects of vitamin D on immune disorders with special regard to asthma，COPD and autoimmune diseases：a short review. Expert Rev Respir Med，2012，6（6）：683-704.

4. Selting KA，Sharp CR，Ringold R，et al. Serum 25-hydroxyvitamin Dconcentrations in dogs-correlationwith health and cancer risk. Vet Comp Oncol，2016，14（3）：295-305.

5. Buttigliero C，Monagheddu C，Petroni P，et al. Prognostic role of vitamin D status and efficacy of vitamin Dsupplementation in cancer patients：a systematic review. Oncologist，2011，16（9）：1215-1227.

6. 刘海玲，张新昌. 1，25-二羟维生素 D3 的免疫抑制及抗肿瘤作用. 武警医学院学报，2009，18（11）：72-74.
7. Kutmon M，Coort SL，de Nooijer K，et al. Integrative network-based analysis of mRNA and microRNAexpression in 1，25-dihydroxyvitamin D3-treated cancer cells. Genes Nutr，2015，10（5）：484.
8. 曾芍，苏玉文，严开林. 维生素 D 受体与肿瘤的研究进展. 实用预防学，2007，14（3）：957-959.
9. 郑敏. 维生素 D 及维生素 D 受体的研究进展. 医学综述，2013，19（21）：3965-3967.
10. Dalberg J，Jacobsen O，Nielsen NH，et al. Colorectal cancer in the Faroe Islands-a setting for the study of the role of diet. J Epidemiol biostat，1999，4（1）：31-36.
11. Klampfer L. Vitamin D and colon cancer. World J GastrointestOncol，2014，6（11）：430-437.
12. Huerta S1，Irwin RW，Heber D，et al. 1，25-(OH) 2-D3 and its synthetic analogue decrease tumorload in theApc（min）mouse. Cancer Res，2002，62（3）：741-746.
13. 郭俊明，何小洪，廖异平，等. 全反式维甲酸和 1，25-二羟维生素 D3 联合应用对大肠癌细胞的分化诱导作用. 癌症，1999，18（6）：1-6.
14. 庄志刚，余剑敏，蒋蓓琦，等. 乳腺癌患者外周血 25 羟基维生素 D 测定及临床意义. 实用医学杂志，2010，26（2）：244-246.
15. Costantini S，Romano G，Rusolo F，et al. Anti-inflammatory effects of a methanol extract from the marine sponge geodia cydonium on the human breastcancer MCF-7 cell line. Mediators Inflamm，2015，2015：204975.
16. Tse AK，Zhu GY，Wan CK，et al. 1，25-dihydroxyvitamin D3 inhibits transcriptional potential of nuclearfactor kappa B in breast cancer cells. Mol Immunol，2010，47（9）：1728-1738.
17. Tse AK1，Wan CK，Shen XL，et al. 1，25-Dihydroxyvitamin D3 induces biphasic NF-κB responsesduring HL-60 leukemia cells differentiation through proteininduction and PI3K/Akt-dependent phosphorylation/degradation of IκB. Exp Cell Res，2007，313（8）：22-34.
18. Honma N，Horii R，Ito Y，et al. Differences in clinical importance of Bcl-2in breast cancer according to hormonereceptors status or adjuvant endocrinetherapy. BMC Cancer，2015，15：698.
19. Iobagiu C，Lambert C，Raica Me，et al. Loss of heterozygosity in tumor tissue in hormonalreceptor genes is associated with poor prognosticcriteria in breast cancer. Cancer Genetics，2015，208（4）：135-142.
20. Paller CJ，Kanaan YM，Beyene DA，et al. Risk of prostate cancer in African-American men：Evidence of mixed effects of dietary quercetin by serum vitamin D status. Prostate，2015，75（13）：1376-1383.
21. Krill D，DeFlavia P，Dhir R，et al. Expression patterns of vitamin D receptor in human prostate. J Cell Biochem，2001，82（4）：566-572.
22. Mochamat，Cuhls H，Marinova M，et al. A systematic review on the role of vitamins，minerals，proteins，and other supplement for the treatment of cachexia in cancer：a European Palliative Care Research Centre cachexia project. J Cachexia Sarcopenia Muscle，2016，8（1）：25-39.
23. 缪玉娥，刘海燕，衣启君，等. 维生素 D 对胃癌的作用及其机制研究. 国际生物医学工程杂志，2015，38（1）：43-46.
24. Bolerazska B，Rabajdova M，Spakova I，et al. Current knowledge on the active form of Vitamin D synthesized in the skin and its effects on malignant melanoma. Neoplasma.

第五节 维生素 E 与肿瘤免疫营养治疗

维生素 E 是人体必需的维生素，是生命有机体必需的生物活性物质之一。随着生物学、病理学及营养学的发展，维生素 E 的一系列生物化学功能不断被发现和证实。近年来大量流行病学调查资料研究结果显示维生素 E 具有抗肿瘤的生物学效应，在肿瘤的预防、转化、治疗等多方面具有重要的意义，其潜在的肿瘤预防和治疗作用受到广泛关注。

一、维生素 E 的生物学作用

（一）维生素 E 的分类

维生素 E 是所有具有 α-生育酚活性的生育酚和生育三烯酚及其衍生物的总称。已知有四种生育酚（图 11-5-1），即 α-生育酚、β-生育酚、γ-生育酚和 δ-生育酚；四种生育三烯酚（图 11-5-2），即 α-生育三烯酚、β-生育三烯酚、γ-生育三烯酚和 δ-生育三烯酚，它们均具有生物活性。β-生育酚、γ-生育酚、δ-生育酚和 α-生育三烯酚的生物活性仅为 α-生育酚的 50%、10%、2%和 30%；其他形式的生育三烯酚活性更小。通常以 α-生育酚作为维生素 E 的代表进行研究。

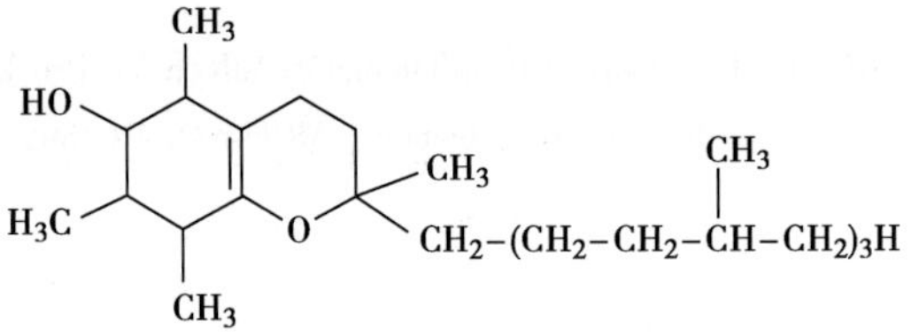

图 11-5-1　生育酚结构图

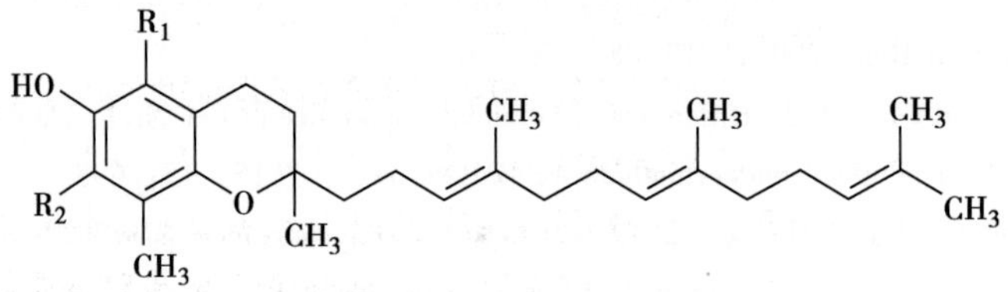

图 11-5-2　生育三烯酚结构图

各种生育酚都可被氧化而成为氧化生育酚、生育醌。这种氧化可受光照、热、碱以及一些微量元素如铁和铜存在的影响而加速。各种生育酚在酸性环境中比在碱性环境中稳定。在无氧的条件下，它们对热、光以及对碱性环境也较为稳定。在有氧条件下，游离酚羟基酯化后是稳定的，故市场上的生育酚常以它的醋酸酯的形式存在。

（二）维生素 E 的代谢

维生素 E 及其酯的体内吸收率仅占摄入量的 20%～40%。生育酚酯被吸收之前在肠道中先被水解，释出维生素 E 及其同类物，与脂类一起被消化吸收。三酯酰甘油，尤以中链的三酯酰甘油能帮助吸收；相反，亚油酸却降低维生素 E 的吸收。维生素 E 主要在动物体内小肠上部吸收，在血液内的运载主要由 β-脂蛋白携带。在各种组织中，以肾上腺、脑垂体、睾丸和血小板等的浓度最高。脂肪组织、肝脏以及肌肉为维生素 E 最大的储存场所。当膳食中的维生素 E 缺乏时，机体先动用血浆和肝脏的维生素 E，其次为骨骼肌和心肌，脂肪组织的消耗最慢。α-生育酚主要通过在组织中氧化成为氧化生育酚，再还原为生育酚氢醌后与葡糖醛酸结合，随胆汁排送入肠，随粪便排出体外，部分

经侧链 ω-氧化和 β-氧化而形成 α-生育酸和生育酸内酯，然后与葡糖醛酸结合由肾脏随尿液排出[1]。

（三）维生素 E 的主要生理功能

1. 抗氧化作用　维生素 E 是重要的抗氧化剂，能清除体内的自由基并阻断其引发的链反应，防止生物膜和脂蛋白中多种不饱和脂肪酸、细胞骨架及其蛋白质的巯基受自由基和氧化剂的攻击，增强谷胱甘肽过氧化物酶、过氧化氢酶等酶的活性，保证细胞膜及细胞器膜结构和功能的完整性。维生素 E 也能防止维生素 A、维生素 C 的氧化，保证它们在体内的营养功能。

2. 对免疫功能的作用　维生素 E 对维持正常免疫功能很重要。一方面，维生素 E 可阻止过氧化反应和自由基对淋巴网状细胞的破坏作用，通过阻止花生四烯酸的氧化反应影响氧化磷酸化关键酶和改变淋巴细胞膜受体功能来抑制前列腺素合成，增强体液免疫；另一方面，维生素 E 能加强细胞免疫，提高细胞免疫能力和中性粒细胞的数量。维生素 E 缺乏时，机体对外界的免疫力下降，淋巴细胞对促细胞分裂素的反应也降低。

3. 对神经系统和骨骼肌的保护作用　维生素 E 对于维持骨骼肌、心肌、平滑肌和外周血管系统的结构和功能具有重要作用。维生素 E 通过抑制蛋白激酶的活性来抑制平滑肌、心肌、骨骼肌细胞的增殖，对脂质过氧化损伤的内皮细胞激发的血管平滑肌细胞凋亡具有抑制作用。

二、维生素 E 的食物供给和来源

（一）维生素 E 的需要量和供给量

成年人每天的维生素 E 需要量尚不清楚，且受体重、年龄、不同的生理时期、药物、多不饱和脂肪酸的摄入量及许多膳食因素影响。多不饱和脂肪酸因含有较多易被氧化的双键，故膳食中多不饱和脂肪酸摄入增多，作为抗氧化剂的维生素 E 的需要量就增加。维生素 E 缺乏者补充维生素 C 可使血浆维生素 E 水平升高，维生素 C 可减少维生素 E 的消耗，但大剂量维生素 C 可以降低维生素 E 的抗氧化能力，相应地要提高维生素 E 需要量。

各年龄段人群的维生素 E 标准和膳食参考摄入量值可采用以下几个指标衡量：

1. 平均需求量（estimated average requirements，EAR）　可满足某一人群中一半个体的营养需求量；

2. 推荐营养素供给量（recommended dietary allowance，RDA）　可满足某一人群中几乎全部个体的营养需求量；

3. 适宜摄入量（adequate intake，AI）　基于对某一特定分组人群所进行的观察而得出的平均摄入量，或实验研究得出的具有维持特定人群某一营养状态的摄入水平。对于母乳喂养的健康婴儿，AI 值就是平均摄入量。

4. 可耐受的最高摄入量（tolerable upper intake level，UL）　对于某一人群，几乎对所有个体健康都无任何副作用或危险的每日最高营养素摄入量。

各年龄段人群的维生素 E 标准和膳食参考摄入量值见表 11-5-1。维生素 E 的 UL 值：成年人 800mg α-TE/d，儿童 10mg α-TE/kg（单位以 mg α-生育酚当量（mgα-TE）表示）。

表 11-5-1 各年龄段人群的维生素 E 标准和膳食参考摄入量值（mgα-TE）

年龄段	标准	EAR	RDA	AI	UL
早产儿					21
0~6 个月	根据人乳中获得维生素 E 的平均量			4	
7~12 个月	根据 0~6 个月龄婴儿 AI 值外推			5	
1~3 岁	根据成年人 EAR 值外推	5	6		200
4~8 岁	根据成年人 EAR 值外推	6	7		300
9~13 岁	根据成年人 EAR 值外推	9	11		600
14~18 岁	根据成年人 EAR 值外推	12	15		800
>18 岁	成年人 EAR 值	12	15		1000
妊娠妇女					
≤18 岁	根据青少年 EAR 值推断	12	15		800
19~50 岁	根据成年人 EAR 值推断	12	15		1000
乳母					
≤18 岁	青少年 EAR 值加上乳汁分泌出的维生素 E 平均值	16	19		800
19~50 岁	成年人 EAR 值加上乳汁分泌出的维生素 E 平均值	16	19		1000

注：数据来源于美国国家医学研究院食品和营养委员会 2000 年

（二）维生素 E 的食物来源

人和动物体内不能合成维生素 E，必须依赖膳食供给，其中 α-生育酚、γ-生育酚是人类膳食中最主要的维生素 E。生育酚主要来源于植物油（如豆油、玉米油、芝麻油、棉籽油）以及干果类。生育三烯酚主要来源于米糠、麦胚及其来源的植物油和棕榈油，大麦、黑麦也是其良好来源，其中棕榈油含量最为丰富，可达 800mg/kg。表 11-5-2 列出了一些维生素 E 的食物来源及其含量。

表 11-5-2 维生素 E 的食物来源及其含量

	每份大小	维生素 E 含量（mg/份）
可直接食用的强化谷物	1 杯	13.50
烘烤葵花籽	1/4 杯	8.35
杏仁	1 盎司（24 颗）	7.33
炒菠菜	1 杯	6.73
葵花籽油	1 汤匙	5.59
西红柿汁	1 杯	5.10

续表

	每份大小	维生素 E 含量（mg/份）
红花籽油	1 汤匙	4.64
榛子	1 盎司	4.26
胡萝卜汁	1 杯	2.74
炒甜菜叶	1 杯	2.61
土豆片	1 盎司	2.58
法国油炸土豆	1 大包（large）	2.57
甘薯罐头	1 杯	2.55
煮碎椰菜末	1 杯	2.43
卡诺拉（Canola）菜籽油	1 汤匙	2.39
生红甜椒	1 杯	2.35
橄榄油	1 汤匙	1.94
大豆油	1 汤匙	1.65

注：数据来源于 USDA 国家营养标准参照数据库

（三）维生素 E 的营养评估

维生素 E 的营养状况评价主要通过对其血浆或血清含量的生化分析。红细胞中维生素 E 参考平均值为（23±13）μg/100m1，血浆中为（784±91）μg/100ml。若血浆维生素 E<500μg/100ml 时则为维生素 E 缺乏，这是直接反映机体中维生素 E 储存量是否充足的一个指标。但维生素 E 血浆值与总血脂水平相关，血脂低时，血浆维生素 E 测量值也低，但维生素 E 可能并不缺乏。最合理的方法是用血中维生素 E 与脂类含量的比值来表示维生素 E 的营养情况，即每克脂类维生素 E 的含量不得少于 0.8mg。

三、维生素 E 与肿瘤的关系

维生素 E 具有抗肿瘤作用，以 RRR2A 生育酚琥珀酸酯形式活性最强，它能抑制肿瘤细胞增殖、诱导肿瘤细胞凋亡并抑制肿瘤转移[2]。近年大量流行病学前瞻性研究提示维生素 E 与肿瘤发生发展存在一定的相关性，研究显示肿瘤患者血清中的维生素 E 水平低于健康人群。细胞实验表明维生素 E 琥珀酸酯可诱导前列腺癌、胃癌、乳腺癌、胰腺癌、卵巢癌、大肠癌细胞的凋亡[3,4]。动物实验表明维生素 E 对小鼠移植肿瘤有抑制作用，能降低二甲基肼诱发的结肠癌，并能增强亚硒酸钠的肿瘤预防作用[5,6]。

（一）维生素 E 影响肿瘤发生发展的作用机制

1. 抗氧化　维生素 E 是最有效的抗氧化剂之一，通过叶绿基尾 13 个碳原子固定于双层膜的烃基部位而成为细胞脂质膜的一部分，它可直接淬灭活性氧自由基及氮自由基，诱导超氧化物歧化酶（superoxide dismutase，SOD）、NAD（P）H 苯醌氧化物还原酶［NAD（P）H：quinine oxidoreduc-tase，NQOI］、谷胱甘肽过氧化物酶（glutathione per-oxidase，CP）等抗氧化酶表达。通过阻断过氧化自由基链反应，维生素 E 成为细胞膜最重要的自由基清除剂，防止膜上的多不饱和脂肪酸氧化。因此，维生素 E 的抗氧化能力在抗肿瘤细胞增生作用中起着重要的作用。

2. 抑制肿瘤细胞增殖，诱导肿瘤细胞凋亡　维生素 E 通过对下游分子或信号转导通路的调控来抑制肿瘤细胞增殖、阻滞细胞周期和调节细胞凋亡[7]。作用机制主要包括：①抑制生长因子通路的关键分子，如血管内皮生长因子（vascular endothelial growth factor，VEGF）、成纤维细胞生长因子（fibroblast growth factor，FGF）及转化生长因子 β（transforming growth factor-beta，TGF-β）等；②诱导抑癌基因，如 *p21*，*p27* 及 *p53* 等的表达；③抑制生存蛋白，如 Bcl-2、Survivin 等的表达；④下调端粒酶活性；⑤诱导 caspase 凋亡信号通路等活化。

3. 调节免疫功能　维生素 E 作为免疫调节因子，通过刺激免疫系统，可消灭肿瘤细胞，对于降低肿瘤的发生发挥着重要的作用。细胞及动物实验证实，维生素 E 可诱导自然杀伤细胞的活性。对进展期结肠癌患者采用短期（2 周）高剂量维生素 E 膳食补充（750mg/d），可增加 CD4/CD8 比值，诱导 Th1 细胞因子生成。此外，在细胞水平的研究亦证实，维生素 E 可诱导多种肿瘤细胞株 CD74/Li 的表达，从而促进 $CD4^{+}$T 淋巴细胞对肿瘤细胞的识别，抑制肿瘤细胞的免疫逃逸。

4. 抑制血管生成　研究发现维生素 E 可通过抑制 VEGF、EGF、FGF、PI3K/AKT 信号通路，调节基质金属蛋白酶（matrix metalloproteinase，MMP）家族多种成员及其抑制剂表达而抑制肿瘤血管生成，进而抑制肿瘤的生长和转移[8,9]。

5. 抗炎　维生素 E 能抑制转录因子 NF-κB 的活性，增强 AP-1 的活性，下调 TNF-α、IL-1、IL-6、IL-8、INOS、COX-2 及 HIF-1 等炎性因子和促炎物质的表达，抑制肿瘤细胞的增殖。

6. 调节胆固醇合成　维生素 E 可通过抑制转录因子 NF-κB 的表达而抑制胆固醇合成关键酶甲基戊二酰辅酶 A 还原酶（HMG-CoA 还原酶）的活性，抑制胆固醇的合成，从而降低血清胆固醇及 LDL-C 水平，抑制肿瘤的发生发展[10]。

7. 调节药物及环境化学物的代谢　生育三烯酚可激活孕烷 X 受体（pregnane X receptor，PXR）等信号通路，后者参与外源性物质在体内的氧化、结合及代谢。该通路激活可促进药物及环境化学物的代谢，抑制肿瘤的发生[11]。

（二）维生素 E 与各种肿瘤的关系

1. 维生素 E 与结直肠癌　关于膳食或血中生育酚浓度与结肠癌、直肠癌发生风险的两项病例对照研究中，White 等[12,13]指出维生素 E 的摄入与结肠癌、直肠癌的发生具有负相关关系。然而，Ingles 等[14]并没有发现膳食维生素 E 或其他补充剂的摄入对结肠直肠癌的发生有预防作用，但却发现血中 α-生育酚/γ-生育酚的比值与大肠腺瘤（≥1cm）的出现间存在显著负相关关系（OR＝0.36，95% CI：0.4～1.0）。6 项队列研究中，其中 2 项显示维生素 E 摄入与结肠癌、直肠癌的发生呈负相关[15]。“爱荷华州女性健康研究”指出，高水平维生素 E 可能会降低结肠癌、直肠癌发病风险，同时发现该保护效应在 65 岁以下人群中更明显。

2. 维生素 E 与前列腺癌　目前，关于维生素 E 与前列腺癌关系的 14 项病例对照研究中，7 项证实了膳食中或血中生育酚浓度与前列腺癌发生风险呈负相关[16,17,18]。尽管一些队列研究中并没有发现维生素 E 膳食和（或）其补充剂摄入或其血液中浓度与前列腺癌的发生间存在关联，如著名的“荷兰队列研究”（58 279 例志愿者），但几项队列研究却获得阳性结果，如大型队列研究“美国国家卫生所研究-美国退休者协会（National Institutes of Health-American Association of Retired Persons，NIH-AARP）的膳食与健康研究”（295 344 例志愿者）证实，维生素 E 补充剂的摄入对前列腺癌没有保护作用，但膳食来源的 γ-生育酚（美国膳食中主要维生素 E）与前列腺癌的发病呈负相关关系[19,20]。美国著名的“男性健康专业人士队列研究”（47 780 例志愿者）发现，维生素 E 补充剂摄入可降低转移性、致死性前列腺癌发生。另两项队列研究亦证实，补充维生素 E 可能会降低吸烟者前列腺癌发病风险[21,22]。“生育酚和 β-胡萝卜素癌症预防研究”发现，每天补充 50mg 的 α-生育酚 5~8 年，可以显著降低前列腺癌发生的危险。

3. 维生素 E 与乳腺癌　关于维生素 E 与乳腺癌的研究，15 项病例对照中有 8 项调查了维生素 E 摄入与乳腺癌发生风险的关系，其中 6 项研究证实两者间存在负相关[23,24]。另外 7 项病例对照研究观察的血浆 α-生育酚和 γ-生育酚与乳腺癌的关系，其中只有一项研究发现两者间呈负相关，而其余研究没有发现两者间的相关性。所有 9 项队列研究均未发现维生素 E 与乳腺癌发病风险间的关联。

4. 维生素 E 与妇科肿瘤　有报道显示妇科恶性肿瘤患者血清维生素 E 含量低于良性肿瘤患者[25]。Yeo 等[26]研究显示，人乳头瘤病毒（human papillomavirus，HPV）感染是导致宫颈上皮内瘤样病变或称宫颈上皮不典型增生（cervical intraepithelial neoplasia，CIN）Ⅰ~Ⅲ级的危险因素，而血清低浓度的维生素 E 更易诱发 CIN，低浓度的维生素 C 和维生素 A 则无此作用。Kwasniewska 等[27]研究显示，HPV 阳性感染、血清维生素 E 含量降低会加速 CIN 的发展。

5. 生育三烯酚与肿瘤　20 世纪 80 年代，研究发现生育三烯酚具有抗肿瘤效应，且一些研究发现生育三烯酚比生育酚具有更强的抗肿瘤效应，这引起了广大研究者的关注。生育三烯酚属于不饱和酚，并且含有一个类异戊二烯侧链，使得生育三烯酚具有多种生物活性。生育三烯酚已经被证实具有抑制多种肿瘤细胞增殖和诱导其凋亡的作用，包括乳腺癌细胞、肺癌细胞、胃癌细胞、皮肤癌细胞、胰腺癌细胞和前列腺癌细胞等。γ-生育三烯酚和 δ-生育三烯酚比 α-生育三烯酚和 β-生育三烯酚具有更强的抗肿瘤效应。Kato 等[28]研究发现给患有肿瘤的小鼠喂生育三烯酚能延长其寿命，首次报道了生育三烯酚的潜在抗肿瘤治疗效应。也发现生育三烯酚和生育酚均具有抗肿瘤活性，生育三烯酚和生育酚相比效果明显，而 γ-生育三烯酚比 α-生育三烯酚更有效。应用小鼠异种移植瘤模型，研究发现 γ-生育三烯酚和 δ-生育三烯酚都能延缓肿瘤生长，当检测细胞中生育三烯酚水平时发现，这些肿瘤细胞具有特异性聚集生育三烯酚及其类似物的能力。生育三烯酚除了能缓解肿瘤发展外，还具有预防肿瘤的作用。Sundram 等[29]发现富含生育三烯酚的棕榈油可以有效预防 2，2-二羟甲基丁酸诱导的鼠乳腺癌发生；玉米油和豆油中只含生育酚则不具有该种效应，而皮肤局部经棕榈油处理后可有抑制化学促癌剂 TPA 的促皮肤肿瘤形成作用。生育三烯酚也被指可有效预防 2-乙酰氨基诱导的肝癌的发生。

四、结论与展望

维生素 E 是维持人体和动物健康所必需的维生素。研究表明维生素 E 在体内和体外均可有效地抑制多种肿瘤细胞的生长，而对正常细胞的生长无毒性及抑制作用，其在体内、体外试验和流行病学调查中显示的影响肿瘤发生、发展及抗肿瘤作用受到越来越多学者的关注。但目前关于维生素 E 抗肿瘤作用的精确机制还不十分清楚，进一步探讨维生素 E 抗肿瘤的机制，寻找合适的药物靶点，合适的协同作用药物，不仅有助于正确评价维生素 E 作为肿瘤预防或治疗药物的临床应用价值，还可为研发肿瘤化学预防和治疗药物提供借鉴。因此应用维生素 E 在肿瘤免疫营养治疗方面具有潜在的前景。

（陈　萍）

参考文献

1. 石汉平，凌文华，李薇. 肿瘤营养学. 北京：人民卫生出版社，2012.
2. Cardenas E，Ghosh R. Vitamin E：a dark horse at the crossroad of cancer management. Biochem Pharmacol，2013，86（7）：845-852.
3. Suntharalingam K，Song Y，Lippard SJ. Conjugation of vitamin E analog α-TOS to Pt（IV）complexes for dual-targeting anticancer therapy. Chem Commun（Camb），2014，50（19）：2465-2468.
4. Hou L，Zhang H，Xu P，et al. Effect of vitamin E succinate on the expression of the tumor necrosis factor-related apoptosis-inducing ligand（TRAIL）receptor in gastric cancer cells and CD4+ T cells. Mol BioSyst，2015，11（11）：3119-3128.
5. Aksoy A，Karaoglu A，Akpolat N，et al. Protective Role of Selenium and High Dose Vitamin E against Cisplatin-Induced Nephrotoxicty in Rats. Asian Pac J Cancer Prev，2015，16（16）：6877-6882.
6. Iman M，Araghi M，Heidari T，et al. Melissa of cinalis and vitamin E as the potential therapeutic candidates for reproductive toxicity caused by anti-cancer drug，cisplatin，in male rats. Recent Pat Anticancer Drug Discov，2017，12（1）：73-80.
7. Jiang Q. Natural forms of vitamin E：metabolism，antioxidant and antiinflammatory activities and the role in disease prevention and therapy. Free Radic Biol Med，2014，72：76-90.
8. Yu Y，Hou L，Song H，et al. Akt/AMPK/mTOR pathway was involved in the autophagy induced by vitamin E succinate in human gastric cancer SGC-7901 cells. Mol Cell Biochem，2017，424（1-2）：173-183.
9. Dandawate PR，Subramaniam D，Jensen RA，et al. Targeting cancer stem cells and signaling pathways by phytochemicals：Novel approach for breast cancer therapy. Semin Cancer Biol，2016，40-41：192-208.
10. Aggarwal BB，Sundaram C，Prasad S，et al. Tocotrienols，the vitamin E of the 21st century：it' s potential against cancer and other chronic diseases. Biochem Pharmacol，2010，80（11）：1613-1631.
11. Li Y，Liu Q，Li W，et al. Design and Validation of PEG-Derivatized Vitamin E Copolymer for Drug Delivery into Breast Cancer. Bioconjug Chem，2016，27（8）：1889-1899.
12. Tayyem RF，Bawadi HA，Shehadah IN，et al. Macro-and micronutrients consumption and the risk for colorectal cancer among Jordanians. Nutrients，2015，7（3）：1769-1786.
13. White E，Shannon JS，Patterson RE. Relationship between vitamin and calcium supplement use and colon cancer. Cancer Epidemiol Biomarkers Prev，1997，6（10）：769-774.
14. Ingles SA，Bird CL，Shikany JM，et al. Plasma tocopherol and prevalence of colorectal adenomas in a multiethnic population. Cancer Res，1998，58（4）：661-666.
15. Li Y，Sen A，Ren J，et al. Effects of vitamin E from supplements and diet on colonic α-and γ-tocopherol concentrations in persons at increased colon cancer risk. Nutr Cancer，2015，67（1）：73-81.
16. Major JM，Yu K，Weinstein SJ，et al. Genetic variants reflecting higher vitamin E status in men are associated with reduced risk of prostate cancer. J Nutr，2014，144（5）：729-733.
17. Nicastro HL，Dunn BK. Selenium and prostate cancer prevention：insights from the selenium and vitamin E

cancer prevention trial（SELECT）. Nutrients, 2013, 5（4）：1122-1148.

18. Ledesma MC, Jung-Hynes B, Schmit TL, et al. Selenium and vitamin E for prostate cancer：post-SELECT（Selenium and Vitamin E Cancer Prevention Trial）Status. Mol Med, 2011, 17（1-2）：134-143.

19. Coulter ID, Hardy ML, Morton SC, et al. Antioxidants vitamin C and vitamin E for the prevention and treatment of cancer. J Gen Intern Med, 2006, 21（7）：735-744.

20. Lance P, Alberts DS, Thompson PA, et al. Colorectal Adenomas in Participants of the SELECT Randomized Trial of Selenium and Vitamin E for Prostate Cancer Prevention. Cancer Prev Res（Phila）, 2017, 10（1）：45-54.

21. Adaramoye OA, Akinloye O, Olatunji IK. Trace elements and vitamin E status in Nigerian patients with prostate cancer. Afr Health Sci, 2010, 10（1）：2-8.

22. Martinez EE, Darke AK, Tangen CM, et al. A functional variant in NKX3. 1 associated with prostate cancer risk in the Selenium and Vitamin E Cancer Prevention Trial（SELECT）. Cancer Prev Res（Phila）, 2014, 7（9）：950-957.

23. Kiyomi A, Makita M, Iwase T, et al. Clinical Significance of Female-hormones and Cytokines in Breast Cancer Patients Complicated with Aromatase Inhibitor-related Osteoarthropathy-Efficacy of Vitamin E. J Cancer, 2015, 6（4）：367-376.

24. Kutty RV, Chia SL, Setyawati MI, et al. In vivo and ex vivo proofs of concept that cetuximab conjugated vitamin E TPGS micelles increases efficacy of delivered docetaxel against triple negative breast cancer. Biomaterials, 2015, 63：58-69.

25. Guo L, Zhu H, Lin C, et al. Associations between antioxidant vitamins and the risk of invasive cervical cancer in Chinese women：A case-control study. Sci Rep, 2015, 5：13607.

26. Yeo AS, Schiff MA, Montoya G, et al. Serum micronutrients and cervical dysplasia in Southwestern American Indian women. Nutr Cancer, 2000, 38（2）：141-150.

27. Kwasniewska A, Tukendorf A, Semczuk M. Content of alpha-tocopherol in blood serum of human Papillomavirus-infected women with cervical dysplasias. Nutr Cancer, 1997, 28（3）：248-251.

28. Kato A, Yamaoka M, Tanaka A, et al. Physiological effect of tocotrienol. J Jpn Oil Chem Soc, 1985, 34（5）：375-376.

29. Sundram K, Khor HT, Ong AS, et al. Effect of dietary palm oils on mammary carcinogenesis in female rats induced by 7, 12-dimethylbenz（a）anthracene. Cancer Res, 1989, 49（6）：1447-1451.

第十二章 矿物质与肿瘤免疫营养治疗

第一节 硒与肿瘤免疫营养

化学元素硒（selenium，Se）是人和动物体内必需的微量元素，其作为第21种氨基酸的硒代半胱氨酸以UGA为密码子翻译入蛋白质中，在生物体内以有机硒化合物形式存在，包括含硒氨基酸与含硒蛋白质两类。硒是生物体内唯一受基因调控的微量元素，在细胞生长代谢中发挥着重要作用并参与体内多种生物酶的合成，对恶性肿瘤具有良好的预防及辅助治疗作用。本节将重点从机体硒状态与恶性肿瘤的关系，硒的抗肿瘤机制，及其在肿瘤防治中的应用及争议等方面进行总结。

一、机体硒状态与恶性肿瘤

环境缺硒造成低硒饮食而引发机体血清、血浆、红细胞、血小板、趾甲、尿液及毛发等低硒的流行病学现象普遍存在。大量研究表明，不同人群中癌症发生率的差异与硒的摄入量有关，癌症患者血清或血小板中硒水平明显低于健康对照组[1]。早在20世纪60年代，Shamberger等[2]发现农作物中硒含量与乳腺癌死亡率呈负相关，随后的调查发现美国白人男性肿瘤患者体内硒水平与生存时间存在相关性。此外，Schrauzer等[3]对27个国家和地区的调查发现硒摄入量越多，肿瘤发病率越低；早期肿瘤患者血硒或头发中硒的水平明显低于正常人；Babaknejad等[4]对16项研究中的6013名参与者进行荟萃分析发现，乳腺癌的发生率与血硒或趾甲中硒的水平存在相关性，高硒水平人群的乳腺癌发生率较低。研究显示，环境硒暴露水平与几种位点特异性突变肿瘤（如白血病及淋巴瘤）的发生呈负相关，子宫颈上皮内瘤变和宫颈癌患者的血硒水平显著降低[5]。美国癌症营养预防（nutritional prevention of cancer，NPC）临床补硒试验发现口服硒酵母（200 μg/d）虽未能降低皮肤癌的复发率，但男性前列腺癌及结直肠癌的发生率明显下降。虽然目前有大量流行病学研究显示硒具有降低肿瘤发病率的作用，但迄今为止尚无推荐用于肿瘤预防的硒饮食添加标准。

大量动物及体外细胞实验的结论支持硒具有抑制肿瘤进展及肿瘤细胞增殖的作用。早在1943年，有学者就开展了硒的抗肿瘤动物实验，结果发现硒能抑制大鼠肝癌的进展；随后Davis等[6]发现补充亚硒酸钠可显著提高结肠癌小鼠血硒水平，小鼠瘤体明显缩小且红细胞内谷胱甘肽过氧化物酶活性显著增高。Li 等[7]发现硒能明显抑制小鼠乳腺癌上皮细胞增殖并诱导细胞凋亡。Lee 等[8]发现亚硒酸钠可以通过抑制 GSK-3β 和 Akt 磷酸化而降低神经母细胞瘤中 TNF-α 诱导的细胞死亡和 Tau 蛋白磷酸化。De Miranda 等[9]发现亚硒酸钠或甲基硒酸（methylseleninic acid，MSA）能显著上调抑癌基因 *RASSF1A* 表达，抑制乳腺癌 MCF-7 细胞增殖，并诱导细胞凋亡。此外，有报道称 MSA 显著抑制高转移性肺癌细胞与结肠癌细胞增殖与克隆形成，使 Bax 表达下调，Bcl-2 表达上调，导致细胞周期改变并诱导肿瘤细胞凋亡[10]。

二、硒抗肿瘤作用机制

基于流行病学依据及现有的体内外研究，人们对硒的抗肿瘤作用机制也有了一定的认识，大致将其概括为以下几点（图 12-1-1）：

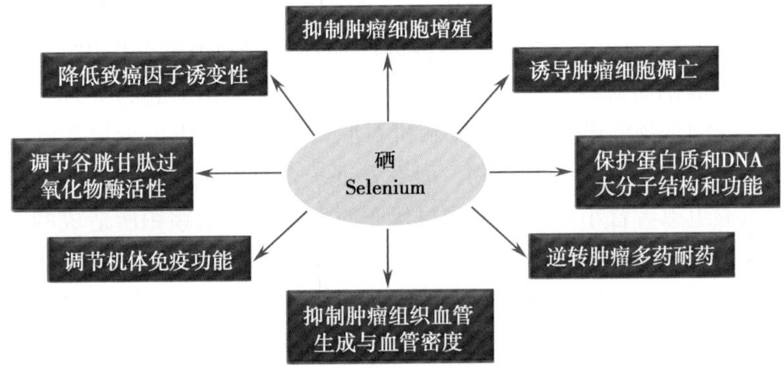

图 12-1-1　硒抗肿瘤的主要作用机理

（1）硒抑制肿瘤细胞增殖、诱导肿瘤细胞凋亡：①硒能调控癌基因与抑癌基因的表达，研究显示补充亚硒酸钠可下调肝癌细胞 c-myc 表达并上调 c-fos 表达，从而选择性地抑制癌细胞生长；②硒能阻断癌细胞分裂增殖信号的传导，抑制蛋白激酶 C（protein kinase C，PKC）的活性，同时使 cAMP 的分解减慢，cAMP 水平升高，从而影响肿瘤细胞的生长和增殖；硒蛋白及小分子含硒化合物能够抑制与增殖、凋亡关系密切的 PI3K-AKT 信号通路的活性以及 *OPN* 基因的表达；③硒能通过上调 Bcl-2 表达、下调 Bax 表达导致细胞周期改变并诱导细胞凋亡；④硒能调控肿瘤细胞能量代谢，破坏癌细胞线粒体结构及功能，通过降低胰岛素信号下游的 PI3K-AKT 磷酸化水平而抑制癌细胞生长[11]。

（2）硒调控转录因子活性，转录因子激动蛋白 21（AP21）及核因子 κB（NF-κB）均能与无活性的硒结合，硒有终止转录因子等氧化还原调节蛋白活化态的作用。

（3）硒能降低某些致癌因子（如羟化酶 AHH）的诱变性，影响致癌物在体内的代谢过程，改变酶与致癌物的结合形式，从而使致癌物活性下降[12]。

（4）硒参与谷胱甘肽过氧化物酶（glutathione peroxidase，GSH-Px）和硫氧还蛋白还原酶（thioredoxin reductase，TrxR）的合成并调节其活性，通过催化 H_2O_2 及一系列有机化合物还原使细胞膜免受损伤，提高 DNA 链断裂的修复能力，从而保护体内蛋白质和 DNA 大分子的结构和功能[13,14]。

（5）硒可能通过调控血管内皮基质金属蛋白酶（matrix metalloproteinases，MMPs）和血管内皮生长因子（vascular endothelial growth factor，VEGF）的表达，从而抑制肿瘤组织血管生成并降低其微血管密度[15]。

（6）硒能参与调节机体的多种免疫功能，增加机体T细胞数量及T细胞介导的肿瘤特异性免疫，促使T淋巴细胞释放多种细胞因子（IL-2，IFN-γ），升高肿瘤患者血清中IgG及IgA，增强淋巴细胞介导的细胞毒作用，提高自然杀伤细胞（natural killer，NK）活性[16,17]。

（7）硒可逆转肿瘤多重耐药，肿瘤耐药细胞中GSH-Px水平较高，硒能显著降低肿瘤细胞GSH-Px水平，从而增强化疗药物的杀伤能力[18]。

三、硒在肿瘤防治中的应用及争议

（一）硒在肿瘤防治中的应用

迄今为止，硒应用于肿瘤放化疗不良反应的辅助治疗已得到临床随机对照试验的支持。硒可降低化疗药物导致的肾毒性、心脏毒性及骨髓抑制等毒副作用[19,20]。研究发现，癌症患者补充亚硒酸钠后血硒水平升高，可降低化疗药物顺铂引起的听力损失[21]。Nematbakhsh等[19]对46例宫颈癌患者进行临床随机对照试验，试验组患者接受以顺铂为基础的化疗方案并每日口服200μg含硒化合物，研究发现1个月后试验组患者血硒平均水平明显高于对照组，试验组患者肾小球滤过率明显优于对照组，提示顺铂所造成的肾毒性明显降低。此外，纳米硒能改善顺铂造成的精子形态异常、运动能力降低以及雄激素紊乱[22]。Tacyildiz等[20]对采用多柔比星治疗的儿童癌症患者进行为期6个月的亚硒酸钠补充治疗，研究结果显示亚硒酸钠能提高患者血清脑钠肽水平，显著降低多柔比星的心脏毒性。临床随机对照试验显示补充硒能降低肿瘤患者因放疗氧化应激所造成的肿瘤周围的正常组织损害及常见不良反应[23]。Pakdaman等[24]对32例脑肿瘤患者肌内注射亚硒酸纳（1000μg/d），持续4~8周，发现亚硒酸钠能明显降低脑肿瘤患者放疗常见不良反应的发生，如头晕、头痛、恶心、呕吐、步态不稳及语言障碍等。Buntzel等[25]将39例接受放疗的脑肿瘤患者随机分为两组，22例受试者在治疗期间口服亚硒酸盐（300μg/d或500μg/d），对照组17例受试者则口服安慰剂，研究发现亚硒酸纳治疗组较安慰剂组患者出现吞咽困难、味觉丧失等放疗不良反应的风险明显降低。Muecke等[26]在多中心Ⅲ期临床试验中将81例宫颈癌患者随机分为硒治疗组（39例）及对照组（42例），硒治疗组患者接受亚硒酸钠（300μg/d或500μg/d）治疗，对照组口服安慰剂，研究发现放疗后亚硒酸钠组中患者的血硒水平明显高于对照组，严重腹泻的发生率（20.5%）明显低于对照组（44.5%）。此外，有报道表明补充硒能降低口腔肿瘤、淋巴瘤患者在接受放疗时白细胞减少、免疫系统破坏等不良反应的发生率[23]。

（二）硒在肿瘤防治中存在的争议

随着大量硒与肿瘤防治应用研究的发表，其间存在的争议也受到越来越多的关注。其争议最具代表性的依据来自于美国的NPC与SELECT（selenium and vitamin E cancer prevention trail，SELECT）两项临床干预试验。NPC试验中治疗组口服硒酵母（200μg/d），对照组口服安慰剂，研究的最初目的是观察服用硒酵母能否降低皮肤癌患者的复发率，研究结果显示服用硒酵母对皮肤癌的复发率并无影响，而观察到治疗组男性患者前列腺癌及结直肠癌的发生率均较对照组明显下降，NPC试验支持硒具有抗肿瘤作用。随后研究者进行了规模更大的SELECT临床干预试验，受试者单独或联合服用左旋硒代蛋氨酸（200μg/d）及维生素E（400UI/d），结果显示单独或联合使用硒与维生素E均不能降低前列腺癌的发生率，并观察到单独使用硒的患者中2型糖尿病的发生率显著增加，而单独使用维生素E的患者中前列腺癌的发病率明显升高[27]。这两项规模较大的临床干预试验所得到的结果使人们开始质疑硒能否在肿瘤防治中真正发挥有效作用。研究人员对NPC试验和SELECT试验的研究背景及研究过程进行了详细的对比分析，得出了几点可能造成此结果的原因：①受试人群不同，NPC试验纳入的都是黑色素瘤患者，而SELECT试验纳入的受试人群分布形态更接近整体人群水平。②试验参与者基础血硒水平不同，SELECT试验参与者基础血硒水平明显高于NPC试验，主要分布于122～152ng/ml。研究显示，基础血硒水平已被证实为补充硒能否预防肿瘤的一个关键因素，当基础血硒水平<122ng/ml时，补充硒具有降低肿瘤发生的作用，而基础血硒水平较高时，补充硒反而增加肿瘤发生率[28]。近期公布的SWOG-S9917Ⅲ期临床试验也印证了这一观点，研究人员对基础血硒水平<106ng/ml的患者补充硒酵母后，前列腺癌的发生率明显降低[29]。③两个试验参与者每日硒摄入量不同。④NPC试验存在偏倚，可能对研究结果造成一定影响。尽管SELECT试验结果给硒抗肿瘤的临床应用带来了消极影响，但这并不能完全否定硒在肿瘤防治中的积极作用。我们期待目前正在英国、瑞士、丹麦等国开展的多中心硒抗肿瘤临床干预试验以及澳大利亚硒预防前列腺癌临床干预试验能为我们提供更多新的依据。

四、结　　论

硒的抗肿瘤功效已得到大量实验及流行病学证据的支持，其参与构成多种酶，在抗氧化、调控肿瘤细胞增殖、诱导细胞凋亡及调节机体免疫等过程中发挥着重要作用。由于人们尚未系统、全面地揭示硒抗肿瘤的机制以及临床干预试验中所获得的争议结果，硒与肿瘤发生发展的关系仍需深入探讨，并需从分子和基因水平进一步阐明硒抗肿瘤的作用机制。在临床应用方面，则需要在严格控制试验条件下进行随机对照人群研究，将其与肿瘤个体化因素、机体硒水平相结合，为硒在肿瘤的预防及临床应用提供理论依据和参考资料。

（许　川）

参考文献

1. Vinceti M, Crespi CM, Malagoli C, et al. Friend or foe? The current epidemiologic evidence on selenium and human cancer risk. J Environ Sci Health C Environ Carcinog Ecotoxicol Rev, 2013, 31 (4): 305-351.
2. Shamberger RJ, Frost DV. Possible protective effect of selenium against human cancer. Can Med Assoc J, 1969, 100 (14): 682.
3. Schrauzer GN, White DA, Schneider CJ. Cancer mortality correlation studies--Ⅲ: statistical associations with dietary selenium intakes. Bioinorg Chem, 1977, 7 (1): 23-31.
4. Babaknejad N, Sayehmiri F, Sayehmiri K, et al. The relationship between selenium levels and breast cancer: a systematic review and meta-analysis. Biol Trace Elem Res. Biol Trace Elem Res, 2014, 159 (1-3): 1-7.
5. Kim SY, Kim JW, Ko YS, et al. Changes in lipid peroxidation and antioxidant trace elements in serum of women with cervical intraepithelial neoplasia and invasive cancer. Nutr Cancer, 2013, 47 (2): 126-130.
6. Davis CD, Zeng H, Finley JW. Selenium-enriched broccoli decreases intestinal tumorigenesis in multiple in-

testinal neoplasia mice. J Nutr, 2002, 132 (2): 307-309.

7. Li Z, Carrier L, Belame A, et al. Combination of methylselenocysteine with tamoxifen inhibits MCF-7 breast cancer xenografts in nude mice through elevated apoptosis and reduced angiogenesis. Breast Cancer Res Treat, 2009, 118 (1): 33-43.
8. Lee YJ, Kim JE, Kwak MH, et al. Selenium treatment significantly inhibits tumor necrosis factor-α-induced cell death and tau hyperphosphorylation in neuroblastoma cells. Mol Med Rep, 2014, 10 (4): 1869-1874.
9. De Miranda JX, Andrade Fde O, Conti AD, et al. Effects of selenium compounds on proliferation and epigenetic marks of breast cancer cells. J Trace Elem Med Biol, 2014, 28 (4): 486-491.
10. Li Z, Meng J, Xu TJ, et al. Sodium selenite induces apoptosis in colon cancer cells via Bax-dependent mitochondrial pathway. Eur Rev Med Pharmacol Sci, 2013, 17 (16): 2166-2171.
11. Jackson MI, Combs GF. Selenium and anticarcinogenesis: underlying mechanisms. Curr Opin Clin Nutr Metab Care, 2008, 11 (6): 718-726.
12. Vinceti M, Dennert G, Crespi CM, et al. Selenium for preventing cancer. Cochrane Database Syst Rev, 2014, (3): CD005195.
13. Rocourt CR, Wu M, Chen BP, et al. The catalytic subunit of DNA-dependent protein kinase is downstream of ATM and feeds forward oxidative stress in the selenium-induced senescence response. J Nutr Biochem, 2013, 24 (5): 781-787.
14. Guo CH, Hsia S, Hsiung DY, et al. Supplementation with selenium yeast on the prooxidant-antioxidant activities and anti-tumor effects in breast tumor xenograft-bearing mice. J Nutr Biochem, 2015, 26 (12): 1568-1579.
15. Li W, Guo M, Liu Y, et al. Selenium induces an anti-tumor effect via inhibiting intratumoral angiogenesis in a mouse model of transplanted canine mammary tumor cells. Biol Trace Elem Res, 2016, 171 (2): 371-379.
16. Hagemann-Jensen M, Uhlenbrock F, Kehlet S, et al. The selenium metabolite methylselenol regulates the expression of ligands that trigger immune activation through the lymphocyte receptor NKG2D. J Biol Chem, 2014, 289 (45): 31576-31590.
17. Mao GH, Ren Y, Li Q, et al. Anti-tumor and immunomodulatory activity of selenium (Se) -polysaccharide from Se-enriched Grifola frondosa. Int J Biol Macromol, 2016, 82: 607-613.
18. Caffrey PB, Frenkel GD. Selenium compounds prevent the induction of drug resistance by cisplatin in human ovarian tumor xenografts in vivo. Cancer Chemother Pharmacol, 2000, 46 (1): 74-78.
19. Nematbakhsh M, Nasri H. The effects of vitamin E and selenium on cisplatin-induced nephrotoxicity in cancer patients treated with cisplatin-based chemotherapy: A randomized, placebo-controlled study. J Res Med Sci, 2013, 18 (7): 626-627.
20. Tacyildiz N, Ozyoruk D, Ozelci Kavas G, et al. Selenium in the prevention of anthracycline-induced cardiac toxicity in children with cancer. J Oncol, 2012, 2012: 651630.
21. Weijl NI, Elsendoorn TJ, Lentjes EG, et al. Supplementation with antioxidant micronutrients and chemotherapy-induced toxicity in cancer patients treated with cisplatin-based chemotherapy: a randomised, double-blind, placebo-controlled study. Eur J Cancer, 2004, 40 (11): 1713-1723.
22. Fernandes AP, Gandin V. Selenium compounds as therapeutic agents in cancer. Biochim Biophys Acta, 2015, 1850 (8): 1642-1660.
23. Puspitasari IM, Abdulah R, Yamazaki C, et al. Updates on clinical studies of selenium supplementation in radiotherapy. Radiat Oncol, 2014, 9: 125.
24. Pakdaman A. Symptomatic treatment of brain tumor patients with sodium selenite, oxygen, and other support-

ive measures. Biol Trace Elem Res, 1998, 62 (1-2): 1-6.

25. Büntzel J, Riesenbeck D, Glatzel M, et al. Limited effects of selenium substitution in the prevention of radiation-associated toxicities. results of a randomized study in head and neck cancer patients. Anticancer Res, 2010, 30 (5): 1829-1832.
26. Muecke R, Schomburg L, Glatzel M, et al. Multicenter, phase 3 trial comparing selenium supplementation with observation in gynecologic radiation oncology. Int J Radiat Oncol Biol Phys, 2010, 78 (3): 828-835.
27. Sharma AK, Amin S. Post SELECT: selenium on trial. Future Med Chem, 2013, 5 (2): 163-174.
28. Rayman MP. Selenium and human health. Lancet, 2012, 379 (9822): 1256-1268.
29. Marshall JR, Tangen CM, Sakr WA. Phase Ⅲ trial of selenium to prevent prostate cancer in men with high-grade prostatic intraepithelial neoplasia: SWOG S9917. Cancer Prev Res (Phila), 2011, 4 (11): 1761-1769.

第二节 锌

一、锌的来源、代谢与生理作用

(一) 锌的来源与代谢

锌是人体内必需的微量元素之一，含量仅次于铁，约为 1.5~2.5g。人体内的锌主要分布在大脑、肌肉、骨骼、肾脏、肝脏，尤其以前列腺和眼球等组织含量最为丰富[1]。成人每日从膳食中摄入约 15~20mg 锌，动物性食物是人体摄取锌的主要来源，如牡蛎、鱼、海产品等，豆类及谷物中也含有锌。蔬菜、水果中锌的含量较少，植酸草酸可降低锌的吸收[2]。根据联合国粮食及农业组织 2005 年的估计，约 20%的世界人口面临锌摄入不足的风险。锌缺乏在发展中国家特别是青春期前的儿童中尤为常见[3]。然而，目前尚无锌摄入量的判定标准。锌主要通过 ZIP4 在近端小肠被吸收，其一旦通过肠上皮细胞进入血液，即可与白蛋白、转铁蛋白、α-2 巨球蛋白、免疫球蛋白 G 等载体分子结合，转移到肝脏储存于肝细胞。当其他组织需要时，锌离子被释放入血，然后与载体分子结合，运送至相应组织[4]。锌离子在细胞中被 14 种不同的锌铁调控蛋白（ZRT-and IRT-like proteins，ZIP）和转运蛋白（zinc transporter，ZNT）调节（图 12-2-1）。ZNT 家族主要是将锌离子转出细胞或促使锌进入细胞内的囊泡，从而降低细胞内锌的浓度，而 ZIP 家族主要是将锌离子转入细胞或促进囊泡内锌的释放，从而增加细胞内锌的浓度，两者共同作用维持细胞内锌离子的稳定[5]。

(二) 锌的生理作用

锌对细胞的生长发育和分化、DNA 合成、RNA 转录、细胞分裂和细胞活化都非常重要[6]。锌是含锌金属酶的组成成分，与三百多种酶的活性有关，如碳酸酐酶、铜-锌-超氧化物歧化酶、醇脱氢酶、羧基肽酶 A 和 B、DNA 聚合酶和 RNA 聚合酶等。人类基因组可编码三百余种锌指蛋白。许多蛋白质都有锌参与形成的锌指结构，如反式作用因子、类固醇激素和甲状腺素受体的 DNA 结合区，锌指结构在转录调控中起重要作用[7]。

锌在维持免疫系统的正常发育和功能维持中发挥重要作用。锌缺乏会对先天性免疫和获得性免疫的多个方面造成影响。在先天性免疫方面，锌缺乏会影响 NK 细胞、中性粒细胞、巨噬细胞等的生长及功能，损害 NKT（natural killer T）细胞的细胞毒性和免疫调节功能，影响神经内分泌免疫通路；在获得性免疫方面，锌缺乏会同时影响体液免疫和细胞免

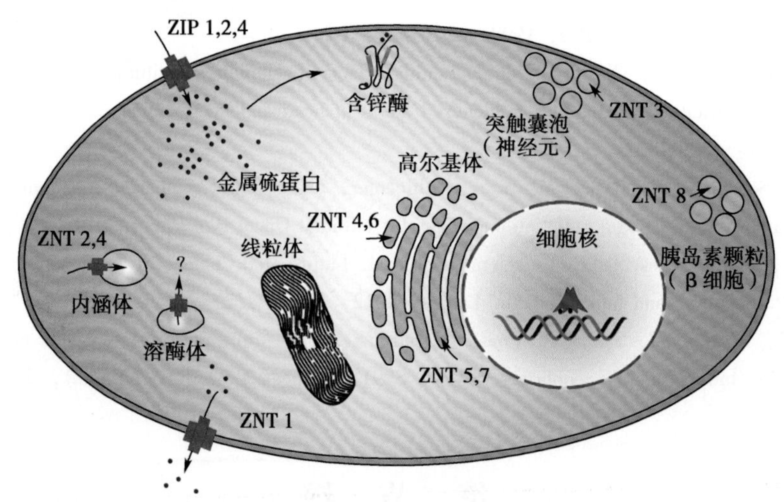

图 12-2-1 细胞内锌的分布与转运

疫。锌缺乏一方面会影响 B 细胞的生长及抗体介导的免疫反应，另一方面导致胸腺萎缩、胸腺分泌激素减少，T 细胞的生长、活化及 IL-2 的产生也均受到影响[8]。同时，锌缺乏也是老年人免疫系统衰老的一个重要因素[9]。

此外，锌缺乏还会对机体产生其他不良影响，包括生长缓慢、脑发育迟缓、性功能减退、皮肤改变、脱发、伤口愈合延迟。这些症状均可通过适度的补锌而得到改善。锌缺乏也可引起吸收不良综合征及其他胃肠道疾病、慢性肝肾疾病、胰腺功能不全、类风湿关节炎，甚至恶性肿瘤。过去发展中国家常见的腹泻及下呼吸道感染均证实与锌缺乏有关[10]。

二、锌与肿瘤

（一）锌缺乏与肿瘤发生

尽管血清或血浆的锌水平不是一个检测锌缺乏状态的很好指标，但有令人信服的证据表明锌稳态的失衡确实与多种肿瘤相关。流行病学研究已经确立了膳食锌缺乏与某些类型肿瘤风险增加之间的联系。Fong 等[11]研究发现，锌缺乏能促进舌部和食管的肿瘤。Abnet 等[12]研究确定人组织锌缺乏可增加食管鳞状细胞癌的风险。Jaiswal 和 Narayan[13]研究报道锌缺乏可促进结肠癌细胞增殖。一些研究表明锌与特定肿瘤的发生发展显著相关[14]，例如：全身性锌缺乏可导致肿瘤体积的增大和肿瘤进展。肝癌病变组织的锌（铜）含量比周围正常肝组织显著降低，而肝癌患者血浆锌水平比正常人群显著降低。乳腺癌患者的血清中锌含量也显著减少。Gumulec 等[15]通过 Meta 分析进一步验证了上述结果（表 12-2-1）。

表 12-2-1 肿瘤组织和血清中的锌水平

肿瘤患者	锌水平
乳腺癌、胆囊癌、结肠癌、支气管肺癌	血清中锌含量降低
肝癌、肾癌、肺癌、乳腺癌	肿瘤组织中锌含量增加
前列腺癌	肿瘤组织中锌含量降低
头颈部肿瘤	血清中锌含量降低，组织中的结果不一致

（二）锌的抗肿瘤机制

锌在哺乳动物细胞的增殖、分化和代谢功能中发挥重要作用。锌被认为与钙具有类似的细胞内信号转导功能。与细胞内钙类似，细胞内锌含量维持在一个极低的水平。不同的细胞外信号，如氧化应激、细胞因子和生长因子等，能刺激金属硫蛋白释放锌或通过改变锌的转运来调节细胞内锌离子浓度，锌离子通过结合并激活相关的转录因子或直接作用于细胞内的信号分子，调节锌相关基因的表达，调控特定的信号转导通路[16]。

1. 锌对 RAS 信号转导的调控通路　锌抑制 RAS 蛋白信号转导，可通过提高细胞内锌水平来抑制 RAS 蛋白的激活。然而锌也能通过胞外信号调节激酶（extracellular regulated protein kinases，ERK）依赖的信号转导途径诱导细胞凋亡，包括特异性激活成纤维细胞的 *H-RAS* 基因，在大多数细胞中 *H-RAS* 基因的突变可能致癌。这些结果表明，锌通过 RAS 调控生长和凋亡的机制还有待于进一步研究[17]。

2. 锌对 Hedgehog 信号转导通路的调控　Hedgehog 信号通路对于机体正常发育十分关键，在成年后若该通路被激活可引发细胞的不可控生长和增殖，进而引起肿瘤发生。Xie J 等[18]的研究发现，锌缺失或可激活 Hedgehog 信号通路。Hedgehog 前体蛋白可自分裂为两个部分：Hedgehog 配体和用于自我切割的催化结构域，锌通过结合催化结构域的活性位点，抑制前体蛋白的自加工。若锌缺乏，因配体产生增多，该通路被激活，从而促进肿瘤发生。研究者利用液体磁共振法检测锌与催化结构域的反应，确定了锌与 Hedgehog 蛋白质前体结合的具体氨基酸位点。这些研究为揭开和锌缺失相关癌症的发病机制提供了新的线索，也为后期开发新型的个体化疗法提供理论依据。

锌调控相关信号转导通路的机制还需进一步被论证，最近研究发现，锌还可以诱导特定信号转导通路激酶的激活。在前列腺癌细胞中，锌能抑制 TNF-α 诱导的细胞核因子 κB（nuclear transcription factor-κB，NF-κB）的活化，同时激活细胞中的 AP1（activator protein-1，AP-1）[19]。锌也可以增加 ERK1/2、p38 和 JNK（c-Jun N-terminal kinase，JNK）的磷酸化。锌-天冬氨酸纳米纤维可以特异性结合 eHSP90，进而导致 NFκB 信号的下调，最终抑制肿瘤细胞增殖、迁移和侵袭[20]。而在海马神经细胞 H19-7 中，锌与 NFκB 活性增强相关。NFκB 活化的机制可能是锌诱导 IκB 激酶（IKK）的激活，使抑制蛋白 IκB 磷酸化失活，进而允许激活的 NFκB 进入细胞核。这两个互相矛盾的结果提示，锌发挥作用时受一些因素的影响，如细胞种类、锌的浓度以及实验条件等。在前列腺中，高浓度的锌通过对其中间代谢产物和细胞内信号转导通路的调控来平衡细胞的存活、增殖和凋亡。当前列腺中锌缺乏时，由于缺少相关反应而打破了这种平衡，可能导致前列腺癌的发生发展[19]。

三、锌与肿瘤免疫营养治疗

Bae 等[21]认为高浓度的锌或可诱发绒癌细胞的凋亡；对缺锌大鼠补锌可诱导食管上皮细胞凋亡，逆转上皮增生，从而降低食管癌的发生率。Rudolf 等[22]研究报道，锌可直接或间接地作用于线粒体，诱导喉癌 Hep-2 细胞凋亡。除此之外，已有研究表明，上皮性卵巢癌中 BAX 水平与锌含量呈正相关，锌可能抑制顺-乌头酸酶活性。该研究与前列腺细胞中锌的代谢作用相似[8]。

锌是参与前列腺液合成的必需微量元素之一，正常成年人前列腺液中锌含量为 720mg/L，而其他组织锌含量仅为 80mg/L。前列腺癌患者血清和组织中的锌浓度较正常水平下降60%~70%，且随着前列腺癌的进展，锌的浓度进一步下降。锌的缺失可能与前列腺癌中P53功能丧失及对放化疗的耐受性相关。在构建MDM2特异siRNA与野生型*P53*相连接的共表达质粒Pmp53的基础上，联合补锌对前列腺癌具有显著治疗作用[23]。该实验研究为锌水平降低且*P53*基因表达缺陷的肿瘤治疗提供了新策略。

锌在不同的肿瘤细胞中表现出广泛的抗肿瘤作用。但是在神经母细胞瘤等某些细胞中，锌能抑制细胞凋亡。在这些特定细胞中，锌缺乏可诱导细胞凋亡或坏死，导致细胞死亡，而高的锌水平则可维持细胞自噬[8]。离子锌还被认为可以通过转录后水平调控诱导肿瘤细胞的毒性[24]。

最近一篇荟萃分析显示饮食中锌的摄入与消化道肿瘤的发生呈负相关[25]。然而，也有学者提出了不同的观点，体外和小鼠体内研究显示锌离子可能通过MAPK信号通路激活内源性促胃液素启动子，加速胃肠道肿瘤的发展[26]。

流行病学研究考察了膳食锌和锌补充对前列腺癌发病率的影响。但结果并不一致。有研究报道锌对前列腺癌发生无影响[27]；但另外的研究提示长期高剂量地补充锌可降低前列腺癌的发生[28]。控制饮食中锌的生物利用效率及潜在的其他补充制剂所产生的影响还需要更多的研究[23]。此外，基质金属蛋白酶家族是一类高度保守的含锌原子的内切蛋白水解酶。Lalita等的研究表明，基质金属蛋白酶在恶性肿瘤的浸润和转移等方面具有重要作用[29]。多种锌指蛋白与肿瘤的发生发展密切相关[7]。但目前饮食中锌营养与基质金属蛋白酶及锌指蛋白之间的关系还未得到明确论证。同时，Ebara等认为铜/锌比值增高可增加肝癌等恶性肿瘤的发生[30]。相关研究或许会为锌与肿瘤的营养治疗提供新的思路。

除进食富含锌的食物，还可以应用补锌药物。相对于硫酸锌，甘草酸锌和葡萄糖酸锌疗效好，且副作用少。补锌应遵守小剂量、低浓度、短疗程的原则。补锌应避免与四环素、钙片、青霉胺等药物以及茶叶或其他植物性食物同时食用。动物性食物和乳糖可提高锌的吸收利用，合理搭配可提高补锌的疗效[31]。

四、小结与展望

锌缺乏已被证实与多种肿瘤的发生发展密切相关，但相关分子机制还需要更多的研究。同时，我们需要大样本的临床随机对照试验和高质量的流行病学调查。将有助于明确锌在肿瘤治疗和预防中的确切效果。更加明确锌与肿瘤之间的关系。可以为减少肿瘤的发生及肿瘤的免疫营养治疗提供理论依据，为肿瘤患者的个体化和综合化治疗提供帮助。

（韩振国）

参考文献

1. Rink L, Gabriel P. Zinc and the immune system. Proc Nutr Soc, 2000, 59 (4): 541-552.

2. Institute of Medicine (US) Panel on Micronutrients. Dietary Reference Intakes for VitaminA, Vitamin K, Arsenic, Boron, Chromium, Copper, Iodine, Iron, Manganese, Molybdenum, Nickel, Silicon, Vanadium, and Zinc. Washington (DC): National Academy Press (US), 2001.

3. Brown KH, Peerson JM, Rivera J, et al. Effect of supplemental zinc on the growth and serumzinc concentrations of prepubertal children: a meta-analysis of randomized controlledtrials. Am J Clin Nutr, 2002, 75 (6): 1062-1071.

4. Gropper SS, Smith JL, Groff JL. Advanced nutrition and human metabolism. 5th ed. Belmont, CA: Thomson Wadsworth, 2009.

5. Liuzzi JP, Cousins RJ. Mammalian zinc transporters. Annu Rev Nutr, 2004, 24: 151-172.

6. Prasad AS. Impact of the discovery of human zinc deficiency on health. J Trace Elem MedBiol, 2014, 28 (4): 357-363.

7. Joazeiro C AP, Weissman AM. RING finger proteins: mediators of ubiquitin ligase activity. Cell, 2000, 102 (5): 549-552.

8. John E, Laskow TC, Buchser WJ, et al. Zinc in innate and adaptive tumor immunity. J TranslMed, 2010, 8: 118.

9. Haase H, Rink L. The immune system and the impact of zinc during aging. ImmunAgeing, 2009, 6: 9.

10. Prasad AS, Halsted JA, Nadimi M. Syndrome of iron deficiency anemia, hepatosplenomegaly, hypogonadism, dwarfism and geophagia. Am J Med, 1961, 31: 532-546.

11. Fong LY, Jiang Y, Farber JL. Zinc deficiency potentiates induction and progression of lingual and esophageal tumors in P53-deficient mice. Carcinogenesis, 2006, 27: 1489-1486.

12. Abnet CC, Lai B, Qiao YL, et al. Zincconcentration in esophageal biopsy specimens measured by x-ray fluorescence and esophageal cancer risk. J Natl Cancer Inst, 2005, 97 (4): 301-306.

13. Jaiswal AS, Narayan S. Zinc stabilizes adenomatous polyposis coli (APC) protein levelsand induces cell cycle arrest in colon cancer cells. J Cell Biochem, 2004, 93 (2): 345-357.

14. Franklin RB, Costello LC. Zinc as an anti-tumor agent in prostate cancer and in other cancers. Arch Biochem Biophys, 2007, 463 (2): 211-217.

15. Gumulec J, Masarik M, Adam V, et al. Serum and tissue zinc in epithelial malignancies: a meta-analysis. PLoS One, 2014, 9 (6): e99790.

16. Auld DS. Zinc coordination sphere in biochemical zinc sites. Biometals, 2001, 14 (3-4): 271-313.

17. Klein C, Creach K, Irintcheva V, et al. Zinc induces ERK-dependent cell death through a specific Ras isoform. Apoptosis, 2006, 11 (11): 1933-1944.

18. Xie J, Owen T, Xia K, et al. Zinc inhibits Hedgehog autoprocessing: linking zinc deficiency with Hedgehog activation. J Biol Chem, 2015, 290 (18): 11591-11600.

19. Uzzo RG, Crispen PL, Golovine K, et al. Diverse effects of zinc on NF-κB and AP-1 transcription factors: implications for prostate cancer progression. Carcinogenesis, 2006, 27 (10): 1980-1990.

20. Xin Q, Zhang H, Liu Q, et al. Extracellular Biocoordinated Zinc Nanofibers Inhibit Malignant Characteristics of Cancer Cell. Nano Lett, 2015, 15 (10): 6490-6493.

21. Bae SN, Lee YS, Kim MY, et al. Antiproliferative and apoptotic effects of zinc-citrate compound (CIZAR (R)) on human epithelial ovarian cancer cell line, OVCAR-3. GynecolOncol, 2006, 103 (1): 127-136.

22. Rudolf E, Rudolf K, Cervinka M. Zinc induced apoptosis in HEP-2 cancer cells: the role of oxidative stress and mitochondria. Biofactors, 2005, 23 (2): 107-120.

23. Franklin RB, Costello LC. Zinc as an anti-tumor agent in prostate cancer and in other cancers. Arch Biochem Biophys, 2007, 463 (2): 211-217.

24. Zheng J, Zhang XX, Yu H, et al. Zinc at cytotoxic concentrations affects posttranscriptional events of gene expression in cancer cells. Cell Physiol Biochem, 2012, 29 (1-2): 181-188.

25. Li P, Xu J, Shi Y, et al. Association between zinc intake and risk of digestive tract cancers: A systematic review and meta-analysis. Clin Nutr, 2014, 33 (3): 415-420.

26. Marshall KM, Laval M, Estacio O, et al. Activation by zinc of the human gastrin gene promoter in colon

cancer cells in vitro and in vivo. Metallomics，2015，7（10）：1390-1398.
27. Chang ET，Hedelin M，Adami HO，et al. Re：Zinc supplement use and risk of prostate cancer. J Natl Cancer Inst，2004，96（14）：1108-1109.
28. Kristal AR，Stanford JL，Cohen JH，et al. Vitamin and mineral supplement use is associated with reduced risk of prostate cancer. CancerEpidem Biomar，1999，8（10）：887-892.
29. Yadav L，Puri N，Rastogi V，et al. Matrix metalloproteinases and cancer-roles in threat and therapy. Asian Pac J Cancer Prev，2014，15（3）：1085-1091.
30. Ebara，Masaaki，Hiroyuki Fukuda，HiromitsuSaisho." The copper/zinc ratio in patients with hepatocellular carcinoma". J Gastroenterol，2003，38（1）：104-105.
31. 陈文强. 微量元素锌与人体健康. 微量元素与健康研究，2006，23：62-65.

第三节　铁

一、铁的来源、转运与调控

铁是人体必需的微量矿物质之一，对维持生命至关重要。人体中铁的来源主要是食物和药物。正常情况下，人体主要依靠饮食供应铁。富含铁的食物主要有动物肝脏、肾脏、瘦肉、蛋黄、鸡鸭、鱼虾和豆类等；绿叶蔬菜中含铁较多的有菠菜、芹菜、油菜、黄花菜等；水果中以红枣、桃李、葡萄干、樱桃等含铁较多；其他如核桃、海带、芝麻酱也含铁。用铁锅煮饭、烧菜也是补铁的一种方法。

铁的吸收部位主要在十二指肠和空肠上段，食物中的 Fe^{3+} 在胃酸的作用下还原为 Fe^{2+}，进而形成可溶性或不溶性的铁复合物。多数铁在胃黏膜蛋白的保护下进入十二指肠。肠上皮细胞通过二价金属离子蛋白转运体-1（divalent metal transporter 1，DMT-1）摄取无机铁，通过血红素转运蛋白 1（hemecarrier protein 1，HCP-1）摄取血红素铁。肠上皮细胞将吸收的 Fe^{2+} 氧化为 Fe^{3+}，与转铁蛋白（transferrin，Tf）结合，进行铁的转运。机体内铁主要以铁蛋白或含铁血黄素的方式存在，其中血红蛋白约占 64%，肌红蛋白占 3%，含铁酶占 0.4%，血清铁占 0.4%，其他储存铁约占 30%。

机体对铁的吸收和利用有着精准的调控（图 12-3-1）。细胞内游离铁过多时，铁离子可以和去铁蛋白结合，形成铁蛋白而被储存，以避免其对细胞的损害。当细胞缺铁时，这部分铁又可以释放为铁离子而被铁转运蛋白结合，可以将铁离子运输至细胞外。细胞对铁的调节通过铁反应蛋白（iron response protein，IRP）和铁反应元件（iron response element，IRE）完成，精确调控转铁蛋白受体（transferrin receptor，TfR）及铁蛋白的数量。当细胞缺铁时，IRP 会和 IRE 结合。IRE 通过结合 TfR mRNA 的 3′端使其稳定，增加铁的摄取和转运；IRP 还可结合去铁蛋白 mRNA 的 5′端非翻译区上的 IRE，抑制其表达，减少铁的储存；细胞内铁充足时，IRP 不具有结合 IRE 的能力，会抑制 TfR 的合成，增加去铁蛋白的合成，降低细胞内游离铁的含量。此外，还有一种小分子蛋白铁调素，可调节铁的吸收。铁调素由肝脏合成，是富含半胱氨酸的小分子肽，可抑制肠道铁吸收和单核-吞噬细胞系统铁释放，发挥负调节作用。

二、铁的生理学功能

铁在人体内广泛分布，是血红蛋白、肌红蛋白、细胞色素、多种氧化酶的重要成

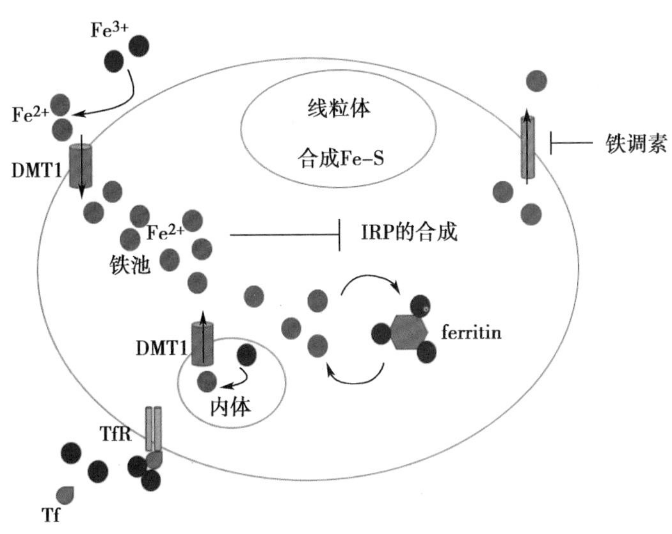

图 12-3-1　细胞内铁的调控

分，发挥多种重要的生理功能。铁的生物学功能包括：①铁与机体的氧气运输和交换。红细胞是人体主要的氧气运输承载者，其运氧功能主要由血红蛋白实现，血红蛋白由珠蛋白和血红素构成。血红素是机体载氧的基本功能单位，每个血红素分子由原卟啉分子和二价铁离子构成，其中的铁离子具有和氧离子结合的配位，从而参与氧气的运输和交换。每个肌红蛋白含有一个亚铁血红素，在肌肉运动时供氧。②铁与能量代谢。铁元素参与多种代谢酶的活性成分，如铁硫蛋白、过氧化物酶、细胞色素、细胞色素氧化酶和乙酰辅酶等。人体内有一半以上的酶和因子含铁或铁存在时才能发挥生化作用，如细胞色素酶类。在氧化过程中产生的过氧化氢等有害物质，可被含铁的触酶和过氧化物酶破坏而解毒。铁离子还参与能量释放反应，释放能量的多少与细胞线粒体聚集铁的数量相关，线粒体聚集铁越多，释放的能量也越多。③铁与免疫功能。中性粒细胞依赖超氧化物酶等杀灭吞噬的细菌，缺铁时中性粒细胞的杀菌能力降低，淋巴细胞功能受损，在补充铁后免疫功能可得到改善。④铁与造血功能。铁还影响蛋白质及脱氧核糖核酸的合成及造血维生素代谢，缺铁时肝脏内合成脱氧核糖核酸将受到抑制，肝细胞及其他细胞内的线粒体和微粒体发生异常，细胞色素 C 含量减少，蛋白质的合成减少，进而发生贫血[1]。

三、铁与肿瘤发生发展的关系

（一）铁过载和多种肿瘤的发生密切相关

随着人们膳食结构的改变，过多食用铁强化食品、嗜酒等使机体内铁含量增加。流行病学资料显示，体内铁过载与肝、食管、结肠、直肠等消化道肿瘤的发生呈正相关。多个报道证实，肉食占主导的饮食和结直肠癌的发生密切相关[2]，改变饮食习惯可以使结直肠癌发生率减少 70%[3]。肉食中血红素铁与肿瘤风险的荟萃分析显示，肉食中的血红素铁促进结直肠癌的发生。可能的机制是肉食中的血红素铁可催化内源性致癌物 N-亚硝基化合物的形成，通过催化脂质过氧化，形成有细胞毒性的醛类[4]。还有报道显示，随血清铁饱和度增加，肠道腺瘤发生率增高，大量摄食红肉可能增加癌前病变腺瘤的发生[5]。此外，纯合子突变的血红蛋白沉着症患者比正常人罹患结直肠癌的几率高两倍。体内铁水平直接关系到结肠黏膜的生长状态，可能是结直肠癌的发病原因之一。

铁主要在肝脏储存和代谢，铁过载和肝癌的发生密切相关[6]。多项研究证实血色病和肝癌的发生密切相关，血红蛋白病患者的肝脏样本比正常肝脏有更高水平的铁含量，肝脏中过多铁沉积可造成肝损伤，导致肝小叶纤维化，继而发生肝硬化，甚至导致肝癌。血色病患者发生肝硬化后，其进展为肝癌的相对危险性增加 200 多倍[7,8]。铁过载可能是肝癌的危险因素。

有多项报道提示铁过载增加乳腺癌的发病风险。一项中国女性乳腺癌患者的研究表明，血红素铁的摄取过高可增加乳腺癌的发生风险[9]。过多摄取肉类饮食可能增加绝经后乳腺癌的发生风险，相关研究证实了红肉、饮食铁与绝经后侵袭性乳腺癌的发生呈正相关[10]。由于停止经血，绝经后妇女血清铁水平高于绝经前一倍，铁可能参与雌激素代谢并促进乳腺癌的进展[11]。最新研究发现，乳腺癌患者的总铁和非血红素铁显著减少，但血清铁水平却明显升高[12]。

此外，膀胱癌、肺癌、子宫内膜癌、神经胶质瘤、黑色素瘤、白血病等肿瘤的发生可能与机体铁代谢紊乱有关[8]。

（二）铁促进肿瘤发生与发展的作用机制

铁元素参与过氧化物反应，引起 DNA 的氧化损伤，可参与肿瘤的发生。正常人体内铁元素大部分以铁离子和大分子物质结合而存在，这种封闭状态能抑制铁的生化性能及生物学作用，使其只发挥特定的生物学作用。当机体铁超载，铁封闭系统饱和，过量的铁就会呈游离状态。铁元素主要通过以下三个过程诱导氧化反应信号，发挥致癌作用：①增加氧化应激，促进 DNA 遗传突变、组蛋白修饰、染色质重塑和基因产物活化/失活；②促进肝细胞中心因子 1b 过表达，激活解毒作用和抗细胞凋亡；③改变微环境，维持细胞持续生长，促进血管发生，使机体患癌风险增加。机体内铁代谢与肿瘤的关系并非单因素调控，与细胞内铁水平、全身铁状态、铁调节蛋白等多种因素有关[13]。

转铁蛋白（Tf）在细胞的生长、细胞铁代谢、DNA 合成、电子转移和有丝分裂信号通路都发挥非常重要的功能，对肿瘤细胞的铁代谢起着重要的调节作用。某些肿瘤细胞可合成 Tf 以满足自身特殊的增殖和分化需求，如人乳腺癌细胞株 MCF-7，可以分泌因子产生类似 Tf 分子的作用。该因子可以作为自分泌因子通过选择优势来加速乳腺癌细胞的增殖，使肿瘤细胞在血管分布少的区域里生长[14]。铁蛋白受体（TfR）在鼻咽癌、肝癌及血液系统肿瘤中表达明显增高，可促进肿瘤细胞以更快的速率摄取铁。TfR 不但具有摄取铁的功能，还可作为信号分子增强乳腺癌细胞生存和抗凋亡能力[15]。

机体通过铁调素-铁转运蛋白调节轴来调控细胞内的铁外流，以此来调节机体的含铁状态。乳腺癌细胞中铁调素表达增加而铁转运蛋白表达减少，使细胞转运出的铁减少，进而增加肿瘤细胞中的生物可利用铁[16]。

铁蛋白（ferritin，Fn）使铁以水合氧化铁的无机形式储存在铁蛋白内部。多种实体瘤患者的血清铁蛋白水平均显著增加，包括神经成纤维细胞瘤、霍奇金淋巴瘤、肝癌、肺癌、卵巢癌、胰腺癌、胃癌和乳腺癌。Fn 可作为恶性肿瘤的诊断标志物和预后指标[17]。

四、铁在肿瘤治疗中的应用

（一）铁螯合剂在肿瘤治疗中的应用

由于肿瘤细胞对铁的高需求，铁剥夺可在体内外抑制肿瘤细胞生长。铁螯合剂通过螯合细胞内的铁可抑制核苷酸还原酶，影响 DNA 的合成和修复。此外，许多其他受细胞内铁水平调控的基因也会因铁螯合剂的使用而受到影响，如抑癌基因 *P53*、*P21*、细胞周期蛋白、细胞周期依赖性蛋白激酶和缺氧诱导因子-1α（hypoxia inducible factor-1α，HIF-1α）等。多项研究证明，铁剥夺引起的 DNA 损伤会介导 GADD 家族多个成员在转录水平和蛋白水平上调，从而抑制肿瘤的生长。实验证明，JNK 和 p38 的磷酸化在铁剥夺引起的细胞周期停滞和凋亡中起到了重要作用。

体外实验显示，去铁敏和去铁酮能以时间和剂量依赖性的方式抑制多种子宫颈癌细胞系的生长，且螯合铁可以促使其凋亡[18]。螯合铁还可以抑制癌细胞生长，并可导致人乳头状瘤病毒阳性癌细胞的凋亡。铁螯合剂在卵巢癌细胞中也有相似作用，有研究结果显示铁螯合剂去铁敏和二亚乙三胺五乙酸对于人和鼠卵巢癌细胞均有杀伤作用[19]。铁螯合剂-地拉罗司在体外实验中抑制人肝癌细胞系的增殖，诱导凋亡相关因子的激活和肿瘤细胞的凋亡。然而口服地拉罗司的临床试验显示，6 例患者中 4 例发生了副作用，只有 1 例病情稳定，一年的生存率是 17%[20]。因此，铁螯合剂应用于肿瘤的临床治疗还需要更多的研究。

蒽环类药物是治疗肿瘤常用的化疗药物，作为一种不典型铁螯合剂，在细胞铁代谢和铁调控中起作用。蒽环类药物通过与细胞铁池的相互作用，在产生心脏毒性和诱导细胞凋亡中起重要作用。有研究报道多柔比星能促进多种黑色素瘤细胞系中 TfR1 的表达。其他蒽环类药物如柔红霉素和表柔比星也能上调肿瘤细胞中 TfR1 的表达。铁负荷过重可以导致肿瘤细胞的凋亡，但过多的铁负荷也会引发心肌细胞大量产生活性自由基导致心脏毒性[21]。

虽然铁螯合剂对肿瘤的抑制作用已有较多报道，但最新发现的细胞死亡方式——铁死亡，对铁螯合剂的作用提出了相反的见解[22]。铁死亡是最近发现的一种不同于凋亡、坏死和自噬的新的细胞死亡方式，这种铁依赖的死亡方式被命名为“Ferroptosis”。铁离子可以通过 H_2O_2 依赖的 Fenton 反应催化形成具有代谢毒性的 ROS，攻击生物大分子，引起细胞死亡。Erastin 作为一种抗肿瘤药物，能够与线粒体外膜的电压依赖性阴离子通道结合，诱导 ROS 的产生，从而导致细胞的死亡。研究发现铁螯合剂能抑制 Erastin 引起的 Ferroptosis，表明铁离子在诱导细胞死亡过程中发挥了重要作用[23]。

细胞内对铁螯合剂的反应复杂且广泛，许多机制尚不明确。尽管一些铁螯合剂在临床应用中显示出了良好的抗肿瘤作用，但在临床实践中仍要注意对其风险和效应的评估。

（二）铁缺乏与恶性肿瘤贫血

恶性肿瘤患者常伴发贫血，被称为恶性肿瘤贫血（malignant tumor anemia，MTA），少数患者为恶性肿瘤的首发表现。MTA 主要表现为铁再利用障碍导致的正细胞正色素贫血或小细胞低色素贫血，网织红细胞计数多正常或减低，血清铁降低，铁蛋白增高或正常，骨髓铁染色示细胞内铁减少而细胞外铁增多。

MTA 多为轻、中度贫血，加之原发病症的掩盖，常常得不到重视。贫血不但降低患者的生活质量，还降低放、化疗的敏感性，影响预后，因此应积极治疗。近年来更多主张以重组人促红细胞生成素及铁剂治疗MTA，适用于除失血、营养不良、肿瘤骨髓转移、溶血外的所有MTA。重组人促红细胞生成素治疗MTA时，由于红系造血增加，需铁量也大大增加，常使机体处于相对缺铁状态，联合铁剂治疗会优化疗效。治疗MTA应遵守个体化原则，因人而异选择治疗措施，应综合评价患者各方面的情况，选择对患者最有利的治疗措施。

五、小结与展望

肿瘤细胞高表达的某些铁代谢相关分子，可能成为肿瘤治疗的新靶点。转铁蛋白受体在许多肿瘤组织中呈高表达，采用转铁蛋白-多聚乙烯亚胺（Tf-PEI）技术，通过Tf与细胞表面表达的TfR结合，特异性地将外源基因导入靶细胞，可以显著增强对恶性肿瘤细胞的转染效率和靶向性，提高恶性肿瘤基因治疗的疗效[24]。针对铁调节相关蛋白表达的异常作为靶点进行靶向治疗是肿瘤治疗的新的方向。

随着纳米生物材料研究的深入，应用纳米颗粒进行靶向治疗和热疗法在肿瘤的治疗中备受关注。磁性铁氧化物Fe_3O_4纳米粒子具有良好的光热性能、生物相容性，同时具有低毒性、可降解性，成为应用最多的纳米材料。针对前列腺癌的治疗研究中，用负载了化疗药物吉西他滨的铁氧化物纳米粒子和人表皮生长因子受体2相连形成纳米粒子。将这种纳米粒子注入裸鼠肿瘤组织中，经过30天的磁热疗，可显著地抑制肿瘤[25]。

肿瘤与铁代谢的关系十分复杂，铁在肿瘤发生、发展、治疗中的作用及机制，目前尚未有明确的结论。如何通过干预肿瘤的铁代谢来治疗肿瘤，还需要更深入的研究。针对肿瘤患者制订个体化的去铁治疗或补铁治疗，是未来临床应用的研究重点。

（郭晓玲）

参考文献

1. 钱忠明，柯亚. 铁代谢与相关疾病. 北京科学技术出版社，2010.
2. Ward HA，Gayle A，Jakszyn P，et al. Meat and haem iron intake in relation to glioma in the European Prospective Investigation into Cancer and Nutrition study. Eur J Cancer Prev，2016.
3. Santarelli RL，Pierre F，Corpet DE. Processed meat and colorectal cancer：a review of epidemiologic and experimental evidence. Nutr Cancer，2008，60（2）：131-144.
4. Bastide NM，Pierre FH，Corpet DE，et al. Heme iron from meat and risk of colorectal cancer：a meta-analysis and a review of the mechanisms involved. Cancer Prev Res（Phila），2011，4（2）：177-184.
5. Ferrucci LM，Sinha R，Graubard BI. Dietary meat intake in relation to colorectal adenoma in asymptomatic women. Am J Gastroenterol，2009，104（5）：1231-1240.
6. Nahon P，Sutton A，Rufat P，et al. Liver iron，HFE gene mutations and hepatocellular carcinoma occurrence in patients with cirrhosis. Gastroenterology，2008，134（1）：102-110.
7. Sorrentino P，D'Angelo S，Ferbo U，et al. Liver iron excess in patients with hepatocellular carcinoma developed on non-alcoholic steato-hepatitis. J Hepatol，2009，50（2）：351-357.
8. 沈永青，刘贝，石振华，等. 铁过载与癌症的发生. 中国肿瘤临床，2012，39：1674-1677.
9. 丁晓，韩俊庆，盛巍. 血清微量元素含量与乳腺癌风险的关系. 山东大学学报（医学版），2009，47：96-98.

10. Steck SE, Gaudet MM, Eng SM, et al. Cooked meat and risk of breast cancer--lifetime versus recent dietary intake. Epidemiology. 2007, 18 (3): 373-382.
11. Egeberg R, Olsen A, Autrup H, et al. Meat consumption, N-acetyl transferase 1 and 2 polymorphism and risk of breast cancer in Danish postmenopausal women. Eur J Cancer Prev, 2008, 17 (1): 39-47.
12. Ferrucci LM, Cross AJ, Graubard BI. Intake of meat, meat mutagens, and iron and the risk of breast cancer in the Prostate, Lung, Colorectal, and Ovarian Cancer Screening Trial. Br J Cancer, 2009, 101 (1): 178-184.
13. 路灿，佟仲生，贾勇圣，等. 肿瘤铁代谢研究进展. 生理科学进展，2012，43：386-389.
14. Park S, Yoon SY, Kim KE, et al. Interleukin-18 induces transferrin expression in breast cancer cell line MCF-7. Cancer Lett, 2009, 286 (2): 189-195.
15. Jian J, Yang Q, Huang X. Src regulates Tyr (20) phosphorylation of transferrin receptor-1 and potentiates breast cancer cell survival. J Biol Chem, 2011, 286 (41): 35708-35715.
16. Pinnix ZK, Miller LD, Wang W, et al. Ferroportin and iron regulation in breast cancer progression and prognosis. Sci Transl Med, 2010, 2 (43): 43-56.
17. Coffman LG, Parsonage D, D' Agostino R Jr, et al. Regulatory effects of ferritin on angiogenesis. Proc Natl Acad Sci U S A, 2009, 106 (2): 570-575.
18. Brard L, Granai CO, Swamy N. Iron chelators deferoxamine and diethylenetriamine pentaacetic acid induce apoptosis in ovarian carcinoma. GynecolOncol, 2006, 100 (1): 116-127.
19. Saletta F, Kovacevic Z, Richardson DR. Iron chelation: deciphering novel molecular targets for cancer therapy. The tip of the iceberg of a web of iron-regulated molecules. Future Med Chem, 2011, 3 (16): 1983-1986.
20. Saeki I, Yamamoto N, Yamasaki T, et al. Effects of an oral iron chelator, deferasirox, on advanced hepatocellular carcinoma. World J Gastroenterol, 2016, 22 (40): 8967-8977.
21. Xu X, Sutak R, Richardson DR. Iron chelation by clinically relevant anthracyclines: alterationin expression of iron-regulated genes and atypical changes in intracellular iron distribution and trafficking. J Mol Pharmacol, 2008, 73 (3): 833-844.
22. Yu H, Guo P, Xie X, et al. Ferroptosis, a new form of cell death, and its relationships with tumourous diseases. J Cell Mol Med, 2016, 21 (4): 648-657.
23. Dixon SJ, Lemberg KM, Lamprecht MR, et al. Ferroptosis: aniron-dependent form of nonapoptotic cell death. Cell, 2012, 149 (5): 1060-1072.
24. Daniels TR, Bernabeu E, Rodríguez JA, et al. The transferrin receptor and the targeted delivery of therapeutic agents against cancer. Biochim Biophys Acta, 2012, 1820 (3): 291-317.
25. Jaidev LR, Chellappan DR, Bhavsar DV, et al. Multi-functional nanoparticles as theranostic agents for treatment & imaging of pancreatic cancer. Acta Biomater, 2016, 49: 422-433.

▶第十三章 合生元与肿瘤免疫营养治疗

人体内存在一个复杂多样的微生态系统，主要分布于肠道内，构成了肠道微生态（也称为肠道菌群）。近年来的研究发现，人体的微生态平衡对于维持机体的健康状态至关重要，微生态失衡参与许多疾病的发生、进展和预后。肿瘤患者普遍存在肠道菌群异常，肠道菌群在恶性肿瘤发生和进展中发挥重要作用。因此，靶向恶性肿瘤患者肠道菌群的免疫营养治疗可能提供新的、更有效的治疗手段。

合生元（synbiotics）是一类具有调节胃肠道微生态的营养制剂，主要包括益生菌（probiotics）和益生元（prebiotics）。这些微生态营养制剂能通过改善人体肠道菌群，达到提高免疫力、促进健康和治疗疾病的目的[1]。本章将分别讨论益生菌和益生元在肿瘤免疫营养治疗中的应用，为靶向肿瘤患者肠道菌群的免疫营养治疗提供新的、更有效的治疗手段。

第一节　益　生　菌

肠道微生态含有多种微生物，主要是细菌，也包括古生菌、酵母、单细胞真核生物、寄生虫和病毒等。肠道菌群的种类复杂、数量庞大，其中绝大多数是有益菌，但也存在少量条件致病菌和有害菌。益生菌是指主要定植于肠道内并对机体有益的细菌。人体肠道内存在几百种细菌，常见的益生菌有乳酸杆菌和双歧杆菌等。

从肠道微生态的角度讨论肿瘤患者肠道菌群的特点、益生菌的免疫调节机制，为促进肠道微生态平衡与预防疾病提供新方法。

一、肠道微生态

人体肠道菌群是一个非常复杂的微生态系统，约含有 10^{14} 个细菌，其基因组数量是人类基因组的100倍以上。肠道微生态的形成是一个复杂而连续的过程。胚胎期，胎儿在子宫内无菌的环境中发育。出生时，婴儿的肠道大多是无菌的。但在出生后的几天内，来自母亲或外界环境的细菌开始定植到婴儿的肠道，并持续数年直至形成完整的肠道微生态[2]。人体婴幼儿时期肠道益生菌的比例高达90%以上，母乳中唾液酸化的低聚糖有利于帮助构建婴幼儿的正常肠道菌群。随着年龄的增长，肠道益生菌的含量逐渐下降。此外，饮食习惯、环境污染、遗传背景、慢性炎症和代谢失调等许多因素都会影响肠道微生态（图 13-1-1）。

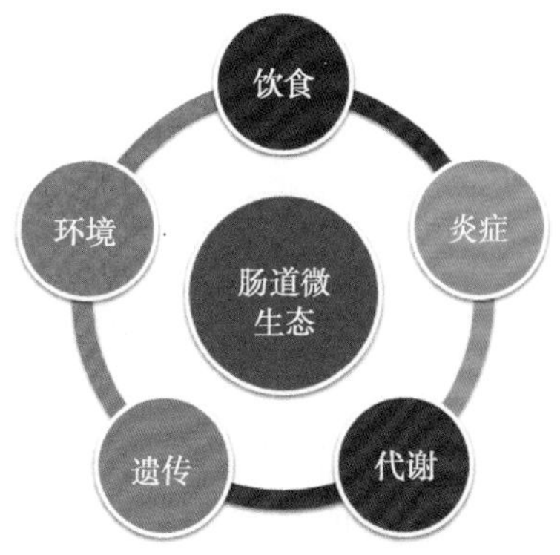

图 13-1-1　影响肠道微生态的主要因素

肠道微生态具有许多重要的生理功能，包括促进消化，产生维生素、脂肪酸、氨基酸和其他活性物质，调节免疫、代谢和神经系统等[3]。肠道益生菌黏附在所有肠壁上，与肠黏膜构成一道物理保护屏障，能够抵御外来细菌、病毒和食物抗原的入侵。益生菌将食物中不易消化的碳水化合物发酵产生大量短链脂肪酸，后者能影响宿主的能量水平、免疫应答和肠道内稳态。益生菌代谢产生的有机酸能抑制无法在酸性环境中生存的有害菌。益生菌的代谢产物还是体内代谢过程中糖、脂肪和蛋白质等物质转化成热量时不可或缺的，有助于维护细胞的新陈代谢和消化系统的健康。胃肠道内含有重要的神经递质 5-羟色胺，肠道菌群中孢子形成菌（spore-forming bacteria）的代谢产物能促进肠道嗜铬细胞产生 5-羟色胺，在调节 5-羟色胺相关的生物学过程中发挥关键作用[4]。最近的研究表明，肠道微生态在形成血-脑屏障和神经髓鞘、小胶质细胞成熟以及调节动物行为等过程中均发挥重要作用。肠道菌群能通过“肠-脑轴”参与调控大脑发育、焦虑抑郁、认知功能等中枢神经系统活动[5]。

肠道菌群的异常可能与糖尿病、肥胖、炎症性肠病、自身免疫病、神经系统疾病以及肿瘤等一系列慢性病的发生和进展相关。糖尿病和肥胖是两个密切相关的代谢性疾病，最近的研究表明肠道菌群的代谢产物乙酸促进了代谢紊乱和肥胖[6]。利用宏基因组相关分析发现，2 型糖尿病患者常有中度的肠道菌群失调，表现为产丁酸菌减少和机会致病菌增加[7]。炎症性肠病的发病机制涉及肠道菌群和免疫系统之间复杂的相互作用[8]。炎症性肠病患者粪便样品中肠道菌群的数目减少，并伴有抗炎性菌群减少和促炎性菌群增加。与肠道微生态结构密切相关的某些代谢物可能是导致炎症性肠病的关键分子。美国肠道项目（American Gut Project）的分析结果显示，过敏人群中肠道菌群的多样性减少，并有梭状菌减少和拟杆菌增加，提示肠道微生态失调可能增加过敏的风险[9]。深入研究肠道菌群在这些疾病发生和进展中的作用机制，有助于开发微生态制剂用于疾病的预防和治疗。

二、肿瘤患者肠道菌群的特点

肿瘤患者由于疾病本身、使用广谱抗生素、放化疗及手术打击等原因，可能导致肠道菌群失调。菌群失调（dysbiosis）广义上是指健康人肠道微生态的组成发生的任何改变，常表现为有益菌的减少、潜在致病菌的增加以及菌群多样性的降低等。恶性肿瘤患者的肠道菌群易位（microbial translocation），主要是由于肠道黏膜屏障破坏引起微生物菌群侵入到肠黏膜下层或更远处。肠道菌群失调和菌群易位，常常造成肿瘤患者的肠道微生态失衡[10]。目前认为，肠道微生态失衡与癌变之间可以相互影响。一方面，微生态失衡可能触发炎症和癌变；另一方面，炎症和癌变可能加重微生态失衡，如此恶性循环，最终导致恶性肿瘤的发生和进展（图 13-1-2）。

虽然有越来越多的证据揭示肠道微生态和结直肠癌的关系，但目前尚不清楚肠道菌群

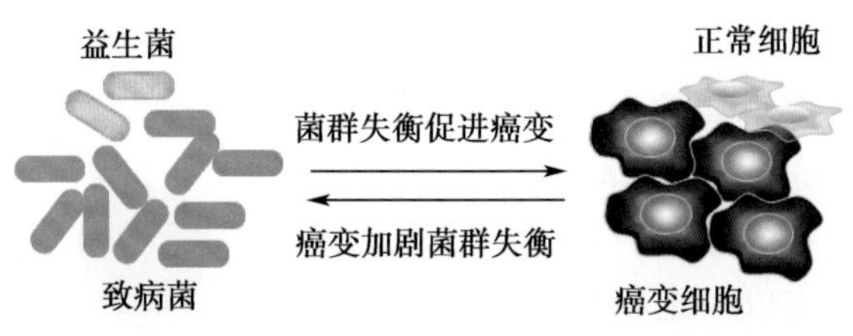

图 13-1-2　肿瘤患者肠道微生态的特点

失调是结直肠癌发病的原因还是结果。通过比较结直肠癌患者、腺瘤患者和健康人粪便标本中肠道菌群的差异，结果发现结直肠癌患者的肠道菌群明显改变，短链脂肪酸减少、肠道 pH 上升[11]。粪便样本可能不足以反映肿瘤组织的微环境，而且结肠癌和直肠癌可能是两个不同的疾病。利用组织标本和高通量测序技术发现，直肠癌组织中肠道菌群具有更大的数量和多样性，以及不同的细菌群落分布[12]。进一步研究消化道不同部位的菌群和组织相关的菌群，将有助于深入了解肠道微生态与结直肠肿瘤的关系。

动物模型中的研究显示肠道菌群在结直肠癌发生的早期发挥重要作用，肠道菌群的改变可能与结直肠癌的发病风险相关。虽然还没有直接的证据显示肠道微生态与人结肠癌发病的关系，但越来越多的证据表明肠道菌群中基因毒性菌的选择性生长可能促进了结肠癌的发生和进展。粪便细菌 DNA 测序结果显示，结直肠癌患者的肠道菌群发生改变，梭状芽孢杆菌减少、梭杆菌和牙龈卟啉单胞菌增多[13]。从正常组织到不典型增生、腺瘤和结肠癌的过程中，不同的病理阶段可能有特异性的肠道菌群特征。结直肠的癌前病变可能是导致肠道菌群结构改变的主要原因，局部黏膜上皮转化为促炎性的微环境将有利于结直肠组织发生癌变。

黏膜炎是肿瘤放疗和化疗中常见的不良反应。临床上，黏膜炎常伴有疼痛、菌血症和营养不良，是导致化疗和放疗推迟的常见原因，并最终增加患者死亡率。放疗或化疗药物能对肠道菌群产生不利影响，肠道菌群通过炎症反应、氧化应激、改变小肠通透性和黏液层组成、抑制上皮修复和激活免疫效应分子等机制，参与黏膜炎的发生[14]。能否通过改善菌群失调来减少黏膜炎的发生，还需要相关的临床试验证实。

肠道菌群失调是肿瘤患者发生感染并发症风险的一个重要因素。与肠道微生态相关的常见病原菌包括万古霉素耐药的肠球菌、肠杆菌和艰难梭状杆菌。这些微生物存在于机体中，在正常情况下不会致病，但化疗或使用抗生素等原因导致肠道微生态被破坏时可能引起机体的严重感染。有研究发现，肠道菌群的改变会引起微环境中代谢组学的重大变化，更利于艰难梭状杆菌等致病菌的生长[15]。

三、益生菌的免疫调节机制

人体肠道黏膜上富含大量免疫细胞，肠道微生态在调节宿主免疫应答中发挥重要作用，免疫系统也参与维持宿主与肠道微生态的共生状态。肠道微生态和免疫系统的协同作用，使机体既能对病原体产生保护性应答，又能维持对无害抗原的免疫耐受[16]。

肠道微生态对免疫系统的发育成熟至关重要。婴儿期微生物在肠道黏膜组织的定植对于宿主免疫系统的发育和应答有着重要的作用。这些生命早期的事件可以产生长期的后果，例如：促进对环境暴露因素的耐受以及炎症性肠病、过敏和哮喘等疾病的发生。在机体早期发育的关键时期，破坏宿主和微生态的相互作用可能导致持续的甚至是不可逆的免疫细胞缺陷[17]。

益生菌能够直接或间接调控先天免疫和适应性免疫。定植于消化道的肠道菌群不仅能诱导局部的免疫应答，还可以诱导全身性免疫应答（图 13-1-3）。在肠道黏膜中，肠道益生菌及其代谢产物可以刺激多种免疫细胞分泌促炎性或抗炎性的细胞因子，精确调节免疫应答，维持肠道内稳态。体外实验证实乳酸菌能够刺激人外周血单个核细胞分泌促炎性细胞因子，增强 NK 细胞活性。某些肠道共生的革兰阴性细菌可以诱导抗原特异性的免疫球蛋白反应，对全身性的大肠埃希菌和沙门菌感染产生保护作用[18]。

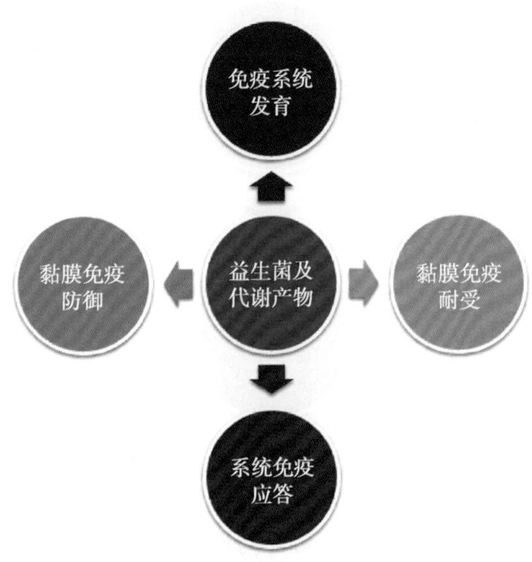

图 13-1-3　益生菌的免疫调控作用

肠道黏膜中存在大量具有抑制功能的调节性 T 细胞（regulatory T cells，Treg），Treg 细胞是抑制肠道炎症的关键。从健康人粪便中能分离出多株诱导 Treg 细胞的肠道细菌，这些菌株属于梭状芽孢杆菌，缺乏明显的毒性或致病因子[19]。小鼠模型中的研究发现，肠道菌群的发酵产物短链脂肪酸能调控肠道内 Treg 细胞的数量和功能，防止小鼠发生结肠炎[20]。这些研究可能为通过调控肠道菌群治疗炎症性疾病和过敏性疾病提供新的手段。

肠道微生态还在机体对疫苗的免疫应答中发挥作用。肠道微生态状态可能是决定疫苗效果的关键因素，通过抗生素改变肠道微生态会抑制疫苗的效果。与发达国家相比，发展中国家部分地区的疫苗接种效果欠佳可能是由于多种因素影响了肠道微生态。一项随机临床试验显示，口服乳酸杆菌等益生菌能明显提高老年人对流感病毒疫苗的特异性抗体反应，促进保护性免疫应答[21]。

四、益生菌在肿瘤免疫营养治疗中的应用

肿瘤患者普遍存在营养不良并严重影响患者的生活质量和生存预后，营养支持治疗目前已成为肿瘤治疗的重要辅助手段。免疫系统功能紊乱与肿瘤的发生和进展密切相关，具有免疫调控作用的营养支持手段正日益受到广泛关注。肠道微生态失衡是导致肿瘤患者营

养不良和免疫功能紊乱的主要原因之一。肠道微生态失衡的主要表现是益生菌比例下降，因此直接补充益生菌可能有助于平衡肠道菌群并改善肿瘤患者的营养和免疫状况（图 13-1-4）。

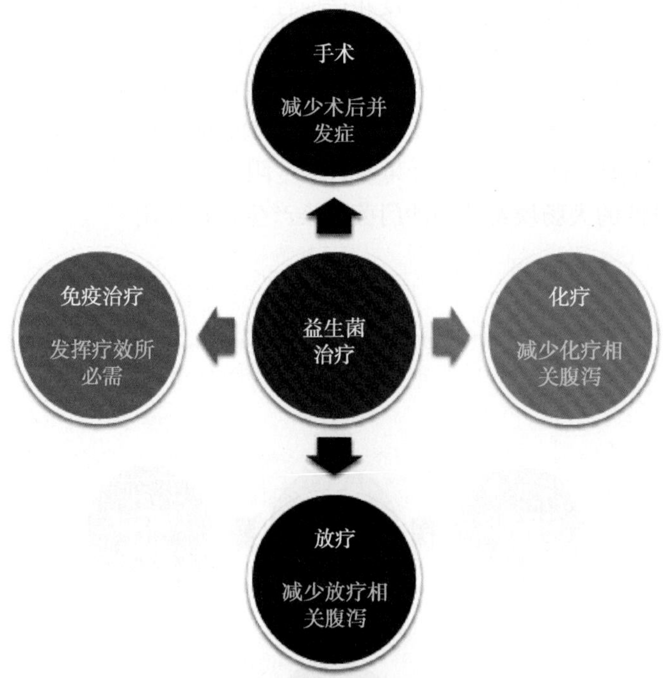

图 13-1-4 益生菌在肿瘤治疗中的作用

腹泻是肿瘤患者常见的并发症之一，可能与使用广谱抗生素和放化疗导致的肠道菌群失调有关。补充益生菌能够改善肠道微生态，有助于减轻肿瘤治疗相关的腹泻，提高患者的生活质量以及对治疗的耐受性。在盆腔肿瘤患者中进行的一项随机双盲对照的临床试验显示，口服标准剂量的益生菌（含嗜酸乳杆菌和长双歧杆菌，1. 3×10^9CFU/次，2 次/天）治疗比对照组或高剂量益生菌（10×10^9CFU/次，3 次/天）治疗能明显减轻放疗引起的中重度腹泻的发生率，特别是放疗前手术患者的重度腹泻发生率[22]。在结肠癌患者中进行的随机双盲安慰剂对照试验显示，服用益生菌（含鼠李糖乳杆菌和嗜酸乳杆菌，2×10^9CFU/次，2 次/天，12 周）能明显降低患者发生肠易激症状的比率，并改善结肠癌相关的生活质量[23]。此外，术后感染是影响肿瘤患者预后的一个指标，结直肠癌手术本身也会损伤肠道黏膜，增加术后感染的可能性。多项临床研究显示，结直肠癌等消化道肿瘤患者围术期给予益生菌治疗后，可以帮助术后肠道功能的恢复，减轻腹泻和菌血症等短期并发症的发生[24]。但是，很难比较不同的临床试验的结果，因为患者的选择、治疗方案、毒性评估方法、服用益生菌的试剂、剂量和菌种在不同的研究中都有所不同。此外，益生菌中的活菌是否会导致免疫缺陷患者发生菌血症等不良反应，还需要深入研究和小心评估。

粪菌移植（fecal microbiota transplantation）是把健康供者粪便中的细菌移植给受者的过程，以帮助受者重建正常的肠道菌群。供体粪菌移植能提高患者粪便中的菌群多样性，增加拟杆菌和梭状芽孢杆菌，减少蛋白菌，形成与健康人相似的肠道微环境。在一项随机对照的临床试验中，供体粪便移植比万古霉素等传统治疗手段更有效地控制了复发性艰难梭状杆菌感染引起的腹泻[25]。粪菌移植是近年来肠道微生态修复的一个研究热点，其在肿瘤患者中的治疗作用还需要更多的研究。

最近的几项临床前研究揭示了肠道菌群在肿瘤治疗中的重要作用。在小鼠模型中的研究显示，破坏肠道菌群会影响肿瘤对铂类化疗药物的疗效，这可能与肿瘤微环境中髓源细胞产生细胞因子和活性氧自由基的缺陷有关[26]。环磷酰胺是一种临床常用的抗癌药物，小剂量环磷酰胺能刺激机体的抗肿瘤免疫反应。小鼠模型中的研究显示环磷酰胺能促进某些肠道革兰阳性细菌易位到局部淋巴器官，刺激识别不同肠道益生菌的免疫效应细胞，从而调节机体的抗肿瘤免疫；而环磷酰胺在缺乏肠道菌群的小鼠模型中无法发挥有效的抗肿瘤作用[27]。这些临床前研究提示获得最佳的肿瘤治疗效果需要完整的肠道微生态，调整肿瘤患者的肠道微生态可能有助于改善肿瘤患者的预后。

近年来，靶向免疫检查点 PD-1 和 CTLA-4 的肿瘤免疫治疗取得了令人瞩目的疗效。肠道菌群是黏膜免疫的关键调控因素，可能在抗肿瘤免疫治疗中发挥重要作用。最近的研究发现 CTLA-4 阻断治疗的抗肿瘤作用取决于肠道微生态。清除肠道菌群的小鼠对 CTLA-4 阻断治疗无反应；粪菌移植实验证实了 CTLA-4 阻断治疗的抗肿瘤效果依赖于脆弱拟杆菌的生长[28]。此外还发现，肠道菌群中的双歧杆菌可能与抗肿瘤免疫有关，口服双歧杆菌能够提高 PD-L1 抗体治疗小鼠黑色素瘤的疗效[29]。这些研究表明肿瘤免疫治疗的最佳反应需要存在完整的肠道微生态，由此可见肠道微生态在肿瘤免疫治疗中的重要性。

五、小　　结

肠道微生态参与肿瘤发生、发展及治疗的多个环节。利用益生菌调节肠道菌群，可能为肿瘤预防和治疗提供新的策略。益生菌能够有效保护肿瘤患者肠道黏膜的物理屏障和生物屏障，改善肿瘤患者的免疫微环境。但是，益生菌在肿瘤患者中的确切疗效还需要更多的临床试验验证，特别是对益生菌的种类、浓度、治疗时间和路径等有待进一步研究。

（黄　岚）

参考文献

1. Pamer EG. Resurrecting the intestinal microbiota to combat antibiotic-resistant pathogens. Science，2016，352（6285）：535-538.

2. Cox LM，Yamanishi S，Sohn J，et al. Altering the intestinal microbiota during a critical developmental window has lasting metabolic consequences. Cell，2014，158（4）：705-721.

3. Clemente JC，Ursell LK，Parfrey LW，et al. The impact of the gut microbiota on human health：an integrative view. Cell，2012，148（6）：1258-1270.

4. Yano JM，Yu K，Donaldson GP，et al. Indigenous bacteria from the gut microbiota regulate host serotonin biosynthesis. Cell，2015，161（2）：264-276.

5. Sharon G，Sampson TR，Geschwind DH，et al. The Central Nervous System and the Gut Microbiome. Cell，2016，167（4）：915-932.

6. Perry RJ，Peng L，Barry NA，et al. Acetate mediates a microbiome-brain-beta-cell axis to promote metabolic syndrome. Nature，2016，534（7606）：213-217.

7. Qin J, Li Y, Cai Z, et al. A metagenome-wide association study of gut microbiota in type 2 diabetes. Nature, 2012, 490 (7418): 55-60.

8. Khor B, Gardet A, Xavier RJ. Genetics and pathogenesis of inflammatory bowel disease. Nature, 2011, 474 (7351): 307-317.

9. Hua X, Goedert JJ, Pu A, et al. Allergy associations with the adult fecal microbiota: Analysis of the American Gut Project. EBioMedicine, 2016, 3: 172-179.

10. Schwabe RF, Jobin C. The microbiome and cancer. Nat Rev Cancer, 2013, 13 (11): 800-812.

11. Ohigashi S, Sudo K, Kobayashi D, et al. Changes of the intestinal microbiota, short chain fatty acids, and fecal pH in patients with colorectal cancer. Dig Dis Sci, 2013, 58 (6): 1717-1726.

12. Thomas AM, Jesus EC, Lopes A, et al. Tissue-Associated Bacterial Alterations in Rectal Carcinoma Patients Revealed by 16S rRNA Community Profiling. Front Cell Infect Microbiol, 2016, 6: 179.

13. Ahn J, Sinha R, Pei Z, et al. Human gut microbiome and risk for colorectal cancer. J Natl Cancer Inst, 2013, 105 (24): 1907-1911.

14. van Vliet MJ, Harmsen HJ, de Bont ES, et al. The role of intestinal microbiota in the development and severity of chemotherapy-induced mucositis. PLoS Pathog, 2010, 6: e1000879.

15. Theriot CM, Koenigsknecht MJ, Carlson PE, Jr., et al. Antibiotic-induced shifts in the mouse gut microbiome and metabolome increase susceptibility to Clostridium difficile infection. Nat Commun, 2014, 5: 3114.

16. Belkaid Y, Hand TW. Role of the microbiota in immunity and inflammation. Cell, 2014, 157 (1): 121-141.

17. Gensollen T, Iyer SS, Kasper DL, et al. How colonization by microbiota in early life shapes the immune system. Science, 2016, 352 (6285): 539-544.

18. Zeng MY, Cisalpino D, Varadarajan S, et al. Gut Microbiota-Induced Immunoglobulin G Controls Systemic Infection by Symbiotic Bacteria and Pathogens. Immunity, 2016, 44 (3): 647-658.

19. Atarashi K, Tanoue T, Oshima K, et al. Treg induction by a rationally selected mixture of Clostridia strains from the human microbiota. Nature, 2013, 500 (7461): 232-236.

20. Smith PM, Howitt MR, Panikov N, et al. The microbial metabolites, short-chain fatty acids, regulate colonic Treg cell homeostasis. Science, 2013, 341 (6145): 569-573.

21. Boge T, Remigy M, Vaudaine S, et al. A probiotic fermented dairy drink improves antibody response to influenza vaccination in the elderly in two randomised controlled trials. Vaccine, 2009, 27 (41): 5677-5684.

22. Demers M, Dagnault A, Desjardins J. A randomized double-blind controlled trial: impact of probiotics on diarrhea in patients treated with pelvic radiation. Clin Nutr, 2014, 33 (5): 761-767.

23. Lee JY, Chu SH, Jeon JY, et al. Effects of 12 weeks of probiotic supplementation on quality of life in colorectal cancer survivors: a double-blind, randomized, placebo-controlled trial. Dig Liver Dis, 2014, 46 (12): 1126-1132.

24. Correia MI, Liboredo JC, Consoli ML. The role of probiotics in gastrointestinal surgery. Nutrition, 2012, 28 (3): 230-234.

25. van Nood E, Vrieze A, Nieuwdorp M, et al. Duodenal infusion of donor feces for recurrent Clostridium difficile. N Engl J Med, 2013, 368 (5): 407-415.

26. Iida N, Dzutsev A, Stewart CA, et al. Commensal bacteria control cancer response to therapy by modulating the tumor microenvironment. Science, 2013, 342 (6161): 967-970.

27. Viaud S, Saccheri F, Mignot G, et al. The intestinal microbiota modulates the anticancer immune effects of cyclophosphamide. Science, 2013, 342 (6161): 971-976.

28. Vetizou M, Pitt JM, Daillere R, et al. Anticancer immunotherapy by CTLA-4 blockade relies on the gut mi-

crobiota. Science, 2015, 350 (6264): 1079-1084.
29. Sivan A, Corrales L, Hubert N, et al. Commensal Bifidobacterium promotes antitumor immunity and facilitates anti-PD-L1 efficacy. Science, 2015, 350 (6264): 1084-1089.

第二节　益　生　元

肠道益生菌的生长需要摄取能源物质，越来越多的证据显示饮食和环境因素能调控人体肠道微生态并影响机体的健康状态。益生元（prebiotics）是一类天然的或加工的功能性食品，不易被消化，食用后可完整地进入大肠并选择性刺激肠道有益菌的生长，促进肠道微生态平衡和机体健康[1]。研究益生元的生理作用、免疫调节机制及其与疾病治疗的关系，为益生元在肿瘤免疫营养治疗中的应用提供新策略。

一、益生元的生理作用

虽然益生菌已被广泛用于改善肠道菌群，但利用益生元促进有益菌生长和肠道微生态平衡的观点直到 1995 年才被明确提出[2]。益生元和益生菌的本质区别在于，益生元是促进肠道内有益菌生长的食物，而益生菌是直接补充活体有益菌（表 13-2-1）。益生元可作为肠道有益菌的营养来源，它不易被消化酶分解，不被胃酸破坏，人体食用后可直抵大肠，选择性地被肠内有益菌利用。益生元主要包括低聚糖类、多糖类、多元醇等。目前最普遍应用的益生元成分是功能性低聚糖（也称寡糖），是一些不被人体完全消化的糖类化合物，包括：低聚半乳糖（galacto-oligosaccharides，GOS）、菊粉、低聚果糖（fructo-oligosaccharide，FOS）和乳果糖等。

表 13-2-1　益生元和益生菌的比较

	益生菌	益生元
成分	消化道中的有益菌、活菌	有益菌的营养成分、膳食纤维
稳定性	易受温度、酸碱度影响	不易受温度、酸碱度影响
保存条件	不易保存	容易保存
消化特性	在胃和小肠被消耗	不被消化，能到达大肠
功能	直接作用，维持肠道微生态	间接作用，促进益生菌，维持肠道微生态

益生元是短链低聚糖，在上消化道内不被机体的内源性消化酶分解，进入大肠后，可以被含有 β-半乳糖苷酶或 β-葡萄糖苷酶的肠道有益菌（包括双歧杆菌和乳酸菌）发酵利用。低聚糖的代谢产物包括短链脂肪酸、乳酸、醋酸以及部分气体。这些酸性代谢物可以使肠道内 pH 降低，抑制有害菌生长。此外，益生元还具有多种促进健康的作用，包括：①益生元很难被人体吸收，故提供能量的热值很低，有些还有人工甜味，可适用于糖尿病、肥胖患者食用[3]；②益生元有膳食纤维的功能，可增加大便的持水性和容量，对便秘和腹泻有双向调节作用[4]；③益生元可吸附肠道内阴离子、胆汁酸从而有效降低血脂和胆固醇[5]；④益生元还能促进矿物质的吸收和蛋白质的消化[6]。

益生元对肠道黏膜有潜在的保护作用，能增加黏膜层厚度、刺激黏液分泌、减轻肠道黏膜损伤等，但具体分子机制还有待阐明。近年来改变肠道菌群的营养治疗获得了巨大关注，从饮食中摄取益生菌生长需要的物质，例如膳食纤维和寡糖，有利于维护肠道菌群的平衡，保持机体的健康状态。

二、益生元的免疫调节作用

肠道黏膜含有大量淋巴细胞，肠道免疫可以直接影响机体免疫系统的功能状态。由于肠道菌群可以直接刺激肠道相关淋巴组织，因此难以区分益生元对黏膜免疫的作用是直接的，还是通过影响肠道菌群发生的间接作用。

越来越多的证据表明，发酵的膳食纤维和益生元可以调节包括肠道相关淋巴组织在内的免疫系统的多种性能。大鼠实验显示菊粉和低聚果糖等益生元主要刺激肠道派尔集合淋巴结（Peyer patch）和肠系膜淋巴结中 IL-10 的分泌[7]。人体方面的相关研究还较少，益生元对人体全身免疫功能的影响较低，还没有益生元对人肠道相关淋巴组织作用的研究。益生元对免疫系统作用的机制主要包括：乳酸菌或细菌成分对免疫细胞的直接活化作用；产生短链脂肪酸并与白细胞上表达的短链脂肪酸受体结合。总之，目前的数据表明益生元主要调节肠道相关淋巴组织，还需要更多的临床试验来验证益生元是否能调节机体的营养及全身免疫状况和降低肿瘤发生的风险。

一项在健康老年志愿者中进行的随机、双盲、安慰剂对照的临床试验显示，服用低聚半乳糖混合物不仅能明显增加肠道中的双歧杆菌等有益菌，而且能促进吞噬细胞和 NK 细胞活性、IL-10 等抗炎因子的产生，并减少 IL-6 等促炎因子的产生[8]。因此，益生元可能成为增强老年人胃肠健康和免疫功能的膳食候选产品。另一项在健康中年志愿者中进行的临床研究显示，果聚糖能够增加肠道中有益菌的数量，但在无体内免疫刺激的情况下对多项免疫指标无明显影响[9]。

益生元经肠道菌群发酵可产生大量短链脂肪酸，主要包括醋酸、丙酸和丁酸。短链脂肪酸也是潜在的免疫刺激分子，能提高淋巴细胞功能，其作用机制主要是通过与 G 蛋白偶联受体（G-protein-coupled receptors，GPRs）的结合。GPR43 能识别乙酸、丙酸和丁酸，并在肠道上皮细胞上高表达。短链脂肪酸激活上皮细胞内 ERK1/2 和 p38 MAPK 信号通路，诱导趋化因子和细胞因子的大量分泌，从而招募肠道内的白细胞并激活效应 T 细胞[10]。短链脂肪酸的其他免疫调节活性还包括抑制组蛋白去乙酰化酶，调节自噬和 T 细胞分化，刺激热休克蛋白的产生等。

有研究显示益生元可以上调肠道内的可溶性免疫球蛋白，粪便中的免疫球蛋白主要参与黏膜免疫和抗感染的蛋白质屏障功能。在健康成年人中进行的随机双盲对照试验显示，食物中添加菊粉型果聚糖能提高 H3N2 流感疫苗的抗体反应，增强特异性的 IgG1 型免疫反应[11]。

总之，益生元能够直接或间接调控免疫细胞和炎症性细胞因子网络，通过平衡促炎性和抗炎性反应来增强肠道屏障并减少炎症损伤（图 13-2-1）。

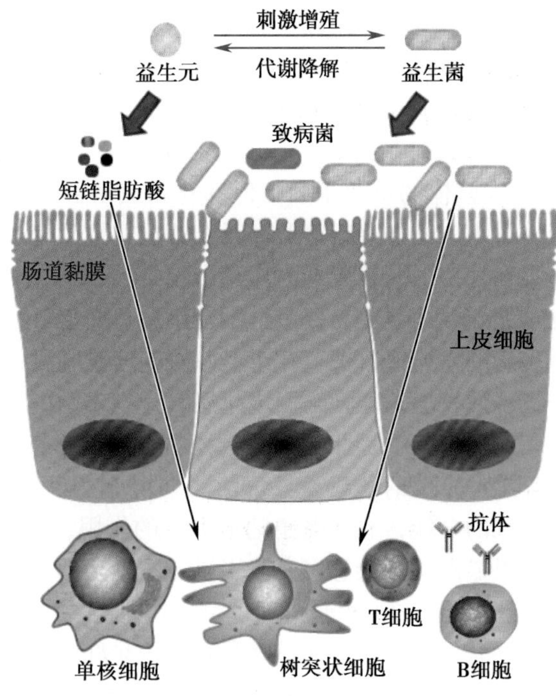

图 13-2-1　益生元调控肠道黏膜免疫的机制

三、益生元与疾病治疗

益生元能显著影响肠道菌群的组成，而肠道菌群对机体健康有着重大影响。因此利用益生元影响肠道菌群可能为多种相关疾病提供新的治疗手段（图 13-2-2）。

益生元在肠道内经特定的菌群（主要是益生菌）发酵，可以产生短链脂肪酸，对宿主健康具有多种有利的影响。短链脂肪酸是肠道细胞的主要能量来源，在肠道生理和代谢中发挥核心作用。益生元的结构和肠道菌群都可以影响产生短链脂肪酸的类型。短链脂肪酸还能够激活游离脂肪酸受体，诱导分泌厌食的肠道激素，激活厌食信号并减少食物摄入。使用菊粉型果聚糖的临床试验显示益生元在超重和肥胖人群中具有良好的体重控制效果[12]。因此，通过饮食干预厌食信号通路为对抗肥胖提供了一种潜在的治疗策略。

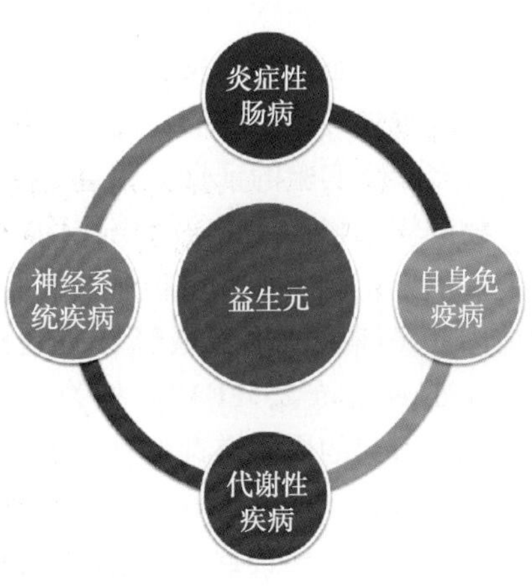

图 13-2-2　益生元与疾病治疗

越来越多的证据显示肠道菌群与大脑功能有一定的联系。摄入益生菌能够调节与焦虑和沮丧相关的信息处理系统，并影响神经内分泌的应激反应。大鼠实验已证实，喂饲低聚半乳糖和低聚果糖等益生元能够提高大脑海马部位表达与神经突触形成和记忆功能相关的受体[13]。在健康志愿者中进行的一项人体试验显示，添加两种益生元（低聚果糖和低聚半乳糖）能减轻健康志愿者的神经内分泌应激反应并提高积极情绪反应[14]。但益生元在维护大脑健康和神经精神疾病的辅助治疗中的确切作用还需要进一步的研究。

炎症性肠病的发病机制涉及机体对肠道菌群的异常免疫应答。与益生菌相比，目前利用益生元治疗炎症性肠病的证据还较少。最近在一项随机双盲对照的临床试验中，低聚果糖治疗改善了克罗恩病患者的肠道黏膜固有层免疫反应，但并没有产生明显的临床获益[15]。抗生素是临床抵御病原体的重要手段，但其对肠道菌群的多样性和功能也有毒副作用。在体外厌氧培养体系中，添加菊粉等益生元能够减轻抗生素对菌群的影响，提示服用益生元可能减轻抗生素在体内对肠道菌群的不良影响[16]。

肠道微生态的改变可能导致宿主更易罹患过敏性疾病。出生后早期暴露在多样的肠道微生态中与降低过敏性疾病的发病率有关。在小鼠妊娠期通过高纤维或益生元饮食改变肠道菌群，可能会降低小鼠后代发生过敏性呼吸道疾病和食物过敏的风险。基于六个临床试验的荟萃分析结果支持利用合生元（益生菌和益生元组合）治疗特发性皮炎，特别是使用混合菌株的合生元及治疗 1 岁以上的儿童[17]。

低聚糖还具有膳食纤维的功能，有“肠道清道夫”的作用，对便秘、腹泻起到双向调节作用。荟萃分析研究结果显示，健康志愿者服用添加益生元的肠内营养能改善肠道菌群中双歧杆菌的浓度和短链脂肪酸，但对腹泻的发生率无明显影响[18]。随机对照的临床研究显示，特定抗生素治疗联合低聚果糖能明显降低艰难梭状杆菌相关腹泻的复发率[19]。

四、益生元在肿瘤免疫营养治疗中的应用

已有许多明确的证据显示肠道微生态失衡与肿瘤发生相关，肠道菌群是影响结直肠癌进展的肠道炎症的靶点。对结肠炎易感小鼠的高通量测序结果显示，炎症能改变肠道微生态的组成，诱导基因毒性菌群的扩增，促进结肠癌的发生[20]。高脂饮食能促进遗传易感小鼠的肿瘤进展，将高脂饮食喂养的肿瘤小鼠的粪便转移给成年的遗传易感小鼠体内，后者能够在缺乏高脂饮食的情况下发生肿瘤[21]。这些数据表明了宿主和环境的相互作用在影响肠道微生态和肿瘤发生中的重要性。大鼠体内实验显示低聚半乳糖和菊粉的新型组合试剂具有较强的预防肿瘤作用，并可能成为一种有希望的结直肠癌的化学预防策略[22]。

许多动物实验的证据表明益生元还具有直接的抗肿瘤作用。碳水化合物可以促进肠道微生物的糖分解，降低与致癌作用相关的蛋白质水解作用。产生的短链脂肪酸还能缩短小肠上皮的转化时间，减少肠道黏膜组织暴露于致癌物的时间。菊粉型果聚糖治疗能抑制小鼠体内肝癌细胞增殖并减轻肝脏炎症，其作用机制可能与激活游离脂肪酸受体 2（free fatty acid receptor 2，FFA2）相关[23]。

化疗引起的胃肠道毒性是许多抗肿瘤药物的主要剂量依赖性毒性。胃肠道并发症会危及化疗的效果，促进营养不良，加重恶液质，并导致不良预后。化疗和放疗会严重破坏肠道微生态平衡并导致致病菌的植入和入侵。有效的益生元可能修复肠道菌群失衡、抑制致病菌生长和化疗后的继发感染性腹泻。在妇科肿瘤术后接受腹部放疗的患者中进行的随机双盲对照临床试验显示，益生元治疗能明显减轻患者腹泻症状，提高患者放疗后的生活质量[24,25]。

随机双盲的临床试验显示，壶腹周围癌患者围术期使用益生元和益生菌治疗能明显降低术后死亡率、术后感染等并发症的发生率，以及患者的住院时间等[26]。择期行结肠癌手术的前瞻性研究中，术后早期使用合生元（益生元联合益生菌）可能改善患者术后胃肠

道功能，特别是减轻腹泻的症状[27]。然而，也有临床试验显示，术前给予益生元并未影响结肠癌患者的术后病程和并发症的发生率[28]。因此，益生元在肿瘤免疫营养治疗中的确切作用还有待更多的临床试验来验证（表 13-2-2）。越来越多的研究提示，益生元对肠道微生态和代谢的调控作用可能为恶性肿瘤提供一种新的、无毒的、更有效的辅助治疗手段。

表 13-2-2　肿瘤患者使用益生元的临床疗效分析

作者	研究类型	免疫营养素	主要发现	参考文献
Garcia-Peris S 等，2012	随机、双盲、安慰剂对照	菊粉、低聚果糖	放疗前后服用益生元，能提高肠道乳酸菌和双歧杆菌数量	24
Garcia-Peris S 等，2016	随机、双盲、安慰剂对照	菊粉、低聚果糖	放疗前后服用益生元，能改善妇科肿瘤患者放疗后的生活质量	25
Sommacal HM 等，2015	随机、双盲、安慰剂对照	低聚果糖、益生菌等	围术期服用益生菌，能减轻壶腹周围癌患者术后死亡率和并发症	26
Theodoropoulos GE 等，2016	随机、对照	益生元、益生菌	术后早期服用合生元，能改善结肠癌患者术后胃肠道功能	27
Krebs B，2016	随机、双盲	益生元	术前服用益生元，对结肠癌患者术后病程及并发症无明显影响	28

五、小　　结

人们逐渐认识到肠道微生态是一个代谢活跃的“虚拟器官”，因此具有调节肠道微生态作用的益生元可能会成为一种重要的治疗手段。人类肠道菌群在恶性肿瘤的发生和进展中发挥重要作用，通过添加益生元等营养成分可能为肿瘤治疗提供新的思路。值得指出的是，益生元的临床疗效还存在很大的争议，这可能与不同研究中益生元成分、使用方法、研究对象和试验设计等不同有关。因此，未来研究的重点是精心设计的临床试验和益生元的确切作用机制。宏基因组学、代谢组学、糖组学和其他组学、分析化学的进展以及临床研究，可能为益生元的临床应用提供新的手段。

（黄　岚）

参考文献

1. Hutkins RW，Krumbeck JA，Bindels LB，et al. Prebiotics：why definitions matter. Curr Opin Biotechnol，2016，37：1-7.
2. Gibson GR，Roberfroid MB. Dietary modulation of the human colonic microbiota：introducing the concept of prebiotics. J Nutr，1995，125（6）：1401-1412.
3. Carnahan S，Balzer A，Panchal SK，et al. Prebiotics in obesity. Panminerva Med，2014，56（2）：165-175.
4. Han SH，Hong KB，Kim EY，et al. Effect of dual-type oligosaccharides on constipation in loperamide-treated rats. Nutr Res Pract，2016，10（6）：583-589.
5. Liong MT，Shah NP. Optimization of cholesterol removal，growth and fermentation patterns of Lactobacillus ac-

idophilus ATCC 4962 in the presence of mannitol, fructo-oligosaccharide and inulin: a response surface methodology approach. J Appl Microbiol, 2005, 98 (5): 1115-1126.

6. Bryk G, Coronel MZ, Lugones C, et al. Effect of a mixture of GOS/FOS (R) on calcium absorption and retention during recovery from protein malnutrition: experimental model in growing rats. Eur J Nutr, 2016, 55 (8): 2445-2458.
7. Roller M, Pietro Femia A, Caderni G, et al. Intestinal immunity of rats with colon cancer is modulated by oligofructose-enriched inulin combined with Lactobacillus rhamnosus and Bifidobacterium lactis. Br J Nutr, 2004, 92 (6): 931-938.
8. Vulevic J, Drakoularakou A, Yaqoob P, et al. Modulation of the fecal microflora profile and immune function by a novel trans-galactooligosaccharide mixture (B-GOS) in healthy elderly volunteers. Am J Clin Nutr, 2008, 88 (5): 1438-1446.
9. Lomax AR, Cheung LV, Tuohy KM, et al. beta2-1 Fructans have a bifidogenic effect in healthy middle-aged human subjects but do not alter immune responses examined in the absence of an in vivo immune challenge: results from a randomised controlled trial. Br J Nutr, 2012, 108 (10): 1818-1828.
10. Kim MH, Kang SG, Park JH, et al. Short-chain fatty acids activate GPR41 and GPR43 on intestinal epithelial cells to promote inflammatory responses in mice. Gastroenterology, 2013, 145 (2): 396-406.
11. Lomax AR, Cheung LV, Noakes PS, et al. Inulin-Type beta2-1 Fructans have Some Effect on the Antibody Response to Seasonal Influenza Vaccination in Healthy Middle-Aged Humans. Front Immunol, 2015, 6: 490.
12. Liber A, Szajewska H. Effects of inulin-type fructans on appetite, energy intake, and body weight in children and adults: systematic review of randomized controlled trials. Ann Nutr Metab, 2013, 63 (1-2): 42-54.
13. Savignac HM, Corona G, Mills H, et al. Prebiotic feeding elevates central brain derived neurotrophic factor, N-methyl-D-aspartate receptor subunits and D-serine. Neurochem Int, 2013, 63 (8): 756-764.
14. Schmidt K, Cowen PJ, Harmer CJ, et al. Prebiotic intake reduces the waking cortisol response and alters emotional bias in healthy volunteers. Psychopharmacology, 2015, 232 (10): 1793-1801.
15. Benjamin JL, Hedin CR, Koutsoumpas A, et al. Randomised, double-blind, placebo-controlled trial of fructo-oligosaccharides in active Crohn's disease. Gut, 2011, 60 (7): 923-929.
16. Johnson LP, Walton GE, Psichas A, et al. Prebiotics Modulate the Effects of Antibiotics on Gut Microbial Diversity and Functioning in Vitro. Nutrients, 2015, 7 (6): 4480-4497.
17. Chang YS, Trivedi MK, Jha A, et al. Synbiotics for Prevention and Treatment of Atopic Dermatitis: A Meta-analysis of Randomized Clinical Trials. JAMA Pediatr, 2016, 170 (3): 236-242.
18. Kamarul Zaman M, Chin KF, Rai V, et al. Fiber and prebiotic supplementation in enteral nutrition: A systematic review and meta-analysis. World J Gastroenterol, 2015, 21 (17): 5372-5381.
19. Lewis S, Burmeister S, Brazier J. Effect of the prebiotic oligofructose on relapse of Clostridium difficile-associated diarrhea: a randomized, controlled study. Clin Gastroenterol Hepatol, 2005, 3 (5): 442-448.
20. Arthur JC, Perez-Chanona E, Muhlbauer M, et al. Intestinal inflammation targets cancer-inducing activity of the microbiota. Science, 2012, 338 (6103): 120-123.
21. Schulz MD, Atay C, Heringer J, et al. High-fat-diet-mediated dysbiosis promotes intestinal carcinogenesis independently of obesity. Nature, 2014, 514 (7523): 508-512.
22. Qamar TR, Syed F, Nasir M, et al. Novel Combination of Prebiotics Galacto-Oligosaccharides and Inulin-Inhibited Aberrant Crypt Foci Formation and Biomarkers of Colon Cancer in Wistar Rats. Nutrients, 2016, 8 (8): E465.

23. Bindels LB, Porporato P, Dewulf EM, et al. Gut microbiota-derived propionate reduces cancer cell proliferation in the liver. Br J Cancer, 2012, 107 (8): 1337-1344.
24. Garcia-Peris P, Velasco C, Lozano MA, et al. Effect of a mixture of inulin and fructo-oligosaccharide on Lactobacillus and Bifidobacterium intestinal microbiota of patients receiving radiotherapy: a randomised, double-blind, placebo-controlled trial. Nutr Hosp, 2012, 27 (6): 1908-1915.
25. Garcia-Peris P, Velasco C, Hernandez M, et al. Effect of inulin and fructo-oligosaccharide on the prevention of acute radiation enteritis in patients with gynecological cancer and impact on quality-of-life: a randomized, double-blind, placebo-controlled trial. Eur J Clin Nutr, 2016, 70 (2): 170-174.
26. Sommacal HM, Bersch VP, Vitola SP, et al. Perioperative synbiotics decrease postoperative complications in periampullary neoplasms: a randomized, double-blind clinical trial. Nutr Cancer, 2015, 67 (3): 457-462.
27. Theodoropoulos GE, Memos NA, Peitsidou K, et al. Synbiotics and gastrointestinal function-related quality of life after elective colorectal cancer resection. Ann Gastroenterol, 2016, 29 (1): 56-62.
28. Krebs B. Prebiotic and Synbiotic Treatment before Colorectal Surgery--Randomised Double Blind Trial. Coll Antropol, 2016, 40 (1): 35-40.

第十四章 其他免疫营养素与肿瘤免疫营养治疗

第一节　核苷酸在肿瘤免疫营养治疗中的作用

核苷酸（nucleotide，NT）被认为是一种“半必需”和“条件性”营养素[1,2]，随着人们对肿瘤研究的深入，其在肿瘤营养支持治疗中的临床作用逐渐被人们重新认识。

一、核苷酸的合成与代谢

体内核苷酸的合成有从头合成、补救途径两种方式（图 14-1-1）。其中从头合成是利用核糖、氨基酸等简单物质为原料，经过一系列酶促反应合成核苷酸；而补救合成是由食物吸收和体内核酸分解所提供的碱基磷酸化而成的。研究表明，虽然从头合成是合成核苷酸的主要方式，但此过程耗能较高，若通过添加外源核苷酸的方式来加强补救途径则会反馈抑制从头合成途径而发挥节能作用。核苷酸的分解代谢主要是指嘌呤环和嘧啶环的分解，这个过程主要在肝脏、肾脏及小肠中进行。嘌呤分解的主要产物是尿酸，但最终分解为 CO_2 和 NH_3。胞嘧啶和尿嘧啶最终分解为 β-丙氨酸，胸腺嘌呤则最终分解为 β-氨基异丁酸，随尿排出体外。

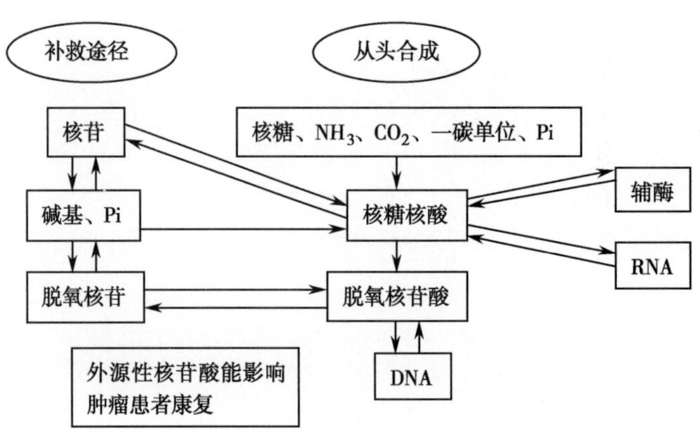

图 14-1-1　核苷酸的合成途径

嘌呤核苷酸和嘧啶核苷酸是组成细胞的主要成分，也是体内合成遗传物质的关键成分，在细胞结构、代谢、能量和功能调节等方面起重要作用，如 ATP（adenosine triphosphate）是能量传递分子（图 14-1-2）、参与体内三大营养物质代谢（图 14-1-3）等。

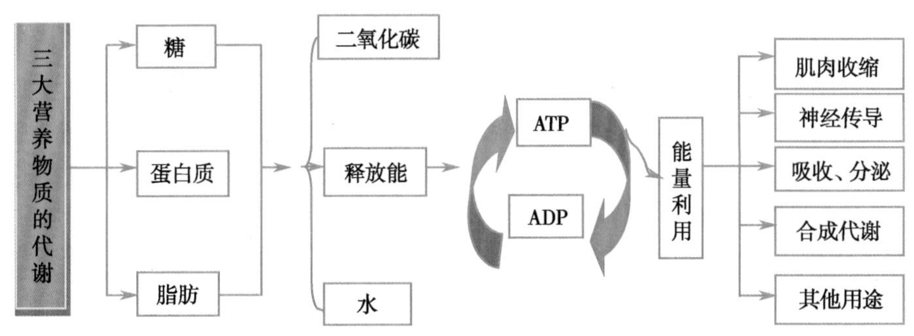

图 14-1-2 核苷酸对体内能量传递的影响

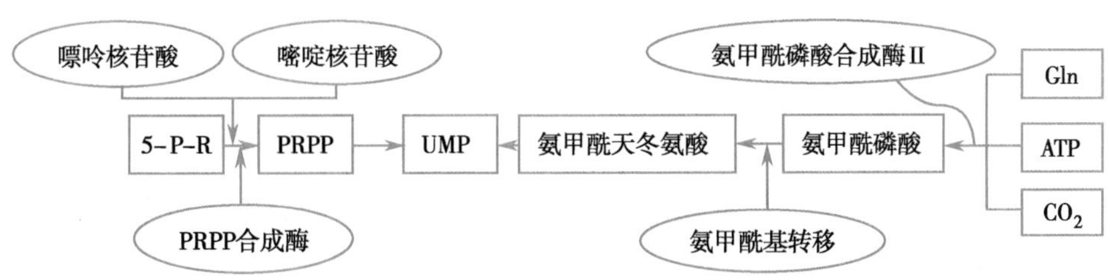

图 14-1-3 核苷酸对营养物质代谢的影响

食物中的核苷酸主要以核蛋白的形式存在。外源核苷酸以核蛋白的形式进入人体后，在肠道蛋白水解酶的作用下转化成 DNA 和 RNA，核酸被胰核酸酶降解成单核苷酸、双核苷酸、三聚核苷酸、多聚核苷酸的混合物，进一步在核酸酶、脱氧核糖核酸酶、肠道多聚核酸酶及磷酸酯酶的辅助作用下，核酸最终生成单核苷酸。游离的核苷酸被碱性磷酸酶及核苷酸酶水解成核苷，部分核苷被核苷酶进一步降解成嘌呤或嘌呤碱基，最后经门静脉和肠黏膜细胞进入体内，发挥重要的生理功能。

核苷酸的吸收主要在小肠上段进行，吸收的主要形式是核苷，90%以上的核苷和碱基被吸收进入小肠上皮细胞。肠细胞对核苷酸的吸收主要有三种形式，即可逆的被动转运，被动扩散和特异的钠离子依赖的转运方式。嘌呤核苷不能完整地转运通过单细胞层，低于 20%的胞苷、尿苷可以完整转运，嘧啶是核苷碱基转运的主要代谢产物。

二、核苷酸的免疫作用

核苷酸是维持机体正常免疫功能的必需营养成分，同时参与维持免疫系统的正常功能，帮助机体抵抗细菌和真菌等感染，促进抗体的产生，增强细胞免疫功能等。大量实验证明给动物或人补充适量的核苷酸，既可增强机体的免疫功能，也有助于维持细胞和体液免疫应答，还能部分解除免疫抑制[3]。核苷酸可促进 T 淋巴细胞的成熟、活化和增殖[4]，增加脾脏淋巴细胞的分泌，增强巨噬细胞的吞噬作用，适量增加核苷酸还会影响 T 细胞早期分化，进而影响细胞免疫[5]。限制饮食中核苷酸浓度可降低 NK 细胞的细胞杀伤作用。核苷酸还可增加抗体的分泌从而增强体液免疫。也有研究显示，外源核苷酸对细胞的生长发育有重要作用，尤其是对于更新速度较快的免疫细胞等。

核苷酸缺乏时不但机体免疫功能下降，同时异体排斥反应也延迟。Van Buren 研究表明，核苷酸缺乏时，小鼠脾淋巴细胞 Lyt-1 阳性细胞明显减少，IL-2 的表达、NK 细胞的细胞毒性和巨噬细胞活性均有所下降。而巨噬细胞、NK 细胞及淋巴细胞都与细胞免疫有密切关系，不管其活力的增加还是数量的增多都能提高机体抵抗病毒与细菌感染的能力。Jyonouchi 等通过添加核苷酸组（NT 组）与未添加核苷酸（NF 组）小鼠免疫细胞变化的研究发现，如核苷酸缺乏，体内 T 细胞依赖抗原的抗体形成也明显下降，脾脏中分泌的 IgM 和 IgG 的细胞数量下降，NF 组辅助性 T 细胞（helper T cell，Th 细胞）诱导产生 T 细胞依赖抗体的能力比 NT 组低，适当补充核苷酸能恢复受损的 IFN-γ 和 IL-5 的分泌，以及 Th 细胞的功能和 T 细胞依赖抗体的产生。在血蓝蛋白（keyhole limpet hemocyanin，KLH）初次激发后，NT 组的 IFN-γ 和 IL-5 表达水平比 NF 组高；经 KLH 再次激发后，NT 组的抗 KLH 特异性的 IgG2a 和 IgG2b 抗体水平比 NF 组高。由于 IFN-γ 和 IgG2a/IgG2b 抗体应答对抗原刺激物的Ⅰ型应答变化，显示核苷酸优先增强对 KLH 的Ⅰ型应答。Nagafuchi 等[6]研究也表明核苷酸能通过促进 IL-12 的合成和抑制抗原特异性 IgG 的应答来促进抗原特异性 Th1 的免疫应答。

核苷酸对体内淋巴细胞的增殖也有影响。Kulkarni 等[7]通过核苷酸对小鼠体内及体外免疫造血反应影响的研究，发现含有酵母 RNA 或尿嘧啶核苷酸的饮食可明显增加体内腘窝淋巴结的增殖反应，同时腺苷酸（adenosine acid，ADA）和尿苷磷酸酶（uridine phosphatase，URP）的活性也显著增强，而仅含腺嘌呤的营养饮食无法维持正常的腘窝淋巴结反应。RNA 喂养的小鼠活化脾细胞产生的 IL-3 和多能干细胞活化因子正常，促进了骨髓的增殖。在纯化的 IL-3 刺激下，RNA 营养饮食喂养的小鼠骨髓细胞有较高水平的 Thyl-2 或 Lyt-1 表面标志，说明核苷酸在体内及体外通过影响多种细胞因子的产生从而影响机体的免疫状态。

核苷酸同时可恢复由蛋白缺乏或其他原因所引起的免疫功能丧失，而单纯增加热量或蛋白质却无此效果。

三、核苷酸的肿瘤营养作用

传统营养学认为，机体通过体内从头合成途径合成所需的核苷酸，因此核苷酸也被认为是非营养必需物质。饮食中已含有足量的核苷酸类物质，不需要额外补充外源核苷酸。但现代研究表明，人体虽然有完善的核苷酸供应系统，也应该通过膳食营养额外补充核苷酸，以维持人体免疫系统的功能、肠道的发育以及损伤的修复等。营养不良会降低肿瘤治疗的有效性，增加放化疗的不良反应，降低患者的生活质量。特别是营养不良的恶性肿瘤患者在改善机体的营养状态的同时，又能调节免疫系统功能，对改善恶性肿瘤患者的预后具有很重要的意义[8]（图 14-1-4）。

肿瘤患者因放疗、化疗等原因常伴有不同程度的肠道吸收功能障碍，甚至长期腹泻。Tsujinak[9]等研究发现，与肠胃营养组相比，添加核苷酸-核苷混合物组的小鼠空肠黏膜重量、蛋白质、DNA 浓度均显著升高，说明补充核苷酸能促进肠细胞的增殖。同时也有研

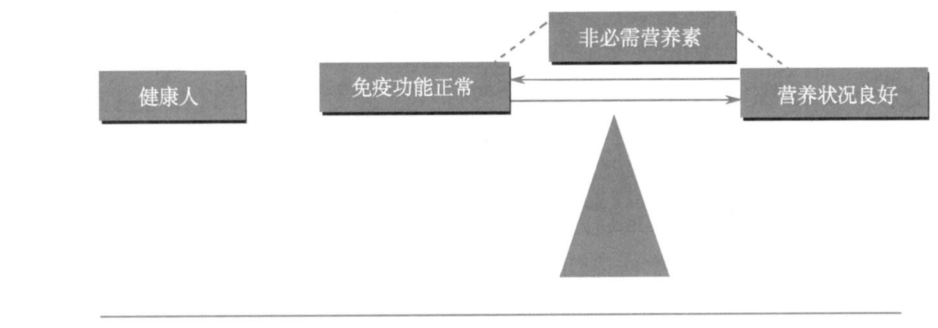

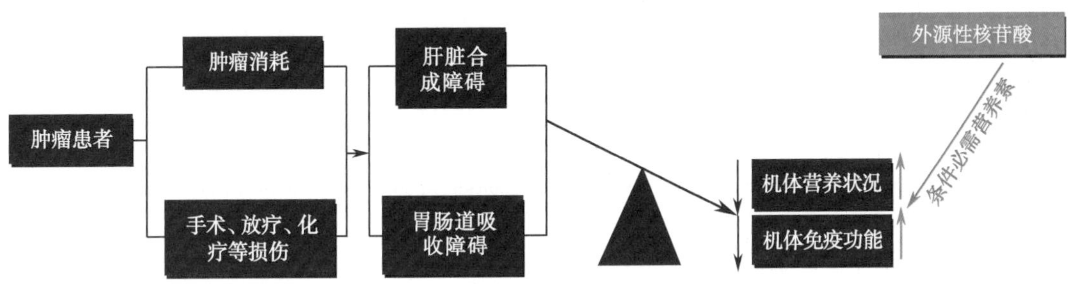

图 14-1-4　核苷酸营养在生理和病理（肿瘤）条件下的作用

注：健康状态下：机体免疫功能和营养状况达到平衡，核苷酸是一种非必需营养素。肿瘤患者：肿瘤消耗及手术等有创治疗导致肝脏合成障碍、胃肠吸收障碍从而引起营养状况及免疫功能失衡，外源核苷酸作为条件营养素可能通过提高营养状态况和免疫功能，改善患者预后。

究表明肠细胞的生长和基因表达都需要平衡的核苷酸池来合成 DNA 和 RNA，体内核苷酸缺乏时小肠细胞基本无法合成 RNA，考虑核苷酸影响了肠基因的翻译及翻译因子的活性。Leleiko 等[10]研究发现，嘌呤核苷酸除可增强正常机体抵抗力外，还能影响脂类代谢和铁离子活性，维持肠道整体功能。Tanaka 研究表明核苷酸能有效刺激双歧杆菌的生长，减少腹泻的发生率[11]，从而改善肿瘤患者肠道对营养的吸收。Uauy[12]等人研究发现适量增加核苷酸对小肠的损伤有明显修复作用，也可降低小肠炎症的发生。

肝脏是合成核苷酸的主要器官，恶性肿瘤患者术后常伴有放疗、化疗。但放疗、化疗对肝脏有不同程度的损伤，长期化疗肝脏甚至可出现纤维化等严重并发症。Carver JD 通过给小鼠喂养不含核苷酸和含核苷酸的营养素研究发现，核苷酸对保护肝细胞、促进 DNA 合成和肝细胞修复以及蛋白质合成具有显著疗效，同时还有明显的抗肝细胞纤维化作用。补充核苷酸能显著降低丙氨酸氨基转移酶（alanine aminotransferase，ALT）和门冬氨基酸转移酶（aspartate transaminase，AST），提示核苷酸能促进肝脏的损伤修复。

四、展　　望

核苷酸作为一种天然物质，有“半必需营养素”和“条件营养素”之称，随着人们对其具有的改善机体营养与平衡、增强免疫力的作用了解的加深，以核苷酸为主要原料的免疫营养制剂可能广泛地应用于肿瘤患者。

（刘国庆）

参考文献

1. Sánchez-Pozo A, Gil A. Nucleotides as semiessential nutritional components. Br J Nutr, 2002, 87 Suppl 1: S135-137.
2. Gil A. Modulation of the immune response mediated by dietary nucleotides. Eur J Clin Nutr, 2002, 56 Suppl 3: S1-4.
3. Adjei AA, Jones JT, Enriquez FJ, et al. Dietary nucleosides and nuclcotides reduce Cryptosporidium parvum infection in dexamethasone immunosuppressed abult mice. Exp Parasitol, 1999, 92 (3): 199-208.
4. Kulkarni A, Fanslow W, Higley H, et al. Expression of immune cell surface markers in vivo and immune competence in mice by dietary nucleotides. Transplant Proc, 1989, 21 (1 Pt 1): 121-124.
5. Kulkarni A D, Rudolph FB, Van Buren CT. The role of dietary sources of nucleotides in immune function: a review. J Nutr, 1994, 124 (8 Supple): 1442-1446S.
6. Nagafuchi S, Hachimura S, Totsuka M, et al. Dietary nucleotides can up-regulate antigen specific Th1 immune responses and suppress antigen-specific IgE responses in Mice. Int Arch Allegry Imm, 2000, 122 (1): 33-41.
7. Kulkarnl AD, Fanslow WC, Rudolph FB, et al. Immunohemopoietic effects of dietary nucleotide restriction in mice. Transplantation, 1992, 53 (2): 467-472.
8. 黄岚. 核苷酸免疫营养："科学"还是"伪科学"?. 肿瘤代谢与营养电子杂志，2015，2 (3)：10-13.
9. Tsujinaka T, Kishibuchi M, Iijiman S, et al. Nucleotides and intestime. Japanese of Parenter Enteral Nutrition, 1999, 23 (5 suppl): 74-77.
10. Leleike NS, Walsh MJ, Abraham S. Gene expression in the intestrne: the effect of dictary nucleotides. Adv Pediatrics, 1995, 42: 145-169.
11. Nunez MC, Ayudarte MV, Morales D, et al. Effect of dietary nucleotides on intestinal repair in rats with experimental chrhea. JPEN J Parenter Enteral Nutr, 1990, 14 (6): 598-604.
12. Uauy R, Stringel G, Quan R, et al. Effect of dietary nucleosides on growth and maturation of the developing gut in the rat. J Pediatr Gastroenterol Nutr, 1990, 10 (4): 497-503.

第二节 营养强化剂

一、食品营养强化剂的概念

食品营养强化剂是指为增强食品营养成分而加入的天然或人工合成的属于天然营养素范畴的食品添加剂[1]。对食品进行营养强化的目的主要包括以下方面[2]：①弥补一些食品中天然营养成分的缺陷，如在粮食制品中强化必需氨基酸；②补充在食品贮存、加工、运输过程中流失的营养素，保持原有营养特性，如向精白米面中添加 B 族维生素；③简化膳食搭配，如用牛奶生产婴幼儿配方奶粉；④满足特定人群的特殊需要，使食入较少的食物就可满足营养的需要，如给航天员的食品中添加强化维生素 C 等。

二、营养强化剂与肿瘤免疫营养

根据《食品安全国家标准食品营养强化剂使用标准》（GBl4880—2012）[3]，我国营养强化剂主要分为 3 大类，即维生素类强化剂、矿物质类强化剂、其他类（包括氨基酸类及多不饱和脂肪酸类）。目前研究表明，部分免疫营养素的缺乏可能与肿瘤发生发展密切相关，含有此类免疫营养素的营养强化剂在肿瘤免疫营养治疗中的应用越来越得到关注。

（一）维生素类强化剂与肿瘤免疫营养

维生素是调节生理功能和促进人体生长发育所必需的一类低分子有机物的总称，大多维生素合成量甚微，或在体内不能合成，且体内的储存量也很低，因此必须由食物经常供给。一般按其溶解性质可分为脂溶性维生素和水溶性维生素两大类。

1. 脂溶性维生素　脂溶性维生素包括维生素 A、维生素 D、维生素 E、维生素 K，其中维生素 A、维生素 D 是较常用的两种食品营养强化剂。

维生素 A（vitamin A，VA）是我国民众最易缺乏的 3 种维生素之一，可以通过食物摄入并转运分布于体内不同脏器中（图 14-2-1）[4]，又称视黄醇，它的前体叫类胡萝卜素，也叫 VA 源，其中最主要的是 β-胡萝卜素。在肿瘤细胞中维生素 A 可诱导维生素 A 酸 β 受体的表达，从而抑制肿瘤细胞的增殖[5]。流行病学调查发现，维生素 A 摄入不足将增加人类肿瘤发生的风险，此在动物实验中已得到证实[6]。如维生素 A 或 β-胡萝卜素的摄入量与皮肤癌、口腔肿瘤、膀胱癌、肺癌、前列腺癌、膀胱癌、乳腺癌、结肠癌的发生呈负相关[7]。研究发现，维生素 A 抗肿瘤机制可能与抑制气管、支气管上皮的基底细胞增生，保持其良好的分化状态，改变致癌物质的代谢，增强机体的免疫反应及对肿瘤的抵抗力有关[8]。近年来，也有研究表明 β-胡萝卜素的补充对于降低肿瘤的发生率以及死亡率没有保护作用，但也无有害影响[9]。

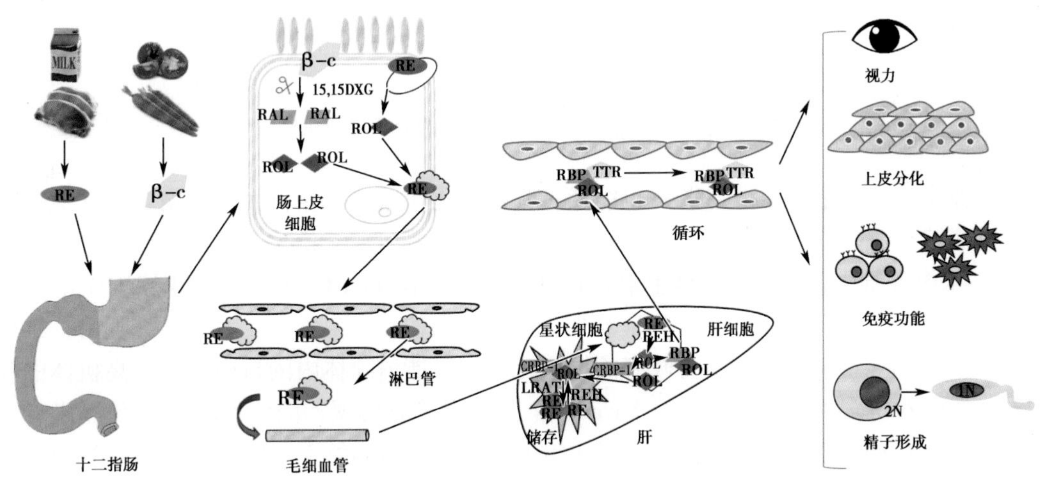

图 14-2-1　维生素 A 吸收、转运以及体内分布示意图

RE：retinyl ester，视黄醇酯；RAL：retinal，视黄醛；ROL：retinol，视黄醇；REH：retinyl Ester hydrolase，视黄基酯水解酶；RBP：retinol-binding protein，视黄醇结合蛋白；TTR：transthyretin，转甲状腺素蛋白；CRBP-1：cellular retinol-binding protein-1，细胞视黄醇结合蛋白-1；LRAT：retinol acyltransferase，视黄醇酰基转移酶；β-c：β-carotene，β-胡萝卜素；DXG：dioxolane guanosine，二氧戊环鸟苷

维生素 D（vitamin D，VD）是一种类固醇衍生物，其活性形式为 1，25-（OH）$_2$-D$_3$，VD 通过活性形式经维生素 D 受体（vitamin D receptor，VDR）介导而发挥抑制癌细胞的作

用（图 14-2-2）[10]。Tangpricha 等[11]观察维生素 D 供应充足和不足对携有 MC-26 癌细胞的 Balb/c 克隆鼠肿瘤生长的影响，19 天后发现，维生素 D 不足组克隆鼠肿瘤体积平均比维生素 D 充足组大 80%，证明足量的维生素 D 对抑制肿瘤生长起着重要的作用。其他研究也证明缺乏维生素 D 可引起癌症等疾病发病率的增加，1，25-（OH）$_2$-D$_3$ 对白血病、肝癌、胃癌、乳腺癌、鳞状细胞癌、肺癌、子宫内膜癌、结直肠癌、卵巢癌、前列腺癌等具有抗肿瘤作用[12]。Meta 分析表明，补充维生素 D 不能降低肿瘤发生率，但可以降低肿瘤的死亡率[13]。

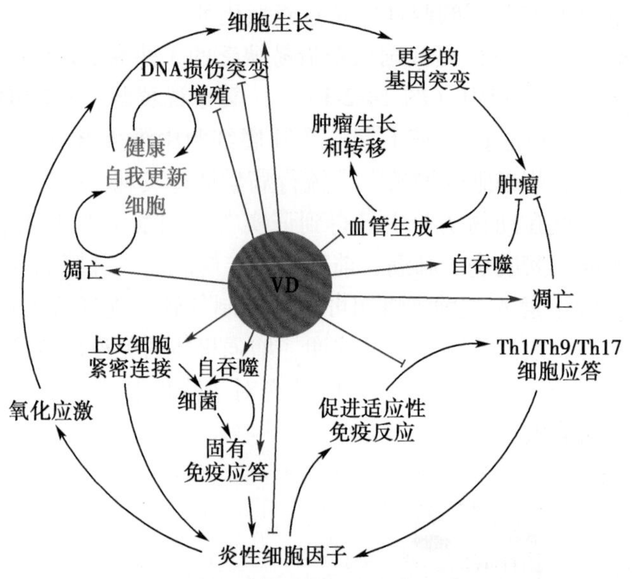

图 14-2-2 维生素 D 与肿瘤相关的分子调节机制

其他脂溶性维生素如维生素 E 也能通过其抗氧化作用、防止自由基损伤、增强免疫功能在肿瘤治疗中发挥作用[8]。

2. 水溶性维生素 水溶性维生素包括维生素 C（vitamin C，VC）和 B 族维生素（维生素 B_1、B_2、B_6、B_{12}等），在食品营养强化中最常用的是维生素 C。大量研究认为，维生素 C 具有抗瘤、抑瘤作用，具有较好的抗氧化作用，能清除体内的自由基，提高机体的免疫力，能够对抗多种致癌物质[14]。Saygili 等[15]调查研究发现，同年龄段的结肠癌患者血浆内维生素 C 的水平明显低于同年龄段正常人。研究人员连续 2 年给 12 735 人在食物中添加维生素 C 及维生素 E，然后通过 8 年随访发现，服用维生素组肿瘤发生率较对照组明显降低[16]。在增强肿瘤宿主的免疫功能方面，维生素 C 能通过激活 T 淋巴细胞，增强 T 淋巴细胞的细胞毒作用，提高干扰素的产量。大剂量维生素 C 还能抑制炎症细胞释放超氧阴离子，促进谷胱甘肽过氧化物酶的活性，清除细胞内外羟自由基。由于在富氧的癌组织内维生素 C 的阴离子自由基很容易产生，它能和癌细胞表面的巯基作用而改变细胞的表面结构，因此，和其他一些巯基抑制剂类似，可诱导产生抗肿瘤免疫力。然而，也有研究认为维生素 C 在有过渡金属离子（如 Cu^{2+}、Fe^{2+} 等）存在时有一定的亲氧化作用，表现为促 DNA 氧化损伤，如它能结合铁离子反应产生 H_2O_2 和自由基而引起基因突变，促进肿瘤的形成[17]。但也有学者指出，因该实验仅为体外实验，所使用的过氧化物浓度远大于人体内生理浓度，且因为人体内抗氧化酶存在的原因，这种在人体内促瘤作用的可能性极低[18]。

其他水溶性维生素如B族维生素主要功能是调节生理代谢过程，如果缺乏严重，会干扰机体的正常运转，从而诱发癌症，如叶酸与子宫内膜癌、卵巢癌、直肠癌、乳腺癌、肝癌、肺癌等有关。服用叶酸和维生素 B_{12} 可抑制支气管鳞状化生长，而将癌细胞株内加入烟酰胺后，可阻止异常蛋白质在癌细胞内的合成[8]。也有研究认为，叶酸、维生素 B_{12}、维生素 B_6 的混合强化剂对于女性肿瘤的发病率及死亡率并没有明显影响[19]。

（二）矿物质类强化剂与肿瘤免疫营养

矿物质是构成机体组织和正常生理活动的必需成分，它不能在机体内合成，也不会在新陈代谢过程中消失。矿物质在食物中分布很广，一般均能满足机体需要，但是某些种类如钙、铁、锌、碘、硒、镁等仍比较容易缺乏。近年研究发现，与肿瘤相关的矿物质类强化剂有锌强化剂、钙强化剂、镁强化剂以及硒强化剂等。

锌：锌是体内重要的微量元素，是体内多种酶的组成成分和激活剂，直接影响核酸和蛋白质的合成。锌可通过减少氧化应激，增强免疫功能，有效对抗化学致癌剂的作用，从而预防癌症发生。锌缺乏可能导致免疫缺陷，大量研究表明，锌缺乏会增加食管上皮细胞的增殖，增加N-亚硝胺诱导的食管癌发病风险，并引起T1、T2细胞功能紊乱、导致肿瘤体积增加和肿瘤分期升高。锌摄入量与食管腺癌发病率呈显著负相关[14]。目前，对于锌与恶性肿瘤的关系尚存争议，传统上认为锌缺乏容易致癌，但也有证据表明锌能刺激肿瘤细胞生长，这需要进一步的前瞻性试验及病例对照研究验证[20]。

硒：硒与肿瘤的关系是微量元素研究中较为关注的问题，且存在剂量效应关系（图14-2-3）[21]。其通过选择性抑制癌细胞、调节谷胱甘肽过氧化物酶的活性、防止脂质过氧化、保护机体遗传物质、保护生物膜不受损害、防止突变、调节机体免疫系统以及促进肿瘤细胞凋亡的机制发挥抗肿瘤作用[20]。其代谢产物甲基硒酸能抑制新生血管形成，阻止肿瘤生长或转移，诱导癌细胞凋亡。含硒蛋白质可减少氧化应激和DNA损害，从而降低癌症风险。硒蛋氨酸可通过影响细胞周期分布和诱导细胞凋亡，从而抑制体外培养的食管癌细胞系EC9706的增殖。临床研究证明，补充硒能使肺癌、前列腺癌、胃贲门癌以及结直肠腺瘤和癌前病变患者获益[14]。但也有研究表明，补充硒并不能降低肿瘤的发生率[22]，因此尽管大部分研究肯定了硒的抗肿瘤作用，仍需进一步更大规模的研究证实。

镁：镁参与多种生物学效应，除维持基因稳定性和DNA修复外，镁还是调节细胞增殖、细胞周期和细胞分化的决定性因素。镁摄入不足会损害DNA修复能力，增加肺癌风险，对于老年人（年龄≥60岁），且有吸烟、饮酒、癌症家族史的人群影响更为显著。镁摄入量与结直肠癌呈显著负相关[14]。

铁：铁是维持正常细胞功能的必需元素，它参与细胞呼吸、DNA合成以及小分子的生物合成，细胞内铁的改变会对细胞周期调节、细胞分裂以及细胞代谢产生重要影响[23]。铁的缺乏以及缺铁性贫血会增加母婴死亡率，影响儿童身体发育以及认知能力，降低成人身体功能以及工作能力。然而，过度的铁摄入尤其在铁过载时将会增加慢性疾病如心血管疾病以及肿瘤发生的风险[24]。目前，国际上关于肿瘤患者补铁尚无专门的指南，在2014年美国国立综合癌症网络（National Comprehensive Cancer Network，NCCN）关于肿瘤患者贫血治疗中提出：铁蛋白<30ng/ml，转铁蛋白饱和度<20%的肿瘤患者适宜口服或者静脉

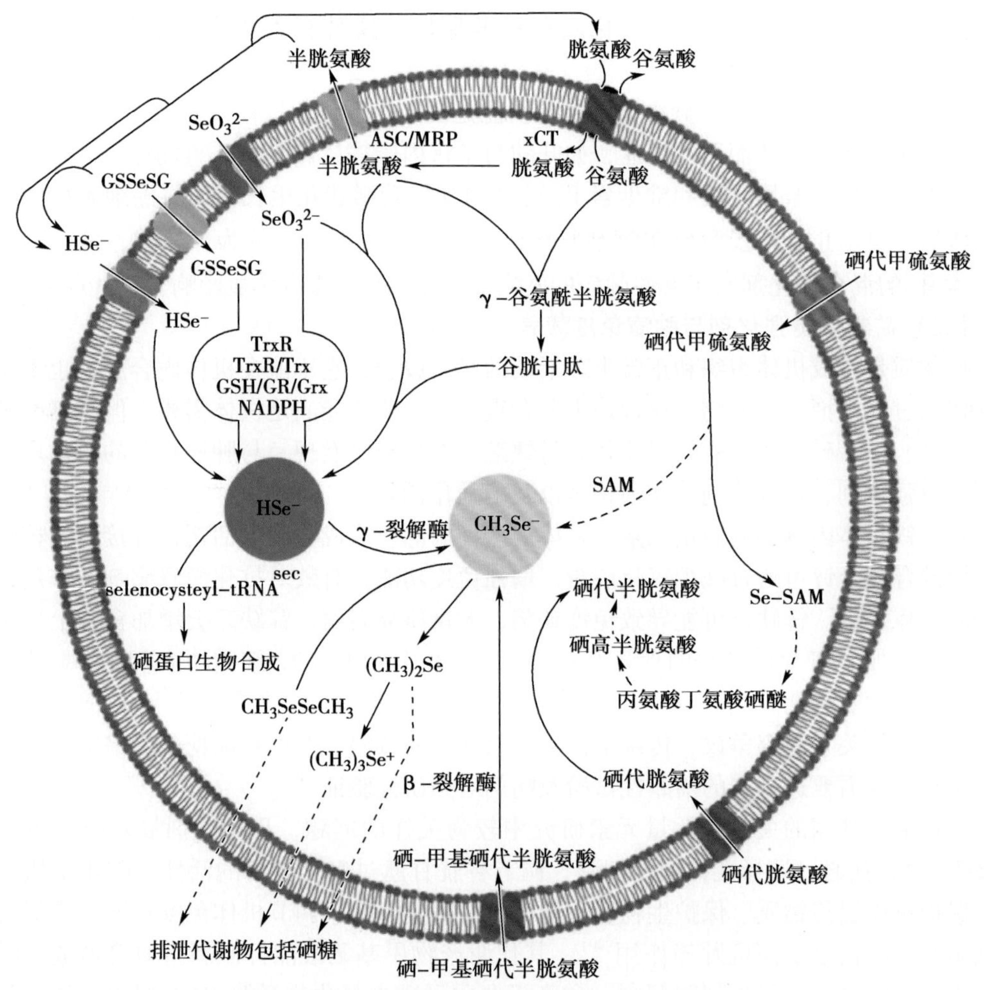

图 14-2-3 硒与肿瘤细胞剂量效应关系示意图

TrxR：thioredoxin reductase，硫氧还蛋白还原酶；SAM：S-adenosylmethionine，S-腺苷甲硫氨酸；NADPH：nicotinamide adenine dinucleotide phosophate，烟酰胺腺嘌呤二核苷酸磷酸；Trx：thioredoxin，硫氧还蛋白；GSH：glutathione，谷胱甘肽；GR：glutathione reductase，谷胱甘肽还原酶；Grx：glutaredoxin，谷氧还蛋白；xCT：胱氨酸谷氨酸交换体

补铁；对于铁蛋白>100ng/ml，转铁蛋白饱和度<20%的肿瘤患者补铁目前尚无相应研究；铁蛋白介于30~100ng/ml以及转铁蛋白饱和度介于20%~50%之间，若患者未接受红细胞生成刺激因子治疗，则不需要给予补铁，若患者接受红细胞生成刺激因子治疗，给予补铁能使患者获益[25]。

其他矿物质类营养强化剂也可能与肿瘤有关，如钙与胆汁酸在肠内结合，能够减轻胆汁酸对肠黏膜的损伤，对抗胆汁酸引起的增生和致癌作用，钙摄入充足可降低结直肠肿瘤复发风险[14]。

（三）其他类强化剂与肿瘤免疫营养

氨基酸是构成生物体蛋白质的基本结构单位，是人体必不可少的一种营养成分，也是与生命活动有关的最基本的物质之一。氨基酸的平衡和适量的供应是健康的前提，任何一种氨基酸的缺乏，都会影响人体的免疫系统和其他功能，使人处于亚健康状态，容易遭受疾病的侵袭。已知的基本氨基酸有 20 多种，其中 8 种氨基酸是人体不能自己合成的，称为必需氨基酸，需要由食物提供。它们分别为赖氨酸、苏氨酸、亮氨酸、异亮氨酸、缬氨酸、蛋氨酸、色氨酸、苯丙氨酸，作为营养强化剂的氨基酸类物质主要为这 8 种必需氨基酸和牛磺酸等。研究发现，左旋肉碱、牛磺酸、γ-亚麻酸以及二十二碳六烯酸（docosahexaenoic acid，DHA）与肿瘤免疫营养有关。

左旋肉碱又称肉碱，是食物的组成部分，为人体代谢所必需，主要生理功能是把机体内长链脂肪酸转运至线粒体内进行 β—氧化，转变为人体所需的能量，人体心肌细胞及肌肉细胞就是通过这种方式来获得能量的。人体血液中肉碱的主要存在形式为乙酰肉碱和游离肉碱，其总和称为总肉碱，研究发现，左旋肉碱在肿瘤细胞中通过协同发挥细胞毒性作用从而抑制肿瘤发展（图 14-2-4）[26]。Malaguarnera 等[27]发现，血清肉碱水平在胃肠道肿瘤恶液质患者中明显下降。他们分别比较了非恶性肿瘤、健康者、恶性非消化道肿瘤、恶性消化道肿瘤患者血清肉碱水平，发现健康者的游离肉碱及总肉碱均最高，其次为恶性非消化道肿瘤和其他非恶性肿瘤，消化道恶性肿瘤患者各指标水平都最低。Vinci 等[28]比较了非恶性肿瘤患者、肿瘤恶液质患者以及健康者的血肉碱水平，也得出相同结论，认为恶液质患者的肉碱合成代谢受损与血浆肉碱水平下降有关。在病理状态下补充肉碱可能通过以下机制，包括抑制蛋白质降解、促进蛋白质合成、抗炎抗氧化剂效应、保护线粒体功能等发挥作用[29]，从而改善肿瘤恶液质症状。

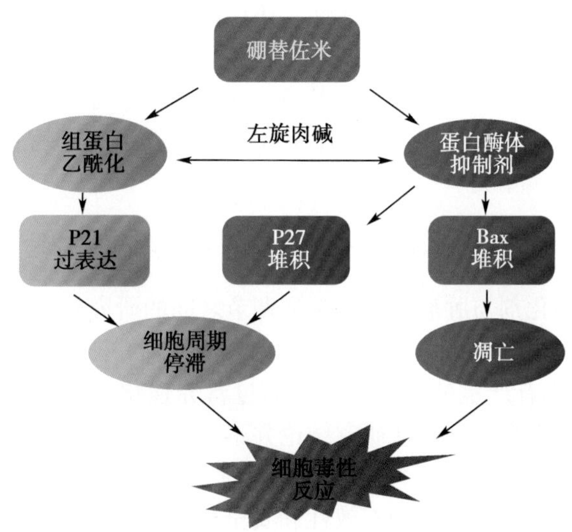

图 14-2-4　左旋肉碱协同细胞毒性作用可能分子机制

牛磺酸是一种含硫的半必需氨基酸，在许多生物进程中发挥重要作用。在某些情况下由于牛磺酸供应减少或消耗增加，而人类内源性合成能力有限，则会出现牛磺酸缺乏的症状，因此牛磺酸也被认为是人的条件必需营养素。研究发现，牛磺酸可以通过以下机制发挥抗肿瘤作用：①增强机体免疫力以及影响抗肿瘤药物的细胞摄入和外排，继而增强抗肿瘤药物的疗效并减少其不良反应。如牛磺酸可提高多柔比星（adriamycin，ADM）的抗肿瘤效应。研究发现，牛磺酸不改变 M5076 肿瘤细胞对 ADM 的摄入，却减少了 ADM 的外排，从而维持 ADM 在肿瘤细胞中的浓度，而正常细胞中的 ADM 浓度却没有提高，说明牛磺酸在提高 ADM 抗肿瘤效应的同时，未增加其不良反应；②提高机体抗氧化能力以抑制肿瘤生长，如牛磺酸处理 B16F10 黑素瘤细胞 24 小时后，可增强谷胱甘肽过氧化物酶、过氧化氢酶和 SOD 的活性，并以剂量依赖形式降低 ROS 的浓度，从而抑制肿瘤细胞的生长。牛磺酸可以增强小鼠心和脑组织中 SOD 的活性，降低丙二醛含量，说明其抑制肿瘤生长的机制可能与诱导解毒、清除活性分子和增强 DNA 损伤修复能力等有关；③增强机体免疫力，发挥对肿瘤的免疫排斥作用，如在饮水中添加 1%的牛磺酸后，可使 S180 荷瘤小鼠的平均生存时间延长 17 天，抑瘤率达 42.26%，且可提高 S180 荷瘤小鼠血淋巴细胞增殖率和脾淋巴细胞增殖指数，并在一定程度上增加脾脏和胸腺的体积比；④诱导肿瘤细胞凋亡以抑制肿瘤生长，如采用牛磺酸处理 S180 荷瘤裸鼠后，肿瘤组织中 Bax 的表达明显升高，Bcl-2 的表达明显降低，且检测发现有肿瘤细胞凋亡[30]。

γ-亚麻酸为人体必需脂肪酸，属于 n-6 多不饱和脂肪酸，是机体组织生物膜的组成成分，能够维持细胞正常功能和增加机体抗病能力。体内外研究表明其能选择性杀伤肿瘤细胞而不会损伤正常细胞。γ-亚麻酸对结肠癌、肝癌、骨肉瘤及食管癌、肺癌、乳腺癌、皮肤癌、子宫癌、卵巢癌、前列腺癌及胰腺癌等细胞生长有抑制作用，对肿瘤细胞的迁移和侵袭能力有明显抑制作用[31]。而 n-6 多不饱和脂肪酸中的亚油酸和花生四烯酸却发挥促炎、促增殖、促进肿瘤生长的作用。

二十二碳六烯酸（docosahexaenoic acid，DHA）属于 n-3 多不饱和脂肪酸，能抑制肿瘤的发生、生长，具有杀伤肿瘤细胞的活性，还可以通过拮抗 n-6 脂肪酸转变为花生四烯酸进而抑制炎症反应，抑制肿瘤形成。同时还能够通过改变肿瘤细胞能量代谢方式影响肿瘤的生存和发展（图 14-2-5）[32]。对防治胃癌、乳腺癌、子宫癌、直肠癌、结肠癌和前列腺癌等有积极作用[33]。DHA 还可降低治疗胃癌、膀胱癌、子宫癌等抗肿瘤药物的耐药性[34]。

三、营养强化剂与肿瘤免疫研究总结

目前，关于营养强化剂与肿瘤免疫、炎症调节之间的研究较多。研究认为，免疫营养素的缺乏可能是肿瘤形成的一个病因，同时免疫营养素的补充也被认为是预防肿瘤的措施[35]。许多肿瘤患者都有严重的营养不良，通过营养强化补充有助于解决这些问题[36]。然而，尽管相关的研究众多，但有些研究结论并不一致。目前的研究尚不能提供明确的证据说明免疫营养素在肿瘤患者中的肯定效果，同时也没表现出营养强化剂的严重副作用。因此，明确营养强化在肿瘤患者中的有效性和安全性仍需要进一步的研究[37]。

在国内保健食品行业中，营养强化剂也得到重视。相信在未来，营养强化剂在肿瘤免疫中积极作用明确后，营养强化剂在肿瘤患者中的应用将会越来越广泛。然而，相关的营养强化剂使用必须遵守国家制定的相关卫生标准、法律法规，接受国家监督与管理；添加的强化剂应是相关人群膳食中摄入量低于所需要量的营养素；添加的强化剂要适量，不致破坏人体营养平衡，更不能因过量添加导致中毒；使用强化剂要保证食品安全，不得对其他营养素的代谢产生不利影响。

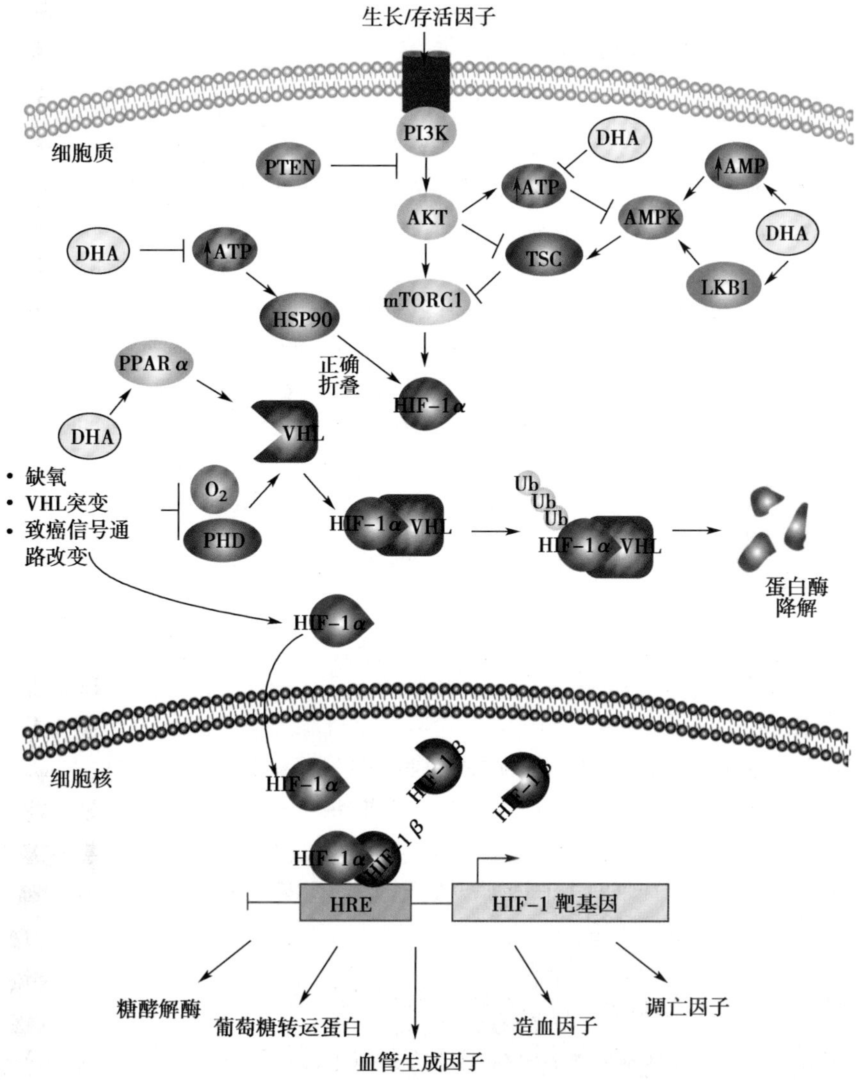

图 14-2-5　DHA 影响肿瘤生存和发展机制示意图

PI3K：phosphatidylinositol，3-磷脂酰肌醇激酶；AKT：threonine protein kinase，苏氨酸蛋白激酶；mTORC1：mammalian target of rapamycin complex 1，哺乳动物雷帕酶素靶蛋白敏感型复合体；TSC：tuberous sclerosis，结节性硬化症基因；DHA：docosahexaenoic acid，二十二碳六烯酸；ATP：adenosine triphosphate，三磷酸腺苷；AMPK：adenosine monophosphate-activated protein kinase，腺苷酸活化蛋白激酶；AMP：adenosine monophosphate，腺苷磷酸；LKB1：liver kinase B1，肝脏激酶 B1；HIF-1：hypoxia inducible factor-1，缺氧诱导因子-1；HSP90：heat shock protein 90，热休克蛋白 90；Ub：ubiquitin，泛素；PHD：plant homeodomain，植物同源结构域；HRE：hypoxic response elements，缺氧反应元件

（孙学军　魏光兵）

参考文献

1. 黄建，霍军生，孙静，等. 食品营养强化剂在中国的应用现状及前景. 中国食品工业，2008，2：47-50.
2. 吴锦涛，李惠，刘婧楠，等. 我国食品营养强化剂的发展状况. 科技资讯，2015，13（2）：215-217.
3. 食品安全国家标准食品营养强化剂使用标准（GB14880-2012）. 中国食品报，2012-04-10008.
4. Doldo E，Costanza G，Agostinelli S，et al. Vitamin A，cancer treatment and prevention：the new role of cellular retinol binding. Biomed Res Int，2015，2015：624627.
5. Xu XC. Tumor-suppressive activity of retinoic acid receptor-beta in cancer. Cancer Lett，2007，253（1）：14-24.
6. Sun SY，Lotan R. Retinoids and their receptors in cancer development and chemoprevention. Crit Rev Oncol Hematol，2002，41（1）：41-55.
7. Nathan Bushue，Yu-Jui Yvonne Wan. Retinoid Pathway and Cancer Therapeutics. Adv Drug Deliv Rev，2010，62（13）：1285-1298.
8. 牟志宏，靳爱娟. 维生素族对肿瘤的作用. 肿瘤防治杂志，2000，7（2）：181-182.
9. Jennifer Lin，Nancy R. Cook，Christine Albert，et al. Vitamins C and E and Beta Carotene Supplementation and Cancer Risk：A Randomized Controlled Trial. J Natl Cancer Inst，2009，101（1）：14-23.
10. Fleet JC，DeSmet m，Johnson R，et al. Vitamin D and cancer：a review of molecular mechanisms Biochem J，2012，441（1）：61-76.
11. Tangpricha V，Spina c，Yao M，et al. Vitamin D deficiency enhances the growth of MC-26 colon cancer xenografts in Balb/c mice. J Nutr，2005，135（10）：2350-2354.
12. 曹雨娜，张虹. 维生素 D 抗肿瘤作用的研究进展. 中国临床药学杂志，2014，23（2）：129-132.
13. Keum N，Giovannucci E. Vitamin D supplements and cancer incidence and mortality：a meta-analysis. Br J Cancer，2014，111（5）：976-980.
14. 维生素矿物质补充剂在疾病防治中的临床应用：专家共识. 人民卫生出版社，2009：215-229.
15. Saygili EI，Konukoglu D，Papila C，et al. levels of plasma Vitamin E，Vitamin C，TBARS，and cholesterol in male patients with colorectal tumors. Biochemistry（Mosc），2003，68（3）：325-328.
16. Malvy DJ，Favier A，Faure H，et al. Effect of two years′ supplementation with natural antioxidants on vitamin and trace element status biomarkers：preliminary data of the SU. VI. MAX study. Cancer Detect Prev，2001，25（5）：479-485.
17. Lee SH，Oe T，Blair IA. Vitamin C-induced decomposition of lipid hydroperoxides to endogenous genotoxins. Science，2001，292（5524）：2083-2086.
18. Lee KW，Lee HJ，Surh YJ，et al. Vitamin C and cancer chemoprevention：reappraisa. Am J Clin Nutr，2003，78（6）：1074-1078.
19. Zhang SM，Cook NR，Albert CM，et al. Effect of combined folic acid，vitamin B6，and vitamin B12 on cancer risk in women：a randomized trial. JAMA，2008，300（17）：2012-21.
20. 郑嘉欣，邢金春. 微量元素与肿瘤相关性研究的热点及争议. 国际肿瘤学杂志，2010，37（2）：117-119.
21. Wallenberg M，Misra S，Bjornstedt M. Selenium Cytotoxicity in Cancer. Basic Clin Pharmacol Toxicol，2014，114（5）：377-386.
22. Lippman SM，Klein EA，Goodman PJ，et al. Effect of Selenium and Vitamin E on Risk of Prostate Cancer and Other Cancers：The Selenium and Vitamin E Cancer Prevention Trial（SELECT）. JAMA，2009，301

(1): 39-51.

23. Heath JL, Weiss JM, Lavau CP, et al. Iron Deprivation in Cancer-Potential Therapeutic Implications. Nutrients, 2013, 5: 2836-2859.
24. Geissler C, Singh M. Iron, Meat and Health. Nutrients, 2011, 3 (3): 283-316.
25. Ludwig H, Evstatiev R, Kornek G, et al. Iron metabolism and iron supplementation in cancerpatients. Wien KlinWochenschr, 2015, 127 (23-24): 907-919.
26. Huang H, Liu N, Yang C, et al. HDAC inhibitor L-carnitine and proteasome inhibitor bortezomib synergistically exert anti-tumor activity in vitro and in vivo. Plos one, 2012, 7 (12): e52570.
27. Malaguarnera M, Risino C, Gargante MP, et al. Decrease of serum carnitine levels in patients with or without gastrointestinal cancereaehexia. World J Gastroenterol, 2006, 12 (28): 4541-5.
28. Vinci E, Rampello E, Zanoli L, et al. Serum carnitine levels in patients with tumoral cachexia. Eur J Intern Med, 2005, 16 (6): 419-423.
29. Ringseis R, Keller J, Eder K. Mechanisms underlying the anti-wasting effect of L-carnitine supplementation under pathologic conditions: evidence from experimental and clinical studies. Eur J Nutr, 2013, 52 (5): 1421-1442.
30. 张霞丽，万福生. 牛磺酸的抗肿瘤作用. 肿瘤，2012，32 (4): 308-310.
31. 贾曼雪，王枫. γ-亚麻酸的生物学功能研究进展. 国外医学卫生学分册，2008，35 (1): 44-47.
32. Manzi L, Costantini L, Molinari R, et al. Effect of Dietary ω-3 Polyunsaturated Fatty Acid DHA on Glycolytic Enzymes and Warburg Phenotypes in Cancer. Biomed Res Int, 2015, 2015: 137097.
33. 黄菊华，李蕴成. DHA 的功能及在食品添加中的应用研究. 中国食物与营养，2014，20 (4): 76-79.
34. Song EA, Kim H. Docosahexaenoic Acid Induces Oxidative DNA Damage and Apoptosis, and Enhances the Chemosensitivity of Cancer Cells. Int J Mol Sci, 2016, 17 (8): e1257.
35. Brinkman MT, Buntinx F, Kellen E, et al. Dietary intake of micronutrients and the risk of developing bladder cancer: results from the Belgian case-control study on bladder cancer risk. Cancer Causes Control, 2011, 22 (3): 469-478.
36. Kapucu S. Nutritional Issues and Self-care Measures Adopted by Cancer Patients Attending a University Hospital in Turkey. Asia Pac J Oncol Nurs, 2016, (4): 390-395.
37. Mochamat, Cuhls H, Marinova M, et al. A systematic review on the role of vitamins, minerals, proteins, and other supplements for the treatment of cachexia in cancer: a European Palliative Care Research Centre cachexia project. J Cachexia Sarcopenia Muscle, 2017, 8 (1): 25-39.

▶ 第十五章 肿瘤免疫营养治疗的实施

第一节 肿瘤患者的营养教育

营养教育是营养干预的基本措施，是所有营养不良患者（不能经口摄食的患者除外）首选的治疗方法，同时是一项经济、实用而且有效的措施。营养教育的内容非常丰富，大致分为三个方面，包括营养咨询、饮食指导及饮食调整。通过营养教育，希望解决下列问题：

（1）评估营养不良严重程度：采用通用的营养评估方法如主观整体评估（subjective global assessment，SGA）、患者主观整体评估（patients generated subjective global assessment，PG-SGA）、微型营养评估（mini-nutritional assessment，MNA）等方法对不同患者的营养不良情况进行评估，判断营养不良的严重（轻、中、重）程度，为进一步治疗提供指导。

（2）判断营养不良类型：通过膳食调查、实验室检查、人体成分分析等手段明确营养不良的类型，如能量缺乏型（marasmus 综合征）、蛋白质缺乏型（kwashiorkor 综合征）、蛋白质-能量混合缺乏型（marasmic kwashiorkor 综合征，或 protein-energy malnutrition，PEM），从而使营养治疗更加有针对性。

（3）分析营养不良的原因：了解患者的家庭、社会、文化、宗教信仰、经济状况，了解疾病的病理生理、治疗情况及其对饮食和营养的影响，从而分析患者营养不良的原因，如经济拮据、照护不周、食物色香味问题、食欲下降、咀嚼障碍、吞咽困难、消化不良、胃肠道梗阻、排便异常、治疗干扰及药物影响等。

（4）提供个体化饮食指导：在详细了解患者营养不良严重程度、类别及原因的基础上，提出针对性的、个体化的营养宣教、饮食指导及饮食调整建议，如调整饮食结构、增加饮食频次、优化食物加工制作、改善就餐环境等。

（5）讨论或处理营养不良的非饮食原因：除外个体化饮食指导，还应该积极与患者及其亲属讨论营养不良的家庭、社会、宗教信仰及经济原因等造成的影响，与相关专家讨论导致营养不良的疾病以及心理、生理问题，来寻求解决营养不良的办法。

肿瘤患者的营养教育是肿瘤营养治疗的核心内容，是肿瘤治疗的有机组成成分。Ravasco P 等报告，营养教育可以显著减少肿瘤患者抗肿瘤治疗的不良反应事件，增加能量及蛋白质摄入量，延长肿瘤患者的生存时间，提高患者的生活质量。肿瘤患者的营养教育既遵循一般营养教育的原则，但其更具针对性，内容比一般营养教育更加丰富，包括10个方面：①回答患者及其亲属的有关问题；②告知营养诊断的目的；③完成QOL和PG-SGA等；④查看实验室及器械检查结果；⑤传授营养知识/提出营养建议；⑥宣教肿瘤病理生理知识；⑦讨论个体化营养干预目标；⑧告知营养干预可能遇到的问题及其对策；⑨预测营养干预效果；⑩告知营养随访时间及注意事项。

一、回答患者及其亲属的问题

我国是世界上肿瘤患者病例数量最多的国家，肿瘤一旦发生，营养不良便伴随而至。由于大部分肿瘤患者及其家属对营养知识的缺乏，对营养的认识存在许多误区，使肿瘤患者发生营养不良的情况非常普遍，造成严重后果。积极回答患者及其家属的问题，为肿瘤患者答疑解惑，澄清认识误区，传播科学知识，引导合理营养，是推进肿瘤早诊早治的有效措施。在实际工作中，肿瘤患者对营养的问题非常多，其中比较常见的问题包括：是否需要忌口？能否吸烟、喝酒？家禽肉可以吃吗？素食有效吗？饥饿有效吗？保健品及补品可以吃吗？现列举一些患者及其家属最为常见的营养知识误区。

1. 担心加强营养会促进肿瘤生长，不敢吃，甚至想通过饥饿去饿死肿瘤。人体在饥饿、营养不好的时候，肿瘤细胞照样要跟正常细胞抢夺营养，照样生长，不管机体有没有营养不良，营养丰富不丰富，所以肿瘤是饿不死的，反而会导致患者死于营养不良。而且在饥饿时，机体的免疫力会下降，这样，机体的免疫力不能够正常发挥抗击肿瘤的作用。营养之所以重要，因为只有在良好的营养状态下，免疫细胞和免疫功能才能发挥更好的作用，帮助我们杀灭肿瘤。世界各国的长期临床实际工作中发现，营养治疗能有效提高患者生存治疗，延长患者生存时间。

2. 过分相信保健品和补品的功效。保健品和补品的作用常常被虚假、夸大宣传。于肿瘤患者来说，营养均衡更重要。另外，保健品是某一营养素的浓缩，长期服用容易超过对于营养素摄取量的上限，反而有害。保健品不等于营养素。只有在营养良好的基础上，保健品才能更好地发挥作用。

3. 盲目忌口，偏饮偏食。有人认为，鱼、肉、蛋、鸡、鸭等都是发物或者认为它们是酸性食品。实际上，营养学没有发物及酸性食品之说，人体有强大的酸碱平衡系统。动物蛋白质是优质蛋白质的来源，增加食物中的蛋白质比例会提高肿瘤患者的体能及生活质量。单纯的素食不益于健康。主张荤素搭配，植物性食物占70%~80%，动物性食物占20%~30%；粗粮（粗加工）细粮（精加工）搭配，主粮（米、面）杂粮（玉米、小米、红薯等）搭配。反对忌口，反对长期进食某一种所谓的抗癌、防癌食物，建议增加食物品种，每天进食20种以上食物，每周进食30种以上，食物或营养素来源（包括产地）愈杂愈好。主张：南方人增加一些北方食物，北方人增加一些南方食物；山区人增加一些海产品，海边人增加一些山产品；西方人增加一些东方食物，东方人增加一些西方食物。

二、告知营养诊断的目的

并不是所有的患者都存在营养不良、都需要进行营养治疗，因此，对患者进行营养诊断非常重要。营养诊断包括营养筛查、营养评估和综合评价（详见第七章肿瘤患者的营养诊断）。合理的营养评估是判断患者营养状况的有效途径，它通过营养筛查发现患者是否存在营养风险，通过营养评估确定患者营养不良的程度，有利于判断患者能否从营养治疗中获益，从而减轻患者的经济负担，减少营养不良带来的各种危害。满足营养治疗适应证的患者，应及时给予治疗，并且需要在治疗过程中不断进行再评价，以便及时调整治疗方案。

不自觉的体重减轻是恶性肿瘤常见的症状，多项研究显示，有体重减轻症状的患者预后差、临床结局不良。与没有体重减轻的患者比较，有体重减轻的患者对营养治疗更敏感，早期发现体重减轻的患者可能对营养治疗更敏感。测量目前体重、询问过往体重、随访将来体重是诊断体重减轻的依据。称重是知道目前体重的唯一方式。而一些肿瘤患者初次就诊时，可能已经有体重减轻，因此，除了准确称重患者目前的体重外，还必须了解患者之前的体重。PG-SGA 评估了解患者的体重减轻情况，如患者 1 个月前、3 个月前或 6 个月前的体重变化。

判定有体重减轻后，还需了解患者目前的人体成分构成，尤其需要关注肌肉（瘦体组织）的减少。肿瘤患者的体重往往以瘦体组织的减少为主，而瘦体组织与肌力、体能及生活质量密切相关，也与患者接受放化疗及手术治疗耐受性有关。肌肉量不同，患者预后不同。人体成分分析仪运用身体导电的部分和绝缘的部分阻抗不同的原理计算身体内各种成分的重量和比例（脂肪组织的阻抗高，瘦体组织的阻抗低），用于机体营养状况的评估：如体脂含量、瘦体组织、身体水分总量、肌肉重量等。

能量和营养素是机体生长、组织修复、正常生理功能和免疫功能得以正常维持的物质基础，也是患者康复的必要条件。如果出现体重减轻，机体对上述营养的代谢会出现紊乱，荷瘤患者的机体异常代谢状态可能是其体重减轻的主要原因，体重减轻又进一步影响机体代谢，形成恶性循环。由于体重减轻而使患者不能完成规范化的放化疗疗程，也无法实施去瘤手术，因而不利于患者的临床结局。老年肿瘤患者若伴有体重减轻会增加社区获得性肺炎的发生率，并且降低其生活质量，因为瘦体组织的减少直接影响患者的活动能力、自理能力及自我感觉。

三、完成生活质量评价和 PG-SGA 等

1. 肿瘤患者的生活质量评分　我国于 1990 年参考国外的指标制定了一个生活质量（quality of life，QOL）草案，它能够较全面地反映肿瘤患者的切身感受及体能恢复状况，是以患者为中心的评价方式，能反映全面整体的健康状态。将临床疗效观察指标和 QOL 相结合有助于选择真正有益于肿瘤患者的治疗方案；在治疗前和治疗后多个时点动态纵向观察 QOL 变化，可以使医生对患者本人的真实感受及身体状况有整体的了解，从而能够在不同阶段采取不同的措施；除了临床因素外，治疗前基线水平 QOL 的评价可以作为肿瘤患者预后的独立因素，与患者的生存时间密切相关，有助于临床选择针对该患者更为适宜的治疗方案，故应将 QOL 评价列为常规的观察指标之一。评价 QOL 的内容有四点：第一是生理状态，取决于个人在社会中的活动内容、社会中的角色扮演以及本身体力是否适度的情况；第二是心理状态，取决于生命载体的情绪反应、认知功能、情感归属以及心理调适功能运作；第三是社会功能状态，包含社会交往和社会资源，社会交往是生命载体在社会中的各种生存显露和融合于社会的一种状态；第四是主观判断与满意度，包括自身健康和生活判断以及生活满意度及幸福感。生活质量评分表格见表 15-1-1。

表 15-1-1　生活质量评分

食欲： ①几乎不能进食 ②食量<正常 1/2 ③食量为正常的 1/2 ④食量略少 ⑤食量正常	精神： ①很差 ②较差 ③有影响，但时好时坏 ④尚好 ⑤正常，与病前相同
同事的理解与配合（包括领导）： ①全部理解，无人照顾 ②差 ③一般 ④少数人理解关照 ⑤多数人理解关照	自身对癌症的认识： ①失望，全不配合 ②不安，勉强配合 ③不安配合一般 ④不安，但能较好地配合 ⑤乐观，有信心
睡眠： ①难入睡 ②睡眠很差 ③睡眠差 ④睡眠略差 ⑤大致正常	疲乏： ①经常疲乏 ②自觉无力 ③有时常疲乏 ④有时轻度疲乏 ⑤无疲乏感
对治疗的态度： ①对治疗不抱希望 ②对治疗半信半疑 ③希望看到疗效，又怕有副作用 ④希望看到疗效，尚能配合 ⑤有信心，积极配合	日常生活： ①卧床 ②能活动，多半时间需卧床 ③能活动，有时卧床 ④正常生活，不能工作 ⑤正常生活工作
疼痛： ①剧烈疼痛伴被动体位 或疼痛时间超过 6 个月 ②重度疼痛 ③中度疼痛 ④轻度疼痛　　⑤无痛	家庭理解与配合： ①完全不理解 ②差 ③一般 ④家庭理解及照顾较好 ⑤好
治疗的不良反应： ①严重影响日常生活 ②影响日常生活 ③经过对症治疗可以不影响日常生活 ④未对症治疗可以不影响日常生活 ⑤不影响日常生活	面部表情： ①一级 ②二级 ③三级 ④四级 ⑤五级

注：生活质量满分为 60 分，生活质量极差的为<20 分，差的为 21～30 分，一般为 31～40 分，较好的为 41～50 分，良好的为 51～60 分

2. PG-SGA PG-SGA是专门为肿瘤患者所设计的无创检查，此表优点是使用简便，患者只需要针对四项问题进行回答，再由医生对患者另外两项进行评估检查。其中由患者作答四项问题包括：体重的变化、饮食情况、体能活动能力以及有无影响患者进食的一些不良症状：如疼痛、便秘、腹泻、恶心、呕吐、焦急、紧张等。由医生判定两项包括：有无高分解及高代谢状态；以及体检有无肌肉及脂肪的大量消耗状态。量表同时可以对每一项进行计分，可动态及量化进行统计及评估（表15-1-2~表15-1-8）。

表15-1-2 患者自评表（A评分）

<table>
<tr><td>1. 体重（体重评分见表15-1-5）
目前我的体重约为____ kg
1个月前体重约为____ kg
6个月前体重约为____ kg

在过去的2周，我的体重
□减轻（1）
□没变化（0）
□增加（0）</td><td>2. 进食情况
在过去1个月里，我的进食情况与平时相比：
□没变化（0）
□比以往多（0）
□比以往少（1）
我目前进食
□正常饮食（0）
□正常饮食，但比正常情况少（1）
□少量固体食物（2）
□只能进食流食（3）
□只能口服营养制剂（3）
□几乎吃不下什么（4）
□只能通过管饲进食或静脉营养（0）</td></tr>
<tr><td>3. 症状
近2周来，我有以下问题，影响我的进食：
□吃饭没有问题（0）□没有食欲，不想吃（3）
□恶心（1） □呕吐（3） □口腔溃疡（2）
□便秘（1） □腹泻（3） □口干（1）
□食品没味（1） □食品气味不好（1）
□吞咽困难（2） □一会儿就饱了（1）
□疼痛______（部位）（3）
□其他________（如抑郁、经济、牙齿）（1）</td><td>4. 活动和身体功能
在过去的1个月我的活动
□正常，无限制（0）
□不像往常，但还能起床进行轻微的活动（1）
□多数时候不想起床活动，但卧床或坐椅时间不超过半天（2）
□几乎干不了什么，一天大多数时候都卧床或在椅子上（3）
□几乎完全卧床，无法起床（3）</td></tr>
<tr><td colspan="2">A评分=1体重评分+2进食情况评分+3症状评分+4活动和身体功能评分</td></tr>
</table>

注：进食情况记分为取最高分计算；症状为多选，累计记分；活动和身体功能取最符合的一项，取最高分计算

表15-1-3 医务人员评估表

<table>
<tr><td>5. 疾病（B评分，见表15-1-6）
相关诊断（特定）________
年龄____岁
原发疾病的分期 Ⅰ Ⅱ Ⅲ Ⅳ；
其他；</td><td>6. 应激状态（C评分，见表15-1-7）
目前体温____℃
如果为发热，发热持续时间____小时；
是否用糖皮质激素
□是 药名________最大总剂量（mg/d）____
□否</td></tr>
<tr><td colspan="2">7. 体格检查（包括脂肪贮存、肌肉情况、水肿情况）（D评分，见表15-1-8）</td></tr>
</table>

注：疾病记分为累计积分

表 15-1-4　综合评价

1. 定性评价	□营养良好　□轻/中度营养不良　□重度营养不良
2. 定量评价	四项总分相加 = A+B+C+D
0~1 分	营养状况良好，此时不需要干预措施，治疗期间保持常规随诊及评价。
2~3 分	可疑营养不良，由营养师、护师或医生进行患者或患者家庭教育，并可根据患者存在的症状和实验室检查的结果，进行药物干预。
4~8 分	中度营养不良，由营养师进行干预，并可根据症状的严重程度，与医生和护师联合进行营养干预。
≥9 分	重度营养不良，急需进行症状改善和（或）同时进行营养干预。

表 15-1-5　体重评分

1 个月内体重下降	评分	6 个月内体重下降
≥10%	4	≥20%
5%~9.9%	3	10%~19.9%
3%~4.9%	2	6%~9.9%
2%~2.9%	1	2%~5.9%
0%~1.9%	0	0%~1.9%
2 周内体重下降	1	
总分		

注：以 1 月内的体重变化情况评分，没有 1 月体重变化资料，则以 6 月体重变化情况评分。2 周内体重下降需另记 1 分，无下降为 0 分。两者相加为体重总分

无法准确了解具体体重可根据体重下降无 \ 轻 \ 中 \ 重程度 \ 极重的程度自我评估得分 0 \ 1 \ 2 \ 3 \ 4 分

表 15-1-6　疾病评分

疾病	评分
癌症	1
AIDS	1
呼吸或心脏病恶液质	1
存在开放性伤口或肠瘘或压疮	1
创伤	1
年龄超过 65 岁	1
总分	

表 15-1-7　应激评分

应激	无（0 分）	轻（1 分）	中（2 分）	重（3 分）
发热	无	37.2~38.3℃	38.3~38.8℃	>38.8℃
发热持续时间	无	<72 小时	72 小时	>72 小时
是否用激素（泼尼松）	无	低剂量 <10mg 泼尼松或相当剂量的其他激素/d	中剂量 10~30mg 泼尼松或相当剂量的其他激/d	大剂量 >30mg 泼尼松或相当剂量的其他激素/d
总分				

注：应激评分为累计评分

表 15-1-8　体格检查评分

项目	正常 0	轻度 1	中度 2	严重 3
脂肪储备 眼眶脂肪垫 三头肌皮褶厚度 下肋脂肪厚度 总体脂肪缺乏程度				
肌肉状况 颞部（颞肌） 锁骨部位（胸部三角肌） 肩部（三角肌） 骨间肌肉 肩胛部（背阔肌、斜方肌、三角肌） 大腿（四头肌） 小腿（腓肠肌） 总体肌肉消耗评分				
液体状况 踝水肿 骶部水肿 腹水 总体水肿程度评分				
本项总分				

注：按多数部位情况确定本项目得分，如多数部位脂肪为轻度减少，脂肪丢失的最终得分即为轻度，记 1 分；如多数肌肉部位为中度消耗，则肌肉消耗的最终得分为 2 分

3. 其他　根据患者具体情况选择其他不同的评估，如体能测定、人体学测量。

四、查看实验室及器械检查结果

临床实验室检查、器械检查是疾病诊断、营养诊断不可或缺的基本手段，也是制订营养干预方案的重要依据，还是评价营养干预疗效的有效参数。

营养不良是一种综合征，包括能量和多种营养素的摄入不足、吸收障碍、利用异常等多个环节，涉及水、碳水化合物、脂肪、蛋白质、维生素、矿物质等六大营养素。营养筛查与评估只能获得能量不足的营养不良诊断，不能诊断其他如蛋白质缺乏、维生素缺乏、矿物质缺乏等类型营养不良，也难以分析营养不良的原因、是否合并器官功能障碍？是否存在代谢紊乱？因此，实验室检查、器械检查是必需的。

对检查结果的判断要多维分析，动态分析，不能孤立地、静止地分析某一项结果，异常结果可能是真实的异常，也可能是操作错误，还可能是时机不当。

（一）实验室检查

实验室参数包括血常规、电解质、肝功能、肾功能、炎症参数（IL-1、IL-6、TNF、CRP）、营养套餐（白蛋白、前白蛋白、转铁蛋白、视黄醇结合蛋白、游离脂肪酸）、血乳

酸等。

1. 肿瘤坏死因子　肿瘤坏死因子（tumor necrosis factors，TNF）主要是由脂多糖刺激巨噬细胞而分泌的一种蛋白质，具有多种生物活性的炎性细胞因子，与其他细胞因子共同作用参与激活免疫反应，介导全身炎症，诱发肿瘤发生，并可致肿瘤坏死。许多肿瘤细胞可产生TNF，因此在多种肿瘤机体内TNF表达明显升高。TNF具有两面性，一方面TNF选择性摧毁肿瘤血管，促进组织修复及调节炎症反应，通过对人体免疫系统的调节从而加强自身的抗肿瘤作用；另一方面，在肿瘤微环境中，炎性细胞持续分泌，TNF可促进血管内皮再生，从而有利于肿瘤的侵袭与转移。TNF的过度表达可能是肿瘤的重要信号，因此在诊断癌变倾向中有重要临床意义，在肿瘤转移中也称为关键的慢性炎性因子。

2. C反应蛋白　C反应蛋白（C reactive protein，CRP）属于特殊蛋白，它具有较强的敏感性，属于炎症标志物，炎症与慢性感染均属于诱发肿瘤的重要因素。其他应激情况下如创伤、外科手术、肿瘤浸润等CRP均会升高。当患者疾病有所好转后，CRP会逐渐恢复正常。参考值为0.8~8mg/L。

3. 白蛋白　白蛋白由肝脏产生，半衰期可达18~20天，因此并不是一个反映肝功能状况的敏感指标，但可反映肿瘤患者的营养状况及恶液质程度。随着肿瘤进程的发展，患者的营养状况逐渐恶化，而营养状况又与疾病的进展、预后及对治疗的耐受程度有密切关系，所以评估机体营养状况对恶性肿瘤患者有重要意义。低白蛋白血症与手术并发症发生率增加有关。缺点是白蛋白的半衰期较长，故其浓度的变化对体内蛋白的贮存情况反应较慢，不利于评估营养状况在短期内的变化。

4. 血清前白蛋白　前白蛋白在肝脏和胃肠黏膜细胞产生，可代表脏器蛋白质状况，其半衰期仅为1.9天，只有白蛋白的1/12~1/9。它的变化能敏感快速地反映体内蛋白质更新转换及消耗的变化，也能比白蛋白更早期反映肝细胞的损伤。血清前白蛋白是评价和检测患者营养状况的金标准，特别对于肿瘤患者在营养状况及免疫功能评价上有着重要意义。对于严重的肝脏疾病，它对预后的判断有重要的参考价值。血清前白蛋白反映肝脏合成和分泌蛋白质的功能，可作为肝脏损伤的早期指标及营养底物摄入是否充足的指标。参考值为200~400mg/L。

5. 转铁蛋白　转铁蛋白是血浆铁的载体蛋白，由肝脏制造的一种β球蛋白，能将肠黏膜吸收入血的铁转运至骨髓，供幼红细胞合成血红蛋白。如血浆中缺乏转铁蛋白，铁会被单核-吞噬细胞摄取，幼稚红细胞中铁含量下降，因此血红蛋白合成障碍，造成低血红蛋白性贫血，恶性肿瘤可合并转铁蛋白减少。

6. 视黄醇结合蛋白　视黄醇结合蛋白是由肝脏合成的一种蛋白质，经肾脏分解和代谢。视黄醇结合蛋白为血液中转运视黄醇的蛋白，能较为敏感地反映机体营养状况，尤其是较短时间内蛋白质的代谢改变。视黄醇结合蛋白是血浆中视黄醇的携带者，多余的视黄醇结合蛋白由肾小球滤过，在近曲小管被吸收，其含量的改变能较灵敏地反映肾近端小管的功能，肾近端小管损伤时，视黄醇结合蛋白明显增加。化疗作为治疗恶性肿瘤患者的主要手段，其代谢物主要从肾排出，肾小管因此可能会造成一定损伤，视黄醇结合蛋白的浓度与恶性肿瘤患者呈正相关，能早期检测肾小球功能轻微受损情况，对恶性肿瘤患者治疗过程中判断肾功能损伤有着重要的意义。

7. 游离脂肪酸　由于大量炎性因子的作用，恶性肿瘤患者体内能量营养素代谢异常，其中包括脂肪代谢异常。早在 1976 年，Voelker[1]等发现肿瘤细胞的增殖离不开游离脂肪酸。游离脂肪酸是脂肪组织脂解的产物，脂肪组织分解增加，体脂储存下降，血浆游离脂肪酸浓度升高等。这些代谢异常导致肿瘤患者体重进行性下降，呈恶液质状态。

8. 血乳酸　血乳酸产生于骨骼、肌肉、脑组织和血液成分中，由肝脏代谢后经肾脏排泄。血乳酸水平与患者病情严重程度和预后密切相关，是组织灌注的标志之一，患者组织灌注不足可引起无氧代谢增加、血乳酸产生增多。血乳酸不仅可以反映机体缺氧严重程度，更为重要的是可以间接反映各个脏器功能衰竭的严重程度，临床上发现随着多器官功能衰竭评分逐渐增高，机体血乳酸值相应增高。

9. 白细胞　作为免疫细胞，在机体有炎症或其他疾病时，血液内的白细胞总数或细胞分类百分比会出现变化：①增多时常见于急性细菌性感染、严重组织损伤、大出血、中毒和白血病等；②减少时见于病毒感染、免疫系统衰弱，肿瘤患者化疗时，由于化疗药物可以直接抑制骨髓细胞造血，会导致白细胞降低。白细胞参考值：（4.0~10.0）$\times10^9$/L。

10. 中性粒细胞　非造血系统恶性肿瘤、急性失血和感染等会使中性粒细胞增加；放化疗时会减少。其参考值：（1.8~6.3）$\times10^9$/L。

11. 淋巴细胞　淋巴细胞是白细胞的一种，是机体免疫应答功能的重要细胞成分，包括 T 细胞、B 细胞和 NK 细胞等亚类，分别介导机体的细胞免疫、体液免疫和对肿瘤细胞和病毒感染细胞的杀伤作用等免疫学功能。其参考值：（0.8~4.0）$\times10^9$/L。

12. 血红蛋白　肿瘤相关性贫血是肿瘤疾病的发展和治疗的过程中发生的贫血，产生的原因有两个：肿瘤导致的贫血，如失血、溶血、骨髓受侵；治疗方面的因素，如化疗的骨髓抑制作用、肿瘤放射治疗等。其参考值：120～160g/L（成年男性）；110～150g/L（成年女性）。低于以上指标即是贫血。

13. 红细胞　临床意义同血红蛋白。其参考值：（4.0~5.5）$\times10^9$/L。

14. 血小板　血小板在止血、伤口愈合、炎症反应、血栓形成及器官移植排斥等生理和病理过程中有重要作用，其参考范围为（100~300）$\times10^9$/L。血小板减少为放化疗常见的不良反应之一。

15. 血清总蛋白　分为白蛋白和球蛋白两类，具有维持血管内正常胶体渗透压和酸碱度，运输多种代谢物，调节被运输物质的生理作用等多种功能，并与机体的免疫功能有密切关系，其水平主要反映肝脏合成功能和肾脏病变造成蛋白质丢失的情况。在恶性肿瘤患者中，可见血清总蛋白降低。其参考值为 60~80g/L。

16. 转铁蛋白　反映机体营养底物供给及肝脏功能的重要指标，其半衰期为 8 天，能反映近期机体营养状况和肝脏功能。其参考值为 2.0~4.0g/L。

17. 谷丙转氨酶　是肝功能损伤的灵敏指标，在肿瘤患者化疗过程中，常伴有肝功能损伤，导致谷丙转氨酶升高。参考值为 0~40U/L。

18. 谷草转氨酶　①在肌肉含量较高，升高提示心肌损伤或心肌炎；②反映肝细胞损伤。参考值为 4~40U/L。

19. 总胆红素　当升高时，人的皮肤、眼睛巩膜、尿液和血清呈现黄色，称为黄疸。当肝脏发生炎症、坏死、中毒等损伤时均可引起黄疸，胆道疾病及溶血性疾病也可引起黄疸。参考值为 3.4~17.1μmol/L。

20. 肌酐　反映肾功能的重要指标，升高时表明肾功能不全；降低时，常提示重度营养不良、肌肉萎缩。参考值为60~110μmol/L（男性），45~90μmol/L（女性）。

21. 尿素氮　是人体蛋白质代谢的主要终末产物，高蛋白饮食、消化道出血、高分解代谢状态、脱水、肾缺血、血容量不足时均可增高；低蛋白饮食、肝疾病时常降低，此时可称为低氮质血症。各种肾实质性病变，如肾小球肾炎、间质性肾炎、急慢性肾衰竭、肾内占位性和破坏性病变均可使血尿素氮增高。参考值范围：2.14~7.14mmol/L。

22. 甘油三酯　反映机体脂肪代谢状况，升高表明脂肪代谢障碍。恶性肿瘤患者由于脂肪代谢紊乱，常出现高甘油三酯血症。参考值范围：0.45~1.69mmol/L。

23. 胆固醇　反映脂类代谢状况，分为高、低、极低密度蛋白胆固醇。参考值范围：2.85~5.69mmol/L。

24. 血尿酸　当增高时常见于痛风、急性或慢性肾小球肾炎、肾结核、肾盂积水、子痫、慢性白血病、红细胞增多症、尿毒症肾炎、肝脏疾患等；当降低时，常见于恶性贫血、Fanconi综合征、使用阿司匹林等。参考值为237.9~356.9μmol/L（男性），178.4~297.4μmol/L（女性）。

25. 糖化血红蛋白　是人体血液中红细胞内的血红蛋白与血糖结合的产物，糖化血红蛋白与血糖浓度成正比，并且保持120天左右。测试糖化血红蛋白可观察到此前120天的血糖浓度，即患者8~12周的血糖控制情况。参考值范围成人<6.5%。

26. 血糖　当升高时表明葡萄糖代谢紊乱，是诊断糖尿病的主要指标。参考值为3.9~6.1mmol/L。

（二）器械检查

1. 代谢车　测定静息能量消耗（resting energy expenditure，REE）、基础能量消耗（basal energy expenditure，BEE），计算REE/BEE比值。将二者比值<90%、90%~110%、>110%分别定义为低能量消耗（低代谢）、正常能量消耗（正常代谢）、高能量消耗（高代谢）。

2. 人体成分分析　了解脂肪量、体脂百分比、非脂肪量、骨骼肌量、推定骨量、蛋白质量、水分量、水分率、细胞外液量、细胞内液量、基础代谢率、内脏脂肪等级、体型等。

3. PET-CT　详见本章第四节。

4. 宝石能谱CT　在宝石能谱CT上，单能量成像可实现物质的分离和鉴别。通过合适的基物质和调整不同的能量水平，能谱CT物质图像和单能量图像能特征地显示一些病灶，对于显示富血供的小病灶起到了放大和突显的作用，可对不同组织类型的肿瘤和肿瘤分级进行鉴别。

5. 磁共振　动态增强MRI作为软组织成像最精确的影像学技术，已被NCCN指南推荐用于乳腺癌新辅助治疗的疗效评价。近年来，研究发现，磁共振弥散加权成像（Magnetic resonance diffusion weighted imaging，DWI）具有显示肿瘤血管密度、通透性、代谢或增殖信息的优势，通过分析这些参数可更加准确地评价肿瘤对细胞毒药物治疗的反应性。

五、传授营养知识、提出营养建议

对肿瘤患者进行营养指导的前提是能满足患者的需要，能改善患者目前的营养状态，增强免疫功能，提高患者对各种治疗的耐受力。

临床研究表明，恶性肿瘤患者通常存在不同程度的营养不良，营养不良的发生率约为31%~87%，15%的患者在确诊后的6个月里体重下降超过10%，尤其是消化系统或头颈部恶性肿瘤最为常见[2]。肿瘤本身会引起患者癌性厌食、消化道功能异常，以及导致机体脑神经内分泌调节紊乱。在治疗过程中，肿瘤患者还会经历放化疗、手术等治疗，可表现为恶心、呕吐、摄入减少而消耗增加，更加重了营养不良的发生。营养不良不但导致血浆蛋白水平降低，机体对化疗药物的吸收、分布、代谢及排泄产生障碍，明显影响化疗药物的血药动力学，导致化疗药物的不良反应增加，抗肿瘤治疗效果也大大下降。同时机体耐受性下降，如不进行有效的营养治疗最终将导致恶液质，增加了感染的危险性，减少了生存机会。另外，在饮食营养方面，许多患者及家属有错误的饮食行为：一方面认为肿瘤细胞是可以“饿死”的，严格控制肿瘤患者的进食量；另一方面认为肿瘤患者需大吃“大补”，一味地给患者进食保健品或甲鱼、海参等所谓大补的食物，不但不利于吸收，反而加重胃肠消化吸收障碍，更加重了营养不良的发生几率。在临床实践中，因营养不良问题而导致治疗中断的情况时有发生。营养治疗的目的是保证肿瘤患者营养平衡，维护患者正常生理功能；同时最大限制抑制或减缓肿瘤的进程，帮助患者满足目标需要量的70%以上的能量需求及100%的蛋白质需求，以期提高生活质量、延长生存时间。非荷瘤状态下三大营养素的供能比例与健康人相同：碳水化合物50%~55%、脂肪25%~30%、蛋白质15%；荷瘤患者应减少碳水化合物在总能量中的供能比例，而提高蛋白质和脂肪的供能比例：碳水化合物30%~50%、脂肪25%~40%、蛋白质15%~30%。

1. 能量　恶性肿瘤患者处于高代谢状态，代谢亢进造成的能量过度消耗，加上体重减轻，机体无法通过自主摄食弥补，因此适量且充足的能量供给，对围术期、接受放化疗患者，都是非常重要的，不仅能维持患者体重，还能避免瘦体组织的丢失，稳定代谢内环境，有益于临床结局的改善。在进行能量补充前，需要测定静息能量消耗（resting energy expenditure，REE）。Mifflin-St Jeor公式是目前计算REE的最佳估算方法，其评估误差率在10%左右（表15-1-9）。由于肿瘤患者常出现REE增加（放化疗、手术等应激反应导致），因此，营养治疗的能量最少应该满足患者需要量的70%以上。建议[3]：卧床患者每日需要能量20~25kcal/kg，有活动能力患者每日所需能量25~30kcal/kg。

表15-1-9　the Mifflin-St Jeor公式

简便公式	男：REE（kcal/d）=10W+6.25H-5A+5
	女：REE（kcal/d）=10W+6.25H-5A-161

注：W：weight（kg）；H：height（cm）；A：age（years）

2. 蛋白质

（1）来源：蛋白质是一切生命的物质基础，参与多种生理功能，维持细胞组织的生长、更新和修复。摄入足量蛋白质是机体正常运作和修复的前提。优质蛋白质可提供人体必需的氨基酸，其吸收利用率高，主要来源是鱼虾等水产类，鸡、鸭、牛、羊、猪等禽畜类，蛋类、奶类及其制品，以及大豆及其制品等。蛋白质应尽量合理分配于三餐，避免集中在某一餐。根据《中国居民膳食指南（2016）》：每周吃鱼280~525g，畜禽肉280~525g，蛋类280~350g，平均每天摄入总量120~200g。优先选择鱼和禽。对于素食者来说，可以选择大豆蛋白质，虽然其吸收率稍逊于动物蛋白质，但仍属于优质蛋白质。另外，还可以利用蛋白质的互补作用来提高蛋白质的营养价值。互补作用是将两种或更多的营养价值较低的食物蛋白质按一定比例同时食用，可起到取长补短的作用，使氨基酸比例适宜，利用率增加。如40%玉米、40%小米加20%黄豆混合制成的面或粥，或是75%玉米加上25%黄豆混合制成的面或粥，其营养价值可相当于牛肉，且没有动物脂肪。

（2）必要性：单纯能量达标，而蛋白质不足，不能降低病死率。低氮、低能量营养治疗带来的能量赤字及负氮平衡，及高能量营养治疗带来的高代谢负担均不利于肿瘤患者。在肿瘤进展期，机体以分解蛋白质为主，大多数进展期的患者肌肉蛋白质分解率高于合成，蛋白质转化率增加，机体呈现负氮平衡，骨骼肌蛋白质消耗增加，如果不及时补充，会发展为恶液质。因此，肿瘤患者应提高蛋白质摄入量，尤其是提高优质蛋白质的摄入比例。2009年ESPEN[4]指南指出：肿瘤患者的氨基酸需要量推荐范围至少为1g/（kg·d），直至目标需要量的1.2~2g/（kg·d）。Bozzetti F认为，肿瘤恶液质患者蛋白质总摄入量（静脉+口服）应该达到1.8~2g/（kg·d），BCAA应该≥0.6g/（kg·d），EAA应该≥1.2g/（kg·d）。对于严重营养不良的肿瘤患者，在短期冲击营养治疗阶段，蛋白质给予量应该达到2g/（kg·d）；对于轻、中度营养不良的肿瘤患者，在长期营养补充治疗阶段，蛋白质供给量应该达到1.25~1.7g/（kg·d）。日常饮食不足时，应口服营养制剂，如果仍然不足时，应静脉补充。

3. 碳水化合物 碳水化合物是一切生物体维持生命活动所需能量的主要来源。食物中的碳水化合物分成两类：人可以吸收利用的碳水化合物如单糖、双糖、寡糖（又称低聚糖，由3~10个单糖组成）和多糖（10个以上单糖），膳食纤维是人不能消化吸收的碳水化合物。不同种类的碳水化合物对肿瘤的发生和发展影响不同。

（1）血糖指数和血糖负荷：血糖指数（glycemic index，GI）指参照食物（葡萄糖或白面包）摄入后（一般为餐后2小时）血糖浓度的变化程度相比，含糖食物使血糖水平相对升高的能力，反映不同食物中碳水化合物吸收的速度及其对血糖影响的幅度。血糖负荷（glycemic load，GL）为某食物的GI乘以摄入食物中的实际碳水化合物（g）/100，来全面评估食物的血糖效应。食物中的GI越低，餐后血糖更加平稳，波动小，但不能一味追求低GI的食物，而不考虑摄入量。如果摄入量高，也会影响血糖的应答反应，GL体现了碳水化合物的数量对血糖的影响。血糖波动会影响胰岛素样生长因子的分泌，其表达可能与某些肿瘤的发生有关[5]。研究[6]表明，低GI和GL的饮食有助于降低肥胖、胰岛素抵抗风险，避免造成体内氧化应激、内分泌紊乱及免疫功能障碍等问题的发生，从而减少肿瘤[7]（如乳腺癌、结直肠癌、子宫内膜癌、肺癌、卵巢癌、胰腺癌及上消化道肿瘤等）、心血管疾病等的发病风险。通常，GL在10以下的食物称为低GL食物，GL在20以上的食物归属于高GL食物，两者之间的则属于中GL食物。高GI和高GL常见于精制糖、精加工谷物。根据《中国居民膳食指南（2016）》：每天摄入谷薯类食物250~400g，其中全谷物和杂豆类50~150g，薯类50~100g。

（2）低聚糖：常见的低聚糖有大豆低聚糖（水苏糖、棉籽糖等）、菊粉、低聚果糖、低聚木糖及低聚壳糖。其来源丰富，如豆类、菊苣、大蒜、洋葱、牛蒡、芦笋等食物都富含低聚糖。低聚糖防治肿瘤的机制主要包括：①抑制肠内致癌物生成并促进其降解；②抑制肠内致癌物的吸收；③发挥免疫调节作用；④增强机体抗氧化能力；⑤促进短链脂肪酸如丁酸等的生成，不仅能抑制肠道腐生菌的生长，还能为结肠上皮细胞提供营养来源，促进其生长和分化。

（3）活性多糖：活性多糖是指某种特殊生理活性的多糖化合物，在免疫调节、抗肿瘤、抗炎、抗辐射等方面具有很好的功效。其主要来源于食用菌（香菇、金针菇、木耳、灵芝、茯苓等）、甲壳类生物、豆类，以及黄芪、党参等天然草本植物等。其机制包括：①增强机体免疫力；②抑制肿瘤细胞增殖、诱导肿瘤细胞凋亡及良性分化；③阻断致癌物的代谢激活，并促进其排出体外；④还具有抗氧化、抗突变、抗病毒等功能。

（4）膳食纤维：不同类型的膳食纤维有着不同的生理功能。膳食纤维分为可溶性和不可溶性。适量摄入膳食纤维（25~35g/d），有利于预防肠癌和乳腺癌等多种肿瘤的发生发展。当然，膳食纤维并不是多多益善，过量的膳食纤维会将人体所必需的营养物质带出体外，造成营养不良，还会引起肠胀气、消化不良、腹泻等症状。

1）可溶性膳食纤维：包括低聚果糖、菊粉、阿拉伯胶、大豆低聚糖等，其中，低聚果糖、大豆低聚糖、菊粉属于益生元。其功效：①在结肠内全部酵解成短链脂肪酸，降低肠道 pH 值，减少细菌毒素的产生，维持肠道上皮细胞的正常生长和功能；②刺激益生菌生长、维护正常菌群平衡、保护肠黏膜屏障；③减少腹泻；减缓血糖升高，维护血糖平衡。

2）不可溶性膳食纤维：包括大豆纤维、抗性淀粉和纤维素。其功效：①增加粪便体积和水分；②促进肠道运动、减少肠道转运时间、防止细菌易位、保护肠黏膜屏障；③减少便秘。

3）摄入混合型膳食纤维：有利于激活肠道活力，双向调节腹泻便秘。

4. 脂肪　脂肪分为饱和脂肪酸和不饱和脂肪酸。饱和脂肪酸包括家禽类、奶类、棕榈油、椰子油等中的脂肪酸，不饱和脂肪酸包括绝大多数的植物油和海产品油中的脂肪酸。不饱和脂肪酸又分为单不饱和脂肪酸（如橄榄油、花生油、茶籽油等）和多不饱和脂肪酸（多存在于玉米油等）。多不饱和脂肪酸又分为 n-3（如鱼油）和 n-6 脂肪酸（植物油）。

脂肪是构成人体器官和组织的重要成分，还是脂溶性维生素的良好溶剂，可促进其吸收。脂肪摄取不足可能导致脂溶性维生素的缺乏。建议脂肪每天不超过 2g/kg。脂肪摄入过多也不可取，它是肺癌、结肠癌、直肠癌、乳腺癌、子宫内膜癌和前列腺癌等癌症的主要膳食危险因素，因此，对于健康人、肿瘤缓解期患者、无肿瘤病灶存在的肿瘤患者，提倡减少脂肪的摄入。饱和脂肪酸的供能比例应小于总能量的 7%。但对于有肿瘤病灶存在的患者来说，高脂肪营养可能是一种治疗癌症[8]（如脑胶质瘤）的有效手段。由于肿瘤细胞特征性依赖葡萄糖供能，减少葡萄糖、提高脂肪摄入成为治疗选择。另外，胆固醇含量也不能忽略，我国推荐的膳食胆固醇的摄入标准为每日不高于 300mg。对低密度脂蛋白胆固醇增高者，应进一步限制胆固醇摄入量，使其低于每日 200mg。需要注意的是，胆固醇通常与蛋白质、维生素等共存于动物性膳食中，过分限制胆固醇，有可能同时限制了其他有益营养素的合理摄入。

n-3 脂肪酸中对人体最重要的两种不饱和脂肪酸是 DHA 和 EPA，作为机体应激和免疫反应过程中的重要介质，对于患者的代谢、免疫和其他功能可产生重要的影响，如有助于维持肿瘤患者体重，防止瘦体组织丢失，还能增加机体抗炎、抗氧化作用，提高机体免疫力，改善恶液质、增强放化疗疗效，从而有益于肿瘤患者[9]。DHA 和 EPA 可接受范围为

0.25～2.00g/d。

单不饱和脂肪酸（如橄榄油、茶籽油等中富含）是人体中最为丰富的脂肪酸，是中枢神经系统磷脂的重要组成部分，是免疫活性细胞的重要能量底物。它的特征如下：①免疫中性；②低促炎性；③高鲨烯，对免疫系统、炎症反应及肝功能影响较小。有研究[10]发现，橄榄油中的橄榄苦苷，具有抗衰老及外来毒物兴奋效应，起到预防肿瘤作用，其中的维生素 E 丰富，具有强抗氧化性。

5. 适当的维生素及矿物质　维生素与矿物质同样都属于人体所不可或缺的营养素，平日应摄取足量的蔬菜和水果。根据《中国居民膳食指南（2016）》：每天摄入 300～500g 蔬菜，深色蔬菜应占 1/2；每天摄入 200～350g 新鲜水果，果汁不能代替鲜果。蔬果的选择以新鲜、颜色丰富鲜艳（如：红、橙、黄、绿、蓝、紫、黑和白等）为原则；蔬果除了富含纤维外，也有抗氧化维生素 A、维生素 C、维生素 E，叶酸、类胡萝卜素和多酚类等多种抗癌成分，还可减轻化疗引起的不良反应。

6. 其他　食欲下降时，必要时少量多餐，食材以新鲜、柔软为佳，易吞咽及消化；不选择胀气食物、含气饮料、坚硬油腻食物、过冷过烫食物。增进膳食的色、香、味、形，在餐前半小时适当运动，同亲友一起进餐创造良好的氛围能增进肿瘤患者的食欲。另外，肿瘤患者如果过分讲究饮食的精细而忽略了营养的均衡性，会使膳食纤维摄入减少，导致便秘发生。

六、宣传肿瘤的生理病理

肿瘤是正常细胞在不同始动与促进因素长期作用下所产生的增生与异常分化所形成的新生物，新生物一旦形成后，不因病因消除而停止增长，也不受机体生理调节正常生长，能持续地分裂与增殖，破坏正常组织与器官。

1. 异型性　肿瘤组织无论在细胞形态和组织结构上，都与其发源的正常组织有不同程度的差异，这种差异称为异型性。异型性是肿瘤异常分化在形态上的表现。异型性小，说明分化程度高，异型性大，说明分化程度低。良性肿瘤细胞的异型性不明显，一般与其来源组织相似，但排列与正常组织不同；恶性肿瘤常具有明显的异型性；少数肿瘤形态上属良性，但常浸润性生长，切除后易复发，称为交界性肿瘤或临界性肿瘤。根据肿瘤细胞和组织分化程度、异型程度、核分裂象等，可对肿瘤的恶性程度进行区分，为临床治疗及预后提供依据。

2. 生长方式和转移扩散

（1）良性肿瘤特点：是生长缓慢，膨胀性生长，有完整包膜，不转移；恶性肿瘤生长快，呈浸润性生长，肿瘤沿组织间隙、神经纤维间隙或毛细淋巴管扩展，境界不清。

（2）恶性肿瘤转移扩散：①直接蔓延：肿瘤细胞向与原发灶相连续的组织扩散生长；②转移：肿瘤细胞从原发部位侵入血管、淋巴管或体腔，被带到他处生长，形成与原发肿瘤同种类型的肿瘤。

恶性肿瘤以其转移能力为特征，不是所有的肿瘤细胞都可以转移，因为成功的转移依靠肿瘤细胞内在的特征及源自肿瘤微环境的一些因素。如微环境提供肿瘤内部或周围血管与淋巴管，包括免疫细胞和它们分泌产物的炎性环境，以及以细胞外基质形式存在的可提供进一步生长的支架。*Cell* 杂志上[11]总结了肿瘤细胞的十个特征：自给自足生长信号、抗生长信号的不敏感、抵抗细胞死亡、潜力无限的复制能力、持续的血管生成、组织浸润和转移、避免免疫摧毁、促进肿瘤的炎症、细胞能量异常、基因组不稳定和突变。

3. 对患者影响　恶性肿瘤从三个方面影响患者：①肿瘤在原发脏器无限制生长、破坏其正常生理结构、导致所在器官的功能损伤；从原发灶转移到其他脏器之后又继续无限制生长、破坏转移灶所在脏器的正常结构，进而导致转移脏器的功能损伤。脏器的功能损伤使患者出现味觉减退、食欲下降、消化功能减退等；②肿瘤组织的蛋白质合成及分解代谢都增强，但合成代谢超过分解代谢，甚至可夺取正常组织的蛋白质分解产物，合成肿瘤本身所需要的蛋白质。由于消耗了大量的热量和蛋白质，如从饮食中摄入不足，机体就会处于分解代谢状态，即消耗分解身体的脂肪和蛋白质，特别在有出血、发热、维生素缺乏和继发感染时，这种消耗会成倍增加，导致机体营养不良，若不及时给予营养治疗，机体抗肿瘤能力下降，这意味着肿瘤细胞将会进一步发展、扩散侵蚀更多的良性细胞。一旦发展到恶液质阶段（恶性肿瘤晚期患者极度消瘦衰竭的一种表现），会缩短患者的生存期；③恶性肿瘤如伴随营养不良，还会破坏免疫系统，导致继发感染，也可加速患者死亡。

七、讨论个体化营养干预目标

肿瘤患者是营养不良发生率最高的群体之一，现已证明，根据肿瘤患者的营养需求给予个体化的膳食营养咨询或教育，不管是否补充营养补充剂，都可以有效地预防肿瘤治疗引起的体重减轻并保证治疗的顺利进行[12]。

一项针对肿瘤患者进行的个体化营养干预及其影响的荟萃分析[13]，将常规护理（对照组）和个体化营养干预（干预组）两种方法进行比较。常规护理，即根据患者的治疗措施和症状进行常规的饮食宣教和护理，患者仍按自己的饮食习惯进食。干预组个体化营养干预方法：①对所有肿瘤患者进行营养筛查和评定；②调查患者的饮食习惯及实际膳食摄入情况；③根据患者的病情、营养状况及实际的膳食摄入情况，给予个体化的营养干预，对患者不合理的膳食习惯进行调整；④定期进行营养评估，对于膳食不能满足能量所需的患者给予口服营养补充剂，经口进食不能满足能量所需时遵医嘱给予肠内营养或肠外营养。结果发现，对个体化营养干预组和常规护理组的患者进行后期随访（3 个月~4 年以上），前者比后者的生命质量明显提高[14-16]。生命质量是指人类个体在生理、心理、精神和社会各方面的主观感觉和总的满意程度，是适应生物、社会、心理医学模式和现代健康观需要的新健康指标[17]。将生命质量与肿瘤治疗效果评价相结合，使肿瘤患者治疗的疗效评价更为全面、准确。

个体化营养干预体现“以患者为中心”的理念，通过改善患者围术期的营养状况，促进患者术后恢复、缩短术后排气、排便时间及住院时间，节省住院治疗费用，减少并发症的发生率。其最终目标是延缓病情的进展，协助提高治疗效果和患者的生命质量。

八、告知营养干预可能遇到的问题及对策

1. 误吸及胃潴留　误吸是营养干预中常出现的问题，多由胃食管反流所致，在意识不清或呕吐反射减弱的患者更易发生。引起误吸的其他危险因素还包括食管括约肌无力；体位不当；喂养管管径过大；胃内食物潴留。为降低误吸风险，患者喂养时应抬高床头，保持 30°~50°半卧位，喂养结束后应保持该姿势 30 分钟。

胃内食物潴留会增加误吸风险，而肠内营养中胃潴留发生率约为78%[18]，肠内营养从小剂量开始，至达到全量时，都应检查患者有无腹胀，每4~6小时听肠鸣音1次；经胃喂养的患者第一个48小时内应每4小时检测胃残余量，定期检测胃残留量和联合应用促胃肠动力药可降低误吸风险[19]。喂养后4小时胃液>200ml，应用促胃肠动力药物；胃残余量<500ml时，若没有耐受不良的其他表现，不建议终止肠内营养，可以考虑将营养管送至幽门以下位置[20]继续喂养；如果经幽门后喂养的患者出现胃潴留时，可同时经胃置管减压，继续肠内营养。

2. 腹泻　腹泻在肠内营养中最为常见。其原因可能与感染、药物、食物种类、营养管部位、喂养频率及肠道吸收功能等多种因素相关。

首先排除营养干预不相关的腹泻，如感染性腹泻、本身肠道功能紊乱、药物引起的相关腹泻（如抗生素、抗心律失常药等）、焦虑，然后再通过以下措施缓解腹泻：①调整输注速度和喂养频率，遵循肠内营养浓度由低到高、容量从少到多、速度由慢到快的原则。在配制和使用过程中，注意无菌操作，做到现配现用；②调整肠内营养配方，检查是否存在引起腹泻的相关物质，或改用含有可溶性膳食纤维的肠内营养配方；③如果怀疑肠道吸收功能受损，可换用低聚或单体配方；④增加谷氨酰胺配方，谷氨酰胺是肠道黏膜细胞代谢必需的营养物质，对维持肠道黏膜上皮结构的完整性、减少肠道细菌及内毒素的易位起着十分重要的作用，因此能有效缓解腹泻；⑤若严重腹泻持续存在且无法解决，则应考虑行肠外营养治疗。

3. 便秘　肠内营养治疗患者容易出现便秘，在排除了肠梗阻导致的便秘后，可以考虑增加水分摄入、增加活动量，同时使用不溶性膳食纤维配方，必要时可使用肠道软化剂或促胃肠动力药物等。

4. 低钠血症　低钠血症可因静脉输液过多、配方水分含量过多等引起。通常体内水分过多，总钠水平也增多，在治疗上不应继续补钠，而应更换配方，限制液体的摄入，并补充钾。补钾可促进细胞膜钠的转运，有助于纠正低钠血症。

5. 高钠血症　可能原因：水分丢失过多，液体摄入不足，或使用高渗性溶液。对策：增加水的摄入，同时还需考虑合并其他原因，进行对症治疗。

6. 高血糖　高血糖在营养干预中发生原因多为能量摄入过多、胰岛素不足等。对策：重新评估能量摄入，调整胰岛素使用量。需注意的是，突然停止肠内营养时，患者可出现反应性高血糖，特别是应用降糖治疗的患者。

7. 再喂养综合征　对于严重营养不良或长期禁食患者，重新摄入食物后容易出现再喂养综合征——以血液电解质紊乱（低磷、低钾、低镁血症）、维生素缺乏和水潴留为特征的一系列症状[21]，严重情况下可出现循环和呼吸功能衰竭、昏迷甚至死亡。需要注意的是恶性肿瘤患者本身也可能导致患者的代谢状况紊乱，会导致忽略再喂养综合征。所以在恶性肿瘤患者合并高危因素（如营养不良）情况下，要重视再喂养综合征的发生。

可采用以下方式减少再喂养综合征发生[22]：①筛查和评估存在再喂养综合征发生危险因素的患者；②启动营养治疗前检查电解质水平，纠正电解质紊乱，必要时延迟营养治疗12~24小时；③补充磷、钾、镁、复合维生素B，以及检查心电图。根据ESPEN指南：患者应以最低能量10kcal/（kg·d）开始，缓慢地添加到15kcal/（kg·d），其中50%~60%碳水化合物，30%~40%脂肪及15%~20%蛋白质。谨慎补充2~4mmol/（kg·d）的钾，0.3~0.6mmol/（kg·d）的磷，静脉补充0.2mmol/（kg·d）的钙和镁，或者口服0.4mmol/（kg·d）的钙和镁；治疗2周后，再根据电解质情况进行调整。再喂养综合征常伴有维生素和微量元素缺乏，应注意补充，尤其是维生素 B_1，机体重新得到葡萄糖供能时，随之机体对维生素 B_1 的需求会相应增加。

九、预测营养干预效果

（一）非终末期围术期肿瘤患者

围术期营养治疗分为3个时间段：①对于中、重度营养不良的手术患者，术前10~14天的营养治疗能降低手术感染相关并发症、缩短住院时间、降低住院费用。②术前10~12小时禁食，不利于患者术后恢复，这是因为会使患者过早进入分解代谢状态。很多国家已将择期手术患者术前禁食时间改为6小时，术前禁水2小时。给予大手术患者前夜800ml与术前2小时400ml碳水化合物饮料并未增加误吸风险。结直肠手术患者，术前口服低渗性碳水化合物饮料，可减轻术后胰岛素抵抗，有助于减少骨骼肌分解，患者耐受性良好，有助于术后肌力的提高。对于无法口服的患者，可按5mg/（kg·min）的速度静脉输注葡萄糖，可减轻胰岛素抵抗，减少蛋白质消耗并保护心肌。③外科术后6~8小时，多数患者小肠即恢复肠蠕动和吸收功能，即使接受胃肠道切除术，术后12小时多可耐受肠内营养[23]或经口摄入清淡流食，包括清水。这有助于提前恢复排气和排便，机制是通过刺激胃肠道，激活肠道神经内分泌系统，促进胃肠道激素的合成和释放，从而使消化道的重要器官的血流量增加，有利于胃肠道功能恢复。

（二）非终末期化疗肿瘤患者

几乎所有的化疗药物都有可能引起肿瘤患者出现恶心、呕吐、腹泻、口腔炎、味觉改变、胃肠道黏膜损伤、食欲减退以及厌食而影响营养物质的摄入，化疗患者易出现营养不良。一方面营养不良影响中性粒细胞水平，使患者白细胞明显下降，不能顺利完成化疗计划[24]；另一方面，营养不良时，血浆蛋白水平降低，影响化疗药物药代动力学，化疗药物的不良反应增加，降低患者对化疗的耐受程度，化疗效果显著降低。对于已存在营养不良或营养风险的患者给予营养干预后，其效果在于：①预防和治疗营养不良或恶液质；②提高对化疗的依从性；③控制化疗的不良反应；④改善生活质量。

（三）非终末期放疗肿瘤患者

放疗在治疗肿瘤的同时，对正常机体组织细胞有一定的杀伤性，对消化道黏膜细胞造成损伤，发生伤口愈合不良、感染率增加，还会影响患者的食欲、体重以及吸收功能。研究证明，放疗患者接受营养治疗有助于改善患者的营养状况，同时保护患者免受急性和慢性放射性损伤[25,26]。头颈部肿瘤放疗过程中，可引起口疮、味觉、嗅觉改变，吞咽困难和疼痛、黏膜炎、口干、厌食、疲劳、体重丢失等，通过营养治疗能改善头颈部肿瘤患者的生活质量，显著改善患者的临床结局。

十、随　访

营养治疗成功与否，其关键部分是进行定期的营养随访，营养随访是确定营养治疗有效性和饮食摄入是否充足的重要方法，它同时还承担着一部分教育和干预的内容。肿瘤患者伴胃肠功能障碍、晚期肿瘤患者有吞咽障碍等，需要接受长期的营养教育干预，以维持健康的饮食习惯和生活习惯。随访可分为家庭随访组和电话随访组。家庭随访组：患者居住在以医院为中心50公里范围内，由营养支持小组上门随访；电话随访组：患者居住在以医院为中心50公里范围外，由营养支持小组成员进行电话随访。由家庭营养支持小组成员对患者按营养支持路径定期随访家庭，其随访失访率、再住院率和导管并发症发生率要明显低于电话随访患者[27]。

随访内容包括疾病情况、营养评估及影响因素的评估。家庭随访要检测患者的体重变化，了解患者的营养、肝肾功能、电解质等情况，若发现异常，应及时调整营养方案。

对外地患者进行电话随访时可了解其营养的摄入情况，解答患者提出的问题，督促患者定期自测体温、体重，到当地医院复查血常规、血生化指标，并记录结果，进行前后对比，以了解患者的营养状况，并调整患者的营养处方。每次随访，家庭营养支持小组成员应根据患者营养状况以及原有基础疾病病情的变化对患者进行阶段性评估，以决定下一阶段营养治疗的继续、变更或终止。

患者刚开始做家庭营养时，由于对其不熟悉，容易产生焦虑。有一项针对头颈部肿瘤患者的随访调查[28]发现，在出院后第一周患者更易发生体重减轻、并发症等，建议随访时间可为出院后第2天、1次/周至2次/周，待患者及家属适应后改为1次/月[27]，这样能消除患者及其家属的顾虑，让患者迅速适应家庭营养。

（张　艳）

参考文献

1. Voelker DR，Lee TC，Snyder F. Fatty acid biosynthesis and dietary regulation in pulmonary adenomas. Arch Biochem Biophy，1976，176（2）：753-756.
2. Ravasco P，Monteiro-Grillo I，Camilo M，et al. Individualized nutrition intervention is of major benefit to colorectal cancer patients：long-term follow-up of a randomized controlled trial of nutritional therapy. Am J Clin Nutr，2012，96（6）：1346-1353.
3. 石汉平. 肿瘤营养疗法. 中国肿瘤临床，2014，41（18）：1141-1145.
4. Bozzetti F，Forbes A. The ESPEN clinical practice guidelines on parenteral nutrition：present status and perspectives for future research. Clin Nutr，2009，28（4）：359-364.
5. Gnagnarella P，Gandini S，La Vecchia C，et al. Glycemic index，glycemic load，and cancer risk：A meta-analysis. Am JClin Nutr，2008，87（6）：1793-1801.
6. 陈开宁，高勇义，黎艺，等. 低血糖指数膳食联合运动干预对初诊2型糖尿病胰岛素抵抗的影响. 现代预防医学，2010，37（3）：547-549.
7. Tsugane S，Inoue M. Insulin resistance and cancer：Epidemiological evidence. Cancer Sci，2010，101（5）：1073-1079.
8. Woolf EC，Syed N，Scheck AC. Tumor metabolism，the ketogenic diet and β-hydroxybutyrate：novel approaches to adjuvant braintumor therapy. Front Mol Neurosci，2016，9：122.
9. Finocchiaro C，Segre O，Fadda M，et al. Effect of n-3 fatty acids on patients with advanced lung cancer：A double-blind，placebo-controlled study. Br JNutr，2012，108（2）：327-333.
10. Menendez JA，Joven J，Aragonès G，et al. Xenohormetic and anti-aging activity of secoiridoid polyphenols present in extra virgin olive oil：a new family of gerosuppressantagents. Cell cycle，2013，12（4）：555-578.
11. Valastyan S，Weinberg RA. Tumor metastasis：molecular insights and evolving paradigms. Cell，2011，147

(2): 275-292.
12. Arends J, Bodoky G, Bozzetti F, et al. ESPEN guidelines on enteral nutrition: non-surgical oncology. Clin Nutr, 2006, 25 (2): 245-259.
13. 郭苗苗, 袁玲, 陈湘玉. 护士参与的个体化营养干预对癌症患者生命质量影响的 Meta 分析. 中国实用护理杂志, 2016, 32 (11): 868-871.
14. Ravasco P, Monteiro-Grillo I, Vidal PM, et al. Prospective, randomized, controlled trial in colorectal cancer patients undergoing radiotherapy. J Clin Oncol, 2015, 23 (7): 1431-1438.
15. Ravasco P, Monteiro-Grillo I, Camilo M. Individualized nutrition intervention is of major benefit to colorectal cancer patients: long-term follow-up of a randomized controlled trial of nutritional therapy. Am J Clin Nutr, 2012, 96 (6): 1346-1353.
16. 骆海燕, 姚红梅, 郑亚华, 等. 综合营养干预对消化道肿瘤化疗患者营养状况及生存质量的影响. 护理研究, 2014, 28 (8C): 2961-2964.
17. Ravasco P, Camilo ME. Tube feeding in mechanically ventilated critically ill patients: a prospective clinical audit. Nutr Clin Pract, 2003, 18 (5): 427-433.
18. Coben RM, Weintraub A, DiMarino AJ Jr, et al. Gastroesophageal reflux during gastrostomy feeding. Gastroenterology, 1994, 106 (1): 13-18.
19. Sobota L. 临床营养学基础. 蔡威, 译. 上海: 复旦大学出版社, 2007.
20. 石汉平, 孙冠青. 重视再喂养综合征的诊断与治疗. 新医学, 2009, 40 (10): 631-633.
21. Stanga Z, BrunnerA, Leuenberger M, et al. Nutrition in clinical practice-the refeeding syndrome: Illustrative cases and guidelines for prevention and treatment. Eur J Clin Nutr, 2008, 62 (6): 687-694.
22. Wu GH, Liu ZH, Wu ZH. Perioperative artificial nutrition in malnourished gastrointestinal cancer patients. World J Gastroenterol, 2006, 12 (15): 2441-2444.
23. 潘宏铭. 化疗肿瘤患者的营养治疗. 见: 中国临床肿瘤学进展. 北京: 人民卫生出版社, 2010: 385-388.
24. CSCO 肿瘤营养治疗专家委员会. 恶性肿瘤患者的营养治疗专家共识. 临床肿瘤学杂志, 2012, 17 (1): 59-73.
25. Colasanto JM, Prasad P, Nash M, et al. Nutritional support of patients undergoing radiation therapy for head and neck cancer. Oncology, 2005, 19 (3): 371-382.
26. Harila ML, Salo J, Lanning M. High health-related quality of life among long-term survivors of childhood acute lymphoblastic Leukemia. Pediatr Blood Cancer, 2010, 55 (2): 331-336.
27. 邹志英. 家庭肠内营养支持的临床应用研究. 上海: 第二军医大学出版社, 2007.
28. 蔡歆, 谢燕平. 头颈肿瘤患者家庭肠内营养调查分析与护理. 肿瘤药学, 2011, 1 (3): 229-231.

第二节 免疫营养配方组成及其特点

肿瘤本身及其相关治疗对患者的营养状态均可产生显著影响，据统计 80%的肿瘤患者可出现营养不良。所以，每位患者都应给予营养评估，以保证最佳的热量、蛋白质和液体摄入。此过程中，通过应用一些特定的免疫营养物质，改善肿瘤患者的营养状态，调节机体免疫系统活性，抑制机体炎性反应，谓之免疫营养治疗。免疫营养治疗应用于肿瘤患者，能促进蛋白质的合成和酶表达，促进免疫细胞和肠上皮细胞的增殖，既可达到改善营养、免疫及生活质量的目的，又有望延长肿瘤患者生存时间。氨基酸、脂肪酸、核苷酸、维生素及微量元素等营养素在肿瘤免疫营养治疗中的作用已日益受到关注。

一、谷氨酰胺免疫营养制剂

谷氨酰胺是肠黏膜上皮细胞直接的营养底物，能维护肠道免疫屏障功能，防止肠道细菌和毒素易位，减少肠源性感染。还可直接供能于淋巴细胞、单核细胞和巨噬细胞，通过促进淋巴细胞增殖、细胞因子释放以及吞噬细胞等的杀伤作用而发挥细胞免疫功能。谷氨酰胺可促进谷胱甘肽的合成，通过维持抗氧化系统参与机体的免疫保护。谷氨酰胺还能改善肿瘤患者代谢状况、减少放化疗毒副作用[1]。其在中性溶液中稳定，遇热、碱及长期储存时容易分解，因此在临床上，静脉氨基酸制剂中均不含有谷氨酰胺，而一般采用丙氨酰-谷氨酰胺或甘氨酰-谷氨酰胺的双肽制剂等[2]。临床上常用的丙氨酰-谷氨酰胺制剂推荐的每日剂量为0.3~0.4g/kg体重，在使用过程中，应注意本品是一种高浓度溶液，不可直接输注。在输注前，必须与可配伍的氨基酸溶液或含有氨基酸的输液相混合，然后与载体溶液一起输注，1体积的本品应与至少5体积的载体溶液混合（如100ml本品应加入至少500ml载体溶液）。

通过肠内补充谷氨酰胺的营养制剂主要是复方制剂，除谷氨酰胺外还含有维生素、微量元素等。其中，肠内营养制剂维沃（美国诺华制药）、爱伦多（味之素制药）、瑞高（华瑞制药）和士强（纽迪希亚制药）的谷氨酰胺含量较高。维沃和爱伦多都是由结晶氨基酸提供氮源的粉剂，不需要消化即可直接吸收，但口感稍差，个别患者会出现腹泻、腹胀的情况。每1kg本品含谷氨酰胺24.15g。两种制剂配制方法大体相同，通常将1袋维沃（80.4g）或1瓶爱伦多（80g）与温水配制成300ml营养液使用，最终能量密度为1kcal/ml。瑞高是整蛋白复方制剂，为乳状液体，能量密度为1.5kcal/ml，每100ml本品含谷氨酰胺1.44g。士强是一种肠内营养混悬液，能量密度1.25kcal/ml，每100ml本品含谷氨酰胺1.3g，值得注意的是本品鱼油含量较高（n-6∶n-3=3.5∶1），故对于肿瘤患者更加有益。常见谷氨酰胺营养制剂见表15-2-1。

表15-2-1 常见肠内谷氨酰胺营养制剂的比较

营养剂名称	氮源	剂型	能量密度	谷氨酰胺含量	特点
维沃	结晶氨基酸	粉剂	1kcal/ml	24.15g/kg	不需要消化
爱伦多	结晶氨基酸	粉剂	1kcal/ml	24.15g/kg	不需要消化
瑞高	整蛋白	乳剂	1.5kcal/ml	1.44g/100ml	高蛋白、高能量
士强	整蛋白	混悬液	1.25kcal/ml	1.3g/100ml	n-3脂肪酸、高精氨酸

二、精氨酸免疫营养制剂

精氨酸主要通过产生一氧化氮以诱导肿瘤细胞凋亡[3]和增强机体免疫功能[4]而发挥抗肿瘤作用。精氨酸参与淋巴细胞的代谢过程，可有效促进细胞免疫功能。在免疫防护、免疫调节、维持和保护肠道黏膜功能以及肿瘤的特异性免疫方面发挥重要作用。精氨酸可增加辅助性T细胞和细胞毒性T细胞的产生，促进淋巴细胞增殖，增强巨噬细胞和自然杀伤细胞对肿瘤细胞的溶解作用，精氨酸还可增加单核细胞分泌白介素2。但值得重视的是，对危重症肿瘤患者，精氨酸可能更多地给患者带来害处，因为高剂量的一氧化氮可以诱导大量炎性介质产生，加重对组织的损伤，而且危重症患者（如严重感染、休克、脓毒症等）内环境紊乱，导致精氨酸多条代谢通路受阻，而大量一氧化氮的蓄积，可加重机体损伤[5]。通常精氨酸作为肠外营养制剂，如盐酸精氨酸注射液 15~20g/d 加入全营养混合液中，通过肠外途径输入体内。而肠内使用的精氨酸营养制剂一般为复方制剂，常见的富含精氨酸等的免疫营养制剂见表 15-2-2。

表 15-2-2 常见的免疫营养主要组分（g/L）

	Impact®（Novartis Nutrition）	Immun-Acid（B Braun，Irvine，CA）
氨基酸	59	80
精氨酸	14.1	15
谷氨酰胺	—	12
脂肪	28	22
n-3 脂肪酸	2	1.1
碳水化合物	132	120
核苷酸	1.3	1

三、n-3 脂肪酸免疫营养制剂

n-3 不饱和脂肪酸（n-3 polyunsaturated fatty acids，n-3 PUFAs）属必需脂肪酸，包括 a 亚麻酸、二十碳五烯酸（eicosapentaenoic acid，EPA）和二十二碳六烯酸（docosahexaenoic acid，DHA）。n-3 PUFAs 可促进蛋白质合成，维持氮平衡，还可减少肝脏脂肪的合成，增加蛋白脂酶和肝脂酶的活性，增加血脂的分解及清除，增加肌肉、脂肪等周围组织对葡萄糖的摄取，抑制病理状态下的糖酵解。n-3 PUFAs 可通过改变细胞膜磷脂脂肪酸的构成及细胞膜流动性，影响细胞免疫功能，可抑制 T 淋巴细胞对有丝分裂原的反应性，抑制人树突状细胞多种基因的表达，减少细胞因子的释放，发挥抗炎作用。n-3 PUFAs 还可抑制肿瘤细胞增殖并促进其凋亡，并增加肿瘤细胞膜的流动性，使化疗药物向胞内的扩散增加，形成药物的胞内聚集，增强肿瘤对化疗药物的敏感性。肠外 n-3 脂肪酸营养制剂代表产品为尤文，能量密度为 1.12kcal/ml，每 100ml 尤文含亚麻酸≤0.2g，EPA 1.25~2.82g，DHA 1.44~3.09g，亚油酸 0.1~0.7g，花生四烯酸 0.1~0.4g，n-3 脂肪酸含量远高于 n-6 脂肪酸含量。本品每日输注 1~2ml/kg 体重，并且应和其他脂肪乳或含脂溶性维生素的脂肪乳混合使用。肠内营养制剂中 n-3 脂肪酸含量高的主要是瑞能，其是根据肿瘤患者的代谢特点而设计的免疫营养制剂，特点是低糖、高脂、高蛋白、高热量密度（1.3kcal/ml）、富含 n-3 脂肪酸（每 100ml 本品含 n-3 脂肪酸 0.3g，n-6：n-3=2.5：1），而且本品为水果口味，口感较好。

上述的几种免疫营养素均能通过各自的机制抑制肿瘤的生长，那么在补充这些免疫营养素时，我们是单用还是联合使用呢？中国肿瘤营养治疗指南推荐，应将谷氨酰胺、精氨酸、n-3 脂肪酸、核苷酸联合使用，单独使用的效果还有待研究和证实[6]。

肠内免疫营养是在标准肠内营养的基础上，为患者额外提供富含精氨酸、n-3 脂肪酸以及核苷酸等成分等免疫营养制剂。胃肠道肿瘤患者外科手术时，经常使用肠外营养（parenteral nutrition，PN）、标准肠内营养（standard enteral nutrition，SEN）和免疫营养（immunonutrition，IN），但最佳的术后营养支持仍不清楚。Yan 等对此进行了系统评估，纳入了 30 项随机对照研究，3854 例患者。结果显示，术后 SEN 显著降低术后感染和非感染性并发症、缩短住院天数，IN 更为有效。作者认为，消化道肿瘤患者术后应早期给予肠内营养，这可显著降低术后并发症，缩短住院时间，IN 为最佳处理方式；肠外营养应严格限制，仅限于少数严重不能耐受肠内营养的患者[7]。2015 年一项 Meta 分析归纳了 14 项临床对照研究，纳入了 1793 例患者，对于营养状况不良的患者，围术期补充肠内免疫营养与标准饮食比较可以显著降低术后感染率、吻合口瘘发生率、总体并发症发生率和病死率，且可以缩短住院天数。对于免疫营养状况良好的患者，在术后感染率、吻合口瘘发生率、总体并发症、病死率及术后住院天数方面，免疫营养与标准饮食无统计学差异。作者认为，对于营养不良等胃肠道恶性肿瘤患者，围术期肠内免疫营养干预可以改善患者的术后近期结局[8]。免疫营养可以改善围术期肿瘤患者的免疫状态，降低术后并发症，减少患者住院天数。而对于接受放化疗的癌症患者，免疫营养的作用又是如何呢？Galvas J 等将 28 例头颈部和食管癌患者随机分为两组，在整个放化疗期间（5~7 周），一组患者接受免疫调节的肠内营养配方（IN，Impact），另一组接受等能量等氮标准肠内营养配方（SEN）。结果显示，治疗开始和治疗结束，IN 组维系了 $CD4^+/CD8^+$T 淋巴细胞比率以及 CD3 膜蛋白表达；IN 组患者增加了多形核细胞 CD62L 和 CD15 表达和 ROS 产生。治疗结束时，IN 组患者的外周血单个核细胞产生的促炎性前列腺素 E 保持稳定，而低于 SEN 组。而且，IN 组较 SEN 组的基因编码等免疫受体、外周血单个核细胞的抗过氧化物酶和 NADPH 氧化酶亚单位表达上升。作者认为，免疫营养通过调节免疫细胞表型和功能增强免疫细胞反应。免疫营养可能使机体更为适应放化疗所诱导的系统炎症和氧化应激[9]。

与传统的肠内营养制剂相比，免疫营养制剂富含精氨酸、n-3 脂肪酸和核苷酸（表 15-2-1），但何种免疫营养成分主导免疫增强效应尚不清楚，缺乏大型临床研究来证实。一些免疫营养制剂还可含有硒、锌、铁等其他的抗氧化剂和（或）营养添加剂，这些成分也可能对机体免疫功能产生重要的影响（表 15-2-3）。

表 15-2-3　营养添加剂对免疫功能的影响

添加剂	功能
锌	降低镰状细胞疾病的感染
锌+硒	降低感染
葡聚糖+硒	刺激免疫
维生素 E	降低肾脏感染
铁	刺激免疫

（李　勇）

参考文献

1. Tutanc OD, Aydogan A, Akkucuk S, et al. The efficacy of oral glutamine in prevention of acute radiotherapy-induced esophagitis in patients with lung cancer. Contemp Oncol (Pozn), 2013, 17 (6): 520-524.
2. 管清海，张长习，陈强谱. 免疫营养制剂的临床应用. 临床药物治疗杂志，2013，11（2）：32-36.
3. Chao JI, Kuo PC, Hsu TS. Down-regulation of survivin in nitric oxide-induced cell growth inhibition and apoptosis of the human lung carcinoma cells. J Biol Chem, 2004, 279 (19): 20267-20276.
4. Kung SP, Wu CW, Lui WY. Arginine modulated cyclosporine-induced immune suppression in rats transplanted with gastric cancer cells. In Vivo, 2001, 15 (1): 39-44.
5. 彭曦. 精氨酸—免疫营养中的“双刃剑”. 肠外与肠内营养，2010，17（6）：321-322.
6. 中国抗癌协会，中国抗癌协会肿瘤营养与支持治疗专业委员会，中国抗癌协会肿瘤康复与姑息治疗专业委员会，等. 中国肿瘤营养治疗指南. 北京：人民卫生出版社，2015
7. Yan X, Zhou FX, LAN T, et al. Optimal postoperative nutrition support for patients with gastrointestinal malignancy: A systemic review and meta-analysis. Clin Nutr, 2017, 36 (3): 710-721.
8. 周志军，张常华，夏光概，等. 肠内免疫营养对胃肠道恶性肿瘤病人术后近期结局影响的 Meta 分析. 中国实用外科杂志，2005，35（1）：94-103.
9. Talvas J, Garrait G, Goncalves-Mendes N, et al. Immunonutrition stimulates immune functions and antioxidant defense capacities of leukocyte in radiochemotherapy-treated head & neck and esophageal cancer patients: A double-blind randomized clinical trial. Clin Nutr, 2015, 34 (5): 810-817.

第三节　免疫营养治疗途径

免疫营养素的营养途径主要分为肠内营养途径和肠外营养途径。

一、肠内营养途径

主要通过口服、管饲（鼻胃管管饲、鼻肠管管饲）和胃造瘘、空肠造瘘等。

口服营养补充（oral nutritional supplements，ONS）主要适用于能经口进食、消化道无明显梗阻且胃肠功能正常的肿瘤患者。近年来，典型的要素型 EN 营养制剂和整蛋白型 EN 营养制剂在临床实践中都可以采用 ONS 途径进行使用。ESPEN 高度肯定了 ONS 途径在肿瘤患者中的应用，并在其指南中作为肿瘤放疗患者的首要营养途径予以推荐[1]。ONS 制剂并不能取代饮食摄入或肠内营养，仅可作为饮食摄入不足的补充。通过经口摄食仍不能达到目标营养摄入量的患者，推荐使用 ONS。ONS 是胃肠功能正常肿瘤患者接受肠内营养的首选途径。ONS 对于存在营养不良和处于营养不良风险的患者是有益的。

鼻胃/肠管是短期内肠内营养的首选途径，主要适用于不能经口进食，胃肠功能完整的患者，对于出现昏迷、食管狭窄、食管肿瘤的患者，往往置管难度大，可以利用 X 线、胃镜、视频喉镜等提高置管成功率。鼻肠管主要适用于胃排空延迟、障碍和胃反流，胃内喂养有吸入风险（早产儿、婴儿和老人）而肠道功能正常的肿瘤患者。其置管方法有常规盲视置管法、X 线透视法、内镜引导法和手术置管法等[2]。鼻胃/肠管是临床中最常用的管饲途径，但易造成鼻咽部刺激、溃疡、出血等，对于接受放化疗的肿瘤患者可能会加重已有的口腔黏膜炎症。在 ESPEN 指南中，不常规推荐放化疗患者建立经鼻的肠内喂养途径[1]。鼻肠管与鼻胃管的比较研究中，尚没有确切的证据证明二者在肿瘤患者 EN 中孰优孰劣，但对于存在胃潴留或胃蠕动较差的患者，推荐选择鼻肠管。CSPEN 指南认为，对于短期 EN 治疗的患者，可采用鼻胃管管饲，为减少误吸，可将患者头部抬高 30°~45°[3]。

经皮内镜下胃造瘘术（percutaneous endoscopic gastrostomy，PEG）对肿瘤患者来说适用于头颈部肿瘤及不能耐受鼻饲管等的患者。患有头颈部肿瘤的患者，胃肠功能一般是正常的，当需要长期肠内营养时，往往因为鼻胃管并发症多，并有增加肺部感染的可能，而较多选择胃造瘘以解决长期肠内营养支持通路的问题[4]。胃造瘘术的并发症主要是切口感染、管道梗阻、腹膜炎等。ESPEN 推荐 PEG 作为放疗患者肠内营养的首选途径，并在 2006 年肿瘤肠内营养指南中加以强调[1]。经皮内镜下空肠造瘘（percutaneous endoscopic jejunostomy，PEJ）基于 PEG 发展而来，适用于胃潴留、胃蠕动障碍、胃恶性肿瘤、食管或胃切除术后、胃食管反流、小肠高位梗阻等的肿瘤患者。并发症主要是感染、腹胀、腹泻、电解质紊乱等[5,6]。目前对于 PEG 和 PEJ 的比较缺乏高等级的 RCT 证实。一般而言，PEJ 的选择主要基于患者是否存在 PEG 的禁忌证而适合使用 PEJ。

肠内营养投给途径可分为 3 种，即一次投给、间断输注和连续输注。一次投给是指用注射器将 200~300ml 营养液一次性推注至人体消化道，一般每天投给 6~8 次。适用于鼻胃管管饲或胃造瘘管饲，优点是操作简单，不足之处是输入速度过快会导致腹胀、腹泻等并发症。间断输注是指将营养液置于输液瓶或输液袋中，经输液管与喂养管连接后，通过重力作用将营养液滴入胃肠道内。每次滴注 200~500ml 营养液，一般在 30~60 分钟内输注完，每天约滴注 4~6 次。适用于鼻胃管或胃造瘘管饲，其和一次投给途径都是接近饮食习惯，患者较自由。但可能发生胃排空迟缓。连续输注是通过营养泵将营养液 24 小时持续输注至胃肠道的方式，主要适用于空肠造瘘的危重患者。其优点是能很好地控制输注速度，较大程度减少胃肠道不良反应的发生率。

二、肠外营养途径

肠外营养（parenteral nutrition，PN）主要是通过静脉途径给予患者营养物质，若全部营养物质从肠外提供，则称为全胃肠外营养（total parenteral nutrition，TPN）。尽管临床营养领域一致认为当肠道具有正常或部分消化吸收功能时，应优先采用 EN 支持，PN 不作为常规的营养支持手段。但下列情形，PN 可能是有益的：①预防并治疗营养不良/恶液质；②提高对抗肿瘤治疗的耐受；③控制抗肿瘤治疗中的某些不良反应；④改善生活质量[7]。患者可能出现长期的 EN 摄入不足时，需采用 PN 的支持[7]。肿瘤患者 PN 支持目标能量应为 20~30kcal/kg。恶性肿瘤患者 PN 能量的支持策略采用较高的脂肪供能比例（占非蛋白功能的 50%），具有较好的节氮效能，有助于患者的预后。ESPEN 和 ASPEN 均认为，恶性肿瘤患者若需要长时间 PN 支持时，可优先考虑较高脂肪供能比例（葡萄糖：脂肪酸=1：1）的功能策略[8]。现有的指南并不推荐肿瘤患者在放化疗过程中常规应用 PN 支持[7]。但当在放疗过程中，出现严重的黏膜炎症，应考虑 PN 支持。在完全肠内营养（total enteral nutrition，TEN）不能满足目标需要量的条件下，应在 EN 的基础上同时给予 PN，即补充性肠外营养（supplemental parenteral nutrition，SPN）。尽管完全饮食或完全肠内营养是理想的方法，但在临床实践过程中 PEN+SPN 是更为现实的选择，肿瘤患者尤为如此。

肠外营养途径主要适用于胃肠道梗阻、胃肠道吸收功能障碍、消化道瘘、严重感染与脓毒症等的肿瘤患者。肠外营养输注途径有周围静脉途径和中心静脉途径。周围静脉途径主要适用于肠外营养治疗不超过 2 周的患者。其优势是方法简单，容易操作，但有患静脉炎的风险。中心静脉途径是经颈内静脉或锁骨下静脉留置深静脉导管，主要用于长期肠外营养及高渗性营养液的输入。不足之处是操作难度大，需要有一定技术经验的医师操作，而且有发生导管相关性感染的可能。

三、营养途径的选择

肠内营养途径和肠外营养途径是营养治疗的两种方式，对于肿瘤患者，我们要综合患者的病情、胃肠道功能和患者的耐受程度等考虑给予何种方式。

肠内营养与肠外营养相比各有利弊，肠内营养更符合生理，有利于肠蠕动功能的恢复，改善肠黏膜屏障功能，促进胃肠道激素的分泌，而且并发症少、价格低廉。因此，只要“肠道有功能，且能安全使用时，即使用它”[9]。当然，在面对患者无肠内营养的适应证时，我们应选择肠外营养途径，但是，肠外营养也有它的弊端，诸如中心静脉置管并发症、中心静脉血栓形成、代谢性并发症等，并且肠外营养不利于肠道黏膜功能的恢复，并可能导致肠道菌群易位，从而继发全身炎症反应综合征[10]。

目前，免疫营养治疗已成为一大研究热点，虽然在许多方面取得了很大的进展，但还有很多问题和未知的领域值得研究和探讨，比如针对个体差异的肿瘤患者如何选择最适宜的免疫营养制剂，以及如何更加合理地搭配不同的免疫营养制剂等，皆尚不明确。所以，免疫营养治疗肿瘤的价值仍需进行更为广泛的研究[11]。

（李　勇）

参考文献

1. Arends J, Bodoky G, Bozzetti F, et al. ESPEN Guidelines on Enteral Nutrition：Non-surgical oncology. ClinNutr, 2006, 25（2）：245-249.

2. 马云飞，陈忠勇. 肠内营养支持途径与并发症. 实用医学杂志，2013，29（14）：2400-2402.

3. 蒋朱明. 临床诊疗指南：肠外肠内营养学分册（2008 版）. 北京：人民卫生出版社，2009.

4. 江志伟，汪志明，丁凯，等. 头颈部恶性肿瘤患者经皮内镜下胃造口途径进行肠内营养的临床研究. 解放军医学杂志，2006，31（1）：67-68.

5. 王嘉锋，章琎. 空肠造瘘术的并发症. 中国普通外科杂志，2007，16（9）：901-903.

6. Pearce CB, Duncan HD. Enteral feeding. Nasogastric, nasojejunal, percutaneous endoscopic gastrostomy, or jejunostomy：its indications and limitations. Postgrad Med J, 2002, 78（918）：198-204.

7. Bozzetti F, Arends J, Lundholm K, et al. ESPEN Guidelines on Parenteral Nutrition：non-surgical oncology. Clin Nutr, 2009, 28（4）：445-454.

8. August DA, Huhmann MB. A. S. P. E. N. clinical guidelines：nutrition support therapy during adult anticancer treatment and in hematopoietic cell transplantation. JPEN J Parenter Enteral Nutr, 2009, 33（5）：472-500.

9. 黎介寿. 肠内营养—外科临床营养支持的首选途径. 中国实用外科杂志，2003，23（2）：67.

10. 黎介寿. 临床营养支持的发展趋势. 肠外与肠内营养，2010，17（1）：1-4.

11. 邓文英，李宁，夏欣欣，等. 肿瘤免疫营养现状及进展. 肿瘤学杂志，2014，20（8）：619-624.

第四节 免疫营养治疗疗效评价

营养治疗作为肿瘤治疗的基本手段为肿瘤患者提供足够的营养物质，可改善患者的营养状况及预后，然而，肿瘤患者大多存在免疫抑制与失控的炎症反应，加上手术、放化疗等干预措施都会进一步损害患者的免疫系统，增加复发率及死亡风险，因而需要免疫营养治疗。总的来说，免疫失衡、炎性反应及代谢异常贯穿于肿瘤发生发展的整个病程，免疫营养治疗不仅仅是提供营养素，还能通过调控应激状态下的机体代谢过程、炎性介质的产生和释放过程以及刺激免疫细胞、增强免疫应答能力、维持肠道屏障功能和抗氧化作用，从而改善患者的临床结局。

营养治疗是一种整体治疗、全身治疗，其疗效评价也要求整体评价。疗效评价包括如下 10 个方面：摄食情况、实验室（生物化学）评价、能耗水平（代谢率）、人体学测量、人体成分分析、体能评价、心理评价、生活质量评价、病灶（体积及代谢活性）评价及生存时间。免疫营养治疗的疗效评价除外一般营养评价参数，还要评价免疫相关参数，具体详见本书第八章。本节讨论一般营养治疗的疗效评价。

根据治疗后变化的速度不同，可以将营养治疗疗效评价指标分为三类：①快速变化指标：包括体重、摄食量、代谢率及实验室参数，如血常规、电解质、肝功能、肾功能、炎症参数（IL-1、IL-6、TNF、CRP）[1-4]、营养套餐（白蛋白、前白蛋白、转铁蛋白、视黄醇结合蛋白、游离脂肪酸）、血乳酸等，每周检测 1~2 次；②中速变化指标：包括人体测量参数、人体成分分析、生活质量评估、体能评估、心理评估、肿瘤病灶（体积及代谢活性）评估，每 4~12 周评估一次；③慢速变化指标：生存时间，每年评估一次。

一、快速变化指标

快速变化指标：每周检测 1~2 次。

（一）体重

体重变化是营养风险筛查的一个主要指标。影响体重的因素较多，如季节、疾病、进食，1 天内体重也会随进食、大小便和出汗等有变化。测量方法：清晨空腹，排空大小便，穿单衣裤立于体重计中心，读数。因不同的体重计有误差，应使用同一个体重计。对于短期应用营养支持和轻微营养不良患者，该指标变化不明显。

（二）实验室参数（详见第十五章）

（三）摄食情况

对口服能量摄入做到定性评估或定量评估，可以通过记录食物和液体量、24 小时膳食回顾法等，来评估患者能量摄入及膳食结构是否合理。

（四）静息能量消耗（resting energy expenditure，REE）

恶性肿瘤患者处于高代谢状态，加上肿瘤患者放化疗、手术等应激反应的存在，会导致 REE 增加。

二、中速变化指标

中速变化指标：每 4~12 周评估一次。

（一）人体测量参数

人体参数测量是患者营养状况评估的重要组成部分，主要包括身高、肱三头肌皮褶厚度等指标的测定。

1. 身高

（1）直接测量法：适合能站立的患者。

（2）间接测量法：适用于不能站立者。方法有以下三种：①上臂距：上臂向外侧伸处与身体呈 90°角，测量一侧至另一侧最长指间距离；②身体各部累计长度：用软尺测定腿、足跟、骨盆、脊柱和头颅的长度，各部分长度之和为身高估计值；③膝高：屈膝 90°，测量从足跟至膝部大腿表面的距离，国内推荐公式为身高：62.59-[0.01×年龄]/[2.09×膝高（cm）]（男性），69.28-［0.02×年龄]/[1.50×膝高（cm）]（女性）。

2. 肱三头肌皮褶厚度测量　是常用的评估脂肪贮备及消耗的指标。被检查者双臂自然下垂，掌心应向大腿侧，检查者从后面检测上臂中点外侧，以左手拇指将皮肤连同皮下组织捏起，然后从拇指下测量 1cm 左右处的皮褶厚度，取 3 次平均值，精确至 0.1mm。如患者卧床，则将右前臂舒适地横置在胸部。

评估标准：男性为 12.5mm，女性为 16.5mm；测量值>标准值 90%为营养正常，81%~89%为轻度体脂消耗，60%~80%为中度体脂消耗，<60%为重度体脂消耗，若<5mm 表示无脂肪可测，体脂肪消耗殆尽，测量值超过标准值的 120%，则为肥胖。

（二）人体成分分析

人体成分分析是应用生物电阻抗分析（bioelectrical impedance analysis，BIA）的无创方法，结合身高、体重、性别、年龄等补偿系数，运用身体导电的部分和绝缘的部分阻抗不同的原理，计算身体内各种成分的重量和比例。身体脂肪和皮肤含有的水分和电解质少，所以导电性差、阻抗高，而骨骼肌和内脏中含有大量的水分和电解质，导电性很好。即便是体重相同的人，脂肪成分高的人阻抗大。BIA 能在一分钟之内进行测量体重、肥胖度判断、基础代谢、肌肉量、推定骨骼量、身体脂肪率、内脏脂肪水平等。

为保证测量结果的准确性和安全性，应注意以下问题：①空腹或餐后 2 小时测量，排空大小便。因为食物、尿液等不能成为电流的通路，人体成分分析仪可能将其当成脂肪，影响分析结果。在测试前的 24 小时内不允许喝酒，避免剧烈运动；②皮肤干燥或油性很大，会导致测试无法进行，用水或酒精擦拭再测试；③妊娠妇女及带有心脏起搏器患者不宜进行测量，以免电流对胎儿有害和使起搏器的功能发生紊乱。

（三）生活质量评估

生活质量作为综合反映个体和群体的心理、生理和社会功能状态的健康指标和预后指标，已广泛应用于国内外医学界。评估表详见本章第一节。

（四）体能评估（KPS 评分，表 15-4-1）

表 15-4-1　体能评估

体力状况	评分（分）
正常，无症状和体征	100
能进行正常活动，有轻微症状和体征	90
勉强可进行正常活动，有一些症状或体征	80

续表

体力状况	评分（分）
生活可自理，但不能维持正常生活工作	70
生活能大部分自理，但偶尔需要别人帮助	60
常需人照料	50
生活不能自理，需要特别照顾和帮助	40
生活严重不能自理	30
病重，需要住院和积极的支持治疗	20
重危，邻近死亡	10
死亡	0

得分越高，体能状况越好，越能忍受治疗给身体带来的不良反应，因而也就有可能接受彻底的治疗。得分越低，体能状况越差，若低于 60 分，许多有效的抗肿瘤治疗就无法实施。

（五）肿瘤病灶评估（双径法）

肿瘤病灶的疗效评价的标准沿用实体肿瘤疗效评价标准（response evaluation criteria in solid tumor，RECIST），及 2009 年出版的 RECIST 标准 1.1 版（摘录自 RECIST 1.1 标准，向标准编写者和中文版译者致谢）。

治疗疗效分为：完全缓解（complete remission，CR），部分缓解（partial remission，PR），病情稳定（stable disease，SD），疾病进展（progression disease，PD）。

1. 肿瘤在基线水平的可测量性

（1）定义：在基线水平上，肿瘤病灶/淋巴结将按以下定义分为可测量和不可测量两种：

1）可测量病灶：肿瘤病灶：至少有一条可以精确测量的径线（记录为最大径），其最小长度如下：

CT 扫描 10mm（CT 扫描层厚不大于 5mm）；

临床常规检查仪器 10mm（肿瘤病灶不能用测径仪器准确测量的应记录为不可测量）；

胸部 X-射线 20mm；

恶性淋巴结：病理学增大且可测量，单个淋巴结 CT 扫描短径须≥15mm（CT 扫描层厚推荐不超过 5mm）。基线和随访中，仅测量和随访短径。

2）不可测量病灶：所有其他病灶，包括小病灶（最长径<10mm 或者病理淋巴结短径≥10mm 至<15mm）和无法测量的病灶。无法测量的病灶包括：脑膜疾病、腹水、胸膜或者心包积液、炎性乳腺癌、皮肤/肺的癌性淋巴管炎、影像学不能确诊和随诊的腹部包块，以及囊性病变。

（2）测量方法说明：①病灶测量临床评价时，所有肿瘤测量都要以 mm 记录。所有关于肿瘤病灶大小的基线评定都应尽量在接近治疗开始前完成，且必须在治疗开始前的 28 天内（4 周）完成。②评价方法对病灶基线评估和后续测量应采用同样的技术和方法。除了不能用影像学检查，而仅能用临床检查来评价的病灶之外，所有病灶必须使用影像学检查进行评价。

临床病灶：临床病灶只有位于浅表且测量时直径≥10mm 时才能认为是可测量病灶

（如皮肤结节等）。对于有皮肤病灶的患者，建议用含有标尺测量病灶大小的彩色照片作为存档。当病灶同时使用影像学和临床检查评价时，由于影像学更客观且研究结束时可重复审阅，应尽可能选用影像学评价。

胸部X线片：当肿瘤进展作为重要研究终点时，应优先使用胸部CT，因为CT比X线更敏感，尤其对于新发病灶。胸部X线片检测仅当被测量病灶边界清晰且肺部通气良好时适用。

CT、MRI：CT是目前用于疗效评价最好的可用可重复的方法。本指导原则对可测量性的定义建立在CT扫描层厚≤5mm的基础上。如果CT层厚大于5mm，可测量病灶最小应为层厚的2倍。MRI在部分情况下也可接受（如全身扫描）。

超声：超声不应作为一种测量方法用于测量病灶大小。超声检查因其操作依赖性，在测量结束后不具备可重复性，不能保证不同测量间技术和测量的同一性。如果在试验期间使用超声发现新病灶，应使用CT或者MRI进行确认。如果考虑到CT的放射线暴露，可以使用MRI代替。

内镜、腹腔镜检查：不建议使用这些技术用于肿瘤客观评价，但这种方法在取得的活检标本时可以用于确认CR，也可在研究终点为CR后复发或手术切除的试验中，用于确认复发。

肿瘤标志物：肿瘤标志物不能单独用来评价肿瘤客观缓解。但如果标志物水平在基线时超过正常值上限，用于评价完全缓解时必须回到正常水平。因为肿瘤标志物因病而异，在将测量标准写入方案中时需考虑到这个因素。有关CA-125缓解（复发性卵巢癌）及PSA缓解（复发性前列腺癌）的特定标准已经发表。且国际妇科癌症组织已制定了CA-125进展标准，即将被加入到卵巢癌一线治疗方案的肿瘤客观评价标准中。

细胞学/组织学技术：在方案规定的特定情况下，这些技术可用于鉴定PR和CR（如生殖细胞肿瘤的病灶中常存在残留的良性肿瘤组织）。当渗出可能是某种疗法潜在的不良反应（如使用紫杉烷化合物或血管生成抑制剂的治疗），且可测量肿瘤符合缓解或疾病稳定标准时，在治疗过程中肿瘤相关的渗出出现或加重，可通过细胞学技术来确诊，以区分缓解（或疾病稳定）和疾病进展。

2. 肿瘤缓解评估

（1）全部肿瘤和可测量病灶的评估：为评价客观缓解或未来可能的进展，有必要对所有肿瘤病灶肿瘤的总负荷进行基线评估，为后面的测量结果作参照。在以客观缓解作为主要治疗终点的临床方案中，只有在基线时具有可测量病灶的患者才能入选。可测量病灶定义为存在至少一处可测量的病灶。而对于那些以疾病进展（疾病进展时间或固定日期进展程度）为主要治疗终点的试验，方案入选标准中必须明确是仅限于有可测量病灶的患者，还是没有可测量病灶也可以入选。

（2）靶病灶和非靶病灶的基线记录：基线评估时有超过一个以上可测量病灶时，应记录并测量所有病灶，总数不超过5个（每个器官不超过2个），作为靶病灶代表所有累及器官（也就是说只有一个或两个累及器官的患者最多选择两个或四个靶病灶作为基线测量病灶）。

靶病灶必须基于尺寸进行选择（最长直径），能代表所有累及器官，且测量必须具有良好的重复性。有时候当最大的病灶不能重复测量时可重新选择一个可重复测量的最大病灶。

淋巴结因其为正常组织且即使没有肿瘤转移仍可为影像察觉而需要特别关注。定义为可测量结节甚至是靶病灶的病理性淋巴结必须符合以下标准：CT 测量短直径≥15mm。基线只需要检测短直径。放射学家通常借助结节的短直径来判断该结节是否已有肿瘤转移。结节尺寸一般用影像检测的两维数据来表示（CT 用轴平面，MRI 则从轴面、矢状面或冠状面中选择一个平面）。取最小值即为短直径。例如，一个 20mm 面中选择一个平的腹部结节短直径为 20mm，可视为恶性的、可测量的结节。在这个例子中，20mm 即是结节的测量值。直径≥10mm 但<15mm 的结节不应该视为靶病灶。而<10mm 的结节则不属于病理结节范畴，不必予以记录和进一步观察。

所有靶病灶的直径经过计算所求之和（包括非结节病灶的最长直径和结节病灶的短直径）将作为基线直径总和上报。如含有淋巴结直径，如上面提到的，只将短直径计算在内。基线直径总和将作为疾病基线水平的参考数值。

其余所有的病灶包括病理淋巴结可视为非靶病灶，不需要进行测量，但应在基线评估时进行记录。如记录为“存在”，“缺失”或极少数情况下“明确进展”。广泛存在的靶病灶可与靶器官记录在一起（如大量扩增骨盆淋巴结或大规模肝转移）。

3. 缓解标准

（1）靶病灶评估

完全缓解（CR）：所有靶病灶消失，全部病理淋巴结（包括靶结节和非靶结节）短直径必须减少至<10mm。

部分缓解（PR）：靶病灶直径之和比基线水平减少至少 30%。

疾病进展（PD）：以整个试验研究过程中所有测量的靶病灶直径之和的最小值为参照，直径和相对增加至少 20%（如果基线测量值最小就以基线值为参照）；除此之外，必须满足直径和的绝对值增加至少 5mm（出现一个或多个新病灶也视为疾病进展）。

疾病稳定（SD）：靶病灶减小的程度没达到 PR，增加的程度也没达到 PD 水平，介于两者之间，研究时可以直径之和的最小值作为参考。

（2）靶病灶评估的注意事项：淋巴结：即使鉴定为靶病灶的淋巴结减小至 10mm 以内，每次测量时仍需记录与基线对应的实际短直径的值（与基线测量时的解剖平面一致）。这意味着如果淋巴结属于靶病灶，即使达到完全缓解的标准，也不能说病灶已全部消失，因为正常淋巴结的短直径就定义为<10mm。在 CRF 表或其他的记录方式中需在特定位置专门记录靶淋巴结病灶：对于 CR，所有淋巴结短直径必须<10mm；对于 PR、SD 和 PD，靶淋巴结短直径实际测量值将被包含在靶病灶直径的和之中。

小到无法测量的靶病灶：临床研究中，基线记录过的所有病灶（结节或非结节）在后面的评估中都应再次记录实际测量值，即使病灶非常小（如 2mm）。但有时候可能太小导致 CT 扫描出的图像十分模糊，放射科医生也很难定义出确切的数值，就可能报告为“太小而测量不到”。出现这种情况时，在 CRF 表上记录上一个数值是十分重要的。如果放射科医生认为病灶可能消失了，那也应该记录为 0mm。如果病灶确实存在但比较模糊，无法给出精确的测量值时，可默认为 5mm。（注：淋巴结出现这种情况的可能性不大，因其正常情况下一般都具有可测量的尺寸，或者像在腹膜后腔中一样常常为脂肪组织所包绕；但是如果也出现这种无法给出测量值的情况，也默认为 5mm）。5mm 的默认值源于 CT 扫描的切割厚度（这个值不因 CT 不同的切割厚度值而改变）。由于同一测量值重复出现的几率不大，提供这个默认值将降低错误评估的风险。但需要重申的是，如果放射医生能给出病灶大小的确切数值，即使病灶直径小于5mm，也必须记录实际值。

分离或结合的病灶：当非结节性病灶分裂成碎片状时，将各分离部分的最长径加起来计算病灶的直径之和。同样，对于结合型病灶，通过各结合部分间的平面可将其区分开来，然后计算各自的最大直径。但如果结合得密不可分，最长径应取融合病灶整体的最长径。

（3）非靶病灶的评估：这部分对非靶病灶肿瘤的缓解标准进行了定义。虽然一些非靶病灶实际可测量，但不需要测量，只需在方案规定的时间点进行定性评估即可。

完全缓解（CR）：所有非靶病灶消失，且肿瘤标记物恢复至正常水平。所有淋巴结为非病理尺寸（短径<10mm）。

非完全缓解/非疾病进展：存在一个或多个非靶病灶和（或）持续存在肿瘤标记物水平超出正常水平。

疾病进展：已存在的非靶病灶出现明确进展。注：出现一个或多个新病灶也被视为疾病进展。

（4）关于非靶病灶进展评估的特别注意事项：关于非靶病灶进展的定义补充解释如下：当患者存在可测量非靶病灶时，即使靶病灶评估为稳定或部分缓解，要在非靶病灶的基础上作出明确进展的定义，必须满足非靶病灶整体的恶化程度已达到必须终止治疗的程度。而一个或多个非靶病灶尺寸的一般性增大往往不足以达到进展标准，因此，在靶病灶为稳定或部分缓解时，仅依靠非靶病灶的改变就能定义整体肿瘤进展的情况几乎是十分稀少的。

当患者的非靶病灶均不可测量时：在一些Ⅲ期试验中，当入选标准中没有规定必须存在可测量病灶时，就会出现这种情况。整体评估还是参照上文标准，但因为这种情况下没有病灶的可测量数据，非靶病灶的恶化不容易评估（根据定义：必须所有非靶病灶都确实无法测量）。因此当非靶病灶改变导致整体疾病负荷增加的程度相当于靶病灶出现疾病进展时，依据非靶病灶作出明确进展的定义，需要建立一种有效的检测方法来进行评估。如描述为肿瘤负荷增加相当于体积额外增加73%（相当于可测量病灶直径增加20%）。又比如腹膜渗出从“微量”到“大量”；淋巴管病变从“局部”到“广泛播散”；或在方案中描述为“足够至改变治疗方法”。例子包括胸膜渗出液从痕量到大量，淋巴受累从原发部位向远处扩散，或者在方案中可能被描述为“有必要进行治疗方面的改变”。如果发现有明确的进展，该患者应该在那个时点总体上视为疾病进展。最好具有客观标准可适用于不可测量的病灶的评估，注意，增加的标准必须是可靠的。

（5）新病灶：新的恶性病灶的出现预示着疾病的进展；因此针对新病变的一些评价是非常重要的。目前没有针对影像学检测病灶的具体标准，然而一种新的病灶的发现应该是明确的。比如说，进展不能归因于影像学技术的不同，成像形态的改变，或者肿瘤以外的其他病变（如：一些所谓新的骨病灶仅仅是原病灶的治愈，或原病灶的复发）。当患者的基线病灶出现部分或完全反应时，这一点非常重要的，例如：一例肝脏病灶的坏死可能在CT报告上定为新的囊性病变，而其实不是。

在随访中已检测到的而在基线检查中未发现的病灶将视为新的病灶，并提示疾病进展。例如一个在基线检查中发现有内脏病灶的患者，当他做CT或MRI的头颅检查时发现有转移灶，该患者的颅内转移病灶将被视为疾病进展的依据，即使他在基线检查时并未做头颅检查。

如果一个新的病灶是不明确的，比如因其形态小所致，则需要进一步的治疗和随访评价以确认其是否是一个新的病灶。如果重复的检查证实其是一个新的病灶，那么疾病进展的时间应从其最初发现的时间算起。

病灶进行 FDG-PET 评估一般需要额外的检测进行补充确认，FDG-PET 检查和补充 CT 检查结果相结合评价进展情况是合理的（尤其是新的可疑病灶）。新的病灶可通过 FDG-PET 检查予明确的，依据以下程序执行：

基线 FDG-PET 检查结果是阴性的，接下来随访的 FDG-PET 检查是阳性的，表明疾病进展。

没有进行基线的 FDG-PET 检查，后续的 FDG-PET 检查结果是阳性的：

如果随访的 FDG-PET 阳性检查结果发现的新的病灶与经 CT 检查结果相符，证明是疾病进展。

如果随访的 FDG-PET 的阳性检查结果发现的新的病灶未能得到 CT 检查结果的确认，需再行 CT 检查予以确认（如果得到确认，疾病进展时间从前期 FDG-PET 检查发现异常算起）。如果随访的 FDG-PET 的阳性检查结果与经 CT 检查已存在的病灶相符，而该病灶在影像学检测上无进展，则疾病无进展。

（六）PET-CT 代谢活性

PET/CT 的全称是正电子发射断层显像/X 线计算机体层成像，是将 PET（功能代谢显像）与螺旋 CT 的精细结构显像两种显像技术融于一体，原理是 CT 提供病灶的精确解剖定位，而 PET 提供病灶详尽的功能与代谢等分子信息，以解剖形态方式进行功能、代谢和受体显像的技术，并具有无创伤性的特点。大多数肿瘤的发生是从基因突变到代谢异常，再到形态改变的发展过程，常规的解剖影像只有到肿瘤出现形态改变时，才能发现病灶，不能做到“早发现、早诊断”。PET-CT 是利用能够释放正电子的显像剂来成像的，其主要的显像剂是^{18}氟代脱氧葡萄糖（^{18}F-FDG）。^{18}F-FDG 是临床应用最广泛、最成熟的正电子显像剂，研究发现，在体内循环中，恶性肿瘤摄取的^{18}F-FDG 远多于其他组织。因此，PET/CT 可以检查出不同病灶的代谢活性，同时显示肿物的形态学和生理代谢变化，从而对疗效进行早期评估以及为鉴别诊断提供重要信息。它是目前唯一用于多种恶性肿瘤的诊断、分期、再分期、疗效评估、监测转移及复发的一种有效方法。Aquito[5]等发现，PET-CT 图像融合对转移性淋巴结检测的灵敏度、特异性、阳性预测值和阴性预测值均要优于 CT 或 PET，有助于提高肺癌早期诊断率，且能显著提高肺癌患者的放射学分期。NCCN 指出：PET-CT 可作为头颈部肿瘤治疗的评价标准。PET-CT 还能根据代谢水平的不同，对肿瘤组织的不同部分及其周围组织加以区分，从而实现对肿瘤生物靶区的精确定位，在消灭肿瘤组织的同时，最大限度地保护正常组织。PET-CT 可以发现肿瘤的淋巴结转移和远处转移，为临床提供更为全面客观的术前分期。不过，PET-CT 存在一定的假阳性，主要见于活动性炎症和肉芽肿，需要结合临床资料作出判断。由于价格昂贵，其应用受到限制。

（七）心理评价

心理评价有很多测试表，其中症状自评量表（self-reporting inventory），又名 90 项症状清单（SCL-90），是世界上最著名的心理健康测试量表之一，是当前使用最为广泛的精神障碍和心理疾病门诊检查量表，该量表共有 90 个项目，包含有较广泛的精神病症状学内容，从感觉、情感、思维、意识、行为直至生活习惯、人际关系、饮食睡眠等均有涉及，并采用 10 个因子分别反映 10 个方面的心理症状情况。然而，传统的心理测评量表并不能准确、全面反映肿瘤患者对于疾病进展的恐惧心理。

30%的肿瘤患者存在不同程度的精神心理障碍，最常见的有适应障碍、焦虑性障碍、抑郁等。恐惧疾病进展与传统的心理功能失调（如焦虑）有着本质的区别：前者有特定且现实存在的对象，而后者通常没有明确的对象和内容。由于肿瘤本身的病理生理特点，肿瘤患者对疾病的恐惧心理不仅是肿瘤患者心理和精神情感上最重要的负担，也是在社会心理需求中其普遍反应却未能满足和得到关注的方面。长期和（或）过度的恐惧会降低肿瘤患者疾病治疗的依从性，目前得到普遍认可和应用的是恐惧疾病进展简化量表（fear of progression questionnaire-short form，FoP-Q-SF）[6]，具有很好的信度和效度。该量表是由德国的 Mehnert 于 2006 年在恐惧肿瘤复发量表的基础上研制的单维度简化量表（表 15-4-2），共 12 个条目，采用 Liker 5 级评分表，由患者自评，总分最低 12 分，最高 60 分，分数越高表示患者对于疾病进展的恐惧程度越高。

表 15-4-2　汉化版 FoP-Q-SF 条目

1. 想到疾病可能会进展，我变得焦虑
2. 在医生预约或定期检查前我感到紧张
3. 我害怕此病引起的疼痛
4. 因病降低工作效率的想法使我烦恼
5. 当我焦虑时会有一些身体不适，如心跳加快、胃痛、紧张等
6. 我担心我的病可能会传给我孩子
7. 我的日常生活可能不得不依靠陌生人，这使我焦虑
8. 我担心某些时候因病不能再继续自己的爱好/嗜好
9. 我担心疾病过程终会有一些重大的治疗
10. 我担心药物会损害我的身体
11. 我担心如果我发生什么事情，家庭会怎么样
12. 因病可能无法工作的想法使我烦恼

临床上，《心理痛苦温度计》问卷法比较简单实用。首先，请在最符合您（被调查者）近一周所经历的平均痛苦水平的数字上画“○”（图 15-4-1）。

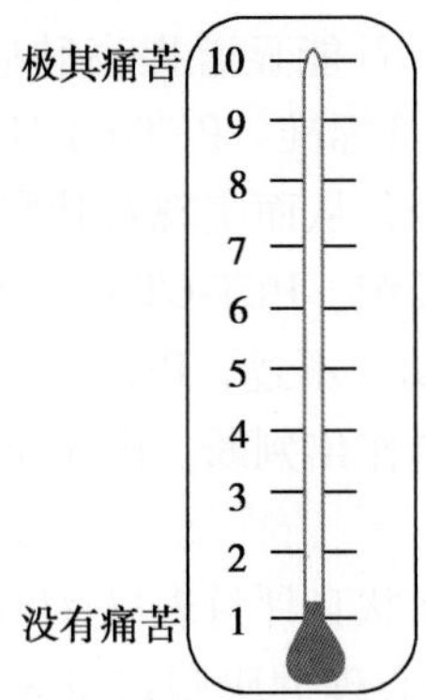

图 15-4-1　心理痛苦程度评分

接着，请指出下列哪些选项是引起您痛苦的原因（表 15-4-3），并在该项目前打“√”。

表 15-4-3　《心理痛苦温度计》问卷法

实际问题

□无时间精力照顾孩子/老人　□无时间精力做家务

□经济问题　□交通出行

□工作/上学　□周围环境

交往问题

□与孩子/老人相处　□与伴侣相处

□与亲友相处　□与医护人员相处

情绪问题

□抑郁　□恐惧

□孤独　□紧张

□悲伤　□担忧

□对日常活动丧失兴趣　□睡眠问题

□记忆力下降/注意力不集中

身体问题

□外表/形体　□洗澡/穿衣

□呼吸　□排尿改变

□便秘　□腹泻

□进食　□疲乏

□水肿　□发热

□头晕　□消化不良

□口腔疼痛　□恶心

□鼻子干燥/充血　□疼痛

□性　□皮肤干燥

□手/脚麻木　□身体活动受限制

信仰/宗教问题

□信仰/宗教问题

其他问题：________________

三、慢速变化指标

慢速变化指标：生存时间，每年评估一次。

生存时间是最有力的数据，调查时间每年要在同一时间进行，这个时间要尽可能避开节假日、避开比较忙碌的月份。中国抗癌协会肿瘤营养与支持治疗专业委员会开展的《常见恶性肿瘤营养状况与临床结局相关性研究》(investigation on nutrition status and its clinical outcome of common cancers，INSCOC）推荐的随访时间是每年 11 月 1 日至 10 日。随访方式有电话随访、现场随访、传统通信随访及互联网技术（微信、短信及电子邮件等）随访等，其中以现场随访最可靠，但是成本最大；电话随访目前使用最多，借助互联网技术随访可以提高随访率，是未来的发展方向。

INSCOC 研究介绍的电话随访技巧如下，这些技巧或原则同样适用于其他随访方法。

1. 在电话随访患者前，通过阅读病历等方式仔细了解患者的检查情况、治疗情况和病情进展情况，以及所属的医生组，以增加患者的信任度，方便解答患者提出的问题。

2. 电话随访前，准备好用于记录随访结果的纸笔，记录随访结果的同时，还要记录需要医生帮助解决的问题，方便直接作答或者提供帮助解决问题的其他部门的联系方式。

3. 打电话时，注意一定不要说错对方的名字。

4. 电话接通后要注意说话态度要温和，语气要柔和亲切，有耐心。如“您好，打扰您了。”

5. 电话接通后要先介绍自己，然后再询问确定接电话者的身份，并简单说明致电的目的。如“您好，我是某某医院某某科某某大夫或护士，请问您是×××（×××家属）吗？您好，我们现在是想做一个随访，想要了解一下您（您家属）现在的营养情况。”

6. 注意某些恶性肿瘤患者家属可能尚未告知患者所患疾病，所以电话随访时，要尽量在电话随访时首先确定随访的是患者还是家属（电话号码记录中写明了是本人还是家属的，但最好在打电话时再次确认对方身份），如果随访的是患者，试探性地了解患者对病情了解程度，不可贸然告知病情，以免加重患者心理负担。

7. 电话随访过程中，询问患者的病情时，尽量询问院外是否定期复查、复查的指标、复查的结果，如“您最近一次复查是什么时间？复查什么项目？结果怎么样？”，如果患者没有定期复查，建议患者规律复查，并告知复查时间间隔和主要项目，尽量客观评价病情，减少对患者病情的主观评价。

8. 电话随访过程中，尽量避免诱导性语言，如“您身体状况好些了吗？”应该改成中性语言，如“您身体状况怎么样了？”，尽量获得真实可靠的结果。

9. 询问患者体重时注意：有的患者或者家属不一定经常称体重，当不能告知具体体重时，你可以询问患者最近瘦了没有，然后用患者以前的体重推算一个值。如“您好，请问一下你最近一次称的体重是多少？或者您上次称体重是多少斤？最近胖了还是瘦了？”最后建议患者近期称量体重，告知体重与疾病的相关性，引起患者重视，加强监测体重，必要时再次电话随访。

10. 电话随访过程中，询问患者 KPS 评分时注意采用循序渐进问问题的方法，如“患者能不能正常生活或工作呀？”如果患者回答“能”，再问“平时有没有不舒服的？严重不？”如果患者回答“不能”，再问“生活能不能自理？需要人照顾吗？”，如果随访中获知患者病情危重，询问“有没有住院治疗”等，循序渐进的划分 KPS 评分等级。

11. 电话随访时，最好选择上午 9~11 点、下午 3~5 点，注意避开患者休息时间和进餐时间，如中午 12：00~14：00；如果患者在忙，可再预约近期患者认为合适的时间进行再访。

12. 如遇到随访时家属告知你患者已经去世，如何进行下面的询问？

先要对患者的去世表示同情，安慰家属不要过于悲伤，对于提到人家的伤心事表示抱歉。然后接着询问患者家属是否方便告诉事情是发生在什么时候的，方便告诉具体的时间吗。如“很抱歉，不好意思，你也不要太过悲伤。您好，方便告诉一下是什么时候的事情呢？具体时间是什么时候呢？是什么原因？他的离开是本身这个疾病造成的还是其他原因引起的？谢谢，打扰您了。很感谢你的接听，谢谢，再见。”如对方不愿告诉不要强求，表示感谢然后挂电话。此时如果有多个联系方式，继续拨打其他电话询问死亡时间、死亡原因。

13. 整个随访过程中如果遇到患者或者患者家属询问关于疾病或就医方面的问题，一定要尽力帮助，耐心解答，这样会拉近与患者或者患者家属的距离。实在问及不知道的事情不要盲目回答，也不要盲目下承诺，表达抱歉之后，真实告知对方。

14. 随访结束后等对方挂电话了自己再挂电话，切忌对方没讲完就挂电话。

四、小　　结

与化疗直接作用于肿瘤细胞不同，免疫营养治疗通过作用于机体的免疫系统，增强免疫反应，并最终影响肿瘤的进展或患者的生存。患者的生存期和无进展生存是评估肿瘤免疫营养治疗疗效的重要指标之一，在设计肿瘤免疫营养治疗的临床研究时，除了考虑近期疗效以外，更重要的是考虑中远期疗效。科学评估体系的建立对肿瘤免疫营养治疗的发展和临床应用有着重要意义，让肿瘤患者的免疫营养治疗走上更加规范的轨道，将来为更多的肿瘤患者提供更高效的治疗。

（张　艳）

参考文献

1. Ikemoto S, Sugimura K, Yoshida N, et al. TNF alpha, IL-1 beta and IL-6 production by peripheral blood monocytes in patients with renal cell carcinoma. Anticancer Res, 2000, 20 (1A): 317-321.
2. Yoshida N, Narita K, Sugimura K, et al. Interleukin-6, tumour necrosis factor alpha and interleukin-1beta in patients with renal cell carcinoma. Br J Cancer, 2002, 86 (9): 1396-1400.
3. Suganuma M, Kuzuhara T, Yamaguchi K, et al. Carcinogenic Role of Tumor Necrosis Factor-α Inducing Protein of Helicobacter pylori in Human Stomach. J Biochem Mol Biol, 2006, 39 (1): 1-8.
4. Zijlmans HJ, Fleuren GJ, Baelde HJ. Role of tumor-derived proinflammatory cytokines GM-CSF, TNF-α, and IL-12 in the migration and differentiation of antigen-presenting cells in cervical carcinoma. Cancer, 2007, 109 (3): 556-565.
5. Mehnert A, Herschbach P, Berg P, et al. Fear of progression in breast cancer patients -validation of the short form of the fear of progression questionnaire (FoP-Q-SF). Z Psychosom Med Psychother, 2006, 25 (3): 274-288.
6. 吴奇云，叶志霞，李丽，等. 癌症患者恐惧疾病进展简化量的汉化及信度分析. 中华护理杂志，2015，50（12）：1515-1519.

第五节　肠外肠内营养护理

我国临床营养学已有40余年的历史，它的发展推动着临床营养护理的发展。目前肠内或肠外营养已广泛用于住院、家庭营养支持患者，其疗效已被临床充分肯定，但是，无论是肠内还是肠外营养，护理不当均可导致一系列并发症，如肠内营养可发生胃肠道并发症、感染性并发症、机械性并发症等，给患者带来痛苦，严重者可危及患者生命。因此护理人员在实施肠外肠内营养护理中，熟练规范地掌握操作技能、严密观察患者的治疗反应以及规范的护理非常重要[1,2]。肿瘤免疫营养近年来也越来越多应用于临床，护理人员在实施肿瘤免疫营养护理时，不但要保证免疫营养液能安全有效进入患者体内，还要了解所使用的免疫营养液的临床意义和作用机制，警惕输注过程中可能出现的并发症，以更好地为患者做好指导与健康教育，促进患者康复。但是由于免疫营养制剂近年来才在临床广泛使用，对此类营养护理缺乏统一的定论，而肿瘤免疫营养的护理是否与普通患者的营养护理有所区别，这类研究未发现，可能需要通过比较严谨的随机对照试验研究来进行证实[3]。

一、肠外营养的护理

肠外营养是指通过静脉途径为无法经胃肠道摄取和利用营养物质的患者提供完全和充足的营养素，以达到维持机体代谢所需的目的。为保证肠外营养安全、有效地进行，减少和避免并发症的发生，严格做好实施过程中每个环节的护理十分重要。主要内容如下：

（一）护理评估

1. 健康史　了解患者的年龄、既往病史、近期有无较大的手术创伤史、严重感染和消耗性疾病。

2. 身体状况

（1）胃肠道功能：患者是否存在消化道梗阻、出血、严重腹泻或因腹部手术等不能经胃肠道摄食的病症或因素。

（2）肠外营养液输注途径（周围静脉或中心静脉）的情况及穿刺部位局部情况。

（3）全身情况：患者的生命体征是否平稳，有无脱水或休克等征象。

（4）辅助检查结果：根据患者的体重、血电解质、血生化和细胞免疫功能、氮平衡程度及心肺、肝、肾功能等检查结果，评估患者的营养状况及各脏器对肠外营养支持的耐受程度。

3. 心理和社会支持状况　患者及家属对肠外营养支持重要性和必要性的认知程度及对相关知识的了解程度，对肠外营养支持费用的承受能力。

（二）心理护理及健康教育

大多数患者及家属因首次接触深静脉穿刺、置管和肠外营养支持，对之有疑虑或恐惧感。护士应耐心解释该项操作与治疗的必要性、安全性和临床意义；同时亦应告知肠外营养支持的费用及可能产生的临床效益和并发症，以得到患者及家属的理解、配合与支持。

（三）选择合适的肠外营养液的输注途径

包括周围静脉和中心静脉途径，其选择需视病情、营养支持时间、营养液组成、输液量及护理条件等而定。

（四）肠外营养液的配制

（1）配制前准备：配液过程应严格无菌操作，应在空气净化台上实施操作。配液前开启净化系统不少于30分钟，配液台面应用紫外线消毒30分钟。

（2）配制程序：①将水溶性物质（如电解质、微量元素、水溶性维生素、胰岛素）加入葡萄糖液；②将氨基酸液与磷制剂混合；③将脂溶性维生素加入脂肪乳中；④用与输液袋配套的三叉式冲袋管，借重力将上述氨基酸和葡萄糖液充入3L袋，最后注入脂肪乳剂；⑤不间断地一次性完成营养液的混合、充袋，并且不断翻动3L袋，使其充分混匀；⑥充袋完毕后尽量挤出袋中剩余空气，并观察有无沉淀变化。

（五）中心静脉导管的护理

（1）保持无菌：做好导管皮肤入口处局部护理，检查局部有无红、肿、热、压痛及渗出物等炎症感染征象，入口处伤口消毒更换敷料时间视局部伤口情况而定，如果没有感染可每周消毒更换敷料2次，当敷料潮湿、松动、变污时应立即更换。

（2）保持通畅：输液完毕时要正确冲封管（先用0.9%氯化钠溶液15ml脉冲式冲管，再用肝素稀释液2~5ml正压封管），以防导管内血栓形成，保持管道通畅。

（3）检查留置导管体外段长度，以早期发现有无导管脱出或更进入。

（4）液注营养液的中心静脉导管不应作抽血、输血、临时给药及测量中心静脉压等其他用途[4,5]。

（六）营养液输注时护理

（1）输液管道更换：输液管道应每天更换，更换输液管道时要夹闭静脉导管，防止空气进入管内。

（2）维持水电解质平衡：为适应人体代谢能力和使所输入的营养物质被充分利用，应慢速输注；但对已有缺水者，应先补充平衡盐溶液后再输入全营养混合液（total nutrient admixture，TNA）。已有电解质紊乱者，先予纠正，再予TNA。

（3）输液速度调控：在营养输液期间应勤巡视，及时调节输液速度。要求肠外营养液以恒速均匀输注，使营养素进入体内后能被更好地代谢和利用。如输注速度变化过大，则易发生低血糖或高血糖、高渗透性利尿，甚至高渗性非酮症昏迷等并发症。因此，有条件时最好采用输液泵控制输液速度。观察患者有无发生水肿或皮肤弹性消失，尿量是否正常，并予以记录，合理补液和控制输液速度。

（七）TNA液的保存和输注

TNA液配制后若暂时不输，应保存于4℃冰箱内，并在24小时内输完。为避免降解，TNA液内不宜添加其他治疗性用药，如抗生素等；水溶性维生素宜在输注时加入TNA液。配制好的肠外营养液如图15-5-1所示。

（八）并发症的预防及护理

1. 机械性并发症　与中心静脉插管或留置有关。常见的有气胸、血胸、血管损伤、胸导管损伤、空气栓塞等，发生后需拔除导管，治疗并发症，从其他静脉另行置管。

2. 感染性并发症

（1）导管性脓毒症：其发病与置管技术、导管使用及导管护理有密切关系。当患者突然有原因不明的寒战、高热、导管穿出皮肤处发红或有渗出时应考虑有导管性脓毒症。发生上述症状后，先做输液袋内液体的细菌培养和血培养；随后更换新的输液袋及输液管进行输液；观察8h，若发热仍不退，拔除中心静脉导管，导管端送培养。预防措施包括：严格无菌技术；避免导管多用途使用，不应用于输注血制品、抽血及测压；应用全营养混合液的全封闭输液系统；置管后进行定期导管护理等。

（2）肠源性感染：长期TPN时肠道缺少食物刺激而影响胃肠激素分泌，以及体内谷氨酰胺缺乏，可致肠黏膜萎缩，造成肠屏障功能减退、衰竭。应用强化谷氨酰胺的肠外营养液和尽早恢复肠内营养对防治此类并发症有重要作用。

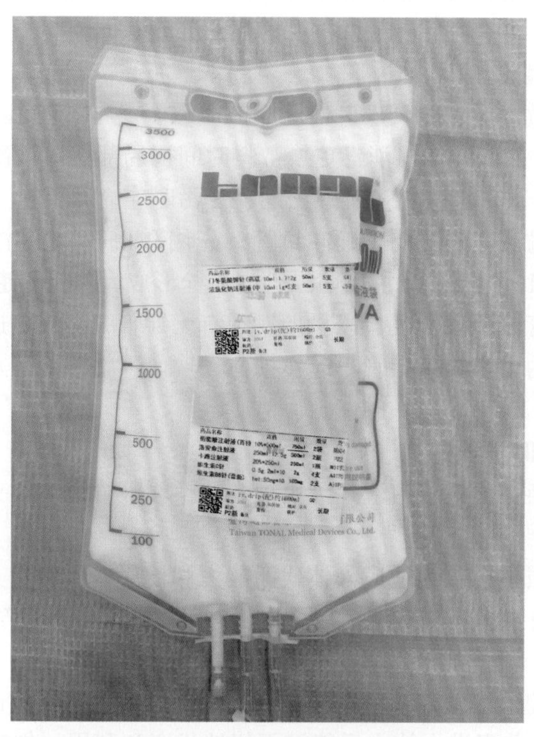

图 15-5-1 配制好的肠外营养液

3. 代谢性并发症

（1）补充不足所致的并发症：如血电解质的紊乱，临床上常见的是低钾血症及低磷血症；此外尚有微量元素缺乏、必需脂肪酸的缺乏等。作为护士，应严密观察有无缺乏所导致相关临床表现，及时与医生做好沟通。

（2）代谢异常所致的并发症：①糖代谢紊乱。主要表现为血糖异常升高，严重者可出现渗透性利尿、脱水、电解质紊乱、神志改变，甚至昏迷。因此护士应定时监测血糖、尿糖的变化，患者若出现心率加快、恶心、呕吐、头痛等症状，可能是输液速度较快所致。一般输液速度为 50~60d/min，过快会引起高渗性利尿，过慢则无法完成每日输液量。一旦发生患者尿量增多（>1000ml/h），疑有高渗性血糖昏迷。对此，护士应立即报告医师并协助处理：停输葡萄糖溶液或含有大量糖的营养液；输入低渗或等渗氯化钠溶液，内加胰岛素，使血糖逐渐下降。另一种主要表现为脉搏加速、面色苍白、四肢湿冷和低血糖性休克；应立即协助医师积极处理，推注或输注葡萄糖溶液。②脂肪代谢紊乱。表现为发热、急性消化道溃疡、血小板减少、溶血、肝脾大、骨骼肌肉疼痛等。一旦发现类似症状，应立即停输脂肪乳剂。

（3）肠外营养途径所致并发症有：肝功能异常，表现为转氨酶升高、碱性磷酸酶升高、高胆红素血症等；此外尚可引起胆汁淤积、胆囊内胆泥和结石形成等。

4. 血栓性浅静脉炎　多发生于经外周静脉输注营养液时。可见输注部位的静脉呈条索状变硬、红肿、触痛，少有发热现象。一般经局部湿热敷、更换输液部位或外涂可经皮肤吸收的具有抗凝、消炎作用的软膏后可逐步消退[6,7]。

（九）定期监测全身情况

观察有无缺水、水肿，有无发热、黄疸等。每天监测血电解质、血糖及血气分析，3天后视稳定情况每周测 1~2 次。肝肾功能测定每 1~2 周 1 次。详细记录患者的生命体征、给药时间、输入方法及出入量，同时协助医生做好营养状态的评定。

二、肠内营养的护理

肠内营养是经胃肠道用口服或管饲的方法提供营养基质及其他各种营养素的临床营养支持方法（图 15-5-2）。

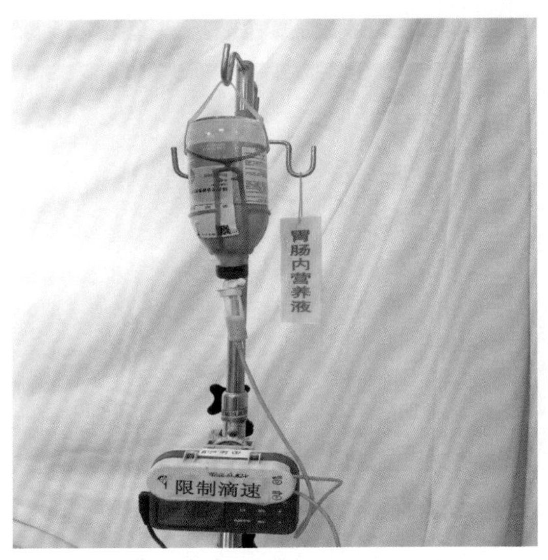

图 15-5-2　肠内营养的使用

患者在接受肠内营养支持治疗过程中，可出现各种问题或并发症，因此在实施过程中，应加强观察和护理，以达到预期效果。主要护理内容包括：

（一）护理评估

1. 健康史　了解患者的年龄、既往病史，近期有无较大的手术创伤史、严重感染和消耗性疾病史。

2. 身体状况

（1）饮食史：患者的饮食习惯，近期饮食摄入情况，有无明显厌食情况，入院后因检查或治疗所需禁食的天数等。

（2）肠内营养液输注途径、营养液制剂及管道的位置、固定情况（图 15-5-3）。

（3）全身情况：患者的生命体征是否平稳，有无腹胀、腹泻等征象。

（4）辅助检查结果：根据患者的体重、血电解质、血生化和细胞免疫功能、氮平衡程度及心肺、肝、肾功能等检查结果，评估患者的营养状况及各脏器对肠内营养支持的耐受程度。

3. 心理和社会支持状况　患者及家属对肠内营养支持重要性和必要性的认知程度及对相关知识的了解程度，对营养支持费用的承受能力。

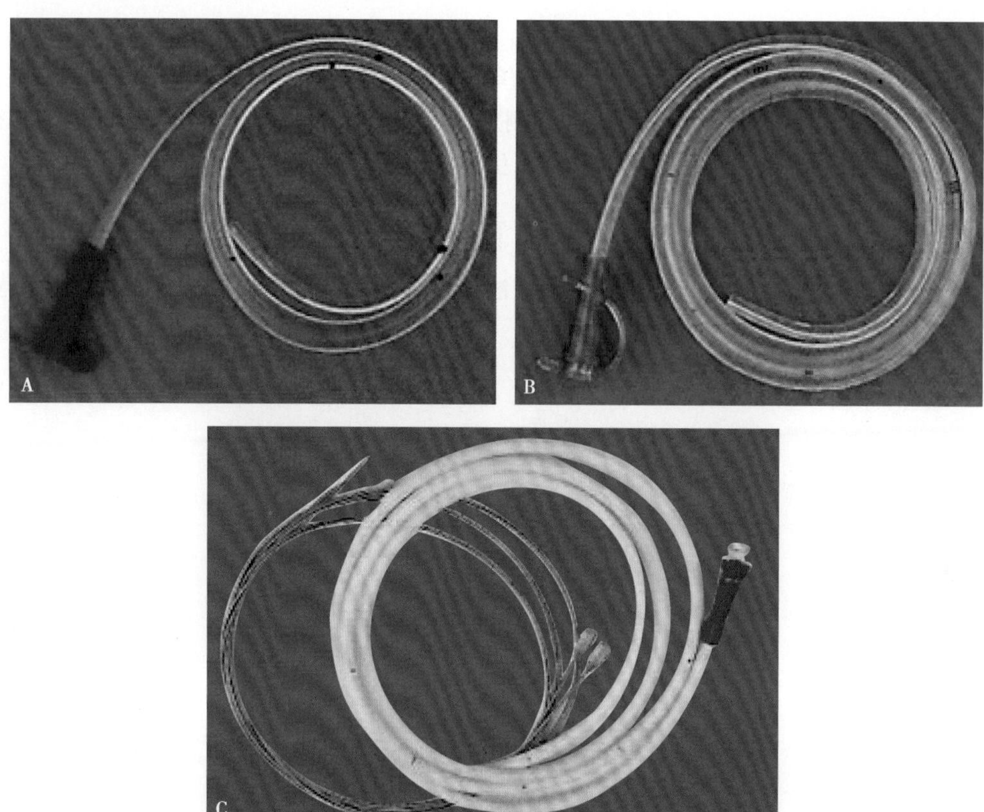

图 15-5-3 肠内营养的各种置管管道（A、B 为鼻胃管，C 为鼻肠管）

（二）心理护理及健康教育

许多患者对肠内营养置管有惧怕心理，尤其因经鼻插管引起的不适，使许多患者难以接受，甚至产生抵触情绪。护士应首先向患者及家属解释肠内营养的目的及其重要性和必要性，详细讲解肠内营养灌注的流程及可能出现的问题，向患者介绍肠内营养的优点，以增强患者的信心，及时处理出现的各种问题，增加患者的安全感。

（三）肠内营养制剂及输注方式的选择

肠内营养的制剂种类繁多，在临床上应用较广，且给予的途径也各不相同，具体选择何种营养素及输注途径，则要根据患者的具体状况、病情而定。肠内营养的输注方式，由间歇性注食器推注进展到持续营养泵泵入。大多研究显示[8,9]，持续泵入输注较人工推注能减少反流误吸的几率，临床也普遍接受持续输注的方式，其极大地减少了护士的工作量。但最近的研究显示，持续泵入输注时间过长，可增加胃内定植菌的生长，增加了呼吸机相关性肺炎的发生[8]，而间歇输注较之持续泵入输注能较快地达到目标喂养量[9]。间歇泵入输注较持续泵入输注是否会增加反流误吸的风险还未有明确答案。查阅相关文献，不少研究使用胃残余量的多少来对比肠内营养输注方式的优劣[10]。

（四）减少胃肠道不适

（1）控制营养液的浓度与渗透压：营养液的浓度与渗透压过高，可引起胃肠道不适、恶心、呕吐、肠痉挛和腹泻。因此，应从低浓度开始，根据胃肠道适应程度逐步递增。

（2）控制输注量和速度：营养液宜从少量开始，250~500ml/d，在 5~7 天内逐渐达到全量。容量与浓度的交错递增更有益于患者对肠内营养的耐受。输液速度以 15ml/h 起，视适应程度逐步加速并维持滴速为 100~115ml/h。有条件者以输液泵控制滴速为佳（图 15-5-4）。

（3）调节营养液的温度：做好营养液的加热和保温，以接近体温为宜，一般温度为 38~40℃。可在喂养管近端自管外加热营养液，加温的方法很多，可用热水袋，或热水瓶代替加温，有条件者可用加热器，但需防止烫伤患者（图 15-5-5）。

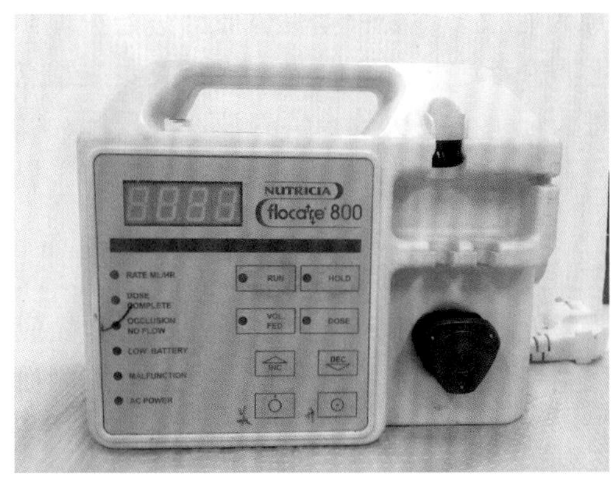

图 15-5-4　肠内营养泵

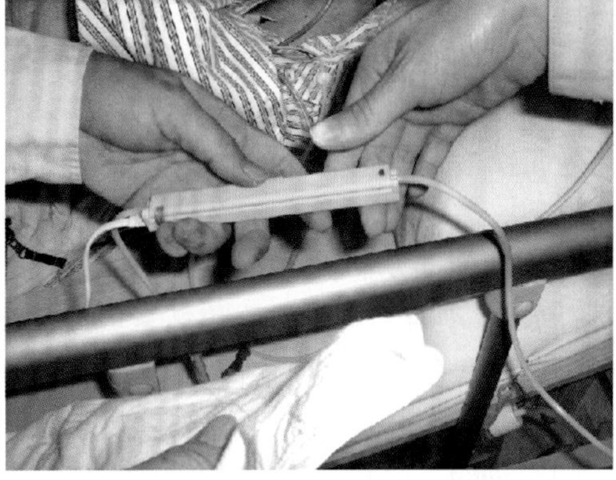

图 15-5-5　肠内营养加热器

（4）避免营养液污染、变质：营养液应现配现用；保持调配容器的清洁、无菌悬挂的营养液在室温下放置时间应小于 6~8 小时，每天更换输液皮条。

（5）伴同药物的应用：某些药物，如含镁的抗酸剂、电解质等可致肠痉挛和渗透性腹泻，须经稀释后再经喂养管注入。

（五）保持喂养管在位、通畅

（1）妥善固定喂养管：如置鼻胃管或鼻肠管，应将其妥善固定于面颊部；做胃或空肠造瘘时，应用缝线将之固定于腹壁；在喂养管进入鼻腔或腹壁处应作好标记，每 4 小时检查一次，以识别喂养管有无移位。不同肠内营养喂养管的固定方法如图 15-5-6、图 15-5-7 所示。

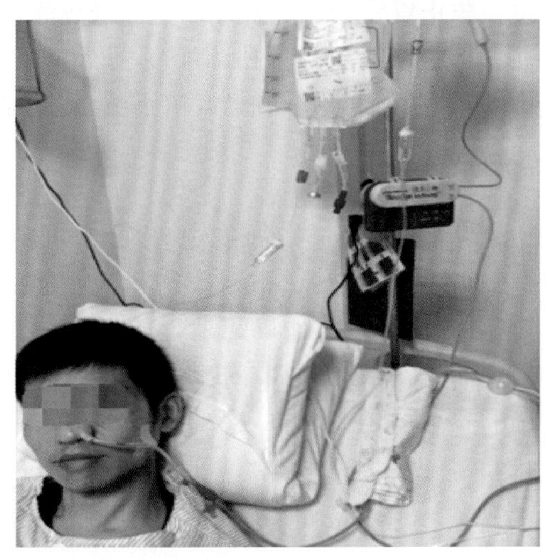

图 15-5-6　鼻肠营养管

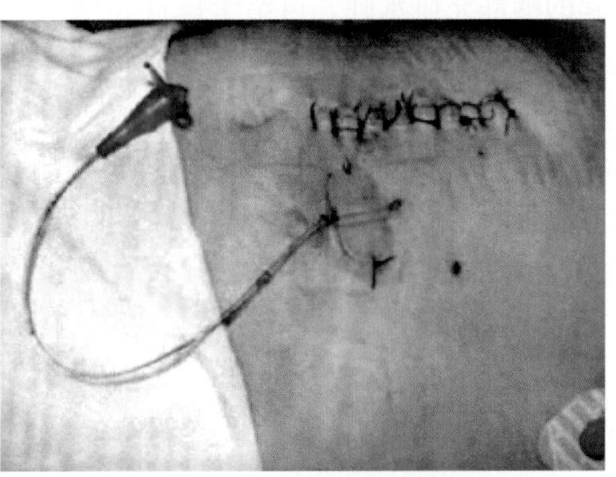

图 15-5-7　空肠造瘘营养管

（2）避免喂养管扭曲、折叠、受压：告知患者卧床、翻身时避免挤压喂养管。

（3）定时冲洗喂养管：输注营养液前后、持续输注期间每间隔4小时及特殊用药前后，都要用15~30ml温开水或生理盐水冲洗喂养管；尽量不从管内灌注压碎的药片，以防阻塞，必要时药丸经研碎、溶解后直接注入喂养管。给予黏性较大的营养液或喂养速度慢时，使用营养泵辅助。

（六）并发症的预防及护理

（1）胃肠道症状：①腹泻、恶心、呕吐。原因有很多，要根据具体原因进行护理：使用接近正常体液浓度（300mmol/L）的溶液；危重患者注意菌群失调；营养液要注意点滴速度和温度；调整营养配方；避免人为污染；每天记录大便次数；营养液现配现用；②胃潴留：每次输注前先抽吸，以了解胃是否排空，若停止喂养1小时，残留量>100ml，提示有胃潴留，需要延长输注间隔，或行胃肠减压。

（2）代谢并发症：主要有高血糖症、低血糖症以及高钠血症性脱水。高血糖症多发生在鼻饲后24小时，可以补给胰岛素或改用低糖饮食，同时加强血糖监测；低血糖症应缓慢停用要素饮食；高钠血症性脱水，护理中应逐渐增加膳食的浓度与量，并经常监测血电解质变化及尿素氮的水平，严格记录患者出入量。

（3）误吸：是较严重的并发症之一，多见于衰弱、年老或昏迷患者。护理中应根据喂养管位置及病情，置患者于合适的体位。伴有意识障碍、胃排空迟缓、经鼻胃管造瘘输注营养液者应抬高床头30°，病情允许时可采取半卧位，以防反流、误吸。注意鼻饲管位置及输注速度，输注完毕后维持体位30分钟，密切监测胃潴留量，必要时加用胃动力药物，以防胃潴留引起反流而致误吸。同时要密切做好病情观察，若患者突然出现呛咳、呼吸急促或咳出类似营养液的痰，应疑有喂养管移位并致误吸的可能，如发生误吸，应立即停止鼻饲，取右侧卧位，头部放低，应鼓励患者咳嗽，以利排出吸入物和分泌物，必要时经气管镜清除误吸物。

（4）置管并发症：经鼻胃管长期放置后可引起鼻翼部糜烂、咽喉部溃疡、感染、声音嘶哑、鼻窦炎、中耳炎等并发症。预防应做到：保持鼻腔干净，及时清理鼻腔分泌物，胃管固定良好，防止过分牵拉；每日更换固定部位，防止胃管对鼻腔长期压迫，造成溃疡；冬季可于鼻腔滴液体石蜡润滑，减轻胃管对鼻腔黏膜的摩擦。保持口腔清洁，每天口腔护理2次，并观察口腔黏膜情况，以防发生鼻窦炎、腮腺炎等；为减轻患者由于鼻胃管刺激引起的咽部充血水肿，可给予每日雾化2~4次。

（七）定期观察及监测全身情况

在鼻饲营养液过程中，护士应加强巡视、观察，严格控制营养液输入速度，密切观察患者有无口渴、皮肤黏膜弹性以及尿量的变化；有无腹痛、腹泻、恶心、呕吐等胃肠道症状。此外，还应注意观察营养支持期间患者粪便的次数、性状，正确记录24小时进出量，定期监测血电解质、血糖、肝、肾功能及白蛋白的变化，协助医生做好营养状态的评定[11-16]。

（陈玉英）

参考文献

1. 彭南海，黄迎春. 肠外与肠内营养护理学. 南京：东南大学出版社，2015.
2. 彭南海，倪元红. 肠外与肠内营养护理 20 年的进展与展望. 实用临床医药杂志，2005，9（12）：94-96.
3. 郭苗苗，袁玲，陈湘玉. 消化道肿瘤患者术后早期肠内肿瘤免疫营养支持的护理现状. 护理研究，2014，28（10）：3464-3466.
4. 陈伟芬，程永红，朱华，等. 肿瘤患者行颈内静脉置管化疗导管管理方法的研究. 中国实用护理杂志，2004，20（9）：4-5.
5. 高玉芳，鲍霞. 如何预防院内感染. 国外医学护理学分册，2001，20（9）：413-415.
6. 王建荣. 输液治疗护理实践指南与实践细则. 北京：人民军医出版社，2009.
7. 石汉平，凌文华，李薇. 肿瘤营养学. 北京：人民卫生出版社，2012.
8. Stroud M，Duncan H，Nightingale J，et al. Guidelines for enteral feeding in adult hospital patients. Gut，2003，52（Suppl Ⅶ）：Vii 1-12.
9. MacLeod JB，LeftonJ，Houghton D，et al. Pro-spective randomized control trial of intermittent versus continuous gastric feeds for critically ill trauma patients. J Trauma，2007，63（1）：57-61.
10. McClave SA，Lukan JK，StelaterJA，et al. Poor validity of residual volumes as a marker for risk of aspiration in critically ill patients. Crit Care Med，2005，33（2）：324-330.
11. 彭南海，高勇. 临床营养护理指南---肠内营养部分. 南京：东南大学出版社，2012.
12. 蒋朱明，于康，蔡威. 临床肠外与肠内营养. 北京：科学技术文献出版社，2010.
13. 蔡东联. 实用营养学. 北京：人民卫生出版社，2005
14. 冷芸坤，郑莉兰，魏林，等. 72 例使用肠内营养输注泵患者的护理. 中华护理教育，2014，9（11）：708-710.
15. 倪元红，朱念庭，徐薇，等. 营养支持的护理经验. 肠外与肠内营养，2002，9（4）：250-253.
16. 郑红帆. 52 例肠内营养支持患者的护理. 护理研究，2002，16（2）：93.

▶ 第十六章 免疫营养治疗在不同肿瘤患者的应用

第一节 肿瘤患者围术期免疫营养治疗

一、肿瘤患者围术期免疫状态的变化

围术期的肿瘤患者承受来自手术创伤和药物不良作用的双重打击，这可导致全身血流动力学、代谢、神经内分泌、免疫应答众多方面的改变[1]。并引起多种激素和细胞因子分泌的失调，包括儿茶酚胺、促肾上腺皮质激素、皮质醇、胰高血糖素、IL-I、TNF-α、IL-4、IL-6，IL-10 以及各种趋化因子等，从而引起所谓系统性炎症反应综合征（systemic inflammatory response syndrome，SIRS），并可导致更为复杂的代偿性抗炎反应综合征（compensatory anti-inflammatory response syndrome，CARS），后者主要系由获得性免疫系统完成。在某些重症患者，这种序贯性的全身反应可发展至多器官功能障碍综合征（multiple organ dysfunction syndrome，MODS），甚至导致死亡[2]。

急性期反应：在术后的早期，由于手术、麻醉等创伤及损伤产生的炎症-免疫反应，机体的免疫状态会出现较大的改变，即急性期反应。此过程中，首先扮演重要角色的是两种细胞因子，即 TNF-α 和 IL-1β。研究表明，TNF-α 在手术后半小时即在血液里升高，2 小时后达到峰值，24 小时后回落到正常水平。TNF-α 和 IL-1β 作用于其靶细胞（白细胞、血管内皮细胞等），引起全身发热及心率加快，并诱导 IL-6 产生，后者可诱导肝脏急性期反应，从而产生更多的 C 反应蛋白等因子来参与炎症反应。术后 4~12 小时，C 反应蛋白在血液中的水平逐渐升高，并维持约 2 周左右。其他一些抗炎因子亦发挥着重要作用，包括 IL-4，IL-10 等，研究证实 IL-10 在开腹手术后 2 小时开始升高。

单核/巨噬细胞系统：单核/巨噬细胞是术后菌血症等并发症的关键性因素，手术的创伤会调动单核细胞及树突状细胞进入血液循环来完成应对创伤产生的免疫应答，这种循环系统的单核/巨噬细胞的升高会在手术后延续 3~5 天。

淋巴细胞系统：术后迟发性免疫反应、丝裂原增殖性反应均降低。这种 T 细胞的增殖性功能的缺乏和复杂的手术过程是有关的，且平行于 Th1 细胞因子（IL-2，IL-12，IFN-γ）在手术后下降的程度。临床研究表明 T 细胞的功能受损在出血量较大的手术后会持续 5 天左右。

所以在肿瘤患者围术期，免疫状态的改变主要体现在显著的炎症免疫应答和细胞免疫的应对。急性期反应和单核-吞噬细胞的变化是机体对感染的迅速应对，可以控制感染灶的发展和蔓延，但产生的炎症反应则对其他正常器官和系统造成了打击，严重者可能出现休克或者死亡。淋巴细胞系统参与的获得性免疫是机体最终消除感染灶的重要环节，由于手术各方面因素导致的淋巴细胞系统数量和功能上的降低，往往引起肿瘤患者在围术期感染性并发症的增多[3]。

二、免疫营养治疗对围术期肿瘤患者的作用

针对肿瘤患者围术期免疫状态的变化，为提高患者自身免疫应答并降低炎症反应对机体的损伤，免疫营养制剂应运而生，且在消化系统手术及部分非消化系统肿瘤手术围术期中得到了应用。免疫营养解决方案，通常是高蛋白质、高能混合物，最重要是提供谷氨酰胺、精氨酸、n-3 脂肪酸和核苷酸。谷氨酰胺是机体在应激状态下的条件必需氨基酸，可以促进细胞的快速增殖，并能调节免疫系统的活性，增强免疫应答。精氨酸是一种非必需氨基酸，NO 合成的前体，在手术等应激状态下其内源性合成减少。补充精氨酸可以促进外周血细胞增殖，增强 T 细胞的数量和活性，并减少感染等并发症的发生[4]。n-3 多不饱和脂肪酸可以减少前列腺素 E-2 的合成，促进 E-3 合成，可以于手术后急性期反应不引起免疫抑制的前提下减少炎症反应[5]。合生元包括双歧杆菌等可以改善肠道微生态，进而使术后的炎症反应缓和[6]。临床研究显示肿瘤患者围术期应用免疫营养具有以下作用[7][8]。

1. 降低感染并发症　应用以精氨酸为主的免疫营养治疗后的试验组的感染并发症发生率，较应用普通肠内营养制剂的患者明显下降。其中感染并发症包括了肺炎、腹部脓肿、败血症、脓毒症、伤口感染、吻合口的泄漏、瘘管形成和尿路感染等，这也证实了本书前文中讨论的免疫营养制剂提高机体免疫反应的机制。

2. 缩短住院时间　应用免疫营养治疗后的试验组住院时间，较应用普通肠内营养制剂的患者可缩短约 2~3 天。

3. 对围术期死亡率的影响　有 21 个临床试验报道了患者在围术期应用免疫营养支持的试验组，与应用普通肠内营养制剂的对照组相比，在围术期的死亡率方面，并无明显差别。但是并未进一步给出关于"感染相关死亡率与非感染相关死亡率"的亚组研究，这可能是我们以后努力的一个方向。

综合荟萃分析的数据和其他最新临床研究，应用免疫营养制剂在降低感染相关并发症、缩短住院时间方面均能体现出其价值。通过亚组的分析，胃肠道手术（包括肿瘤手术）患者在围术期应用了免疫营养制剂，在缩短住院时间上体现了更大的优势。

三、肿瘤患者围术期应用免疫营养的临床策略

根据法国临床营养与代谢协会（French-speaking of Clinical Nutrition and Metabolism，SFNEP），法国麻醉和重症医学协会（French Society of Anesthesiology and Intensive Care，SFAR）[9]，法国消化系统外科协会（French Society of Digestive Surgery，SFCD）[10,11]，欧洲临床营养与代谢学会（The European Society for Clinical Nutrition and Metabolism，ESPEN）和美国肠外肠内营养学会（American Society for Parenteral and Enteral Nutrition，ASPEN）[12]等一些权威机构的指南，免疫营养临床应用的指导策略总结如下。

（1）对于胃肠道肿瘤手术的患者给予肠内型免疫营养（经口或经鼻肠管），无论其全身营养状况如何，应该在术前5~7天应用，术后应用不应少于7天，即使是给营养状况良好甚至超重的患者应用，也能提高其术后免疫状况。支持这种临床策略的病理生理学机制体现在：与全肠外营养支持（total parenteral nutrition，TPN）相比，肠内营养支持（enteral nutrition，EN）在维持肠道黏膜屏障、防止菌群移位，防止肝功能损害，改善微生态环境和维护机体细胞免疫功能等方面具有积极作用。

（2）对于术前营养状况较差的患者，术后没有发生并发症，应继续应用免疫营养5~7天或者是直到其经口进食，可以提供身体所需营养的60%。术后并发症和营养状态呈相互作用的状态，即并发症的发生会削弱机体营养状态，而下降的营养状态又会促进并发症的进一步发生。所以免疫营养对控制并发症的发生率具有重要的意义[13]。

（3）应用免疫营养的同时结合患者积极主动的躯体活动，可以增加肌肉的血流供应，促进蛋白质的吸收，改善患者感染的状态。

（4）手术前在正常饮食的基础上每天添加4186J能量，术后平均每天添加6279J能量可较好地发挥免疫营养制剂的功效。

综合文献及最新的临床指南，可以总结出以下应用免疫营养支持的临床路径：一般认为500~1000ml/d，术前5~7天连续服用的剂量是足够的。术后应用需要手术中置入空肠营养管（屈氏韧带20cm以下远端空肠）或者空肠造瘘管，术后第1天即可开始肠内营养。最早可在术后6小时开始泵入营养制剂，此时患者的消化道功能尚未完全恢复，首次用量可以减少为总量的1/3~1/4，之后逐渐加量，在48~72小时后逐渐恢复到总量，持续7~10天。有研究指出术后胃肠道麻痹仅局限于胃和结肠，而小肠的蠕动、消化、吸收功能在术后几小时即恢复正常。因此，从理论角度而言，若术前小肠功能正常，术后6~12小时可接收营养物质的输入。为了免疫营养治疗付诸于临床应用使接受手术的肿瘤患者获益，还需要在外科科室中开展更进一步的教育和设备支持[14]。

（孙国瑞）

参考文献

1. Nitenberg G，Raynard B. Nutritional support of the cancer patient：issues and dilemmas. Crit Rev OncolHematol，2000，34（3）：137-168.

2. Zhu X，Herrera G，Ochoa JB. Immunosupression and infection after major surgery：a nutritional deficiency. Crit Care Clin，2010，26（3）：491-500.

3. Cardinale F，Mastrototaro MF，Cappiello A，et al. Immunological modifications induced from products used during the perioperative period. Int J Immunopathol Pharmacol，2011，24（3 Suppl）：S13-20.

4. Rosenthal MD，Carrott PW，Patel J，et al. Parenteral or enteral arginine supplementation safety and efficacy. J Nutr，2016，146（12）：2594S-2600S.

5. Wilhelm SM，Kale-Pradhan PB. Combination of arginine and omega-3 fatty acids enteral nutrition in critically ill and surgical patients：a meta-analysis. Expert Rev Clin Pharmacol，2010，3（4）：459-469.

6. Mizuta M，Endo I，Yamamoto S，et al. Perioperative supplementation with bifidobacteria improves postoperative nutritional recovery，inflammatory response，and fecal microbiota in patients undergoing colorectal surgery：a prospective，randomized clinical trial. Biosci Microbiota Food Health，2016，35（2）：77-87.

7. Song GM，Tian X，Zhang L，et al. Immunonutrition support for patients undergoing surgery for gastrointestinal

Malignancy: Preoperative, Postoperative, or Perioperative? A Bayesian Network Meta-Analysis of Randomized Controlled Trials. Medicine (Baltimore), 2015, 94 (29): e1225.

8. Drover JW, Dhaliwal R, Weitzel L, et al. Perioperative use of arginine-supplemented diets: asystematic review of the evidence. J Am Coll Surg, 2011, 212 (3): 385-399, 399e1.
9. Chambrier C, Sztark F. French clinical guidelines on perioperative nutrition. Update of the 1994 consensus conference on perioperative artificial nutrition for elective surgery in adults. J Visc Surg, 2012, 149 (5): e325-336.
10. Mariette C, Alves A, Benoist S, et al. Perioperative care in digestive surgery. Guidelines for the French society of digestive surgery (SFCD). Ann Chir, 2005, 130 (2): 108-124.
11. Alfonsi P, Slim K, Chauvin M, et al. French guidelines for enhanced recovery after elective colorectal surgery. J Visc Surg, 2014, 151 (1): 65-79.
12. Mariette C. Immunonutrition. J Visc Surg, 2015, 152 Suppl 1: S14-17.
13. Grass F, Benoit M, Coti Bertrand P, et al. Nutritional status deteriorates postoperatively despite preoperative nutritional support. Ann Nutr Metab, 2016, 68 (4): 291-297.
14. Williams JD, Wischmeyer PE. Assessment of perioperative nutrition practices and Attitudes-A national survey of colorectal and GI surgical oncology programs. Am J Surg, 2017, 213 (6): 1010-1018.

第二节 围放疗期患者免疫营养治疗

一、概 述

肿瘤患者普遍存在营养不良，营养不良可以损伤机体脏器功能、削弱免疫力、降低患者对放化疗的耐受性、增加并发症和死亡率[1]，不利于肿瘤的治疗。因此，对患者营养状况的评估和处理，是在肿瘤治疗的同时需要解决的重要问题。

过去二十年肿瘤治疗取得显著进展，患者生存率随之明显提高。然而，治疗相关的不良反应也使患者深受困扰。其中，肿瘤患者在接受治疗尤其是放射治疗时，很多不良反应与营养状态相关，这是肿瘤临床需面对的新问题。肿瘤患者的治疗疗效同营养状态的关系非常密切，不明原因体重丢失超过5%的患者通常预示着较差的预后[2-6]。营养不良的患者更容易发生感染以及治疗相关的不良反应，随之而来的是治疗费用增加以及疗效降低。目前，肿瘤治疗的理念已有所改变，治愈率并不是唯一的目标，肿瘤患者的生活质量也是至关重要的治疗评价度量。在治疗以及随访过程中给予营养干预，旨在最大限度地提高患者的生活质量，这已成为肿瘤临床工作中不可或缺的一部分[7-10]。

二、放疗相关的免疫营养问题

放射治疗是恶性肿瘤治疗的三大手段之一，据统计，60%～70%的肿瘤患者在治疗过程中需要接受放射治疗。Tubiana 曾报道[11]，45%的恶性肿瘤可以治愈，其中手术治愈22%，放射治疗治愈18%，化疗治愈5%，可见放疗在肿瘤治愈中的贡献比例在40%以上。

目前放疗已被广泛用于多种肿瘤的治疗，包括头颈部、胸部、消化道肿瘤，宫颈癌、乳腺癌及前列腺癌等。放射治疗不仅对照射野内的肿瘤细胞起到杀灭和控制作用，同时还会引起一系列局部和全身的不良反应，表现为不同程度的头晕、乏力、食欲缺乏、咽干、外周血白细胞下降等（表 16-2-1），造成患者营养摄入不足和免疫力下降，严重影响患者的生活质量。

肿瘤患者进行放疗时会面临很多营养问题，且很多肿瘤本身就会影响进食，如口咽癌、食管癌、胃癌等，而部分肿瘤患者治疗前就已存在营养不良的状态[12]，对后续治疗的耐受性较差。放疗时射线不可避免地要经过瘤周正常组织，因此会出现黏膜炎、口干、皮肤损伤、恶心呕吐、腹痛腹泻等不良反应，以及水电解质失衡、黏膜免疫屏障破坏、菌群失调等内环境紊乱[13]，这些都会进一步增加患者的营养不良发生率，尤其是头颈部或盆腔放疗患者发生率可高达 83%（表 16-2-2）。临床上放疗过程中常联合化疗提高疗效。目前广泛应用于临床同步放化疗的药物，如氟尿嘧啶、紫杉醇、铂类等，均已被证明有放射增敏作用[14,15]。但是化疗药物本身的毒性可能使患者发生如骨髓抑制、恶心呕吐等不良反应，加重患者的营养不良和免疫抑制状态。

肿瘤患者存在营养不良，并可能伴有免疫抑制，特别是放疗所导致的消化道黏膜免疫屏障功能受损、菌群失调以及同步化疗引起的免疫抑制。放疗前或放疗期间在标准营养配方中加入特殊营养素如谷氨酰胺、精氨酸、n-3 多不饱和脂肪酸等，有助于降低炎症反应，提高患者机体的免疫功能，减少感染等并发症的发生。研究表明，在放疗或同步放化疗过程中使用免疫营养制剂，可以改善患者的营养状态，刺激免疫功能，减少并发症[16,17]。

表 16-2-1 恶性肿瘤放疗不良反应

放射治疗部位	早期症状	晚期症状
头颈部	吞咽疼痛，吞咽困难，口干，黏膜炎，厌食，味觉/嗅觉障碍	组织溃疡，口干，龋齿，骨坏死，牙关紧闭，味觉障碍
食管	吞咽困难，吞咽疼痛	纤维化，管腔狭窄，瘘管
肺	厌食，吞咽疼痛，恶心	纤维化
腹部和盆腔	厌食，恶心，呕吐，腹泻，急性肠炎、结肠炎	溃疡，吸收不良，腹泻，慢性肠炎、结肠炎

表 16-2-2 恶性肿瘤放疗性体重丢失发生率

部位	体重丢失发生率*
头颈	32.7%~68%
鼻咽	46%
口咽	50%~67.3%
口腔	17%
喉咽	28%~40%
喉	27%
胸腔/纵隔	31%
盆腔	0%~83%

*体重丢失发生率：放疗过程中体重丢失>5%或>10%的患者占所有患者的比例。

三、营养不良对免疫功能和放疗的影响

（一）营养不良对免疫功能和放疗疗效的影响

营养不良会削弱患者的免疫功能，包括降低淋巴细胞对有丝分裂原的反应、细胞免疫受损、吞噬功能缺乏、炎症应答受损、杀伤性T淋巴细胞功能减弱等，导致机体对环境致癌因子及肿瘤细胞的抵抗力和杀伤能力下降。

肺癌放疗过程中应用免疫治疗有助于提升放疗患者体内的 $CD4^+$ 细胞百分比，提高 $CD4^+/CD8^+$ 的比值，纠正放疗过程中的T细胞亚群紊乱状态，从而提高放疗患者的细胞免疫功能，增强患者的抗肿瘤能力[18]。免疫营养学指出，免疫系统是机体清除异种抗原及肿瘤细胞的重要防线，合理的营养摄入是维持免疫功能平衡和稳定的必要条件。在营养不良的情况下，患者免疫力降低，导致治疗耐受性下降。此种情况下患者无法按照正常的放疗方案按量按时完成治疗，一方面难以达到治疗的处方剂量，另一方面可能导致治疗延迟、中断或者使治疗时间延长，从而降低放疗疗效[19]。

（二）营养不良对放疗不良反应、并发症及生存率的影响

营养不良可增加放疗后感染的发生率并放大治疗不良反应[5]，如果治疗毒性过大，就需要降低治疗强度或者暂停甚至终止治疗。假如不能按照治疗方案完成治疗，会导致肿瘤对治疗的反应率下降，而且会更容易引起疾病的进展和生存率降低。根据 Amanda Hill 的研究结果，放疗期间的营养状态与胃癌、结肠癌患者的治疗毒性和治疗效果都密切相关。

患者发生营养不良时，机体免疫力降低，产生与分解代谢相关的一系列临床病理过程：体重丢失、肌力下降、活动能力降低、院内感染增加、伤口愈合和组织修复延迟等，放疗不良反应、并发症发生率和死亡率均较高。北京大学医学部对84名头颈部肿瘤放疗患者的研究表明，放疗起始中度营养不良者占31%，第4周已达到60.9%，放疗起始重度营养不良者占4.7%，第4周达到24.2%，随着治疗时间的延长，营养不良发生率呈上升趋势，中、重度营养不良的比例上升，伴有并发症及死亡率的风险也上升。

（三）营养不良对放疗患者生活质量的影响

当肿瘤患者长期处于能量和营养缺乏时，放疗的安全范围降低，尚未达到有效肿瘤杀灭剂量时，机体已发生明显的不良反应，影响肿瘤患者的心理及各系统生理功能。免疫营养不良引起的体弱、疲乏等不适症状直接影响患者的生活质量，导致社会活动减少。研究显示，营养不良的肿瘤患者住院时间延长，短期内再入院率升高，住院费用增加。免疫营养不良会降低患者对放化疗的耐受性，降低治疗效果及生活质量，使患者依从性变差。早期识别营养风险和营养不良、尽早进行营养干预，能明显改善放疗患者的营养状态和生活质量[12,20]。

四、放疗患者营养评估

放疗患者的营养评估，应贯穿整个放射治疗过程。营养不良指大量元素和微量元素的供给持续低于最低饮食要求，导致身体成分变化和功能降低。营养不良评估可通过临床判断、人体学测量、功能测量、实验室检查、氮平衡、人体成分分析测量等实现。大量元素和微量营养素缺乏，能减弱免疫系统功能，表现为胸腺和淋巴组织、细胞亚群、细胞计数和细胞因子的变化。Soeters（2008）提出的营养不良评价模型结合了临床评价和炎症活动两部分，前者指标包括体重、上臂围、皮褶厚度和生物电阻抗（衡量体细胞质量），后者

包括白蛋白、血红蛋白和 C 反应蛋白。具体方法详见第七章、第八章。

五、放疗中的免疫营养支持

免疫营养是指补充具有药理学作用的特殊营养素，刺激免疫细胞，增强免疫应答功能，维持正常、适度的免疫反应，调整细胞因子的生成和释放，减轻有害或过度的炎症反应，同时能保护肠屏障功能的完整性而减少细菌移位的营养治疗过程。免疫营养素包括谷氨酰胺、精氨酸、n-3 脂肪酸、牛磺酸等。免疫营养素可以提高免疫力、诱导肿瘤细胞凋亡、提高机体抗氧化作用、改善肿瘤患者代谢，与放疗起到协同作用，增加放疗疗效[21]，减少放疗不良反应。

（一）谷氨酰胺

谷氨酰胺是肠外营养中的条件必需氨基酸，它几乎可以在体内所有组织内合成，是嘌呤、嘧啶和核酸等物质合成的前体。

肿瘤患者由于疾病自身或是放疗、化疗引起的不良反应，多伴有免疫抑制和蛋白质代谢紊乱，表现为免疫球蛋白及抗体较正常水平低；免疫细胞减少，功能减弱。黏膜炎在肿瘤患者的治疗中是较常见的不良反应，尤其是接受放疗的头颈部恶性肿瘤患者，其放射性黏膜炎的发生率超过 80%，这严重影响了患者的生活质量，严重者可中断治疗。

多项研究表明，在消化道肿瘤及头颈部肿瘤接受放射治疗的过程中，依据患者自身情况给予谷氨酰胺，可以预防或缓解头颈部放疗患者的口腔炎和黏膜炎及减轻或预防消化道肿瘤放疗患者的腹泻等[22,23]。

（二）精氨酸制剂

精氨酸是半必需氨基酸，在精氨酸酶的作用下，精氨酸促进机体的蛋白质合成，改善机体的细胞免疫和体液免疫功能。

临床实践证明，肠外或肠内营养提供 10~20g/d 精氨酸，可促进蛋白质合成，减少尿氮排泄，增强机体免疫功能。也有报道指出每日给予 30g 精氨酸可提高乳腺癌患者放疗或化疗的治疗疗效。

（三）n-3 脂肪酸

n-3 脂肪酸属于多不饱和脂肪酸，主要包括 α-亚麻酸、二十二碳六烯酸和二十碳五烯酸。

研究表明，n-3 脂肪酸具有明显的抗肿瘤作用，最常见于乳腺癌、结直肠癌、前列腺癌和胰腺癌等。n-3 脂肪酸通过多种细胞内信号转导通路及基因表达来抑制细胞增殖、促进肿瘤细胞分化和诱导肿瘤细胞凋亡。对于营养不良的肿瘤患者，可经肠内、外营养给予补充，明显改善肿瘤患者的营养状况，增加患者在治疗过程中的药物敏感性，从而提高肿瘤患者的生存率。

（四）牛磺酸

牛磺酸是一种带有氨基的磺酸，人体主要依靠摄取食物中的牛磺酸来满足机体的需要。它的主要作用是维持细胞膜电位、控制钙离子转运、参与细胞渗透压、神经调节和抗氧化。补充牛磺酸在某种程度上可以抑制肿瘤的生长、减少肿瘤的重量。薛美兰等认为牛磺酸通过增强机体免疫、抗氧化、增强 DNA 损伤修复和抑制肿瘤细胞增殖等多种途径，对大鼠诱发乳腺癌的发生和生长有较明显的抑制作用。

总之，免疫营养能够更好地改善机体代谢，增强患者免疫功能，临床应用也逐渐增多。肿瘤患者营养支持应以肠内营养为主，因其更符合人体的生理，具有更少的临床并发症；能以较低的价格供应多种营养素，是安全方便的营养支持。而肠外营养可能导致感染和代谢并发症，并且增加不必要的医疗费用。因此，若患者条件许可应尽早实施肠内营养，对改善肿瘤患者的营养状况和免疫功能尤为重要。

六、小结与展望

放射治疗是肿瘤治疗的重要组成部分，放疗在杀灭肿瘤细胞的同时，对正常组织的损伤是难以避免的，同期联合化疗会增加此作用[24]。放疗引起的恶心呕吐、食欲缺乏、腹痛腹泻等不适症状以及黏膜炎、菌群失调、骨髓抑制等机体内环境失调将导致营养不良和免疫抑制。放射治疗诱导的细胞因子/炎症介质失衡也是放疗免疫营养不良的重要因素之一。放射治疗中出现免疫营养不良导致患者生活质量降低，治疗耐受性下降，甚至出现治疗中断或提前终止，从而影响总体疗效和预后。多项临床研究结果显示，肿瘤患者在同步放化疗前和治疗过程中，接受含氨基酸、n-3 脂肪酸、核苷酸的肠内免疫营养可以减少炎症因子的升高，预防急性严重黏膜炎的发生，在改善患者营养状态的同时也改善功能状态[11,14,25]。但是免疫营养的生物学效应及其预防放疗引起的黏膜炎的具体机制有待进一步的研究。

免疫营养评估和治疗对放疗患者的意义已经初步显现，但目前相关的随机临床试验较少，且样本量非常有限。随着肿瘤治疗多学科合作的进展，放疗医师对肿瘤患者营养免疫状况越来越重视，期待未来有更多大样本临床随机对照试验给我们提供更有价值的循证医学证据。

（周福祥）

参考文献

1. Correia MI，Waitzberg DL. The impact of malnutrition on morbidity，mortality，length of hospital stay and costs evaluated through a multivariate model analysis. Clin Nutr，2003，22（3）：235-239.
2. Andreyev HJ，Norman AR，Oates J，et al. Why do patients with weight loss have a worse outcome when undergoing chemotherapy for gastrointestinal malignancies? Eur J Cancer，1998，34（4）：503-509.
3. Dewys WD，Begg C，Lavin PT，et al. Prognostic effect of weight loss prior to chemotherapy in cancer patients. Am J Med，1980，69（4）：491-497.
4. Hill A，Kiss N，Hodgson B，et al. Associations between nutritional status，weight loss，radiotherapy treatment toxicity and treatment outcomes in gastrointestinal cancer patients. Clin Nutr，2011，30（1）：92-98.
5. Langer CJ，Hoffman JP，Ottery FD. Clinical significance of weight loss in cancer patients：rationale for the use of anabolic agents in the treatment of cancer-related cachexia. Nutrition，2001，17（1 Suppl）：S1-20.
6. 谢丛华. 营养支持在肿瘤化疗中的作用. 临床外科杂志，2008，16（12）：845-847.
7. Clinical nutrition guidelines of the French Speaking Society of Clinical Nutrition and Metabolism（SFNEP）. Summary of recommendations for adults undergoing non-surgical anticancer treatment. Dig Liver Dis，2014，46（8）：667-674.
8. Bozzetti F，Arends J，Lundholm K，et al. ESPEN Guidelines on Parenteral Nutrition：non-surgical oncology. Clin Nutr，2009，28（4）：445-454.
9. Huhmann MB，August DA. Review of American Society for Parenteral and Enteral Nutrition（ASPEN）

Clinical Guidelines for Nutrition Support in Cancer Patients：nutrition screening and assessment. Nutr Clin Pract，2008，23（2）：182-188.

10. 廖正凯，付振明，曹振，等. 放疗患者的营养支持. 肿瘤代谢与营养电子杂志，2015：23-25.
11. Tubiana M. The role of local treatment in the cure of cancer. Eur J Cancer. 1992，28A（12）：2061-2069.
12. Planas M，Audivert S，Perez-Portabella C，et al. Nutritional status among adult patients admitted to an university-affiliated hospital in Spain at the time of genoma. Clin Nutr，2004，23（5）：1016-1024.
13. 冉曦，申明强，曹乐，等. 腹盆腔放疗诱发肠道微生态失调与肠源性感染的实验研究. 中华放射医学与防治杂志，2015，35（9）：641-646.
14. Ahmad S. Platinum-DNA interactions and subsequent cellular processes controlling sensitivity to anticancer platinum complexes. Chem Biodivers，2010，7（3）：543-566.
15. Cao W，Shiverick KT，Namiki K，et al. Docetaxel and bortezomib downregulate Bcl-2 and sensitize PC-3-Bcl-2 expressing prostate cancer cells to irradiation. World J Urol，2008，26（5）：509-516.
16. Cong M1，Song C，Zou B，et al. Impact of glutamine，eicosapntemacnioc acid，branched-chain amino acid supplements on nutritional status and treatment compliance of esophageal cancer patients on concurrent chemoradiotherapy and gastric cancer patients on chemotherapy. Zhonghua Yi Xue Za Zhi，2015，95（10）：766-769.
17. Paccagnella A，Morello M，Da Mosto MC，et al. Early nutritional intervention improves treatment tolerance and outcomes in head and neck cancer patients undergoing concurrent chemoradiotherapy. Support Care Cancer，2010，18（7）：837-845.
18. 高彩霞，乔田奎. 免疫营养治疗对肺癌放疗患者 T 淋巴细胞亚群的影响. 肿瘤学杂志，2012，18（3）：181-184.
19. 李嘉琪，罗红雨，栾瑾微，等. 癌性营养不良在放疗中的研究进展. 实用肿瘤杂志，2015，29（1）：93-96.
20. Bauer J，Capra S，Ferguson M. Use of the scored Patient-Generated Subjective Global Assessment（PG-SGA）as a nutrition assessment tool in patients with cancer. Eur J Clin Nutr，2002，56（8）：779-785.
21. Talvas J，Garrait G，Goncalves-Mendes N，et al. Immunonutrition stimulates immune functions and antioxidant defense capacities of leukocytes in radiochemotherapy-treated head & neck and esophageal cancer patients：A double-blind randomized clinical trial. Clin Nutr，2015，34（5）：810-817.
22. Machon C，Thezenas S，Dupuy AM，et al. Immunonutrition before and during radiochemotherapy：improvement of inflammatory parameters in head and neck cancer patients. Support Care Cancer，2012，20（12）：3129-3135.
23. Vasson MP，Talvas J，Perche O，et al. Immunonutrition improves functional capacities in head and neck and esophageal cancer patients undergoing radiochemotherapy：a randomized clinical trial. Clin Nutr，2014，33（2）：204-210.
24. Endo K，Masatani T，Tsuji A，et al. Thyroid dysfunction after intra-arterial chemotherapy for hypopharyngeal and laryngeal cancer. Auris Nasus Larynx，2015，42（3）：231-234.
25. 王尤，姚安琪，周福祥. 放疗性营养不良临床评估及治疗. 肿瘤代谢与营养电子杂志，2014，（2）：21-25.

第三节　免疫营养治疗在围化疗期患者的应用

约 40%的初诊肿瘤患者合并营养不良，尤其在头颈部肿瘤、食管癌、胃癌等消化道肿瘤中，患者常合并食欲减退、进食减少的情况，进一步导致营养摄入不足。患者可出现机体贮存的脂肪迅速丢失，继而导致肌蛋白过度分解[1]，发生恶液质。作为肿瘤治疗的主要手段——化疗在杀死肿瘤细胞的同时对机体的正常细胞也有损伤，例如出现血液毒性、消化道毒性、黏膜毒性等毒副作用[2]。消化系统毒性是化疗常见的不良反应之一，可影响患者的食欲及食物摄入，进一步使患者营养状况恶化。营养不良不仅使机体免疫功能降低，增加患者并发症发生的风险，而且会降低患者对化疗的耐受性。

免疫营养支持不仅为人体提供热量、蛋白质等营养物质，还直接参与机体代谢，是人体免疫功能的物质基础，影响疾病预后与转归。在普通肠道营养制剂中添加精氨酸、谷氨酰胺、ω-3 多不饱和脂肪酸等特殊营养底物，有助于提高机体的免疫功能，降低化疗相关炎症反应，减少感染等并发症的发生，即所谓的免疫营养[3]。免疫营养不仅能预防和纠正患者的营养不良状态，且能通过多种方式刺激免疫细胞，增强机体免疫应答，通过调控细胞因子的产生和释放减轻过度的炎症反应，维持肠黏膜屏障功能，此外免疫营养还可以提高化疗效果，达到化疗增敏作用[4]。

一、围化疗期患者的营养特点

（一）疾病原因所致营养不良

恶性肿瘤患者可以通过多种途径使机体代谢发生改变，夺取营养构建肿瘤细胞，使机体长期处于荷瘤及消耗状态，并丧失应激状态下的正常机制。肿瘤患者即使活动量减少到最低程度，其代谢率仍高，并常合并神经性厌食、食欲下降、骨骼肌萎缩、体重丢失和其他代谢改变[3]。恶性肿瘤患者的营养状况与肿瘤类型、部位、大小、分期等有关[5]。在头颈部肿瘤、食管癌、胃癌、结直肠癌等消化道肿瘤中，约 65%～85%的患者会在自然病程中出现营养不良。

（二）化疗相关营养不良

化疗是目前治疗肿瘤的三大主要手段（放疗、手术、化疗）之一，随着姑息性化疗和辅助化疗应用范围的不断扩大，化疗在肿瘤治疗中的作用及地位逐步得到人们接受和认可。绝大多数化疗药物在发挥抗肿瘤作用的同时，可以直接影响新陈代谢，或因化疗所致的恶心、呕吐、腹泻、口腔炎、味觉改变、胃肠黏膜损伤、食欲减退以及厌食而间接影响营养物质的摄入，化疗亦可以诱导急性炎症反应，增加患者发生并发症的风险，使机体免疫能力降低和营养状况进一步恶化[6]。

二、免疫营养在围化疗期患者中的研究现状与进展

（一）围化疗期患者接受免疫营养治疗的作用机制

肿瘤患者长期处于应激状态，大量消耗多种营养物质，常引起负氮平衡。积极正确的免疫营养治疗不仅为肿瘤患者提供热量、蛋白质等必需营养物质，抵抗机体消耗，在围化疗期还直接参与机体代谢和免疫调节，减轻炎症反应，加速组织修复，减轻抗肿瘤治疗造成的不良反应，亦可以协同增加化疗疗效，逆转化疗耐药的发生。

1. 减轻毒副作用　化疗的毒副作用是所有肿瘤内科医生所不能逃避的问题，也是围化疗期患者及其家属最为顾忌和担心的问题。Machon C 等人[7]对 31 位曾接受放化疗的头颈部肿瘤的患者进行了分析，发现在每次化疗前 5 天的普通营养支持的基础上加入 ω-3 不饱和脂肪酸、核苷酸、精氨酸、抗氧化剂和维生素可以减少急性的严重的黏膜炎的发生

率。有研究[8]认为免疫营养治疗的另一个重要成分谷氨酰胺有助于减轻化疗对肠道的损伤，补充谷氨酰胺可以通过增加还原型谷胱甘肽生成，改善肿瘤化疗中的蛋白质代谢，减轻化疗毒性，改善宿主的整体情况，降低与化疗相关的死亡率。Savarese 等人[9]的统计结果表明，补充谷氨酰胺可以减少化疗相关的黏膜炎、腹泻、神经病变和在运用高剂量化疗药物及干细胞移植时引起的肝静脉闭塞的发生率和（或）严重性，同时也可减轻使用蒽环类抗生素带来的心脏毒性。口服谷氨酰胺可以保护正常组织，减少肿瘤治疗期间胃肠道、神经系统和心脏的并发症。姚庆华等[10]将 30 例食管癌化疗患者随机分为对照组和肠内免疫营养组，每组 15 例。结果发现对照组有 8 例（53%）出现Ⅲ度血液学毒性，而肠内免疫营养组仅出现 1 例（6.7%）。2015 年的一项对 9 个 RCT 研究的荟萃分析得出在结直肠癌患者营养中加入谷氨酰胺可以减少肠炎、腹泻等化疗相关的毒副作用[11]。但是最近发表的一项纳入了 210 例胃肠道肿瘤患者的Ⅲ期临床研究[12]，该研究随机分成正常等热量饮食组和在等热量饮食加入精氨酸或转化生长因子-β（TGF-β）组，采用单因素和多因素分析发现这两组患者的Ⅲ～Ⅳ级非血液学毒性的差异无统计学意义，且未观察到两组患者的Ⅲ～Ⅳ级血液学毒性及化疗间断时间的差异。因此，免疫营养支持治疗是否可以减轻化疗所致的毒副作用、哪些免疫营养制剂可以起到该作用仍需更多的证据进一步证实。

2. 化疗增敏和逆转耐药作用　免疫营养治疗可以通过调节多条信号通路的功能而抑制肿瘤细胞的生长，或提高肿瘤细胞的药物敏感性，或逆转肿瘤细胞对药物的耐药性，从而提高治疗反应率[13]。精氨酸可以通过抑制肿瘤细胞的多胺合成或通过 NO 途径抑制肿瘤生长、提高荷瘤宿主的免疫功能，从而抑制肿瘤生长。补充外源性谷氨酰胺可提高机体正常组织谷胱甘肽水平，降低肿瘤细胞谷胱甘肽水平，上调促凋亡基因 *BAX* 和凋亡蛋白酶 caspase-3 表达，下调凋亡抑制基因 *BCL2*，促进肿瘤细胞凋亡，抑制其增殖[14]。同时，增多的谷胱甘肽能够清除氧自由基，抑制脂质过氧化反应及肿瘤细胞的生长信号转导，阻抑自由基对癌细胞增殖的介导。另外，谷胱甘肽也可以通过激活 NOS 途径或抑制肿瘤细胞存活的 PI3K/AKT 凋亡信号通路，抑制肿瘤细胞生长，损伤肿瘤细胞，最终导致肿瘤细胞凋亡。ω-3 不饱和脂肪酸可能与抑制微小肿瘤病灶的增殖、增加肿瘤细胞的凋亡有关，具有潜在的肿瘤细胞毒作用，并且可通过促进细胞膜脂质过氧化、抑制间质金属蛋白酶活性、抑制 COX-2 的表达、阻断细胞周期、抑制多个肿瘤信号通路、减少耐药基因活化及表达等机制来促进细胞凋亡[15]，达到化疗增敏作用及逆转肿瘤化疗多药耐药的情况[16]。

（二）围化疗期患者营养方式

1. 心理辅导　肿瘤患者无论处于何种阶段，心理上都承受着巨大的负担，大部分患者都有焦虑甚至抑郁的情绪。很多患者即使能经口进食也不愿意进食。医务人员应该从心理上对患者进行辅导，消除患者心中的不良情绪，使其了解进食的重要性和拥有一个良好的心理及营养状态对今后的康复的巨大作用，树立战胜疾病的信心，鼓励其经口进食。

2. 经口进食　对于胃肠道功能正常、能够经口进食的患者，或者消化道肿瘤术后胃肠道功能恢复后的患者，鼓励其经口进食，静脉营养供给一般是没有必要的，甚至是对患者不利的。

3. 肠内营养　当患者不能经口进食，但消化道功能尚好可以考虑肠内营养，常用的方法为鼻胃管管饲，也可行食管、胃及空肠造瘘。研究表明，肠内营养对降低胃癌患者营养风险的发生率是安全、有效的。

4. 肠外营养　有临床研究表明，肠外营养对改善晚期胃肠道功能障碍的肿瘤患者的营养状态、延长其生存期有确切的作用。肠外营养的方法包括周围静脉营养和经中心静脉置管注入营养素。

（三）围化疗期患者营养目标

化疗常引起消化道反应如恶心呕吐、腹痛腹泻和消化道黏膜损伤等，会严重地降低患者的食欲或影响进食过程，在肿瘤引起的代谢异常的基础上进一步加重机体营养不良，同时会降低患者的化疗耐受性，影响患者的抗肿瘤治疗效果。另一方面，营养不良时，血浆蛋白水平降低，化疗药物的吸收、分布、代谢及排泄出现障碍，明显影响化疗药物的药动学，化疗药物的不良反应因此增加，机体耐受化疗能力降低，化疗有效反应显著降低[17]。因此化疗患者的营养治疗目标是预防和治疗营养不良或恶液质、提高对化疗的耐受性和依从性、减轻化疗的不良反应、改善生活质量。当化疗患者每日摄入能量低于能量消耗60%的情况超过10天时，或者预计患者将有7天或者以上不能进食时，或者患者体重下降时，应开始营养治疗，以补足实际摄入与理论摄入之间的差额。为了降低感染风险，推荐首选肠内营养，如果患者因治疗产生了胃肠道黏膜损伤，可以采用短期的肠外营养[18]。

（四）围化疗期患者免疫营养治疗实施

根据“化疗患者营养治疗指南”的相关推荐意见，对围化疗期患者免疫营养治疗实施建议如下：

（1）化疗患者不推荐常规肠外营养（parenteral nutrition，PN）。（A）

（2）化疗患者经营养筛查存在营养风险或营养不良时，当其每日摄入能量低于60%目标能量的情况超过10天时；或者预计患者将有7天或者以上不能进食时；或者患者体重丢失>5%时，应开始营养治疗。（C）

（3）营养途径推荐首选肠内营养（enteral nutrition，EN）。（A）如果患者发生了化疗相关胃肠道黏膜损伤，或不能耐受EN，可以采用短期的PN。（B）

（4）通用型EN及PN配方适用于多数肿瘤化疗患者的营养治疗；患者无脂代谢异常时，可使用高脂肪低碳水化合物的配方，糖/脂肪比例可以达到1∶1。（D）

（5）中/长链脂肪乳剂可能更适合接受PN的肿瘤患者，尤其是合并肝功能障碍的患者。（D）

（6）ω-3脂肪酸强化的口服营养补充（oral nutritional supplements，ONS）可以帮助非主观因素体重减轻的肿瘤患者稳定体重。（B）

（7）肠内免疫调节配方（含有谷氨酰胺、精氨酸、核苷酸和ω-3脂肪酸等）可能会减轻化疗所致黏膜炎、腹泻发生率，减轻化疗不良反应。（D）

（8）当化疗患者发生严重感染等重度应激反应时，免疫调节配方的应用参照危重病相关指南。（A）

三、小结与展望

化疗是目前肿瘤治疗的重要手段之一，化疗在抗肿瘤的同时，对正常组织及细胞也有极大的损伤。化疗可以引起血液毒性、消化道毒性、黏膜毒性、肺毒性、心脏毒性、肝肾毒性、神经毒性、皮肤及附件毒性等一系列毒副作用，化疗亦可以导致机体免疫系统的失调。多方面的作用可能导致肿瘤患者在围化疗期出现营养不良，生活质量下降，治疗耐受性下降，甚至出现化疗中断甚至提前终止，最终影响总体疗效和预后。多项研究显示，肿瘤患者在围化疗期接受含精氨酸、核苷酸、ω-3不饱和脂肪酸、谷氨酰胺等免疫营养制剂可以减少炎症因子的升高，减少化疗相关毒副作用，增加化疗疗效，逆转化疗耐药，在改善患者营养状态的同时增加抗肿瘤的效应。

越来越多的肿瘤学和营养学专家开始重视免疫营养治疗在肿瘤患者围化疗期的作用，但是关于免疫营养的生物学效应、免疫营养制剂的合理配伍、免疫营养治疗的时机、疗效评价等相关的临床及科研问题都未解决。目前免疫营养治疗在肿瘤患者围化疗期的相关临床研究较少，且样本量非常有限，我们期待在不远的将来有更多大样本的多中心随机对照临床研究给我们提供更有价值的循证医学证据。

（应杰儿）

参考文献

1. 宋爱华. 饮食护理干预对消化道肿瘤病人化疗期间病人营养状况的影响. 全科护理，2008，6（34）：3122-3123.
2. XueH，Sawyer MB，Wischmeyer PE，et al. Nutrition modulation of gastrointestinal toxicity related to cancer chemotherapy：from preclinical findings to clinical strategy. JPEN J Parenter Enteral Nutr，2011，35（1）：74-90.
3. 黎介寿，免疫营养的现状. 肠外与肠内营养，2012，06：321-323.
4. BarreraR. Nutritional support in cancer patients. JPEN J Parenter Enteral Nutr，2002，26（5 Suppl）：S63-71.
5. Van CutsemE，Arends J. The causes and consequences of cancer-associated malnutrition. Eur J OncolNurs，2005，9 Suppl 2：S51-63.
6. CawoodAL，Elia M，Stratton RJ. Systematic review and meta-analysis of the effects of high protein oral nutritional supplements. Ageing Res Rev，2012，11（2）：278-296.
7. ThoresenL，Fjeldstad I，Krogstad K，et al. Nutritional status of patients with advanced cancer：the value of using the subjective global assessment of nutritional status as a screening tool. Palliat Med，2002，16（1）：33-42.
8. SkubitzKM，Anderson PM. Oral glutamine to prevent chemotherapy induced stomatitis：a pilot study. J Lab Clin Med，1996，127（2）：223-228.
9. SavareseDM，Savy G，Vahdat L，et al. Prevention of chemotherapy and radiation toxicity with glutamine. Cancer Treat Rev，2003，29（6）：501-513.
10. 王赟，谷建钟，傅婷，等. 肠内免疫营养对食管癌化疗病人营养状况、血液毒性和免疫功能影响的临床研究. 肠外与肠内营养，2014，21（2）：76-79.
11. JolfaieNR，Mirzaie S，Ghiasvand R，et al. The effect of glutamine intake on complications of colorectal and colon cancer treatment：A systematic review. J Res Med Sci，2015，20（9）：910-918.
12. KhemissaF，Mineur L，Amsellem C，et al. A phase Ⅲ study evaluating oral glutamine and transforming growth factor-beta 2 on chemotherapy-induced toxicity in patients with digestive neoplasm. Dig Liver Dis，2016，48（3）：327-332.
13. QuiddeJ，von Grundherr J，Koch B，et al. Improved nutrition in adolescents and young adults after childhood cancer - INAYA study. BMC Cancer，2016，16（1）：872.
14. TodorovaVK，Harms SA，Kaufmann Y，et al. Effect of dietary glutamine on tumor glutathione levels and ap-

optosis-related proteins in DMBA-induced breast cancer of rats. Breast Cancer Res Treat, 2004, 88 (3): 247-256.

15. 胡艳杰, 李卡, 黄明君, 等. ω-3 脂肪酸在胃肠道肿瘤患者中的临床作用效果. 华西医学, 2013, 07: 1120-1122.
16. Palma-MillaS, López-Plaza B, Santamaría B, et al. New, Immunomodulatory, Oral Nutrition Formula for Use Prior to Surgery in Patients With Head and Neck Cancer: An Exploratory Study. JPEN J Parenter Enteral Nutr, 2016.
17. Bistrian, BR. Comment on "Guidelines for the provision and assessment of nutrition support therapy in the adult critically ill patient". JPEN J Parenter Enteral Nutr, 2010, 34 (3): 348-349.
18. MoherD, Liberati A, Tetzlaff J, et al. Preferred reporting items for systematic reviews and meta-analyses: the PRISMA Statement. Open Med, 2009, 3 (3): e123-130.

第四节 造血干细胞移植患者免疫营养治疗

造血干细胞移植（hematopoietic stem cell transplantation, HSCT）是血液系统疾病（尤其是白血病等恶性疾病）、自身免疫疾病、放射病等疾病治疗的重要手段。根据干细胞来源可以将 HSCT 分为自体移植（autologous hematopoietic stem cell transplantation, Auto-HSCT）和异基因造血干细胞移植（allogeneic hematopoietic stem cell transplantation, Allo-HSCT）。Auto-HSCT 是通过化疗、粒细胞集落刺激因子等动员方案，首先将患者的干细胞从骨髓中动员到外周血中并收集、冻存，之后给予患者大剂量化/放疗，其后回输干细胞，重建造血和免疫系统，其本质是干细胞支持下的大剂量化/放疗。而 Allo-HSCT 是指在患者接受大剂量化/放疗预处理的同时，将健康供者的干细胞动员和采集出来，在预处理结束后回输。除应用大剂量化/放疗最大限度地杀灭肿瘤细胞以外，通过健康供者干细胞重建异体的免疫系统，从而发挥移植物抗肿瘤作用，其本质是大剂量化/放疗后异体造血和免疫重建，是一种免疫治疗。HSCT 期间大剂量化/放疗及移植相关并发症，往往导致患者营养不良。而营养不良也对患者的预后产生不利影响，如感染发生率升高、内皮损伤及移植物抗宿主病（Graft versus host disease, GVHD）的发生、造血及免疫重建延迟、生存期缩短和生活质量下降等。因此营养支持治疗在干细胞移植中起到重要作用[1]。

一、HSCT 对患者营养状态的影响

（一）营养摄入的减少

大剂量的化/放疗预处理是 HSCT 治疗的重要组成部分，这种预处理不仅杀灭了肿瘤细胞，同时还损伤了增殖旺盛的正常细胞，如造血干细胞、黏膜细胞等。胃肠道黏膜损伤导致恶心、呕吐、腹泻、消化不良等症状，造成消化道功能紊乱；同时为减少呕吐症状，常规应用 5-羟色胺抑制剂等抗呕吐药物，使胃肠道蠕动减慢；另外，干细胞移植患者需食用无菌食物，过度加热的食物口感较差，进一步导致食欲下降。综上因素，食欲减退、摄入减少、消化和吸收能力减弱，使患者从食物中获取的能量和营养显著减少，造成营养不良[2]。

（二）对能量及营养物质需要的增加

HSCT 过程中，无论是预处理阶段、造血重建阶段还是重建后阶段，都处于明显的应

激代谢增加状态。化/放疗对机体的毒性、预处理后机体的恢复、造血细胞及免疫细胞生长均对机体营养状态提出了更高的要求，各种并发症如出血性膀胱炎、巨细胞病毒感染、各种细菌及真菌感染、GVHD 等也对患者的营养状态产生重要影响。一方面机体对能量及各种营养物质的需要均显著提高；另一方面 GVHD、肠道感染、肝静脉闭塞综合征等各种并发症进一步限制了机体对营养物质的摄入，加重肠道功能减退，造成水电解质平衡的紊乱等，从而使营养不良进一步加重（图 16-4-1）。

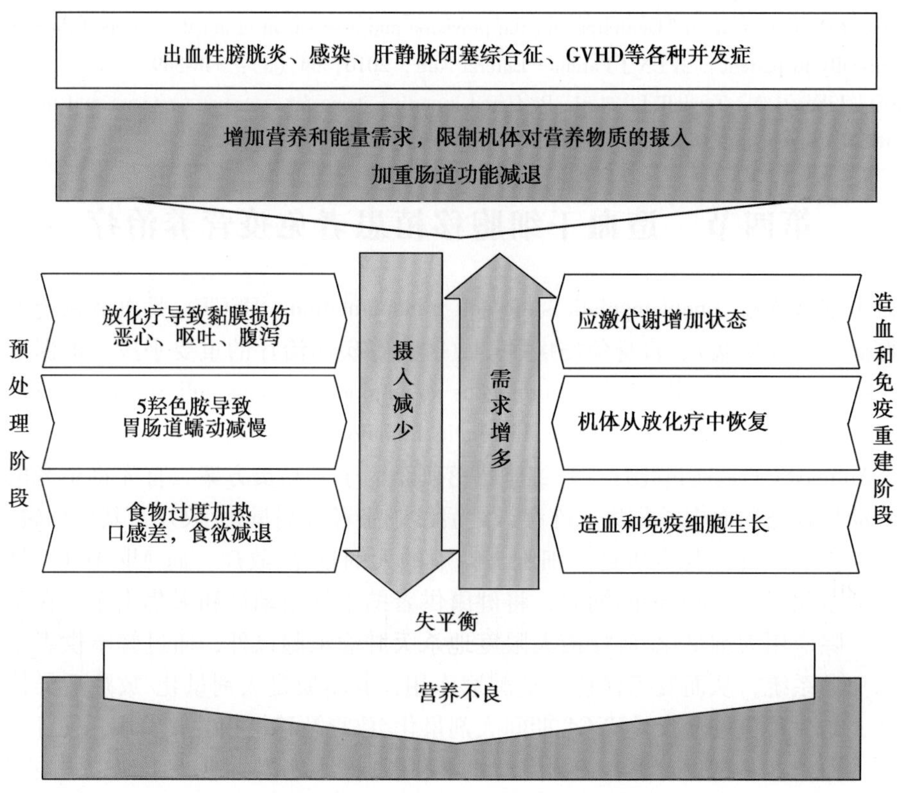

图 16-4-1 HSCT 对营养状态的影响

二、患者营养状态对 HSCT 预后的影响

HSCT 在治疗过程中极易导致营养失衡，而移植过程中不良的营养状态会对患者的临床结局产生不利影响。营养不良是 HSCT 后死亡的独立危险因素。HSCT 患者的营养状况不仅对患者的造血重建、免疫功能恢复、临床结局产生重要影响，对患者的长期生活质量也具有重要意义。移植前营养不良能够降低患者对化疗的耐受性，增加不良反应和影响疗效，增加上皮细胞损伤，增加 GVHD 的风险；移植后营养状态的下降也与感染等并发症相关。尽管如此，移植前营养状态评估及营养支持对移植预后的影响尚无定论。目前仅有少数指标被明确表明与移植疗效相关。同时也尚不能明确移植后哪些营养指标的改变与预后有更好的相关性[3]。

（一）体质指数对 HSCT 的影响

较多的研究显示，移植前体质指数（body mass index，BMI）对 Allo-HSCT 移植的预后会产生影响。研究结论不完全相同，但通常认为高 BMI 增加 GVHD 和非复发死亡（non-relapse mortality，NRM）的风险，低 BMI 与造血重建延迟、疾病复发死亡有关，并同样增加 NRM 风险，使患者的长期整体生存率降低[3,4]。因此移植前应干预优化 BMI，肥胖患者可以通过营养干预和锻炼降低体重，营养不良的患者也可以通过营养支持提升其营养状态[5]。

（二）体重丢失对 HSCT 的影响

有较多的研究显示，移植后体重的下降是预后不良因素。随着体重丢失比例的增高，患者的 NRM 呈现上升趋势，增加移植后整体死亡率[6]。同时也有文献报道，体重减低是患者发生移植后肝脏并发症的重要危险因素[7]。移植前体重丢失往往与疾病状态有关，肿瘤患者因食欲减退、胃肠功能紊乱、炎症反应及内分泌失调等导致脱水、肌肉减少。部分白血病患者及骨髓增生异常综合征患者在移植前处于疾病非缓解状态，其中高危的患者体重丢失更加明显。移植前体重丢失与高复发和 NRM 风险相关，从而导致整体生存率下降[8]。

（三）血糖增高对 HSCT 的影响

移植后血糖增高是常见并发症，这与应激反应、应用免疫抑制剂或肾上腺皮质激素治疗 GVHD 及全胃肠外营养（total parenteral nutrition，TPN）相关。多个研究显示移植后高血糖和糖尿病可影响器官功能、延迟中性粒细胞和血小板植入、增加感染和 GVHD 风险、导致 NRM 升高，从而对整体生存产生不利影响[9~11]。移植前糖尿病对移植疗效影响的研究较少。在实体器官移植中，糖尿病是预后的不利因素[12]。在 HSCT 中也有报道，移植前患有糖尿病同样能增加 NRM，降低整体生存率。糖尿病可以显著提高侵袭性真菌病的发生风险。这可能与糖尿病患者中性粒细胞功能损伤有关[13]。因此对于移植前血糖增高的患者，应积极控制血糖以减少移植相关风险。

（四）肝功能障碍对 HSCT 的影响

尽管肝功能障碍可能与营养状态无关，但是目前肝功能障碍最常见的病因就是非酒精性脂肪肝，此类患者中存在脂类代谢异常，接受 HSCT 的患者可能会出现营养相关问题，并增加移植后患病和死亡的风险。移植前肝功能障碍的患者发生肝静脉闭塞综合征和非复发死亡的风险明显增加[14]。因此，对于患有非酒精性脂肪肝的患者，推荐降低体重并调整生活方式来减少移植后并发症风险。

三、HSCT 风险评估

美国肠外肠内营养学会（American Society for Parenteral and Enteral Nutrition，ASPEN），欧洲肠外肠内营养学会（European Society for Parenteral and Enteral Nutrition，ESPEN）均提出 HSCT 患者都存在营养风险，强调所有移植患者均应进行营养评估并制订营养干预计划，对于营养不良患者，应给予营养支持治疗[15~17]。营养评估主要包括身体测量、生化检查、膳食调查以及临床综合营养评定。临床综合营养评定可以通过主观整体评估（subjective global assessment，SGA）、患者主观整体评估（patient-generated subjective global assessment，PG-SGA）、微型营养评估（mini nutritional assessment，MNA）等实现。但目前尚无 HSCT 患者营养评估的特异性量表。

四、HSCT 患者的营养管理

(一) HSCT 后早期营养管理

移植前预处理方案包括大剂量化疗和全身放疗，可导致各种不良反应，其中胃肠道黏膜损伤、恶心、呕吐和腹泻较为常见，导致营养摄入不足和吸收不良；预处理后骨髓空虚期粒细胞缺乏感染、植入后 GVHD 等并发症的发生，进一步降低营养物质的摄入和吸收，加重营养不良。因此营养管理十分必要。

1. 营养管理目标

（1）能量供给目标：对于不存在营养不良的患者，移植后的目标能量推荐为 25～30kcal/（kg・d）。而对于存在营养不良的患者，需要将目标能量推荐提高到 30～50kcal/（kg・d）。不能满足最低能量摄入的患者会导致体重降低，这将增加并发症的风险。

（2）能量供给营养物质构成：尽管 HSCT 患者应给予高能量摄入，但高糖摄入与 HSCT 后出现高血糖有密切关联。能量摄入不足的患者，最常应用肠外营养来维持最低的能量摄入。糖的摄入需要保持低于 5g/（kg・d），因为脂质有更高的能量密度，所以应通过增加脂质来增加能量的摄入。脂质在肠外营养中的比例通常是总能量的 20%～30%。由于在肠外营养中高剂量的糖与高血糖风险增高相关，对于高血糖患者，增加脂肪含量进而减少糖的比例十分重要[18]。

（3）血糖控制：如前所述，无论是移植前还是移植后，高血糖都是 HSCT 预后不良因素，提示在 HSCT 中血糖控制极其重要。高血糖可导致中性粒细胞功能损伤和免疫细胞功能障碍，感染风险增加，同时还引起内皮功能障碍、炎性细胞因子水平提高、肌肉和脂肪的分解代谢，这些都是发生严重并发症的重要危险因素。高血糖还能够升高细胞因子的水平，导致 GVHD 风险增加，而 GVHD 本身及应用糖皮质激素治疗均明显升高血糖，从而形成恶性循环。增强血糖控制可减少移植后并发症的风险。对于非危重患者，美国糖尿病协会推荐的空腹血糖值应<7.8mmol/L，随机血糖应控制在 10.0mmol/L 以下以减少移植风险[19]。

2. 营养干预措施

（1）膳食指导：ASPEN 建议应对 HSCT 患者进行饮食指导或营养咨询。在接受移植治疗前，应加强膳食中的营养补充。因接受大剂量放/化疗，患者多存在粒细胞减少、黏膜炎、胃肠道功能紊乱等表现，饮食应严格无菌和易于消化吸收。可以少量多餐以促进营养摄入。患者在入住层流病房前即开始无菌饮食，适当应用抗生素以减少肠道细菌感染的可能。预处理结束后，随着胃肠道症状改善，患者面临机体恢复、造血功能重建需要，此时需加强蛋白质、叶酸、维生素 B_{12} 的摄入[20]。

（2）肠外营养：大剂量化/放疗所致的胃肠道不良反应严重影响患者对营养的摄入。血细胞减少、消化道黏膜炎的发生使放置鼻饲管往往难以实施，应用肠内营养存在困难。为补充对能量和营养素的需求，作为重要的保障手段，肠外营养往往被普遍采用。但过多的肠外营养能够导致高血糖、脂肪肝和体液潴留等各种并发症，因此仅在必需的时候应用肠外营养[21]。对于接受肠外营养的患者，需注意血糖的控制。对于无高血糖风险患者，在肠外营养袋中加入胰岛素是控制血糖的一种实用方法。由于糖皮质激素相关的胰岛素抵抗增加，应用糖皮质激素的患者通常需要更高剂量的胰岛素。对于接受胰岛素治疗的糖尿病患者，则需要保证基础胰岛素、营养胰岛素和矫正胰岛素等三个方面才能较好地控制血糖。

（3）肠内营养：肠内营养更加符合人体正常的生理功能，对于维持肠道正常的结构与功能有着重要影响，也有利于血糖控制，并可以降低 GVHD 的风险，并可能促进中性粒细胞的植入，对异基因 HSCT 后总体生存率有积极作用。ASPEN 指南也认为对于肠道功能良好口服摄入不足的 HSCT 患者应接受肠内营养。肠内营养在 HSCT 患者中的主要限制是患有重度黏膜炎或者胃肠道损伤，因而很难插入肠内营养管[22]。

3. HSCT 的免疫营养

免疫重建、移植物抗肿瘤作用及预防/治疗 GVHD 是异基因 HSCT 的重要组成部分。移植免疫的研究进展是近年来疗效提高的重要原因。免疫营养治疗的研究也逐渐引起重视。谷氨酰胺、n-3 脂肪酸等是这方面应用较多的免疫营养素。

（1）谷氨酰胺：谷氨酰胺是一种非必需氨基酸，在人体内可由谷氨酸、缬氨酸、异亮氨酸合成。但在疾病、营养状态不佳或高强度运动等应激状态下，机体对谷氨酰胺的需求量增加，以致自身合成不能满足需要。谷氨酰胺是肠细胞和淋巴细胞等细胞的必需营养物质，因此理论上给予谷氨酰胺可以维持肠道内皮完整，减少 GVHD 及促进免疫重建。除此之外，作为糖异生的前体物，谷氨酰胺对维持糖稳态具有重要的作用。许多小型研究显示谷氨酰胺影响 HSCT 的临床结果，可能减少黏膜炎、降低感染和 GVHD，荟萃分析显示谷氨酰胺对 HSCT 患者产生有益的影响[23]。然而这一结论均来自小型研究的结果。在 ICU 中的大型随机对照试验显示在危重患者中补充谷氨酰胺有害，尤其是对于有肾功能不全的患者[24]。目前尚无大型研究表明谷氨酰胺在 HSCT 中的作用。但是，在肾功能不全的患者中应用谷氨酰胺应十分谨慎。

（2）n-3 脂肪酸：n-3 脂肪酸具有免疫调节因子的作用。理论上可能缓解细胞因子风暴，减少 HSCT 后 GVHD 的发生。一些小型研究证明了这一观点。静脉注射 n-3 脂肪酸乳剂，能够缓解短肠综合征患者肠外营养相关的肝脏疾病。因此对于具有肠道 GVHD 和肝功能异常的 HSCT 患者，n-3 脂肪酸有可能使其获益，但需要大型的研究来证实。另外，HSCT 患者需要增加能量供给，但对于高甘油三酯血症的患者常常需要减少脂肪乳剂的剂量，这时增加 n-3 脂肪酸对于维持能量供给和甘油三酯水平是有益的[25,26]。

（二）HSCT 长期营养管理

HSCT 患者的全面恢复需要 2~3 年的时间，期间可能经历各种各样的营养相关问题，比如由于摄入不足或者代谢障碍（糖尿病、肥胖、血脂异常和高血压）导致的营养不良。

1. 体重减轻　在 Allo-HSCT 后出现的营养不良中十分常见。多出现在慢性 GVHD 患者中，并能反映慢性 GVHD 的严重性，往往与预后不良相关。口腔、胃肠道和肺的慢性 GVHD 患者容易出现体重减轻。一些无 GVHD 患者也会出现体重减轻的营养不良状态。对于此类患者，应给予营养评估和必要时的营养指导[27]。

2. 代谢综合征　在 Allo-HSCT 存活者中也很常见，包括高血压、高血糖、高血脂及糖尿病，尤其是应用糖皮质激素治疗的患者发生糖尿病的风险很高，往往容易引起心血管疾病的高发生率。推荐移植后对代谢综合征进行常规筛查，以减少移植后长期生存者发生心血管疾病的风险[28]。

五、小　　结

HSCT 患者常见营养不良，营养不良对移植患者的临床结局及生活质量均具有重要影响。尽管还未建立起最佳的管理模式，但营养评估、营养支持在 HSCT 中十分重要，对于促进造血及免疫重建，减少 GVHD、感染等并发症，减少复发及移植相关死亡，提高整体生存率具有重要影响。因此，应该积极开展各种临床研究来优化 HSCT 的营养支持问题，从而改善患者的临床结局。

（谭业辉）

参考文献

1. Fuji S, Einsele H, Savani BN, et al. Systematic Nutritional Support in Allogeneic Hematopoietic Stem Cell Transplant Recipients. Biol Blood Marrow Transplant, 2015, 21 (10): 1707-1713.
2. 郝素娟，李惠玲. 造血干细胞移植病人营养支持与研究进展. 护理研究，2013，11（27）：3459-3461.
3. Baumgartner A, Zueger N, Bargetzi A, et al. Association of Nutritional Parameters with Clinical Outcomes in Patients with Acute Myeloid Leukemia Undergoing Haematopoietic Stem Cell Transplantation. Ann Nutr Metab, 2016, 69 (2): 89-98.
4. 杨贞，吴德沛，徐杨，等. 造血干细胞移植前营养状态与造血重建的关系. 中华血液学杂志，2012，33（6）：496-498.
5. Villareal DT, Chode S, Parimi N, et al. Weight loss, exercise, or both and physical function in obese older adults. N Engl J Med, 2011, 364 (13): 1218-1229.
6. Fuji S, Mori T, Khattry N, et al. Severe weight loss in 3 months after allogeneic hematopoietic SCT was associated with an increased risk of subsequent non-relapse mortality. Bone Marrow Transplant, 2015, 50 (1): 100-105.
7. Thorvaldson L, Remberger M, Winiarski J, et al. HLA, GVHD, and parenteral nutrition are risk factors for hepatic complications in pediatric HSCT. Pediatr Transplant, 2016, 20 (1): 96-104.
8. Radujkovic A, Becker N, Benner A, et al. Pre-transplant weight loss predicts inferior outcome after allogeneic stem cell transplantation in patients with myelodysplastic syndrome. Oncotarget, 2015, 6 (33): 35095-35106.
9. Karnchanasorn R, Malamug LR, Jin R, et al. Association of hyperglycemia with prolonged hospital stay but no effect on engraftment after autologous hematopoietic stem cell transplantation. Endocr Pract, 2012, 18 (4): 508-518.
10. Griffith ML, Jagasia M, Jagasia SM. Diabetes mellitus after hematopoietic stem cell transplantation. Endocr Pract, 2010, 16 (4): 699-706.
11. Pidala J, Kim J, Kharfan-Dabaja MA, et al. Dysglycemia following glucocorticoid therapy for acute graft-versus-host disease adversely affects transplantation outcomes. Biol Blood Marrow Transplant, 2011, 17 (2): 239-248.
12. Hofer M, Schmid C, Benden C, et al. Diabetes mellitus and survival in cystic fibrosis patients after lung transplantation. J Cyst Fibros, 2012, 11 (2): 131-136.
13. Radfar M, Faghihi T, Hadjibabaie M, et al. Impact of preexisting diabetes mellitus on transplantation outcomes in hematopoietic stem cell transplantation. Endocr Res, 2015, 40 (1): 20-24.
14. Barba P, Pinana JL, Fernandez-Aviles F, et al. Pretransplantation liver function impacts on the outcome of allogeneic hematopoietic stem cell transplantation: a study of 455 patients. Biol Blood Marrow Transplant,

2011, 17 (11): 1653-1661.

15. Bozzetti F. Re: A. S. P. E. N. clinical guidelines: nutrition support therapy during adult anticancer treatment and in hematopoietic cell transplantation. JPEN J Parenter Enteral Nutr, 2010, 34 (4): 455-456.
16. Arends J, Bodoky G, Bozzetti F, et al. ESPEN guidelines on enteral nutrition: non-surgical oncology. Clin Nutr, 2006, 25 (2): 245-249.
17. Martin-Salces M, de Paz R, Canales MA, et al. Nutritional recommendations in hematopoietic stem cell transplantation. Nutrition, 2008, 24 (7-8): 769-775.
18. Sheean P, Braunschweig C. The incidence and impact of dextrose dose on hyperglycemia from parenteral nutrition (PN) exposure in hematopoietic stem cell transplant (HSCT) recipients. JPEN J Parenter Enteral Nutr, 2006, 30 (4): 345-350.
19. Handelsman Y, Bloomgarden ZT, Grunberger G, et al. American Association of Clinical Endocrinologists and American College of Endocrinology - clinical practice guidelines for developing a diabetes mellitus comprehensive care plan - 2015. Endocr Pract, 2015, 21 Suppl1: 1-87.
20. Calvo MV, Gonzalez MP, Alaguero M, et al. Intensive monitoring program for oral food intake in patients undergoing allogeneic hematopoietic cell transplantation: a cost-benefit analysis. Nutrition, 2002, 18 (9): 769-771.
21. Lestra JA, Fibbe WE, Zwinderman AH, et al. Parenteral nutrition following intensive cytotoxic therapy: an exploratory study on the need for parenteral nutrition after various treatment approaches for haematological malignancies. Bone Marrow Transplant, 1999, 23 (9): 933-939.
22. Seguy D, Duhamel A, Rejeb MB, et al. Better outcome of patients undergoing enteral tube feeding after myeloablative conditioning for allogeneic stem cell transplantation. Transplantation, 2012, 94 (3): 287-294.
23. Crowther M, Avenell A, Culligan DJ. Systematic review and meta-analyses of studies of glutamine supplementation in haematopoietic stem cell transplantation. Bone Marrow Transplant, 2009, 44 (7): 413-415.
24. Heyland D, Muscedere J, Wischmeyer PE, et al. A randomized trial of glutamine and antioxidants in critically ill patients. N Engl J Med, 2013, 368 (16): 1489-1497.
25. Takatsuka H, Takemoto Y, Iwata N, et al. Oral eicosapentaenoic acid for complications of bone marrow transplantation. Bone Marrow Transplant, 2001, 28 (8): 769-774.
26. McKenney JM, Sica D. Role of prescription omega-3 fatty acids in the treatment of hypertriglyceridemia. Pharmacotherapy, 2007, 27 (5): 715-718.
27. Bassim CW, Fassil H, Dobbin M, et al. Malnutrition in patients with chronic GVHD. Bone Marrow Transplant, 2014, 49 (10): 1300-1306.
28. Baker KS, Chow E, Steinberger J. Metabolic syndrome and cardiovascular risk in survivors after hematopoietic cell transplantation. Bone Marrow Transplant, 2012, 47 (5): 619-625.

第五节 恶液质患者

恶液质在恶性肿瘤各个阶段均可发生，晚期肿瘤发生率高达 80%，平均发生率约为 50%~60%[1]。目前认为，至少有 20%的癌症患者死亡可归因于恶液质[1]。恶液质公认的定义及分期是 2011 年由英国爱丁堡大学的 Fearon 教授牵头形成的共识[2]，即：肿瘤恶液质是一种以持续性的骨骼肌丢失（伴或不伴有脂肪组织丢失）为特征，不能被常规营养支持完全逆转，并导致进行性功能损害的多因素综合征。其病理生理学特征是低摄入量和代谢异常导致的蛋白及能量负平衡。根据体重下降的程度及代谢和炎性系统反应的紊乱幅度，恶液质可划分为恶液质前期、恶液质期及恶液质难治期。肿瘤相关恶液质患者营养状态核心特点是不同形式的进食减少和代谢异常所导致的蛋白质和能量失衡，具体表现为体重下降、骨骼肌丢失、蛋白质下降、脂肪代谢紊乱（早期尚可维持平衡甚至略有上升，后期明显下降）、糖类代谢紊乱以及微量元素的缺失等[3]。如何改善这种状态，对患者而言意义重大。近几十年来，大量的研究发现，某些营养素除了可以治疗营养缺乏外，还具有调节免疫、抗氧化的作用，这类营养素又被称为免疫营养素，包括 n-3 多不饱和脂肪酸、谷氨酰胺、支链氨基酸、精氨酸、左旋肉碱等[4]。免疫营养治疗具有预防和减缓恶液质发展的作用，尤其是在恶液质前期，适当地进行免疫营养治疗，会使患者明显获益。

一、多不饱和脂肪酸

脂类作为营养素的重要组成部分，在肿瘤生物学行为，如肿瘤的生长、细胞活力和氧化还原平衡还有肿瘤的血行转移等方面都发挥着作用。作为一种重要的脂质，多不饱和脂肪酸（polyunsaturated fatty acid，PUFA）是近年关注和研究较多的一种免疫营养物质，主要包括 n-3PUFA（n-3 polyunsaturated fatty acid，n-3PUFA）和 n-6PUFA（n-6 polyunsaturated fatty acid，n-6PUFA）两种，但它们具有不同的生物学活性（图 16-5-1）。n-3PUFA 主要存在于海产品中，亚麻籽中的含量亦较为丰富，在降低心血管疾病发病率、防止冠心病和脑卒中发生中十分有益；而 n-6PUFA 则在肉类食物中较为丰富，具有促进肿瘤生长及炎症发展的作用，从而可参与多种肿瘤发生发展的病理过程。一项流行病学研究指出增加 n-3PUFA 与 n-6PUFA 的比例可能成为降低乳腺癌风险的有效策略之一[5]。以往有关 n-3PUFA 的研究主要集中在心血管疾病中，随机对照临床试验显示补充 n-3PUFA 能显著减少心血管疾病的发生、减慢患者冠状动脉粥样硬化的进展和降低血清甘油三酯水平。随着对其机制研究的深入，近年来 n-3PUFA 的抗肿瘤与营养支持作用逐渐成为研究热点，但其临床应用尚存在争议。

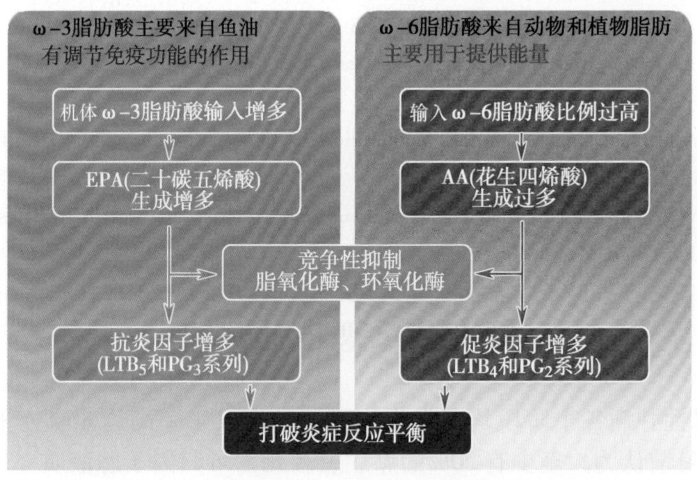

图 16-5-1　n-3PUFA 和 n-6PUFA 不同的生物学特性

从众多流行病学调查研究的结果来看，n-3PUFA 能够降低人类恶性肿瘤发生的风险，而 n-6PUFA 则具有促进肿瘤发生的作用。相关临床试验的研究结果表明，含有 n-3PUFA

的营养补充剂，能够减轻进展期恶性肿瘤患者恶液质的症状，减少体重丢失甚至增加体重[6]。然而也有一些临床研究报道，补充 n-3 PUFA 对于晚期肿瘤患者的效果并不佳。究其原因，可能与患者对于膳食补充 n-3 PUFA 的耐受性存在个体差异有关。Dewey 等[7]在一篇回顾性研究中报道：并没有足够的证据支持口服二十碳五烯酸（eicosapentaenoic acid，EPA）能够对肿瘤恶液质起到治疗作用这一论点。然而有证据表明，当肿瘤患者能够大量进食时补充 EPA，可以维持体重稳定或实现增重。这说明，n-3 PUFA 可能在肿瘤恶液质患者中发挥营养支持作用，但前提是需要一个较高的摄入量。已有的临床研究证实，大肠癌、头颈部肿瘤等患者补充 n-3 PUFA 可以改善患者的营养状况。人工合成的 COX-2 抑制剂如塞来昔布单独使用或与 n-3 PUFA 联合应用也可改善肿瘤患者恶液质情况。

n-3 PUFA 改善肿瘤患者状况的另一个作用机制是其具有免疫调节作用。肿瘤患者进行腹部手术前后，予以补充 n-3 PUFA 可以减少炎症细胞因子，改善肝脏和胰腺的功能。接受含有谷氨酰胺或 n-3 PUFA 静脉免疫营养支持的患者，感染发生率明显降低，免疫功能得到很大改善。Bougnoux 等[8]的研究发现，乳腺癌患者在行蒽环类药物化疗期间，补充 DHA 可以明显减缓肿瘤的进展，提高患者对化疗药物副作用的耐受性，并提高生存率。给大肠癌、胃癌、胰腺癌患者补充 n-3PUFA，可以有效降低手术后并发症，减轻炎症反应。

来自北海道大学的研究显示[9]，富含 EPA 磷脂的饮食可以显著改善 S180 荷瘤小鼠的恶液质状态。在连续 14 天每日每公斤体重给予 100mg 口服后，恶液质小鼠体重明显增加，血清游离脂肪酸及促炎因子，如 TNF-α、IL-6 等浓度显著下降。富含 EPA 磷脂的饮食主要通过调控相关因子的 mRNA 水平发挥作用——抑制脂肪分解因子过表达，促进脂肪合成因子表达。此外，它还能降低 TNF-α 诱导的脂解反应。ERK1/2 信号通路可以激活其抗脂解效应，而 AMPK 及 PI3K 通路则对其具有抑制作用。总之，富含 EPA 的饮食可减轻恶液质状态下的脂解作用，并在一定程度上恢复脂肪生成功能。

而另一项来自奥克兰大学的随机临床研究[10]则首次显示了对于晚期非小细胞肺癌恶液质患者，EPA 制剂联合 COX-2 抑制剂、耐力锻炼及营养支持可促进骨骼肌合成，增加瘦体重。

n-3PUFA 的发现和研究为保障人类的生命健康增添了重要的新内容。其改善肿瘤患者营养状况，尤其是改善晚期肿瘤恶液质状况，以及减轻炎症反应及增强免疫功能等的作用在临床上具有广泛的应用价值。

二、谷氨酰胺

谷氨酰胺是许多肿瘤赖以生长的主要原料，为肿瘤线粒体良好的氧化底物，肿瘤对循环中谷氨酰胺的摄取率比相应正常器官高 50%[11]。因为瘤体必须与宿主竞争氨基酸，而瘤体内血管较少，故它们必须建立高效的机制以摄取营养，特别是在较血浆的营养水平低的环境中（尤其表现在恶液质患者瘤体内）。研究表明，来源于不同细胞株的实体瘤细胞，无论其组织来源如何，Na^+依赖的谷氨酰胺转运几乎均靠一个高效、高亲和力的载体来完成，每种类型细胞的谷氨酰胺载体都有一系列动力学参数，但是氨基酸受抑制的机制几乎相同，这与外周系统的载体对氨基酸的摄取有关。

谷氨酰胺是血液循环和组织内游离氨基酸池中含量最丰富的一种氨基酸，为肠道供能约占总量的 70%以上。肠道是谷氨酰胺最主要的消耗器官。诸多动物实验和临床研究表明，含适当剂量谷氨酰胺的肠外营养（parenteral nutrition，PN）和肠内营养（enteral nutrition，EN），可以增加肠绒毛长度、降低肠黏膜通透性和增强肠免疫功能，可防止细菌移位并维持肠黏膜屏障功能。谷氨酰胺是肠道黏膜代谢的必需营养物质，具有双向作用（图 16-5-2）。谷氨酰胺缺乏可使肠道黏膜萎缩、绒毛变稀变矮，屏障功能下降。对于晚期肿瘤患者，尤其是合并消化道症状的恶液质患者，输注谷氨酰胺后能明显增加肠黏膜的重量和 DNA、RNA 含量，并恢复绒毛高度、黏膜表面积和陷窝深度，增加陷窝细胞的有丝分裂、加快肠上皮细胞更新速度、增强修复能力，增强肠黏膜细胞间的紧密连结、减少上皮细胞的凋亡、阻止肠黏膜萎缩及炎症所致的通透性增加，从而恢复并维持黏膜形态和功能的完整性[12]。

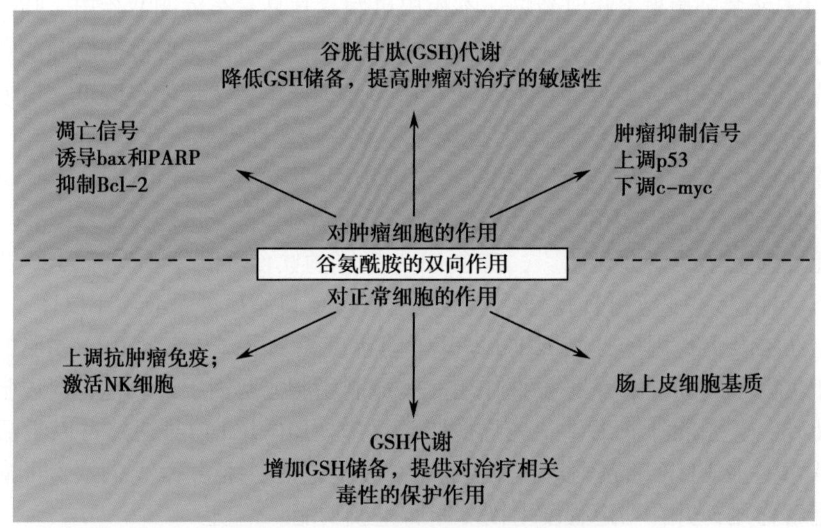

图 16-5-2　谷氨酰胺双向作用的机制

胃肠动力障碍常常发生在肿瘤恶液质患者中，并且可能导致由氧化应激引起的肠内神经支配损伤，这一过程主要是由于谷胱甘肽消耗引起。Vicentini 等[13]评估了在恶液质发展期，用 20g/kg L-谷氨酰胺（谷胱甘肽前体）在饮食中进行补充对健康的 Wistar 大鼠和 Walker 256（大鼠肝癌细胞）荷瘤的 Wistar 大鼠的肠神经系统内在神经支配的影响，与未补充的大鼠相比，恶性肿瘤大鼠肌间神经丛中的总神经元和胆碱能亚群密度以及空肠和回肠的黏膜下丛中相关指标均明显减少，导致其形态学改变、血管活性肠肽增加以及降钙素基因相关肽表达，提示有神经生长反应。换而言之：肿瘤恶液质严重影响空肠和回肠的内在神经支配，L-谷氨酰胺的补充在不同程度上和这种损伤的适应性神经可塑性相关。即 L-谷氨酰胺可能通过减弱氧化应激，通过对肠神经的部分保护作用拮抗肿瘤恶液质。由于恶液质患者的免疫功能进一步降低，缺乏谷氨酰胺除增加肠道通透性外，还可以增加肠道黏膜或免疫细胞释放前炎症因子，这些细胞因子会加重全身炎症反应，这种恶性循环进一步抑制肠道免疫监视作用，并促进细菌移位。

三、支链氨基酸

支链氨基酸（branched chain amino acids，BCAA）（亮氨酸、缬氨酸、异亮氨酸）是

肿瘤生长必需的一类氨基酸，其中缬氨酸的高摄取是肿瘤氨基酸代谢的特点之一。支链氨基酸在机体蛋白质合成和分解中发挥重要调节作用。补充 BCAA 可减少肌肉蛋白和肝脏等内脏蛋白的分解、促进蛋白合成、纠正负氮平衡。因此 BCAA 能够缓解肿瘤患者恶液质。

需要指出的是，在正常机体、肿瘤患者及体外试验中均证实，亮氨酸还是调节机体蛋白合成、抑制蛋白分解的重要因素。荷瘤动物骨骼肌中的亮氨酸被高度氧化分解，饮食补充亮氨酸可减少荷瘤动物蛋白质的过度消耗[14]。

支链氨基酸的营养支持虽然能够改善机体负氮平衡，但也有促进肿瘤生长的危险。有报道显示结肠癌组织中支链氨基酸浓度高于周围正常组织，认为肿瘤组织利用这些氨基酸作为能源，在三羧酸循环中获得更多能量。支链氨基酸的不平衡状态对肿瘤细胞的生长和形态均有负性作用，有报道认为增加亮氨酸、限制缬氨酸可以抑制肿瘤细胞的增殖，提高其对化疗药物的敏感性。肿瘤细胞生长对缬氨酸有大量需求，缬氨酸不足时，增加亮氨酸的量，使肿瘤细胞对缬氨酸的摄取和利用进一步减少，加重了肿瘤细胞内缬氨酸的缺乏程度。但作为必需氨基酸，缬氨酸完全缺乏也会影响宿主的营养状况，出现体重减轻、腹泻、低蛋白血症、脂肪肝、骨髓抑制等副作用[15]。另外，支链氨基酸与肝细胞代谢关系密切，在体外无血清的培养基中培养肝癌细胞，加入支链氨基酸可以抑制肝癌细胞的生长，促进蛋白的表达，支链氨基酸与芳香族氨基酸摩尔比越高，对肿瘤细胞的抑制作用越强。

四、精　氨　酸

精氨酸是一种半必需氨基酸，它是尿素循环的中间产物，是蛋白质、多胺、肌酸及一氧化氮生物合成的前体物质。精氨酸参与淋巴细胞内的代谢过程，在免疫防御和免疫调节、维持和保护肠道黏膜功能及肿瘤的特异性免疫方面发挥重要作用。

精氨酸虽然不是人体必需氨基酸，但它既是细胞质、核酸蛋白的主要成分，也是某些氨基酸、多胺（polyamine）转换生成高能磷酸化合物肌酸磷酸时的中间体，同时还是鸟氨酸循环的中间产物以及蛋白质、多胺、肌酸及一氧化氮生物合成的前体物质，故有多种生理作用。精氨酸参与淋巴细胞的代谢，具有免疫防御和免疫调节、维持和保护肠道黏膜以及对肿瘤的特异性免疫等功能。在肝细胞内，鸟氨酸、氮及二氧化碳通过鸟氨酸循环（又称尿素循环）可合成内源性的精氨酸[16]；而同时，精氨酸也可在这一循环中降解为鸟氨酸。

有报道认为，精氨酸主要通过以下途径提高其机体免疫功能：①增加细胞毒性 T 淋巴细胞和辅助性 T 淋巴细胞的产生和功能，促进淋巴细胞增殖，使淋巴细胞对有丝分裂原的反应显著提高；②提高淋巴因子激活的杀伤细胞和自然杀伤细胞的活性；③增加宿主体内白介素 IL-2 的生成及其受体表达，进而提高淋巴细胞对异体抗原的反应性，使淋巴细胞大量增殖并具有溶解异体细胞的能力；④促进巨噬细胞的游走、吞噬和激活。被激活的巨噬细胞可释放肿瘤坏死因子和溶酶体酶杀伤肿瘤细胞，抑制肿瘤细胞线粒体的呼吸；⑤抑制三羧酸循环中的顺乌头酸酶，破坏肿瘤细胞的 DNA 合成。

肿瘤恶液质是患有恶性肿瘤的患者的复杂分解代谢状态，这种状态的特征在于身体蛋白质含量的再分布和随后的肌肉萎缩。其病因学似乎是多因素的，但仍不清楚，且这种分解代谢状态随着肿瘤和宿主之间的免疫相互作用的改变而变化。精氨酸及其衍生物一氧化氮在抗肿瘤免疫应答和身体内环境稳定中起着各种作用。谷氨酰胺是精氨酸从头合成的前体，是体内最丰富的氨基酸，主要存储在骨骼肌中。肿瘤通过募集骨髓衍生的抑制细胞来破坏针对免疫系统的特异性抗肿瘤攻击的保护机制。Buijs 等[17]假设精氨酸/NO 代谢的扰动在肿瘤恶液质的病因学中起重要作用。精氨酸/NO 代谢在肿瘤患者中受到干扰，机体将尝试通过从肌肉中移除精氨酸和谷氨酰胺来纠正这种扰动。降低的精氨酸水平和受扰乱的 NO 产生激活几个级联，其反过来抑制蛋白质合成和促进蛋白水解，导致恶液质。

作为人体的半必需氨基酸，精氨酸在肿瘤治疗中最基础的作用为营养支持作用，因此可作为抗肿瘤治疗的辅助药物。但目前也有许多研究表明，精氨酸本身也具有抑制肿瘤生长、诱导肿瘤细胞凋亡的作用。除此之外，影响精氨酸代谢的精氨酸酶也在肿瘤治疗中展现了一定的潜能。精氨酸酶类药物包括精氨酸酶（arginase）和精氨酸脱亚氨酶（arginine deiminase，ADI）。

精氨酸酶是肝脏鸟氨酸循环中的一种分解酶，可将精氨酸分解成尿素和鸟氨酸。内源性的精氨酸酶从肝中生成并释放。一系列的体外抑瘤实验已证实了其具有抑瘤活性，且抗瘤谱较广，对肝癌、乳腺癌、结肠癌、肾癌等均有作用，但它曾经不被认为是一种有潜力的抗肿瘤药，因为天然精氨酸酶的底物亲和力较低，而且半衰期很短，只有 10~15 分钟，这意味着要使用相当大的剂量才能起效。但现在人工制造的重组人精氨酸酶，通过将精氨酸酶聚乙二醇化，在不影响其酶活性的基础上大大延长了它的半衰期，提高了其药用价值。

ADI 是一种细菌酶，可以将精氨酸分解为瓜氨酸和氨，以达到排出精氨酸的目的。通过微生物衍生、重组体生物技术可以得到重组 ADI。ADI 能抑制诱导型一氧化氮合成酶的活性，并有抑制肿瘤细胞增殖、诱导肿瘤细胞凋亡和抗血管生成等作用。ADI 的抗增殖、抗血管生成作用可能与其参与了细胞生长和多胺的合成有关。近两年还有研究者对 ADI 进行结构修饰，使其具有更好的活性。如将 ADI 与聚乙二醇共价结合，延长了 ADI 的半衰期，在用于肝癌、黑素瘤、毒性肉瘤的治疗时，获得了较好疗效。

五、左旋肉碱

左旋肉碱，又称左旋卡尼汀（L-canitine），其主要生物学作用是将长链脂肪酸从胞质转运至线粒体内膜，进行氧化产生 ATP 供应机体能量，同时左旋肉碱还具有刺激肝脏生酮、促进蛋白质降解、刺激糖原异生等作用。左旋肉碱为水溶性营养素，大剂量使用除偶尔引起呕吐和腹泻外，无其他明显不良反应，目前已在心血管、慢性肾功能不全、脂质沉积、糖尿病等临床方面展开应用。有研究发现[18]，由于恶液质患者进食不足、代谢异常以及抗肿瘤药物的干扰等，患者体内左旋肉碱含量严重不足，而补充外源性左旋肉碱可以改善恶液质状态，如乏力、厌食、肌肉脂肪组织萎缩等。这使左旋肉碱用于治疗肿瘤恶液质受到越来越多的关注，但左旋肉碱改善肿瘤恶液质的明确机制仍然不清楚。

已有学者提出[19]左旋肉碱的缺乏是肿瘤恶液质和肿瘤相关疲劳的根本原因。尽管左旋肉碱可以通过赖氨酸和甲硫氨酸的内源性转化产生，但 75%的所需是由食物来源提供。在人肿瘤细胞系中的体外研究已经显示左旋肉碱对凋亡和 DNA 损伤的抑制作用；另一方面，左旋肉碱也因其调节炎症反应机制而众所周知，尤其是它在肿瘤恶液质的产生中起到主要作用。

程晴等观察发现42例肝癌晚期伴有恶液质患者血清游离左旋肉碱及乙酰基左旋肉碱、丙酰基左旋肉碱均显著降低，且患者的血清游离左旋肉碱与反映营养状况的常用指标前白蛋白、白蛋白呈正相关，与体质指数（body mass index，BMI）亦呈正相关。患者的血清游离左旋肉碱，还与患者功能状态评分及生活质量评分呈正相关。这些实验提示血清左旋肉碱水平的降低应该是恶液质的结果，并且左旋肉碱可能在某种角度上反映了恶液质的程度。国外报道肿瘤患者口服左旋肉碱1周后疲劳症状明显改善，综合评分、躯体评分以及生活质量评分中与氧化应激相关的疲劳指标显著改善[20]。因此左旋肉碱可明显改善体重、食欲等与营养相关的指标，使反应性氧类水平下降，提示补充外源性左旋肉碱可能对预防或治疗肿瘤恶液质有一定价值。

六、其他免疫营养素

其他免疫营养素包括维生素D、茶多酚、微量元素锌等。

维生素D属于脂溶性的类固醇衍生物，1，25（OH)$_2$D$_3$是其主要的活性形式。维生素D主要通过与其受体结合而发挥生物学功能。近年来，越来越多的相关研究显示，除了影响钙磷代谢外，1，25（OH)$_2$D$_3$还对乳腺癌、肺癌等具有抗肿瘤作用。对于不同肿瘤，其作用机制不同。随着对维生素D及其类似物的进一步研究，发现它在肿瘤的防治方面具有其独特作用，尤其是针对患者早期恶液质，作用更加明显。

茶多酚具有广泛的生物学特性和药理效应，动物实验与人群研究均提示：茶叶或茶叶提取物能够抑制多种肿瘤的形成和发展。其抑制肿瘤的生物学机制主要包括以下几点：①茶多酚对信号转导通路的选择性阻断作用；②抑制肿瘤细胞尿激酶活性与新生血管形成；③抗氧化作用；④抑制致癌物前体的代谢活化；⑤抑制细胞增殖/诱导肿瘤细胞凋亡；⑥抑制亚硝化反应。迄今为止，实验室研究与流行病学分析提示，茶多酚可干预多种肿瘤的发生和发展。对茶多酚有效成分及作用机制有待进一步的了解。

早期的许多研究表明，锌属于潜在致癌物，有致癌作用，当饲料含锌不足时可抑制移植性肿瘤的发展。但也有相反的报道——锌可抑制肿瘤的发生。近期研究表明锌对肿瘤的影响是多方面的：白血病的白细胞和一些恶性肿瘤细胞中的锌含量减低，另一方面锌缺乏会抑制移植在动物体内肿瘤的增殖，还可增加亚硝胺诱发肿瘤的几率。锌与肿瘤发生的机制尚不清楚，但锌与机体免疫系统密切相关。锌能维持胸腺健康发育，从而培育和繁殖足够数量的活性T淋巴细胞，这些T淋巴细胞是杀伤癌细胞的最主要力量；缺锌可引起动物和人体免疫缺陷，包括淋巴结、脾脏和胸腺重量减轻、T淋巴细胞功能不全；另外，锌是许多金属酶的组成成分或激活剂，也是DNA和RNA聚合酶活化不可缺少的成分，故正常细胞和肿瘤细胞的增殖都需要锌。有些动物实验发现，锌缺乏能抑制肿瘤细胞（如白血病、肺癌等）生长。

七、结　　论

按照既往的理念，营养支持对于恶性肿瘤恶液质患者来说是一把“双刃剑”，它既能改善患者营养状况，也有促进肿瘤生长的危险。但越来越多的研究证实，诸多的免疫营养物质不但不会促进肿瘤增殖，反而能够提高机体免疫功能，产生一定的抗肿瘤效应，与化疗药物还可能具有一定的协同作用。总体而言，针对恶液质患者的免疫营养治疗还应该是一个多模式联合治疗，即包括营养支持、药理要素、耐力锻炼在内的综合治疗。因此这些免疫营养物质在肿瘤治疗中具有广阔的前景，值得进一步研究。

（刘 勇）

参考文献

1. Muller TC, Bachmann J, Prokopchuk O, et al. Molecular pathways leading to loss of skeletal muscle mass in cancer cachexiacan findings from animal models be translated to humans. BMC Cancer, 2016, 16 (3): 75-88.
2. Fearon K, Strasser F, Anker SD, et al. Definition and classification of cancer cachexia: an international consensus. Lancet Oncol, 2011, 12 (4): 489-495.
3. EPCRC (The European Palliative Care Research Collaborative). Clinical practice guidelines on cancer cachexia in advanced cancer patients with a focus on refractory cachexia. European Clinical Guidelines, 2011.
4. Paccagnella A, Morassutti I, Rosti G. Nutritional intervention for improving treatment tolerance in cancer patients. Curr Opin Oncol, 2011, 23 (6): 322-330.
5. Moore MR, King RA. Effects of omega-3 fatty acids on progestinstimulation of invasive properties in breast cancer. HormCancer, 2012, 3 (5): 205-217.
6. Siezen CL, Van Leeuwen AI, Kram NR, et al. Colorectal adenoma risk is modified by the interplay between polymorphisms inarachidonic acid pathway genes and fish consumption. Carcinogenesis, 2005, 26 (2): 449-457.
7. Dewey A, Baughan C, Dean T, et al. Eicosapentaenoic acid (EPA, an omega-3 fatty acid from fish oils) for the treatment ofcancer cachexia. Cochrane Database Syst Rev, 2007, 24 (1): CD004597.
8. Bougnoux P, Hajjaji N, Maheo K, et al. Fatty acids and breastcancer: sensitization to treatments and prevention of metastaticre-growth. Prog Lipid Res, 2010, 49 (1): 76-86.
9. Du L, Yang YH, Wang YM, et al. EPA-enriched phospholipids ameliorate cancer-associated cachexia mainly via inhibiting lipolysis. Food Funct, 2015, 6 (12): 3652-3662.
10. Rogers ES, MacLeod RD, Stewart J, et al. A randomised feasibility study of EPA and Cox-2 inhibitor (Celebrex) versus EPA, Cox-2 inhibitor (Celebrex), resistance training followed by ingestion of essential amino acids high in leucine in NSCLC cachectic patients--ACCeRT study. BMC Cancer, 2011, 23 (11): 493-494.
11. Papaconstantinou HT, Hwang KO, Rajaraman S, et al. Glutamine deprivation induces apoptosis in intestinal epithelial cell. Surgery. 1998, 124 (2): 152-160.
12. Wasa M, Bode B, Abcouwar S, et al. Glutamine as a regulator of DNA and protein biosynthesis in human solid tumor cell lines. Ann Surg, 1996, 224 (12): 189-191.
13. Vicentini GE, Fracaro L, de Souza SR, et al. Experimental cancer cachexia changes neuron numbers and peptide levels in the Intestine: partial protective effects after dietary supplementation with L-glutamine. PLoS One, 2016, 11 (9): 2988-2994.
14. Gomeso MC, Ventrncci G, Toledo MT, et al. A leucine-supplemented diet improved protein content of skeletal muscle in young tumor-bearing rats. BrazMedBiolRes, 2003, 36 (11): 1589-1594.
15. Wang LB, Shen JG, Zhang SZ, et al. Amino acid uptake in arterio-venous serum of: normal and cancerous colon tissues. World J Gastroenterol, 2004, 10 (9): 1297-1300.
16. WheatleyDN, KilfeatherR, StittA, et al. Integrity and stability of the citrulline-arginine pathway in normal and tumor cell lines. CancerLett, 2005, 227 (2): 141-152.
17. Buijs N, Luttikhold J, Houdijk AP, et al. The role of a disturbed arginine/NO metabolism in the onset of

cancer cachexia: a working hypothesis. Curr Med Chem, 2012, 19 (31): 5278-5286.

18. Kazantzjs M, Seelaender MC. Cancer cachexiamodifies the zonal distribution of lipidmetabolism-related proteins in rat liver. Cell Tissue Res, 2005, 321 (3): 419-427.
19. Molfino A, Amabile MI, Monti M, et al. Carnitine for the treatment of cachexia: Lights and shadows. Int J Cardiol, 2015, 198 (11): 180-181.
20. ReitkreutzR, BabylonA, HackV, et al. Effect ofcarnitine on muscular glutamate uptake and intramuscular glutathione in malignant diseases. Br J Cancer, 2000, 82 (6): 399-403.

第六节 家居康复期患者免疫营养支持

一、概 述

营养不良在恶性肿瘤患者中属常见现象，约31%~87%的恶性肿瘤患者在初次确诊时出现体重下降，15%的患者在确诊后的6个月内体重下降超过10%，体重下降现象在胃肠道肿瘤和头颈部肿瘤患者中最为常见[1]。营养不良会降低患者的生活质量、活动能力，增加治疗相关副作用，降低肿瘤对治疗的反应，甚至降低生存率[2]。体重下降是肿瘤患者独立的不良预后因素[1,3]。近年来研究认为，肿瘤相关厌食和恶液质综合征（cancer-related anorexia and cachexia syndrome, CACS）是肿瘤相关体重下降的主要原因，其特征是患者进行性的肌肉重量减少（伴或不伴脂肪重量的减少），病理生理学特点为能量和蛋白的负平衡，系进食减少和代谢异常联合所致[4]，这些现象都有系统性炎症参与。因为代谢异常的存在，使患者营养状态的恶化难以通过单独的营养干预而获得完全逆转[5]。

目前肿瘤患者住院期间营养问题已受到临床医师和营养师的广泛重视，对于存在营养风险、营养不良与长期不能进食或营养吸收不足的患者，推荐在抗肿瘤治疗时即给予适当的营养支持[2,6,7]。近年来随着对肿瘤患者营养、免疫与代谢状态认识的深入，肿瘤免疫营养逐渐受到重视，即应用某些特异性营养物质，改善肿瘤患者营养状态，并且调节免疫机制和抑制炎症反应。在免疫营养中起重要作用的营养素包括常量营养素（如蛋白质和膳食纤维素等）、微量营养素（如锌、铜、铁、镁、硒、锰、维生素A、维生素C、维生素E、维生素B_6、叶酸等）及特殊营养物质（如n-3脂肪酸、谷氨酰胺、精氨酸、核苷酸、番茄红素、低聚果糖和β-胡萝卜素等）。目前，研究应用较多的免疫营养物质有精氨酸、谷氨酰胺、核苷酸、脂肪酸等。业已证明，免疫营养在改善机体营养状况、纠正负氮平衡、改善机体免疫功能、提高肿瘤患者对手术耐受性、减少术后并发症发生、提高患者对放化疗的耐受能力、减轻放化疗副作用等方面较标准肠内营养素有一定优势，随着更多临床研究的发现及对免疫营养适应证、疗效及副作用的了解逐渐加深，目前已有一些指南，对用于肿瘤治疗的免疫营养素种类和适应范围，提供了相应的证据[8-10]。

由于抗肿瘤治疗的长期性以及医院床位紧张周转等原因，肿瘤患者在临床治疗（如手术、化疗、放疗）告一段落后，或是在等待治疗前（术前），需在家或社区进行营养康复治疗。一项针对门诊肿瘤患者的调查显示，近1/3家居肿瘤患者存在营养风险，在食管、胃及胰腺肿瘤患者中发生率则分别高达62.5%、43.7%和54.3%[11]，提示家居肿瘤患者营养风险并不低于住院患者，而良好的营养状况利于患者机体康复、减少治疗并发症、计划外再入院发生率，故院外患者营养支持治疗尤显重要。但肿瘤患者家居期间的营养问题却未得到充分关注，也少有相关文献报道。肿瘤患者的常规医疗更侧重于细胞毒性治疗，这些治疗方法可以根除或减少肿瘤负荷，但其毒副作用则可对患者机体带来不良影响。癌症康复的概念起源于 1971 年，是美国国家癌症法案（National Cancer Act）的一部分，目的在于通过改善因肿瘤或相关治疗引起的机体功能减退、疲劳、营养不良、心理困扰等以提高其生活质量，从而获得最佳的身体、社会、心理和职业功能，而改善和保持营养摄入和体重为重要的干预措施之一[12,13]。

二、家居患者的免疫营养干预

肿瘤患者家庭营养治疗既可改善患者的营养状况，使患者的免疫功能、抗肿瘤能力增强，又能提高肿瘤患者对各种治疗的耐受性，减轻其毒性作用。营养问题不仅是头颈部肿瘤患者康复的重要问题，在肿瘤存活者中近 1/3 出现明显的体重下降，营养问题在其他恶性肿瘤患者中的重要性也越来越被认同[13]。中国临床肿瘤学会（Chinese Society of Clinical Oncology，CSCO）恶性肿瘤患者营养治疗专家共识指出，没有营养不足的肿瘤患者不推荐常规营养治疗（Ⅰ类证据）。对于可以经口进食的无营养风险的家居肿瘤患者，最理想的营养摄入方式是膳食。研究表明饮食干预可以降低癌症复发的风险，低脂饮食对 ER 受体阳性的乳腺癌患者有益，但低脂和富含亚麻籽饮食对前列腺癌患者没有好处[14,15]。世界癌症研究基金会（World Cancer Research Foundation，WCRF）和美国癌症研究所（American Institute for Cancer Research，AICR）的饮食策略指南建议包括实现和保持健康体重，进行定期体育锻炼活动，确保蔬菜、水果、全谷物的摄入及限制肉类和酒精的摄入。指南建议适用于肿瘤的预防，也被推荐用于肿瘤存活者[16]。

由于受到肿瘤负荷、消化道症状及心理因素等影响，很大部分居家肿瘤患者只能进食流质、半流质饮食或少量的固体食物，这种饮食模式往往不能满足其营养需求。按照营养干预五阶梯模式，首选口服营养补充（oral nutritional supplements，ONS）。ONS 具有简单、经济、并发症少、患者耐受性好等优势，是围术期、化放疗间歇期及姑息对症（非终末期）患者家居期间首选的营养支持方式。ESPEN 及 CSPEN 指南均推荐放化疗期间可考虑应用 ONS 增加患者摄入量以减少治疗相关的体重丢失及治疗中断率[17,18]。居家患者 ONS 可选择的特殊医学用途配方食品主要有粉剂和水剂两大类，因水剂类产品口味差、花费高、不易保存等缺点，故推荐居家 ONS 患者使用粉剂类营养品。一般来说整蛋白制剂可满足大多数肿瘤患者的 ONS 需求，对于胃肠道功能较差的患者可选择要素型制剂。

目前添加免疫营养素及微生态制剂的特殊配方在家居肿瘤患者中的应用尚存在争论。2012 年 ESPEN 指南推荐在头颈部肿瘤及腹部肿瘤患者手术前后可分别应用添加精氨酸、核苷酸、鱼油等免疫营养素制剂 5~7 天。Yeh KY 等[19]观察了 68 例存在恶液质的头颈部肿瘤患者，结果显示添加鱼油、益生菌的 ONS 制剂较普通制剂可以更好地改善营养不良患者体重下降的现象。Sánchez-Lara K 等[20]的随机对照研究中，发现在接受化疗的晚期非小细胞肺癌患者中，与仅给予普通制剂的患者相比，给予含鱼油 ONS 制剂的患者体重丢失减少、瘦体重增加，疲劳及食欲缺乏的症状改善。但也有一些研究提出了不同意见，一项荟萃分析纳入 8 项 RCT 研究，共 561 例患者的结果显示：与普通 ONS 制剂相比，添加免疫营养素的制剂并不能降低术后并发症率，也没有缩短住院时间[21]。最近也有一些新的报道，S. Silvestri 等[22]对需行胰十二指肠手术切除的 54 例患者术前给予含精氨酸、n-3 脂肪酸、RNA 免疫制剂的口服营养补充治疗 5 天，结果发现有助于减少术后感染并发症的风险，缩短住院时间。免疫营养可以改善外科手术患者的预后，主要与免疫营养可以协调患者围术期的炎症反应有关，其可能的机制是通过增加免疫细胞受体功能（如 TCR、MHC 等）来增加对抗病原体的能力，维持 CD4/CD8 淋巴细胞、TNF-α 水平，提高 T 细胞和 NK 细胞的杀伤功能，从而增强系统的免疫功能[23]。但因目前尚无研究表明含鱼油的 ONS 制剂可以延长患者的总生存时间，考虑到其价格明显高于普通制剂，其临床应用价值及成本效果还有待进一步分析研究[24]。

家庭营养支持是指在专业营养支持小组的指导下，病情相对平稳的患者在家中接受营养支持治疗，保持营养支持效果的基础上有效减少患者住院治疗费用，节省医疗资源，并且提高患者的生活质量。家庭营养支持包括家庭肠内营养（home enteral nutrition，HEN）和家庭肠外营养（home parenteral nutrition，HPN）。目前家庭营养支持在欧美、日本等国家得到了发展和普及，且在接受家庭营养支持的患者中，有相当一部分是肿瘤患者。HEN 适用于口服不能满足营养的胃肠道功能基本正常患者，病情平稳，住院仅需要肠内营养，则可以出院在家中进行。HPN 由于执行的难度大、费用高，并发症发生率高且常导致再次入院，甚至可能危及生命，需要专业人员的密切监测。Roberge 等[25]对 39 例头颈部及食管恶性肿瘤的患者进行长期 HEN 支持发现，HEN 可以明显增加患者的化疗耐受力和生活质量。C. Finco 等[26]对 14 例使用肠内免疫营养制剂（n-3 不饱和脂肪酸）的胃肠肿瘤患者，和使用标准肠内制剂的 14 例胃肠肿瘤患者的免疫指标进行了对比，发现在术后 7 天和术后 1 个月，免疫营养组血液中白蛋白、前白蛋白、淋巴细胞亚群和免疫球蛋白含量均高于单纯使用标准肠内营养组。国内明军等[27]应用含有 n-3 脂肪酸的瑞能营养制剂作为家庭肠内营养支持治疗对比院内肠外营养支持，结果提示家庭肠内营养可有效改善胃癌晚期患者的营养状态，且相比院内肠外营养其对提高患者的生活质量效果更佳，可在具有适应证的胃癌晚期患者中推广应用。胡抢等[28]在 48 例胃癌术后患者中使用含有 n-3 不饱和脂肪酸的肠内营养液与标准营养液进行比较，结果发现，n-3 不饱和脂肪酸强化的肠内免疫营养可明显增强患者的抵抗力和改善患者的营养状况，缩短住院时间，节省住院费用，值得临床推广使用。Vashi PG 等[29]对经口摄入不足的肿瘤患者进行家庭肠外营养治疗，结果发现对其生活质量、营养状况和机体状态方面都有明显改善。钱振渊等[30]将 60 例无法手术切除及复发转移的晚期胃癌患者，根据是否进行 HEN 分为肠内营养（EN）组（25 例）和对照组（35 例），对照组含全肠外（TPN）12 例及口服饮食者 23 例，肠内制剂选用含有 n-3 不饱和脂肪酸免疫营养素的瑞能，在持续 1 年的随访过程中，发现 EN 组营养状态和生活质量评分优于对照组。目前的研究表明，对于需要进行家庭营养支持的患者，HEN 能更好地为肿瘤患者提供营养支持、改善其营养状况、减少肿瘤晚期各种并发症的发生和延缓恶液质的产生，为患者回归家庭提供可能，提高了生活质量，在给予肠内营养支持中选用含有免疫营养物质的营养制剂，有助于提高机体的抗氧化能力和免疫力，是一种合适的选择[31]。

中医认为合理的药膳可以维持和增进肿瘤患者家庭营养，重视家庭营养与药食同源，可以调节全身气血阴阳平衡、扶助正气，从而提高或调节人体的免疫功能、扶植和增强免疫防御系统，激活机体的反应性[32]。姚庆华等[33]研究认为在无肠内免疫营养制剂和无中药条件下，化疗所致脾虚症加重，而肠内免疫营养组与中药组均能改善脾虚症状，且两组间化疗前、化疗后的脾虚症无明显差异，所以肠内免疫营养制剂和中药可以改善化疗所致的脾虚证，缩短脾虚持续的时间。

三、总结与展望

家居患者营养治疗是把患者的营养治疗从医院扩展到出院/院外，也就是“H2H”（Hospital to Home）的营养管理模式[34]，以患者为中心，提供从院内到院外的连续的、个体化的营养管理，参与人员包括临床营养师、专科医生、社区医生和护士、患者家属，以减少再入院的可能。加强营养咨询与营养教育是肿瘤综合治疗的重要组成部分，有利于改善肿瘤患者的营养状况。将营养关怀贯穿到肿瘤患者整个病程中，预防和治疗营养不良，并根据患者的营养需要采取相应的营养治疗方式帮助肿瘤患者改善进食情况，达到改善患者营养状况的目的。研究表明对于出院后进行营养咨询、营养干预的患者，其各项临床结局和生活质量均优于对照组[35-36]。家庭膳食、在口服营养补充的家居肿瘤患者中添加免疫营养素及微生态制剂的特殊配方有一定的帮助，但其应用尚存在争论，需根据具体情况制订个体化的肿瘤免疫营养治疗方案。家庭人工营养可改善患者营养状况，延缓恶液质的产生，为患者回归家庭提供可能，提高了生活质量。中医在肿瘤治疗方面有其自身的优势，可以扶正固本，增强免疫功能，在家居肿瘤患者中应用可能有益，但因其机制的复杂性，尚需更多的临床验证。随着对肿瘤患者家居期间免疫营养支持的进一步深入研究及更多大样本临床随机对照试验的开展，有望证实免疫营养在肿瘤的治疗、康复等方面发挥重要作用，进而改善患者的临床结局。

（郭增清）

参考文献

1. Dewys WD, Begg C, Lavin PT, et al. Prognostic effect of weight loss prior to chemotherapy in cancer patients. Eastern Cooperative Oncology Group. Am J Med, 1980, 69（4）: 491-497.
2. Arends J, Bodoky G, Bozzetti F, et al. ESPEN Guidelines on Enteral Nutrition: Non-surgical oncology. Clin Nutr, 2006, 25（2）: 245-259.
3. Vigano A, Donaldson N, Higginson IJ, et al. Quality of life and survival prediction in terminal cancer patients: a multicenter study. Cancer, 2004, 101（5）: 1090-1098.
4. Fearon K, Strasser F, Anker SD, et al. Definition and classification of cancer cachexia: an international consensus. Lancet Oncol, 2011, 12（5）: 489-495.
5. Bozzetti F. Nutritional support of the oncology patient. Crit Rev Oncol Hematol, 2013, 87（2）: 172-200.
6. CSCO肿瘤营养治疗专家委员会. 恶性肿瘤患者的营养治疗专家共识. 临床肿瘤学杂志, 2012, 17（1）: 59-73.
7. August DA, Huhmann MB. American Society for Parenteral and Enteral Nutrition（A. S. P. E. N.）Board of Directors. ASPEN clinical guidelines: nutrition support therapy during adult anticancer treatment and in hematopoietic cell transplantation. JPEN J Parenter Enteral Nutr, 2009, 33（5）: 472-500.
8. Janakiram NB, Mohammed A, Madka V, et al. Prevention and treatment of cancers by immune modulating nutrients. Mol Nutr Food Res, 2016, 60（6）: 1275-1294.
9. Lassen K, Coolsen MM, Slim K, et al. Guidelines for perioperative care for pancreaticoduodenectomy: En-

hanced Recovery After Surgery（ERAS®）Society recommendations. Clin Nutr，2012，31（6）：817-830.

10. August DA，Huhmann MB. A. S. P. E. N. clinical guidelines：nutrition support therapy during adult anti-cancer treatment and in hematopoietic cell transplantation. JPEN J Parenter Enteral Nutr，2009，33（5）：472-500.

11. Bozzetti F，Mariani L，Lo Vullo S，et al. The nutritional risk in oncology：a study of 1453 cancer outpatients. Support Care Cancer，2012，20（8）：1919-1928.

12. Chasen MR，Dippenaar AP. Cancer nutrition and rehabilitation-its time has come！Curr Oncol，2008，15（3）：117-122.

13. Mariani L，Lo Vullo S，Bozzetti F. Weight loss in cancer patients：a plea for a better awareness of the issue. Support Care Cancer，2012，20（2）：301-309.

14. Demark-Wahnefried W，Jones LW. Promoting a healthy lifestyle among cancer survivors. Hematol Oncol Clin North Am，2008，22（2）：319-342.

15. Pekmezi DW，Demark-Wahnefried W. Updated evidence in support of diet and exercise interventions in cancer survivors. Acta Oncol，2011，50（2）：167-178.

16. Kushi LH，Doyle C，Mccullough M，et al. American Cancer Society guidelines on nutrition and physical activity for cancer prevention：reducing the risk of cancer with healthy food choices and physical activity. CA Cancer J Clin，2006，56（5）：254-281.

17. Arends J，Bodoky G，Bozzetti F，et al. ESPEN Guidelines on Enteral Nutrition：Non-surgical oncology. Clin Nutr，2006，25（2）：245-259.

18. 中华医学会. 临床诊疗指南. 肠外肠内营养学分册（2008 版）. 北京：人民卫生出版社，2009.

19. Yeh KY，Wang HM，Chang JW，et al. Omega-3 fatty acid-，micronutrient-，and probiotic-enriched nutrition helps body weight stabilization in head and neck cancer cachexia. Oral Surg Oral Med Oral Pathol Oral Radiol，2013，116（1）：41-48.

20. Sánchez-Lara K，Turcott JG，Juárez-Hernández E，et al. Effects of an oral nutritional supplement containing eicosapentaenoic acid on nutritional and clinical outcomes in patients with advanced non-small cell lung cancer：Randomised trial. Clin Nutr，2014，33（6）：1017-1023.

21. Hegazi RA，Hustead DS，Evans DC. Preoperative Standard Oral Nutrition supplements vs Immunonutrition：Results of a systematic Review and Meta-Analysis. J Am Coll Surg，2014，219（5）：1078-1087.

22. Silvestri S，Franchello A，Deiro G，et al. Preoperative oral immunonutrition versus standard preoperative oral diet in well nourished patients undergoing pancreaticoduodenectomy. Int J Surg，2016，31：93-99.

23. Prieto I，Montemuiño S，Luna J，et al. The role of immunonutritional support in cancer treatment：Current evidence. Clin Nutr，2016：1457-1464.

24. Schwedhelm C，Boeing H，Hoffmann G，et al. Effect of diet on mortality and cancer recurrence among cancer survivors：a systematic review and meta-analysis of cohort studies. Nutr Rev，2016，74（12）：737-748.

25. Roberge C，Tran M，Massoud C，et al. Quality of life and home enteral tube feeding：a French prospective study in patients with head and neck or oesophageal cancer. Br J Cancer，2000，82（2）：263-269.

26. Finco C，Magnanini P，Sarzo G，et al. Prospective randomized study on perioperative enteral immunonutrition in laparoscopic colorectal surgery. Surgical Endoscopy，2007，21（7）：1175-1179.

27. 明军，徐克强，袁友强. 家庭肠内营养应用于胃癌晚期患者中的效果. 实用癌症杂志，2015，8（30）：1221-1223.

28. 胡抢，孙元水，鲁航，等. ω-3 不饱和脂肪酸强化的肠内免疫营养在胃癌患者术后的临床应用. 浙江临床医学，2016，10（18）：1820-1824.

29. Vashi PG, Dahlk S, Popiel B, et al. A longitudinal study investigating quality of Life and nutritional outcomes in advanced cancer patients receiving home parenteral nutrition. BMC Cancer, 2014, 14 (1): 1-9.
30. 钱振渊，孙元水，叶再元，等. 家庭肠内营养对改善晚期胃癌患者生活质量的应用价值. 中华胃肠外科杂志，2014，2（17）：158-162.
31. Sultan J, Griffin SM, Di Franco F, et al. Randomized clinical trial of omega-3 fatty acid-supplemented enteral nutrition versus standard enteral nutrition in patients undergoing oesophagogastric cancer surgery. Br J Surg, 2012, 99 (3): 346-355.
32. 张诗军，林佑武，孙保国. 肿瘤患者家庭营养与药食同源. 中国临床保健杂志，2016，10（19）：460-463.
33. 姚庆华，王赞，谷建钟，等. 肠内免疫营养及中药对食管癌化疗患者脾虚证候的影响. 浙江中医杂志，2013，10（48）：715-718.
34. 景小凡，柳园，饶志勇，等. 构建“H2H”营养管理模式—以肿瘤患者为例. 现代预防医学，2016，43（2）：243-245.
35. Bowrey DJ, Baker M, Halliday V, et al. Six weeks of home enteral nutrition versus standard care after esophagectomy or total gastrectomy for cancer: study protocol for a randomized controlled trial. Trials, 2014, 15 (1): 187.
36. Beck A, Andersen UT, Leedo E, et al. Does adding a dietician to the liaison team after discharge of geriatric patients improve nutritional outcome: A randomised controlled trial. Clin Rehabil, 2015, 29 (11): 1117-1128.

第十七章 不同指南对肿瘤免疫营养的推荐

免疫系统在对抗肿瘤的发生发展中起着至关重要的作用。已有多种方式用于调节免疫功能，以达到抗肿瘤及改善患者预后的效果。过去，营养支持被认为主要为人体提供热量和蛋白质等营养物质。随着肠内及肠外营养制剂的快速发展，研究发现，在营养制剂中加入某些特定的免疫营养素（immunonutrients），包括谷氨酰胺（glutamine，Gln）、精氨酸（arginine）、鱼油（fish oil）制剂、核苷酸、牛磺酸、维生素 A、维生素 E、维生素 C、β-胡萝卜素、微量元素锌和硒等，不仅可改善患者的营养状态，而且有助于调节免疫和炎症反应、减轻放化疗反应和促进术后恢复，从而改善患者治疗效果和预后，并提高生存质量，此过程谓之“免疫营养（immunonutrition）”[1-3]。

在营养支持广泛应用于临床的过程中，人们对免疫营养的适应证、疗效及副作用的了解逐渐加深，已有一系列免疫营养应用于肿瘤治疗或预防的临床试验陆续发表。近年来，不同的国家和地区的营养学会，根据其临床治疗的不同侧重点，出版或更新了多种关于营养治疗的指南。其中，在国际上影响力较大的营养治疗学会，包括欧洲肠外肠内营养学会（European Society for Clinical Nutrition and Metabolism，ESPEN）、美国肠外肠内营养学会（American Society for Parenteral and Enteral Nutrition，ASPEN）、日本肠外肠内营养学会（Japanese Society for Parenteral and Enteral Nutrition，JSPEN）和中国肠外肠内营养学会（Chinese Society for Parenteral and Enteral Nutrition，CSPEN）等，在其发布的营养治疗指南中，或多或少地涉及了免疫营养应用于肿瘤的内容。对于免疫营养素的种类和适用范围的选择，亦提供了相应的证据和推荐，对于临床工作者具有重要的参考作用。

但是，关于免疫营养在肿瘤中应用的内容，在上述指南中，仍呈零星分布，缺乏系统和具体的讲述。就各个指南的特点而言，以 ESPEN 指南为代表的欧洲指南，和以 ASPEN 指南为代表的美国指南，其背后引用了诸多相同的循证证据，两者所提出的推荐和建议有某些相似之处。但是，以 ESPEN 指南为代表的欧洲指南，对免疫营养在肿瘤治疗中的应用，介绍相对系统和具体，且更新较快。而以 ASPEN 指南为代表的美国指南，相关内容则偏少，且更新较慢。以 JSPEN 指南为代表的日本指南，则参考了相当数量的日本临床研究作为循证证据，由于日本的人种和饮食特点和欧美国家差异明显，故 JSPEN 指南的内容在一定程度上体现了亚洲人群的独特性。而中国指南，限于国人临床研究数据缺乏，所引用的循证证据大多数来自英语系国家，故其针对国人的独特性指导意义仍有待加强，而且和国外指南相比，其全面性和系统性较为欠缺。以下，本章整理了近年发表的主要国际国内营养治疗指南中对肿瘤免疫营养的推荐情况，并加以简要介绍和分析。

第一节　欧洲指南

欧洲指南中，首推欧洲肠外肠内营养学会（ESPEN）所发布的营养治疗指南，对肿瘤患者免疫营养治疗提出了较为全面的建议。除此之外，其他国家，如法国、挪威、荷兰、瑞典、英国等，在发布的某些关于营养治疗的指南中，也涉及了肿瘤免疫营养的内容。在这些指南中，不仅提出了免疫营养素应用于肿瘤的一般原则，而且根据肿瘤的不同阶段和不同处理背景，如早晚期肿瘤、手术、放化疗等不同治疗方法，提出了应用免疫营养的具体推荐。以下将重点讲述 ESPEN 指南对免疫营养应用于肿瘤患者的建议，并简要介绍其他国家所发布指南的相关内容。

一、欧洲肠外肠内营养学会指南

欧洲肠外肠内营养学会（ESPEN）成立于 1980 年，旨在研究与疾病相关的代谢问题和营养支持治疗策略。多年来，ESPEN 致力于在代谢和营养领域传播相关知识、开展基础实验和临床研究、促进研究人员和临床医生交流和联系等。基于不断更新的循证证据，ESPEN 不定期发布和营养治疗有关的指南。尤其是继 2012 年 ESPEN 发布多种手术或非手术肿瘤患者的营养支持指南并提及了免疫营养治疗的建议后，于 2016 年 8 月，ESPEN 再次发布了针对肿瘤患者的营养指南，依据新的证据和专家观点，对免疫营养的应用提出了更为具体的意见。故以下主要介绍 2016 年发布的 ESPEN 指南（ESPEN guidelines on nutrition in cancer patients）[4]，并对比分析 2012 年及其他年度相关指南的部分内容。

（一）系统性炎症在肿瘤患者营养不良中的作用及对治疗干预的影响

2016 年 ESPEN 指南指出，肿瘤相关营养不良在肿瘤患者中属常见现象。它可导致患者体重减轻，身体活动能力受损，甚至达到相当严重的程度[5]。例如，以肌肉蛋白消耗为特征的肿瘤恶液质不仅可导致体重减轻，而且可对生理功能和治疗耐受性带来明显的负面影响，严重降低生活质量[6]。所以，应积极治疗肿瘤相关营养不良，以维持肌肉体积和身体功能。

更重要的是，肿瘤患者往往存在系统性炎症活化[7]，其程度轻重不一，但都可影响相关代谢通路，包括蛋白质、碳水化合物和脂类的代谢，从而导致能量利用受损。而且，系统性炎症还和疲劳、身体活动障碍、厌食、体重减轻有密切关系，亦可影响骨骼肌体积的恢复，不仅和患者不良预后相关，也能增加抗肿瘤治疗的毒性，并影响生活质量。体重减轻和系统性炎症的相互作用，往往导致患者一般情况和健康状态的持续恶化。

因为系统性炎症对代谢的不良影响，所以即使当常规营养提供正常的能量摄入量时，也只能产生部分的营养支持效果。故而，在肿瘤患者营养治疗中，有必要对系统性炎症进行积极干预，从而维持或改善食物摄入量、减轻代谢紊乱、维持骨骼肌质量和体能状况、减少抗癌治疗中断的风险并提高生活质量。对于所谓“营养支持促进肿瘤生长”的担心，目前并无证据支持[8,9]。此外，定期监测相关参数，了解患者营养缺乏和代谢紊乱的程度，对于早期干预和治疗是很有必要的[10]。

所以，在营养状况的筛查和评估方面，2016 年 ESPEN 指南指出，鉴于肿瘤患者广泛存在营养不良风险，推荐行早期筛查以了解患者的营养障碍情况，并建议肿瘤诊断时即应开始定期检查营养摄入、体重改变和身体质量指数（body mass index，BMI），并根据临床情况的稳定程度而进行重复检查（推荐程度：强，证据等级：低）。而且，对于筛查结果不正常的患者，推荐对营养摄入、营养缺乏症状、肌肉质量、体能表现和系统性炎症的程度施行进一步的客观和定量的评估（推荐程度：强，证据等级：低）。

（二）系统性炎症对肿瘤患者能量消耗和摄入的影响

在肿瘤患者能量消耗及营养来源方面，ESPEN 指南在 2006 年[11]和 2009 年[12]即已分别指出，如果不进行单独测量的话，对于肿瘤患者总的能量消耗，应被假定和健康受试者类似，一般介于 25~30kcal/(kg·d)。(推荐程度：强，证据等级：低)。

在蛋白质供给方面，目前肿瘤患者的最佳氮摄入量尚未确定，专家建议蛋白质供应范围是：最小供应量为 1g/(kg·d)，目标供应量为 1.2~2g/(kg·d)[13]。特别强调的是，因为老年、活动受限和系统性炎症是众所周知的诱导“合成代谢抵抗”、即降低蛋白质合成代谢的重要因素，所以，针对老年患者，或存在慢性疾病、活动受限及系统性炎症的患者，蛋白质摄入量则应达到 1.2~1.5g/(kg·d)[14]。对于正常肾功能的患者，蛋白质摄入量可高达 2g/(kg·d)，也还属于安全范围[15]；在急性或慢性肾衰竭患者，蛋白质摄入量则不应超过 1~1.2g/(kg·d)[16]。综上所述，ESPEN 指南建议，对于肿瘤患者，蛋白质摄入量应高于 1g/(kg·d)，如果可能的话，可高达 1.5g/(kg·d)（推荐程度：强，证据等级：中）。此建议考虑到了系统性炎症和“合成代谢抵抗”现象对肿瘤患者营养不良的影响。但是，由于数据缺乏，ESPEN 指南指出，目前并不确定何种氨基酸混合物的组成是最佳选择，在免疫营养方面，对于补充谷氨酰胺以提供能量，或影响化疗毒性，其效果如何，也存在争议[17]。故认为，对于大多数肿瘤患者营养支持所需的蛋白来源，指南仍认为，采用动物、鱼、乳制品、植物来源的优质蛋白即可，并不需要任何特殊形式的氨基酸混合物。在脂肪/碳水化合物比例方面，ESPEN 指南强调，在具有胰岛素抵抗伴体重减轻的肿瘤患者（这类患者往往存在系统性炎症），推荐在其能量供给中增加脂肪/碳水化合物比例。这能增加饮食中的能量密度，并减少血糖负荷（推荐程度：强，证据等级：低）。

（三）营养素给予途径及辅助药物的推荐

对于能口服但存在营养不良或其风险的肿瘤患者，2016 年 ESPEN 指南建议，应增加口服营养摄入量以进行营养干预。这包括饮食建议、治疗影响食物摄入的病情和代谢紊乱和提供口服营养补充剂（推荐强度：强，症据等级：中）。而且，无论患者是否具有营养不良风险，皆不推荐采用限制能量摄入的饮食规定（推荐强度：强，证据等级：低），并认为这种饮食规定可能对患者具有潜在危害。如果口服营养仍然不足已为患者提供足够能量供应，ESPEN 指南则推荐升级为肠内营养（enteral nutrition，EN），如果肠内营养还不足或不可行的话，则推荐予肠外营养（parenteral nutrition，PN）（推荐强度：强，证据等级：中）。

如果口服膳食摄入已严重下降了很长一段时间，当需增加（口服、肠内或肠外）的营养时，ESPEN 指南建议在一段时间内缓慢地增加，并采取相应的预防措施以防止再喂养综合征（推荐强度：强，证据等级：低）。在存在慢性膳食摄入量不足，或不可控的吸收不良的情况下，对于合适的患者，则可行肠内或肠外的家庭人工营养（推荐强度：强，证据等级：低）。此外，对于肿瘤患者，ESPEN 指南建议维持或增加其体力活动水平，以维持其肌肉质量、身体功能和代谢模式（推荐强度：强，证据等级：高），除了有氧运动之外，还建议个性化的阻力运动，以维持肌肉力量和肌肉质量（推荐强度：弱，证据等级：低）。

除了经不同途径补充营养物质、施行体力运动外，ESPEN 指南还推荐在厌食的晚期肿瘤患者应用某些药物，以改善食欲，包括糖皮质激素（推荐强度：弱，证据等级：高）和孕激素（推荐强度：弱，证据等级：高）。但也要注意相关副作用，包括糖皮质激素导致的肌肉萎缩、胰岛素抵抗和感染，以及孕激素导致的血栓。对于大麻、雄激素类固醇和非甾体抗炎药，ESPEN 指南则指出，目前还没有有效的临床数据推荐它们的应用，包括利用大麻来改善肿瘤患者味觉障碍或厌食（推荐强度：无，证据等级：低）和利用非甾体抗炎药物来改善体重减轻的肿瘤患者的体重（推荐强度：无，证据等级：低）。另外，在患者主诉为早饱时，在诊断和治疗便秘后，ESPEN 指南建议可考虑应用促肠胃动力药物，但要注意甲氧氯普胺对中枢神经系统和多潘立酮对心脏节律的潜在不利影响（推荐强度：弱，证据等级：中）。

（四）维生素、微量元素等免疫营养素对肿瘤的发生和预后的影响

维生素类和微量元素是人类饮食的必需成分，所有形式的营养不良，都存在缺乏维生素类和微量元素的风险。针对肿瘤患者，包括正在接受化疗或放疗的肿瘤患者，美国肿瘤协会（American Cancer Society，ACS）推荐[18]应用含多种生理剂量维生素类和微量元素的添加剂。WHO/FAO 等机构也推荐在口服或肠内食物中增加维生素和微量元素，认为在施行肠外营养超过一周后即应给予，认为这可以维持它们在血浆中的浓度。尤其是维生素 D，因为肿瘤患者常见维生素 D 缺乏，且和肿瘤的发生和预后相关。但是，补充维生素 D 等微量元素是否能改善肿瘤患者的预后，目前并不清楚。

事实上，近 50%的肿瘤患者服用了含多种维生素类或微量元素的补充剂[19]，但是，肿瘤患者是否应服用高剂量的维生素类或微量元素，目前的研究结果则大多数持否定态度。一项纳入了 68 项预防性研究，涉及了 230 000 名参与者的大型系统综述表明，并没有发现这些抗氧化剂具有预防肿瘤的效果，相反，在应用 β-胡萝卜素、维生素 A 或维生素 E 的患者中，死亡率还有轻度的上升[20]。另一项涉及了 290 000 位男性的回顾性观察则发现，应用多种维生素类添加剂和前列腺癌患者的死亡率上升相关[21]。在早期结肠癌患者中应用多种维生素类添加剂也未能改善肿瘤的复发情况或整体生存[22]。在吸烟者，在食品中增加 β-胡萝卜素或维生素 E，在持续服用 5~8 年后，发现肺癌发生的风险并未减少，甚至还有所增加[23]。在前列腺癌患者，长期应用维生素 E（400IU/d）或微量元素硒（200mg/d，来源于硒代蛋氨酸），并不能降低前列腺癌的发生率[24]，甚至有一个回顾性研究还发现，补充超过 140mg/d 的微量元素硒，还能显著增加早期前列腺癌患者的死亡率[25]。美国的一个随机对照试验（randomized controlled trial，RCT））则表明[26]，联用维生素 E（400 IU/d）和维生素 C（500mg/d）长达 10 年后，并未对肿瘤的发生产生影响。

所以，对于维生素类和微量元素类：ESPEN 指南指出：维生素类和微量元素应给予接近生理需要的剂量，在不存在具体缺乏的情况下，并不鼓励应用高剂量的微量元素（推荐强度：强，证据水平：低）。肿瘤患者的微量营养素的状态和相应添加剂的影响关系如何，值得进一步的研究。

（五）n-3 多不饱和脂肪酸、氨基酸等免疫营养素对肿瘤患者能量代谢和系统性炎症的影响

存在系统性炎症/胰岛素抵抗且伴体重减轻的肿瘤患者，其肌肉细胞对糖类的摄取和氧化是受损害的，但是，对脂肪的利用则是正常甚至增加的[27]。2016 年 ESPEN 指南建议增加口服肠内营养中脂肪/碳水化合物的比例，以提高能量密度，从而获得更多的能量供给并减轻血糖负荷（推荐强度：强，证据水平：低）。此外，用脂肪代替糖类还可能有其他获益，包括减少高血糖相关的感染风险等。

虽然以脂肪为基础的乳剂，能更有效地为患者提供能量供应。但是，乳剂的不同脂肪种类的功能有一定差别。例如，n-3 多不饱和脂肪酸（n-3 PUFA）和 n-6 多不饱和脂肪酸（n-6 PUFA）对系统性炎症有相反的作用。n-6 PUFA 可能增加类花生酸产生，后者具有促进炎症的功能，而标准的含有大量大豆源性脂类的乳剂富含 n-6 PUFA，橄榄油为基础的乳剂，也含有 20% n-6 PUFA 和 65%的十八烯酸，而 n-6 PUFA 和十八烯酸都可能促进炎症反应[28]。基础研究表明，鱼油中富含 n-3 PUFA，能抑制肿瘤患者的炎症反应，降低血中炎症标志物（白介素-6 或 C-反应蛋白）的含量。和 n-6 PUFA 相比，n-3 PUFA 可下调前列腺素 E2（prostaglandin E2，PGE2）产生，激活过氧化物酶体增殖物活化受体，抑制多种炎症相关基因活化[29]，从而减轻炎症反应，并表现出更轻的免疫抑制效应和更强的抗氧化作用，所以可能更符合生理性的能量来源。所以，近年来 n-3 PUFA 日益受到重视，目前含 n-3 PUFA 的成人商业化乳剂产品已经上市。然而，目前并无临床数据证实 n-3 PUFA 的上述优势。所以，ESPEN 指南指出，针对于患有进展性肿瘤的非营养不良患者，从营养学能量供给的角度，口服富含亮氨酸和 n-3 PUFA 的营养制剂，和常规营养制剂相比，更能增加肌肉蛋白的合成（推荐强度：强，证据水平：低）。但是，高脂饮食对于存在系统性炎症/胰岛素抵抗的患者的临床结局的影响如何，仍尚待进一步研究。另一方面，在氨基酸的应用方面，肠外或肠内营养制剂中增加谷氨酰胺是否能带来临床获益，也存在争议。

（六）n-3 多不饱和脂肪酸、氨基酸等免疫营养素对肿瘤患者食欲、体重及化疗的影响

鱼油制剂（含 EPA 等 n-3 PUFA）用于进展期肿瘤患者，能改善食欲、能量摄入、体重、瘦体重及体力活动。鱼油制剂能改善抗肿瘤治疗的效果，甚至增加总生存时间[30]。鱼油制剂还能减少厌食、疲劳和神经性毒性的程度[31]。特别应指出，在接受化疗和放疗的患者中，鱼油制剂也能改善体育活动能力、生活质量、食欲、能量摄入、体重和瘦体重。在副作用方面，常规剂量的鱼油和 n-3 PUFA 的耐受性良好，副作用轻微。仅有个别报道提示它可能导致轻度的胃肠道反应、增加出血等。在对化疗的影响方面，临床前数据表明 n-3 PUFA 能增加细胞毒性化疗药物（如吉西他滨和铂类）的抗肿瘤作用[32]。但是，目前尚缺乏随机临床试验对此加以证实。另一方面，鱼油对于化疗毒性有一定保护效应，如减轻铂类、长春碱、紫杉类的的神经毒性和减轻甲氨蝶呤导致的肝功能损害等[33]。

所以，鉴于上述 n-3 PUFA 改善食欲和体重的效果，虽然证据都不强，2016 年 ESPEN 指南仍指出，对于经受化疗且存在体重降低和营养不良风险的进展期肿瘤患者，建议应用含长链 n-脂肪酸或鱼油的营养添加剂，以稳定或改善食欲、食物摄入、瘦体重和体重（推荐强度：弱，证据强度：低）。但是，n-3 PUFA 对于接受抗肿瘤治疗的肿瘤患者的机体组分和临床结局有何影响，对于恶液质肿瘤患者的生活质量和临床结局有何影响，皆不明

确，值得进一步的研究。另一方面，ESPEN 指南也指出，在晚期肿瘤患者，接受抗肿瘤治疗的全身炎症患者和恶液质患者，支链或其他氨基酸或其代谢产物，包括 β-羟基-β-甲基丁酸盐（β-hydroxy-β-methyl butyrate，HMB）、精氨酸和谷氨酰胺能否被推荐应用于改善瘦体重，目前并没有足够充分的临床证据（推荐强度：无，证据水平：低）。

（七）免疫营养应用于接受手术的肿瘤患者

1. 免疫营养在接受外科手术的肿瘤患者中应用的一般建议　在存在营养不良风险或已经发生营养不良的外科肿瘤患者中，2016 年 ESPEN 指南建议在医院治疗期间和出院后都应给予适当的营养支持（推荐强度：强，证据等级：中）。由于增强的术后支持（enhanced recovery after surgery，ERAS）计划对于术后肿瘤患者的康复有重要作用，能减少手术压力、维持营养状态、减少并发症、促进恢复等；手术前后的营养支持也是 ERAS 计划的重要组成[34]。所以，ESPEN 指南指出，对于所有接受根治性或姑息性外科手术的肿瘤患者，都应给予 ERAS 计划，包括营养支持。

ESPEN 指南推荐给予 ERAS 计划时，还强调：所有的接受手术治疗的肿瘤患者都应进行营养不良状况筛查，如果证实存在营养不良风险，则应给予额外的营养支持（推荐强度：强，证据等级：高）。而对于接受重复外科手术的肿瘤患者，ESPEN 指南则推荐在每次手术期间都施以 ERAS 计划（推荐强度：强，证据等级：低）。

在为肿瘤患者制订的 ERAS 方案中，最佳的营养成分是什么；对于应用 ERAS 方案的上消化道肿瘤患者，免疫营养（精氨酸、n-3 脂肪酸、核苷酸）起到什么作用；以及富含 n-3 脂肪酸的口服补充或肠内营养对于上消化道肿瘤患者维持瘦体重和优化器官功能的作用如何，ESPEN 指南并未予明确推荐，但提出它们可能发挥一定益处，值得进一步的研究。

在围术期的肿瘤患者，免疫营养（精氨酸、n-3 脂肪酸、核苷酸）效用如何？是否值得应用？研究表明[35]，消化道肿瘤患者在围术期经口服或肠内给予免疫营养素，能减少术后感染并发症。所以，ESPEN 指南指出，对于经受外科切除手术的上消化道肿瘤患者，在传统的围术期，建议予口服或肠内的免疫营养（推荐强度：强，证据等级：高），但是，对于这些免疫营养成分的构成及其分别的作用如何，目前并不清楚。

2. 免疫营养在接受三种不同主要外科手术的肿瘤患者中的具体应用　2012 年发布的 ESPEN 指南中，针对下列几种主要的恶性肿瘤手术，包括胰十二指肠切除术、择期结肠手术和择期直肠/盆腔手术，提出了肠内应用免疫营养的推荐，但未涉及肠外营养的应用。

胰十二指肠切除术（pancreaticoduodenectomy）[36]：胰十二指肠切除术是胰头癌、胆总管中、下段癌、壶腹周围癌和十二指肠恶性肿瘤的手术方式，其范围广、创伤大，对消化功能及免疫功能影响明显。ESPEN 指南指出，因为在经重大胃肠道手术（major gastrointestinal surgery）的患者术前和术后应用免疫营养，包括精氨酸补充饮食，能明显降低术后感染率和住院时间。所以，针对胰十二指肠切除术的患者，推荐在术前 5~7 天口服免疫营养素，以减少术后感染并发症（证据级别：中，推荐级别：弱）。

择期结肠手术（elective colonic surgery）[37]：择期结肠手术是大多数结肠肿瘤的手术方式。ESPEN 指南指出，针对存在营养不良风险的患者，应考虑给予营养支持。术前禁食期应尽可能短，术后应尽早开始正常进食，并可口服补充营养制剂。包含免疫营养素（精氨酸、谷氨酰胺、n-3 脂肪酸和核苷酸）的口服饮食能让患者临床获益，包括减少术后并发症并缩短住院时间。ESPEN 指南认为，虽然目前的研究结论存在一定的异质性，但在营养不良的患者，免疫营养可能发挥更好的效果，所以指南仍推荐了免疫营养素的应用，但也指出其循证证据并不充分（证据级别：低，推荐级别：弱）。

择期直肠/盆腔手术（elective rectal/pelvic surgery）[38]：对于择期直肠/盆腔手术，ESPEN 指南也强调了在术后应早期口服进食（直肠术后 4 小时后）（证据级别：中，推荐级别：强）。对于在正常食物之外，额外补充口服营养增强制剂的益处如何，还缺乏随机对照试验的资料。但是，ESPEN 指南仍推荐在正常食物外，可予口服营养增强制剂，用以维持足够的蛋白质和能量摄入（证据级别：低，推荐级别：强）。另一方面，由于缺乏相关临床研究资料，对于择期直肠/盆腔手术患者，ESPEN 指南并没有提及免疫营养素是否可以应用。

（八）免疫营养应用于非手术肿瘤患者

2009 年，ESPEN 发布了关于非手术肿瘤患者的营养治疗的推荐[39]。ESPEN 指南认为，如果口服/肠内营养的摄入量是足够的，则不推荐肠外营养（A 级证据），所以，不推荐在化疗、放疗或其联合治疗期间常规应用肠外营养（A 级证据）。但是，如果患者营养不良或面临超过一周的饥饿，以及肠内营养支持不可行时，则建议给予肠外营养（C 级证据），对患有严重黏膜炎或严重放射性肠炎的患者，可推荐应用肠外营养（C 级证据）；如果食物不足和肠内摄入不足（小于 60%的估计能量消耗），则建议患者肠外营养可超过 10 天（C 级证据）。对于大多数只在短时间肠外营养的肿瘤患者，并不需要特殊的配方（C 级证据）。但是，当肿瘤患者存在系统性炎症时，全身蛋白质合成代谢极为困难。在这种情况下，除了营养干预外，应努力推荐药理学措施以调节炎症反应（C 级证据）。对于无法治愈的肿瘤患者，伴随有体重降低和营养摄入不足时，应用“增强型”肠外营养，可能是有益的（B 级证据）。对于在常规肠外营养中，增加特殊的底物是否能让患者获益？指南认为胰岛素可能有益（C 级证据），但是由于资料的不完备和相关临床研究的缺陷，指南认为无论是否能应用口服 EPA 或静脉应用 EPA，证据尚不充分，故尚无关于应用 n-3 脂肪酸的推荐。

但是，对于造血干细胞移植（hematopoietic stem cell transplantation，HCT）患者，肠外营养可用于发生严重黏膜炎、肠梗阻或顽固性呕吐的病例（B 级证据）。由于谷氨酰胺可减少肠黏膜萎缩，减少化疗或放疗引起的肝损伤，还可改善氮平衡和免疫系统功能，减少感染风险、住院时间和经费开支，故指南认为造血干细胞移植的患者可能从谷氨酰胺强化的肠外营养中获益（B 级证据）。

2016 年，针对肿瘤患者，ESPEN 进一步发布了新的营养治疗指南，在免疫营养治疗部分，2016 年的 ESPEN 指南作了更为具体的建议，并且重新评估了 2009 年发布的 ESPEN 指南中的某些观点，其具体如下所述。

1. 免疫营养应用于接受放疗的肿瘤患者　头颈部或食管肿瘤放疗可导致 80%的患者发生黏膜炎，从而导致进食减少、体重降低、治疗耐受性下降，甚至治疗中断[40]；针对盆腔区的放疗也可导致 80%的患者产生消化道症状。营养支持可以减少放疗所导致的营养不良，从而利于放疗计划完成。2016 年 ESPEN 指南指出，应保证足够的营养摄入，且应由个体化营养咨询和（或）口服营养补充剂加以保证，以避免营养状态恶化、保持营养摄入和避免放疗中断（推荐程度：强，证据级别：中）；在营养供给的途径上，2016 年

ESPEN 指南仍认为应首先推荐肠内营养，并不推荐在放射治疗中，将肠外营养作为普遍的治疗方式，只有在发生严重的放射性肠炎或严重的吸收不良时，才推荐应用肠外营养（证据级别：强，推荐级别：中）。此外，对于放疗期间的吞咽功能维持，ESPEN 指南则建议筛选和管理有吞咽困难症状的患者，对其加以鼓励和教育，以在肠内饮食中保持吞咽功能（证据级别：强，推荐级别：低）。

针对头颈部、胸部及胃肠道区域放疗的患者，在发生了放疗诱导的严重黏膜炎和由于头颈部及胸部肿瘤导致进食梗阻时，ESPEN 指南推荐应用鼻-胃插管或经皮插管，以进行肠内进食（推荐级别：强，证据级别：低）；此外，有 RCT 比较了标准肠内营养和特殊肠内营养制剂对接受了放疗的头颈部或食管肿瘤患者的效果[41]，在这项研究中，患者被给予标准肠内营养制剂或富含免疫营养素（n-3 脂肪酸）的商品化肠内营养制剂。结果表明，在 n-3 脂肪酸组，患者的营养筛查得分更高，但是两组在体细胞群丢失方面的差异并没有达到统计学差异。所以，2016 年 ESPEN 指南指出，特殊的肠内营养制剂对于营养状态和临床结局的影响如何，目前尚不明确，仍值得进一步研究。另外，在应用益生菌能否减轻放射所引起腹泻方面，ESPEN 指南则指出，由于目前还没有有效的临床数据，所以并不推荐益生菌用以减轻放射所致腹泻（推荐强度：无，证据等级：低）。

由于谷氨酰胺对消化道黏膜具有营养保护作用，故有研究探索了谷氨酰胺在腹盆腔放疗导致的消化道炎症中的应用。但其结论并不一致。其中，有一个研究观察到每天予口服 3~15g 谷氨酰胺能减轻放射所诱导肠炎的严重程度[42]，但是，另一个 RCT 则认为予口服谷氨酰胺 30g/d 的剂量，肠炎的发生率反而上升[43]。还有两个 RCT 分别应用了 8g 和 30g 谷氨酰胺口服，却认为对放射诱导的肠炎是无效的[44,45]。

在头颈部肿瘤放疗导致黏膜炎的治疗中，有两个临床试验分别口服（16g/d）或静脉（0. 3g/（kg・d））应用谷氨酰胺，以治疗头颈部肿瘤放疗导致的黏膜炎症，结果发现，和安慰剂组对比，谷氨酰胺能减少放疗诱导黏膜炎的发生率、严重程度和持续时间[46,47]。在肺癌的放疗中，给予谷氨酰胺口服（30g/d），能减轻放疗所导致的食管黏膜炎[48]，在早期乳腺癌接受放疗的随机试验中，谷氨酰胺口服（0. 5g/（kg・d））则能减轻放疗的皮肤毒性[49,50]，但是，在造血干细胞移植的患者中，则发现谷氨酰胺可能导致更高的肿瘤复发率[51]。所以推荐谷氨酰胺的应用需要解决安全性问题，以及获得更为有力的数据来支持[52]。

所以，2016 年 ESPEN 指南认为，由于目前并没有足够充分的临床数据，所以，对于预防放疗诱导的肠炎/腹泻、胃炎、食管炎或皮肤毒性，目前并不推荐应用谷氨酰胺（推荐强度：无，证据等级：低），但是，ESPEN 指南也提出，谷氨酰胺对口腔/食管黏膜炎症和皮肤毒性的防护作用如何，是值得展开进一步研究的。

2. 免疫营养应用于接受常规内科治疗（常规化疗或分子靶向治疗）的肿瘤患者

2016 年 ESPEN 指南指出，在应用抗肿瘤药物进行常规内科治疗（包括细胞毒治疗和靶向治疗）期间，应确保有足够的营养摄入和维持良好的身体活动（证据级别：强，推荐级别：很低）。具体而言，接受治疗性抗肿瘤药物治疗的患者，如口服食物摄入不足（尽管给予了辅导及口服营养补充剂），可建议补充肠内营养，如果这还不足够，则建议补充肠外营养（证据级别：强，推荐级别：很低）。

关于谷氨酰胺在接受内科治疗的肿瘤患者中的应用，各临床研究的结果并不一致。已知口腔黏膜炎和腹泻是化疗常见的副作用，而谷氨酰胺在胃肠黏膜、肝脏、中枢神经系统和免疫细胞具有高摄取率和高代谢率，提示应用谷氨酰胺对多种消化道损害可能有一定保护作用。有些临床研究表明，口服或肠外给予谷氨酰胺能在一定程度上减轻化疗诱导的黏膜炎症、呕吐[53]、腹泻[54]和血细胞减少[55]。但是其他临床研究表明，谷氨酰胺是否能减轻化疗、放疗、放化疗诱导的口腔黏膜炎症，其结论并不一致[56]。至于谷氨酰胺能否预防化疗诱导的腹泻，近年的一篇纳入了 8 个 RCT 的系统综述认为，谷氨酰胺能缩短腹泻的持续时间，但对腹泻的严重程度无影响[57]。在化疗诱导的神经毒性方面，不仅在动物实验中发现谷氨酰胺能预防化疗诱导的神经病变，在临床研究中也证实口服谷氨酰胺 30g/d 能减少奥沙利铂引起的神经病变[58]。但是，谷氨酰胺在肿瘤细胞中呈高代谢状态，这提示谷氨酰胺可能维持肿瘤细胞的稳态，以防止细胞内酸化，从而对肿瘤细胞起保护作用[59]。

所以，2016 年 ESPEN 指南认为，由于谷氨酰胺对于代谢存在多种作用，对临床长期的影响并不清楚，在肿瘤内科治疗中，包括常规细胞毒治疗或靶向治疗，目前并没有足够充分的临床数据以推荐谷氨酰胺的应用（推荐强度：无，证据等级：低）。至于谷氨酰胺对药物诱导的神经毒性的影响，则值得进一步研究。

3. 免疫营养应用于接受高剂量化疗和 HCT 治疗的肿瘤患者　高剂量的化疗和 HCT 往往导致严重的副作用，包括恶心、呕吐、口腔黏膜炎、腹泻和感染等，它们可进一步导致患者食物摄入减少和体重减轻，从而影响临床结局。所以，无论是口服营养补充剂、肠内营养或肠外营养，如需应用，皆应早期进行，以避免体重和体细胞群的损失。2016 年 ESPEN 指南指出，在接受高剂量化疗期间和干细胞移植后，患者需保持足够的体力活动和营养摄入，这可能需要进行肠内和（或）肠外营养。（推荐强度：强，证据等级：很低）。在肠内和肠外营养的选择方面，ESPEN 指南指出，如果口服营养不足，常规推荐优先选择肠内管饲，其次才是肠外营养。除非有严重的黏膜炎，顽固性呕吐、肠梗阻，严重的吸收不良、腹泻迁延或系统性的移植物抗宿主病（graft-versus-host disease，GVHD），才优先推荐肠外营养（推荐强度：弱，证据等级：低）。在细菌饮食方面，ESPEN 指南指出，目前还没有有效的临床数据，以推荐低细菌饮食用于异体移植后超过 30 天的患者（推荐强度：无，证据等级：低）。

对于免疫营养物质谷氨酰胺在接受高剂量的化疗和 HCT 的肿瘤患者肠外营养中的应用效果如何，结论并不一致。虽然 2016 年 ESPEN 指南也提到，肠外营养能提供选择性的营养素混合物，故往往具有特别的益处。其中某些营养底物，如谷氨酰胺，可能对受放化疗损伤的肠黏膜发挥保护作用，从而有益于身体功能恢复，包括优化氮平衡和肌肉蛋白合成，改善抗氧化系统等。

研究表明[60]，在接受了 HCT 的患者中，在肠外营养增加谷氨酰胺，能改善氮平衡，减少感染率，缩短住院时间。而且，有一个 RCT[61] 还发现，肠外应用谷氨酰胺，能减轻口腔黏膜炎症，减少肿瘤复发率。2009 年 Crowther 等[52] 纳入 17 个 RCT 进行系统综述发现，HCT 患者应用谷氨酰胺能减少黏膜炎的严重程度和持续时间，减少临床感染和移植物抗宿主病发生的风险，但却增加了肿瘤复发率，对死亡率则无显著影响。最近的一个 RCT[62]，以 120 例接受了 HCT 的患造血系统肿瘤的儿童为研究对象，发现在肠外营养中增加谷氨酰胺，对黏膜炎的严重程度和持续时间，移植物抗宿主病发生率、复发率和死亡率无显著影响。所以，2016 年 ESPEN 指南认为，目前并没有足够充分的临床数据支持谷氨酰胺应用于接受高剂量化疗和 HCT 患者的推荐，以改善其临床结局（推荐强度：无，证据等级：低）。而谷氨酰胺对黏膜炎、腹泻、临床感染、移植物排异宿主病和恶性肿瘤复发率的影响，则值得进一步研究。

二、法国麻醉协会和临床营养与代谢协会指南

（一）免疫营养应用于接受手术的肿瘤患者

2012 年，法国麻醉协会（French Society of Anesthesiology，SFAR）和法国临床营养与代谢协会（French Speaking Society of Clinical Nutrition and Metabolism，SFNEP）再次更新了肿瘤手术前后的营养治疗指南[63]，同时推荐了肠内和肠外免疫营养的应用。其中涉及的免疫营养素包括精氨酸、谷氨酰胺、微量元素、n-3 PUFA 和核苷酸，认为它们不仅能提供热量，还能调节炎症反应和免疫反应，并影响伤口愈合和激素合成。SFAR 和 SFNEP 指南指出：①针对择期消化道肿瘤手术，无论其是否存在营养不良，均可推荐术前应用 5~7 天的富含被临床研究所证实的免疫营养素的肠内营养；②针对择期消化道肿瘤手术患者，如术后不存在营养不良，则术后并不推荐肠内给予免疫营养素；反之，如术后存在营养不良，则可推荐术后肠内给予免疫营养素；③针对头颈部肿瘤手术患者，尽管证据不足，术后仍可选择应用免疫营养素，其用法参照在消化道肿瘤手术中的用法；④含精氨酸的免疫营养素不能用于术后脓毒症患者或血流动力学不稳定者；⑤对于不复杂的择期手术，并不推荐在围术期（perioperative）常规应用谷氨酰胺；⑥在面临主要术后并发症时，可静脉应用高剂量的二肽形式的谷氨酰胺（0.2~0.4g/（kg·d）甚至 0.3~0.6g/（kg·d））；⑦术后应用富含 n-3 多不饱和脂肪酸的营养治疗（至少 0.1g/（kg·d）），可能让患者获益；⑧因为缺乏与外科手术相关的数据，故不推荐使用超过营养水平的微量营养素。

（二）免疫营养应用于非手术肿瘤患者

2011 年，法国麻醉协会 SFAR 和 SFNEP 更新了非手术治疗的成人肿瘤患者的营养治疗指南[64]。其中对免疫营养治疗也进行了相应的叙述。

（1）针对接受放疗和放化疗的患者，SFAR/SFNEP 指南提到，因为 α-生育酚和 β-胡萝卜存在增加鼻咽癌复发和第二原发癌发生的风险，尤其是吸烟者的风险更高。而且，有一个免疫营养增强制剂（L-精氨酸、n-3 脂肪酸、核糖核酸、抗氧化剂的复合制剂）治疗鼻咽癌的非随机的Ⅱ期临床试验发现，应用免疫增强剂组的副作用发生比例比以前报道的普通放化疗组的发生率还稍高一些（52.5% vs 45%）。所以，指南指出，对于所有的进行放疗或放化疗处理的患者，如果必需给予人工营养，并不推荐给予肠外营养（专家意见），也不推荐应用免疫营养素（L-精氨酸、n-3 脂肪酸、核糖核酸、抗氧化剂等）（C 级证据）。对于头颈部癌、食管癌和直肠癌，如果需要进行饮食辅导和 Sip feeds（一类商业化的营养饮品）的话，则可以推荐（B 级证据）。

对于接受同步放化疗的头颈部癌患者，SFAR/SFNEP 指南还特别提出了进一步的建议，其重点是细化了预防性胃造瘘术的适应证和强调了对应用 α-生育酚和 β-胡萝卜的反对。具体为：①对于口咽区放疗且存在营养不良者，可推荐予预防性胃造瘘术（C 级证据）；②对于口咽区放疗但不存在营养不良者，也可推荐予预防性胃造瘘术（专家意见）；

③对于非口咽区放疗且存在营养不良者，也可推荐予预防性胃造瘘术（专家意见）；④对于非口咽区放疗但不存在营养不良者，则不推荐予预防性胃造瘘术（专家意见），但必要时可推荐予饮食辅导和 sip feeds（B 级证据）；⑤对于食管癌和头颈部癌患者和所有的长期吸烟患者，在未诊断营养缺乏的情况下，不推荐补充 α-生育酚和 β-胡萝卜（A 级证据）。

（2）针对接受单纯化疗的患者，SFAR/SFNEP 指南提到，目前出版的关于在化疗期间应用饮食辅导、Sip feeds 和人工营养的资料都较少，对其益处尚不明确，而且大多数研究的质量不高，以观察性研究为主，且异质性大，至于对发生口腔黏膜炎时，肠外营养和肠内营养如何选择，也没有可靠的临床试验数据。而抗氧化剂等免疫营养素的作用也存在争议，有研究提示它们可能减轻神经毒性或骨髓毒性，但也有观点认为它们没有这些作用，甚至可能减弱化疗的效果。所以根据目前的资料，难以形成可靠的指南。由此，对于所有单用化疗的患者，指南指出，不推荐系统性饮食辅导（C 级证据），不推荐系统性人工营养（A 级证据），也不推荐免疫营养素（C 级证据）。但是，对于发生了营养不良或存在营养不良风险的患者，必要时可以推荐予饮食辅导和 Sip feeds（专家观点），如果必需给予人工营养，仅是在小肠功能丧失或不可用时，可以推荐给予肠外营养（C 级证据）。

（3）针对接受姑息治疗的患者，SFAR/SFNEP 指南认为，在存在营养不良风险的情况下，如果需要的话，可推荐饮食辅导和 Sip feeds（专家意见）。不推荐系统人工营养（A 级证据）。如果需要进行人工营养，仅在小肠功能丧失时的情况下，才推荐行肠外营养（C 级证据）。当应用人工营养时，应在 15 天后进行新的营养不良风险评价（专家意见）。在预期寿命小于 3 个月或 Karnofsky 评分≤50 分，或体力状态≥3 时，不推荐给予人工营养（专家意见）。如果主要目标是维持体重，可推荐小口进食富含 n-3 脂肪酸的制剂（2g/d）8 周（B 级证据）。同样地，在发生厌食的情况下，且需要进食 Sip feeds 时，如果没有禁忌证的话，可推荐应用和饮食辅导有关的 Orexigenic（一种增进食欲的激素类药物）（专家意见）。

三、其他欧洲指南中关于肿瘤患者免疫营养应用的建议

除了以上两个影响较大、内容较丰富的欧洲指南外，其他指南也在一定程度上提及了肿瘤患者应用免疫营养的建议，包括接受手术或非手术治疗的患者，以及晚期恶液质肿瘤患者。

（一）免疫营养应用于接受手术的肿瘤患者

2013 年，瑞典发表了关于根治性膀胱切除术围术期治疗的指南[65]，这份指南认为，超过 33%的泌尿道手术患者存在营养不良风险，对于膀胱切除术患者，围术期营养不良是增加死亡率的危险因素，围术期给予口服营养支持，特别是免疫营养，虽然对于能否减少术后患病率和死亡率的数据并不充分，但仍可考虑应用，特别是对于营养不良患者（推荐级别：强）。

2014 年，一个由挪威、荷兰、瑞典、英国等国专家组成的国际协作组发表了一个关于胃切除术后恢复处理的一致性指南[66]，此指南认为，此前的临床研究中，由于免疫营养素应用于不同的患者、不同的时间、不同的联合方式以及不均一的对照组等因素，导致结论存在较大的异质性。所以尽管不能排除获益，但当前仍无足够证据在胃切除术后恢复处

理的患者中应用免疫营养素（证据等级：中，推荐级别：弱）。

2016 年，英国公立医疗系统（National Health Service，NHS）的数个单位（包括伦敦大学医院、安特里大学医院等）联合发布了接受手术的头颈部肿瘤患者的营养治疗指南，其中在免疫增强营养部分提到，手术前应用含氨基酸、核酸和脂类的免疫营养，和标准营养相比，并未带来额外的益处。但是，初步数据表明，在围术期应用富含 n-3 脂肪酸的营养支持可能改善营养结局，包括体重、瘦体重和脂肪量，并减少术后感染率和住院时间[67]。

（二）免疫营养应用于接受自体造血干细胞移植和骨髓移植治疗的肿瘤患者

2011 年，西班牙发布了关于重症患者营养与代谢专业支持指导的 SEMICYUC-SENPE 共识[68]，对非手术肿瘤患者，提出了应用免疫营养的推荐。SEMICYUC-SENPE 共识认为：①对于进展期肿瘤患者，尚无足够的数据支持在肠外或肠内应用 n-3 脂肪酸添加剂（C 级证据）；②对于接受了自体造血干细胞移植的患者，在肠内营养中增加谷氨酰胺则能减少黏膜炎的严重程度和持续时间（C 级证据）；③对于骨髓移植患者，推荐应用含丙氨酰谷氨酰胺（0.5/（kg·d））的肠外营养制剂（A 级证据）。此外，SEMICYUC-SENPE 共识还认为，目前并无数据支持应用微量元素于重症肿瘤患者。

2015 年，欧洲肿瘤内科学协会（European Society for Medical Oncology，ESMO）参考了新近的多国支持癌症护理协会/国际口腔肿瘤学会（Multinational Association of Supportive Care in Cancer/International Society of Oral Oncology，MASCC/ISOO）、肿瘤护理学会（Oncology Nursing Society，ONS）、美国临床肿瘤学会（American Society of Clinical Oncology，ASCO）、美国国家综合癌症网络（National Comprehensive Cancer Network，NCCN）等机构的指南，更新了其关于肿瘤患者口腔黏膜和消化道黏膜损害处理的推荐。在涉及免疫营养的方面，建议和 MASCC/ISOO 指南所推荐的内容基本一致。指出：①对于接受造血干细胞移植的肿瘤患者，无论是否进行全身照射，反对应用静脉注射谷氨酰胺以预防这些接受大剂量化疗患者的口腔黏膜炎（证据级别Ⅱ）；②对于接受盆腔肿瘤化疗和（或）放疗的患者，则建议使用含有乳酸杆菌的益生菌来预防患者腹泻（证据级别Ⅲ）；③对于接受放疗或放化疗的口腔癌患者，利用口服锌补充剂来预防口腔炎可能获益（证据级别Ⅲ）[69]。

（三）免疫营养应用于晚期肿瘤恶液质患者

2011 年德国发表的关于晚期肿瘤患者恶液质的欧洲姑息治疗研究协会（European Palliative Care Research Collaborative，EPCRC）临床实践指南指出[70]：目前尚无足够证据支持 n-3 脂肪酸能有益于进展期肿瘤患者的恶液质状态，但是，应用 n-3 脂肪酸也无明显的副作用。对于维生素和矿物质则指出，并没有足够的证据推荐其应用。

2013 年澳大利亚发表的关于恶液质治疗的营养支持建议中，也认为 n-3 脂肪酸虽然可能有益于肿瘤患者，但是，临床应用仍需慎重应用[71]。

2016 年，德国和挪威的学者在为 EPCRC 更新临床指南时，针对维生素、氨基酸和微量元素在恶液质治疗中的应用进行了系统综述，最后纳入了 21 个临床研究，结果表明，虽然在某些研究中发现了它们的益处，如有一个研究发现在前列腺癌中，n-3 脂肪酸联合维生素 E 对生存有一定影响，维生素 D 对前列腺癌患者肌肉无力能有所改善，HMB、精氨酸和谷氨酰胺联合应用 4 周后能增加肺癌患者瘦体重等。但仍没有足够的证据推荐在恶液质肿瘤患者中应用这些营养素，另一方面，也并没有在膳食补充剂的应用过程中发现严重的不良反应[72]。

参考文献

1. Janakiram NB, Mohammed A, Madka V, et al. Prevention and treatment of cancers by immune modulating nutrients. Mol Nutr Food Res, 2016, 60 (6): 1275-1294.

2. Vidal-Casariego A, Calleja-Fernández A, Villar-Taibo R, et al. Efficacy of arginine-enriched enteral formulas in the reduction of surgical complications in head and neck cancer: a systematic review and meta-analysis. Clin Nutr, 2014, 33 (6): 951-957.

3. Hensley CT, Wasti AT, DeBerardinis RJ. Glutamine and cancer: cell biology, physiology, and clinical opportunities. J Clin Invest, 2013, 123 (9): 3678-3684.

4. Arends J, Bachmann P, Baracos V, et al. ESPEN guidelines on nutrition in cancer patients. Clin Nutr, 2017, 36 (1): 11-48.

5. Martin L, Senesse P, Gioulbasanis I, et al. Diagnostic criteria for the classification of cancer-associated weight loss. J Clin Oncol, 2015, 33 (1): 90-99.

6. Martin L, Birdsell L, Macdonald N, et al. Cancer cachexia in the age of obesity: skeletal muscle depletion is a powerful prognostic factor, independent of body mass index. J Clin Oncol, 2013, 31 (12): 1539-1547.

7. Zimmers TA, Fishel ML, Bonetto A. STAT3 in the systemic inflammation of cancer cachexia. Semin Cell Dev Biol, 2016, 54: 28-41.

8. Bossola M, Pacelli F, Rosa F, et al. Does nutrition support stimulate tumor growth in humans? Nutr Clin Pract, 2011, 26 (2): 174-180.

9. Bozzetti F, Mori V. Nutritional support and tumour growth in humans: anarrative review of the literature. Clin Nutr, 2009, 28 (3): 226-230.

10. Isenring E, Elia M. Which screening method is appropriate for older cancer patients at risk for malnutrition? Nutrition, 2015, 31 (4): 594-597.

11. Arends J, Bodoky G, Bozzetti F, et al. ESPEN Guidelines on Enteral Nutrition: non-surgical oncology. Clin Nutr, 2006, 25 (2): 245-259.

12. Bozzetti F, Arends J, Lundholm K, et al. ESPEN. ESPEN Guidelines on Parenteral Nutrition: non-surgical oncology. Clin Nutr, 2009, 28 (4): 445-454.

13. Nitenberg G, Raynard B. Nutritional support of the cancer patient: issues and dilemmas. Crit Rev Oncol Hematol, 2000, 34 (3): 137-168.

14. Guadagni M, Biolo G. Effects of inflammation and/or inactivity on the need for dietary protein. Curr Opin Clin Nutr Metab Care, 2009, 12 (6): 617-622.

15. Martin WF, Armstrong LE, Rodriguez NR. Dietary protein intake and renal function. Nutr Metab (Lond), 2005, 2: 25.

16. Cano N, Fiaccadori E, Tesinsky P, et al. ESPEN Guidelines on Enteral Nutrition: adult renal failure. Clin Nutr, 2006, 25 (2): 295-310.

17. Kuhn KS, Muscaritoli M, Wischmeyer P, et al. Glutamine as indispensable nutrient in oncology: experimental and clinical evidence. Eur J Nutr, 2010, 49 (4): 197-210.

18. Rock CL, Doyle C, Demark-Wahnefried W, et al. Nutrition and physical activity guidelines for cancer survivors. CA Cancer J Clin, 2012, 62 (4): 275-276.

19. Farina EK, Austin KG, Lieberman HR. Concomitant dietary supplement and prescription medication use is prevalent among US adults with doctor-informed medical conditions. J Acad Nutr Diet, 2014, 114 (11): 1784-90. e2.

20. Bjelakovic G, Nikolova D, Gluud LL, et al. Mortality in randomized trials of antioxidant supplements for primary and secondary prevention: systematic review and meta-analysis. JAMA, 2007, 28, 297 (8): 842-857.

21. Lawson KA, Wright ME, Subar A, et al. Multivitamin use and risk of prostate cancer in the National Institutes of Health-AARP Diet and Health Study. J Natl Cancer Inst, 2007, 99 (10): 754-764.

22. Ng K, Meyerhardt JA, Chan JA, et al. Multivitamin use is not associated with cancer recurrence or survival in patients with stage Ⅲ colon cancer: findings from CALGB 89803. J Clin Oncol, 2010, 28 (28): 4354-4363.

23. The effect of vitamin E and beta carotene on the incidence of lung cancer and other cancers in male smokers. The Alpha-Tocopherol, Beta Carotene Cancer Prevention Study Group. N Engl J Med, 1994, 330 (15): 1029-1035.

24. Klein EA, Thompson IM Jr, Tangen CM, et al. Vitamin E and the risk of prostate cancer: the Selenium and Vitamin E Cancer Prevention Trial (SELECT). JAMA, 2011, 306 (14): 1549-1556.

25. Kenfield SA, Van Blarigan EL, DuPre N, et al. Selenium supplementation and prostate cancer mortality. J Natl Cancer Inst, 2014, 107 (1): 360.

26. Wang L, Sesso HD, Glynn RJ, et al. Vitamin E and C supplementation and risk of cancer in men: posttrial follow-up in the Physicians' Health Study II randomized trial. Am J Clin Nutr, 2014, 100 (3): 915-923.

27. Arcidiacono B, Iiritano S, Nocera A, et al. Insulin resistance and cancer risk: an overview of the pathogenetic mechanisms. Exp Diabetes Res, 2012, 2012: 789174.

28. Vanek VW, Borum P, Buchman A, et al. A. S. P. E. N. position paper: recommendations for changes in commercially available parenteral multivitamin and multi-trace element products. Nutr Clin Pract, 2012, 27 (4): 440-491.

29. Zhao S, Li J, Wang N, et al. Fenofibrate suppresses cellular metabolic memory of high glucose in diabetic retinopathy via a sirtuin 1-dependent signalling pathway. Mol Med Rep, 2015, 12 (4): 6112-6118.

30. Gogos CA, Ginopoulos P, Salsa B, et al. Dietary omega-3 polyunsaturated fatty acids plus vitamin E restore immunodeficiency and prolong survival for severely ill patients with generalized malignancy: a randomized control trial. Cancer, 1998, 82 (2): 395-402.

31. Sánchez-Lara K, Turcott JG, Juárez-Hernández E, et al. Effects of an oral nutritional supplement containing eicosapentaenoic acid on nutritional and clinical outcomes in patients with advanced non-small cell lung cancer: randomised trial. Clin Nutr, 2014, 33 (6): 1017-1023.

32. Murphy RA, Clandinin MT, Chu QS, et al. A fishy conclusion regarding n-3 fatty acid supplementation in cancer patients. Clin Nutr, 2013, 32 (3): 466-467.

33. Elbarbary NS, Ismail EA, Farahat RK, et al. ω-3 fatty acids as an adjuvant therapy ameliorates methotrexate-induced hepatotoxicity in children and adolescents with acute lymphoblastic leukemia: a randomized placebo-controlled study. Nutrition, 2016, 32 (1): 41-47.

34. Gustafsson UO, Ljungqvist O. Perioperative nutritional management in digestive tract surgery. Curr Opin Clin Nutr Metab Care, 2011, 14 (5): 504-509.

35. Marimuthu K, Varadhan KK, Ljungqvist O, et al. A meta-analysis of the effect of combinations of immune modulating nutrients on outcome in patients undergoing major open gastrointestinal surgery. Ann Surg, 2012, 255 (6): 1060-1068.

36. Lassen K, Coolsen MM, Slim K, et al. Guidelines for perioperative care for pancreaticoduodenectomy: Enhanced Recovery After Surgery (ERAS®) Society recommendations. Clin Nutr, 2012, 31 (6): 817-830.

37. Gustafsson UO, Scott MJ, Schwenk W, et al. Enhanced Recovery After Surgery Society. Guidelines for peri-

operative care in elective colonic surgery: Enhanced Recovery After Surgery (ERAS®) Society recommendations. Clin Nutr, 2012, 31 (6): 783-800.

38. Nygren J, Thacker J, Carli F, et al. Enhanced Recovery After Surgery Society. Guidelines for perioperative care in elective rectal/pelvic surgery: Enhanced Recovery After Surgery (ERAS®) Society recommendations. Clin Nutr, 2012, 31 (6): 801-816.
39. Bozzetti F, Arends J, Lundholm K, et al. ESPEN Guidelines on Parenteral Nutrition: non-surgical oncology. Clin Nutr, 2009, 28 (4): 445-454.
40. Isenring EA, Capra S, Bauer JD. Nutrition intervention is beneficial in oncology outpatients receiving radiotherapy to the gastrointestinal or head and neck area. Br J Cancer, 2004, 91 (3): 447-452.
41. Fietkau R, Lewitzki V, Kuhnt T, et al. A disease-specific enteral nutrition formula improves nutritional status and functional performance in patients with head and neck and esophageal cancer undergoing chemoradiotherapy: results of a randomized, controlled, multicenter trial. Cancer, 2013, 119 (18): 3343-3353.
42. Kucuktulu E, Guner A, Kahraman I, et al. The protective effects of glutamine on radiation-induced diarrhea. Support Care Cancer, 2013, 21 (4): 1071-1075.
43. Vidal-Casariego A, Calleja-Fernández A, de Urbina-González JJ, et al. Efficacy of glutamine in the prevention of acute radiation enteritis: a randomized controlled trial. JPEN J Parenter Enteral Nutr, 2014, 38 (2): 205-213.
44. Kozelsky TF, Meyers GE, Sloan JA, et al. Phase Ⅲ double-blind study of glutamine versus placebo for the prevention of acute diarrhea in patients receiving pelvic radiation therapy. J Clin Oncol, 2003, 21 (9): 1669-1674.
45. Rotovnik Kozjek N, Kompan L, Soeters P, et al. Oral glutamine supplementation during preoperative radiochemotherapy in patients with rectal cancer: a randomised double blinded, placebo controlled pilot study. Clin Nutr, 2011, 30 (5): 567-570.
46. Huang EY, Leung SW, Wang CJ, et al. Oral glutamine to alleviate radiation-induced oral mucositis: a pilot randomized trial. Int J Radiat Oncol Biol Phys, 2000, 46 (3): 535-9.
47. Cerchietti LC, Navigante AH, Lutteral MA, et al. Double-blinded, placebo-controlled trial on intravenous L-alanyl-L-glutamine in the incidence of oral mucositis following chemoradiotherapy in patients with head-and-neck cancer. Int J Radiat Oncol Biol Phys, 2006, 65 (5): 1330-1337.
48. Topkan E, Parlak C, Topuk S, et al. Influence of oral glutamine supplementation on survival outcomes of patients treated with concurrent chemoradiotherapy for locally advanced non-small cell lung cancer. BMC Cancer, 2012, 12: 502.
49. Rubio I, Suva LJ, Todorova V, et al. Oral glutamine reduces radiation morbidity in breast conservation surgery. JPEN J Parenter Enteral Nutr, 2013, 37 (5): 623-630.
50. Eda K, Uzer K, Murat T, et al. The effects of enteral glutamine on radiotherapy induced dermatitis in breast cancer. Clin Nutr, 2016, 35 (2): 436-439.
51. Pytlík R, Benes P, Patorková M, et al. Standardized parenteral alanyl-glutamine dipeptide supplementation is not beneficial in autologous transplant patients: a randomized, double-blind, placebo controlled study. Bone Marrow Transplant, 2002, 30 (12): 953-961.
52. Crowther M, Avenell A, Culligan DJ. Systematic review and meta-analyses of studies of glutamine supplementation in haematopoietic stem cell transplantation. Bone Marrow Transplant, 2009, 44 (7): 413-425.
53. Li Y, Ping X, Yu B, et al. Clinical trial: prophylactic intravenous alanyl-glutamine reduces the severity of gastrointestinal toxicity induced by chemotherapy--a randomized crossover study. Aliment Pharmacol Ther, 2009, 30 (5): 452-458.

54. Sun J, Wang H, Hu H. Glutamine for chemotherapy induced diarrhea: a meta-analysis. Asia Pac J Clin Nutr, 2012, 21 (3): 380-385.

55. Sornsuvit C, Komindr S, Chuncharunee S, et al. Pilot Study: effects of parenteral glutamine dipeptide supplementation on neutrophil functions and prevention of chemotherapy-induced side-effects in acute myeloid leukaemia patients. J Int Med Res, 2008, 36 (6): 1383-1391.

56. Sayles C, Hickerson SC, Bhat RR, et al. Oral Glutamine in Preventing Treatment-Related Mucositis in Adult Patients With Cancer: A Systematic Review. Nutr Clin Pract, 2016, 31 (2): 171-179.

57. Sun J, Wang H, Hu H. Glutamine for chemotherapy induced diarrhea: a meta-analysis. Asia Pac J Clin Nutr, 2012, 21 (3): 380-385.

58. Wang WS, Lin JK, Lin TC, et al. Oral glutamine is effective for preventing oxaliplatin-induced neuropathy in colorectal cancer patients. Oncologist, 2007, 12 (3): 312-319.

59. Huang W, Choi W, Chen Y, et al. A proposed role for glutamine in cancer cell growth through acid resistance. Cell Res, 2013, 23 (5): 724-727.

60. Sax HC. Clinical and metabolic efficacy of glutamine-supplemented parenteral nutrition after bone marrow transplantation. A randomized, double-blind, controlled study. JPEN J Parenter Enteral Nutr, 1992, 16 (6): 589-590.

61. Zaloga GP. Parenteral nutrition in adult inpatients with functioning gastrointestinal tracts: assessment of outcomes. Lancet, 2006, 367 (9516): 1101-1111.

62. Uderzo C, Rebora P, Marrocco E, et al. Glutamine-enriched nutrition does not reduce mucosal morbidity or complications after stem-cell transplantation for childhood malignancies: a prospective randomized study. Transplantation, 2011, 91 (12): 1321-1325.

63. Chambrier C, Sztark F, Société Francophone de nutrition clinique et métabolisme (SFNEP), Société française d'anesthésie et réanimation (SFAR). French clinical guidelines on perioperative nutrition. Update of the 1994 consensus conference on perioperative artificial nutrition for elective surgery in adults. J Visc Surg, 2012, 149 (5): e325-326.

64. French Speaking Society of Clinical Nutrition and Metabolism (SFNEP). Clinical nutrition guidelines of the French Speaking Society of Clinical Nutrition and Metabolism (SFNEP): Summary of recommendations for adults undergoing non-surgical anticancer treatment. Dig Liver Dis, 2014, 46 (8): 667-674.

65. Cerantola Y, Valerio M, Persson B, et al. Guidelines for perioperative care after radical cystectomy for bladder cancer: Enhanced Recovery After Surgery (ERAS (®)) society recommendations. Clin Nutr, 2013, 32 (6): 879-887.

66. Mortensen K, Nilsson M, Slim K, et al. Consensus guidelines for enhanced recovery after gastrectomy: Enhanced Recovery After Surgery (ERAS ®) Society recommendations. Br J Surg, 2014, 101 (10): 1209-1229.

67. Talwar B, Donnelly R, Skelly R, et al. Nutritional management in head and neck cancer: United Kingdom National Multidisciplinary Guidelines. J Laryngol Otol, 2016, 130 (S2): S32-S40.

68. Planas M, Fernández-Ortega JF, Abilés J. Guidelines for specialized nutritional and metabolic support in the critically-ill patient: update. Consensus SEMICYUC-SENPE: oncohematological patient. Nutr Hosp, 2011, 26 Suppl 2: 50-53.

69. Peterson DE, Boers-Doets CB, Bensadoun RJ, et al. Management of oral and gastrointestinal mucosal injury: ESMO Clinical Practice Guidelines for diagnosis, treatment, and follow-up. Ann Oncol, 2015, 26 Suppl 5: v139-151.

70. Ries A, Trottenberg P, Elsner F, et al. A systematic review on the role of fish oil for the treatment of ca-

chexia in advanced cancer: an EPCRC cachexia guidelines project. Palliat Med, 2012, 26 (4): 294-304.
71. Isenring EA, Teleni L. Nutritional counseling and nutritional supplements: a cornerstone of multidisciplinary cancer care for cachectic patients. Curr Opin Support Palliat Care, 2013, 7 (4): 390-395.
72. Mochamat, Cuhls H, Marinova M, et al. A systematic review on the role of vitamins, minerals, proteins, and other supplements for the treatment of cachexia in cancer: a European Palliative Care Research Centre cachexia project. J Cachexia Sarcopenia Muscle, 2017, 8 (1): 25-39.

第二节 美国指南

美国指南中，包括美国国家卫生研究院科学会议（National Institutes of Health State-of-the-Science Conference）、美国胸科医师学会（American College of Chest Physicians, ACCP）、美国预防服务工作组（U. S. Preventive Services Task Force）、美国肠外肠内营养学会（American Society for Parenteral and Enteral Nutrition, ASPEN）、美国营养与饮食学会（Academy of Nutrition and Dietetics, AND）、美国肿瘤学会（American Cancer Society, ACS）等，在发布的关于营养治疗或肿瘤治疗的指南中，也涉及了肿瘤免疫营养的内容。其中，AND、ASPEN 和 ACG 发布的指南对肿瘤免疫营养的介绍较为全面。

一、美国肠外肠内营养学会指南

美国肠外肠内营养学会（ASPEN）成立于 1975 年，旨在研究、临床实践、宣传、教育和跨学科的营养支持疗法。1986 年 ASPEN 发布了第一部临床指南，旨在倡导采用循证证据对患者进行营养支持。ASPEN 指南中，针对肿瘤患者的最新营养指南 *Nutrition Support Therapy During Adult Anticancer Treatment and in Hematopoietic Cell Transplantation* 发布于 2009 年[1]，重点讲述了营养支持治疗在接受抗肿瘤治疗和造血干细胞移植的成人患者的应用，其中涉及了免疫营养内容。以后 ASPEN 又发布了其他指南，如在 2016 年发布的 *Guidelines for the Provision and Assessment of Nutrition Support Therapy in the Adult Critically Ill Patient*, 2011 年发布的 *A. S. P. E. N. clinical guidelines: Nutrition screening, assessment, and intervention in adults*[2] 等，其中也零星提及了免疫营养素在危重患者和成人的应用，但未对肿瘤患者的营养支持治疗尤其是免疫营养的应用进行强调。故以下主要介绍 2009 年的 ASPEN 指南 *A. S. P. E. N. Clinical Guidelines: Nutrition Screening, Assessment, and Intervention in Adults*。

（一）ASPEN 指南对肿瘤患者常规营养筛查、评估和支持治疗的推荐

在营养筛查和评估方面，类似于 ESPEN 指南，针对成人肿瘤患者，2009 年 ASPEN 指南指出，所有的肿瘤患者都具有营养风险，所以患者都应接受营养筛查，从而识别哪些患者需要根据营养保健计划进行正式的营养评估（D 级证据）；2011 年 ASPEN 指南（Nutrition Screening, Assessment, and Intervention in Adult）进一步指出，对于所有住院患者都应进行营养风险的筛查（E 级证据），对于所有的住院患者，如果营养筛查发现存在营养风险，都应进行营养评估（E 级证据）。

在营养支持治疗方面，2009 年 ASPEN 指南则指出，无证据表明营养支持会促进肿瘤生长。虽然理论上担心营养支持可能促进肿瘤的生长，但多年来的临床实践没有证据证实

这一点。这点和ESPEN指南的观点相一致。营养支持治疗适合于接受抗癌治疗，且存在营养不良或预期较长一段时间不能摄取吸收足够的营养的患者（B级证据）。具体而言，在经受大手术的营养良好的肿瘤患者，并不需要常规应用营养支持治疗（A级证据）；对于中度或重度营养不良的患者，由于围术期营养支持治疗可能获益，故可以在围术期给予7~14天的营养支持，但是，也必须认真权衡营养支持治疗的潜在益处、潜在风险和导致手术延迟的可能。

对于营养良好的化疗患者，营养支持治疗不能作为化疗的常规辅助手段（B级证据）；对于营养良好的放疗患者（接受头颈部、腹部和盆腔放疗），营养支持治疗也不应常规应用（B级证据）；针对接受姑息治疗的晚期肿瘤患者，通常很少使用营养支持疗法，因为只有少数患者可能获益（如：预期生存超过40~60天；KPS评分>50分；没有严重器官功能障碍）。但需要与家属及患者进行充分沟通与配合）。此外，也不应使用食疗来治疗肿瘤（E级证据）。

（二）免疫营养应用于接受普通非手术或手术治疗的肿瘤患者

在免疫营养素的应用方面，因为和n-6脂肪酸相比，n-3脂肪酸具有促进前列腺素E3（PGE3）和白三烯-5产生、抑制COX-2作用等功能[3]，从而能改善免疫功能，减轻炎症反应；并改善T细胞功能、单核细胞功能、增加食欲[4]。对于胰腺癌等多种肿瘤的研究发现，n-3脂肪酸虽然不能明显增加瘦体组织，但能减缓体重减轻的过程[5,6]。所以ASPEN指南指出，对于正在经历缓慢进展的体重减轻的肿瘤患者，含n-3脂肪酸补充剂的口服饮食可能有助于稳定肿瘤患者的体重（B级证据）。而且，用于肠内营养的n-3脂肪酸补充剂已有商业化的药丸和液体制剂，在大多数药店易于获得。

某些营养物质除了提供热量之外，还可能具有药理作用，谓之“营养药理”。其中，对谷氨酰胺、精氨酸、核酸和必需脂肪酸等四种营养成分的研究较多。有少数研究探讨了含有上述单一物质的营养补充剂的应用，但是数据相当有限。此外，有临床试验评估了围术期的肿瘤患者应用肠内营养配方（含有数种免疫营养素，包括精氨酸、RNA、n-3脂肪等）的药理学干预作用，结果表明其改善了患者的免疫指标和临床结果[7,8]。所以，尽管不明确应用免疫营养的最佳开始时间，但是对于已有营养不良存在，接受胃肠道或主要头颈部手术的患者，仍可能受益于手术前5~7天的含上述免疫营养素混合物的营养支持[9]。所以ASPEN指南指出，肠内应用含精氨酸、必需脂肪酸和核酸的免疫增强营养配方，可能有益于接受大型肿瘤手术的营养不良成人肿瘤患者（A级证据）。

（三）免疫营养应用于接受造血干细胞移植的肿瘤患者

HCT过程对患者营养状况会形成较大的打击，在筛查和评估方面，ASPEN指南指出，所有接受HCT和清髓性预处理方案的患者，都存在营养风险，都应进行营养筛查，以识别哪些患者需要根据营养保健计划进行进一步的正式的营养评估（D级证据）。在营养支持治疗方面，ASPEN指南指出，营养支持治疗适用于接受HCT，存在营养不良或预期较长一段时间不能摄取吸收足够的营养的患者。一旦HCT的毒副作用得到解决，则可以不再继续营养支持治疗（B级证据）。具体而言，对口服摄入不能满足营养需求且胃肠道有功能的患者，应使用肠内营养（C级证据）；在中性粒细胞减少期间，考虑到食物可能会导致感染风险，患者应接受饮食辅导和安全的食物处理（C级证据）；对于接受HCT且患有中度至严重GVHD，伴随明显口服摄入不足或吸收不良的患者，营养支持治疗也是适合的（C 级证据）。

在美国，谷氨酰胺属 FDA 批准的散装药物，可用于制造复合制剂。但是，肠外谷氨酰胺制剂并不属于由美国 FDA 批准的制药流程，而是由一家复合药品生产商配制。有研究评估了谷氨酰胺对接受 HCT 患者的作用。早在 1998 年，即有研究[10]提示口服谷氨酰胺能接受减轻自体造血干细胞移植患者的口咽部黏膜炎的严重程度和持续时间。其他研究[11-13]则表明，肠内给予谷氨酰胺的 HCT 患者，其发病率或死亡率没有减少。但是，肠外给予谷氨酰胺则能改善氮平衡状态，缩短住院时间，降低发病率[14]。还有一个小规模的研究[15]表明，在患者口服摄入减少后，通过肠外营养接受了谷氨酰胺补充剂，可带来更短的无病生存期（disease-free survival，DFS），但对患病率和总生存率没有影响，而且其重度黏膜炎的发生率减少。但是，口服补充谷氨酰胺则不会带来这些结果。最近的 Cochrane 综述[16]指出，肠外应用谷氨酰胺可能不会减少住院时间，但是可减少血液感染的发生。至于肠外给予谷氨酰胺适当的剂量和时间是多少，则并不清楚，需要更多的研究。所以，ASPEN 指南审慎地指出，药理学剂量的肠外应用谷氨酰胺，可能让接受 HCT 的患者获益（C 级证据）。

二、美国营养与饮食学会指南

美国营养与饮食学会（AND）是美国最大的食品与营养专业机构，成立于 1917 年，原名为美国饮食协会（American Dietetic Association，ADA），2012 年更名为美国营养与饮食学会（AND）。该学会会员主要以注册营养师和注册营养技术人员为主。AND 关注健康、食品安全和营养问题。不仅出版《营养与饮食协会杂志》（Journal of the Academy of Nutrition and Dietetics）等刊物，也发布一系列有关营养和食物的指南，如《饮食失调指南》（ADA Pocket Guide to Eating Disorders），《血脂紊乱、高血压、糖尿病体重管理指南》（ADA Pocket Guide to Lipid Disorders，Hypertension，Diabetes and Weight Management）等。2007 年，AND 发布了第一部关于肿瘤患者的营养干预指南，2010 年根据新的循证证据进行了更新，最新版本的《肿瘤患者的营养干预指南》（Oncology Evidence-Based Nutrition Practice Guideline for Adults）发表于 2016 年[17]，它纳入了 102 个研究，由专家组讨论后形成共识，并将推荐程度分为 5 级：强（strong）、合理（fair）、弱（weak）、一致同意（consensus）或不充分（insufficient）。

（一）成人肿瘤患者营养不良筛查和评估

在营养不良筛查和评估工具方面，AND 指南推荐在成人肿瘤患者应用可靠的营养不良筛查工具来筛查是否存在营养不良风险。在住院患者推荐应用“营养不良筛查工具”（malnutrition screening tool，MST），“肿瘤患者营养筛查工具”（malnutrition screening tool for cancer patients）和“营养不良通用筛查工具”（malnutrition universal screening tool），在门诊患者则推荐应用“营养不良筛查工具”（等级：强，必行的）。并且，作为完整的营养评估的一部分，注册饮食营养师应使用可信的评估工具对患者的营养情况进行评估，对于门诊和急诊成人肿瘤患者，有效的评估工具包括患者主观整体评估（patient-generated subjective global assessment，PG-SGA）评量表和主观整体评估工具（subjective global assessment tools，SGA）等（推荐等级：强，必行的）。

和其他学术机构的指南相比，AND 指南特别强调注册饮食营养师的作用，这或许和

AND 会员主要是注册营养师和注册营养技术人员有一定关系。其明确指出，注册饮食营养师应与其他卫生保健专业人员、公共政策的决策者和管理者合作，以确保营养状况，是成人肿瘤患者护理过程中的一个关键组成部分。(推荐等级：强，必行的)。针对接受化疗或放疗的成人肿瘤患者，注册饮食营养师应提供医学营养治疗（等级：强，条件性的）。对接受化疗或放疗的成人肿瘤患者，应进行多学科团队制订的多模式治疗方案，注册饮食营养师应属这个多学科团队的成员之一（推荐等级：合理，条件性的）。

（二）含鱼油类膳食补充剂或医学食品补充剂用以维持患者体重

膳食补充剂（dietary supplement）是药丸、胶囊、液体、咀嚼片或其他形式的单一营养补充剂。AND 指南列举了 12 个关于膳食补充剂的临床试验，它们研究了 0.77～6g/d 的 EPA 对体重的影响。结果表明，含鱼油的膳食补充剂可对体重产生保护作用，甚至增加体重。其中有三项研究表明，体重的改善可能和临床结局相关，虽然并没有达到统计学差异。其中四项临床试验研究了鱼油（EPA）对体重下降的肺、胰腺和胃肠道肿瘤患者的影响，结果表明应用含鱼油（EPA）的膳食补充剂能显著增加或维持瘦体重，并且达到了统计学差异。

此外，医学食品补充剂（medical food supplements，MFS）是一种商业化或预准备的食品，能增加能量、蛋白质、碳水化合物、纤维或脂肪的摄入。AND 指南列举了纳入了 11 项研究含鱼油（EPA）的 MFS 对体重影响的临床试验。这些研究涉及了肺癌、胰腺癌、头颈癌或胃肠道肿瘤患者，EPA 的剂量范围是 1.2～2.2g/d，其中 7 项研究结果表明，含 EPA 的 MFS 对体重有显著的增加或保护作用，和对照组相比，其差异达到了统计学差异。但是，与此相反的是，另 4 项研究尽管发现 EPA 有一定的改善体重或瘦体重的趋势，但是，和对照组相比，这种改善作用并没有达到统计学差异。所以，AND 指南推荐：如果症状控制欠佳或饮食摄入不足，并且成人肿瘤患者的体重和 LBM 仍然处于下降中，注册饮食营养师可能考虑使用含有 EPA 的食品补充剂（等级：强，必行的）或考虑使用含有 EPA 的 MFS（推荐等级：强，必行的）来作为营养干预的一部分（推荐等级：强，必行的）。

（三）谷氨酰胺用以治疗或预防肿瘤患者并发黏膜炎和周围神经炎

对于实体瘤患者，鉴于美国肿瘤护理学会（Oncology Nursing Society）评价了应用肠外谷氨酰胺以治疗或预防头颈部肿瘤和 HCT 所并发口腔黏膜炎的临床试验[18]，发现目前的研究都有相当的局限性，影响了其可信度，故肿瘤护理学会认为肠外应用谷氨酰胺的证据不足。所以，AND 指南指出：在实体瘤患者，如果计划应用肠外谷氨酰胺来预防或治疗口腔黏膜炎，注册饮食营养师应提出建议，告知其应用是否有可能获益（推荐等级：弱，条件性的）。

鉴于 ASPEN 的研究发现，在接受 HCT 的患者，应用含剂量范围为 0.2～0.5g/(kg·d) 的谷氨酰胺的肠外营养，能改善患者氮平衡，减少死亡率，说明药理剂量的肠外谷氨酰胺可能有益于接受 HCT 的患者。但是，肠内或口服谷氨酰胺的效果如何，仍不能确定。所以，AND 指南推荐：对于接受 HCT 的患者，当需要进行肠外营养时，注册饮食营养师可能推荐或不推荐应用剂量范围为 0.2～0.5g/(kg·d) 的谷氨酰胺（推荐等级：合理，条件性的）。

对于化疗诱导的周围神经炎，鉴于肿瘤护理学会发现[19]，维生素 E、钙、镁、乙酰左旋肉碱、谷氨酰胺、谷胱甘肽等营养物质，在预防或改善肿瘤患者化疗药物相关的周围神经炎方面效果有限，证据不足。所以，AND 指南推荐：如果成人肿瘤患者有化疗诱导的周围神经炎风险，注册营养师可能会建议患者应用某些营养物质，如维生素 E、钙、镁、乙酰左旋肉碱、谷氨酰胺、谷胱甘肽等。但是，它们对于预防或改善周围神经炎的效果并不确切（推荐等级：弱，条件性的）。

三、其他美国指南中关于肿瘤患者免疫营养应用的建议

早在 2006 年，美国国家卫生研究院科学会议（National Institutes of Health state-of-the-science conference）发表的系统综述即认为，补充多种维生素和矿物质补充剂，能否预防肿瘤，并无足够证据[20]。

（一）美国胸科医师学会指南

美国胸科医师学会（American College of Chest Physicians，ACCP）先后发表于 2007 年[21]和 2013 年[22]的临床实践指南都指出，对于 β-胡萝卜素、视黄醇、13-顺式维 A 酸、α-生育酚、N-乙酰半胱氨酸、阿司匹林或硒，并无任何一个Ⅲ期临床试验证明它们具有预防肺癌的疗效。

（二）美国肿瘤学会指南

美国肿瘤学会（American Cancer Society，ACS）每五年发布一次关于营养与运动预防肿瘤的指南。2012 年，ACS 以目前有关肿瘤的膳食和运动的科学依据为基础，更新了该指南[23]。指南指出，虽然有证据表明食用蔬菜和水果可以降低患肿瘤的风险，但是目前并未证实脱离食物本身而单独应用补充某些特定营养素具有预防肿瘤的效果，甚至反而可能会有不利的影响。例如，曾有研究试图证明补充抗氧化剂有益于预防肿瘤或补充 β-胡萝卜素能预防肿瘤，但都未获成功，反而发现，在患肺癌高风险的个体（重度吸烟者、曾经的重度吸烟者、石棉职业暴露工作者），使用高剂量的 β-胡萝卜素补充剂比使用安慰剂组的个体肺癌发病率甚至更高。此外，补充硒和维生素 E 也未能预防前列腺癌，甚至服用高剂量的维生素 E 补充剂还可能小幅增加患前列腺癌的风险。所以，大量地单独服用上述单一营养素可能是有害的。但是，补充钙则可以减少结直肠腺瘤性息肉复发的可能性。总的来说，膳食补充剂用于预防肿瘤的证据还远远不够。ACS 指南认为，当前最好的建议是通过食用整个食物来促成健康的饮食结构，特别强调控制能量摄入总量，以帮助实现和保持健康体重，从而对预防肿瘤或有益处。

（三）美国预防服务工作组指南

2014 年，美国预防服务工作组（U. S. Preventive Services Task Force，USPSTF）更新了关于应用维生素添加剂预防肿瘤的内容，发布了《维他命、矿物质与复合维生素用于心血管疾病与肿瘤的一级预防推荐声明》[24]，其中指出，吸烟者补充 β-胡萝卜素反而增加肺癌风险；而补充维生素 E 对心血管疾病、肿瘤和全因死亡率并无获益，所以 USPSTF 认为，β-胡萝卜素和维生素 E 不应单独应用，而应和其他矿物质组合使用。但是，因为只有少数几个研究对大多数营养素进行了分析；而且，这些研究之间存在明显的异质性，从而很难对这些研究结果进行汇总。因此，USPSTF 认为并不能得出营养素无效的结论。所以，USPSTF 进一步指出，在无特别营养需要的健康成人（年龄大于 50 岁），当前的证据并不足以评价多种维生素预防肿瘤的获益或害处，也不足以评价单一或成对的营养补充剂（除了

β-胡萝卜素和维生素外）对于预防肿瘤的获益或害处，并反对补充β-胡萝卜素或维生素E以预防肿瘤。总之，这些免疫营养素是否能预防肿瘤，由于证据不充分，所以结论也并不明确。

（四）MASCC/ISOO 指南

此外，关于免疫营养素应用于肿瘤继发黏膜炎，美国肿瘤支持治疗多国学会（Multinational Association of Supportive Care in Cancer，MASCC）和国际口腔肿瘤学会（International Society of Oral Oncology，ISOO）于2004年首次发布了肿瘤继发黏膜炎指南，并于2014年进行更新[25]。其中关于免疫营养素的应用有如下观点：①对于在接受标准剂量和大剂量化疗患者全身使用谷氨酰胺来预防胃肠道黏膜炎，前版指南持“反对”意见，本版变为“无法形成指南”；②反对静脉注射谷氨酰胺来预防接受大剂量化疗的HCT患者发生口腔黏膜炎（证据等级：Ⅱ）；③推荐在接受化疗和（或）放疗的恶性盆腔肿瘤患者使用含有乳酸杆菌的益生菌来预防腹泻（证据等级：Ⅲ）；④推荐接受放疗或放化疗的口腔癌患者口服锌补充剂来预防口腔炎，认为这可能是有益的（证据等级：Ⅲ），但也提到，头颈部放疗过程中使用抗氧化剂可能降低放疗疗效。

参考文献

1. August DA，Huhmann MB. A. S. P. E. N. Clinical guidelines：nutrition support therapy during adult anticancer treatment and in hematopoietic cell transplantation. JPEN J Parenter Enteral Nutr，2009，33（5）：472-500.
2. Mueller C，Compher C，Ellen DM. A. S. P. E. N. Clinical guidelines：Nutrition screening，assessment，and intervention in adults. JPEN J Parenter Enteral Nutr，2011，35（1）：16-24.
3. Han YM，Jeong M，Park JM，et al. The ω-3 polyunsaturated fatty acids prevented colitis-associated carcinogenesis through blocking dissociation of β-catenin complex，inhibiting COX-2 through repressing NF-κB，and inducing 15-prostaglandin dehydrogenase. Oncotarget，2016，7（39）：63583-63595.
4. Klek S. Omega-3 Fatty Acids in Modern Parenteral Nutrition：A Review of the Current Evidence. J Clin Med，2016，5（3）. pii：E34.
5. Wigmore SJ，Barber MD，Ross JA，et al. Effect of oral eicosapentaenoic acid on weight loss in patients with pancreatic cancer. Nutr Cancer，2000，36（2）：177-184.
6. Moses AW，Slater C，Preston T，et al. Reduced total energy expenditure and physical activity in cachectic patients with pancreatic cancer can be modulated by an energy and protein dense oral supplement enriched with n-3 fatty acids. Br J Cancer，2004，90（5）：996-1002.
7. Daly JM，Lieberman MD，Goldfine J，et al. Enteral nutrition with supplemental arginine，RNA，and omega-3 fatty acids in patients after operation：immunologic，metabolic，and clinical outcome. Surgery，1992，112（1）：56-67.
8. Daly JM，Weintraub FN，Shou J，et al. Enteral nutrition during multimodality therapy in upper gastrointestinal cancer patients. Ann Surg，1995，221（4）：327-338.
9. Moore FA. Effects of immune-enhancing diets on infectious morbidity and multiple organ failure. JPEN J Parenter Enteral Nutr，2001，25（2 Suppl）：S36-42.
10. Anderson PM，Ramsay NK，Shu XO，et al. Effect of low-dose oral glutamine on painful stomatitis during bone marrow transplantation. Bone Marrow Transplant，1998，22（4）：339-344.
11. Coghlin Dickson TM，Wong RM，offrin RS，et al. Effect of oral glutamine supplementation during bone mar-

row transplantation. JPEN J Parenter Enteral Nutr, 2000, 24 (2): 61-66.
12. Jebb SA, Marcus R, Elia M. A pilot study of oral glutamine supplementation in patients receiving bone marrow transplants. Clin Nutr, 1995, 14 (3): 162-165.
13. Schloerb PR, Skikne BS. Oral and parenteral glutamine in bone marrow transplantation: a randomized, double-blind study. JPEN J Parenter Enteral Nutr. 1999, 23 (3): 117-122.
14. Young LS, Bye R, Scheltinga M, et al. Patients receiving glutamine-supplemented intravenous feedings report an improvement in mood. JPEN J Parenter Enteral Nutr, 1993, 17 (5): 422-427.
15. Sykorova A, Horacek J, Zak P, et al. A randomized, double blind comparative study of prophylactic parenteral nutritional support with or without glutamine in autologous stem cell transplantation for hematological malignancies -- three years′ follow-up. Neoplasma, 2005, 52 (6): 476-482.
16. Murray SM, Pindoria S. Nutrition support for bone marrow transplant patients. Cochrane Database Syst Rev, 2009, 21, (1): Cd002920.
17. Thompson KL, Elliott L, Fuchs-Tarlovsky V, et al. Oncology Evidence-Based Nutrition Practice Guideline for Adults. J Acad Nutr Diet, 2017, 117 (2): 297-310.
18. Harris DJ, Eilers J, Harriman A, Cashavelly BJ, et al. Putting evidence into practice: Evidence-based interventions for the management of oral mucositis. Clin J Oncol Nurs, 2008, 12 (1): 141-152.
19. Visovsky C, Collins M, Abbott L Aschenbrenner J, et al. Putting evidence into practice: evidence-based interventions for chemotherapy-induced peripheral neuropathy. Clin J Oncol Nurs, 2007, 11 (6): 901-913.
20. Huang HY, Caballero B, Chang S, et al. The efficacy and safety of multivitamin and mineral supplement use to prevent cancer and chronic disease in adults: a systematic review for a National Institutes of Health state-of-the-science conference. Ann Intern Med, 2006, 145 (5): 372-385.
21. Gray J, Mao JT, Szabo E, et al. Lung cancer chemoprevention: ACCP evidence-based clinical practice guidelines (2nd Edition). Chest, 2007, 132 (3 Suppl): 56S-68S.
22. Szabo E, Mao JT, Lam S, et al. Chemoprevention of lung cancer: diagnosis and management of lung cancer, 3rd ed: American College of Chest Physicians evidence-based clinical practice guidelines. Chest, 2013, 143 (5 Suppl): e40S-60S.
23. Kushi LH, Doyle C, McCullough M, et al. American Cancer Society Guidelines on nutrition and physical activity for cancer prevention: reducing the risk of cancer with healthy food choices and physical activity. CA Cancer J Clin, 2012, 62 (1): 30-67.
24. Moyer VA, U. S. Preventive Services Task Force. Vitamin, mineral, and multivitamin supplements for the primary prevention of cardiovascular disease and cancer: U. S. Preventive services Task Force recommendation statement. Ann Intern Med, 2014, 160 (8): 558-564.
25. Lalla RV, Bowen J, Barasch A, et al. MASCC/ISOO clinical practice guidelines for the management of mucositis secondary to cancer therapy. Cancer, 2014, 120 (10): 1453-1461.

第三节 中国指南

和欧美国家相比，中国对营养支持的认识较晚，尤其是对免疫营养在肿瘤中应用，近年来才开始有所研究。但是，随着国内医学事业的进步，我国的肿瘤营养支持治疗近来也取得了相当进步。随着临床上营养支持治疗的渐渐增加，相关临床研究亦在不断开展中。为了为临床应用提供指导，根据临床实践和循证证据，国内涉足营养支持治疗的有关学术机构如中国肠外肠内营养学会（CSPEN）、中国营养学会（Chinese Nutrition Society,

CNS）、中国抗癌协会（Chinese Anti-cancer Association，CACA）、中华医学会（Chinese Medical Association，CMA）等，也陆续推出了相应的营养支持治疗指南。但是，对于免疫营养在肿瘤防治中应用，长期以来并无系统的规范、推荐或指南推出，仅部分内容可零散地在其他指南中查阅到。2012 年，中国临床肿瘤学会（Chinese Scociety of Clinical Oncology，CSCO）肿瘤营养治疗专家委员会发布了《恶性肿瘤患者的营养治疗专家共识》，其中对免疫营养提出了少量推荐意见。此后，随着更新的循证医学证据的出现，2015—2016 年中国抗癌协会肿瘤营养与支持治疗专业委员会陆续推出了《化疗患者营养治疗指南》《肿瘤恶液质营养治疗指南》等，其中对免疫营养有了更多介绍。尤其是 2016 年 12 月发布的《肿瘤免疫营养治疗指南》则对免疫营养在肿瘤治疗中的应用，提出了相对系统的意见，并为临床应用提供了有力的参考。以下内容，将介绍上述《2011 恶性肿瘤患者的营养治疗专家共识》和 2016 年底发布的《肿瘤免疫营养治疗指南》，并简要提及其他中国指南中涉及免疫营养应用于肿瘤防治的相应内容。

一、恶性肿瘤患者的营养治疗专家共识 2011 版

CSCO 发布的《恶性肿瘤患者的营养治疗专家共识 2011 版》（以下简称《共识》）于 2012 年 1 月正式发表在《临床肿瘤学杂志》[1]。分为肿瘤患者的营养风险筛查及评定、非终末期手术肿瘤患者的营养治疗、非终末期化疗肿瘤患者的营养治疗、非终末期放疗肿瘤患者的营养治疗、终末期肿瘤患者的营养治疗五个部分，对免疫营养应用于肿瘤防治的内容均有所提及。

（一）非终末期手术肿瘤患者的免疫营养治疗

在非终末期手术肿瘤患者的营养治疗方面，《共识》提出，只要患者存在部分胃肠道消化吸收功能，应尽可能首先考虑肠内营养。因为肠内营养与肠外营养相比，更符合生理、并发症少、价格低廉，且有利于维持肠道黏膜细胞结构与功能。当单一肠内营养难以进行或不能满足代谢需要时，才考虑应用肠外营养，而且，当肠道功能恢复时，应尽早恢复肠内营养。

关于非终末期手术肿瘤患者营养治疗的指征，《共识》提出，对于中、重度营养不良的大型手术患者，术前 10~14 天的营养支持可让患者获益。对轻度营养不足患者，术前肠外营养治疗并无益处，反而可能增加感染并发症。无营养不良或术后 7 天内可获取足量肠内营养的患者则无法从肠外营养治疗获益。

关于能量与营养素的需求，《共识》指出，肿瘤患者能量与蛋白质需求与健康者相差不大，可以 20~25kcal/（kg・d）来估算卧床患者，25~30kcal/（kg・d）来估算能下床活动的患者的能量需求。大部分患者只需标准配方进行肠内营养治疗，但是，荟萃分析表明，因肿瘤接受颈部大手术（喉切除术、咽部分切除术）患者、腹部肿瘤大手术（食管切除术、胃切除术和胰十二指肠切除术）患者在围术期应用含有免疫调节成分（精氨酸、n-3 脂肪酸和核苷酸）的肠内营养，可减少术后并发症并缩短住院时间[2]，但是，对于有全身性感染或病情危重的患者，含有精氨酸的“肠内免疫营养”可能反而导致死亡率增加[3]。对于术后可经口摄食或肠内营养的无营养不良的患者，静脉补充维生素和微量元素的证据尚不充分，对于术后无法肠内营养而需完全肠外营养的患者，应每日补充维生素和微量元素[4]。此外，胰岛素可能有促进肿瘤患者合成代谢的作用，体重下降的患者可接受

胰岛素皮下注射。

所以,《共识》推荐：对于接受大型的颈部手术和腹部手术的患者，可以考虑围术期应用含有免疫调节成分（精氨酸、n-3 脂肪酸和核苷酸）的肠内营养（1 类）。

（二）非终末期化疗肿瘤患者的免疫营养治疗

化疗常会引起明显的消化道反应，包括恶心、呕吐、腹痛、腹泻和消化道黏膜损伤等，从而影响能量摄入，化疗亦可导致患者代谢障碍，从而进一步加重营养不良。营养不良则会降低患者耐受能力，影响化疗计划完成，从而影响治疗效果。因此，针对化疗患者，应及早施行营养支持治疗以维持患者营养水平，或减缓营养不良的进程，从而提高对化疗的耐受性与依从性。其中，包括了免疫营养素的应用。

鱼油制剂（EPA）虽然在体外研究和动物肿瘤模型均展现了对肿瘤的抑制作用，但大样本的临床研究的结果则颇有争议。Dewey 等[5]进行系统回顾后认为，恶液质患者并不能从口服 EPA 获益，但其纳入的研究存在较大的异质性，影响了其可信程度。2004 年，一项针对接受放化疗的恶性肿瘤患者的研究[6]提示，EPA 不能提高生活质量，也不能增加患者体重。加拿大的一个纳入了针对前列腺癌的 12 项对照研究的荟萃分析则认为[7]，EPA 能降低患者的死亡率。Gogos 等[8]也认为，EPA 可延长患者的生存时间。关于营养配方中谷氨酰胺的作用，动物肿瘤模型研究表明谷氨酰胺有若干益处，包括抑制肿瘤转移、增加体重、提高化疗耐受性等，但临床试验数据并不充足。鉴于当时上述资料的矛盾和数据的不足，所以《共识》并未对鱼油多不饱和脂肪酸（EPA）和谷氨酰胺在化疗患者中的应用提出明确推荐。另一方面，关于维生素的应用，美国有一项针对Ⅲ期结直肠癌患者的临床研究[9]表明，化疗期间或完成后服用复合维生素对患者的复发率与生存时间并无影响。

所以《共识》推荐：①对没有营养不良的化疗患者不推荐常规营养治疗（1 类）；②当化疗患者每日摄入能量低于每日能量消耗 60%，且超过 10 天时，或者预计患者将有 7 天或以上不能进食时，或者患者体重下降时，应开始营养治疗，以补足实际摄入与理论摄入之间的差额（2A 类）；推荐首选肠内营养（2A 类），如果患者存在治疗相关性的胃肠道黏膜损伤，可以采用短期的肠外营养（2A 类）；③建议肿瘤患者的营养治疗采用标准配方（2A 类）；④化疗期间复合维生素的摄入对Ⅲ期结直肠癌患者的复发率与生存时间没有影响（2A 类）；⑤因为担心营养对肿瘤的促进作用而放弃营养治疗的观点是缺乏依据的，如果存在临床指征，仍应该使用（2A 类）。

（三）非终末期放疗肿瘤患者的免疫营养治疗

放疗往往会损伤正常组织带，如头颈部肿瘤放疗时导致口腔黏膜炎症，胸部肿瘤放疗导致放射性食管损伤、腹部肿瘤放疗导致胃肠道黏膜损伤等，可引起进食不足、食欲下降、恶心、呕吐及腹泻等毒副作用，从而导致营养不良并降低对治疗的耐受性。营养支持治疗可预防体重下降和放疗中断，并提高患者对抗肿瘤治疗的耐受性和依从性。

《共识》指出，对非终末期放疗肿瘤患者，为了降低感染风险，推荐首选肠内营养（2A 类），梗阻性头颈部肿瘤或食管癌影响吞咽功能者，肠内营养应经管给予（2B 类）。肠外营养推荐用于不能耐受肠内营养且需要营养治疗的患者，如放疗后严重黏膜炎和严重放射性肠炎的患者。不推荐没有营养不足或营养风险的放疗患者常规使用肠外营养（1 类）。因为对于无胃肠道功能障碍者，肠外营养没有必要，甚至有害（1 类）。肠外营养推荐用于不能耐受肠内营养且需要营养治疗的患者，例如放疗后严重黏膜炎和严重放射性肠炎患者。但是，由于当时资料有限，《共识》并没有对非终末期放疗肿瘤患者的免疫营养治疗提出推荐意见。

（四）终末期肿瘤患者的免疫营养治疗

对于终末期恶性肿瘤患者营养治疗的目的，由于增加体重已不可能，故应尽可能维持体重，能量供应过高反而可能增加脏器负荷；保持适当的低热量摄入有利于减少感染并发症与医疗费用支出。针对终末期肿瘤患者，《共识》指出，其营养治疗原则是：减除肿瘤负荷，联合胃肠功能调理、营养素及能量补充、代谢调理剂治疗，预防和治疗肠黏膜屏障损伤，延缓恶液质进展，以达到改善生活质量的治疗目的。对于接近生命终点的、生命体征不稳和多脏器衰竭者，《共识》不推荐系统性的营养治疗。

《共识》也指出，对终末期恶性肿瘤患者，除了可考虑应用糖皮质激素和醋酸甲地孕酮增加食欲外，还应适当选用抑制恶液质异常代谢的代谢调节剂，包括鱼油不饱和脂肪酸（EPA）、二十二碳六烯酸（DHA）和非甾体抗炎药沙利度胺等，它们对于降低恶液质患者的全身炎症状态、改善机体代谢可能有益。

二、中国肿瘤免疫营养治疗指南

和上述CSCO肿瘤营养治疗专家委员会于2012年发布的《2011恶性肿瘤患者的营养治疗专家共识》相比，由于加入了更新的循证医学证据，2016年12月中国抗癌协会肿瘤营养与支持治疗专业委员会发布的《肿瘤免疫营养治疗指南》中，涉及免疫营养应用于肿瘤防治的相应内容相对丰富和具体[10]。

（一）中国肿瘤免疫营养治疗指南对肿瘤免疫营养的概述

在指南的背景部分，中国肿瘤免疫营养治疗指南指出，肿瘤免疫营养是指应用一些特定的、能改善肿瘤患者营养状况及调节机体免疫和炎性反应的营养物质，从而实现减少感染及非感染并发症、缩短住院时间、提高治疗效果的作用。由于肿瘤患者多存在免疫异常、代谢紊乱、营养不良、恶液质及体重下降等情况，而手术、放疗、化疗等治疗方法会进一步损害肿瘤患者的免疫系统、加重营养不良，可能增加其复发及死亡的风险。所以，免疫营养治疗不仅仅是单纯提供能量和营养底物，亦重在调节免疫、抑制炎症和改善代谢功能，并希望能改善患者的临床结局。

和其他指南相似，中国肿瘤免疫营养治疗指南也指出，临床常用的免疫营养素主要包括氨基酸、脂肪酸、核苷酸、维生素、微量元素、益生菌和益生元等。氨基酸中研究较多的有谷氨酰胺、精氨酸和支链氨基酸；脂肪酸中主要是n-3 PUFA（鱼油）；维生素类主要包括维生素C、维生素D和维生素E等；微量元素主要包括锌、硒等。

在免疫营养素的应用方面，中国肿瘤免疫营养治疗指南指出，虽然有指南对部分单一免疫营养素如精氨酸、谷氨酰胺进行推荐，但其作用机制尚不完全清楚、基础研究结果不一，且缺乏临床研究证据，故其应用有待于进一步证实（证据级别：低，推荐级别：弱）。所以，中国肿瘤免疫营养治疗指南建议使用复合免疫营养配方，暂不推荐应用单一免疫营养素（证据级别：低，推荐级别：强）。

（二）免疫营养应用于接受手术治疗的肿瘤患者

1. 胃肠道肿瘤　胃肠道肿瘤患者易发生营养不良，手术会进一步加重营养不良程度，并影响预后。因此，免疫营养治疗应用于胃肠道肿瘤择期手术的研究最多，这方面目前至少能检索到30余项RCT。其中，大部分RCT采用了肠内给予复合营养的方式，对于单一营养素的研究很少，复合成分主要是包含精氨酸、谷氨酰胺、核糖核苷酸及n-3不饱和脂肪酸等。对此，中国肿瘤免疫营养治疗指南指出，由于部分单一免疫营养素如精氨酸、谷氨酰胺的作用机制尚不完全清楚、基础研究结果不一，且缺乏临床研究证据，故其在肿瘤治疗中的效果有待于进一步证实（证据级别：低，推荐级别：弱）。但复合免疫营养素配方的使用则有多个临床研究所证实，所以，建议使用复合免疫营养配方，暂不推荐应用单一免疫营养素（证据级别：低，推荐级别：强）。

关于免疫营养的效果，《肿瘤免疫营养治疗指南》列举了一系列的临床研究，如2010年Marimuthu K等[11]的一项纳入了21项研究的系统评价，证明免疫营养能显著减少择期手术患者发生感染和伤口并发症的几率，缩短住院时间，但免疫营养组与标准营养组术后死亡率无统计学差异。关于免疫营养的应用时机，2011年Cerantola Y等[12]的一项纳入21个RCT的系统评价表明，针对胃肠道肿瘤手术患者，在围术期应用免疫营养相比于术前或术后应用更能有效减少并发症的发生，并且缩短住院时间。2015年Song GM等[13]的另一篇纳入了27项RCT的系统评价还发现，术前、术后及围术期应用免疫营养与标准营养治疗相比均能减少术后感染并发症。围术期应用免疫营养还能减少术后非感染并发症的发生几率。上述证据表明在围术期应用免疫营养的患者获益最大。所以，对于胃肠道肿瘤患者，中国肿瘤免疫营养治疗指南指出，无论术前营养状态如何，推荐术前应用免疫营养治疗5～7天（证据级别：中，推荐级别：强）；对于术前营养不良的胃肠道肿瘤患者，术后若无并发症应继续应用免疫营养治疗5～7天，若伴有并发症则应持续应用至经口进食恢复且能提供60%的能量所需时（证据级别：中，推荐级别：强）。对于保留肠道功能的胃肠道肿瘤患者，则推荐首选肠内途径应用免疫营养（证据级别：中，推荐级别：强）。

2. 其他肿瘤　除胃肠道肿瘤之外，免疫营养在头颈部肿瘤、膀胱癌、妇科肿瘤围术期中均有应用，其中在头颈部肿瘤中应用的研究较多，目前至少有14项RCT和2项系统回顾。2014年发表的一项对头颈部肿瘤患者围术期应用免疫营养治疗的RCT[14]显示，免疫营养治疗组与对照组相比，在术后感染、手术部位感染及住院时间上无统计学显著差异；但对摄入达75%以上试验要求量的64例患者进一步分析发现，免疫营养组与对照组相比，上述指标均得到明显改善。2012年报道的1项纳入了14项RCT的系统回顾研究[15]，分析了头颈部肿瘤患者围术期应用免疫营养治疗的疗效，发现免疫营养组的患者术后住院时间缩短。其中研究表明：精氨酸加强组较对照组并发症更少，具有统计学意义；大量精氨酸组较中等量精氨酸组消化道瘘等手术并发症显著降低。总的来说，上述证据提示免疫营养应用于头颈部肿瘤等其他实体瘤的围术期，可能也是获益的。所以，中国肿瘤免疫营养治疗指南指出，对于头颈部肿瘤手术患者，可推荐围术期应用免疫营养治疗（证据级别：低，推荐级别：弱）。

（三）免疫营养应用于接受非手术治疗的肿瘤患者

肿瘤非手术治疗，包括化疗、放疗、造血干细胞移植等，均可能对患者的营养和免疫功能带来一定程度的打击。由于成年肿瘤患者往往存在进行性、不自觉的体重减轻，而n-3不饱和脂肪酸具有改善免疫状况、减少炎症反应的作用，且能维持体重、减少体重损失，所以，理论上应用n-3不饱和脂肪酸可能让患者获益。但是，这方面的临床研究结果和各家指南的推荐并不一致。《中国肿瘤免疫营养治疗指南》在此部分主要参照了其他国家的指南，具体如下：

根据相应的临床试验结果，2009 年，ASPEN 指南对免疫营养素的应用作了相应推荐：在常规营养治疗之外，可在口服营养中增加 n-3 不饱和脂肪酸（B 级证据）。但是，也有不进行推荐的观点：2011 年，SFAR 和 SFNEP 则指出：对于所有单用化疗的患者，不推荐系统性膳食指导（C 级证据），不推荐系统性人工营养（A 级证据），也不推荐免疫营养素（C 级证据）。

ESPEN 指南则认为，对于大多数只在短时间应用肠外营养的肿瘤患者，并不需要特殊的配方（C 级证据）。但是，当肿瘤患者存在系统性炎症时，全身蛋白质合成代谢极为困难。在这种情况下，除了营养治疗外，应推荐药物治疗以调节炎症反应（C 级证据）。对于无法治愈的肿瘤患者，伴有体重降低和营养摄入不足时，应用“免疫增强型”肠外营养可能是有益的（B 级证据）。另外，ESPEN 指南还指出，虽然在常规肠外营养中增加特殊的底物（胰岛素）可能有益（C 级证据）。但是，由于资料的不完备和相关临床研究的缺陷，口服或静脉应用二十碳五烯酸的证据尚不充分，故尚无关于应用 n-3 不饱和脂肪酸的推荐。

而对于造血干细胞移植的患者，肠外应用谷氨酰胺相比肠内应用更能改善负氮平衡、缩短住院时间、减少严重的黏膜炎和血液感染的发病率，故 ASPEN 指南针对此类情况推荐肠外应用药理剂量的谷氨酰胺（C 级证据）。ESPEN 指南认为造血干细胞移植的患者可能从谷氨酰胺强化的肠外营养中获益（B 级证据）。

所以，针对肝癌、胰腺癌、膀胱癌、妇科肿瘤、造血干细胞移植患者，中国肿瘤免疫营养治疗指南指出，可以酌情应用免疫营养治疗，建议进行相关临床试验明确具体作用（证据级别：低，推荐级别：弱）。

（四）免疫营养应用于败血症或血流动力学障碍的肿瘤患者

对于败血症、血流动力学障碍的患者是否推荐应用肿瘤免疫营养。在此方面各指南的推荐意见不一致，如 ESPEN 指南及重症监护医学协会（Society of Critical Care Medicine，SCCM）和 ASPEN 指南支持在轻到中度败血症患者中应用精氨酸，不推荐在重度败血症患者中应用，而加拿大临床实践指南（Canadian clinical practice guidelines，CCPG）则认为精氨酸不能应用于败血症患者。所以，中国肿瘤免疫营养治疗指南指出，对于败血症、血流动力学障碍的患者，不推荐应用精氨酸（证据级别：低，推荐级别：强）。

三、化疗患者营养治疗指南

化疗是肿瘤患者的常用治疗方案，但化疗可能引起一系列不良反应，包括恶心、呕吐、腹泻、口腔炎、味觉改变、胃肠道黏膜损伤、食欲减退以及厌食等，并可直接干预营养代谢过程，从而加重患者的营养不良状态，故对化疗患者进行营养支持，包括免疫营养治疗，有其现实必要性。由于当时资料有限，2012 年初发布的《2011 恶性肿瘤患者的营养治疗专家共识》虽然对化疗患者的一般营养支持提出了若干推荐，但并未对其免疫营养的使用提出具体建议。随着新的临床研究数据发表，2016 年底中国抗癌协会肿瘤康复与姑息治疗专业委员会发布了《化疗患者营养治疗指南》[16]，其中较多地涉及了免疫营养在化疗患者中的应用，并提出了具体的推荐建议。

上述《化疗患者营养治疗指南》依然强调了对化疗患者进行营养支持的必要性，指出，尽管目前尚有一定争议，但对于存在营养不良或营养风险的非终末期化疗的肿瘤患者，恰当地给予营养治疗可改善营养状况、提高免疫功能、增加抗癌能力并提高对化疗的耐受力，从而改善生理功能、生活质量及预后。

在关于免疫营养素的应用方面，《化疗患者营养治疗指南》提到，基础研究发现富含 n-3 PUFA 的鱼油脂肪乳剂具有抑制炎症反应、增强免疫活性，甚至可能抑制肿瘤生长等作用[17,18]。临床研究也发现，在对体重的保护方面，肠内营养中添加 n-3 PUFA 可以稳定患者的体重。在对化疗副作用的缓解方面，化疗过程中应用 n-3 PUFA 或能提高化疗的效果，并降低炎症反应，但是尚不清楚是否能降低化疗毒性[19,20]。另外，有研究还发现，给予谷氨酰胺能够明显减少化疗后患者黏膜炎和腹泻的发生率[21]；在经受较大手术的营养不良患者，应用含免疫调节成分（精氨酸、核苷酸和 n-3 PUFA）的肠外营养，可增强免疫功能、改善临床结局。补充外源性谷氨酰胺、精氨酸还能提高肿瘤组织局部化疗药物的浓度、提高正常组织谷胱甘肽水平，从而增强化疗药物的选择性、减轻化疗带来的不良反应，并提高患者的生存率[22]。故而，《化疗患者营养治疗指南》认为，总的来说，上述研究体现了免疫调节配方对化疗肿瘤患者有正面影响，但是，何时开始应用肠内免疫调节剂，目前尚未得出结论。

所以，《化疗患者营养治疗指南》推荐：n-3 PUFA 强化的口服营养补充剂（oral nutritional supplements，ONS）可以帮助体重丢失的肿瘤患者稳定体重（B 级证据）；肠内免疫调节配方（含有谷氨酰胺、精氨酸、核苷酸和 n-3 PUFA 等）可能会减轻化疗所致黏膜炎和腹泻，减轻化疗不良反应（D 级证据）。而且《指南》还提及，免疫调节剂应联合应用，单独应用的效果并没有临床研究证据。

四、肿瘤恶液质营养治疗指南

CSCO 肿瘤营养治疗专家委员会于 2012 年发布的《2011 恶性肿瘤患者的营养治疗专家共识》对恶液质患者的免疫营养治疗，仅简要提及逆转恶液质异常代谢的代谢调节剂，包括鱼油不饱和脂肪酸（EPA）、二十二碳六烯酸（DHA）和非甾体抗炎药沙利度胺等，对于降低恶液质患者的全身炎症状态、改善机体代谢可能有益。但未形成明确推荐。由于近年来循证资料的更新，2015 年中国抗癌协会肿瘤营养与支持治疗专业委员会发布了《肿瘤恶液质营养治疗指南》，其中对恶液质患者存在的全身炎症状态，以及免疫营养素的作用、意义和使用进行了更详细的讲述和推荐[23]。

关于肿瘤恶液质的特征，除了明确指出肿瘤恶液质在肿瘤早期即可出现，骨骼肌丢失是恶液质的核心表现，蛋白过度分解（特别是肌肉蛋白）是其重要的病理生理改变，对恶液质的早期发现和干预是防止其恶化的关键手段外，《肿瘤恶液质营养治疗指南》还强调了全身炎症反应在肿瘤患者恶液质发生发展中的重要作用。并指出，虽然药物干预在治疗厌食及代谢紊乱中的作用非常有限，但是营养支持则不仅可以增加患者能量摄入，还可以调节肿瘤患者的异常代谢，有益于抗肿瘤治疗、提高患者生活质量，甚至延长生存期，这方面，补充免疫营养素可能发挥一定的积极作用。

一方面，属于鱼油成分的 n-3 PUFA，包括 DHA 和 EPA，具有抗炎、阻止骨骼肌分解、促进机体蛋白质合成、维持体重的作用。研究表明[24]，体重减少的晚期胃肠肿瘤和肺癌患者，口服 EPA 虽然不能提高生存率，但可以改善体重，尽管差异不显著。亦有研究表明[25]，对胰腺癌患者，服用富含 n-3 PUFA 和抗氧化剂（维生素 C 和维生素 E）的口服营养补充剂能和补充的蛋白质协同发挥促进机体蛋白质合成的作用。所以，《肿瘤恶液质营养治疗指南》指出，对于恶液质患者，富含 n-3 PUFA 的膳食、肠内或肠外营养制剂可能是有益的，在保证总能量摄入的情况下可能更加有效（B 级证据）。

另一方面，亮氨酸、缬氨酸和异亮氨酸等支链氨基酸具有抑制蛋白质分解、促进蛋白质合成、改善食欲的功能。临床研究亦发现[26]，在腹腔腺癌患者，给予含支链氨基酸的肠外营养，发现酪氨酸氧化下降、蛋白质及白蛋白合成增加，提示了支链氨基酸对肿瘤恶液质的蛋白合成的积极作用。所以《肿瘤恶液质营养治疗指南》还推荐增加蛋白质摄入，尤其是富含支链氨基酸的必需氨基酸摄入（B 级证据）。

五、胃癌、肺癌和食管癌的营养治疗指南

2012 年初发布的《2011 恶性肿瘤患者的营养治疗专家共识》仅对肿瘤患者的营养支持提出了一般建议，但未针对具体的肿瘤进行营养推荐，更未对不同肿瘤提出具体的免疫营养治疗的建议。随着临床研究的进展，新的循证资料的出现，2015—2016 年中国抗癌协会肿瘤康复与姑息治疗专业委员会陆续发布了《胃癌患者营养治疗指南》[27]、《肺癌营养指南》[28]和《食管癌放疗患者肠内营养专家共识》[29]，为这三种发病率较高、营养不良风险较大的肿瘤提出了营养支持治疗建议，其中，也对免疫营养治疗提出了相应的推荐。

关于营养不良风险、原因和不良影响，上述指南指出，胃癌和肺癌都是对营养影响甚为严重的肿瘤。胃癌患者中营养不良的比例占 87%，恶液质的发病率高达 65%~85%，超过了其他所有肿瘤，均占所有肿瘤的第一位。而肺癌是目前我国首位恶性肿瘤死亡原因，在晚期肺癌患者中营养不良发生率可达 30%，故临床上营养不良的肺癌患者数量甚多。而由于食管特殊的解剖和生理功能，食管癌患者营养不良发生率亦高，60%~85% 的食管癌患者存在不同程度的营养不良。究其原因，胃癌伴发营养不良主要和疾病本身导致的厌食、机械性因素造成的摄入困难、胃手术影响营养与代谢等有关。而肺癌伴发营养不良则主要和肺癌本身或纵隔淋巴结转移癌对食管产生压迫症状影响进食、肺癌引起的呼吸困难导致饥饿信号迟钝有关，还和肿瘤本身引起炎症和内分泌紊乱，糖、脂肪、蛋白质代谢异常，化疗的副作用等有关。食管癌放疗伴发的营养不良和放疗关系密切，放射性食管炎、放射性肺炎等并发症，导致吞咽疼痛、厌食、恐惧进食、咳嗽等，都导致或加重营养不良发生。营养不良继而可为机体带来明显的负面影响，包括削弱放化疗疗效、提高药物不良反应风险、降低骨骼肌质量和功能、增加术后并发症及院内感染的机会、延长住院时间、升高并发症发生率和病死率、降低患者的生活质量、增加医疗费用等。

在营养支持治疗方面，上述指南均指出围术期、围放疗期、围化疗期及术后营养支持可以改善患者营养状态。应早期开始营养支持，首选肠内营养，必要时辅以静脉途径等。但是，在免疫营养治疗方面的证据和推荐则有所不同。

（1）针对胃癌患者，因为胃手术创伤较大，对营养吸收影响明显，可导致免疫力下降、术后病死率及感染率上升等，而增强免疫功能可以降低这些并发症。因此，免疫营养是胃癌手术患者一个优先选择，这方面的临床研究结果亦较为丰富。《胃癌患者营养治疗指南》指出，在围术期间，免疫营养比标准饮食更加有效；在处理原则、制剂与配方方面，则指出：①不管患者营养状态如何，免疫营养可以缩短住院时间及降低医疗费用（A

级证据）；②对营养不良的患者（体重丢失≥10%），仅术前使用免疫营养没有围术期使用免疫营养有效果，但均比标准营养有效（A 级证据）；③术前免疫营养降低了术后感染率，缩短住院日（A 级证据），但是对术后病死率无明显影响（A 级证据）；④对营养良好的患者（体重丢失<10%），术前 5~7 天的免疫营养可以降低术后感染性并发症、缩短住院日（A 级证据）。

此外，针对精氨酸、谷氨酰胺、n-3 多不饱和脂肪酸、核酸这四种常用的免疫营养素在胃癌患者的使用组合，《胃癌患者营养治疗指南》指出，上述四种免疫营养素应联合应用。因为任何一种免疫营养素单独使用、两种甚至三种免疫营养素联合使用，结果都尚不明确。鱼油在胃癌中单独应用的效果也存在争议。对实施免疫营养的时机，该指南指出：针对手术患者，持续 7 天的肠内免疫营养推荐应用于所有将受益于胃癌手术的患者（A 级证据）。针对手术后患者，所有营养不良的患者即使没有并发症也推荐继续使用 7 天免疫营养，或者直到患者可以经口摄食至少 60%的能量需求为止（A 级证据）。针对放化疗患者，该指南指出：肠内营养使用标准富含 n-3 脂肪酸配方对恶液质有积极作用，但能否改善营养状况或者一般状况仍有争议，它对于生存率没有明确改善。（C 级证据）

（2）针对肺癌患者，关于免疫营养的应用，目前的循证资料较少，《肺癌营养指南》中提及，李红晨等[30]发现肠外营养可有效地改善肺癌患者化疗后机体的营养状况和免疫功能。Murphy RA 等[31]发现，在化疗的同时口服鱼油（EPA 2. 2g/d），可以减少接受一线化疗的非小细胞肺癌患者的体重丢失，并维持肌肉含量。欧洲一项随机对照研究[32]则发现，含 n-3 PUFA 口服营养补充剂应用于接受放化疗的Ⅲ期 NSCLC 患者，其生活质量参数、生理和认知功能、总体健康状况和社会功能方面优于安慰剂组；还有一项随机双盲对照试验[33]发现，在晚期肺癌患者，摄入 EPA 和 DHA 可以增加患者体重、增强其抗炎和抗氧化的作用。但是，《肺癌患者营养治疗指南》中仅对肺癌患者、肺癌化疗及放疗患者的一般营养支持治疗提出了推荐，并未对免疫营养物质的应用提出建议。

（3）针对食管癌放疗患者，《食管癌放疗患者肠内营养专家共识》则提出：食管癌放疗患者每日推荐能量供给总量为 25~30kcal/kg，蛋白质供给总量 1. 5~2. 0g/kg。建议给予高蛋白质、高脂肪（富含 n-3 多不饱和脂肪酸）、低碳水化合物的肠内营养配方（2B 类证据）。

六、其他中国指南中关于肿瘤患者免疫营养应用的建议

其他中国指南中，也散在地提及了免疫营养对肿瘤防治的意见，略述如下：

2014 年中华医学会发布的《维生素矿物质补充剂在肿瘤防治中的临床应用：专家共识》指出：①多种维生素和矿物质在肿瘤的发生、发展过程中具有一定作用；②多种维生素和矿物质缺乏可能促进某些肿瘤的发生和发展；③肿瘤患者往往伴有某些维生素和矿物质的缺乏，而肿瘤本身也会加重营养素缺乏；④适当补充多种维生素和矿物质有助于预防肿瘤的发生[34]。

2015 年，CSPEN 发布的指南指出：药理学剂量的鱼油脂肪乳剂，可用于结肠癌术后患者。它能改善临床预后，包括减少血清 IL-6、TNF-α 和 sCD8（可溶性 CD8）水平，减少术后感染和全身炎症反应综合征发生，并缩短住院时间（A 级证据）[35]。

参考文献

1. CSCO 肿瘤营养治疗专家委员会，2011 恶性肿瘤患者的营养治疗专家共识. 临床肿瘤学杂志，2012，17（1）：59-73.
2. Braga M，Gianotti L，Vignali A，et al. Preoperative oral arginine and n-3 fatty acid supplementation improves the immunometabolic host response and outcome after colorectal resection for cancer. Surgery，2002，132（5）：805-814.
3. 江华，蒋朱明，罗斌，等. 免疫肠内营养用于临床营养支持的证据：中英文文献的系统评价. 中国医学科学院学报，2002，24（6）：552-558.
4. Berger MM，Shenkin A. Vitamins and trace elements：practical aspects of supplementation. Nutrition，2006，22（9）：952-955.
5. Dewey A，Baughan C，Dean TP，et al. Eicosapentaenoic acid（EPA，an omega-3 fatty acid from fish oils）for the treatment of cancer cachexia. Cochrane Database Syst Rev，2007，（1）：CD004597
6. Jatoi A，Rowland K，Loprinzi CL，et al. An eicosapentaenoic acid supplement versus megestrol acetate versus both for patients with cancer-associated wasting：a North Central Cancer Treatment Group and National Cancer Institute of Canada collaborative effort. J Clin Oncol，2004，22（12）：2469-2476.
7. Szymanski KM，Wheeler DC，Mucci LA. Fish consumption and prostate cancer risk：a review and meta-analysis. Am J Clin Nutr，2010，92（5）：1223-1233.
8. Gogos CA，Ginopoulos P，Salsa B，et al. Dietary omega-3 polyun- saturated fatty acids plus vitamin E restore immunodeficiency and prolong survival for severely ill patients with generalized malignancy：a randomized control trial. Cancer. 1998，82（2）：395-402.
9. Ng K，Meyerhardt JA，Chan JA，et al. Multivitamin use is not associated with cancer recurrence or survival in patients with stage Ⅲ colon cancer：findings from CALGB 89803. J Clin Oncol，2010，28（28）：4354-4363.
10. 中国抗癌协会肿瘤营养与支持治疗专业委员会. 肿瘤免疫营养治疗指南. 肿瘤代谢与营养电子杂志，2016，3（4）：224-228.
11. Rotovnik Kozjek N，Kompan L，et al. Oral glutamine supplementation during preoperative radiochemotherapy in patients with rectal cancer：a randomised double blinded，placebo controlled pilot study. Clin Nutr，2011，30（5）：567-570.
12. Han YM，Jeong M，Park JM，et al. The ω-3 polyunsaturated fatty acids prevented colitis-associated carcinogenesis through blocking dissociation of β-catenin complex，inhibiting COX-2 through repressing NF-κB，and inducing 15-prostaglandin dehydrogenase. Oncotarget，2016，7（39）：63583-63595.
13. Song GM，Tian X，Zhang L，et al. Immunonutrition Support for Patients Undergoing Surgery for Gastrointestinal Malignancy：Preoperative，Postoperative，or Perioperative? A Bayesian Network Meta-Analysis of Randomized Controlled Trials. Medicine（Baltimore），2015，94（29）：e1225.
14. Falewee MN，Schilf A，Bouffers E，et al. Reduced infections with perioperative immunonutrition in head and neck cancer：exploratory results of a multicenter，prospective，randomized，double-blind study. Clin Nutr，2014，33（5）：776-784.
15. Casas Rodera P，de Luis DA，Gómez Candela C，et al. Immunoenhanced enteral nutrition formulas in head and neck cancer surgery：a systematic review. Nutr Hosp，2012，27（3）：681-690.
16. 中国抗癌协会肿瘤营养与支持治疗专业委员会. 化疗患者营养治疗指南. 肿瘤代谢与营养电子杂志，2016，3（3）：158-163.

17. Jho DH, Cole SM, Lee EM, et al. Role of omega-3 fatty acid supplementation in inflammation and malignancy. Integr Cancer Ther, 2004, 3 (2): 98-111.
18. Hardman WE. Omega-3 fatty acids to augment cancer therapy. J Nutr, 2002, 132 (11): 3508-3512.
19. De Luis DA, Izaola O, Aller R, et al. A randomized clinical trial with oral immunonutrition (omega3-enhanced formula vs. arginine- enhanced formula) in ambulatory head and neck cancer patients. Ann Nutr Metab, 2005, 49 (2): 95-99.
20. Laviano A, Rianda S, MolfinoA, et al. Omega-3 fatty acids in cancer. Curr Opin Clin Nutr Metab Care, 2013, 16 (2): 156-161.
21. 于健春. 免疫营养素在胃癌营养治疗中的意义. 外科理论与实践, 2008, 13 (5): 402-40
22. Vidal-Casariego A, Calleja-Fernández A, Villar-Taibo R, et al. Efficacy of arginine-enriched enteral formulas in the reduction of surgical complications in head and neck cancer: a systematic review and meta-analysis. Clin Nutr, 2014, 33 (6): 951-957.
23. 中国抗癌协会肿瘤营养与支持治疗专业委员会. 肿瘤恶液质营养治疗指南. 肿瘤代谢与营养电子杂志, 2015, 2 (3): 27-31.
24. Fearon KC, Barber MD, Moses AG, et al. Double-blind, placebo-controlled, randomized study of eicosapentaenoic acid diester in patients with cancer cachexia. J Clin Oncol, 2006, 24 (21): 3401-3407.
25. Fearon KC, Von Meyenfeldt MF, Moses AG, et al. Effect of a protein and energy dense N-3 fatty acid enriched oral supplement on loss of weight and lean tissue in cancer cachexia: a randomised double blind trial. Gut, 2003, 52 (10): 1479-1486.
26. Hunter DC, Weintraub M, Blackburn GL, et al. Branched chain amino acids as the protein component of parenteral nutrition in cancer cachexia. Br J Surg. 1989, 76 (2): 149-153.
27. 中国抗癌协会肿瘤营养与支持治疗专业委员会. 胃癌患者营养治疗指南. 肿瘤代谢与营养电子杂志, 2015, 2 (2): 37-40.
28. 中国抗癌协会肿瘤营养与支持治疗专业委员会. 肺癌营养指南. 肿瘤代谢与营养电子杂志, 2016, 34 (1): 34-36.
29. 中国抗癌协会肿瘤营养与支持治疗专业委员会. 食管癌放疗患者肠内营养专家共识. 肿瘤代谢与营养电子杂志, 2015, 2 (4): 29-31.
30. 李红晨, 汪卫平, 诸葛燕红. 胃肠外营养治疗对肺癌患者化疗后营养状况和免疫功能的影响. 肠外与肠内营养, 2012, 19 (4): 201-203.
31. Murphy RA, Mourtzakis M, Chu QS, et al. Nutritional intervention with fsh oil provides a benefit over standard of care for weight and skeletal muscle mass in patients with nonsmall cell lung cancer receiving chemotherapy. Cancer, 2011, 117 (8): 1775-1782.
32. Van der Meij BS, Langius JA, Spreeuwenberg MD, et al. Oral nutritional supplements containing ω-3 polyunsaturated fatty acids affect quality of life and functional status in lung cancer patients during multimodality treatment: an RCT. Eur J Clin Nutr, 2012, 66 (3): 399-404.
33. Finocchiaro C, Segre O, Fadda M, et al. Effect of ω-3 fatty acids on patients with advanced lung cancer: a double-blind, placebo-controlled study. Br J Nutr, 2012, 108 (2): 327-333.
34. 中华医学会 (CMA, Chinese Medical Association) 维生素矿物质补充剂在肿瘤防治中的临床应用: 专家共识. 中华临床营养杂志, 2013, 21 (1): 61-64
35. Wei J, Chen W, Zhu M, et al. Guidelines for parenteral and enteral nutrition support in geriatric patients in China. Asia Pac J Clin Nutr, 2015, 24 (2): 336-346.

第四节　日 本 指 南

日语中，营养谓之“荣养”（栄養），此词是明治时代的新造词语。其延续中文原典中“营食养生”，即“经营食物，养护生命”的概念。这与中国名词“营养”略有区别。其反映了日本人认为“饮食攸关性命”，欲依靠天然食物以调动体内抗病潜能，从而实现身体保健的观念。

作为我国近邻，日本人和我们属于同一人种，其膳食结构亦相对接近。日本政府很重视国民营养工作，20 世纪初即已开始营养学方面的研究。二战前，日本国内已开办私立和公立的营养研究所，培养“营养士”（栄養士）和“营养技师”（栄養技師）等专业人员。并将进行营养改善指导作为保健所的任务之一。二战以后，日本国民经济处于崩溃边缘，保护国民健康成为日本政府的基本理念，日本政府全方位规划了提高国民素质的营养政策。进行了一系列关于营养的立法，例如 1948 年公布了《营养士法》、《食品卫生法》等营养士规则以及私立营养士培养所指定规则等；此外，强调营养状况的监测，已形成非常系统、连续且可靠的国民营养状况数据；其三，开展广泛的营养教育和培训，成立相应机构，通过职业教育和社会普及教育达到全民注重营养、养成健康生活习惯。例如，1945 年，设立日本营养士会，1958 年设立了全国营养士培养协会等。以后，这些学术组织对营养学给予了较多的关注和研究，并发布了一系列和营养有关的规章、制度和指南。其中包括日本肠外肠内营养学会（日本静脈経腸栄養学会，Japan Society for parenteral and enteral nutrition，JSPEN）、日本外科学会等，旨在为公众营养和临床工作提供指导。和欧美国家相比，由于人种和饮食结构的差异，经过数十年的发展，日本的营养学已形成了自己的特点。虽然日本政府对营养项目的投入远低于美国，但据世界卫生组织公布的数据，日本人均健康寿命高于美国，居世界第一。这在一定程度上反映了日本营养学事业的瞩目成绩。

在临床营养学研究方面，日本于 1994 制定了临床营养师资格认定的具体制度方案，开始培养在临床营养实践领域里起核心作用的临床营养学家。近年来，在疾病时的营养物质的消化、吸收、代谢的变化、疾病与营养状态的关系、营养剂开发、营养评估方法、营养补给方法等诸多方面，以及相关临床研究的开展，日本有了长足进步，某些方面已赶超了欧美国家。而且，对于免疫营养（免疫賦活栄養法）的认识和研究，尤其是免疫营养素（免疫強化栄養剤）的应用和管理，日本起步虽然晚于欧美，但进步明显，而且较中国起步更早，积累的临床数据更多。但是，日本在营养学方面所发表的文章，多以日文在日本本土刊出，有英文版本以及被 Pubmed 等英文数据库收录的文献数量较少，这为非日语国家了解日本营养学研究的现状带来了一定障碍。

一、日本肠外肠内营养学会指南

日本肠外肠内营养学会（JSPEN）是日本从事营养事业最为专业的学术机构，出版有《日本肠外肠内营养学会杂志》（日本静脈経腸栄養学会雑誌），并针对不同人群，在此杂志上发表了众多关于营养治疗的推荐和建议。如 2013 年发布的《外科疾病的肠外肠内营养指导》（外科疾患の静脈経腸栄養ガイドライン）[1]、《内科疾病的肠外肠内营养指导》（内科疾患の静脈経腸栄養ガイドライン）[2] 和 1998 年发布的《食管癌手术后患者的肠内营养自我管理指导》（食道癌術後患者の経腸栄養自己管理指導）[3]。但这些指南对肿瘤免疫营养仅是略有提及。近年来针对肿瘤患者的营养和代谢，JSPEN 也先后多次提出处理建议，如 2008 年发布的《用以改善晚期肿瘤患者病情的营养管理和饮食指导》（晚期がん病態改善のための栄養管理と食事指導）[4]，2011 年发布的《肿瘤患者的营养管理》（がん患者の栄養管理）[5]，但是，这两部指南对免疫营养的讲述也并不多，其内容不系统也不具体，而且和其他国家指南的相关内容相比，并无新意。直至 2015 年，比企直樹较系统地介绍了肿瘤患者肠内营养中免疫营养的应用事项[6]。深柄和彦对谷氨酰胺、精氨酸、n-3 系脂肪酸、硒、抗氧化物等免疫营养素进行了全面的归纳总结，并指出上述免疫营养素已展现了一定的临床疗效[7]。JSPEN 亦针对肿瘤患者发布了更新的营养治疗指南《肿瘤患者代谢与营养》（がん患者の代謝と栄養）[8]，对肿瘤患者营养不良的发生机制、发展过程、预防与治疗措施作了较为详细的交代。其中尤其对系统性炎症和免疫营养治疗方法作了较多的叙述。

上述 JSPEN《肿瘤患者代谢与营养》指出，肿瘤患者中常见营养不良和体重减少现象，且和不良的预后相关。其营养不良有两类：肿瘤关联性营养不良（がん関連性低栄養）和肿瘤诱发性营养不良（がん誘発性低栄養），两者可同时存在。随着疾病的进展，营养不良处于不可逆的不断恶化中。尤其是系统性炎症的存在，导致营养不良状态呈前恶液质-恶液质-难治性恶液质的模式持续发展，而且会减弱抗肿瘤疗法的效果，甚至无效。因此，针对此营养不良状态予早期诊断和积极治疗十分必要。

在肿瘤营养不良的发生发展中，存在明显的代谢异常，包括能量（エネルギー）代谢、蛋白质（タンパク）代谢、糖代谢、脂肪代谢，都存在异常。在对肿瘤患者进行营养不良的评价方面，JSPEN 主张进行主观评价和客观评价，即进行营养状态咨询（栄養状態に関するカウンセリング）和 Glasgow 预后评分（GPS，グラスゴー予後スコア）。根据 GPS 评分，可将患者营养不良程度分为正常至恶液质共四级。

关于肿瘤患者的营养支持治疗，JSPEN 指出，营养不良是肿瘤患者预后不良的独立预测因子，无论经肠道或经静脉，通过营养支持，改善体重，均有临床试验证明有助于延长患者生存期。对于进食摄取困难达 7 天以上，或推测饮食摄取量仅能满足 60% 以下的能量所需状态长达 10 天时，即应进行营养支持。营养素的种类除了糖类、脂质和蛋白质这三大营养素外，JSPEN 还推荐尝试应用所谓特殊药物疗法（特殊な薬物療法），包括五类：食欲刺激剂、止吐剂、细胞因子抗体（抗サイトカイン抗体）、细胞因子抑制剂（サイトカイン抑制剂）和免疫营养疗法。其中细胞因子抗体和细胞因子抑制剂旨在拮抗 TNF-α 或 IL-6 的作用，从而控制系统性炎症反应。这点在 EPCRC 指南中亦有所提及[9]，但 EPCRC 指南认为应用 TNF-α 拮抗剂沙利度胺（thalidomide）治疗恶液质的证据不足，尚不宜推荐。而在免疫营养疗法方面，JSPEN 指出，包括不饱和脂肪酸（EPA 等）在内的免疫营养素，可通过下调 NF-κB 活性、抑制炎症性细胞因子等机制以拮抗系统性炎症，从而对患者产生益处。虽然免疫营养疗法是否能延长生存期存在争议，但是，对于免疫营养疗法今后的发展，是值得期待的。

此外，在 2015 年 JSPEN 还提出了重症患者急性期的营养疗法，指出经肠营养的不足部分应以静脉营养补充。根据 4 篇 RCT 的研究结果，JSPEN 认为，这种情况下，静脉营养适用于何种具体病例，静脉营养的成分应如何组成，结论仍不明确，难以对临床作出具体推荐。但也提出，应避免进食不足或进食过多。对于静脉营养开始的时间，JSPEN 建议，如果患者进入 ICU 后有一周，而经肠营养剂量为 400~500cal/d 的话，就应考虑静脉营养，而且在开始静脉营养时，应警惕发生再喂养综合征和高血糖的可能。但对于重症患者急性期的静脉营养的成分，除了常规的葡萄糖、蛋白质和脂肪外，JSPEN 并没有提及是否能应用免疫营养[10]。

二、日本其他机构和学者关于肿瘤患者免疫营养应用的建议

此外，日本其他机构和学者也提出了肿瘤免疫营养治疗的某些建议。简述如下：

在免疫营养与肿瘤发生的关系方面，日本公共卫生中心（Japan Public Health Center）分别于 2012—2015 年发表的三项回顾性研究认为，增加鱼油制剂，特别是 n-3 PUFA 或 EPA 的摄入量，能降低 ER^+PR^+乳腺癌[11]、胰腺癌[12]和肝癌[13]的发病风险。

在肿瘤手术前后的免疫营养应用方面，2010 年名古屋市立大学的桑原義之等[14]，针对外科手术患者的营养管理和应用提出了建议，其中也涉及了免疫营养的内容。桑原義之等提到，对于术前患者，有报道给予肠内免疫营养素，例如谷氨酰胺（グルタミン）、精氨酸（アルギニン）和 n-3 不饱和脂肪酸，能增强和调节机体的免疫功能，对外科感染是有力的治疗手段。而且，目前市场上已有多种不同成分和比例的肠内免疫营养剂出售。此外，对于营养状态良好的病例，术前给予肠内免疫营养剂，也能显著降低术后感染性并发症的发生率和住院时间。但是，也有报道认为，术前给予免疫营养对术后感染的抑制并无效果，免疫营养应用于重症患者和败血症患者的效果也不清楚，所以对免疫营养的应用持否定意见。所以，桑原義之等指出，虽然术前免疫营养的使用应慎重进行，但是，在日常饮食外，手术前 5~7 天给予添加核酸和 n-3 脂肪酸的肠内免疫营养制剂，能明显降低术后感染性并发症的发生率和住院时间，故可能能让患者获益。2014 年，深柄和彦等[15]对术后早期康复的营养疗法提出了系统的意见，认为手术对患者的免疫功能会带来进一步的损害。但是，谷氨酰胺、精氨酸和 n-3 不饱和脂肪酸具有重要的免疫营养作用。尤其精氨酸和谷氨酰胺作为营养成分，还能提高免疫细胞的功能，增强机体的感染防御能力。从而深柄和彦指出，尽管近年来有观点认为精氨酸有导致免疫细胞过分活化的危险，含精氨酸的免疫营养似不宜应用于严重的败血症患者和肺功能受损患者，但是，免疫增强营养制剂的术前应用仍不应该否定。

在应用免疫营养促进具体肿瘤的术后康复及其机制探讨方面，日本的研究主要涉及消化道肿瘤，不同研究的结论并不尽一致。2006 年，大阪市市立大学的大平湖一等[16]研究了肠内免疫营养增强剂在食管癌手术围术期的应用，发现和标准肠内营养剂相比，肠内免疫营养增强剂能有效地减少术后并发症的发生，包括降低感染率和缩短住院时间。同年，山口大学的安部俊弘等[17]，也研究免疫营养素在食管癌手术患者的应用，发现手术 7 天前即口服免疫营养素，可以降低患者术后的肺炎发生率和 ICU 滞留期。2012 年 Fujitani K 等[18]通过一项 RCT 发现，在接受择期全胃切除术的营养良好的胃癌患者，在早期临床结果或全身急性期反应的改善方面，和常规营养相比，术前五天应用肠内免疫营养并未能显示任何明显的优势。2014 年 Aida T 等[19]在针对接受胰十二指肠切除术患者一项前瞻性随机研究中发现，术前应用含精氨酸，n-3 脂肪酸和 RNA 的口服补充剂，能降低术后感染并发症的发生率和严重程度，其机制可能和增加血浆中 EPA 含量，并降低血浆中前列腺素

E2 的水平，以及调节了 T 细胞的分化有关。

和欧美指南相似，鱼油制剂也是日本营养学界研究最多的免疫营养素，但其效果也存在争议。2016 年，Uno H 等[20]对 EPA 在免疫营养中的作用进行了探讨，作者通过一个纳入了 40 例接受了大型肝胆手术患者的 RCT 发现，和标准营养组相比，术前应用免疫营养（富含 EPA、精氨酸和核苷酸的口服补充剂）组，不仅其术后的感染并发症更少且程度更低，而且术后血浆 Resolvin E1（一种新发现的 EPA 产生的脂质介质）水平相对更高，而 IL-6 水平相对更低。并认为 Resolvin E1 可能是 EPA 发挥其抑制炎症效应的中介分子。2017 年初日本 Ida S 等[21]发表了一项纳入了 126 位患者的三期 RCT 的结果，针对胃癌手术患者，比较了在围术期内（术前 7 天到术后 21 天）口服标准营养制剂和富含 EPA 的商业化口服营养制剂对体重的影响。结果发现，两者在减少体重丢失方面，并无显著差异，即和标准营养相比，应用富含 EPA 的口服营养制剂并不能减少体重的丢失。

参考文献

1. 櫻井洋一. 外科疾患の静脈経腸栄養ガイドライン. 静脈経腸栄養，2013，28：1231-1238.
2. 栗山とよ子. 内科疾患の静脈経腸栄養ガイドライン. 静脈経腸栄養，2013，28：1223-1230.
3. 岩崎映子，齋木由紀子，松浦理恵，等. 食道癌術後患者の経腸栄養自己管理指導. 日本静脈・経腸栄養研究会誌，1998，13：142-145.
4. 済陽高穂，済陽輝久，鈴木貴勝，等. 晩期がん病態改善のための栄養管理と食事指導. 静脈経腸栄養，2008，23（4）：629-635.
5. 宇佐美眞，土師誠二，Paula RAVASCO，等. がん患者の栄養管理. 静脈経腸栄養，2011，26（3）：917-934.
6. 比企直樹. がん患者の経腸栄養. 日本静脈経腸栄養学会雑誌，2015，30（4）：923-926.
7. 深柄和彦. グルタミン、アルギニン、セレン、他抗酸化物質. 日本静脈経腸栄養学会雑誌，2015，30（2）：675-678.
8. 濱口哲也，三木誓雄. がん患者の代謝と栄養. 日本静脈経腸栄養学会雑誌，2015，30（4）：911-916.
9. Ries A，Trottenberg P，Elsner F，et al. A systematic review on the role of fish oil for the treatment of cachexia in advanced cancer：an EPCRC cachexia guidelines project. Palliat Med，2012，26（4）：294-304.
10. 神應知道. 経腸栄養の不足分はいつ静脈栄養で補足するべきか日本静脈経腸栄養学会雑誌，2015，30（2）：669-673.
11. Kiyabu GY，Inoue M，Saito E，et al. Fish，n-3 polyunsaturated fatty acids and n-6 polyunsaturated fatty acids intake and breast cancer risk：The Japan Public Health Center-based prospective study. Int J Cancer，2015，137（12）：2915-2926.
12. Hidaka A，Shimazu T，Sawada N，et al. Fish，n-3 PUFA consumption，and pancreatic cancer risk in Japanese：a large，population-based，prospective cohort study. Am J Clin Nutr，2015，102（6）：1490-1497.
13. Sawada N，Inoue M，Iwasaki M，et al. Consumption of n-3 fatty acids and fish reduces risk of hepatocellular carcinoma. Gastroenterology，2012，142（7）：1468-1475.
14. 桑原義之，竹山廣光. 免疫强化营养剂营养管理的有用性. 日外会誌，2010，111（6）：348-352.
15. 深柄和彦，安原洋. 術後早期回復をめざす栄養療法. 日外会誌，2014，115（5）：276-80
16. 大平雅一，山下好人，中川泰生，等. 胸部食道癌手術周術期における免疫強化栄養剤を用いた栄養管理の有用性について. 日本消化器外科学会雑誌，2006，39（7）：1320.
17. 安部俊弘，吉野茂文，武田茂，等. 食道癌手術における周術期 immunonutritionの効果. 日本外科学

会雑誌，2007，108（臨時増刊号_ 2）：140.

18. Fujitani K，Tsujinaka T，Fujita J，et al. Prospective randomized trial of preoperative enteral immunonutrition followed by elective total gastrectomy for gastric cancer. Br J Surg，2012，99（5）：621-629.
19. Aida T，Furukawa K，Suzuki D，et al. Preoperative immunonutrition decreases postoperative complications by modulating prostaglandin E2 production and T-cell differentiation in patients undergoing pancreatoduodenectomy. Surgery，2014，155（1）：124-133.
20. Uno H，Furukawa K，Suzuki D，et al. Immunonutrition suppresses acute inflammatory responses through modulation of resolvin E1 in patients undergoing major hepatobiliary resection. Surgery，2016，160（1）：228-236.
21. Ida S，Hiki N，Cho H，et al. Randomized clinical trial comparing standard diet with perioperative oral immunonutrition in total gastrectomy for gastric cancer. Br J Surg，2017，104（4）：377-383.

第五节 根据国际国内营养指南应用肿瘤免疫营养的注意事项

目前涉及免疫营养物质用于肿瘤的国际国内营养指南不少，但总体上呈分布零散和证据低下的特点：①除中国的2016年底发布的《肿瘤免疫营养治疗指南》外，目前尚无其他系统而全面地讲述免疫营养物质应用于肿瘤防治的指南，相关的推荐和建议均散在见于其他指南中，它们有不同的侧重点；纵然是中国《肿瘤免疫营养治疗指南》，也存在引用循证资料不够全面、国人数据偏少和具体细节不足的缺点。②免疫营养物质包括多种成分，这些成分添加到营养制剂中，各自有何特点和性质，作用和关系如何，对肿瘤的影响有何差别，亦未见相关研究。对于不同的人种饮食背景，在应用肿瘤免疫营养治疗时，应有何区别，目前并不清楚。③虽然涉及免疫营养物质的指南的每一条推荐都有据可查，但其证据程度强弱不等，总体上证据偏弱，缺乏大型的随机临床试验数据支持，缺乏高水平的临床研究，仍然以相当数量的低水平证据作为支撑。这些临床试验之间，病人群体、处理时间、营养素使用剂量和联合方式，以及对照组处理方面皆存在很大差异，导致由它们得到的临床结论存在很大的异质性。④这些指南背后的临床研究，不仅水平不高，而且更新缓慢，甚至以十余年前的临床数据作为指南的基础。作为中国人，应如何采纳欧美和日本指南及其背后的循证数据，也尚需进一步研究。由于上述因素，严重影响了免疫营养应用于肿瘤的依据，也影响了推荐条款的普遍性。所以，我们在阅读指南时，需认真考虑上述问题。应认识到由于指南背后的种种缺陷，决定了它不是强制性的规定，不能替代我们的临床判断。

鉴于指南的上述弱点，我们在将免疫营养物质应用于肿瘤时，有几个问题值得我们注意：①正视理论与现实之间的差距。因支撑材料的局限性，指南往往只针对某种或某几种情况进行了推荐，而临床实践往往存在多种影响因素，导致指南往往不能和临床现象完全吻合。故不仅应知晓指南表面的文字内容，更应对其来源的临床研究文献有深入的了解，掌握其内在机制和适用范围，才可作为临床实践的参考，并注意其不足之处，以避免对指南的盲目套用。②注重知识对于实践的适用性。临床所面临的情况纷繁多样，绝非国际营养指南上的片言只语所能包纳。指南只是提供了大致的推荐方案，而且这些推荐方案往往只代表某种方向或倾向，而且往往知识陈旧，不能代表最新的研究进展。临床医师不仅要读懂指南，更要学会查阅学习更新的临床和科研资料，并和临床工作有机结合。③注重证据与个体之间的互动。临床医师要学会将指南和最新的研究进展和具体的临床实践相结合，并根据患者的具体情况和自己掌握的知识来加以分析和应用。在指南应用于临床个体后，要及时观察临床治疗效果，分析个体因素在其中的作用并适时调整治疗方案。现今的医学，已进入循证证据与个体化结合的时代。循证医学指出，要“慎重、准确和明智地应用当前所能获得的研究依据，结合医师个人技能和经验，同时考虑患者的价值和愿望，将三者完美地结合，制订最优的治疗措施”。具体到免疫营养应用于肿瘤，由于当前仍缺乏足够的高质量临床循证医学证据，有大量的研究性工作尚需进一步开展，尤其是国人的肿瘤免疫营养数据尚待积累。由此，我们更应综合营养治疗的各种指南、推荐和共识，以及更新的研究成果，与患者具体情况相结合，并通过医师的专业知识和辩证思维相分析和处理，以制订接近出最佳的治疗策略。

附表　本章参考的主要国际国内指南

时间	发布机构	指南名称
2016	欧洲肠外肠内营养学会（ESPEN）	ESPEN guidelines on nutrition in cancer patients
2012	欧洲肠外肠内营养学会（ESPEN）	Guidelines for perioperative care for pancreaticoduodenectomy：Enhanced Recovery After Surgery（ERAS®）Society recommendations
2012	欧洲肠外肠内营养学会（ESPEN）	Enhanced Recovery After Surgery Society. Guidelines for perioperative care in elective colonic surgery：Enhanced Recovery After Surgery（ERAS®）Society recommendations
2012	欧洲肠外肠内营养学会（ESPEN）	Enhanced Recovery After Surgery Society. Guidelines for perioperative care in elective rectal/pelvic surgery：Enhanced Recovery After Surgery（ERAS®）Society recommendations
2009	欧洲肠外肠内营养学会（ESPEN）	ESPEN Guidelines on Parenteral Nutrition：non-surgical oncology
2012	法国麻醉协会（SFAR）和法国临床营养与代谢协会（SFNEP）	French clinical guidelines on perioperative nutrition
2014	法国麻醉协会（SFAR）和法国临床营养与代谢协会（SFNEP）	Clinical nutrition guidelines of the French Speaking Society of Clinical Nutrition and Metabolism（SFNEP）：Summary of recommendations for adults undergoing non-surgical anti-cancer treatment
2013	瑞典洛桑大学医院（University Hospital of Lausanne）	Guidelines for perioperative care after radical cystectomy for bladder cancer：Enhanced Recovery After Surgery（ERAS（®））society recommendations

续表

时间	发布机构	指南名称
2014	挪威北部大学医院（University Hospital of Northern Norway）	Consensus guidelines for enhanced recovery after gastrectomy：Enhanced Recovery After Surgery（ERAS ®）Society recommendations
2016	英国公立医疗系统（NHS）	Nutritional management in head and neck cancer：United Kingdom National Multidisciplinary Guidelines
2011	西班牙巴塞罗那维克大学（Universidad de Vic.，Barcelona）	Guidelines for specialized nutritional and metabolic support in the critically-ill patient：update. Consensus SEMICYUC-SENPE：oncohematological patient
2015	欧洲肿瘤内科学协会（ESMO）	Management of oral and gastrointestinal mucosal injury：ESMO Clinical Practice Guidelines for diagnosis，treatment，and follow-up
2011	欧洲姑息治疗研究协会（EPCRC）	Systematic review on the role of fish oil for the treatment of cachexia in advanced cancer：an EPCRC cachexia guidelines project
2013	澳大利亚昆士拉大学和邦德大学（University of Queensland and Bond University）	Nutritional counseling and nutritional supplements：a cornerstone of multidisciplinary cancer care for cachectic patients
2016	欧洲姑息治疗研究协会（EPCRC）	A systematic review on the role of vitamins，minerals，proteins，and other supplements for the treatment of cachexia in cancer：a European Palliative Care Research Centre cachexia project
2009	美国肠外肠内营养学会（ASPEN）	A. S. P. E. N. Clinical Guidelines：Nutrition Screening，Assessment，and Intervention in Adults
2016	美国营养与饮食学会（AND）	Oncology Evidence-Based Nutrition Practice Guideline for Adults
2006	美国国家卫生研究院科学会议（NIH state-of-the-science conference）	The efficacy and safety of multivitamin and mineral supplement use to prevent cancer and chronic disease in adults：a systematic review for a National Institutes of Health state-of-the-science conference
2007	美国胸科医师学会（ACCP）	Lung cancer chemoprevention：ACCP evidence-based clinical practice guidelines（2nd Edition）
2013	美国胸科医师学会（ACCP）	Chemoprevention of lung cancer：Diagnosis and management of lung cancer，3rd ed：American College of Chest Physicians evidence-based clinical practice guidelines

续表

时间	发布机构	指南名称
2012	美国肿瘤学会（ACS）	American Cancer Society Guidelines on nutrition and physical activity for cancer prevention: reducing the risk of cancer with healthy food choices and physical activity
2014	美国预防服务工作组（USPSTF）	Vitamin, mineral, and multivitamin supplements for the primary prevention of cardiovascular disease and cancer: U. S. Preventive services Task Force recommendation statement
2014	美国肿瘤支持治疗多国学会（MASCC）和国际口腔肿瘤学会（ISOO）	MASCC/ISOO clinical practice guidelines for the management of mucositis secondary to cancer therapy
2012	中国临床肿瘤学会（CSCO）	恶性肿瘤患者的营养治疗专家共识 2011 版
2016	中国抗癌协会肿瘤营养与支持治疗专委会（CSONSC）	肿瘤免疫营养治疗指南
2016	中国抗癌协会肿瘤营养与支持治疗专委会（CSONSC）	化疗患者营养治疗指南
2015	中国抗癌协会肿瘤营养与支持治疗专委会（CSONSC）	肿瘤恶液质营养治疗指南
2015	中国抗癌协会肿瘤营养与支持治疗专委会（CSONSC）	胃癌患者营养治疗指南
2016	中国抗癌协会肿瘤营养与支持治疗专委会（CSONSC）	肺癌营养指南
2015	中国抗癌协会肿瘤营养与支持治疗专委会（CSONSC）	食管癌放疗患者肠内营养专家共识
2014	中华医学会（CMA）	维生素矿物质补充剂在肿瘤防治中的临床应用：专家共识
2015	中华医学会肠外肠内营养学分会（CSPEN）	Guidelines for parenteral and enteral nutrition support in geriatric patients in China
2015	日本肠外肠内营养学会（JSPEN）	がん患者の代謝と栄養

（卓文磊）

索　引